Handbuch der Chirurgie

(Band II)

Extremitäten – Kopf – Hals.

Alexander Miles, Alexis Thomson

Writat

Diese Ausgabe erschien im Jahr 2024

ISBN: 9789359948409

Herausgegeben von
Writat
E-Mail: info@writat.com

Inhalt

KAPITEL I
KNOCHENVERLETZUNGEN

- <u>Prellungen</u>
- – <u>Wunden</u>
- — <u>FRAKTUREN</u> :
- *<u>Pathologisch</u>* ;
- *<u>Traumatisch</u>* ;
- *<u>Sorten</u>*
- — <u>Einfache Frakturen</u>
- — <u>Komplizierte Frakturen</u>
- — <u>Reparatur von Frakturen</u>
- — <u>Beeinträchtigung der Reparatur</u>
- — <u>Schussfrakturen</u>
- — <u>TRENNUNG DER EPIPHYSEN</u> .

Die Verletzungen, denen ein Knochen ausgesetzt ist, sind Prellungen, offene Wunden und Brüche.

Knochenprellungen gehen fast zwangsläufig mit einer ähnlichen Verletzung der darüber liegenden Weichteile einher. Der mildeste Grad besteht in einer Quetschung der Knochenhaut, die durch einen Bluterguss vom Knochen abgehoben wird und ein *Hämatom der Knochenhaut darstellt* . Dies kann absorbiert werden oder zu einer anhaltenden Verdickung des Knochens führen – einem *traumatischen Knoten* .

Offene Knochenwunden der eingeschnittenen und gequetschten Art werden normalerweise durch Säbel, Äxte, Metzgermesser, Sensen oder Kreissägen erzeugt. Stichwunden werden durch Bajonette, Pfeile oder andere spitze Instrumente verursacht. Sie sind alle gleichbedeutend mit zusammengesetzten, unvollständigen Frakturen.

FRAKTUREN

Eine Fraktur kann als plötzliche Lösung der Kontinuität eines Knochens definiert werden.

PATHOLOGISCHE FRAKTUREN

Eine pathologische Fraktur hat als Hauptursache einen erkrankten Zustand des Knochens, der es ermöglicht, dass dieser bei der Anwendung einer Kraft nachgibt, die nicht ausreichen würde, um einen gesunden Knochen zu brechen. Es kann nicht genug betont werden, dass, wenn festgestellt wird, dass ein Knochen durch leichte Gewalt gebrochen wurde, das Vorliegen eines pathologischen Zustands vermutet und vor der Ankunft eine sorgfältige Untersuchung mit Röntgenstrahlen und anderen Mitteln durchgeführt werden sollte eine Schlussfolgerung über die Ursache der Fraktur ziehen. Es sind viele Fälle bekannt, bei denen ein solcher Unfall erstmals auf das Vorhandensein einer Neubildung oder einer anderen schwerwiegenden Läsion im Knochen aufmerksam gemacht hat. Als Ursachen pathologischer Frakturen können folgende Erkrankungen genannt werden, die ausführlicher bei Erkrankungen des Knochens beschrieben werden.

Knochenatrophie kann bei alten Menschen oder bei Personen, die längere Zeit bettlägerig waren, so weit fortgeschritten sein, dass eine leichte Gewalt ausreicht, um einen Bruch festzustellen. Am häufigsten tritt dies bei alten Frauen im Bereich des Schenkelhalses auf, wobei manchmal schon das bloße Einklemmen des Fußes in der Bettdecke beim Umdrehen des Patienten ausreicht, um den Knochen zum Nachgeben zu bringen. Eine Atrophie durch den Druck eines Aneurysmas oder eines einfachen Tumors kann die gesamte Dicke eines Knochens erodieren oder ihn so stark ausdünnen, dass eine leichte Kraft ausreicht, um ihn zu brechen. Bei allgemeiner Lähmung und in den fortgeschrittenen Stadien der Bewegungsataxie und anderen chronischen Erkrankungen des Nervensystems kommt es manchmal zu einer Atrophie aller Knochen, die so weit gehen kann, dass durch verhältnismäßig leichte Ursachen mehrere Frakturen hervorgerufen werden. Sie treten am häufigsten in den Rippen oder langen Knochen der Gliedmaßen auf, gehen nicht mit Schmerzen einher und verheilen in der Regel zufriedenstellend, wenn auch mit einer übermäßigen Menge an Kallus. Pfleger und Krankenpfleger, insbesondere in Anstalten, müssen davor gewarnt werden, beim Umgang mit solchen Patienten Gewalt anzuwenden, da ihnen sonst zu Unrecht die Schuld für die Entstehung dieser Brüche in die Schuhe geschoben werden könnte.

Unter den Krankheiten, die das gesamte Skelett betreffen und die Knochen ungewöhnlich brüchig machen, sind Rachitis, Osteomalazie und fibröse Osteomyelitis die wichtigsten. Unter diesen Bedingungen können mehrere pathologische Frakturen auftreten, die häufig mit erheblichen Deformitäten heilen. Bei der Osteomalazie sind die Knochen tiefgreifend verändert, aber sie neigen eher dazu, sich zu verbiegen als zu brechen; Bei Rachitis besteht die Gefahr von Grünholzfrakturen.

Von den Krankheiten, die einzelne Knochen betreffen und sie zum Bruch prädisponieren, können suppurative Osteomyelitis, Blasenzysten, Tuberkulose, syphilitische Gummata und verschiedene Formen von Neubildung, insbesondere Sarkom und Sekundärkrebs, genannt werden. Es ist nicht ungewöhnlich, dass der plötzliche Bruch des Knochens der erste Hinweis auf das Vorhandensein eines neuen Wachstums ist. Bei Jugendlichen sind fibröse Osteomyelitis, die einen einzelnen Knochen betrifft, und bei Erwachsenen sekundäre Krebserkrankungen die häufigsten lokalen Ursachen für pathologische Frakturen.

Intrauterine Frakturen und Frakturen *während der Geburt* sind in der Regel mit irgendeiner Form von Gewalt verbunden, doch in den meisten Fällen ist der Fötus von einer konstitutionellen Erkrankung betroffen, die die Knochen übermäßig brüchig macht.

TRAUMATISCHE FRAKTUREN

Traumatische Frakturen sind in der Regel das Ergebnis einer starken Krafteinwirkung von außen, manchmal werden sie jedoch auch durch Muskelkontraktion verursacht.

ABB. 1. – Mehrfacher Bruch beider Beinknochen.

Wenn der Knochen am Einwirkungspunkt der Kraft nachgibt, spricht man von *direkter Gewalteinwirkung* und es entsteht ein „Druckbruch", wobei die Bruchlinie in der Regel quer verläuft. Die über der Fraktur liegenden Weichteile werden je nach Gewicht und Form des auftreffenden Körpers mehr oder weniger geschädigt. Der Bruch beider Beinknochen infolge der Bewegung eines Rades über die Gliedmaße, der Bruch des Ulnaschaftes bei der Abwehr eines auf den Kopf gerichteten Schlags und der Bruch einer Rippe infolge eines Tritts sind anschauliche Beispiele für direkte Frakturen Gewalt.

Wenn die Kraft aus der Ferne auf den Bruchort übertragen wird, spricht man von *indirekter Gewalt* und der Knochen bricht durch „Torsion" oder „Biegung". In solchen Fällen gibt der Knochen an seiner schwächsten Stelle nach und die Bruchlinie verläuft tendenziell schräg. So werden häufig beide Beinknochen gebrochen, wenn eine Person aus großer Höhe springt und auf den Füßen landet, wobei das Schienbein im unteren Drittel und das Wadenbein auf einer höheren Ebene bricht. Brüche des Schlüsselbeins im mittleren Drittel oder der Speiche an seinem unteren Ende infolge eines Sturzes auf die ausgestreckte Hand sind häufige Unfälle, die durch indirekte Gewalt verursacht werden. Die Rippen können auch durch indirekte Gewalt gebrochen werden, etwa wenn die Brust von vorne nach hinten gequetscht wird und die Knochen in der Nähe ihrer Ecken nachgeben. Bei Frakturen durch indirekte Gewalteinwirkung leiden die Weichteile nicht unter der Gewalteinwirkung, die den Bruch verursacht, sie können jedoch durch die Verschiebung der Fragmente verletzt werden.

Bei Frakturen durch *Muskeleinwirkung* wird der Knochen durch „Zug" oder „Reißen" gebrochen. Die plötzliche und heftige Kontraktion eines Muskels kann eine Epiphyse abreißen, beispielsweise den Wadenbeinkopf, die Spina iliaca anterior superior oder den Processus coronoideus der Ulna; oder ein knöcherner Fortsatz kann abgetrennt werden, wie zum Beispiel das Tuberculum calcaneus, der Processus coracoideus des Schulterblatts oder der größere Tuberkel (Tuberculum majus) des Oberarmknochens. Auch lange Knochen können durch Muskeleinwirkung gebrochen werden. Das Schlüsselbein ist beim Schwingen eines Stockes umgeknickt, der Oberarmknochen beim Werfen eines Steins und der Oberschenkelknochen, wenn ein Tritt sein Ziel verfehlt hat. Rippenbrüche sind bei Hustenanfällen und bei heftigen Geburtsbemühungen aufgetreten.

Bevor man zu dem Schluss kommt, dass eine bestimmte Fraktur das Ergebnis einer Muskelaktivität ist, muss das Vorliegen eines Krankheitszustands ausgeschlossen werden, der zu einer pathologischen Fraktur führt.

Obwohl die auf den Knochen einwirkende Kraft der Hauptfaktor bei der Entstehung von Frakturen ist, müssen bestimmte Nebenfaktoren berücksichtigt werden. Daher ist das Alter des Patienten von Bedeutung. Im Säuglings- und frühen Kindesalter sind Frakturen seltener als in jedem anderen Lebensabschnitt und verlaufen meist transversal, unvollständig und haben den Charakter von Biegungen. Im Erwachsenenalter, insbesondere im Alter zwischen 30 und 40 Jahren, erreicht die Häufigkeit von Frakturen ihr Maximum. Obwohl die Knochen bei älteren Menschen brüchiger werden, weil die Markräume in ihrem Inneren größer und mit Fett gefüllt werden, kommt es seltener zu Brüchen, zweifellos weil die alten Menschen weniger Gewalt ausgesetzt sind, die wahrscheinlich zu Brüchen führt.

Aufgrund der Art ihrer Beschäftigung und Freizeit erleiden Männer häufiger Frakturen als Frauen; Im Alter treten Frakturen jedoch häufiger bei Frauen als bei Männern auf, teils weil ihre Knochen anfälliger für Fettschwund aufgrund von Senilität und Krankheit sind, teils weil sie aufgrund ihrer Kleidung – einem langen Rock – stärker exponiert sind zu unerwarteten oder plötzlichen Stürzen.

Klinische Arten von Frakturen. —Die wichtigste Unterteilung der Frakturen ist die in einfache und zusammengesetzte.

Bei einer *einfachen* oder subkutanen Fraktur besteht weder direkt noch indirekt eine Verbindung zwischen den gebrochenen Knochenenden und der Hautoberfläche. Bei einer *zusammengesetzten* oder offenen Fraktur hingegen besteht eine solche Verbindung und kann, indem sie einen Zugang für Bakterien bietet, die Schwere der Verletzung erheblich erhöhen.

Eine einfache Fraktur kann durch das Vorhandensein einer Wunde der Weichteile kompliziert werden, die jedoch nicht mit dem gebrochenen Knochen in Verbindung steht.

Frakturen, ob einfach oder zusammengesetzt, lassen sich je nach (1) dem Grad der Knochenschädigung, (2) der Richtung des Bruchs und (3) der relativen Position der Fragmente in andere klinische Gruppen einteilen.

(1) *Je nach Ausmaß der Knochenschädigung.* – Eine Fraktur kann unvollständig sein, zum Beispiel bei *Grünholzfrakturen* , die nur bei jungen Menschen – meist unter zwölf Jahren – auftreten, während die Knochen noch weich und flexibel sind. Sie entstehen durch gewaltsame Biegung des Knochens, wobei das Knochengewebe an der Konvexität der Krümmung nachgibt, während das an der Konkavität komprimiert wird. Das Schlüsselbein und die Knochen des Unterarms sind am häufigsten Sitz von Grünholzfrakturen (Abb. 41). *Risse* treten an den flachen Schädelknochen, den Beckenknochen und dem Schulterblatt auf; oder im Zusammenhang mit anderen Frakturen langer Röhrenknochen, wenn sie häufig in Gelenkflächen verlaufen. *Vertiefungen* oder Vertiefungen treten am häufigsten in den Schädelknochen auf.

Der Knochen an der Frakturstelle kann in mehrere Teile zerbrochen sein, was zu einer *Trümmerfraktur führt* . Dies ist in der Regel die Folge schwerer direkter Gewalt, wie sie beispielsweise bei Eisenbahn- oder Maschinenunfällen oder bei Schussverletzungen auftritt (Abb. 2).

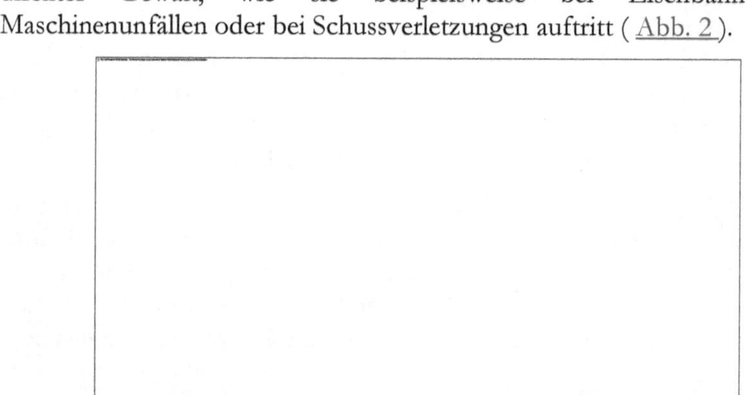

ABB. 2. – Röntgenbild einer Trümmerfraktur beider Knochen des Unterarms.

Unter subperiostalen Frakturen versteht man solche Frakturen, bei denen der Knochen zwar vollständig gebrochen ist, das Periost jedoch intakt bleibt. Diese treten häufig bei Kindern auf, und da das dicke Periost eine Verschiebung verhindert, kann das Vorliegen einer Fraktur sogar bei einem so großen Knochen wie dem Femur übersehen werden.

ABB. 3. – Zeigt (1) Schrägfraktur des Schienbeins; (2) Schrägfraktur mit teilweiser Trennung der Epiphyse des oberen Wadenbeinendes; (3) Unvollständiger Wadenbeinbruch im oberen Drittel. Folge eines Eisenbahnunfalls. Junge. 16.

Ein Knochen kann an mehreren Stellen gebrochen sein, es handelt sich also um einen *Mehrfachbruch* (Abb. 1).

Die Ablösung knöcherner Fortsätze wie des Processus coracoideus, des Epicondylus des Humerus oder der Tuberositas des Calcaneus kann durch Muskeleinwirkung oder direkte Gewalteinwirkung verursacht werden. *Auf die Trennung der Epiphysen* wird später eingegangen.

(2) Entsprechend der Bruchrichtung. — *Querfrakturen* sind solche, bei denen der Knochen mehr oder weniger genau im rechten Winkel zu seiner Längsachse nachgibt. Diese resultieren meist aus direkter Gewalt oder durch umfassenden Druck. *Längsfrakturen* , die sich über den größten Teil der Länge eines Röhrenknochens erstrecken, sind äußerst selten. *Schrägfrakturen* kommen häufig vor und entstehen meist durch indirekte Gewalteinwirkung, Biegung oder Torsion (Abb. 3). *Spiralfrakturen* entstehen durch gewaltsame

Torsion eines Röhrenknochens und treten am häufigsten im Schienbein, Femur und Oberarmknochen auf.

(3) *Entsprechend der relativen Position der Fragmente.* – Der Knochen kann vollständig durchbrochen sein, seine Enden bleiben jedoch in Apposition; in diesem Fall spricht man von *keiner Verschiebung* . Es kann zu einer Winkelverschiebung kommen , beispielsweise bei einer Grünholzfraktur. Bei Querfrakturen der Patella oder des Olekranons kommt es häufig zu *einer Distraktion* oder einem Auseinanderziehen der Fragmente (Abb. 35). Insbesondere bei Schrägfrakturen können sich die gebrochenen Enden gegenseitig *überlagern* und so zu einer Verkürzung der Extremität führen (Abb. 2). Wenn auf ein Fragment starke Muskeln einwirken, kann es zu einer *rotatorischen* Verschiebung kommen, z. B. bei einer Radiusfraktur oberhalb des Ansatzes des Pronator teres oder bei einer Femurfraktur direkt unterhalb des kleinen Trochanter. Die Fragmente können *eingedrückt sein* , wie in den flachen Schädelknochen oder den Nasenknochen. An den abgebrochenen Enden der Röhrenknochen, insbesondere am oberen Ende von Femur und Humerus sowie am unteren Ende des Radius, kommt es nicht selten vor, dass ein Fragment in die Substanz des anderen *eindringt oder sich darin verkeilt (* Abb. 28). .

Ursachen der Vertreibung. – Die Faktoren, die die Verschiebung beeinflussen, sind in ihrer Wirkung hauptsächlich mechanischer Natur. Daher spielen die Richtung und die Art des Bruchs eine wichtige Rolle. Querfrakturen mit grob gezackten Enden sind weniger anfällig für Verschiebungen als schräge Brüche mit glatten Oberflächen. Die Richtung der verursachenden Kraft ist auch ein entscheidender Faktor bei der Bestimmung der Richtung, in die eines oder beide Fragmente verschoben werden. Auch die Schwerkraft, die hauptsächlich auf das distale Fragment einwirkt, spielt bei der Verschiebung eine Rolle, beispielsweise bei Frakturen des Oberschenkels oder des Beins, bei denen das untere Gliedmaßensegment nach außen rollt, und bei Frakturen des Schlüsselbeinschafts Dabei trägt das Gewicht des Arms die Schulter nach unten, vorne und medial. Nachdem der Bruch stattgefunden hat und die Kraft nicht mehr wirkt, kann es durch grobe Behandlung seitens der Ersthelfer, unvorsichtiges oder unsachgemäßes Anlegen von Schienen oder Verbänden oder durch das Gewicht der Bettwäsche zu einer Verschiebung kommen.

In bestimmten Situationen spielt die Kontraktion ungehinderter oder ungleich entgegengesetzter Muskelgruppen eine Rolle bei der Bestimmung der Verschiebung. Beispielsweise neigt der Iliopsoas bei einer Fraktur unmittelbar unterhalb des Trochanter minus des Femurs dazu, das obere Fragment nach vorne und seitlich zu neigen; Bei einer suprakondylären Femurfraktur ziehen die Wadenmuskeln das untere Fragment zurück in Richtung Kniekehle. und bei einer Humerusfraktur oberhalb des

Deltamuskelansatzes adduzieren die in die intertuberkuläre (bicipitale) Rinne eingeführten Muskeln das obere Fragment.

REPARATUR VON KNOCHENVERLETZUNGEN

Bei einer *einfachen Fraktur* werden gleichzeitig mit dem Bruch des Knochens die Gefäße des Periosts und des Knochenmarks zerrissen, Blut strömt aus und es bilden sich Blutgerinnsel um und zwischen den Fragmenten. Dieses Gerinnsel wird bald von neu gebildeten Blutgefäßen sowie von Leukozyten und Fibroblasten durchdrungen, wobei letztere aus der Proliferation der Zellen des Knochenmarks und des Periosts entstehen. Das so gebildete Granulationsgewebe ähnelt in jeder Hinsicht dem, was bei der Reparatur anderer Gewebe beschrieben wurde, mit der Ausnahme, dass die Fibroblasten, die Nachkommen von Zellen sind, die normalerweise Knochen bilden, die Funktionen von *Osteoblasten übernehmen* und mit der Knochenbildung fortfahren. Der neue Knochen kann entweder durch eine direkte Umwandlung des Fasergewebes in Knochengewebe gebildet werden, wobei sich die Osteoblasten konzentrisch in den Aussparungen der Kapillarschlingen anordnen und eine homogene Matrix absondern, in der Kalksalze schnell abgelagert werden; oder es kann ein Zwischenstadium der Knorpelbildung vorliegen, insbesondere bei jungen Probanden und in Fällen, in denen die Fragmente unvollständig immobilisiert sind. Der neu gebildete Knochen ist zunächst in kleinen Massen oder in Form von Stäbchen angeordnet, die sich miteinander verbinden und ein Netzwerk aus schwammigen Knochen bilden, in deren Maschen sich Mark befindet.

ABB. 4. – Überschüssiger Kallus nach komplizierter Fraktur der Unterarmknochen.

Das Reparaturmaterial, bestehend aus Granulationsgewebe im Prozess der Umwandlung in Knochen, wird wegen seiner harten und unnachgiebigen Beschaffenheit *Kallus genannt*. Bei einem Bruch eines langen Knochens wird das, was die Fragmente umgibt, *äußerer* oder *umhüllender Kallus genannt* und kann mit der Lotmasse verglichen werden, die bei Klempnerarbeiten die Rohrverbindung umgibt; Was die Stelle des Markkanals einnimmt, wird *innerer* oder *Markkallus genannt*; und das, was zwischen den Fragmenten liegt und die Kontinuität des kortikalen Kompaktgewebes des Schafts aufrechterhält, wird als *Zwischenkallus bezeichnet*. Dieser Zwischenkallus ist der einzige dauerhafte Teil des Reparaturmaterials, während der äußere und innere Kallus nur vorübergehend ist und größtenteils durch die Wirkung von Riesenzellen resorbiert wird.

Abgelöste Knochenfragmente oder -splitter bleiben in der Regel im Kallus enthalten und werden schließlich in den neuen Knochen eingebaut, der die Lücke überbrückt.

Mit der Zeit wird der gesamte überschüssige Knochen entfernt, der Markkanal wird neu geformt, der junge schwammige Knochen des Zwischenkallus wird immer kompakter und so kann die ursprüngliche architektonische Anordnung des Knochens originalgetreu reproduziert werden. Wenn die Anlagerung jedoch nicht perfekt ist, wird ein Teil des neuen Knochens dauerhaft benötigt und ein Teil des alten Knochens wird absorbiert, um der veränderten physiologischen Belastung des Knochens gerecht zu werden, die sich aus der Veränderung seiner architektonischen Form ergibt. Bei der übergeordneten Verschiebung wird letztendlich sogar der dichte kortikale Knochen, der zwischen dem Markkanal der beiden Fragmente liegt, absorbiert und die Kontinuität des Markkanals wiederhergestellt.

Die Menge an Kallus, die bei der Reparatur einer bestimmten Fraktur entsteht, ist größer, wenn Bewegung zwischen den gebrochenen Enden zugelassen wird. Sie wird auch durch die Beschaffenheit des beteiligten Knochens beeinflusst, da sie bei Knochen, die vollständig in der Membran verknöchert sind, wie z. B. den flachen Knochen des Schädels, weniger ausgeprägt ist als bei Knochen, die hauptsächlich im Knorpel verknöchert sind.

Wenn die Fragmente weit voneinander entfernt sind oder wenn Gewebe, beispielsweise Muskeln, dazwischen liegt, kann es sein, dass Kallus keine knöcherne Verbindung zwischen den Fragmenten herstellen kann und es zu einer Pseudarthrose *kommt*.

Knochen, die im Rahmen einer Operation geteilt wurden, beispielsweise bei der Osteotomie beim X-Bein oder der keilförmigen Resektion beim O-Bein, werden nach dem gleichen Verfahren repariert wie Frakturen.

Überschüssiger Kallus. —Bei Trümmerfrakturen und bei Frakturen mit starker Verschiebung ist die Kallusmenge im Übermaß vorhanden, dies ist jedoch zur Gewährleistung der Stabilität notwendig. Bei Frakturen in der Nähe großer Gelenke wie der Hüfte oder des Ellenbogens kommt es manchmal zu einer übermäßigen Kallusbildung, und die hervorstehenden Massen neuen Knochens schränken die Bewegungen des Gelenks ein. Wenn sich bei Unterarmfrakturen übermäßiger Kallus zwischen den Knochen bildet, kann die Pronation und Supination beeinträchtigt sein (Abb. 4). Bestimmte Nervenstämme , wie der radiale (Musculo-Spiral) in der Mitte des Arms oder der ulnare am Ellenbogengelenk, können in den Kallus eingeschlossen oder darauf gedrückt werden.

Absorption von Kallus. —Es kommt manchmal vor, dass, wenn eine akute Infektionskrankheit, insbesondere eines der Exantheme, auftritt, während eine Fraktur repariert wird, der gebildete Kallus erweicht und absorbiert wird. Dies kann Wochen oder sogar Monate nach der Vereinigung des Knochens geschehen, mit der Folge, dass die Fragmente wieder beweglich werden, und es kann eine beträchtliche Zeit dauern, bis die endgültige Vereinigung zustande kommt.

Kallustumoren. – Tumoren wie Chondrom und Sarkom sowie Zysten, die wahrscheinlich von der gleichen Natur sind wie diejenigen, die man bei Osteomyelitis fibrosa findet, können im Kallus oder an der Stelle alter Frakturen auftreten, aber die Beweise dafür sind bisher nicht schlüssig der ursächliche Zusammenhang der Verletzung mit dem Neuwachstum. Sie werden nach den gleichen Grundsätzen behandelt wie Tumoren, die unabhängig von einer Fraktur auftreten.

ABB. 5. – Mehrere Frakturen beider Knochen des Unterarms, die eine Fehlheilung zeigen.

Schlecht verbundener Bruch – Mal-Union. — Eine Vereinigung mit deutlicher Verschiebung der Fragmente kommt am häufigsten bei Brüchen vor, die nicht ordnungsgemäß behandelt wurden – wie sie beispielsweise bei Seeleuten auf See auftreten; und in Fällen, in denen die Zerkleinerung so groß war, dass eine genaue Apposition unmöglich gemacht wurde. Es kann auch auf eine unvollständige Reposition zurückzuführen sein oder darauf, dass der verwendete Apparat eine sekundäre Verschiebung zuließ. In einigen Fällen ist die Unruhe des Patienten aufgrund von Widerspenstigkeit, Delirium tremens oder Manie die Ursache für eine Fehlheilung; Manchmal ist es darauf zurückzuführen, dass erwartet wurde, dass der Patient an einer anderen Läsion sterben würde und die Fraktur unbehandelt blieb.

Ob ein Versuch zur Verbesserung unternommen werden sollte oder nicht, hängt weitgehend vom Grad der Deformität und dem Ausmaß der Funktionsbeeinträchtigung ab.

Wenn ein Eingriff erforderlich ist und der Kallus noch nicht fest verfestigt ist, kann es unter Narkose möglich sein, den Knochen in seine richtige Position zu biegen oder ihn erneut zu brechen, entweder mit den Händen oder mit Hilfe einer bekannten starken mechanischen Vorrichtung als Osteoklast. In den meisten Fällen führt eine offene Operation jedoch zu sichereren und zufriedenstellenderen Ergebnissen. Bei vergleichsweise geringer Deformität wird der Knochen mit einem Osteotom durchtrennt und begradigt; Bei ausgeprägter Biegung oder Abwinkelung wird ein Keil aus der Konvexität entnommen, wie bei der O-Bein-Operation. Um die Apposition der Fragmente aufrechtzuerhalten, kann es notwendig sein, Stifte, Platten, Knochentransplantate oder andere mechanische Mittel einzusetzen. Dann werden Schienen und Verlängerungen angelegt und der Zustand wird auf die gleiche Art und Weise wie eine komplizierte Fraktur behandelt.

Verzögerte Vereinigung. – Zu dem Zeitpunkt, an dem die Verbindung fest und fest sein sollte, kann es vorkommen, dass die Fragmente nur durch einen weichen Knorpelkallus verbunden sind, der über einen längeren Zeitraum keine weitere Veränderung erfahren darf, so dass das Glied unfähig bleibt, Gewicht oder anderes zu tragen seine Funktionen wahrnimmt. Die normale Dauer der Eheschließung kann aus verschiedenen Gründen verlängert werden. Die wichtigste davon ist allgemeine Schwäche, aber das Vorliegen von Rachitis oder Tuberkulose oder einer interkurrenten akuten Infektionskrankheit kann den Wiederherstellungsprozess verzögern. Der Einfluss der Syphilis, außer in ihrer gummiartigen Form, auf die Beeinträchtigung der Geschlechtsverbindung ist zweifelhaft. Der Einfluss des Alters als Faktor für die Verzögerung der Eheschließung wurde überschätzt; In den allermeisten Fällen verbinden sich Frakturen bei alten Menschen genauso schnell und fest wie Frakturen, die in anderen Lebensabschnitten auftreten.

Behandlung. —Der Allgemeinzustand des Patienten sollte durch Diät und Stärkungsmittel verbessert werden. Eine der zuverlässigsten Methoden, die Vereinigung in diesen Fällen zu beschleunigen, ist die Herbeiführung einer passiven Hyperämie der Extremität nach der von Bier empfohlenen Methode, und dieser Plan sollte immer zuerst ausprobiert werden. Über dem Frakturherd wird ein elastischer Verband angelegt, der fest genug ist, um das darüber liegende Glied zu verstopfen. Um die Verstopfung in der Nähe der Fraktur zu konzentrieren, sollte ein gewöhnlicher Verband vom distalen Ende bis auf wenige Zentimeter vor den Bruch angelegt werden . Die Hyperämie sollte täglich mehrere Stunden (sechs bis zwölf) aufrechterhalten werden. Eine Vorrichtung sollte so eingestellt werden, dass der Patient an die frische Luft gelangen kann, und bei Frakturen der unteren Extremität sollte sich der Patient in den Pausen mit Krücken bewegen und so den gebrochenen Knochen belasten. Diese Behandlungsmethode sollte drei bis vier Wochen lang durchgeführt werden und die Extremität täglich massiert werden, während der einschränkende Verband entfernt ist.

Zu den anderen empfohlenen Methoden gehören die Injektion zwischen Terpentinölfragmenten (Mikulicz), einer Menge Eigenblut des Patienten (Schmieden) oder Alkohol und Jod; das gewaltsame Aneinanderreiben der Enden, gegebenenfalls unter Narkose; und die Verabreichung von Schilddrüsenextrakt. Wenn diese Methoden fehlschlagen, sollte der Fall als Fall einer nicht verbundenen Fraktur behandelt werden. In der Regel wird letztendlich eine zufriedenstellende Verbindung erreicht, obwohl viel Geduld erforderlich ist.

Nichtgewerkschafts. – Manchmal werden die Fragmente durch ein dichtes Band aus faserigem Gewebe verbunden, und der Reparaturprozess geht nicht weiter – *faserige Vereinigung* . Dies ist häufig bei Frakturen der Patella, des Olekranons und des schmalen Teils des Oberschenkelhalses der Fall.

Falsches Gelenk – Pseudarthrose. —In seltenen Fällen werden die Enden der Fragmente abgerundet und mit einer Knorpelschicht bedeckt. An ihren Enden bildet sich eine Kapsel aus faserigem Gewebe, auf deren Innenseite sich eine Endothelschicht entwickelt und eine Synovia-ähnliche Flüssigkeit absondert. Dies geschieht hauptsächlich im Humerus und im Schlüsselbein.

Scheitern der Union – „Unvereinter Bruch". – Da die für die Heilung benötigte Zeit bei verschiedenen Knochen sehr unterschiedlich ist und die Verknöcherung erst nach mehrmonatiger Verzögerung eintreten kann, kann man nicht sagen, dass eine Fraktur nicht zur Heilung gekommen ist, bis die durchschnittliche Zeitspanne lange überschritten wurde und es noch immer keine Anzeichen dafür gibt Verschmelzung der Fragmente. Unter diesen Bedingungen ist das Scheitern der Gelenkheilung eine seltene Komplikation von Frakturen. Bei Erwachsenen tritt es am häufigsten im Humerus, im Radius und in der Elle (Abb. 6) sowie im Femur auf; bei Kindern in den Beinknochen und im Unterarm.

ABB. 6. – Radiogramm einer nicht verbundenen Fraktur des Ulnaschafts über fünfzehn Jahre hinweg.

Im Röntgenbild werfen die Knochen in der Nähe der Fraktur, insbesondere das distale Fragment, einen vergleichsweise schwachen Schatten, und zwischen den Fragmenten kann sogar ein freier Raum vorhanden sein. Wenn die Teile durch eine Operation freigelegt werden, stellt sich heraus, dass der Knochen weich und schwammig ist und die Enden der Fragmente dünner und verkümmert sind; manchmal sind sie spitz, und gelegentlich hat die Absorption so weit stattgefunden, dass zwischen den Fragmenten eine Lücke entsteht. Der Knochen kann leicht von einer Bradawle durchdrungen werden, und wenn versucht wird, Platten anzubringen, greifen die Schrauben nicht. Diese Veränderungen sind im distalen Fragment am deutlichsten.

Die fehlende Verbindung ist offensichtlich auf eine mangelhafte Aktivität der knochenbildenden Zellen in der Nähe der Fraktur zurückzuführen. Dies kann auf eine konstitutionelle Dyskrasie zurückzuführen sein oder mit einer mangelhaften Blutversorgung einhergehen, beispielsweise wenn die Ernährungsarterie verletzt ist. Eine Beeinträchtigung der Versorgung des trophischen Nervs kann eine Rolle spielen, da Bognaud Fälle berichtet, in denen es nach Verletzungen des Rückenmarks, die zu einer Querschnittslähmung führten, nicht zur Heilung von Beinfrakturen kam. Der Zustand wurde auf lokale Ursachen zurückgeführt, beispielsweise auf die Einlagerung von Muskeln oder anderem Weichgewebe zwischen den

Fragmenten oder auf das Vorhandensein eines abgetrennten Knochenfragments oder eines Sequesters nach der Eiterung. Nach unserer Erfahrung sind solche Faktoren selten vorhanden.

Wenn die bei verzögerter Heilung empfohlene Behandlung fehlschlägt, muss auf eine Operation zurückgegriffen werden, wobei die Einfügung eines Knochentransplantats in Form einer intramedullären Schiene am zufriedenstellendsten ist. In bestimmten Fällen, die bei Kindern an den Beinknochen auftreten, ist der Grad der Atrophie der Knochen so groß, dass sich eine Amputation als notwendig erwiesen hat, nachdem wiederholte Versuche, durch operative Maßnahmen eine Heilung zu erreichen, fehlgeschlagen waren.

Im Schienbein haben wir herausgefunden, dass mit der doppelten elektrischen Säge ein Knochenstab schnell und genau geschnitten werden kann, der sich sowohl über als auch unter der Frakturstelle erstreckt, jedoch in beiden Richtungen ungleichmäßig ist; Der Stab wird dann *mit umgekehrten Enden* wieder in die Wanne eingeführt, aus der er entnommen wurde , so dass an der Stelle der Pseudarthrose eine starke Knochenbrücke entsteht.

KLINISCHE MERKMALE EINFACHER FRAKTUREN

Zunächst sollte die *Vorgeschichte des Unfalls* untersucht werden, wobei auf die Art der Gewalt zu achten ist – ob ein Schlag, eine Drehung, ein Schraubenschlüssel oder eine Quetschung, und ob die Gewalt direkt oder indirekt angewendet wurde. Das Ausmaß der Gewalt kann oft anhand des Werkzeugs beurteilt werden, mit dem sie ausgeübt wird – sei es beispielsweise eine Faust, ein Stock, ein Wagenrad oder ein schweres Gerät. Die Position der Extremität zum Zeitpunkt der Verletzung; ob die Muskeln angespannt waren, um dem Schlag standzuhalten, oder ob sie schlaff und unvorbereitet waren; und die momentanen Empfindungen des Patienten, etwa das Gefühl, dass etwas bricht oder reißt, können allesamt nützliche Informationen für die Diagnose liefern.

Anzeichen eines Bruchs. —Die charakteristischsten Anzeichen einer Fraktur sind unnatürliche Beweglichkeit, Deformität und Krepitation.

Unnatürliche Beweglichkeit – d. h. Bewegung zwischen zwei Gliedmaßensegmenten an einer Stelle, an der normalerweise keine Bewegung stattfindet – kann sichtbar sein, wenn der Patient versucht, seine Gliedmaße zu benutzen, oder kann nur hervorgerufen werden, wenn die Fragmente ergriffen und in die entgegengesetzte Richtung bewegt werden Richtungen. *Die Deformität* oder der Teil, der im Vergleich zur normalen Seite „außerhalb der Zeichnung" ist, variiert je nach Ort und Richtung des Bruchs und hängt vom Grad der Verschiebung der Fragmente ab. *Unter Crepitus* versteht man das eigenartige Knirschen oder Klicken, das zu hören oder zu spüren ist, wenn die Bruchflächen miteinander in Kontakt gebracht werden.

Das Vorhandensein dieser drei Zeichen in Verbindung reicht aus, um das Vorliegen einer Fraktur zu beweisen, aber das Fehlen eines oder mehrerer davon ist kein Nachteil für diese Diagnose. Es gibt bestimmte Irrtümer, vor denen man sich hüten muss. Beispielsweise kann eine Fraktur vorliegen und dennoch keine unnatürliche Beweglichkeit vorhanden sein, weil die Knochen ineinander gestoßen sind oder weil die Fraktur unvollständig ist. Auch hier kann die extreme Spannung des über der Fraktur liegenden geschwollenen Gewebes die Erkennung von Bewegungen zwischen den Fragmenten verhindern. Es kann auch keine Deformation vorliegen, beispielsweise wenn keine Verschiebung der Fragmente erfolgt oder wenn nur einer von zwei parallelen Knochen gebrochen ist, wie im Bein oder Unterarm. Ebenso kann Krepitation fehlen, wenn eine Impaktion vorliegt, wenn die Fragmente einander vollständig überlagern oder durch einen Abstand voneinander getrennt sind, oder wenn Weichgewebe, wie z. B. ein gerissenes Periost oder ein Muskel, dazwischen liegt. Bei der Palpation eines Teils, in den Blut ausgetreten ist oder der den Sitz eines subkutanen Emphysems darstellt, kann ein Gefühl auftreten, das eine Krepitation vortäuscht. Das Knarren, das die Bewegungen bei bestimmten Formen der Sehnenscheidenentzündung und chronischen Gelenkerkrankungen begleitet, sowie das Reiben des ausgerenkten Endes eines Knochens an den Geweben, zwischen denen es liegt, kann ebenfalls mit der Krepitation einer Fraktur verwechselt werden.

Es ist nicht ratsam, bei der Hervorrufung dieser Anzeichen zu sorgfältig vorzugehen, da die Manipulationen Schmerzen verursachen und auch weil eine kräftige Handhabung Schaden anrichten kann, indem die Einwirkung rückgängig gemacht wird, Weichteile beschädigt werden oder eine Verschiebung entsteht, die noch nicht vorhanden ist Umwandlung einer einfachen in eine zusammengesetzte Fraktur.

Zu Diagnosezwecken ist es häufig erforderlich, eine Vollnarkose zu verabreichen, insbesondere bei Verletzungen tief liegender Knochen und in der Nähe von Gelenken. Zuvor sollten die für die Behandlung der Verletzung notwendigen Hilfsmittel bereitgelegt werden, damit die Fraktur reponiert und fixiert werden kann, bevor der Patient das Bewusstsein wiedererlangt.

Radiographie in der Diagnose von Frakturen. —Während die Radiographie bei der Diagnose vieler Frakturen und anderer Verletzungen, insbesondere in der Nähe von Gelenken, von unschätzbarem Wert ist, wird der Student davor gewarnt, sich zu implizit auf die Beweise zu verlassen, die sie zu liefern scheint.

Ein Radiogramm ist kein Foto des Objekts, das den Röntgenstrahlen ausgesetzt ist, sondern lediglich ein Bild seines Schattens bzw. einer Reihe von Schatten der verschiedenen Strukturen, die sich in ihrer Opazität unterscheiden. Da die Strahlen von einem einzigen Punkt in der Vakuumröhre ausgehen und nicht wie die Sonnenstrahlen annähernd parallel sind, sind die Schatten, die sie werfen, zwangsläufig verzerrt. Daher ist es bei der Interpretation eines Radiogramms notwendig, die relativen Positionen des Punktes, von dem die Strahlen ausgehen, des belichteten Objekts und der Platte, auf der der Schatten registriert wird, zu kennen. Die geringste Verzerrung findet statt, wenn das Objekt die Platte berührt, und der Schatten des Teils des Objekts, der senkrecht unter dem Licht liegt, ist weniger verzerrt als der der Teile, die außerhalb der Senkrechten liegen. Da das Licht und die Platte konstant bleiben, variiert das Ausmaß der Verzerrung direkt mit dem Abstand zwischen dem Objekt und der Platte.

Um die Genauigkeit der Frakturdiagnose anhand der Röntgenstrahlen zu gewährleisten, ist es notwendig, zwei Ansichten der Extremität anzufertigen – eine in der Sagittalebene und die andere in der Koronalebene. Mithilfe des Fluoreszenzschirms können vor der Aufnahme der Röntgenbilder die besten Positionen bestimmt werden, von denen aus man einen klaren Eindruck der Fraktur erhält. Stereoskopische Röntgenaufnahmen können von besonderem Wert sein, um die Details einer Fraktur aufzuzeigen, die ansonsten zweifelhaft wären.

Unvollkommene Technik und fehlerhafte Interpretation der gewonnenen Bilder führen zu gewissen Trugschlüssen. Bei jungen Probanden können beispielsweise Epiphysenlinien mit Frakturen oder die verknöcherten Zentren der Epiphysen mit abgetrennten Knochenfragmenten verwechselt werden. Das Os trigonum tarsi wurde fälschlicherweise mit einer Talusfraktur verwechselt. In der Nähe von Gelenken können die Knochen von hellen Bändern durchzogen sein, da die Strahlen die Gelenkhöhle durchqueren. Auf diese Weise kann ein Bruch des Olekranons oder des Schlüsselbeins simuliert werden. In der perspektivischen Ansicht kann der Schenkelhals gebrochen erscheinen.

Andererseits ist es möglich, eine Fraktur zu übersehen – zum Beispiel, wenn keine Verschiebung vorliegt oder wenn die Frakturlinie vom Schatten eines benachbarten Knochens gekreuzt wird. Bei tief liegenden Knochen, beispielsweise an der Hüfte, oder bei Knochen, die mit dichten, festen Eingeweiden in Verbindung stehen – beispielsweise Rippen, Brustbein oder Rückenwirbel – ist es manchmal schwierig, im Röntgenbild einen schlüssigen Beweis für eine Fraktur zu erhalten.

Es ist auch und insbesondere aus medizinisch-rechtlicher Sicht zu bedenken, dass das Erscheinungsbild einer Fraktur nach der Heilung bestehen bleiben kann, da die frühe Hornhaut im Röntgenbild keinen tiefen Schatten wirft. Der früheste Kallusschatten erscheint nach vierzehn bis einundzwanzig Tagen und kann kaum vor der vierten oder sechsten Woche festgestellt werden. Die durch die Divergenz der Strahlen verursachte gestörte Perspektive kann dazu führen, dass die Fragmente einer Fraktur verschoben erscheinen, obwohl sie in Wirklichkeit in einer guten Position sind. Wenn die Extremität und die Platte nicht parallel sind, können die Knochen verzerrt erscheinen und es kann auf diese Weise zu Fehlern in der Diagnose kommen. In diesem Zusammenhang ist zu erwähnen, dass eine perfekte Anlagerung der Fragmente und eine anatomisch korrekte Wiederherstellung der Knochenkonturen nicht immer Voraussetzung für ein gutes funktionelles Ergebnis sind.

Da die meisten der verbleibenden Anzeichen allen Läsionen gemeinsam sind, von denen Frakturen unterschieden werden müssen, muss ihr diagnostischer Wert sorgfältig abgewogen werden.

Beeinträchtigung der Funktion. – Ein gebrochener Knochen ist in der Regel nicht in der Lage, seine normale Funktion als Hebel oder Lastträger zu erfüllen; aber wenn eine Fraktur unvollständig ist, wenn die Fragmente impaktiert sind oder wenn nur einer von zwei parallelen Knochen gebrochen ist, ist dies nicht unbedingt die Folge. Es ist keine Seltenheit, dass ein Patient mit einer eingeklemmten Schenkelhalsfraktur oder einer Wadenbeinfraktur ins Krankenhaus kommt. oder bei einer Grünholzfraktur des Radius oder einer Ulnafraktur den Unterarm pronieren und supinieren zu können.

Schmerz. —Bei Frakturen können drei Arten von Schmerzen auftreten: Schmerzen unabhängig von Bewegung oder Druck; Schmerzen, die durch die Bewegung der Extremität verursacht werden; und Schmerzen, die durch Druck oder „Zärtlichkeit" hervorgerufen werden. Bei Verletzungen durch direkte Gewalt sind bewegungs- und druckunabhängige Schmerzen niemals ein Hinweis auf eine Fraktur, da sie auf Blutergüsse im Weichteilgewebe zurückzuführen sein können. Bei Verletzungen durch indirekte Gewalt weisen jedoch Schmerzen, die an einer Stelle in einiger Entfernung vom Aufprallpunkt lokalisiert sind, stark auf eine Fraktur hin – beispielsweise wenn ein Patient nach einem Sturz auf die Hand über Schmerzen über dem Schlüsselbein klagt über dem oberen Ende des Wadenbeins nach einer Umknickung des Knöchels. Schmerzen, die durch Versuche, den beschädigten Teil zu bewegen, oder durch Druck auf den Verletzungsherd hervorgerufen werden, sind bei einer Fraktur von größerer Bedeutung. Schmerzen, die an einer bestimmten Stelle beim Drücken auf den Knochen aus der Ferne hervorgerufen werden, „Schmerzen bei distalem Druck" – zum Beispiel Schmerzen am unteren Ende des Wadenbeins beim Drücken in der Nähe seines Halses oder im Winkel einer Rippe beim Drücken in der Nähe des Wadenbeins Brustbein – ist ein wertvolles diagnostisches Zeichen einer Fraktur. Wenn Nervenstämme in der Nähe einer Fraktur betroffen sind, werden die Schmerzen häufig entlang ihrer Ausbreitungsstrecke übertragen.

Lokale Schwellungen treten schnell auf und sind auf die Verschiebung der Fragmente und auf Blutungen aus den gerissenen Gefäßen des Knochenmarks und des Periosts zurückzuführen.

eine Verfärbung einher, die häufig weit verbreitet ist, insbesondere bei Knochenbrüchen in der Nähe der Oberfläche und bei großer Spannung. Es ist nicht ungewöhnlich, über dem ekchymosierten Bereich, insbesondere über dem Schienbein, große Bläschen zu finden, die blutiges Serum enthalten. Bei Frakturen tiefliegender Knochen kann es sein, dass sich die Verfärbung erst nach einigen Tagen an der Oberfläche und in einiger Entfernung vom Bruch zeigt.

Veränderungen in der relativen Position *knöcherner Orientierungspunkte* sind wertvolle diagnostische Hinweise. Auch eine Veränderung der *Gliedmaßenlänge* , meist in Richtung einer Verkürzung, ist ein wichtiges Zeichen. Bevor Abzüge gezogen werden, muss darauf geachtet werden, beide Gliedmaßen in die gleiche Position zu bringen und die Fixpunkte für die Messung genau zu bestimmen sowie festzustellen, ob die Gliedmaßen zuvor normal waren.

ein Schock selten ein auffälliges Symptom, obwohl er bei alten und geschwächten Patienten schwerwiegend und sogar tödlich sein kann. In den ersten zwei oder drei Tagen nach einer Fraktur kommt es fast immer zu einem gewissen Grad traumatischen *Fiebers* , das sich durch einen Temperaturanstieg auf 30 bis 45 °C (49 bis 45 °C) äußert.

Komplikationen. — *Verletzungen großer Arterien* kommen bei einfachen Frakturen nicht häufig vor. Die Arteria poplitea kann jedoch bei Frakturen des unteren Endes des Femurs zusammengedrückt oder gerissen werden; Es kann zu einem Austritt von Blut aus der gerissenen Arterie und zu einer Gangrän der Extremität kommen. Wenn große *Venen* verletzt werden, kann es zu Thrombosen und in der Folge zu einer Lungenembolie kommen.

Verletzungen von Nervenstämmen kommen vergleichsweise häufig vor, insbesondere bei Frakturen des Arms, bei denen die Gefahr besteht, dass der N. radialis (Muskel-Spiral-Nerv) in Mitleidenschaft gezogen wird.

Der Nerv kann zum Zeitpunkt der Verletzung betroffen sein, indem er durch gebrochene Fragmente zusammengedrückt, gequetscht, zerrissen oder vollständig durchgerissen wird, oder er kann später durch den Druck der Kallus betroffen sein. Die Symptome hängen vom Grad der Schädigung des

Nervs ab und reichen von einer teilweisen und vorübergehenden Beeinträchtigung der Empfindung und Bewegung bis hin zur vollständigen und dauerhaften Aufhebung der Funktion.

In seltenen Fällen soll es zu *einer Fettembolie* kommen und Fettkügelchen im Urin gefunden worden sein. Bei alkoholabhängigen Personen ist *das Delirium tremens* nicht selten die Begleiterscheinung einer Fraktur, die den Patienten ans Bett fesselt.

Prognose bei einfachen Frakturen. — *Die Lebensgefahr* bei einfachen Frakturen hängt hauptsächlich vom Auftreten von Komplikationen ab. Bei alten Menschen erfordert ein Bruch des Oberschenkelhalses in der Regel langes und ununterbrochenes Liegen auf dem Rücken, außerdem können Bronchitis, hypostatische Pneumonie und Dekubitus auftreten und lebensgefährlich sein. Frakturen, die mit Verletzungen innerer Organe einhergehen, und Frakturen, bei denen eine Gangrän der Gliedmaßen droht, sind natürlich von schwerwiegender Bedeutung.

Die Prognose hinsichtlich der *Funktion der Extremität* sollte auch bei einfachen Frakturen stets sorgfältig überwacht werden. Es besteht die Gefahr, dass zufällige Komplikationen auftreten, die die Genesung verzögern und ein zufriedenstellendes Ergebnis verhindern. Diese führen nicht nur zu Enttäuschungen, sondern können sogar einen Grund für Klagen wegen Fehlverhaltens darstellen.

Die wichtigste und häufigste Ursache für bleibende Behinderungen nach einer Fraktur ist eine Winkelverschiebung. Eine vergleichsweise geringe Winkligkeit kann zu schwerwiegenden Funktionsverlusten führen, insbesondere in der unteren Extremität; Die Gelenke oberhalb und unterhalb der Fraktur sind benachteiligt, arthritische Veränderungen resultieren aus der abnormalen Belastung, der sie ausgesetzt sind, und es kann auch zu einer Verdünnung des Knochens kommen.

Bei Frakturen des Oberschenkelhalses bei alten Menschen und bei bestimmten anderen Frakturen, wie z. B. Frakturen der Patella, des Olekranons, des Processus coronoideus und des Processus coracoideus ist eine faserige Union eine häufige Folge, und obwohl dies nicht notwendigerweise mit einer Funktionsstörung einhergeht, Der Patient sollte stets vor dieser Möglichkeit gewarnt werden.

Eine Beeinträchtigung des Epiphysenübergangs kann zu einer Beeinträchtigung des Wachstums und schließlich zu einer Verkürzung der Extremität führen.

Steifheit der Gelenke ist wahrscheinlich die Folge von Frakturen, die die Gelenkflächen betreffen, oder sie kann aus arthritischen Veränderungen infolge der Verletzung resultieren.

Eine knöcherne Ankylose ist keine häufige Folge einfacher Frakturen, aber eine Blockierung von Gelenken aufgrund einer mechanischen Behinderung, die durch die Verbindung unvollständig reduzierter Fragmente oder durch Kallusmassen verursacht wird, ist keine Seltenheit, insbesondere im Bereich des Ellenbogens.

Muskelschwund und Ödeme der Gliedmaßen verzögern oft die vollständige Wiederherstellung der Funktion. Auf eine verzögerte Verbindung, fehlende Verbindung und die Bildung eines falschen Gelenks wurde bereits hingewiesen.

Behandlung. – Die Behandlung einer Fraktur sollte so bald wie möglich nach dem Unfall begonnen werden, bevor sich die Muskeln zusammenziehen und die Fragmente in abnormalen Positionen halten und bevor sich das in das Gewebe ergossene Blut und Serum organisiert.

Beim Transport des Patienten muss darauf geachtet werden, dass keine weiteren Schäden an der verletzten Extremität entstehen. Zu diesem Zweck muss das Teil in einer Art improvisierter Schiene befestigt werden, wobei der Apparat so konstruiert ist, dass er nicht nur die gebrochenen Fragmente, sondern auch die Gelenke oberhalb und unterhalb der Fraktur kontrolliert.

Wenn bei der üblichen Methode zum Ausziehen der Kleidung die Gefahr besteht, dass sich der verletzte Teil übermäßig bewegt, sollten sie entlang der Nähte aufgeschlitzt werden.

Der Patient sollte auf eine feste Stroh-, Rosshaar- oder Federkernmatratze gelegt werden, die bei Frakturen des Beckens oder der unteren Gliedmaßen durch unter der Matratze eingelegte Bruchbretter versteift wird. Manchmal werden spezielle, aus vier Teilen gefertigte Matratzen verwendet, um das Pflegen des Patienten zu erleichtern.

In vielen Fällen, insbesondere bei muskulösen Patienten, bei unruhigen Alkoholikern und bei Patienten, die Schmerzen nicht gut ertragen, ist eine Vollnarkose eine wertvolle Hilfe bei der genauen Festlegung einer Fraktur und ein Mittel, um die Diagnose sicherer zu machen .

Der im Volksmund „Frakturfixierung" genannte Vorgang besteht darin, die verschobenen Teile so weit wie möglich wieder in ihre normale Position zu bringen und wird in der Fachsprache als *Frakturreposition bezeichnet* .

Die Reduzierung von Frakturen. – In manchen Fällen kann die Verschiebung durch Entspannung der auf die Fragmente wirkenden Muskeln überwunden werden, und dies kann durch streichende Massagebewegungen erreicht werden. In den meisten Fällen ist es jedoch notwendig, nach der Entspannung der Muskeln *eine Streckung* durchzuführen , indem man einen kräftigen, aber stetigen Zug auf das distale Fragment ausübt, während eine

Gegenstreckung auf das proximale Fragment ausgeübt wird, entweder durch einen Assistenten, der an diesem Teil zieht der Gliedmaße oder durch das Körpergewicht des Patienten. Nachdem die Fragmente freigelegt und etwaige Verkürzungen der Extremität auf diese Weise korrigiert wurden, werden die gebrochenen Enden in ihre richtige Position gebracht – ein Vorgang, der als *Koaptation bezeichnet wird* .

Die Reposition einer frischen Grünholzfraktur besteht darin, die Krümmung im Knochen gewaltsam zu begradigen, und in manchen Fällen ist es notwendig, die Fraktur zu vervollständigen, bevor dies erreicht werden kann.

Bei der Wahl eines Mittels, um die Fragmente nach der Reduktion an Ort und Stelle zu halten, müssen die verschiedenen Faktoren berücksichtigt werden, die zu einer erneuten Verschiebung führen können, und es müssen geeignete Maßnahmen ergriffen werden, um jedem dieser Faktoren entgegenzuwirken.

Die Nachbehandlung einer Fraktur umfasst nicht nur die Apposition der gebrochenen Enden des Knochens, sondern auch Maßnahmen zur Förderung der Absorption von austretendem Blut und Serum, zur Aufrechterhaltung der Zirkulation durch die verletzten Teile und zur Begünstigung der Reparatur beschädigte Muskeln und andere Weichteile. Darüber hinaus müssen Maßnahmen ergriffen werden, um die funktionelle Aktivität der Muskulatur des geschädigten Bereichs aufrechtzuerhalten, die Bildung von Verwachsungen in Gelenken und Sehnenscheiden zu verhindern und allgemein die Funktion des verletzten Teils wiederherzustellen.

Praktische Mittel zur Bindungserhaltung – nach Position. – Es wird oft festgestellt, dass die Fragmente nur in einer bestimmten Position zusammentreffen und in Apposition bleiben können – zum Beispiel in der völligen Rückenlage des Unterarms bei einer Radiusfraktur direkt über dem Ansatz des Pronator teres. Auch hier kann die Verschiebung in bestimmten Fällen nur durch die Entspannung bestimmter Muskelgruppen rückgängig gemacht werden – wie zum Beispiel bei einem Bruch der Beinknochen oder des Oberschenkelknochens unmittelbar über den Kondylen, wo die Beugung des Knies Durch die Entspannung der Wadenmuskulatur ist eine Reduktion möglich.

Massage und Bewegung bei der Behandlung von Frakturen. —Lucas-Championnière wies 1886 erstmals darauf hin, dass eine gewisse Bewegung zwischen den Enden eines gebrochenen Knochens deren Vereinigung begünstigt, indem er die Bildung von Kallus fördert, und befürwortete die Behandlung von Frakturen durch Massage und Bewegung, wobei er diese Anwendung fast vollständig verwarf von Schienen und anderen Haltevorrichtungen. Wir waren schon früh von der Lehre von Lucas-Championnière überzeugt und haben seine Prinzipien bei Frakturen übernommen.

In den meisten Fällen wird mit der Massage und der Bewegung gleichzeitig begonnen, es kann aber auch sein, dass die Umstände es erforderlich machen, sie um einige Tage zu verschieben. Die ergriffenen Maßnahmen variieren je nach Sitz und Art der Fraktur. Generell lässt sich jedoch sagen, dass nach der Reposition der Fraktur die Enden des gebrochenen Knochens in ihrer Position gehalten werden und der Chirurg eine sanfte Massage durchführt durch einen ausgebildeten Masseur. Das Gleitmittel kann entweder ein Pulver sein, das zu gleichen Teilen aus Talk und Borsäure besteht, oder eine ölige Substanz wie Olivenöl oder Lanolin. Das Reiben sollte niemals Schmerzen verursachen, sondern im Gegenteil bestehende Schmerzen lindern sowie Muskelkrämpfe lindern, die eine der wichtigsten Ursachen für Schmerzen und Verschiebungen bei frischen Frakturen darstellen. Die Teile auf der proximalen Seite des verletzten Bereichs werden zunächst sanft nach oben gestrichen, um die Venen und Lymphgefäße zu entleeren und das austretende Blut und Serum zu verteilen. Das Verfahren wird dann auf den geschwollenen Bereich angewendet und nach und nach über den Fraktursitz und in die dahinter liegenden Teile ausgeweitet. Auf diese Weise wird die Durchblutung des geschädigten Gliedmaßenabschnitts verbessert, die Venen entblutet, der Abtransport von austretender Flüssigkeit angeregt und die muskuläre Reizbarkeit gelindert. Die Gelenke der Extremität werden sanft bewegt, wobei darauf geachtet wird, dass die gebrochenen Knochenenden nicht verschoben werden. Nachdem das Reiben fünfzehn bis zwanzig Minuten lang fortgesetzt wurde, wird das Glied in eine bequeme Position gebracht und dort durch Kissen, Sandsäcke oder, wenn es bequemer erscheint, durch eine leichte Schiene gehalten.

Die Massage wird einmal täglich wiederholt; Die Sitzungen dauern zwischen zehn und fünfzehn Minuten. Die Reihenfolge sollte zunächst eine Massage sein; zweitens passive Bewegung; und drittens aktive Bewegung. Zunächst überwiegt die Massage und eher passive als aktive Bewegung; Nach und nach wird die Massage abgeschwächt und die Bewegungen verstärkt, wobei letztendlich aktive Bewegungen überwiegen.

Schienen und andere Geräte. —Die geeigneten Schienen für einzelne Frakturen und die Art ihrer Anwendung werden später beschrieben; Hier kann jedoch gesagt werden, dass das allgemeine Prinzip darin besteht, dass bei der Behandlung eines Teils, an dem sich ein einzelner Knochen befindet, wie dem Oberschenkel oder dem Oberarm, die Schiene in Form einer *Zwinge angelegt werden sollte* , um den Bruch zu umgeben; In Situationen, in denen zwei parallele Knochen vorhanden sind, wie im Unterarm und im Bein, sollte die Schiene hingegen die Form eines *Kastens haben* .

Einfache Holzsprossen aus schlichtem Fichtenholz oder Gelbkiefer, auf die entsprechende Länge und Breite gesägt; oder *Goochs Schiene* , die aus langen Streifen weichen Holzes besteht, die auf eine Unterlage aus Waschleder geklebt sind, sind die nützlichsten Materialien. Goochs Schiene hat den Vorteil, dass sie, wenn sie mit der Lederseite neben dem Glied angebracht wird, das Teil wie eine Zwinge umschließt; während es steif bleibt, wenn die Holzseite der Haut zugewandt ist. Perforiertes Blei- oder Zinnblech, steifes Drahtgeflecht und Reifeneisen bilden ebenfalls nützliche Schienen.

Wenn es wünschenswert ist, dass die Schiene die Form des Teils genau annimmt, kann ein Kunststoffmaterial verwendet werden. Am bequemsten ist vielleicht *poroplastischer Filz* , der aus starkem, mit Harz getränktem Filz besteht. Wenn es vor einem Feuer erhitzt oder in kochendes Wasser gelegt wird, wird es ziemlich plastisch und kann genau an jedes beliebige Teil geformt werden, und beim Abkühlen wird es wieder steif. Die Schiene sollte nach einem sorgfältig angepassten Papierschnittmuster ausgeschnitten werden. Es können auch Pappe, Leder oder Guttapercha verwendet werden, die in heißem Wasser aufgeweicht und dem Teil angepasst werden.

Bei Erkrankungen, bei denen eine Behandlung durch Massage und Bewegung nicht durchführbar ist und bewegliche Schienen unpraktisch sind, werden manchmal Schienen aus *Gips* , *Stärke* oder *Wasserglas* verwendet, insbesondere bei der Behandlung von Beinbrüchen. Wenn sie in Form eines unbeweglichen Falles eingesetzt werden, sind sie anfällig für bestimmte Einwände – zum Beispiel besteht die Gefahr, dass sie bei einer unmittelbaren Anwendung nach dem Unfall zu eng werden, wenn eine Schwellung auftritt; und wenn sie angewendet werden, während die Schwellung noch vorhanden ist, werden sie schlaff, wenn diese nachlässt, so dass es leicht zu einer Verschiebung kommt.

Wenn es gewünscht wird, das Glied in einer Gipshülle zu umschließen, werden drei Meter lange grobe Musselinbinden verwendet, die mit sorgfältig getrocknetem Gips höchster Qualität gefüllt sind. Am schnellsten und feststen härten die im Handel erhältlichen „Essiggipsbinden" aus. Auf die Haut wird ein Borsäurefussel oder ein lockerer Strumpf gelegt und die Knochenvorsprünge werden speziell gepolstert. Der Gipsverband wird dann in kaltes Wasser gelegt, bis keine Luftblasen mehr entweichen, bis er vollständig gesättigt ist, und nach dem Ausdrücken des überschüssigen Wassers wird er in der üblichen Weise von unten nach oben angelegt. Es werden zwei bis vier Lagen der Bandage benötigt. Innerhalb einer halben Stunde sollte der Putz vollständig ausgehärtet sein. Um das Entfernen eines Gipsverbandes zu erleichtern, sollte das Glied für kurze Zeit in lauwarmes Wasser getaucht werden.

Eine praktische und effiziente Schiene wird hergestellt, indem zwei Stücke poroplastischen Filz an die Seiten der Extremität geformt und mit einem elastischen Gurtband fixiert werden. Dieses Gerät kann für die tägliche Massage einfach abgenommen werden.

Polsterungen sind eine wesentliche Ergänzung zu allen Formen von Schienen. Der gesamte von der Schiene umschlossene Teil muss mit einer dicken Schicht aus weichem und elastischem Material, beispielsweise Wolle, bedeckt sein, aus der das Fett nicht entfernt wurde. Alle Hohlräume sollten ausgefüllt und alle Knochenvorsprünge besonders durch Watteringe geschützt werden, die so angeordnet sind, dass der Druck von der hervorstehenden Stelle genommen und auf die umgebenden Teile verteilt wird. Gegenüberliegende Hautflächen müssen immer durch eine Schicht Wolle oder Borsäureflusen getrennt sein. An der Gliedmaße unterhalb der Schienen und Polster sollte niemals ein Verband angelegt werden, da es hierdurch zu Stauungen oder gar Brandwunden kommen kann.

Operative Behandlung einfacher Frakturen. - Eine Operation bei einfachen Frakturen ist besonders erforderlich (1) bei Frakturen in oder in der Nähe eines Gelenks, bei denen ein dauerhaft verschobenes Fragment zu einer Blockierung des Gelenks führt; (2) wenn Fragmente auseinandergezogen werden, wie bei Frakturen der Patella oder des Olekranons; (3) wenn eine Verschiebung, insbesondere eine Verkürzung, nicht auf andere Weise behoben werden kann; (4) wenn Komplikationen vorliegen, wie z. B. ein Nervenstamm- oder Hauptarterienriss; (5) wenn eine Pseudarthrose zu befürchten ist, wie in bestimmten Fällen von Schenkelhalsfrakturen bei alten Menschen. Unter solchen Umständen ist es notwendig, die Fraktur operativ freizulegen und die Fragmente in präziser Apposition zu positionieren, gegebenenfalls durch Fixierung mit Drähten, Stiften, Platten oder Schrauben (*Op. Surg.* , S. 52). Der operative Eingriff wird in der Regel bis etwa fünf bis sieben Tage nach der Verletzung verzögert. Zu diesem Zeitpunkt ist die Wirkung anderer Maßnahmen abgeschätzt und mithilfe der Röntgenaufnahmen genaue Informationen über die Art der Läsion und die Position der Fragmente gewonnen , und die Gewebe erlangten ihre normale Widerstandskraft zurück. Solche Operationen sollten jedoch nicht auf die leichte Schulter genommen werden, da sie oft schwierig sind und im Falle einer Infektion katastrophale Folgen haben können. Arbuthnot Lane und Lambotte befürworten einen allgemeineren Rückgriff auf operative Maßnahmen, selbst bei einfachen und unkomplizierten Frakturen, und es muss zugegeben werden, dass bei vielen Frakturen eine offene Operation die einzige Möglichkeit bietet, eine genaue Apposition und Ausrichtung der Fragmente sicherzustellen.

Sowohl vor als auch nach der Operation sind Massage und Bewegung durchzuführen, wie auch bei Frakturen, die mit anderen Methoden behandelt werden.

ZUSAMMENGESETZTE FRAKTUREN

Das wesentliche Merkmal einer komplizierten Fraktur ist das Vorhandensein einer offenen Wunde, die bis zum Knochenbruch führt. Die Größe der Wunde kann variieren und von einem einfachen Einstich bis hin zu ausgedehnten Rissen und Blutergüssen aller Weichteile reichen.

von außen her kompliziert werden , indem die Weichteile durch den Gegenstand beschädigt werden, der den Knochen bricht – wie zum Beispiel ein Wagenrad, ein Maschinenteil oder eine Kugel. Auch das Ablösen weicher Teile durch den Druck unsachgemäß angelegter Schienen kann aus einem einfachen Bruch einen komplizierten Bruch machen. Andererseits kann eine einfache Fraktur *von innen heraus verschlimmert werden* – beispielsweise kann ein scharfes Knochenfragment die Haut durchdringen; Hierbei handelt es sich um die am wenigsten schwerwiegende Variante der zusammengesetzten Fraktur.

Dass es sich um einen zusammengesetzten Bruch handelt, lässt sich in der Regel leicht daran erkennen, dass der Knochen sichtbar oder fühlbar ist.

Die *Prognose* hängt vom Erfolg der Bemühungen, die Wunde aseptisch zu machen und zu halten, sowie vom Ausmaß der Gewebeschädigung ab. Bei gesicherter Asepsis erfolgt die Reparatur wie bei einer einfachen Fraktur, nur dass sie meist etwas länger dauert; Manchmal liegt der Grund für die Verzögerung auf der Hand, beispielsweise wenn der komplizierte Bruch das Ergebnis einer schwereren Form von Gewalt ist und ein oder mehrere Knochenteile zertrümmert und verloren gegangen sind, die zur Reparatur beigetragen hätten. Manchmal lässt sich die Verzögerung nicht so erklären; Bier vermutete, dass dies auf das Austreten von Blut an der Wunde zurückzuführen sei, wohingegen bei einfachen Frakturen das Blut zurückgehalten werde und bei der Reparatur behilflich sei.

Wenn bei einer komplizierten Fraktur die Sepsis die Oberhand gewinnt, besteht erstens die Gefahr einer Infektion des Knochenmarks – Osteomyelitis –, die früher leicht zu einer Pyämie führen konnte; zweitens neigen nicht nur lose Fragmente dazu, abzusterben und als Sequester abgeworfen zu werden, sondern auch die Enden der Fragmente selbst können Nekrose erleiden; Da dabei der dichte kortikale Knochen des Schafts in Mitleidenschaft gezogen wird, wird der tote Knochen nur langsam abgetrennt, und bis er abgetrennt und abgeworfen wird, kann keine tatsächliche Reparatur stattfinden. Durch die Sepsis wird das knochenbildende Gewebe angeregt und es wird in beträchtlicher Menge neuer Knochen gebildet, insbesondere auf der Oberfläche des Schafts in der Nähe der Fraktur; In mazerierten Proben weist es eine poröse, bröckelige Textur auf. Manchmal schließt der neue Knochen – der dem Involukrum einer Osteomyelitis entspricht – ein Sequester ein und verhindert dessen Extrusion. In diesem Fall können eine oder mehrere Nebenhöhlen auf unbestimmte Zeit bestehen bleiben. Es gibt Fälle, in denen solche Nebenhöhlen den größten Teil eines langen Lebens bestanden haben und schließlich zum Sitz eines Epithelioms geworden sind.

Es ist zu beachten, dass alle oben genannten Änderungen in Skiagrammen nachvollzogen werden können.

Behandlung. —Die wichtigste Indikation ist die Sicherstellung der Asepsis. Selbst im Falle einer kleinen Stichwunde, die dadurch entsteht, dass ein spitzes Fragment durch die Haut gelangt, ist es niemals sinnvoll, davon auszugehen, dass die Wunde nicht infiziert ist. Es ist viel sicherer, eine solche Wunde zu vergrößern, die gequetschten Ränder zu entfernen und die rohen Oberflächen zu desinfizieren.

Bei ausgedehnter Verletzung der Weichteile sollten alle verschmutzten, gequetschten oder eingerissenen Gewebeteile mit einer Schere abgeschnitten, Blutgerinnsel entfernt und die Blutung durch Gewalteinwirkung oder Ligatur gestillt werden. Besteht Grund zu der Annahme, dass die Wunde infiziert ist, sollten alle vollständig vom Periost abgetrennten Knochenfragmente entfernt werden. Bei Trümmerfrakturen erleichtert oft die Verlängerung durch Gipsstreifen, Eiszangen oder den Steinmann-Apparat (S. 150) den Ersatz der Fragmente und deren Fixierung. Platten und Schrauben werden bei Trümmerfrakturen aufgrund der mechanischen Schwierigkeiten bei der Fixierung zahlreicher kleiner Fragmente und des Infektionsrisikos nicht empfohlen. Die Wunde sollte mit Eusol gereinigt und die umliegenden Teile mit Jod bestrichen werden. Im Großen und Ganzen ist es sicherer, eine Primärheilung nicht durch einen vollständigen Verschluss solcher Wunden zu erreichen, sondern sie lieber zu entleeren oder zu stopfen. Um die lokale Leukozytose zu erhöhen und so die Ausbreitung der Infektion einzudämmen, kann ein Bier-Fesselverband angelegt werden.

Ansonsten erfolgt die Behandlung nach den gleichen Grundsätzen wie bei einfachen Frakturen, wobei darauf geachtet wird, dass die Wunde ohne Störung des Bruches versorgt wird. Mit der Massage und Bewegung sollte begonnen werden, nachdem die Wunde verheilt ist und der Zustand dem einer einfachen Fraktur ähnelt.

Frage der Amputation bei zusammengesetzten Frakturen. – Bevor sich der Chirurg für die primäre Amputation einer Gliedmaße wegen einer komplizierten Fraktur entscheidet, muss er sich davon überzeugen, (1) dass das Erreichen einer Asepsis unmöglich ist; (2) dass die Weichteile so stark und so stark geschädigt sind, dass ihre Genesung unwahrscheinlich ist; (3) dass die Gefäß- und Nervenversorgung der darüber liegenden Teile durch die Zerstörung der Hauptblutgefäße und Nervenstämme unzureichend geworden ist; (4) dass die Knochen so zerschmettert wurden, dass sie nicht mehr repariert werden konnten; und (5) dass das Glied, selbst wenn eine Heilung stattfindet, weniger nützlich sein wird als ein künstliches.

Beim Versuch, die Gliedmaßen einer jungen Person zu retten, ist es gerechtfertigt, Risiken einzugehen, die bei einer älteren Person nicht zulässig wären. Um eine obere Extremität zu retten, können auch Risiken eingegangen werden, die im Falle einer unteren Extremität nicht zu rechtfertigen wären, denn während ein brauchbares künstliches Bein leicht beschafft werden kann, ist jeder Teil der natürlichen Hand oder des natürlichen Arms unendlich nützlicher der beste Ersatz, den der Instrumentenbauer finden kann. Der Patient oder sein Vormund sollte stets über das mit dem Versuch, eine Gliedmaße zu retten, verbundene Risiko aufgeklärt werden, damit er im Falle eines Scheiterns mitverantwortlich sein kann.

Ob die Amputation sofort durchgeführt werden sollte oder nicht, hängt vom Allgemeinzustand des Patienten ab. Wenn die Verletzung schwerwiegend ist und mit einem schweren Schock einhergeht, ist es besser, vierundzwanzig oder achtundvierzig Stunden zu warten. In der Zwischenzeit wird die Wunde gereinigt und das Glied mit einem sterilen Verband umwickelt. Es werden Maßnahmen ergriffen, um dem Schock entgegenzuwirken und die Kraft des Patienten zu erhalten, und es wird sorgfältig auf Anzeichen einer Infektion oder Blutung geachtet. Wenn der Schock vorüber ist, wird die Operation unter günstigeren Bedingungen durchgeführt. Klinische Erfahrungen haben gezeigt, dass dadurch die Sterblichkeit bei primären Amputationen erheblich gesenkt werden kann, insbesondere bei Verletzungen, die die Entfernung einer gesamten Gliedmaße erforderlich machen.

Nachdem Sie sich für eine Amputation entschieden haben, ist es wichtig, zu vermeiden, dass das Gewebe in den Lappen gequetscht, zerrissen oder abgetrennt wird, da sich diese leicht ablösen oder zum Infektionsherd werden können. Dabei ist zu bedenken, dass die Weichteilschädigung immer ein größeres Ausmaß hat, als es bei der äußerlichen Untersuchung erscheint.

Der Versuch, eine Gliedmaße zu retten, kann scheitern und später eine Amputation erforderlich machen, weil sich infektiöse Prozesse, Osteomyelitis oder Gangrän ausbreiten. um Erschöpfung durch längere Eiterung und Toxinaufnahme zu verhindern; oder aufgrund einer Sekundärblutung.

Schussverletzungen des Knochens. - Brüche, die durch den Aufprall von Geschossen oder Granatenfragmenten entstehen, sind zwangsläufig komplizierter und werden in der Regel von Anfang an durch von der Rakete eingeschleppte Organismen oder durch Kleidungsstücke oder anderes Fremdmaterial infiziert. Nicht selten bleibt das Geschoss im Knochen stecken.

ABB. 7. – Übermäßige Kallusbildung nach einer infizierten zusammengesetzten Fraktur beider Knochen des Unterarms – Folge einer Schusswunde. Fusion von Knochen im interossären Raum.

Das Ausmaß der Verletzung des Knochens variiert unendlich, von einer bloßen Splitter- oder Rinnenwunde bis hin zur vollständigen Pulverisierung des getroffenen Teils. Bei der Fraktur handelt es sich um eine Trümmer- und Rissfraktur, wobei die Risse strahlenförmig vom Aufprallpunkt ausgehen und sich über eine beträchtliche Distanz erstrecken, wobei sie manchmal sogar die Gelenkfläche des Knochens einbeziehen, die einige Zentimeter entfernt liegt. Bei Trümmerfrakturen der Schäfte langer Röhrenknochen liegt häufig ein großes keilförmiges Fragment vor, das vollständig vom Rest isoliert ist und bei Vorliegen einer Infektion ein Sequester bilden kann. Die Heilung wird oft durch die langsame Ablösung der Sequester verzögert, und die Verheilung geht mit einer übermäßigen Kallusbildung einher. Wenn ein beträchtlicher Abschnitt des Schafts verloren gegangen ist, kann es zu mangelnder Verbindung, faseriger Verbindung oder zur Bildung eines falschen Gelenks kommen.

Die Behandlung erfolgt nach den gleichen Grundsätzen wie bei anderen Formen komplexer Frakturen, mit der Ausnahme, dass die Spülmethode von Carrel erwähnt werden sollte, die sich als wirksamstes Mittel zur Überwindung der damit verbundenen Infektion erwiesen hat.

TRENNUNG DER EPIPHYSEN [1]

[1] Wir verwenden nicht den Begriff „Diastase", der von verschiedenen Autoren in unterschiedlichem Sinne verwendet wurde.

Bei jungen Probanden können die Epiphysen von den Diaphysen getrennt werden, bevor die Knochen vollständig entwickelt sind. Der Einsatz von Röntgenstrahlen hat unser Wissen über diese Läsionen erheblich erweitert.

Es ist nützlich, sich daran zu erinnern, dass an der oberen Extremität die Epiphysen im Bereich der Schulter und des Handgelenks und an der unteren Extremität diejenigen im Bereich des Knies sich zuletzt vereinigen; und dass in diesen Situationen das Längenwachstum des Knochens am längsten und aktivsten verläuft (zwanzig bis einundzwanzig Jahre). Daher ist es am wahrscheinlichsten, dass Verletzungen dieser Epiphysen das Wachstum der Extremität beeinträchtigen.

Eine Epiphyse wird von den Gelenkarterien und durch die Gefäße des Periosts versorgt.

Pathologische Trennung der Epiphysen. – Es gibt bestimmte pathologische Zustände, wie Rachitis, Skorbut, angeborene Syphilis, Tuberkel, eitrige Zustände und Tumorwachstum, die dazu führen, dass es bei Verletzungen zu einer Ablösung der Epiphysen kommen kann, die unter normalen Bedingungen völlig unzureichend ist, um solche Läsionen hervorzurufen.

Traumatische Trennungen. [2] – Generell kann man sagen, dass Verletzungen, die bei einem Erwachsenen zu einer Luxation führen könnten, bei einem jungen Menschen eher zu einer Epiphysenablösung führen können. Indirekte Gewalt, insbesondere wenn sie in einer Weise ausgeübt wird, bei der Zug mit Torsion kombiniert wird – beispielsweise wenn der Fuß in den Speichen eines Kutschenrads hängen bleibt – ist die häufigste Ursache für eine Epiphysentrennung. Direkte Gewalt ist eine deutlich seltenere Ursache. Durch Muskeleinwirkung kommt es gelegentlich zu einer Trennung der Epiphysen, zum Beispiel der Spina iliaca anterior superior, des kleinen Trochanter des Femurs oder des oberen Endes der Fibula.

[2] Wir möchten hier unsere Dankbarkeit gegenüber Herrn John Polands Arbeit über *die traumatische Epiphysentrennung anerkennen* .

ABB. 8. – Teilweise Trennung der Epiphyse, wobei der Bruch in die Diaphyse übergeht.

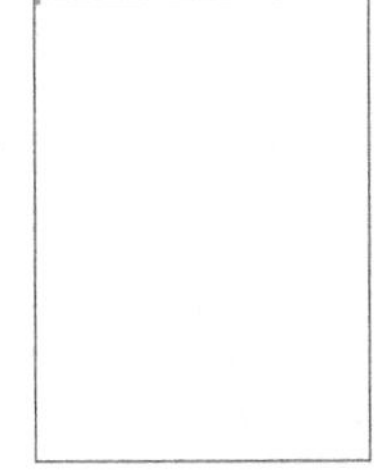

ABB. 9. – Vollständige Trennung der Epiphyse.

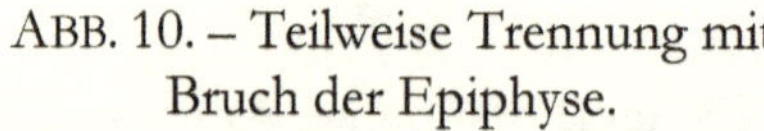

ABB. 10. – Teilweise Trennung mit
Bruch der Epiphyse.

ABB. 11. – Vollständige Trennung
mit Bruch der Epiphyse.

Die meisten Trennungen finden zwischen dem elften und dem achtzehnten Lebensjahr statt, vor allem weil in diesem Zeitraum die Verletzungen, die zu solchen Läsionen führen können, am häufigsten auftreten. Nach dem 25. Lebensjahr treten sie nicht mehr auf, da sich zu diesem Zeitpunkt alle Epiphysen vereinigt haben. Bei Frauen ist diese Form der Verletzung selten und tritt fast immer vor der Pubertät auf.

Im Folgenden sind die häufigsten Trennungsstellen in der Reihenfolge ihrer Häufigkeit aufgeführt: (1) das untere Ende des Femurs; (2) das untere Ende des Radius; (3) das obere Ende des Humerus; (4) das untere Ende des Oberarmknochens; (5) das untere Ende des Schienbeins; und (6) das obere Ende des Schienbeins.

Krankhafte Anatomie. —Bei einer echten Trennung bleibt der Epiphysenknorpel an der Epiphyse befestigt. In der Regel ist die Epiphyse nicht vollständig von der Diaphyse getrennt, die häufigste Läsion ist eine Trennung entlang eines Teils der Epiphysenlinie mit einer in die Diaphyse verlaufenden Fraktur (Abb. 8). Es ist nicht ungewöhnlich, dass durch denselben Unfall mehr als eine Epiphyse abgetrennt wird, beispielsweise das untere Ende des Femurs und die oberen Enden von Schien- und Wadenbein. Epiphysäre Trennungen können wie Frakturen *einfach* oder *zusammengesetzt sein* . Unvollständige Trennungen werden zum Zeitpunkt des Unfalls leicht übersehen, es besteht jedoch Grund zu der Annahme, dass sie den Ausgangspunkt einer Krankheit bilden können. Eine Überlastung des epiphysären Übergangs – die *juxtaepiphysäre* Ollier-Dehnung – ist eine häufige Verletzung bei kleinen Kindern.

Klinische Merkmale. – Die Symptome ähneln eher denen einer Luxation als einer Fraktur. Daher kann *eine unnatürliche Beweglichkeit* an einer Epiphysenverbindung der Bewegung am angrenzenden Gelenk sehr ähneln, insbesondere wenn es sich um eine intrakapsuläre Epiphyse handelt. Die Beziehung der Knochenpunkte dient jedoch dazu, die Art der Läsion anzuzeigen. Der Grad der *Deformation* ist oft gering, da die Querrichtung der Läsion, die Breite der getrennten Flächen und die Festigkeit der periostalen Befestigung entlang der Epiphysenlinie oft eine Verschiebung verhindern. In vielen Fällen ist eine deutliche, abgerundete, glatte und regelmäßige Leiste zu spüren, die durch die Projektion der Diaphyse entsteht. Der eigentümliche „gedämpfte" Charakter der *Krepitation* ist eines der charakteristischsten Anzeichen. Je älter der Patient ist und je weiter die Verknöcherung fortgeschritten ist, desto mehr ähnelt die Krepitation einer Fraktur.

Von den Nebenzeichen ist *der Kraftverlust* in den Gliedmaßen eines der beständigsten; tatsächlich ist es bei kleinen Kindern manchmal das erste und vielleicht auch das einzige Zeichen, das Aufmerksamkeit erregt. *Schmerzen* und *Druckempfindlichkeit* entlang der Epiphysenlinie sind wertvolle Anzeichen, insbesondere wenn die Läsion auf indirekte oder muskuläre Gewalt zurückzuführen ist und keine Blutergüsse an Weichteilen vorliegen. Lokale *Schwellungen* , begleitet von *Ekchymosen* , sind oft ausgeprägt; und das angrenzende Gelenk kann mit Flüssigkeit aufgebläht sein.

Um diese Verletzung von einer Luxation zu unterscheiden, kann darauf hingewiesen werden, dass bei der Epiphysentrennung bei der Reposition der Deformität kein Schnappen zu spüren ist, die Tendenz zur erneuten Dislokation größer ist und die durch die Reposition bewirkte Linderung geringer ist als bei der Luxation. Der Einsatz der Röntgenstrahlen stellt sofort die Diagnose.

Prognose und Ergebnisse. – In den meisten Fällen erfolgt die Heilung zufriedenstellend durch die Bildung von Kallus im schwammigen Gewebe der Diaphyse und auf der tiefen Oberfläche des Periosts. Trotz der im Allgemeinen günstigen Prognose sollten die Freunde des Patienten jedoch darauf hingewiesen werden, dass nicht immer mit einem völlig zufriedenstellenden Ergebnis gerechnet werden kann.

Eine Deformität mit Steifheit und Blockierung am angrenzenden Gelenk, insbesondere am Ellenbogen, kann auf eine unvollständige Reposition oder eine übermäßige Kallusbildung zurückzuführen sein. Ein Stillstand des Längenwachstums des Knochens ist eine seltene Folge, und wenn er auftritt, ist er nicht auf eine vorzeitige Verbindung der Epiphyse mit dem Schaft zurückzuführen, sondern auf eine verminderte Wirkung an der Ossifikationsverbindung.

Wenn das Wachstum eines der Knochen des Beins oder Unterarms nach der Trennung seiner Epiphyse gestoppt wird, während der andere Knochen weiter wächst, wird der Fuß oder die Hand auf die Seite des kürzeren Knochens abgelenkt.

Teilweise Ablösungen können zum Zeitpunkt des Unfalls übersehen werden und später durch eine Biegung des Knochens zu Problemen führen, wie bei einer Variante der Coxa vara. Die Epiphyse am unteren Ende des Femurs kann sich in den Schinken verlagern und auf die Kniekehlengefäße drücken.

Behandlung. – Die allgemeinen Prinzipien, die die Behandlung von Frakturen regeln, gelten auch für Epiphysentrennungen, wobei das Wesentliche der genaue Ersatz der Epiphyse ist.

Bei *zusammengesetzten Epiphysentrennungen* kann das Ende der Diaphyse durch die Haut gedrückt werden. Der Eintritt einer Sepsis kann sich als Hindernis für jede sonst indizierte operative Maßnahme erweisen.

KAPITEL II
VERLETZUNGEN DER GELENKE

- <u>CHIRURGISCHE ANATOMIE</u>

- — <u>VERLETZUNGEN</u> :

- *<u>Prellungen</u>* ;

- *<u>Wunden</u>* ;

- *<u>Verstauchungen</u>* ;

- *<u>Luxationen</u>*

- — <u>TRAUMATISCHE LUXATIONEN</u> :

- *<u>Ursachen</u>* :

- *<u>Sorten</u>* ;

- *<u>Klinische Merkmale</u>* ;

- *<u>Behandlung</u>*

- — <u>Zusammengesetzte Versetzungen</u>

- — <u>Altbestehende Luxationen</u> .

Chirurgische Anatomie. – Die Funktion eines Gelenks besteht darin, die Bewegung eines Knochens auf einem anderen zu ermöglichen. Die Gelenkflächen sind mit einer dünnen Schicht hyaliner Knorpel bedeckt und werden durch die Spannung der Bänder und der das Gelenk umgebenden Muskeln in Apposition gehalten. Die Gelenkkapsel (Kapselband) geht direkt in das Periost über und ist von einer Synovialschicht ausgekleidet, die sich an der Verbindungslinie der Kapsel auf den Knochen bis zum Gelenkknorpel überträgt. Die Synovialschicht umhüllt intraartikuläre Bänder und wird in Form lockerer Falten überall dort ins Gelenkinnere projiziert, wo die Gelenkflächen nicht in unmittelbarem Kontakt sind. Die Oberfläche der Synovialschicht ist mit winzigen Fortsätzen oder Zotten bedeckt, die bei Erkrankungen hypertrophieren können. Die Synovia verdankt ihre Schmiereigenschaft dem Mucin, das aus der Lösung der Endothelzellen auf der freien Oberfläche der Synovialschicht gewonnen wird. Da die gegenüberliegenden Oberflächen einer Verbindung immer in präzisem Kontakt sind, ist der sogenannte Hohlraum nur ein potentieller. Wenn Flüssigkeit in das Gelenk austritt, werden die Gelenkschicht und die Gelenkkapsel gedehnt, was zu Unbehagen oder sogar Schmerzen führt, die teilweise durch eine leichte Beugung des Gelenks gelindert werden. Bleibt die Dehnung bestehen, verlängern sich die Bänder und das Gelenk wird instabil.

Der gemeinsame Ursprung von Knochen, Knorpel, Periost und Synovialschicht aus einem Elterngewebe des Embryos steht im Einklang mit der Bereitschaft, mit der eines dieser Gewebe unter traumatischen oder pathologischen Einflüssen in ein anderes umgewandelt werden kann; und wie sich in Bändern und in der Synovialmembran Herde hyaliner Knorpels bilden und nach Größenzunahme eine Verknöcherung erfahren können.

Gelenke werden über die Gelenkarterien reichlich mit Blut versorgt. Die Lymphgefäße, die ihren Ursprung in der Synovialschicht haben, gelangen zu efferenten Gefäßen, die in den intermuskulären und anderen Bindegewebsebenen der Extremität verlaufen. Die Nervenversorgung erfolgt hauptsächlich über die Nerven, die zu den am Gelenk wirkenden Muskeln und zur Haut darüber verteilt sind.

Quellen der gemeinsamen Stärke. – Die Fähigkeit eines Gelenks, einer Luxation zu widerstehen, hängt ab von (1) der Form seiner Knochenelemente; (2) die Stärke und Anordnung seiner Bänder; (3) die Unterstützung, die es durch Muskeln oder Sehnen erhält, die in Bezug zu ihm platziert sind; und (4) die relative Stabilität benachbarter Strukturen. Während all diese Faktoren zur Stärke eines bestimmten Gelenks beitragen, überwiegt normalerweise der eine oder andere von ihnen, so dass bestimmte Gelenke knöchern stark sind, andere bänderstark, während einige wenige für ihre Stabilität hauptsächlich von benachbarten Muskeln abhängen.

Hüfte und Ellenbogen sind die besten Beispiele für Gelenke, deren Stärke hauptsächlich aus der architektonischen Anordnung der einzelnen Knochen resultiert. Diese Gelenke werden nur durch extreme Gewalteinwirkung ausgerenkt, und nicht selten – insbesondere im Ellenbogengelenk – werden Teile der Knochen gebrochen, bevor die Gelenkflächen getrennt werden.

Die Stabilität der Knie-, Handgelenk-, Handwurzel-, Fußwurzel- und Schlüsselbeingelenke hängt fast ausschließlich von der Stärke ihrer Bänder ab. Diese Gelenke werden selten ausgerenkt, aber da die Gewalt hauptsächlich auf die Bänder ausgeübt wird, kommt es häufig zu Verstauchungen.

Die Schulter ist das typische Beispiel für ein Gelenk, dessen Sicherheit hauptsächlich von den darüber verlaufenden Muskeln und Sehnen abhängt, und daher auch von der Häufigkeit, mit der es ausgerenkt wird, wenn die Muskeln unvorbereitet beansprucht werden. Gleichzeitig erhöht die große Beweglichkeit von Schulterblatt und Schlüsselbein die Stabilität des Schultergelenks erheblich. Die um Knie, Knöchel und Handgelenk verlaufenden Sehnen tragen zur Stabilität dieser Gelenke bei.

Die Nähe eines leicht brechenden Knochens trägt auch dazu bei, eine Luxation bestimmter Gelenke zu verhindern – beispielsweise verhindert ein Bruch des Schlüsselbeins, dass eine auftreffende Kraft auf das Schultergelenk ausgeübt wird; und die Häufigkeit der Speichenfrakturen nach Colles und der Wadenbeinfrakturen nach Pott erklären zweifellos bis zu einem gewissen Grad die Seltenheit einer Luxation des Hand- bzw. Sprunggelenks. Die Immunität gegen Luxationen, die die Gelenke junger Probanden genießen, ist teilweise auf die Leichtigkeit zurückzuführen, mit der sich eine angrenzende Epiphyse trennen lässt.

Das mechanische Axiom, dass „was an Bewegung gewonnen wird, geht an Stabilität verloren" gilt für Gelenke, wobei diejenigen Gelenke, die den größten Bewegungsbereich haben, am häufigsten ausgerenkt werden.

Die Verletzungen, denen ein Gelenk ausgesetzt ist, sind Prellungen, Wunden, Verstauchungen und Luxationen.

Gelenkprellungen. —Kontusion ist die mildeste Form einer Gelenkverletzung. Unabhängig davon, ob die Gewalt aus der Ferne übertragen wird, wie bei einer Kontusion der Hüfte bei einem Sturz auf die Füße, oder direkter wirkt, wie bei einem Sturz auf den großen Trochanter, werden die Knochen heftig gegeneinander getrieben und die Kraft verbraucht sich auf ihren Gelenkflächen. Die Gelenkknorpel und der darunter liegende schwammige Knochen sowie die Synovialschleimhaut sind gequetscht, und es kommt zu einem Blut- und serösen Ausfluss von Blut und seröser Flüssigkeit in das Gelenk und das umliegende Gewebe.

Die auffälligsten *klinischen Merkmale* sind Schwellungen und Verfärbungen. Die Schwellung, insbesondere in oberflächlich gelegenen Gelenken, ist ein frühes und ausgeprägtes Symptom und wird hauptsächlich durch den Bluterguss in das Gelenk (*Hämarthrose*) verursacht. Bei tief liegenden Gelenken kann es vorkommen, dass die Verfärbung erst nach einigen Tagen an der Oberfläche auftritt, insbesondere wenn die Einwirkung indirekt erfolgt ist. Das Gelenk wird in der Beugestellung gehalten und schmerzt nur bei Bewegung. Bei hämophilen Personen kann es nach der kleinsten Verletzung zu einem erheblichen Blutausfluss in ein Gelenk kommen.

Ein leichter seröser Erguss in das Gelenk (*Hydrarthrose*) bleibt oft einige Zeit bestehen, und tuberkulöse Erkrankungen der Gelenke gehen nicht selten auf eine Prellung zurück.

Die *Behandlung* erfolgt wie bei Verstauchungen (S. 36).

Gelenkwunden. „Die Bedeutung unfallbedingter Gelenkverletzungen – wie sie zum Beispiel durch einen Stich mit einem Taschenmesser oder durch die

Spitze eines Geländers entstehen – liegt darin, dass sie leicht zu einer Infektion der Gelenkhöhle führen können." Die Infektion kann nur die Synovialschicht betreffen (*septische Synovitis*) oder sich auf alle Gelenkelemente ausbreiten (*septische Arthritis*). Diese Zustände werden bei Gelenkerkrankungen beschrieben.

Das Eindringen in das Gelenk kann manchmal daran erkannt werden, dass Synovia aus der Wunde austritt oder die Synovialschicht oder der Gelenkknorpel freigelegt werden. Im Zweifelsfall sollte die Wunde vergrößert werden. Der Einsatz der Sonde ist zu vermeiden, da die Gefahr besteht, dass infektiöses Material aus der Wundbahn in das Gelenk gelangt.

Penetrierende Gelenkwunden werden nach dem gleichen Prinzip behandelt wie komplizierte Frakturen. Ist das penetrierende Instrument als infiziert anzusehen, wie es beispielsweise beim Einschlagen der Speiche eines Motorrades durch die obere Knietasche der Fall ist, so ist die Verletzung als schwerwiegend und geeignet anzusehen, die Funktion zu gefährden des Gelenks, des Gliedmaßenverlusts oder sogar des Lebens selbst. Bei der Behandlung von Schusswunden wird vor allem auf die primäre Exzision der Wundränder und des Wundverlaufs sowie auf andere Maßnahmen zurückgegriffen. Während die Wunde in der Synovialis und der Kapsel genäht wird, bleibt die Wunde in den Weichteilen offen. Bei der Drainage reicht der Schlauch bis zur Öffnung in der Synovialis, jedoch nicht bis in das Gelenk selbst. Kommt es zu einer Sepsis, wird das Gelenk geöffnet und nach der Carrel-Methode gespült. Eine Schiene und ein Bier-Verband sind wertvolle Hilfsmittel. Der letzte Ausweg ist die Amputation.

Schussverletzungen an Gelenken variieren in ihrer Schwere und reichen von einem bloßen Durchstoß der Synovialschicht durch einen Splitter einer Schale bis hin zur völligen Zertrümmerung der Gelenkflächen. Zwischen diesen Extremen liegen Fälle, in denen die Kapsel- und Synovialschicht großflächig zerrissen wird, ohne dass die Knochen in Mitleidenschaft gezogen werden, und andere, in denen die Knochen in Mitleidenschaft gezogen werden, ohne dass die Bänder oder die Synovialschicht ernsthaft geschädigt werden – zum Beispiel durch eine durchgehende Kugel der abgebrochene Teil eines der Knochenbestandteile oder durch einen Spalt, der sich bis in die Gelenkfläche erstreckt.

In allen Graden besteht das große Risiko in einer septischen Infektion, von der angenommen werden kann, dass sie bei allen außer der letztgenannten Sorte vorliegt.

Die *Behandlung* besteht darin, die Wunde sofort zu reinigen, indem grob geschädigtes Gewebe herausgeschnitten und eventuell festsitzende Fremdkörper entfernt werden; Desinfizieren Sie den freiliegenden Teil der Gelenkhöhle mit Eusol, „Bipp" oder einem anderen Antiseptikum und schließen Sie die Wunde oder stellen Sie je nach Umständen eine Drainage her. Anschließend wird das Gelenk bis zur Wundheilung ruhiggestellt und anschließend mit der Massage und Bewegung begonnen. Wenn die Knochen gebrochen sind oder eine Sepsis überhand nimmt und das Gelenk in Unordnung bringt, ist eine Amputation erforderlich.

Verstauchungen. – Eine Verstauchung entsteht durch eine gewaltsame Dehnung oder Drehung, die dazu führt, dass sich das Gelenk über seine physiologischen Grenzen hinaus oder in eine Richtung bewegt, für die es strukturell nicht angepasst ist. Die Haupteinwirkung der Kraft liegt daher auf den Bändern, die plötzlich gedehnt oder gerissen werden. Auch die Gelenkschicht wird gerissen und das Gelenk füllt sich mit Blut und Gelenkflüssigkeit.

Über das Gelenk verlaufende Muskeln und Sehnen werden gedehnt oder gerissen und ihre Hüllen sind mit serösem Erguss gefüllt. Es kommt nicht selten vor, dass Knochenteile an der Befestigungsstelle starker Bänder oder Sehnen abgerissen werden, was eine „Verstauchungsfraktur" darstellt; oder dass intraartikulärer Knorpel gerissen und verschoben wird, wie im Knie.

Klinische Merkmale. —Die Verletzung geht mit starken, ekelerregenden Schmerzen einher, die längere Zeit anhalten können. Durch die Bewegung des Gelenks verschlimmert sich die Beschwerden zunächst, doch wenn die Bewegung fortgesetzt wird, lässt sie tendenziell nach. Die einzelnen beteiligten Bänder können an der Empfindlichkeit erkannt werden, die beim Ausüben von Druck auf sie oder beim Dehnen entsteht. Auf diese Weise kann eine Verstauchung häufig anhand einer Fraktur diagnostiziert werden, bei der die größte Empfindlichkeit über der Verletzung des Knochens liegt.

Der Ausfluss von Blut und Synovia in das Gelenk und in das umgebende Gewebe führt zu Schwellungen und Verfärbungen, und die in die Sehnenscheiden austretende Flüssigkeit verursacht oft ein eigenartiges Knarren, das mit der Krepitation einer Fraktur verwechselt werden kann. Bei Verstauchungen behalten die Knochenpunkte rund um das Gelenk ihre normale Beziehung zueinander, und dies ermöglicht in der Regel die Diagnose dieser Verletzungen anhand von Luxationen. Wenn die Schwellung groß ist, ist es oft notwendig, auf Röntgenstrahlen zurückzugreifen, um sicherzustellen, dass es nicht zu Brüchen oder Luxationen kommt. Die Besonderheiten und Komplikationen einer Verstauchung des Kniegelenks werden im Zusammenhang mit anderen Verletzungen dieses Gelenks besprochen.

Reparatur von Verstauchungen. —Blut und Synovia werden absorbiert und zerrissene Strukturen werden wieder vereint. Dabei können sich jedoch Verwachsungen im Inneren des Gelenks und in den umgebenden Sehnenscheiden bilden und die Bewegung des Gelenks beeinträchtigen.

Prognose. — Steifheit, die länger oder kürzer anhält, folgt den meisten Verstauchungen, kann aber durch die richtige Behandlung weitgehend verhindert werden. Bei alten und rheumatischen Personen kann es zu Veränderungen in der Art der Arthritis deformans kommen, die die Bewegung stark beeinträchtigen. Während Eiterung selten vorkommt, wird vermutet, dass eine Tuberkuloseerkrankung auf eine Verstauchung zurückzuführen ist.

Behandlung. —Bei Sichtung unmittelbar nach dem Unfall sollte mit einem elastischen Verband über einer dicken Schicht Watte fester Druck ausgeübt werden, um Blutungen und Synovialerguss zu verhindern. Später ist die beste Behandlung Massage und Bewegung. Am Knöchel beispielsweise sollte sofort mit der Massage begonnen werden, indem der Teil sanft nach oben gestrichen wird. Wenn die Massage leicht genug ist, entstehen keine Schmerzen, sie ist tatsächlich beruhigend. Das Reiben wird fünfzehn bis zwanzig Minuten lang fortgesetzt und der Patient wird aufgefordert, die Zehen und den Knöchel zu bewegen; Anschließend wird ein mäßig fester elastischer Verband angelegt. Die Massage wird ein- bis zweimal täglich wiederholt, die Sitzungen dauern etwa fünfzehn Minuten. Der Patient sollte von Anfang an dazu ermutigt werden, das Gelenk zu bewegen. Dabei sollte mit den Bewegungen begonnen werden, die die geschädigten Bänder am wenigsten belasten, und der Umfang wird schrittweise gesteigert. Im Laufe einiger Tage wird er dazu ermuntert, zu Fuß zu gehen, Fahrrad zu fahren oder das Gelenk anderweitig zu nutzen, ohne es zu belasten, oder die Bewegung, die den Unfall verursacht hat, zu wiederholen. Sinnvoll sind auch abwechselnde Heiß- und Kaltduschen oder Heißluftbäder mit anschließender Massage. Völlige Ruhe und längere Immobilisierung sind zu verurteilen.

TRAUMATISCHE LUXATIONEN

Eine Luxation oder Luxation ist eine anhaltende Verschiebung der gegenüberliegenden Enden der Knochen, die ein Gelenk bilden. Wir befassen uns hier nur mit solchen Luxationen, die unmittelbar auf eine Verletzung folgen. Angeborene oder krankheitsbedingte Erkrankungen werden später untersucht.

Ursachen. – Die meisten Luxationen sind das Ergebnis *indirekter* Gewalt, wobei der beweglichere Knochen als Hebel an einem Drehpunkt fungiert, der durch die natürliche Hemmung der Bewegung in Form von Bändern, Knochen oder Muskeln bereitgestellt wird. Auf diese Weise entstehen die meisten Luxationen der Schulter, der Hüfte und des Ellenbogens.

Im Moment der Gewalteinwirkung werden die Muskeln entspannt oder auf andere Art und Weise in Mitleidenschaft gezogen, so dass das Gelenk vorerst seiner Unterstützung beraubt wird. Das Gelenk wird über seinen physiologischen Bereich hinaus bewegt, und das Ende eines der Knochen drückt auf die Kapsel, reißt sie und dringt durch den so entstandenen Riss. Die Muskeln ziehen sich dann reflexartig zusammen und ziehen den Knochenkopf in eine unnatürliche Position außerhalb der Kapsel. Die eingenommene Position hängt von Faktoren wie der Richtung der Kraft, der Struktur des Gelenks, der Position der Gliedmaße zum Zeitpunkt des Unfalls und der relativen Stärke der verschiedenen Muskelgruppen ab, die auf den verschobenen Knochen einwirken .

Gewalteinwirkung *direkt* auf das Gelenk ist eine weitaus seltenere Ursache für Luxationen. Auf diese Weise kann es jedoch zu einer Luxation des Kniegelenks kommen, wobei ein Knochen an dem anderen vorbei getrieben wird – zum Beispiel durch einen Tritt eines Pferdes; oder das Akromioklavikulargelenk durch einen Schlag auf die Schulter.

Muskelkontraktion ist oft nicht die einzige Ursache einer Luxation, obwohl sie, wie bereits erwähnt, bei der Entstehung der meisten dieser Verletzungen eine wichtige Rolle spielt. Schulter, Unterkiefer und Kniescheibe werden jedoch nicht selten allein durch Muskeleinwirkung verschoben. Akrobaten erlangen manchmal die Fähigkeit, bestimmte Gelenke durch willkürliche Kontraktion ihrer Muskeln auszurenken.

Alter und Geschlecht. —Luxationen treten am häufigsten bei erwachsenen Männern auf, zweifellos aufgrund der Art ihrer Beschäftigungen und Freizeitaktivitäten. Bei Kindern werden die Epiphysen abgetrennt, und bei alten Menschen werden die Knochen durch Gewalteinwirkung gebrochen, die im mittleren Alter zu einer Luxation führt.

Auch Muskelschwäche und übermäßige Erschlaffung der Bänder aufgrund einer Krankheit oder einer früheren Luxation sind prädisponierende Faktoren.

Klinische Sorten. – Die Trennung zwischen den Knochen kann *vollständig* oder *teilweise sein* . Bei einer partiellen Verletzung verbleiben Teile der Gelenkflächen in Apposition, und die Verletzung wird als *Subluxation bezeichnet* . Luxationen können ebenso wie Frakturen *einfach* oder *kompliziert sein* , wobei letztere aufgrund des Infektionsrisikos besonders gefährlich sind. Wenn eine Luxation innerhalb weniger Tage nach ihrem Auftreten auftritt, gilt sie als *neu* ; aber wenn mehrere Wochen oder Monate vergangen sind, spricht man von einer *alten* Luxation. Letzteres wird später beschrieben.

Luxationen können wie Frakturen durch Verletzungen großer Blutgefäße oder Nervenstämme, durch Verletzungen innerer Organe oder durch eine Wunde der Weichteile, die nicht mit dem Gelenk in Verbindung steht, *kompliziert werden*. Darüber hinaus kann eine Fraktur mit einer Luxation einhergehen – eine äußerst wichtige Komplikation.

Klinische Merkmale. – Die charakteristischsten Anzeichen einer Luxation sind *übernatürliche Starrheit* oder mangelnde Bewegung dort, wo Bewegung natürlich stattfinden sollte; *Beweglichkeit in ungewöhnliche Richtungen* ; und *Deformität* , wobei der Teil im Vergleich zur unverletzten Seite „nicht mehr gezogen" ist (<u>Abb. 18</u>). Die knöchernen Orientierungspunkte verlieren ihre normale Beziehung zueinander; und die Deformität ist charakteristisch und allen Exemplaren derselben Luxation gemeinsam.

Auch wenn bei anderen Läsionen als Luxationen beliebige Nebenzeichen auftreten können, müssen diese bei der Diagnosestellung gebührend berücksichtigt werden. *Der Funktionsverlust* ist in der Regel vollständig. *Der Schmerz* ist viel intensiver als bei einer Fraktur, meist weil der verlagerte Knochen auf Nervenstämme drückt, und aus derselben Ursache kommt es oft zu Taubheitsgefühl und teilweiser Lähmung der darüber liegenden Extremität. *Die Schwellung* der Weichteile durch ausströmendes Blut ist bei einer Luxation normalerweise weniger ausgeprägt als bei einer Fraktur, ist jedoch oft so groß, dass sie diagnostische Manipulationen beeinträchtigt. Der verlagerte Knochen und manchmal auch die leere Gelenkpfanne können tastbar sein. *Verfärbungen* treten meist später auf als bei Frakturen. *Eine Veränderung der Länge* der verletzten Gliedmaße – meist in Richtung einer Verkürzung – ist ein häufiges Merkmal; während Umfangsmessungen normalerweise eine Zunahme zeigen. Beim Versuch, das Gelenk zu bewegen, ist oft ein eigenartiges, sanftes *Knirschen* oder *Knarren zu spüren;* Dies ist auf aneinander reibende Knorpel- oder Bandstrukturen zurückzuführen und darf nicht mit der Krepitation einer Fraktur verwechselt werden. In den meisten Fällen, wenn auch nicht in allen Fällen, behalten die Knochen nach der Reposition ihre ordnungsgemäße Beziehung ohne äußere Unterstützung bei, ein Punkt, in dem sich eine Luxation von einer Fraktur unterscheidet. Eine sorgfältige Untersuchung der Art der Kraft, die die Verletzung verursacht hat, insbesondere hinsichtlich ihrer Intensität und Wirkungsrichtung, kann bei der Diagnose hilfreich sein. Die Diagnose kann immer durch den Einsatz von Röntgenstrahlen verifiziert werden, und wann immer möglich sollte darauf zurückgegriffen werden, da sich eine Fraktur zeigen kann, die andernfalls der Erkennung entgehen würde.

Prognose. – Nach einer Luxation ist ein Gelenk selten mehr so stark wie früher, obwohl das Glied für alle praktischen Zwecke noch so nützlich sein kann wie je zuvor. Ein gewisses Maß an Steifheit, eingeschränkter Beweglichkeit oder Muskelschwäche sowie gelegentliche arthritische Veränderungen und die Neigung zu erneuten Luxationen sind die häufigsten Folgeerscheinungen. Längere Immobilisierung kann zu Steifheit führen und die Bildung von Adhäsionen ermöglichen; während eine zu frühe Bewegung dazu neigt, eine Lockerung der Bänder hervorzurufen, was eine erneute Verschiebung aus leichten Gründen begünstigt.

Behandlung. —Eine Reduzierung sollte zum frühestmöglichen Zeitpunkt versucht werden. Jede Stunde Verzögerung erhöht den Schwierigkeitsgrad. Das Leitprinzip besteht darin, den verlagerten Knochen dazu zu bringen, auf dem gleichen Weg wieder in seine Gelenkpfanne einzudringen, wie er ihn verlassen hat, d. h. durch den bestehenden Riss in der Kapsel. Dies geschieht durch die Durchführung bestimmter Manipulationen, die von der anatomischen Anordnung der Teile abhängen und nicht nur bei verschiedenen Gelenken, sondern auch bei verschiedenen Arten der Luxation desselben Gelenks variieren. Im Allgemeinen kann man sagen, dass die Haupthindernisse für die Reposition folgende sind: die Kontraktion der Muskeln, die auf den verlagerten Knochen einwirken; die Verwicklung des Knochens zwischen Sehnen oder Bändern, die ihn in seiner abnormalen Position fixieren; und der Riss in der Kapsel ist klein oder klappenartig, so dass er ein Hindernis für den Knochen bildet, der wieder in die Gelenkhöhle eindringt.

Muskelkontraktionen lassen sich am besten durch die Verabreichung eines Vollnarkosemittels überwinden. In allen außer den einfachsten Fällen sollte dies erfolgen, um eine genaue und schmerzfreie Reposition zu gewährleisten. Gelingt dies jedoch nicht, kann es zu einer Ermüdung der Muskeln kommen, da der Chirurg einen gleichmäßigen und längeren Zug auf die Gliedmaße ausübt, während ein Assistent eine Gegenstreckung am proximalen Gelenkabschnitt vornimmt. Eine solche Muskelentspannung, die auftritt, wenn der Patient bereits ohnmächtig ist oder seine Aufmerksamkeit vom verletzten Teil abgelenkt wird, kann auch genutzt werden, um die notwendigen Manipulationen durchzuführen, um den Knochen wieder in seine normale Position zu bringen.

Die geeigneten Manöver zum Lösen des Knochenkopfes von Sehnen, Bändern oder Knochenfortsätzen, mit denen er verwickelt sein könnte, werden durch eine Betrachtung der Anatomie des jeweiligen betroffenen Gelenks vorgeschlagen und anhand einzelner Luxationen beschrieben.

Beim Reparieren einer Luxation kann keine noch so große physische Kraft einen Mangel an anatomischen Kenntnissen ausgleichen. Alle ziehenden, drehenden oder reißenden Bewegungen sind zu vermeiden, da sie die Gefahr einer Schädigung von Blutgefäßen, Nerven oder anderen Weichteilen oder sogar – insbesondere bei alten Menschen – einem Bruch eines der betroffenen Knochen verursachen können.

Massage und Bewegung ein großer Nutzen erzielt . Bevor ein Fixiergerät angelegt wird, sollte der gesamte Bereich fünfzehn bis zwanzig Minuten lang sanft in Zentrifugalrichtung gestreichelt werden. und dies ist täglich zu wiederholen, wobei jede Sitzung etwa zwanzig Minuten dauert. Vom ersten Tag an erfolgt die Bewegung des Gelenks in alle Richtungen, mit Ausnahme derjenigen, die dazu neigt, den Knochenkopf gegen den verletzten Teil der Kapsel zu bringen; und der Patient wird ermutigt, das Gelenk so früh wie möglich zu bewegen . Bei den einzelnen Luxationen wird auf die geeignete Apparatur und die Tragedauer abgestimmt.

Operation bei einfachen Luxationen. —In einer begrenzten Anzahl von Fällen erweist sich eine Reduktion durch Manipulation selbst mit Hilfe eines Anästhetikums als unmöglich. Dann muss auf die Operation zurückgegriffen werden, was ein vergleichsweise sicheres und zufriedenstellendes Verfahren ist, wenn auch oft schwierig. In seltenen Fällen kann es vorkommen, dass die Wiederherstellung der Verschiebung erst nach der Entfernung eines Teils des einen oder anderen Knochens möglich ist.

Zusammengesetzte Versetzungen. — Zusammengesetzte Verrenkungen sind in der Regel die Folge extremer Gewalteinwirkung durch Maschinen- oder Eisenbahnunfälle oder durch einen Sturz aus großer Höhe. In den meisten Fällen werden sie durch einen Bruch eines oder mehrerer der Gelenkknochen sowie durch Risse in Muskeln, Sehnen und Blutgefäßen kompliziert. Im Bereich des Sprunggelenks, des Handgelenks und der Daumengelenke kommt es jedoch manchmal zu einer komplizierten Luxation, die problemlos durch andere Läsionen verursacht wird. Das große Risiko besteht in einer Infektion, die zu einer schwerwiegenden Beeinträchtigung der Funktionsfähigkeit des Gelenks oder sogar zu dessen völliger Zerstörung führen kann, wozu die damit einhergehenden Verletzungen wesentlich beitragen. In vielen Fällen, in denen eine Infektion aufgetreten ist, ist eine Ankylose das beste Ergebnis, das man sich erhoffen kann.

Behandlung. —In der Regel stellt sich zunächst die Frage, ob eine Amputation notwendig ist oder nicht, und die Überlegungen, die diesen Punkt bestimmen, sind die gleichen wie bei komplizierten Frakturen (S. 26). Soll versucht werden, die Gliedmaße zu retten, erfolgt die Behandlung wie bei einer komplizierten Fraktur (S. 25).

Durch Fraktur komplizierte Luxation. – Bei bestimmten Luxationen kommt es häufig zur Ablösung kleiner Knochenanteile oder der Epiphysen, zum Beispiel beim Bruch der Spitze des Processus coronoideus bei einer Luxation des Ellenbogens nach hinten und beim Absplittern eines Teils des Randes der Hüftpfanne nach innen Luxation der Hüfte.

Das wichtigste Beispiel für eine Fraktur, die eine Luxation kompliziert, ist die Fraktur des chirurgischen Humerushalses bei gleichzeitiger Luxation der Schulter. Hier erhöht sich die Schwierigkeit der Diagnose erheblich und die Behandlung beider Verletzungen erfordert eine Anpassung. Bevor die Fraktur behandelt wird, muss die Luxation ggf. durch eine Operation reponiert werden. In vielen Fällen ist es ratsam, die Fragmente des gebrochenen Knochens durch Pflöcke oder Platten zu sichern, um eine frühzeitige Bewegung zu ermöglichen und so zu verhindern Steifheit des Gelenks.

Altbestehende Luxationen. – Wenn eine Luxation aus Mangel an Erkennung – und seltsamerweise wird sie viel häufiger übersehen, als man es für möglich gehalten hätte – oder aufgrund erfolgloser Behandlung nicht reponiert wird, treten Veränderungen im und um das Gelenk auf, die sie beeinträchtigen Reduzierung wird immer schwieriger oder unmöglich. Der Riss in der Kapsel schließt sich am Knochenhals und es bilden sich faserige Verklebungen zwischen Muskeln, Sehnen und anderen gerissenen Strukturen. Da der Gelenkknorpel des Kopfes keinen Kontakt mehr zum gegenüberliegenden Knorpel hat, neigt er dazu, sich mit der Zeit in faseriges Gewebe umzuwandeln und kann an anderen faserigen Strukturen in seiner Umgebung haften. Durch Druck auf benachbarte Strukturen kann sich eine neue Höhle aus dichtem Fasergewebe bilden, die mit der Zeit mit einer sezernierenden Membran ausgekleidet wird. Wenn der verlagerte Kopf an einem Knochen anliegt, entsteht durch den kontinuierlichen Druck eine neue Knochenpfanne, aus deren Rändern osteophytische Auswüchse hervorgehen können. Wenn sich das umgebende Fasergewebe verdichtet und eine starke Kapsel bildet, entsteht ein neues Gelenk. Das Auftreten dieser Veränderungen in der Richtung eines neuen Kugelgelenks hängt weitgehend vom Verhalten des Patienten ab: Ein kräftiger Mann, der bestrebt ist, das Glied wieder gebrauchsfähig zu machen, wird es mit einem gewissen Maß an Entschlossenheit und Gleichgültigkeit einsetzen zu Schmerzen führen, die bei einer empfindlichen älteren Frau nicht zu erwarten wären. Das perfekteste Beispiel für ein neues Kugelgelenk nach einer nicht reduzierten Luxation an der Hüfte, das wir beobachtet haben, war ein Jagdhund, den ein australischer Schüler einem von uns geschenkt hatte, der bezeugte, dass es sich um ein Tier handelte war mit dem neuen Gelenk genauso flott wie mit dem Original. Währenddessen wird der Knorpel der ursprünglichen Pfanne in faseriges Gewebe umgewandelt, das den Hohlraum ausfüllen kann. Es können Veränderungen auftreten, die denen einer Arthritis deformans ähneln. Die großen Blutgefäße und Nerven in der Umgebung können durch den verlagerten Knochen gedrückt oder gedehnt werden oder an faserigen Adhäsionen beteiligt sein. Im Laufe der Zeit verlängern oder verkürzen sie sich entsprechend der veränderten Stellung der Extremität.

ABB. 12. – Os Innominatum zeigt eine neue Höhle, die nach einer alten Luxation entstanden ist. Die Hüftpfanne ist fast zerstört.

In vielen Fällen ist das neue Gelenk bemerkenswert beweglich und nützlich; In anderen Fällen machen Schmerzen, Bewegungseinschränkungen und Muskelatrophie die Behandlung jedoch vergleichsweise unbrauchbar und ein chirurgischer Eingriff ist erforderlich.

Behandlung. „Es ist immer ein schwieriges Problem, das Datum zu bestimmen, nach dem es nicht mehr ratsam ist, eine Reposition durch Manipulation einer alten Luxation zu versuchen, und es können keine Regeln aufgestellt werden, die alle Fälle abdecken." Vielmehr muss jeder Fall für sich entschieden werden, wobei die mit dieser Behandlungslinie verbundenen Risiken gebührend berücksichtigt werden müssen. Die wichtigsten davon sind: Bruch eines großen Blutgefäßes oder Nervs, das mit dem verlagerten Knochen verwachst oder sich in Anpassung an die veränderte Form oder Länge der Extremität verkürzt hat; Reißen von Muskeln oder Sehnen oder sogar der Haut; Knochenbruch, insbesondere bei alten Menschen; und Trennung der Epiphysen bei jungen Menschen.

Bevor die der jeweiligen Luxation entsprechenden Eingriffe vorgenommen werden, müssen zunächst sämtliche Verwachsungen gelöst werden; und während des Verfahrens darf keine unangemessene Gewalt angewendet werden. Der erste Reduktionsversuch kann scheitern, und doch können sich nachfolgende Bemühungen im Abstand von einigen Tagen letztendlich als erfolgreich erweisen; Der kräftige Zug und die Verdrehung der Weichteile, die durch Narbengewebe miteinander verklebt sind, führen zu reaktiven Veränderungen in den Gefäßen und Geweben, die sie bei späteren Repositionsversuchen anfälliger für Nachgeben machen. Bei alten Menschen und wenn kein Druck auf Nerven oder Gefäße besteht, kann es sinnvoller sein, die Luxation nicht zu reponieren und stattdessen durch Massage und Bewegung eine sinnvolle Form des falschen Gelenks zu erreichen. Bei anderen Voraussetzungen kann es sinnvoll sein, die Funktion der Extremität durch eine *offene Operation zu verbessern*. Verspannte Bänder und andere Strukturen werden durchtrennt und die Gelenkpfanne freigelegt. Wenn eine Reposition immer noch nicht möglich ist, kann eine teilweise Exzision durchgeführt und ein Lappen der Fascia lata eingeführt werden, um eine Ankylose zu verhindern (Arthroplastik). Im Falle der Hüfte kann die Luxation belassen und der Femur unterhalb des Trochanters durchtrennt werden, insbesondere wenn eine ausgeprägte Beugung vorliegt.

Gewohnheitsmäßige oder wiederkehrende Luxationen treten fast ausschließlich in der Schulter auf und werden im Zusammenhang mit Verletzungen dieses Gelenks beschrieben.

Pathologische Luxationen. —Bei bestimmten Erkrankungen kann es zu Gelenkluxationen kommen. Diese pathologischen Luxationen lassen sich in verschiedene Gruppen einteilen: (1) solche aufgrund einer allmählichen Dehnung der Kapsel und anderer Bänder, die durch entzündliche und eitrige Prozesse geschwächt sind, wie sie manchmal bei Typhus, Scharlach oder Diphtherie sowie bei Pyämie auftreten; (2) solche, die auf zerstörerische Veränderungen in den Bändern und Knochen zurückzuführen sind – typischerweise bei tuberkulöser Arthritis, bei Arthritis deformans, bei Morbus Charcot und bei Nervenläsionen, z. B. Hüftluxation bei spastischen Zuständen wie Morbus Little; (3) solche, die mit deformierten Haltungen der Gliedmaßen verbunden sind; (4) solche aufgrund von Veränderungen der Gelenkflächen, z. B. der Phalangen bei Arthritis deformans. Diese werden unter Berücksichtigung der Bedingungen, unter denen sie entstehen, berücksichtigt.

Angeborene Luxationen. —Angeborene Luxationen sind vermutlich das Ergebnis einer abnormalen oder gestoppten Entwicklung *in der Gebärmutter* und müssen von Luxationen während der Geburt unterschieden werden, die im Wesentlichen traumatischen Ursprungs sind. Sie werden zusammen mit den Deformitäten der Extremitäten beschrieben.

Kapitel III
Verletzungen im Bereich der Schulter und des Oberarms

- Chirurgische Anatomie

- — SCHLÜSSELBEINFRAKTUREN : *Varianten*

- — LUXATION DES SCHLÜSSELBEINS : *Sorten*

- — SCHULTERLUXATION : *Varianten*

- — Verstauchungen und Prellungen der Schulter

- — BRUCH DES SCHULTERBLATTS : Standorte

- — BRUCH DES OBEREN ENDES DES HUMERUS :

- *Chirurgischer Hals* ;

- *Trennung der Epiphyse* ;

- *Bruch des Kopfes, des anatomischen Halses oder der Tuberositas*

- – FRAKTUREN DES HUMERUSSCHAFTS .

Zu den Verletzungen im Bereich der Schulter zählen Frakturen und Luxationen des Schlüsselbeins, Frakturen des Schulterblatts, Luxationen und Verstauchungen des Schultergelenks sowie Frakturen des oberen Endes des Oberarmknochens.

Chirurgische Anatomie. —Zur Untersuchung einer Verletzung im Schulterbereich sollte der Patient auf einem niedrigen Hocker oder Stuhl sitzen. Nach der Inspektion der Teile von vorne steht der Chirurg hinter dem Patienten und untersucht systematisch durch Abtasten den Schultergürtel und das obere Ende des Oberarmknochens. Zu Vergleichszwecken sollte die unverletzte Seite zusammen mit der anderen untersucht werden.

Unmittelbar seitlich der suprasternalen Kerbe kann das Sterno-Klavikular-Gelenk ertastet werden, wobei das große Ende des Schlüsselbeins in unterschiedlichem Maße über die Ränder der kleinen und flachen Gelenkfläche am Brustbein hinausragt. Jede Luxation dieses Gelenks wird sofort erkannt. Da das Schlüsselbein über seine gesamte Länge subkutan ist, kann jede Unregelmäßigkeit in seinem Umriss leicht erkannt werden. Ein kleiner Tuberkel (Tuberculum deltoideus), der häufig in der Nähe des Akromialendes vorhanden ist, kann auf das Vorliegen einer Fraktur hinweisen. Das laterale Ende bildet mit dem Akromion das Akromio-Klavikulargelenk, das jedoch nicht immer ohne weiteres erkennbar ist. Die

Finger werden nun über das Akromion geführt, das an der Stelle seines Epiphysenknorpels oft einen markanten Wulst aufweist, der nicht mit einer Fraktur verwechselt werden darf. Die Spitze des Akromions wird üblicherweise als Fixpunkt zur Messung der Oberarmlänge verwendet.

Der Umriss der Wirbelsäule des Schulterblatts lässt sich bis zur Wirbelgrenze zurückverfolgen; und der Körper des Knochens kann manipuliert und seine Bewegungen durch Bewegen des Arms getestet werden.

Der Processus coracoideus ist im oberen und seitlichen Winkel der dreieckigen Vertiefung zu erkennen, die vom großen Brustmuskel, dem Deltamuskel und dem Schlüsselbein begrenzt wird.

Der Kopf und der chirurgische Hals des Oberarmknochens können nun von der Achselhöhle aus ertastet werden, wenn die Achselfaszie durch seitliches Bewegen des Arms entspannt wird. Das Tuberculum majus ist auf der lateralen Seite der Schulter durch die Fasern des Deltamuskels undeutlich zu spüren. Es liegt vertikal über dem Epicondylus lateralis und man spürt, wie es sich mit dem Schaft dreht. Die intertuberkuläre (bizipitale) Furche zeigt nach vorne und liegt in einer Linie, die vertikal durch den Bizepsmuskel gezogen wird.

Die Arteria subclavia verläuft mit ihrer Vene auf der medianen Seite und den Strängen des Plexus brachialis auf der lateralen Seite unter der Mitte des Schlüsselbeins und kann unmittelbar über diesem Knochen gegen die erste Rippe gedrückt werden.

BRUCH DES SCHLÜSSELBEINS

Der Bruch des Schlüsselbeins gehört zu den häufigsten Verletzungen in der Praxis. Da etwa ein Drittel der Fälle bei Kindern auftritt, handelt es sich häufig um eine Grünholzfraktur. Die Frakturen sind selten kompliziert oder kompliziert, es sei denn, es handelt sich um Schussverletzungen; aber gelegentlich durchdringt eines der Fragmente die Haut oder drückt auf die Subclavia-Gefäße oder die Stränge des Plexus brachialis, wodurch das Pulsieren in den Gefäßen der Extremität zum Stillstand kommt und starke Schmerzen im Arm verursacht werden.

ABB. 13. – Schrägfraktur des rechten Schlüsselbeins im mittleren Drittel,
vereint.

Die häufigste Frakturstelle liegt im *mittleren Drittel* (Abb. 13), und diese
entsteht meist durch indirekte Gewalteinwirkung, etwa durch einen Sturz auf
die ausgestreckte Hand, den Ellenbogen oder die Außenseite der Schulter,
wobei die Kraftübertragung über sie erfolgt von der Glenoidhöhle zum
Schulterblatt und von dort über die korako-klavikulären Bänder zum
Schlüsselbein. Die Gewalt hat daher einen verdrehenden Charakter und der
Knochen gibt in der Nähe der Verbindung des seitlichen und mittleren
Drittels nach, genau dort, wo die beiden natürlichen Krümmungen des
Knochens zusammentreffen und wo die stützenden Muskel- und
Bandansätze am schwächsten sind.

Der so erzeugte Bruch verläuft gewöhnlich schräg von oben nach unten und
nach innen. Das sternale Fragment kann durch die Klavikulafasern des
Sternomastoideus leicht nach oben gezogen werden, während das akromiale
Fragment durch das Gewicht des Arms nach unten fällt und sich die
Fragmente normalerweise bis zu einer Länge von etwa einem halben Zoll
überlappen. Die Schulter, die den stützenden Halt des Schlüsselbeins
verloren hat, fällt in Richtung der Brustwand und verengt den Achselraum,
während das Gewicht des Arms sie nach unten zieht und die Muskeln, die
im Bereich der Sulcus bicipitalis eingesetzt sind, sie nach vorne ziehen.

Ein Bruch des mittleren Drittels kann auch durch einen direkten Schlag, wie
den Rückstoß eines Gewehrs, oder durch heftige Muskelkontraktion
entstehen, wobei der Bruch in der Regel quer verläuft und die Verschiebung
weniger ausgeprägt ist als bei einem Bruch durch indirekte Gewalt.

Klinische Merkmale. —Die Haltung des Patienten ist charakteristisch: Der
Ellenbogen ist gebeugt und wird von der anderen Hand gestützt, während
der Kopf zur betroffenen Schulter geneigt ist, um die Nackenmuskulatur zu
entspannen. Crepitus entsteht, wenn man die Schultern nach hinten stützt
oder versucht, den Arm über die Horizontale hinaus anzuheben, und diese
Bewegungen verursachen Schmerzen. Druck auf den Fraktursitz und auch
distaler Druck erzeugen Druckschmerz. Das sternale Fragment überragt fast
immer das Akromial und kann normalerweise durch die Haut abgetastet
werden; Bei der Messung wird festgestellt, dass das Schlüsselbein verkürzt
ist. Wenn die Fraktur unvollständig (Greenstick) oder transversal ist, sind die
Symptome weniger ausgeprägt.

ABB. 14. – Bruch des Akromialendes des Schlüsselbeins. Zeigt die
Vorwärtsrotation des lateralen Fragments und die durch den Knochen
verbundene Frakturlinie.

Ein Bruch des *lateralen* oder *akromialen Drittels* des Schlüsselbeins ist eine
häufige Form von Unfällen bei Fußballspielen und resultiert in der Regel aus
direkter Gewalteinwirkung, wobei der Knochen gegen den Processus
coracoideus gedrückt wird und bricht, wie man einen Stock über dem Knie
bricht. Die Fraktur kann durch die Verbindung der Konoid- und
Trapezbänder entstehen. In diesem Fall sind die einzigen Symptome
Schmerzen und Druckempfindlichkeit an der Frakturstelle mit
eingeschränkter Beweglichkeit der Extremität. Durch die schienenbildende
Wirkung der Bänder werden Verschiebungen und Krepitation verhindert.

Wenn der Bruch seitlich des Ansatzes des Trapezbandes liegt, liegt der Bruch
meist quer und ist fast immer auf einen Sturz auf die Rückseite der Schulter
zurückzuführen – der Winkel zwischen der Wirbelsäule und dem
Akromionfortsatz, der auf dem Boden auftrifft. Das Akromialfragment
rotiert nach vorne (Abb. 14), manchmal sogar im rechten Winkel, wodurch
die Schulterspitze nach vorne wandert und so etwas näher an der Mittellinie
liegt. Die Integrität der korako-klavikulären Bänder verhindert ein deutliches
Herabhängen der Schulter. Bemerkenswert ist, dass die Verschiebung nicht
immer auf den ersten Blick erkennbar ist.

Frakturen des *medialen* oder *sternalen Drittels* sind selten, meist schräg und
resultieren entweder aus einer indirekten Krafteinwirkung in der
Schlüsselbeinlinie oder, seltener, aus direkter Gewalteinwirkung oder
Muskeleinwirkung. In der Regel ist die Deformität unbedeutend, außer bei
einem Riss des Ligamentum costo-claviculare, bei dem das mediale Ende des
distalen Fragments durch das Gewicht des Arms nach oben gekippt wird.
Die Schulter verläuft nach unten, vorne und medial. In der Nähe des
Sternalendes kann diese Fraktur eine Luxation des Sterno-Klavikular-
Gelenks oder eine *Trennung der Schlüsselbein-Epiphyse vortäuschen* . Letzteres ist
ein seltener Unfall, der zwischen dem siebzehnten und fünfundzwanzigsten
Lebensjahr auftreten kann und meist die Folge heftiger Muskeltätigkeit ist.
Sie unterscheidet sich von den anderen Verletzungen in dieser Region

dadurch, dass sie leichter reponiert und in ihrer Position gehalten werden kann, da die Epiphyse vollständig innerhalb der Grenzen der Gelenkkapsel des Sterno-Klavikular-Gelenks liegt.

Eine gleichzeitige Fraktur beider Schlüsselbeine ist meist die Folge einer starken Querquetschung des oberen Teils des Brustkorbs oder eines Sturzes auf die ausgestreckten Hände – beispielsweise bei der Jagd. Das mittlere Drittel des Knochens ist betroffen, es kommt zu einer deutlichen Verschiebung und Überlagerung. Der Patient ist hilflos, und da die äußeren Atemmuskeln außer Funktion geraten und das Gewicht der kraftlosen Gliedmaßen auf die Brust drückt, kommt es zu erheblichen Atembeschwerden, die oft dadurch verstärkt werden, dass die Fraktur durch Verletzungen kompliziert wird die Lunge oder Pleura.

Die *Heilungsprognose* ist bei allen diesen Verletzungen gut. Eine feste knöcherne Verbindung erfolgt normalerweise innerhalb von einundzwanzig Tagen. Eine Pseudarthrose, eine Falschgelenks- oder eine Faservereinigung kommt nur selten vor. Dabei ist zu berücksichtigen, dass es trotz aller Vorsichtsmaßnahmen zu Deformationen und Verkürzungen kommen kann, ohne dass dies jedoch die Funktionsfähigkeit der Gliedmaße beeinträchtigt.

ABB. 15. – Heftpflaster für Schlüsselbeinfraktur.

Behandlung. – Die Verschiebung bei kompletten Frakturen des Schlüsselbeins lässt sich leicht reduzieren, indem man den Ellenbogen stützt, die Schultern nach hinten stützt und die Spitze der betroffenen Schulter heraushebelt. In einigen Fällen verhinderte die Zwischenlage einiger Fasern des Musculus subclavius zwischen den Fragmenten eine perfekte Reposition.

Bei der Greenstick-Variante kann der Knochen in seine normale Position zurückgebogen werden, es sollte jedoch keine große Kraft angewendet werden, da sich das Schlüsselbein trotz unvollständiger Reposition normalerweise mit dem Wachstum aufrichtet und obwohl eine gewisse Deformität bestehen bleiben kann, ist die Funktion des Schlüsselbeins beeinträchtigt Gliedmaßen werden nicht beeinträchtigt.

Liegende Position. „Es besteht kaum ein Zweifel daran, dass die ästhetischsten Ergebnisse durch die Behandlung des Patienten in liegender Position erzielt werden." Bei Mädchen, deren Schultern vollkommen symmetrisch sein sollen, erzielt man daher die besten Resultate, wenn man die Patientin auf eine feste Matratze mit einem schmalen, festen Kissen zwischen den Schulterblättern legt, so dass das Gewicht der Patientin entlastet wird Die Schulter kann das Akromialfragment seitlich und nach hinten tragen. Ein Polster wird in die Achselhöhle eingeführt, der Ellenbogen angehoben und der Arm seitlich auf ein Kissen gelegt und mit Sandsäcken stabilisiert. Die Massage wird täglich angewendet. Da diese Position zwei bis drei Wochen ununterbrochen gehalten werden muss, erweist sie sich für die meisten Patienten als zu lästig. Wenn jedoch beide Schlüsselbeine gebrochen sind, ist dies, abgesehen von einer Operation, die einzige verfügbare Behandlungsmethode.

Im Normalfall sollte der Arm in der Position platziert werden, die die beste Ausrichtung der Fragmente und die geringste Deformität ergibt. Zur Trennung der Hautoberflächen wird eine dünne Wollschicht in die Achselhöhle gelegt. Nun wird eine den *Ellenbogen* stützende Schlinge angelegt, die den Arm in Position hält, und eine Körperbandage fixiert den Arm seitlich. Mit der Massage und Bewegung sollte sofort begonnen werden.

Eine einfache Methode, die zufriedenstellende Ergebnisse liefert, ist die von Wharton Hood vorgeschlagene. Nachdem die Fraktur reponiert wurde, werden drei Streifen Heftpflaster mit einer Breite von jeweils 1,5 Zoll von einem Punkt unmittelbar über der Brustwarze bis zu einem Punkt 2 Zoll unter dem Winkel des Schulterblatts angebracht (Abb. 15). Der mittlere Gurt bedeckt den Bruchsitz und wird zuerst angelegt; die anderen überlappen ihn leicht und erstrecken sich auf beiden Seiten etwa einen halben Zoll. Der Ellenbogen wird in einer Schlinge gestützt. Dieser Plan hat den Vorteil, dass er die Bewegung der Schulter von Anfang an ermöglicht, das Pflaster jedoch bei der Massage eher behindert.

Die Taschentuchmethode. – Im Notfall besteht eine der besten Methoden, die bei allen Frakturen des Schlüsselbeins anwendbar sind, darin, die Schultern mit zwei gepolsterten Taschentüchern zu stützen, die *en cravate gefaltet* sind, weit über die Schulterspitzen gelegt und dazwischen gebunden oder verschlungen werden die Schulterblätter. Der Unterarm wird dann durch ein drittes Taschentuch gestützt, das als Schlinge angelegt wird und dessen Basis unter dem Ellenbogen liegt und dessen Enden über die gesunde Schulter verlaufen.

Eine operative Behandlung kann bei zusammengesetzten oder Trümmerfrakturen erforderlich sein, wenn die Fragmente die Subclavia-Gefäße oder die Stränge des Plexus brachialis verletzt haben oder wahrscheinlich verletzen werden oder wenn es aus anderen Gründen unmöglich ist, die Fraktur zu repositionieren oder die Fragmente darin zu halten Apposition. In manchen Fällen ist auch eine Fraktur beider Schlüsselbeine angezeigt.

Diese verschiedenen Behandlungsmethoden sind nicht in allen Fällen gleichermaßen anwendbar. Nach unserer Erfahrung haben sich unter den gegebenen Umständen die folgenden Methoden als am besten erwiesen: (1) Als vorübergehende Aufbewahrungsmöglichkeit in Notfällen, beispielsweise bei Unfällen auf dem Fußballplatz, die Taschentuchmethode. (2) Bei unkomplizierten Frakturen mittlerer Schwere in irgendeinem Teil des Knochens ist die Methode der Schlinge und des Körperverbandes anzuwenden. (3) In Fällen, in denen aus ästhetischen Gründen die Vermeidung von Deformationen und die Aufrechterhaltung der Symmetrie der Schultern im Vordergrund stehen, wie bei Mädchen, erfolgt die Behandlung im Liegen. (4) Wenn der Halteapparat versagt oder die Fragmente einen schädlichen Druck ausüben, operative Behandlung.

In vielen Fällen kommt es zu starken Schmerzen, die den Schlaf beeinträchtigen; Wo dies auf krampfartige Kontraktionen der Muskeln und Bewegungen der Fragmente zurückzuführen ist, wird es durch genauere Fixierung, z. B. durch Gipsstreifen, gelindert; andernfalls ist eine subkutane Injektion von Heroin oder Morphin angezeigt.

<h3 style="text-align:center">LUXATION DES SCHLÜSSELBEINS</h3>

Eine Luxation des **Akromialendes** – manchmal und vielleicht richtiger auch als Luxation des Schulterblatts bezeichnet – kommt häufiger vor als die am sternalen Ende und ist meist die Folge eines Schlags von hinten oder eines Sturzes auf die Spitze des Schulterblatts Schulter und treibt das Schulterblatt nach unten, so dass das Schlüsselbein *nach oben ragt* und den Akromionfortsatz außer Kraft setzt.

Eine Verschiebung des Akromialendes der Klavikula *nach unten kommt viel seltener vor und kann nach einem Sturz auf den Ellenbogen oder einem Schlag auf die Klavikula erfolgen.* Das Ende des Knochens liegt unter dem Akromionfortsatz, in Kontakt mit der Kapsel des Schultergelenks, und das Akromion steht deutlich hervor.

Die *klinischen Merkmale* sind so gut ausgeprägt, dass die Diagnose eindeutig ist. Der Kopf neigt sich zur betroffenen Seite und die Schulterspitze tendiert dazu, leicht nach unten, vorne und medial zu verlaufen. Das verlagerte Ende des Knochens kann als Vorsprung unter der Haut gesehen und gefühlt werden, oder die leere Gelenkpfanne kann ertastet werden, während die an der verlagerten Klavikula befestigten Muskeln als Relief hervorstechen. Die Bewegungen an der Schulter sind eingeschränkt, insbesondere in Abduktionsrichtung oberhalb der Schulterhöhe. Diese Verletzungen gehen manchmal mit Rippenfrakturen einher, eine Komplikation, die die Behandlung erheblich erschwert.

Behandlung. – Die Reposition lässt sich leicht bewerkstelligen, indem man die Schultern nach hinten stützt und den Knochen in seiner Gelenkpfanne durch Manipulation ersetzt; aber die Beibehaltung ist ausnahmslos schwierig und in vielen Fällen unmöglich; Selbst wenn die Verschiebung dauerhaft ist, wird die Nützlichkeit des Arms jedoch nicht unbedingt beeinträchtigt.

Die Behandlung erfolgt ähnlich wie bei einer Schlüsselbeinfraktur mit Schlinge und Körperverband. Ein anderer Plan besteht darin, ein Polster über dem akromialen Ende des Schlüsselbeins zu platzieren und es in dieser Position durch ein paar Windungen einer elastischen Binde zu fixieren, die über die Schulter und unter dem Ellenbogen getragen wird. Der Unterarm wird in eine Schlinge gelegt, der Ellenbogen gut gestützt und der Arm seitlich mit einem Ringverband fixiert. Wenn der Knochen nicht in Position gehalten werden kann und die Funktionsfähigkeit der Gliedmaße beeinträchtigt ist, können die Gelenkflächen aufgeschnitten und die Knochen verdrahtet werden, um eine Ankylose zu erreichen.

Das Sternalende kann nach vorne, hinten oder oben ausgerenkt sein.

Am häufigsten kommt es zu einer Vorwärtsluxation ; Das Ende des Schlüsselbeins liegt an der Vorderseite des Brustbeins, etwas unterhalb der Höhe des Sterno-Klavikular-Gelenks, und seine Gelenkfläche ist deutlich zu tasten (Abb. 16). Der interartikuläre Knorpel bleibt manchmal an einem Knochen befestigt, manchmal am anderen; Das Rautenband ist in der Regel intakt.

Bei der *Rückwärtsluxation* liegt das Ende des Schlüsselbeins hinter dem Manubrium sterni und den daran befestigten Muskeln; An der Stelle des Gelenks ist eine deutliche Vertiefung zu erkennen und die Facette am Brustbein ist tastbar. In vergleichsweise wenigen Fällen übt der Knochen Druck auf die Luft- und Speiseröhre aus, was zu Atem- und

Schluckbeschwerden führt. Es ist auch bekannt, dass es auf die Arteria subclavia und andere wichtige Strukturen an der Halswurzel drückt.

ABB. 16. – Vorwärtsluxation des Sternalendes des rechten Schlüsselbeins. Von einem Sturz auf einen polierten Boden, in einem Mann æt. 40.

In seltenen Fällen reißt das Rhomboidband, das Ende des Schlüsselbeins ragt *nach oben* und ruht in der episternalen Kerbe hinter dem M. sterno-mastoideus.

Der Knochen kann in seiner Position gehalten werden, indem die Schultern durch einen Achterverband oder gepolsterte Taschentücher zurückgehalten werden und mit einem Polster Druck auf das verschobene Ende des Knochens ausgeübt wird. Der Unterarm wird durch eine Schlinge gestützt und der Arm seitlich fixiert. Von Anfang an wird massiert und der Patient darf den Arm bis zum Ende einer Woche bewegen. Eine unvollständige Reposition beeinträchtigt die Funktionen der Extremität so wenig, dass operative Maßnahmen nur aus ästhetischen Gründen erforderlich sind.

Luxation **beider Enden** des Schlüsselbeins. Das Endergebnis war zufriedenstellend, da immer das eine oder andere Ende in normaler Position verheilt ist und die Funktion des Arms somit erhalten blieb.

LUXATION DER SCHULTER

Die Schulter ist häufiger ausgerenkt als alle anderen Gelenke des Körpers zusammengenommen. Dies erklärt sich durch seine exponierte Position, den großen Bewegungsbereich, den es ermöglicht, die Länge des Hebels, den der Humerus bietet, und die anatomische Konstruktion des Gelenks – der große, runde Humeruskopf passt nicht perfekt in das kleine und flache Glenoid

Hohlraum, und die Bänder sind vergleichsweise locker und dünn. Die Gelenkkapsel wird in ihrem oberen und hinteren Teil durch die Sehnen der Muskeln Supra- und Infraspinatus und Teres Minor wesentlich verstärkt; während es unten und vorne zwischen der Subscapularis- und der Teres-Major-Sehne am schwächsten ist. Hier gibt er am häufigsten nach und ermöglicht den Austritt des Knochenkopfes. Der entscheidende Faktor ist wahrscheinlich, dass bei der Abduktion des Arms der Hals des Oberarmknochens mit der Spitze des Akromions in Kontakt kommt und eine weitere Abduktion den Kopf gegen den unteren, schwachen Teil der Kapsel drückt, der nachgibt.

Die Gewalt wird meist von der Hand oder dem Ellenbogen, seltener seitlich von der Schulter, übertragen, wobei die Gliedmaße meist abduziert und die Muskeln entspannt und unvermittelt mitgenommen werden. Der Kopf des Oberarmknochens, der auf diese Weise auf den schwächsten Teil der Kapsel gedrückt wird, zerreißt diese und tritt durch den Riss aus. Bei einer bewusstlosen Person kommt es leicht zu einer Luxation, beispielsweise bei der künstlichen Beatmung eines Patienten mit Opiumvergiftung, wobei die Arme stark abduziert werden, um einen Zug auf die Brust auszuüben.

Sorten. — Abhängig von der Position, in der der Humeruskopf schließlich ruht, werden verschiedene Arten von Luxationen unterschieden (Abb. 17). Die einfachste davon ist die *Sub-Glenoid-* Variante, bei der der Kopf auf der langen Sehne des Trizeps ruht, wo er am axillären Rand des Schulterblatts direkt unterhalb der Glenoidhöhle entspringt. Bei fast allen Luxationen der Schulter befindet sich der Knochenkopf zumindest vorübergehend in dieser Position, aber die scharfe Kante des Schulterblatts und der abgerundete Kopf sind schlecht aneinander angepasst und die Position wird nicht lange beibehalten. Der weitere Verlauf des Oberarmknochens hängt von der Art und Richtung der Kraft, der Position der Extremität im Moment der Verletzung und der relativen Stärke und Fähigkeit zur wirksamen Wirkung der verschiedenen Muskelgruppen, die auf den Knochen einwirken, ab.

ABB. 17. – Diagramm der häufigsten Arten der Schulterluxation.

In den allermeisten Fällen verläuft sie nach vorne und nach medial und kommt unter der Abdeckung der Ursprungssehnen der Bizeps- und Coraco-Brachialis-Muskeln an der Vorderfläche des Schulterblatthalses zum Liegen, wodurch die Subkorakoidluxation *entsteht*. Viel seltener verläuft sie unter der Abdeckung des M. pectoralis minor und am Rand des Schlüsselbeins – die *subklavikuläre* Variante. In seltenen Fällen bewegt sich der Kopf nach hinten und liegt an der Wirbelsäule auf dem Rücken des Schulterblatts unterhalb des Musculus infra-spinatus – der *Subspinus-* Variante – an. Andere Sorten sind so selten, dass sie keiner Erwähnung bedürfen.

Klinische Merkmale, die allen Sorten gemeinsam sind. —Eine Luxation der Schulter kommt am häufigsten bei erwachsenen Männern vor; Im fortgeschrittenen Lebensalter nimmt der Anteil weiblicher Betroffener zu. Gewöhnlich geht es mit starken Schmerzen einher, und es kommt häufig zu Taubheitsgefühl in den Gliedmaßen aufgrund des Drucks des Knochenkopfes auf die großen Nervenstämme. Der Schock ist teilweise groß. Der Patient neigt seinen Kopf zur verletzten Seite und stützt im Stehen den Unterarm auf die Hand der gegenüberliegenden Seite. Der Akromionfortsatz sticht deutlich hervor, wobei die Rundung der Schulter unmittelbar darunter einer Abflachung oder Vertiefung Platz macht, so dass eine gerade Kante, die an der lateralen Seite der Extremität angebracht wird, sowohl das Akromion als auch den lateralen Epicondylus berührt. Der vertikale Umfang der Schulter ist deutlich vergrößert; Dieser Test lässt sich leicht mit einem Stück Klebeband oder Verband durchführen und mit einer ähnlichen Messung auf der normalen Seite vergleichen. Wir legen großen Wert auf diese einfache Messung, da sie eine äußerst zuverlässige Hilfe bei der Diagnose darstellt. Der Kopf des Knochens ist in der Regel in seiner neuen Position zu spüren und die Achse des Oberarmknochens wird entsprechend verändert, wobei der Ellenbogen je nach Position des Kopfes seitlich nach vorne oder nach hinten getragen wird. Das leere Glenoid kann manchmal von der Achselhöhle aus ertastet werden. In den meisten Fällen, wenn auch nicht in allen Fällen, ist der Patient nicht in der Lage, gleichzeitig seinen Ellenbogen zur Seite zu bringen und seine Hand auf die gegenüberliegende Schulter zu legen (Dugas-Symptom). Messungen der Länge der Extremität vom Akromion bis zum lateralen Epikondylus sind selten von diagnostischem Wert.

Die **Subkorakoidluxation** (Abb. 18) ist die am häufigsten anzutreffende. Sie resultiert in der Regel aus einer Hyperabduktion des Arms bei fixiertem Schulterblatt, etwa bei einem Sturz auf die mediale Seite des Ellenbogens, wenn der Arm von der Seite abduziert wird. Der chirurgische Humerushals wird dann auf die Unterseite des Akromions gelegt, die einen Drehpunkt bildet, und der Knochenkopf wird gegen den medialen und unteren Teil der Kapsel gedrückt. In manchen Fällen wird diese Luxation durch Muskeleinwirkung hervorgerufen; Es kann auch durch Krafteinwirkung direkt auf das obere Ende des Oberarmknochens verursacht werden.

ABB. 18. – Subkorakoide Luxation der rechten Schulter.

Der Kopf verlässt die Kapsel durch den Riss, der in ihrem unteren Teil entstanden ist, und gelangt, entweder aufgrund einer Fortsetzung der Kraft oder aufgrund einer Kontraktion der in die intertuberkuläre (bicipitale) Furche eingeführten Muskeln, insbesondere des großen Brustmuskels, unter dem Schutz von medial den Bizeps und den Coraco-Brachialis, bis er an der Vorderfläche des Schulterblatthalses direkt unterhalb des Processus coracoideus zur Anlage kommt. Der anatomische Hals des Oberarmknochens drückt gegen die Vorderkante des Glenoids, und es kommt häufig zu einer *Dellenfraktur des Oberarmkopfes* , wo die beiden Knochen in Kontakt kommen (FM Caird). Der Musculus subscapularis ist gequetscht oder gerissen, die in das Tuberculum majus eingeführten Muskeln sind stark gedehnt, oder das Tuberculum selbst kann ausgerissen sein, wodurch die lange Bizepssehne seitlich abrutschen kann, wo sie ein Hindernis für die Reposition darstellen kann. Der Nervus axillaris (Zirkumflex) ist häufig gequetscht oder gerissen, und der Oberarmkopf drückt möglicherweise schädlich auf die Nerven und Gefäße in der Achselhöhle.

Die *klinischen Merkmale* , die allen Luxationen gemeinsam sind, treten hervor, obwohl das Dugas-Symptom nicht konstant ist.

ABB. 19. – Subkorakoide Luxation des Humerus.

(Der Fall von Sir HJ Stiles. Radiogramm von Dr. Edmund Price.)

Behandlung. – Das Leitprinzip bei der Reposition dieser Luxationen besteht darin, den Kopf des Knochens in die gleiche Richtung zurückverfolgen zu lassen, in der er die Gelenkpfanne verlassen hat. Die Haupthindernisse für die Reposition sind Muskelkontraktionen und die Verschränkung des Kopfes mit Sehnen, Bändern oder Knochenpunkten. Es müssen geeignete Maßnahmen ergriffen werden, um jedem dieser Faktoren entgegenzuwirken.

Eine Vollnarkose ist eine unschätzbare Hilfe bei der Reposition und sollte verabreicht werden, es sei denn, es gibt einen Grund, sie zu verweigern. Es ist besonders indiziert bei Personen mit starker Muskulatur und bei nervösen Patienten, die Schmerzen nicht gut ertragen, insbesondere wenn die Luxation seit ein oder zwei Tagen besteht. In relativ neuen Fällen kann es dem Chirurgen jedoch gelingen, den Knochen zu ersetzen, indem er eine vorübergehende Ohnmacht ausnutzt oder indem er die Aufmerksamkeit des Patienten auf andere Dinge lenkt, während er die entsprechenden Eingriffe vornimmt.

Wenn ein Anästhetikum angewendet wird, sollte der Patient auf eine Matratze auf dem Boden oder auf einen schmalen, festen Tisch gelegt werden; andernfalls sollte er auf einem Stuhl sitzen.

Die Kocher-Methode eignet sich für die überwiegende Mehrheit der Fälle von Subkorakoidluxation. (1) Der Ellenbogen wird fest gegen die Seite gedrückt und der Unterarm im rechten Winkel gebeugt. Der Chirurg umfasst das Handgelenk und den Ellenbogen und *dreht den Humerus fest von der Mittellinie weg* (Abb. 20), bis ein deutlicher Widerstand zu spüren ist und der Deltamuskel stärker hervortritt. Auf diese Weise wird der Riss im unteren Teil der Kapsel aufgerissen, und der Oberarmkopf rollt von der Mittellinie weg, bis er der Öffnung gegenüberliegt, wobei eine Rotation um den festen Punkt stattfindet, der durch die Berührung der anatomischen Gelenke gebildet wird Humerushals mit der Vorderlippe der Glenoidhöhle (D. Waterston). (2) *Der Ellenbogen wird als nächstes nach vorne, nach oben und in Richtung der Mittellinie getragen* (Abb. 21); Der Humerus fungiert als langer Arm eines Hebels am Drehpunkt, der durch die im Bereich des chirurgischen Halses eingesetzten Muskeln bereitgestellt wird. Der Kopf, der den kurzen Arm des Hebels bildet, wird nach hinten, unten und seitlich getragen und ist somit auf die Steckdose gerichtet. (3) Der Oberarmknochen wird nun *in Richtung Mittellinie gedreht* , indem die Hand über die Brust in Richtung der gegenüberliegenden Schulter geführt wird (Abb. 22). Dadurch löst sich der anatomische Hals des Oberarmknochens vom Rand des Glenoids und der Kopf wird durch die Spannung der umliegenden Muskulatur in die Gelenkpfanne gezogen.

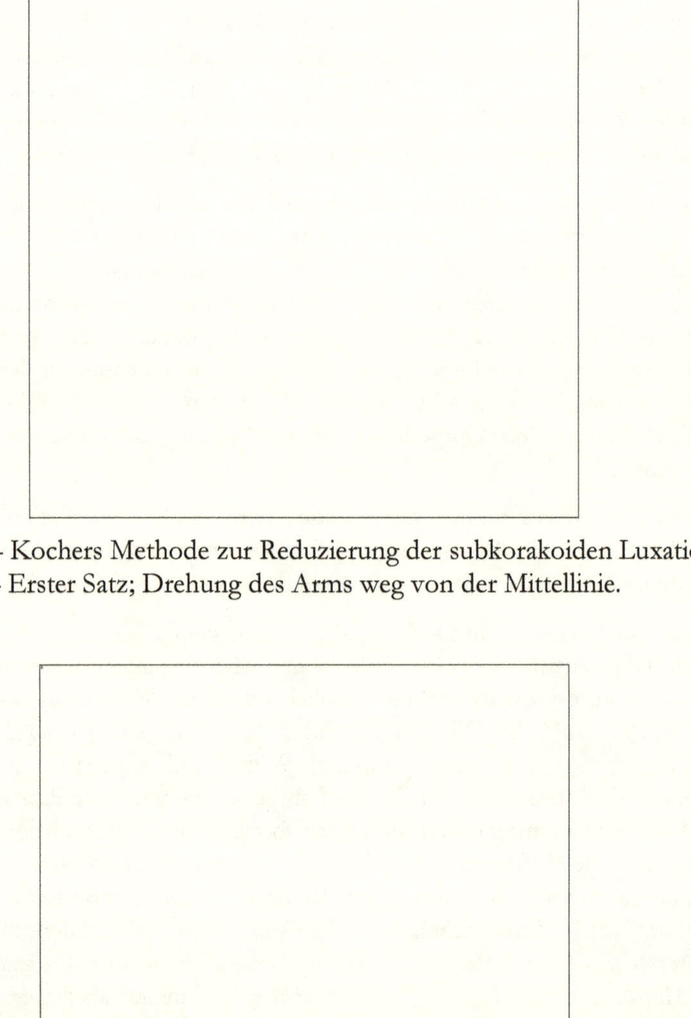

ABB. 20. – Kochers Methode zur Reduzierung der subkorakoiden Luxation
– Erster Satz; Drehung des Arms weg von der Mittellinie.

ABB. 21. – Kochers Methode – Zweiter Satz; Der Ellenbogen wird nach
vorne, nach oben und in Richtung der Mittellinie getragen.

ABB. 22. – Kochers Methode – Dritter Satz; Drehung des Arms zur Mittellinie.

AG Miller hat eine Reduktionsmethode entwickelt, die unserer Meinung nach genauso erfolgreich ist wie die Methode von Kocher. Das Glied wird oberhalb des Handgelenks und des Ellenbogens gefasst, der Unterarm im rechten Winkel gebeugt und der Oberarm in die Horizontale abduziert (Abb. 23). Während ein Assistent eine Gegenstreckung vornimmt und das Schulterblatt fixiert, zieht der Chirurg den Arm allmählich vom Körper weg, bis spürbar ist, wie der Oberarmkopf seitlich vorbeigeht. Anschließend wird der Humerus durch Senken der Hand nach medial gedreht (Abb. 24) und der Knochen gleitet allmählich in die Pfanne.

ABB. 23. – Millers Methode zur Reduzierung der subkorakoiden Luxation –
Erster Satz.

ABB. 24. – Millers Methode zur Reduzierung der subkorakoiden Luxation –
Zweiter Satz.

In einigen Fällen kann eine Reposition durch *Hyperabduktion* der Schulter mit Zug erreicht werden. Der Patient wird auf eine feste Matratze gelegt, und der Chirurg sitzt hinter ihm, während ein Assistent das Schulterdach fixiert, und streckt den Arm langsam und gleichmäßig aus, bis er deutlich über den Kopf gehoben ist. In manchen Fällen rutscht der Oberarmkopf spontan in seine

Pfanne; in anderen Fällen kann es durch Druck aus der Achselhöhle in die richtige Position gebracht werden. Diese Methode ist auf neuere Fälle beschränkt, da bei solchen, die schon lange bestehen, die Gefahr besteht, dass die Achselgefäße gedehnt oder gerissen werden.

Die Methode der Reposition durch Zug am Arm mit der Ferse in der Achselhöhle sollte nur angewendet werden, wenn andere Maßnahmen versagt haben, da der Erfolg von der reinen Kraft abhängt.

Nach der Behandlung. – Nach der Reposition wird der Teil zehn bis fünfzehn Minuten lang sanft massiert, eine Schicht Wolle in die Achselhöhle gelegt, der Unterarm mit einer Schlinge gestützt und der Arm mit einem kreisförmigen Verband an der Seite fixiert. Die Massage wird vom ersten Tag an durchgeführt und die Bewegung der Schulter in alle Richtungen außer der Abduktion kann am ersten oder zweiten Tag begonnen werden. Am Ende einer Woche kann auf den kreisförmigen Verband verzichtet und mit Abduktionsbewegungen begonnen werden. Am Ende eines Monats sollte dem Patienten geraten werden, den Arm frei zu benutzen.

Die **subklavikuläre Luxation** (Abb. 17) ist eher als übertriebener Grad des Subcoracoids denn als eigenständige Variante anzusehen. Es wird durch den gleichen Mechanismus erzeugt, aber die Gewalt ist größer und die Schädigung der Weichteile schwerwiegender. Der Kopf bewegt sich weiter nach oben und in Richtung der Mittellinie unter dem Schutz des kleinen Brustmuskels und ruht unter dem Schlüsselbein am Serratus anterior und an der Brustwand. Die Symptome sind meist so ausgeprägt, dass sie keinen Zweifel an der Diagnose lassen. Der Umriss des Humeruskopfes in seiner abnormalen Position ist durch die Haut sichtbar, und die Verkürzung der Extremität ist ausgeprägter als bei der Subcoracoid-Variante. Die Behandlung ist die gleiche wie bei einer subkorakoiden Luxation.

Eine **Sub-Glenoid-Luxation** (Abb. 17) kommt seltener vor als die Sub-Coracoid-Luxation und ist fast immer auf eine gewaltsame Abduktion des Arms zurückzuführen. Der Humeruskopf tritt durch einen kleinen Spalt im unteren und medialen Teil der Kapsel aus und liegt an der Vorderkante der dreieckigen Fläche unmittelbar unterhalb der Glenoidhöhle an, hinten und vorne vom langen Kopf des Trizeps gestützt durch den Musculus subscapularis. Es ist leicht in der Achselhöhle zu spüren. Alle Sehnen in Bezug auf das obere Ende des Oberarmknochens sind gedehnt oder gerissen, und das große Tuberkel ist nicht selten ausgerissen. Manchmal kommt es zu einer Quetschung des Nervus axillaris.

Die Projektion des Akromions, die Abflachung des Deltamuskels, die vergrößerte Tiefe der Achselfalte und die Abduktion des Ellenbogens sind gut ausgeprägt; Der Arm wird leicht gestreckt, nach außen gedreht und nach vorne getragen. Sie wird durch die Hyperabduktionsmethode reduziert (S. 60).

Subspinöse Luxation. — Eine Luxation nach hinten wird üblicherweise als subspinöse Dislokation bezeichnet, obwohl in einem beträchtlichen Teil der Fälle der Humeruskopf nicht über die Wurzel des Akromionfortsatzes hinausragt (*subakromial*) (Abb. 17). Diese Luxation entsteht meist durch einen Sturz auf den Ellenbogen, wobei der Arm dabei adduziert und nach medial rotiert wird, so dass der Oberarmkopf nach hinten und seitlich gegen die Kapsel gedrückt wird, die nach hinten reißt. Alle am oberen Ende des Oberarmknochens befestigten Muskeln können reißen, und die Tuberositas wird häufig abgerissen. Die lange Bizepssehne kann aus ihrer Position zwischen den Tuberositas rutschen und eine Reposition verhindern oder eine erneute Luxation begünstigen, was eine offene Operation erforderlich macht.

In milderen Fällen sind die *klinischen Merkmale* nicht immer deutlich ausgeprägt, und aufgrund der Schwellung wird diese Luxation leicht übersehen. Zusätzlich zu den gewöhnlichen Symptomen ist die Schulter verbreitert, es gibt eine ausgeprägte Vertiefung an der Vorderseite, in die das Coracoid hineinragt, und der Arm wird eng an der Seite gehalten, wobei der Ellenbogen nach vorne gerichtet ist. Der Knochenkopf kann in seiner abnormalen Position unterhalb der Wirbelsäule des Schulterblatts gesehen und gefühlt werden.

Die Reposition kann in der Regel durch Zug am Arm mit medialer Rotation und Drücken des Kopfes nach vorne in die richtige Position erreicht werden, während Gegendruck auf das Akromion ausgeübt wird.

Prognose. —Die endgültige Prognose bei Schulterluxationen sollte immer im Auge behalten werden. Der Nervus axillaris kann gedehnt oder gerissen sein, was zu einer Atrophie des Deltamuskels führen kann; oder andere Äste des Plexus brachialis können verletzt werden und die von ihnen versorgten Muskeln dauerhaft geschwächt werden. In einer bestimmten Anzahl von Fällen hat eine traumatische Neuritis zu einer schweren Behinderung der Extremität geführt. Die Bewegungen des Schultergelenks können durch narbige Kontraktion des gerissenen Teils der Kapsel und der beschädigten Muskeln eingeschränkt sein. Wenn Abduktionsbewegungen zugelassen werden, bevor die Kapsel repariert werden kann, kann es zu einer ausgeprägten Tendenz zu wiederkehrenden Luxationen kommen.

Luxation der Schulter, kompliziert mit Bruch des oberen Endes des Humerus. Bei diesen Verletzungen handelt es sich fast immer um eine Luxation unterhalb des Korakoids, und die häufigsten Frakturen, durch die sie kompliziert wird, sind Frakturen des chirurgischen Halses, des anatomischen Halses oder des Tuberculum majus. Die häufigste Ursache ist ein Sturz direkt auf die Schulter, und es scheint wahrscheinlich, dass zuerst der Kopf des Knochens ausgerenkt wird und dann, wenn die Kraft weiter wirkt, das obere Ende des Oberarmknochens gebrochen wird; oder die beiden Läsionen können synchron erzeugt werden.

Wenn man kurz nach dem Unfall bemerkt, dass eine Fraktur des Oberarmknochens vorliegt, besteht die Gefahr, dass sie übersehen wird und der Zustand fälschlicherweise mit einer Luxation allein oder mit einer Fraktur durch den Hals des Schulterblatts verwechselt wird. Bei einer sorgfältigen Untersuchung unter Narkose fällt jedoch auf, dass nicht nur der Oberarmkopf in der Gelenkpfanne fehlt, sondern dass er sich auch nicht mit dem Rest des Knochens bewegt, sondern dass an der Stelle des Oberarmknochens abnormale Beweglichkeit und Krepitation zu erkennen sind Bruch und der Oberarm ist verkürzt. Die Extravasation in der Achselhöhle ist in der Regel größer als bei einer einfachen Luxation und die Schmerzen und der Schock sind stärker. Eine Fraktur durch den Hals des Schulterblatts allein ist leicht daran zu erkennen, wie leicht sich die Deformität reduziert und wie sie sofort wieder auftritt, wenn die Stütze zurückgezogen wird. In vielen Fällen kann nur mithilfe einer Röntgenaufnahme eine genaue Diagnose gestellt werden (Abb. 25).

ABB. 25. – Luxation der Schulter mit Bruch des Humerushalses.

(Der Fall von Sir Robert Jones. Radiogramm von Dr. D. Morgan.)

Behandlung. – Wenn die Luxation nicht sofort korrigiert wird, sind die Bewegungen des Arms mit Sicherheit stark eingeschränkt und es kann zu schmerzhaften Druckeffekten durch übermäßige Kallusbildung kommen. Zunächst sollte unter Narkose versucht werden, den Kopf wieder in seine Gelenkpfanne zu bringen, indem der Arm in hyperabduzierter (vertikaler)

Position gestreckt wird und das obere Fragment von der Achselhöhle aus manipuliert wird.

Auf keinen Fall darf das untere Fragment als Hebel bei Repositionsversuchen eingesetzt werden. Wenn die Reduktion durch Manipulation fehlschlägt, sollte auf eine offene Operation zurückgegriffen werden. Das obere Fragment sollte durch einen seitlichen Einschnitt freigelegt und mithilfe der Arbuthnot-Lane-Hebel oder des M'Burney-Hakens in die Pfanne zurückgeführt werden. Alternativ kann ein langer Stahlstift in das Fragment eingeführt werden, um die nötige Hebelwirkung zu erzielen.

Nach erfolgter Reposition wird die Fraktur auf die übliche Weise angepasst, wobei gegebenenfalls die offene Wunde genutzt wird, um die Fragmente durch Platten aneinander zu befestigen. Die beste Position zur Fixierung des Gliedes ist die Abduktion im rechten Winkel. Mit der Massage und Bewegung sollte frühzeitig begonnen werden, um einer Gelenksteifheit vorzubeugen.

Wenn es sich als unmöglich erweist, die Luxation zu reponieren, ist es in der Regel ratsam, das obere Fragment zu entfernen.

Die Methode, die Fraktur zusammenwachsen zu lassen, ohne die Luxation zu reduzieren, und dann eine Reposition zu versuchen, führt in der Regel zu einem erneuten Knochenbruch oder dazu, dass der Kopf nicht wieder in die Gelenkpfanne eingesetzt werden kann, und ist daher nicht zu empfehlen.

Altbestehende Schulterluxation. „Es ist unmöglich, eindeutige Regeln darüber festzulegen, ab wann von einem Repositionsversuch durch Manipulation einer alten Schulterluxation abzuraten ist." Die Erfahrung von hundert Fällen in Bruns' Klinik führte Finckh zu dem Schluss, dass eine Reduktion im Allgemeinen innerhalb von vier Wochen nach dem Unfall erfolgen kann, sofern keine Komplikationen auftreten; dass die Erfolgsaussichten innerhalb von neun Wochen recht gut sind; Aber darüber hinaus ist die Zeitverkürzung außergewöhnlich.

Der Patient wird betäubt und alle Verklebungen werden durch freie, aber sanfte Bewegung der Extremität gelöst. Anschließend werden die entsprechenden Manipulationen für die jeweilige Luxation durchgeführt, wobei darauf zu achten ist, dass keine übermäßige Kraft angewendet wird, da die Gefahr eines Bruchs des Oberarmknochens besteht. Wenn diese nicht erfolgreich sind, sollten sie im Abstand von zwei bis drei Tagen wiederholt werden, da häufig festgestellt wird, dass die Reduktion bereits im zweiten oder dritten Versuch erfolgreich ist.

Sollten die manipulativen Maßnahmen fehlschlagen, kann eine Operation ratsam sein, wenn das Alter des Patienten und sein allgemeiner Gesundheitszustand dies rechtfertigen und wenn der Zustand der

Gliedmaßen seine berufliche Tätigkeit beeinträchtigt oder eine schwere Behinderung mit sich bringt. Wenn eine Operation als ratsam erachtet wird, sollte man einige Tage verstreichen lassen, damit sich die Teile von den Auswirkungen der Manipulationen erholen können. Das Gelenk wird freigelegt, die Kapsel durchtrennt, der Knochenkopf freigelegt und in die Gelenkpfanne zurückgeführt. Manchmal ist es so schwierig, den Knochenkopf zu ersetzen, dass es notwendig ist, ihn zu resezieren und die Bildung eines neuen Gelenks anzustreben, eine Operation, die in der Regel zu zufriedenstellenden Ergebnissen führt.

Gewohnheitsmäßige oder wiederkehrende Luxation. – Gelegentlich trifft man auf Fälle, in denen das Schultergelenk eine ausgeprägte Neigung zur Ausrenkung zeigt, und zwar aus Gründen, die unter normalen Umständen völlig unzureichend sind, um eine Ausrenkung hervorzurufen. Dieser Zustand tritt normalerweise bei jungen Frauen auf und scheint zumindest in einigen Fällen auf eine zu frühe und zu freie Bewegung des Gelenks nach einer gewöhnlichen Luxation zurückzuführen zu sein, so dass die Kapsel gedehnt wird und schlaff bleibt. In manchen Fällen scheint es, dass die Neigung zu einer Luxation auf einem strukturellen Defekt im Gelenk beruht, und unter diesen Umständen sind manchmal beide Seiten betroffen, und der Unfall geht weder zu diesem Zeitpunkt noch nach der Reposition mit den üblichen Schmerzen und Behinderungen einher . Die Leichtigkeit und Häufigkeit, mit der eine Luxation erneut auftritt, machen das Glied vergleichsweise unbrauchbar und können den Patienten ernsthaft handlungsunfähig machen. Wir haben Fälle beobachtet, in denen eine Luxation durch übermäßige Abduktion des Arms beim Schwimmen, durch Hochwerfen der Arme über den Kopf beim Tanzen und bei Gymnastikübungen und sogar beim „Frisieren" verursacht wurde.

Die *Behandlung* besteht darin, den Patienten daran zu hindern, bestimmte Bewegungen auszuführen, die zu einer Luxation führen können. Dabei handelt es sich hauptsächlich um Hyperabduktionsbewegungen und Überkopfbewegungen; Wir haben einen Apparat gefunden, der aus einem Gürtel besteht, der um den Brustkorb angelegt und an einem anderen um den Oberarm herum durch ein Band befestigt wird, das über der Achselfalte des Kleides verläuft und der nützlich ist, um diese Bewegungen einzuschränken. Sollten diese Maßnahmen fehlschlagen, kann es ratsam sein, auf eine Operation zurückzugreifen; Dies kann in einer Straffung der Kapsel bestehen, deren Ergebnisse ungewiss sein sollen, oder in der Ablösung eines Teils des Deltamuskels oder Subscapularis-Muskels und der Vernähung unterhalb des Gelenks, um den geschwächten Teil der Kapsel abzudecken und zu stärken. Es ist zu vermuten, dass bei der Durchführung dieses Vorgangs keine Risse in der Kapsel festgestellt werden.

Die Erkrankung kommt auch bei Epileptikern vor; und es wird allgemein festgestellt, dass der Kopf des Knochens infolge eines Bruchs oder einer Krankheit mangelhaft ist; dass die Muskeln, die das Gelenk auf natürliche Weise stützen, verkümmert oder gerissen sind; und dass die Kapsel übermäßig locker ist.

Eine Verstauchung des Schultergelenks kommt aufgrund der großen Bewegungsfreiheit des Schultergelenks vergleichsweise selten vor. Der Bereich der Schulter schwillt an und wird druckempfindlich; der Punkt der größten Empfindlichkeit liegt über der Vorderseite des Gelenks, direkt unterhalb des Akromionfortsatzes; Schmerzen werden auch dann hervorgerufen, wenn die Bänder oder Sehnen auf die Dehnung belastet werden.

Prellungen im Schulterbereich. In den meisten Fällen sind nur der Deltamuskel und das darüber liegende Unterhautgewebe geprellt, manchmal bildet sich aber auch ein Hämatom entweder im Muskel oder im Schleimbeutel unterhalb des Deltamuskels. Beim Bewegen der Gliedmaße treten Schmerzen auf und der Patient ist möglicherweise nicht in der Lage, den Arm am Schultergelenk abzuspreizen . Unter der Behandlung durch Massage und Bewegung verschwinden die Beschwerden meist innerhalb von zwei bis drei Wochen vollständig. Die Erkrankungen des *Schleimbeutels* werden an anderer Stelle beschrieben.

In anderen Fällen sind die Stränge des Plexus brachialis oberhalb des Schlüsselbeins gedehnt oder der Nervus axillaris ist gequetscht, und diese Verletzungen können mit anhaltenden Schmerzen, Verlust der Abduktionsfähigkeit und Steifheit im Arm einhergehen. Der Deltamuskel erfährt häufig eine erhebliche Atrophie und es treten starke neuralgische Schmerzen im Nervus axillaris auf, die besonders im Bereich des Ansatzes des Deltamuskels ausgeprägt sind.

Zusätzlich zur Aufrechterhaltung der abduzierten Position der Extremität ist es notwendig, die Ernährung der Muskeln durch Massage und Elektrizität aufrechtzuerhalten.

BRUCH DES SCHULTERBLATTS

Frakturen des Schulterblatts können den Körper, den chirurgischen Hals, das Akromion oder den Processus coracoideus betreffen. Sie sind selten zusammengesetzt.

ABB. 26. – Querfraktur des Schulterblatts mit Rissen, die in den Dornfortsatz und den Rücken ausstrahlen.

Bruch des Körpers. – In Anbetracht seiner exponierten Lage wird der Körper des Schulterblatts vergleichsweise selten gebrochen, zweifellos aufgrund seiner Beweglichkeit und der Unterstützung, die es durch die elastischen Rippen und weichen Muskelpolster erhält, auf denen es liegt. Abgesehen von Schussverletzungen kommt es am häufigsten zu einem Bruch durch einen schweren Schlag oder eine Quetschung. Das Schulterblatt weist zwei natürliche Bögen auf – einen in Längsrichtung und einen in Querrichtung – und wenn der Knochen gequetscht oder geschlagen wird, führt die Kraft zu einem Bruch, indem er seine Krümmungen auflöst (EH Bennett). Ein Hauptspalt verläuft meist quer über die Fossa infraspinalis und von ihm gehen strahlenförmig Nebenrisse ab (Abb. 26). In anderen Fällen verläuft die Linie der primären Fraktur längs, verläuft durch die Wirbelsäule und betrifft beide Knochengruben.

Die *klinischen Merkmale* werden durch die Schwellung der darüber liegenden Weichteile verdeckt. Crepitus kann manchmal dadurch hervorgerufen werden, dass man eine Hand fest auf den Knochen legt und mit der anderen Arm und Schulter bewegt. Wenn die Wirbelsäule betroffen ist, können die Fragmente ergriffen und dazu gebracht werden, sich aufeinander zu bewegen. Die Verschiebung, die normalerweise in einer Überlappung der

Fragmente besteht – obwohl sie manchmal auch auseinandergezogen werden – ist teilweise auf die Wirkung der Muskeln Serratus anterior und Teres Major zurückzuführen und hängt teilweise von der Richtung der Kraft ab. Die Bewegung ist eingeschränkt und schmerzhaft. Die Knochenheilung erfolgt in der Regel schnell, und obwohl die Verschiebung häufig bestehen bleibt, bleibt die Funktion der Extremität unbeeinträchtigt.

Behandlung. Da diese Frakturen in der Regel durch andere Verletzungen, insbesondere des Thorax, kompliziert werden und mit einem schweren Schock einhergehen, ist eine Bettlägerigkeit erforderlich. Gewöhnlich genügt es, den Arm und die Schulter mit einem festen Verband an der Brustwand zu befestigen, und zwar in einer Position, die eine möglichst vollständige Anlagerung der Fragmente ermöglicht. Dieser Halteapparat wird etwa drei Wochen lang eingesetzt, danach darf der Patient seinen Arm benutzen. Die Verbände werden täglich entfernt, um eine Massage zu ermöglichen.

Ein Bruch des chirurgischen Schulterblatthalses ist zwar ein seltener Unfall, aber von Bedeutung, da er leicht mit einer Schulterluxation verwechselt werden kann. Die Frakturlinie verläuft durch die Schulterblattkerbe nach unten und seitlich zum unteren Rand des Glenoids, sodass das Glenoid und der Processus coracoideus vom Rest des Knochens getrennt werden.

In der Regel sind die korakoakromialen und korakoklavikulären Bänder gerissen, und das abgetrennte Fragment sinkt zusammen mit dem Oberarmkopf in die Achselhöhle, was zu einer Abflachung der Schulter führt und eine Vertiefung unterhalb des hervorstehenden Akromions hinterlässt. Diese Anzeichen können durch die allgemeine Schwellung der Schulter verdeckt werden. Der Arm kann um etwa einen Zoll verlängert werden. Durch die Stützung des Armes wird die Deformität sofort gemindert, tritt jedoch wieder auf, sobald die Stütze aufgehoben wird. Crepitus wird normalerweise bei der Durchführung dieser Manipulation festgestellt; und der Processus coracoideus bewegt sich mit dem Arm und nicht mit dem Schulterblatt. Durch diese Tests und die Röntgenaufnahmen kann diese Verletzung von einer Luxation unterschieden werden.

Eine Teilfraktur, die den unteren Teil der *Glenoidhöhle wegträgt*, täuscht eine Sub-Glenoidluxation vor. Dies ist jedoch eine seltene Verletzung.

Die *Behandlung* besteht darin, die Schultern nach hinten zu stützen und den Ellenbogen zu stützen. Dies wird am besten durch einen Körperverband und eine Schlinge für den Ellenbogen erreicht, wie bei einer Fraktur des mittleren Drittels des Schlüsselbeins. Von Anfang an kommen passive Bewegungen und Massage zum Einsatz.

Ein Bruch des Akromionfortsatzes kann durch einen Schlag oder einen Sturz auf die Schulter verursacht werden. Aufgrund der durch Quetschungen der Weichteile verursachten Schwellung und der fehlenden deutlichen Verschiebung wird sie oft übersehen. Bei der Palpation können manchmal Krepitation und eine Unregelmäßigkeit an der Frakturstelle festgestellt werden. Die Schulter ist leicht abgeflacht und die Abduktion des Arms ist schwierig. In seltenen Fällen geht die Fraktur in das Akromioklavikulargelenk über und geht mit einer Luxation des Schlüsselbeins einher.

Im Zusammenhang mit dieser Fraktur muss auf einen häufig anzutreffenden Zustand hingewiesen werden, bei dem festgestellt wird, dass der epiphysäre Teil des Akromions vom Körper des Fortsatzes getrennt ist – das *separate Akromion* . Dies wird von einigen (Symington, Hamilton) als Mangel an Verbindung der Epiphyse angesehen, aber die Beweislast scheint zu beweisen, dass es sich eher um einen nicht verbundenen Bruch auf dieser Ebene handelt, selbst wenn, wie manchmal passiert, ist es bilateral (Struthers, Arbuthnot Lane).

Zwischen dem 14. und 22. Lebensjahr kann es zu einer echten *Epiphysenablösung* kommen, doch ist es selten möglich, eine positive Diagnose dieser Verletzung zu stellen. Wie bei allen Frakturen des Akromions kommt es selten zu einer knöchernen Verbindung.

Die *Behandlung* erfolgt wie bei einer Fraktur des lateralen Schlüsselbeinendes.

Eine Fraktur des Processus coracoideus ist selten. Sie kann durch direkte Gewalteinwirkung wie den Rückstoß einer Waffe verursacht werden, ist jedoch häufiger eine Begleiterscheinung einer Luxation der Schulter oder des seitlichen Endes des Schlüsselbeins nach oben. Da die korako-klavikulären Bänder in der Regel intakt bleiben, kommt es zu keiner Verschiebung; Wenn diese jedoch zerrissen sind, wird das Coracoid durch die gemeinsame Wirkung der Muskeln Pectoralis Minor, Bizeps und Coraco-Brachialis nach unten und seitlich gezogen. Beim Bewegen des Fragments kann Krepitation hervorgerufen werden. Bis zum siebzehnten Lebensjahr kann es zu einer *Ablösung des epiphysären Anteils des Coracoids kommen.*

Die *Behandlung* besteht darin, den Arm vor die Brust zu legen, um die Muskeln zu entspannen, die die Verschiebung verursachen, und ihn mit einer Schlinge und einem Rollverband in dieser Position zu halten.

BRUCH DES OBEREN ENDES DES HUMERUS

Es ist am bequemsten, Frakturen des oberen Endes des Humerus in der folgenden Reihenfolge zu untersuchen: (1) Fraktur des chirurgischen Halses; (2) Trennung der Epiphyse; (3) Bruch des Kopfes, des anatomischen Halses oder der Tuberositas.

ABB. 27. – Bruch des chirurgischen Humerushalses, verbunden mit
Winkelverschiebung.

ABB. 28. – Impaktierter Bruch des Humerushalses, beim Menschen æt.
75.

(Der Fall von Sir HJ Stiles. Radiogramm von Dr. Edmund Price.)

Bruch des chirurgischen Halses. – Der chirurgische Hals des Humerus
erstreckt sich von der Höhe der Epiphysenverbindung bis zum Ansatz der
Muskeln Pectoralis Major und Teres Major, und innerhalb dieser Grenzen

treten die meisten Frakturen des oberen Knochenendes auf. Diese Fraktur kommt am häufigsten bei Erwachsenen vor und ist in der Regel eine Folge direkter Gewalteinwirkung auf die Schulter, kann aber auch durch einen Sturz auf die Hand oder den Ellenbogen oder durch heftige Muskelbewegungen, wie zum Beispiel beim Werfen eines Steins, entstehen. Sie verläuft meist quer und es kommt oft zu keiner oder nur einer geringen Verschiebung, wobei die Fragmente durch die lange Sehne des Bizeps und den langen Kopf des Trizeps in ihrer Position gehalten werden. Wenn die Fraktur schräg ist, sind die Fragmente oft zerkleinert und manchmal impaktiert. Die Verschiebung des oberen Fragments scheint von der Stellung der Extremität im Moment der Fraktur abzuhängen. Wenn der Oberarm seitlich angenähert wird, behält das obere Fragment seine vertikale Position bei, wird jedoch durch die in das Tuberculum majus eingeführten Muskeln leicht seitlich gedreht, während das untere Fragment durch die in das Tuberculum majus eingeführten Muskeln nach oben und medial in Richtung des Processus coracoideus gezogen wird die intertuberkuläre Furche und die Längsmuskulatur des Oberarms und ist in der Achselhöhle tastbar. Der Ellenbogen zeigt seitlich nach hinten, der Oberarm ist verkürzt. Die Schulter behält ihre Rundung, aber etwas unterhalb des Akromions befindet sich eine leichte Vertiefung. Beim Erfassen des Ellenbogens und Bewegen des Schafts stellt man fest, dass sich der Kopf und die Tuberositas nicht mitbewegen, und es können unnatürliche Beweglichkeit und Krepitation an der Frakturstelle festgestellt werden. Wenn der Oberarm im Moment der Fraktur abduziert wird, wird das obere Fragment durch die seitlichen Rotatoren- und Abduktorenmuskeln in dieser Position gehalten, während das untere Fragment nach oben und medial verläuft.

Obwohl es nach der Vereinigung manchmal zu Überlappungen und Verbreiterungen kommt, wird die Brauchbarkeit der Extremität über eine gewisse Einschränkung des Abduktionsbereichs hinaus selten beeinträchtigt.

Behandlung. – Durch die Massage werden Muskelkrämpfe gelindert, wodurch die mäßige Verlagerung, die normalerweise auftritt, bald überwunden wird. Anschließend werden die Hautoberflächen der Achselhöhle durch eine dünne Schicht Watte getrennt, eine Schlinge zur Unterstützung des Handgelenks angelegt und der Arm mit einem Körperverband seitlich festgebunden.

Bei Trümmerfrakturen und solchen mit deutlicher Verschiebung kann eine Vollnarkose erforderlich sein, um eine genaue Reposition sicherzustellen; Um die Apposition der Fragmente beizubehalten und jede Einschränkung der Abduktion nach der Vereinigung zu vermeiden, kann das Glied mit einer Thomas-Armschiene mit Drehring in der Abduktionsposition im rechten Winkel fixiert und bei Bedarf verlängert werden , um diese Haltung beizubehalten. Nach einer Woche oder zehn Tagen darf der Patient aufstehen und trägt dabei einen Abduktionsrahmen (Abb. 29) oder eine Schiene wie die von Middeldorpf, die aus einer doppelten schiefen Ebene besteht, deren Basis an der Seite des Patienten befestigt ist Der verletzte Arm ruht auf den anderen beiden Seiten des Dreiecks. Massage und Bewegung werden täglich angewendet.

ABB. 29. – Ambulante Abduktionsschiene für Humerusfraktur.

Sollten diese Maßnahmen fehlschlagen, kann die Fraktur durch einen Schnitt am vorderen Rand des Deltamuskels freigelegt und die Enden mechanisch fixiert werden. Anschließend wird das Glied drei bis vier Wochen lang in abduzierter Position gelagert. Die Massage beginnt am zweiten oder dritten Tag. Die Vereinigung ist normalerweise in etwa vier Wochen abgeschlossen.

Trennung der Epiphyse. – Die obere Epiphyse des Humerus umfasst den Kopf, beide Tuberositas und das obere Viertel der intertuberkulären Rinne. Auf seiner Unterseite befindet sich eine becherartige Vertiefung, in die der zentrale, pyramidenförmige Teil der Diaphyse passt. Diese Epiphyse verbindet sich etwa im einundzwanzigsten Lebensjahr.

ABB. 30. – Radiogramm der Trennung der oberen Epiphyse des Humerus.

Eine traumatische Trennung tritt vor allem zwischen dem fünften und fünfzehnten Lebensjahr auf und kommt am häufigsten bei Jungen vor. Sie resultiert in der Regel aus einer gewaltsamen Bewegung des Arms nach oben und von der Seite weg, wie beim Anheben eines Kindes am Oberarm, oder aus direkter Gewalteinwirkung, kann aber auch durch einen Sturz auf die Außenseite des Ellenbogens verursacht werden.

Die Epiphyse kann, insbesondere bei kleinen Kindern, ohne Verschiebung abgetrennt werden, oder die Verschiebung kann unvollständig sein.

Wenn die Epiphyse vollständig vom Schaft getrennt ist, ähneln die klinischen Merkmale stark denen einer Fraktur des chirurgischen Halses, und die Diagnose wird unter Berücksichtigung des Alters des Patienten und des gedämpften Charakters der Krepitation, sofern möglich, gestellt hervorgerufen. Das obere Ende der Diaphyse bildet einen vorspringenden Grat, der unterhalb und vor dem Akromion spürbar ist. Die Diagnose kann in der Regel anhand der Röntgenaufnahmen gestellt werden (Abb. 30). In dem Alter, in dem es zu einer Epiphysentrennung kommt, ist eine Luxation selten.

Die Reposition ist oft schwierig, da das Periost und andere Weichteile zwischen die Fragmente geraten und das obere Fragment klein ist. Fast immer kommt es zu einer Vereinigung, aber das Wachstum der Gliedmaße kann beeinträchtigt und ihre Form verändert werden, insbesondere wenn die Verletzung in einem frühen Alter auftritt und ihre Natur übersehen wird.

Behandlung. – Diese Verletzung wird nach den gleichen allgemeinen Grundsätzen behandelt wie ein Bruch des chirurgischen Halses. Für eine zufriedenstellende Reposition ist fast immer eine Vollnarkose erforderlich . Die Retention lässt sich am einfachsten erreichen, wenn der Patient bettlägerig ist und den Oberarm in vollständig abduzierter Position fixiert. In Ausnahmefällen ist eine operative Behandlung erforderlich.

Frakturen des Kopfes, des anatomischen Halses und der Tuberositas des Humerus. – Diese Frakturen treten als Begleiterscheinung einer Schulterluxation sowie als Folge von Schussverletzungen, Schlägen oder Stürzen auf.

Bei einer subkorakoiden Luxation kann der *Humeruskopf* durch Kontakt mit der Vorderkante der Glenoidhöhle eingedrückt werden (FM Caird).

Der *anatomische Hals* kann bei einem alten Menschen durch einen direkten Schlag auf die Schulter gebrochen werden. In einigen Fällen liegt die Fraktur vollständig intrakapsulär, wobei der Knochenkopf lose in der Gelenkhöhle verbleibt. In der Regel verläuft die Fraktur jedoch seitlich und betrifft die Tuberositas. In einigen Fällen kommt es zu einer Impaktion, in anderen Fällen zu einer Zerkleinerung der Fragmente. Die Verwendung der Röntgenstrahlen hat gezeigt, dass in vielen Fällen, in denen eine anhaltende Steifheit auf einen schweren Schlag auf die Schulter folgte, ein Bruch des anatomischen Halses vorliegt.

Die *Tuberositas* kann an anderen Frakturen in dieser Region und an einer Schulterluxation beteiligt sein; und jeder von ihnen kann durch Muskelkontraktion oder durch direkte Gewalt getrennt werden.

Klinisch ist es schwierig, alle diese Verletzungen genau zu diagnostizieren, und ohne die Verwendung von Röntgenstrahlen ist es in vielen Fällen unmöglich, weiter zu sagen, dass oberhalb der Höhe des chirurgischen Halses eine Fraktur vorliegt. Ein Bruch des anatomischen Halses geht mit einer geringen Deformität einher, die über eine leichte Abflachung der Schulter und manchmal eine leichte Verkürzung des Oberarms hinausgeht.

Wenn das *Tuberculum majus* abgerissen ist, kann man eine deutliche Verbreiterung der Schulter nach vorne und hinten erkennen, indem man den Bereich des Tuberculums zwischen Fingern und Daumen fasst. Durch Drehen des Oberarmknochens kann Krepitation hervorgerufen werden. Gleichzeitig erkennt man, dass sich die Tuberositas nicht mit dem Schaft bewegt. In der Regel kommt es zu einer festen Verbindung mit beträchtlicher Kallusbildung und einer gewissen Verbreiterung der Schulter, die Brauchbarkeit des Gelenks wird jedoch nicht zwangsläufig beeinträchtigt. Es kann jedoch zu längerer Steifheit und Bewegungseinschränkungen durch

Adhäsion kommen; oder Schmerzen und Knistern im Gelenk können durch arthritische Veränderungen wie die Arthritis deformans verursacht werden.

Behandlung. —Diese Frakturen werden nach den gleichen Grundsätzen behandelt wie Frakturen des chirurgischen Humerushalses.

Auf die Kombination einer Fraktur des oberen Oberarmknochens mit einer Schulterluxation wurde bereits hingewiesen.

BRUCH DES HUMERUSSCHAFTES

Frakturen, die im Schaft des Humerus zwischen dem chirurgischen Hals und der Basis der Kondylen auftreten, können der Einfachheit halber in Frakturen oberhalb und unterhalb der Höhe des Deltamuskelansatzes unterteilt werden, wobei sich die meisten auf die letztere Situation beziehen.

Direkte Gewalt ist die häufigste Ursache dieser Frakturen, sie können jedoch auch durch einen Sturz auf den Ellenbogen oder die Hand entstehen; und eine beträchtliche Anzahl von Fällen ist bekannt, bei denen der Knochen durch Muskeleinwirkung gebrochen wurde – wie beim Werfen eines Cricketballs. Verdrehende Formen der Gewalt können zu Spiralfrakturen führen.

Bei Kindern und in Fällen, in denen sie auf Muskeleinwirkung zurückzuführen ist, verläuft die Fraktur meist quer. Bei Erwachsenen verläuft sie aufgrund von äußerer Gewalt meist schräg, wobei die Fragmente einander überlagern und zu einer Verkürzung der Gliedmaße führen. Die Verschiebung hängt maßgeblich von der Kraftrichtung und der Bruchlinie ab, in gewissem Maße aber auch von der Wirkung der an den Fragmenten befestigten Muskeln. So wird bei Frakturen oberhalb des Ansatzes des Deltamuskels das obere Fragment normalerweise durch die in die intertuberkuläre Rinne eingeführten Muskeln zur Mittellinie gezogen, während das untere Fragment durch den Deltamuskel seitlich geneigt wird. Wenn der Bruch unterhalb des Deltamuskelansatzes liegt, ist die Verschiebung der Fragmente umgekehrt. Die Anzeichen einer Fraktur – übermäßige Beweglichkeit, Deformation, Verkürzung und Krepitation – sind sofort erkennbar, und der Patient erkennt normalerweise selbst, dass der Knochen gebrochen ist.

Die Nervenstämme im Arm – median, ulnar und radial (Muskelspirale) – können bei diesen Verletzungen beschädigt werden; Bei Frakturen des unteren Teils des Schaftes besteht eine besonders hohe Wahrscheinlichkeit, dass der N. radialis betroffen ist. Dies kann zum Zeitpunkt der Verletzung geschehen, indem der Nerv durch die Kraft, die den Bruch verursacht, gequetscht wird oder durch das eine oder andere Fragment auf ihn gedrückt wird, oder seine Fasern können teilweise oder vollständig durchgerissen werden. Wenn es Hinweise auf eine Nervenverletzung gibt, sollte der Arzt den Patienten sofort darauf aufmerksam machen und sich so vor Fehlhandlungen hüten, falls es zu einer Muskellähmung kommen sollte. Später kann der Nerv in die Hornhaut verwickelt werden oder durch den Druck schlecht sitzender Schienen geschädigt werden. Die Folge ist eine Schwäche oder Lähmung der Streckmuskeln des Handgelenks und der Hand, was zu dem charakteristischen „Wrist-Drop" führt. Vor dem Anbringen von Schienen und vor jeder Entfernung oder Neueinstellung des Geräts sollten die Muskelfunktionen immer getestet werden, um sicherzustellen, dass kein übermäßiger Druck auf die Nerven ausgeübt wird.

Die Heilung erfolgt bei Erwachsenen nach vier bis sechs Wochen, bei Kindern nach drei bis vier Wochen. Eine verzögerte Heilung oder das Fehlen einer Heilung und die Bildung eines falschen Gelenks kommt bei Brüchen in der Mitte des Humerusschafts häufiger vor als bei jedem anderen Röhrenknochen – ein Punkt, der bei der Behandlung berücksichtigt werden muss. Es soll auch zu einem Wachstumsstopp des Knochens durch eine Verletzung der Ernährungsarterie gekommen sein.

Behandlung. – Um die Ausrichtung des Knochens wiederherzustellen, wird das untere Fragment gedehnt und die Enden werden in Position gebracht. Dies kann die Anwendung einer Vollnarkose erforderlich machen und es muss darauf geachtet werden, dass sich kein Weichgewebe zwischen den Fragmenten befindet, was radiologisch durch das Fortbestehen eines freien Raums zwischen den Enden nachgewiesen werden kann, selbst wenn sie scheinbar in Apposition stehen.

Bei *Querfrakturen* kann die Position durch eine einfache Zwinge aus Poroplast oder Gooch-Schiene gehalten werden. Der Ellenbogen ist im rechten Winkel gebeugt und der Unterarm in der Mitte zwischen Pronation und Supination in einer Schlinge gestützt. Für einige Tage kann das Glied mit einem breiten Rollverband an der Brust fixiert werden.

Die Schienen werden täglich abgenommen, um Massage und Bewegung zu
ermöglichen. Während die Schienen abgenommen sind, kann der Patient
seine Finger und sein Handgelenk trainieren. Wenn am Ende von vier oder
fünf Wochen keine knöcherne Vereinigung stattgefunden hat, kann der
Wiederherstellungsprozess beschleunigt werden, indem nach der Bier-
Methode eine venöse Stauung herbeigeführt wird.

ABB. 32. – Gooch-Schienen für Bruch des Humerusschaftes; und
rechteckige Schiene zur Sicherung des Ellenbogens.

Bei *Schräg- und Spiralfrakturen* ist es oft notwendig, die Schulter- und
Ellenbogengelenke zu kontrollieren, um eine erneute Verschiebung zu
verhindern. Dies kann mittels einer Gipshülse erfolgen, die den oberen Teil
des Brustkorbs zusammen mit dem abduzierten Oberarm und dem
Ellenbogen im rechten Winkel umschließt.

Manchmal ist es notwendig, das untere Fragment kontinuierlich zu
verlängern, um ein Überschreiben zu verhindern. Zu diesem Zweck wird
eine Thomas-Armschiene verwendet, an deren unterem Ende die
Verlängerungsbänder befestigt werden. Es muss jedoch darauf geachtet
werden, dass der Zug nicht ausreicht, um die Fragmente zu trennen und eine
Lücke zwischen ihnen zu hinterlassen. Der Ellenbogen sollte nicht länger als
drei Wochen in gestreckter Stellung gehalten werden.

In seltenen Fällen ist eine operative Behandlung notwendig.

Wenn Hinweise auf eine Verletzung des N. radialis vorliegen und sich innerhalb von drei bis vier Tagen nach dem Unfall keine Besserung zeigt, ist ein operativer Eingriff angezeigt. An der Außenseite des Arms wird ein Einschnitt gemacht und der Nerv freigelegt und vom Druck befreit oder je nach Bedarf genäht. Es sollte auch die Gelegenheit genutzt werden, die Fraktur zu behandeln. Das Glied wird in einer „Cock-Up"-Schiene gelagert, wobei sich die Hand in einer deutlichen Dorsalflexionshaltung befindet (Abb. 31).

Zufriedenstellende Ergebnisse wurden ohne den Einsatz von Schienen erzielt, indem man sich zur Überwindung der Muskelkrämpfe auf eine Massage verließ und das Gewicht des Arms als Streckkraft wirken ließ (JW Dowden und A. Pirie Watson).

Bei einer *nicht verbundenen Fraktur* wird ein vertikaler oder halbmondförmiger Einschnitt über der lateralen Seite des Knochens vorgenommen und die Muskeln voneinander getrennt, bis die Fraktur freigelegt wird. Dabei wird darauf geachtet, eine Verletzung des Radialnervs zu vermeiden. Das faserige Gewebe wird von den Enden des Knochens entfernt und die rauen Oberflächen werden durch Apposition fixiert; Anschließend wird die Wunde verschlossen und ein geeigneter Retentionsapparat angelegt. Sobald die Wunde verheilt ist, kommen Massage und Bewegung zum Einsatz.

KAPITEL IV
VERLETZUNGEN IM Ellenbogen- und Unterarmbereich

- Chirurgische Anatomie

- — Untersuchung des verletzten Ellenbogens

- — BRUCH DES UNTEREN ENDES DES OBERARMKNOCHENS:

- *Suprakondylär*;

- *Interkondylar*;

- *Trennung der Epiphyse*;

- *Bruch nur eines Kondylus*;

- *Bruch eines Epicondylus allein*

- — BRUCH DES OBEREN ENDES DER ULNA:

- *Olekranon*;

- *Coronoid*

- — BRUCH DES OBEREN ENDES DES RADIUS:

- *Kopf*;

- *Nacken*;

- *Trennung der Epiphyse*

- — LUXATION DES ELLENBOGENS:

- *Beide Knochen*;

- *Ulna allein*;

- *Radius allein*

- — BRUCH DES UNTERARMS:

- *Beide Knochen*;

- *Radius allein*;

- *Ulna allein*.

Zu den Verletzungen im Bereich des Ellenbogengelenks gehören die verschiedenen Frakturen des unteren Endes des Oberarmknochens und der oberen Enden der Knochen des Unterarms, einschließlich des Olekranons;

und Luxationen und Verstauchungen des Ellenbogengelenks. Aufgrund der bei den meisten dieser Verletzungen schnell auftretenden Schwellungen und Spannungen, der durch die Manipulation der Teile verursachten Schmerzen und der Schwierigkeit festzustellen, ob am Gelenk oder in dessen Nähe eine Bewegung stattfindet, ist die Differentialdiagnose *oft* äußerst *schwierig* .

Chirurgische Anatomie. – Der mediale Epicondylus des Humerus ist durch die Haut leichter zu ertasten als der laterale. Die beiden Epikondylen befinden sich praktisch auf gleicher Höhe und eine Linie, die sie hinten verbindet, verläuft bei vollständig gestrecktem Arm knapp über der Spitze des Olekranons. Beim Beugen des Gelenks wandert die Spitze des Olekranons allmählich zur distalen Seite dieser Linie, und wenn das Gelenk vollständig gebeugt ist, hat die Spitze des Olekranons einen halben Kreis durchlaufen. Man spürt, wie sich der Radiusköpfchen im Grübchen auf der Rückseite des Ellenbogens direkt unterhalb des lateralen Epicondylus dreht. Der Processus coronoideus kann erkannt werden, indem in der Mulde vor dem Gelenk tiefer Druck ausgeübt wird. Da die Linie des Radio-Humerus-Gelenks horizontal verläuft, während die des Ulno-Humerus-Gelenks schräg nach unten abfällt, bildet der Arm mit dem vollständig ausgestreckten und supinierten Unterarm einen stumpfen, sich seitlich öffnenden Winkel – den „Tragewinkel". Bei Frauen ist dieser Winkel im Einklang mit der größeren Breite des weiblichen Beckens meist ausgeprägter. Der Nervus ulnaris liegt in der Mulde zwischen dem Olekranon und dem medialen Kondylus, und der Nervus medianus verläuft über die Vorderseite des Gelenks, mit der Arteria brachialis und der Bizepssehne an seiner lateralen Seite. Der N. radialis teilt sich auf Höhe des lateralen Kondylus in seinen oberflächlichen und seinen tiefen (hinteren interossären) Ast.

Bei *der Untersuchung eines verletzten Ellenbogens* werden Daumen und Mittelfinger jeweils auf die beiden Epikondylen gelegt, während der Zeigefinger das Olecranon lokalisiert und dessen Bewegungen bei Beugung und Streckung des Gelenks verfolgt. Die Bewegungen des Radiusköpfchens lassen sich am besten erfassen, indem man mit dem Daumen einer Hand in die Vertiefung unterhalb des lateralen Epicondylus drückt, während mit der anderen Hand Pronations- und Supinationsbewegungen ausgeführt werden. Zu Vergleichszwecken sollte immer die unverletzte Gliedmaße untersucht werden.

Bei Verletzungen am Ellenbogen ist die Verwendung von Röntgenstrahlen in der Regel eine große Hilfe bei der Diagnose; Aber bei kleinen Kindern ist es manchmal selbst mit hervorragenden Bildern unmöglich, allein anhand von Röntgenaufnahmen eine genaue Diagnose zu stellen. Bei Verdacht auf eine Fraktur sollte eine Röntgenaufnahme gemacht werden, wobei die Rückseite der Gliedmaße auf der Platte aufliegt und der Unterarm ausgestreckt und supiniert ist. Bei Verdacht auf eine Luxation und gewünschter seitlicher Sicht sollte der Arm auf die mediale Seite gelegt werden. In unklaren Fällen ist es sinnvoll, Röntgenaufnahmen der gesunden Extremität in derselben Position anzufertigen.

FRAKTUREN DES UNTEREN ENDES DES HUMERUS

Die folgenden Frakturen treten am unteren Ende des Humerus auf: (1) suprakondyläre Fraktur; (2) interkondyläre Fraktur; (3) Trennung der Epiphysen; (4) Fraktur eines Kondylus allein; und (5) Bruch eines Epicondylus allein.

Alle diese Verletzungen kommen bei Kindern häufig vor und entstehen durch einen direkten Sturz oder Schlag auf den Ellenbogen oder durch einen Sturz auf die ausgestreckte Hand, insbesondere wenn gleichzeitig die Gelenke gewaltsam über ihre physiologischen Grenzen hinaus, insbesondere in die Richtung, bewegt werden der Pronation oder Abduktion. Während es im Allgemeinen einfach ist, das Vorliegen einer Fraktur zu diagnostizieren, ist es oft äußerst schwierig, ihre genaue Art zu bestimmen. Obwohl bei fast allen dieser Frakturen die Wahrscheinlichkeit besteht, dass der Nervus ulnaris und der Nervus medianus verletzt werden, erleiden sie weitaus seltener als erwartet.

Ankylose oder häufiger eine Gelenkblockade ist eine häufige Folge vieler dieser Verletzungen. Dies erklärt sich durch die Schwierigkeit, eine vollständige Reposition herbeizuführen, und durch die häufig auftretende weite Ablösung des Periosts, die insbesondere bei jungen Probanden die Bildung einer übermäßigen Menge an neuem Knochen begünstigt.

Die **suprakondyläre** Fraktur entsteht meist durch einen Sturz auf die ausgestreckte Hand mit teilweise gebeugtem Unterarm, durch einen direkten Schlag oder durch eine verdrehende Gewalteinwirkung. Die Frakturlinie verläuft im Allgemeinen quer oder nur leicht schräg von hinten nach unten und vorne, so dass das untere Fragment zusammen mit den Knochen des Unterarms nach hinten gedrückt wird, was eine Rückwärtsluxation des Ellenbogens vortäuscht; das untere Ende des oberen Fragments liegt vorne (Abb. 33).

ABB. 33. – Radiogramm einer suprakondylären Humerusfraktur bei einem Kind æt. 7.

Klinische Merkmale. – Der Ellenbogen ist in einem Winkel von 120° oder 130° gebeugt und der Unterarm wird halb proniert gehalten und von der anderen Hand gestützt. Um den Frakturherd kommt es schnell zu einer starken Schwellung. Das Olecranon ragt nach hinten, aber die gegenseitigen Beziehungen der knöchernen Punkte des Ellenbogens bleiben unverändert. Das untere Ende des oberen Fragments kann vorn oberhalb der Gelenkhöhe als rauer und scharfer Vorsprung gefühlt werden, der manchmal die Weichteile durchdringt und den Bruch verbindet. Bewegungen am Gelenk sind möglich, oberhalb der Gelenkhöhe kann jedoch eine unnatürliche Beweglichkeit festgestellt werden. Crepitation und lokale Druckempfindlichkeit können hervorgerufen werden. Die Verschiebung lässt sich durch Manipulation leicht reduzieren, kehrt jedoch normalerweise zurück, wenn die Stütze zurückgezogen wird. Der Arm ist um etwa einen halben Zoll gekürzt.

In seltenen Fällen verläuft die Frakturschräge nach unten und hinten und das untere Fragment ist nach vorne verschoben.

Die **interkondyläre** Fraktur ist eine Kombination des suprakondylären Bruchs mit einem vertikalen Spalt, der durch die Gelenkfläche verläuft und so das Gelenk betrifft. Die Kondylen sind daher durch einen T- oder Y-förmigen Spalt voneinander sowie vom Schaft getrennt. Da solche Frakturen in der Regel auf schwere Formen direkter Gewalt zurückzuführen sind, sind sie oft zersplittert und verschlimmert. Zusätzlich zu den Anzeichen einer suprakondylären Fraktur ist das Gelenk mit Blut gefüllt. Man kann spüren, wie sich die Kondylen aufeinander bewegen, und wenn die Fragmente zerkleinert werden, kann eine grobe Krepitation hervorgerufen werden, die mit dem Gefühl einer Tüte Bohnen verglichen wird.

ABB. 34. – Röntgenbild einer T-förmigen Fraktur des unteren Endes des Humerus.

Eine Ablösung der unteren Epiphyse des Oberarmknochens tritt bei Kindern im Alter von drei oder vier Jahren auf, sie kann jedoch bis zum dreizehnten oder vierzehnten Jahr auftreten. Bei der häufigeren Läsion handelt es sich jedoch um eine Kombination aus abgetrennter Epiphyse und Fraktur, und diese Läsion wird durch die gleichen Gewalteinwirkungen hervorgerufen, die zu einer suprakondylären Fraktur führen. Wenn das Periost nicht gerissen ist, kommt es kaum oder gar nicht zu einer Verschiebung, aber in der Regel ähneln die klinischen Merkmale stark denen einer Querfraktur über den Kondylen oder einer Luxation des Ellenbogens. Bei der Trennung der Epiphyse kommt es zu einer eigentümlichen Deformierung der hinteren Seite des Gelenks, die aus zwei Vorsprüngen besteht – dem Olekranon und dem hervorstehenden Capitellum mit einer Knorpelschuppe, die es vom lateralen Kondylus mit sich führt (RW Smith). und EH Bennett). Das Ende der Diaphyse kann durch die vordere Haut abgetastet werden. Gewöhnlich kann eine gedämpfte Crepitation hervorgerufen werden, und es kommt zu Schmerzen beim

Aneinanderpressen der Segmente. Manchmal ist die Trennung *zusammengesetzt* , wobei die Diaphyse durch die Haut ragt.

Die Heilung erfolgt schneller als bei einer Fraktur, aber aufgrund der übermäßigen Kallusbildung aus dem gerissenen Periost vor dem Gelenk wird die vollständige Beugung oft behindert. Bei unvollständiger Reposition der verschobenen Epiphyse kann es zu schwerwiegenden Störungen der Ellenbogenbewegungen kommen, die eine operative Behandlung erforderlich machen können.

Bruch eines Kondylus allein. – Der laterale Kondylus oder die Trochlea ist häufiger vom Rest des Knochens getrennt als der mediale oder Capitellum. In beiden Fällen variiert die Größe des Fragments, aber die Frakturlinie verläuft teils extrakapsulär und teils intrakapsulär, so dass das Gelenk immer betroffen ist. Schmerzen, Krepitation und andere Anzeichen einer Fraktur sind vorhanden. Da die Bänder des Gelenks in der Regel nicht gerissen sind, kommt es kaum oder gar nicht zu einer unmittelbaren Verschiebung des Fragments. Während des Vereinigungsprozesses kann es jedoch leicht zu einer sekundären Verschiebung kommen, die zu Veränderungen im „Tragewinkel" der Gliedmaße führt – *Cubitus varus* oder *Cubitus valgus* .

Bruch der Epicondylen. – Der Bruch des *lateralen Epicondylus* allein ist so selten, dass er nur erwähnt zu werden braucht.

Der *mediale Epikondylus* kann durch einen Sturz auf die Kante eines Tisches oder eines Bordsteins abgesplittert werden, oder er kann als Begleiterscheinung einer Luxation durch Zug durch das ulnare Kollateralband (inneres Seitenband) gewaltsam ausgerissen werden. Normalerweise wird er durch die an ihm befestigten Beugemuskeln nach unten und vorne verschoben und kann dadurch Druck auf den Nervus ulnaris ausüben. Das Fragment kann gefasst und auf dem Schaft bewegt werden, wodurch Crepitation entsteht. Die übliche Folge ist eine Faservereinigung.

Bis zum siebzehnten oder achtzehnten Lebensjahr kann die Epiphyse des Epicondylus abgetrennt werden.

Behandlung von Frakturen im Ellenbogenbereich. —Die Verabreichung einer Vollnarkose ist eine wertvolle Hilfe bei der genauen Reposition und Fixierung von Frakturen in dieser Region. Es wurde viel darüber diskutiert, in welcher Position diese Frakturen am besten behandelt werden können. Nach unserer Erfahrung wird die beste Annäherung der Fragmente, wie die Röntgenaufnahmen zeigen, erreicht, wenn die Extremität in der Position der vollständigen Beugung mit Supination fixiert wird. Amerikanische Chirurgen bevorzugen die Beugestellung im rechten Winkel.

Im Bereich des Ellenbogens besteht die Gefahr, dass durch frühes und kräftiges Massieren eine zu starke Hornhautbildung gefördert wird, so dass die Bewegungen des Gelenks durch Blockierung der Knochenvorsprünge eingeschränkt werden. Dies ist wahrscheinlich darauf zurückzuführen, dass Knochenzellen in das umliegende Gewebe gedrängt werden, wo sie sich vermehren und in übertriebenem Ausmaß neuen Knochen bilden.

Die *suprakondyläre Fraktur* wird reponiert, indem zunächst der Ellenbogen gestreckt wird, um das untere Fragment vom Trizeps zu lösen, dann, während Zug durch den Unterarm ausgeübt wird, die Fragmente in Position gebracht werden und schließlich der Ellenbogen in einen spitzen Winkel gebeugt und der Unterarm supiniert wird . Auf diese Weise wird der Trizeps gedehnt und bildet eine natürliche hintere Schiene. Zur Trennung der anliegenden Hautflächen wird eine Watteschicht in die Ellenbogenbeuge gelegt, der Arm in eine Schlinge gelegt, die den Ellenbogen stützt, und seitlich mit einem Körperverband fixiert. Diese Position wird drei Wochen lang beibehalten, mit täglicher Massage und Bewegung. Der letzte Versuch, der unternommen werden soll, ist die vollständige Ausdehnung. Eine operative Behandlung ist selten erforderlich.

Die Trennung der Epiphyse und *die Fraktur des medialen Epikondylus* werden auf die gleiche Weise behandelt wie die suprakondyläre Fraktur.

T- oder Y-förmige Frakturen und *Frakturen der Kondylen* stellen, da sie die Gelenkflächen betreffen, größere Schwierigkeiten bei der Behandlung dar, werden aber nach den gleichen Grundsätzen wie die Frakturen der Suprakondylen behandelt. Bei jungen Menschen, deren Beruf die freie Beweglichkeit des Ellenbogengelenks erfordert, ist es manchmal ratsam, die Fraktur operativ freizulegen und die Fragmente in ihrer Position zu sichern. Die Einzelheiten der Operation variieren in den einzelnen Fällen und hängen von der Schräglinie der Fraktur und der Anordnung der einzelnen Fragmente ab, Punkte, die normalerweise durch die Verwendung von Röntgenstrahlen bestimmt werden können. Bei der Durchführung der Operation muss darauf geachtet werden, die Knochenhaut möglichst wenig zu stören, da es sonst zu einer übermäßigen Knochenneubildung kommen kann.

Manchmal ist ein operativer Eingriff erforderlich, um eine Ankylose oder eine Blockierung des Gelenks nach der Frakturheilung zu erreichen oder um den Nervus ulnaris zu entlasten, wenn er an Kallus beteiligt ist. *Die ischämische Kontraktur nach Volkmann* kann nach Frakturen im Bereich des Ellenbogens auftreten, die auf eine Beeinträchtigung der Blutversorgung durch zu enge Verbände zurückzuführen sind.

BRUCH DES OBEREN ENDES DER ULNA

Ein Bruch des Olekranons ist eine vergleichsweise häufige Verletzung bei Erwachsenen. Sie erfolgt meist nach einem Sturz auf den gebeugten Ellenbogen und resultiert aus dem direkten Aufprall, ergänzt durch die Zugkraft des Trizepsmuskels. In einigen Fällen wurde es allein durch Muskeltätigkeit hervorgerufen. Die Bruchlinie kann durch die Spitze des Prozesses oder durch dessen Mitte verlaufen, seltener durch die Basis. Es kann quer, schräg, T- oder V-förmig sein, ist jedoch selten zerkleinert oder zusammengesetzt.

Klinische Merkmale. – Da die Fraktur fast immer die Gelenkfläche betrifft, kommt es zu einer erheblichen Schwellung durch Bluterguss in das Gelenk. Die Fähigkeit, den Unterarm zu strecken, ist beeinträchtigt und es treten weitere Fraktursymptome auf. Das Ausmaß der Verschiebung hängt von der Höhe der Fraktur und dem Ausmaß ab, in dem die aponeurotische Ausdehnung des Trizeps gerissen ist. Da sich die Fraktur meist in der Nähe der Spitze befindet, ist die Verschiebung verhältnismäßig gering, da die Verlängerung der Ansatzfasern des Trizeps an den Seiten und im hinteren Teil des Processus das kleine Fragment in Position hält; und der Bruch kann leicht der Erkennung entgehen. Wenn die Frakturlinie jedoch näher an der Basis liegt, tendiert die Kontraktion des Trizeps dazu, die Fragmente weit zu trennen (Abb. 35), und oft ist zwischen ihnen eine deutliche Lücke zu spüren, die sich bei Beugung des Ellenbogens vergrößert Wenn der Ellenbogen passiv gestreckt wird, können die Fragmente in Apposition gebracht und Krepitation hervorgerufen werden.

ABB. 35. – Radiogramm der Fraktur des Olecranon-Prozesses, das einen
deutlichen Grad der Verschiebung zeigt.

(Der Fall von Sir Robert Jones. Radiogramm von Dr. D. Morgan.)

Bei geringer Verschiebung kann es zu einer knöchernen Verbindung
kommen, in vielen Fällen werden die Fragmente jedoch nur durch faseriges
Gewebe verbunden. Das obere Fragment bildet manchmal Anhaftungen am
Schaft des Oberarmknochens, was zu einer Dehnung des Faserbandes
zwischen den Fragmenten und zu einer deutlichen Schwächung des Trizeps
führt.

Die Ablösung der Olecranon- *Epiphyse* ist eine der seltensten Formen der
Epiphysenablösung (Polen). Wenn die Epiphyse nach oben verschoben wird
und sich in dieser Position vereint, kann es sein, dass sie die vollständige
Streckung des Ellenbogens behindert.

Behandlung. – Es scheint, dass bisher zu viel Wert auf die Notwendigkeit
gelegt wurde, die Fragmente in eine vollkommene Apposition zu bringen,
und dass der Wichtigkeit der Aufrechterhaltung der Funktionen des Trizeps
und der Bewegungen des Ellenbogengelenks zu wenig Aufmerksamkeit
geschenkt wurde.

Von Anfang an werden Massagen und Bewegungen ausgeführt, der
Unterarm wird in einer Schlinge gestützt. Die vollständige Beugung ist die
letzte Bewegung, die versucht werden soll. Bei der Ausführung der
Bewegungen wird die Spitze des Olekranons mit dem Daumen nach unten
gedrückt, so dass es den Bewegungen der Elle folgen muss und daran
gehindert wird, am Oberarmknochen festzukleben.

Früher war es üblich, den Arm fast, aber nicht ganz, vollständig
auszustrecken und eine Gooch-Schiene, die sich vom unteren Rand der
Achselhöhle bis zu den Fingerspitzen erstreckte und auf die Form des
ausgestreckten Glieds zugeschnitten war, anterior und anzubringen
Fixierung durch einen Verband, wobei der Bereich des Ellenbogens mit einer
konvergenten Spica bedeckt ist.

Operative Behandlung. – Insbesondere in Fällen, in denen die Fragmente weit
voneinander entfernt sind, kann auf eine operative Behandlung
zurückgegriffen werden. Die Fraktur wird freigelegt, die Gelenkhöhle
geöffnet und von Gerinnseln befreit und Silberdrahtnähte werden durch die
Fragmente geführt, ohne in den Gelenkknorpel einzugreifen. Die Extremität
wird mit dem Ellenbogengelenk in der Position fast vollständiger Streckung
fixiert. Am Ende einer Woche kann mit der Bewegung begonnen werden,
wobei morgens und abends der Winkel der Gelenkfixierung geändert wird.
Tagsüber sollte die gebeugte Position beibehalten und der Arm in einer

Schlinge getragen werden; In der Nacht wird das Glied in gestreckter Position auf einem Kissen fixiert. Der Patient darf das Gelenk innerhalb von zwei Wochen vorsichtig benutzen.

Alter Bruch. – Wenn die Vereinigung nicht zustande kommt, neigt der Abstand zwischen den Fragmenten dazu, sich zu vergrößern, indem die Kontraktion des Trizeps das dazwischen liegende Fasergewebe allmählich dehnt, so dass eine große Lücke entsteht, um die Fragmente zu trennen. Es kommt häufig vor, dass die Funktion des Arms trotz einer Lücke zwischen den Fragmenten nur zu wünschen übrig lässt. Ist dies jedoch nicht der Fall, können die Fragmente durch eine Operation vereint werden.

Eine Fraktur des Processus coronoideus ist selten, außer als Komplikation einer Rückwärtsluxation des Ellenbogens. Es kann sowohl durch direkte Gewalt als auch durch Muskeleinwirkung hervorgerufen werden. Da die Fraktur normalerweise weniger als einen Viertelzoll von der Spitze entfernt liegt, verhindern die Ansatzfasern des M. brachialis eine Verschiebung. Der übliche Nachweis einer Fraktur fehlt oft und die Diagnose wird selten ohne die Hilfe von Röntgenstrahlen gestellt. Die Behandlung besteht darin, den Ellenbogen zu beugen und den Unterarm in einer Schlinge zu stützen. In einigen Fällen, die mit einer Luxation einhergehen, ist das kleine Fragment jedoch so weit verschoben, dass es an der Rückseite des Oberarmknochens festsitzt (Annandale).

BRUCH DES OBEREN ENDES DES RADIUS

Eine intrakapsuläre Fraktur des **Radiusköpfchens** kann durch direkte Gewalteinwirkung, durch einen Sturz auf die pronierte Hand oder durch gewaltsame Pronation oder Abduktion – also eine Abweichung des Unterarms zur radialen Seite – entstehen. Sie kann mit einer Luxation des Ellenbogens oder einem Bruch benachbarter Knochen einhergehen. Der Kopf kann vollständig abgetrennt oder in zwei oder mehr Fragmente gespalten sein. Bis zum siebzehnten Lebensjahr kann die *Epiphyse* , die vollständig intraartikulär liegt, abgetrennt werden.

Die *klinischen Merkmale* sind lokalisierte Schmerzen, Krepitation, Störungen der Pronation und Supination, während der Ellenbogen fast vollständig gestreckt und gebeugt werden kann und in einigen Fällen das Fragment durch die Haut gefühlt werden kann, obwohl es sich normalerweise mit dem Schaft in Pronation weiterbewegt und Supination.

Im Allgemeinen verläuft die Heilung zufriedenstellend, in manchen Fällen bilden die Fragmente jedoch neue Verankerungen, was zu Bewegungseinschränkungen am Ellenbogen führt und einen operativen Eingriff erforderlich macht.

Ein Bruch des **Radiushalses** zwischen der Kapsel und dem Tuberkel ist selten.

Ein Abriss des Tuberkels kann durch eine gewaltsame Kontraktion des Bizeps oder bei Kindern durch Zug am Unterarm auftreten (AL Hall).

Die Behandlung dieser Verletzungen erfolgt in gebeugter Stellung des Ellenbogens und die Massage und Bewegung erfolgt wie bereits beschrieben.

LUXATION DES ELLENBOGENS

Luxationen des Ellenbogengelenks können einen oder beide Knochen des Unterarms betreffen und vollständig oder unvollständig sein.

Die Luxation beider Knochen nach hinten ist die häufigste Luxation des Ellenbogens und die einzige Luxation, die bei Kindern häufig vorkommt. Die Ursache hierfür ist in der Regel ein Sturz auf die ausgestreckte Hand, der zu einer Überstreckung des Gelenks mit Abduktion, also einer Abweichung zur radialen Seite, führt. Es kann aber auch die Folge eines direkten Schlags auf die Rückseite des Oberarmknochens, eines Sturzes auf den Ellenbogen oder einer Drehung des Unterarms sein.

ABB. 36. – Luxation des Ellenbogens nach hinten, bei einem Jungen æt. 10, verursacht durch einen Sturz von einer Wand und Landung auf dem Ellbogen.

Krankhafte Anatomie. – Alle Bänder des Ellenbogens, außer dem ringförmigen (orbikulären), sind gerissen oder gedehnt. Der Radius und die Elle ziehen nach hinten, wobei der Processus coronoideus gegenüber der Fossa olecrani hinter dem Humerus und der Radiusköpfchen hinter dem lateralen Kondylus zur Ruhe kommt. Die Kondylen des Humerus haben ihre normale Beziehung zueinander. Das Olekranon und die Trizepssehne bilden einen deutlichen Vorsprung auf der Rückseite des Ellenbogens, wobei die Spitze des Olekranons oberhalb und hinter den Kondylen liegt. Das untere Ende des Oberarmknochens liegt in der Gelenkbeuge, die Bizepssehne ist darüber straff gespannt. Häufig ist der Processus coronoideus gebrochen oder die Sehne des Musculus brachialis gerissen. Der Nervus medianus und der Nervus ulnaris können gedehnt oder gerissen sein. Nicht selten sind die Knochen des Unterarms sowohl nach medial als auch nach hinten verschoben.

Gelegentlich kommt es als Folge der Luxation zu Knochenfortsätzen im Zusammenhang mit dem Ansatz des M. brachialis, die die Bewegungen des Gelenks beeinträchtigen. Diese Auswüchse sind auf die Verschiebung knochenbildender Elemente zurückzuführen, entweder zum Zeitpunkt der ursprünglichen Verletzung oder als Ergebnis gewaltsamer Repositionsbemühungen. Laut DM Greig entwickeln sie sich nicht in der Sehne des Brachialis, sondern darunter und haben nicht die Natur einer Myositis ossificans. Vier bis sechs Wochen nach Reposition der Luxation beginnen die Bewegungen eingeschränkt zu werden, und in der Fossa cubitalis ist eine harte Masse zu spüren, die auf den Röntgenaufnahmen als knöcherner Auswuchs zu erkennen ist, der aus dem viereckigen Raum entspringt die Vorderseite des Ellenbogens unterhalb des Processus coronoideus (Abb. 37). Dies vergrößert sich allmählich und führt zur Fixierung des Gelenks. In den meisten Fällen erreicht die Wirkung nach etwa sechs Monaten ihr Maximum und dann beginnt die Resorption der Masse.

ABB. 37. – Knochenauswuchs im Zusammenhang mit dem Ansatz des Brachialis-Muskels nach einer Rückwärtsluxation des Ellenbogens.

(Der Fall von Sir Robert Jones. Radiogramm von Dr. D. Morgan.)

Wenn die Behinderung innerhalb eines Jahres keine Anzeichen einer Besserung zeigt oder der knöcherne Auswuchs Druck auf den Nervus medianus ausübt, sollte er operativ entfernt werden.

Es ist wichtig, diesen Zustand nicht mit den Auswirkungen einer Fraktur zu verwechseln, die die Luxation kompliziert hat und zum Zeitpunkt des Unfalls übersehen wurde.

ABB. 38. – Röntgenaufnahme einer unvollständigen Rückwärtsluxation des Ellenbogens.

Klinische Merkmale. – Der Ellenbogen wird in einem Winkel von etwa 120° fixiert, proniert oder in der Mitte zwischen Pronation und Supination. Jeder Bewegungsversuch verursacht große Schmerzen und führt zu einem elastischen Rückprall in die abnormale Position. Der antero-posteriore Durchmesser des Gelenks wird vergrößert und der Unterarm, gemessen vom lateralen Epicondylus bis zur Spitze des Processus styloideus des Radius, wird um etwa 2,5 cm verkürzt. Bei einer Untersuchung, bevor eine Schwellung auftritt, können die Umrisse der Gelenkflächen in ihrer abnormalen Position erkannt werden. Die Schwellung tritt jedoch normalerweise schnell auf und erschwert die Diagnose, da sie die knöchernen Orientierungspunkte verdeckt.

Bei dieser Verletzung muss eine suprakondyläre Fraktur mit einer Verschiebung des unteren Fragments nach hinten und eine Trennung der unteren Humerus-Epiphyse diagnostiziert werden. Um eine genaue Diagnose stellen zu können, ist häufig eine Vollnarkose erforderlich . Wenn die Deformität einmal reduziert ist, besteht keine Tendenz zu ihrer Reproduktion, es sei denn, der Processus coronoideus ist ebenfalls gebrochen. In einer beträchtlichen Anzahl von Fällen – laut EH Bennett in der Mehrzahl – ist diese Luxation *unvollständig*, da der Processus coronoideus auf der Höhe der Trochlea ruht und die Rückprojektion des Olekranons kaum wahrnehmbar ist. Der Radiuskopf ist jedoch übermäßig ausgeprägt. In solchen Fällen besteht die Gefahr, dass die Läsion übersehen wird und daher unbehandelt bleibt, was zu einer dauerhaften Steifheit im Ellenbogen führt.

Eine Vorwärtsluxation ist viel seltener als eine Rückwärtsluxation. Sie entsteht durch starke Krafteinwirkung von hinten auf den gebeugten Ellenbogen, wodurch die Elle nach vorne getrieben wird und die Bänder des Gelenks und die an den Kondylen befestigten Muskeln reißen. Dabei kommt es häufig zu einer Olekranonfraktur (Abb. 39). Wenn es intakt bleibt, kann es unterhalb der Kondylen liegen (unvollständige oder erste Stufe der Luxation) oder vor ihnen vorbeiziehen, insbesondere wenn der Trizeps gerissen ist (vollständige oder zweite Stufe). Der Unterarm ist gestreckt, der Ellenbogen leicht gebeugt, die Rückseite des Gelenks abgeflacht und die Kondylen können in ihrer abnormalen Beziehung von hinten abgetastet werden.

Mediale und laterale Luxationen. – Die Luxation zur ulnaren Seite hin ist immer unvollständig, ein Teil der Gelenkfläche der Unterarmknochen bleibt in Kontakt mit den Kondylen.

Auch die Versetzung nach der Radialseite ist in der Regel unvollständig, obwohl auch Fälle bekannt sind, in denen eine vollständige Trennung stattgefunden hat.

Diese Luxationsformen sind selten, wobei die Luxation zur Ulnarseite hin häufiger zu beobachten ist. Jede Form wird häufig mit anderen Verletzungen in der Umgebung kombiniert.

Die häufigste Ursache dieser Luxationen ist ein Sturz auf die ausgestreckte Hand, wobei der Unterarm derzeit stark proniert ist. Eine erzwungene Abduktion begünstigt die Verlagerung zur Ulnarseite; Adduktion zur radialen Seite. Das Glied wird gebeugt und proniert gehalten, und die leichte Palpation der Knochenpunkte erleichtert die Diagnose.

In einigen Fällen kam es zu *divergierenden Luxationen* , wobei Speiche und Elle voneinander getrennt waren, das Ringband gerissen war und sie nicht mehr zusammenhielt.

Behandlung von Ellenbogenluxationen. – Das Haupthindernis für die Reposition ist die krampfhafte Kontraktion der über das Gelenk verlaufenden Muskeln und, bei der rückwärtigen Variante, das Zusammendrücken des Processus coronoideus gegen den Rand der Fossa olecrani. In neueren Fällen sitzt der Patient zur Reposition auf einem Stuhl, während der Chirurg den Oberarmknochen und das Handgelenk umfasst und sein Knie in der Ellenbogenbeuge platziert. Das Glied wird zunächst vollständig gestreckt oder sogar überstreckt, um den Trizeps zu entspannen und den Processus coronoideus freizugeben. Dann wird eine Zugkraft in entgegengesetzte Richtungen auf den Unterarm und den Arm ausgeübt, während das Knie des Chirurgen gleichzeitig Druck nach hinten auf das untere Ende des Oberarmknochens ausübt. Als nächstes wird das Gelenk langsam gebeugt und die Knochen gleiten in ihre Position, oft mit einem deutlichen Knacken. Wenn der Patient narkotisiert wird, müssen diese Manipulationen an die liegende Position angepasst werden.

Wenn einige Tage verstrichen sind, bevor eine Reposition versucht wird, sind gewaltsame Manipulationen abzulehnen, da sie das Risiko einer Verknöcherung im Bereich des Brachialis stark erhöhen (DM Greig); und es sollte auf eine offene Operation zurückgegriffen werden, und das Reißen oder Quetschen der Weichteile sollte auf ein Minimum reduziert werden.

Nach der Reposition wird die Extremität eher weniger als im rechten Winkel gebeugt und durch eine Schlinge gestützt. Mit der Massage und Bewegung wird sofort begonnen.

Eine Fraktur des Processus coronoideus prädisponiert für ein erneutes Auftreten der Luxation; Wenn diese Komplikation besteht, sollte daher das Glied in einem spitzen Winkel fixiert und Bewegungen zur vollständigen Streckung um zwei Wochen verschoben werden. Massagen und eingeschränkte Bewegungen können jedoch von Anfang an durchgeführt werden.

Liegt ein Olekranonbruch vor, muss die Behandlung entsprechend angepasst werden (S. 87).

ABB. 39. – Vorwärtsluxation des Ellenbogens mit Olekranonbruch.

(Der Fall von Sir Robert Jones. Radiogramm von Dr. D. Morgan.)

Trümmer- und Komplexverletzungen erfordern in der Regel eine operative Behandlung, wobei die gebrochenen Knochen nach Reposition der Luxation verdrahtet oder die losen Fragmente entfernt werden.

Die *Vorwärtsluxation* wird reduziert, indem der Ellenbogen vollständig gebeugt wird und dann die Knochen des Unterarms nach hinten gedrückt werden, während der Oberarmknochen nach vorne gezogen wird.

Altbestehende Luxationen. – Es sollte kein Versuch unternommen werden, eine Luxation des Ellenbogens, die seit fünf oder sechs Wochen verschoben ist, durch Manipulation zu reponieren , insbesondere wenn sie durch eine Fraktur kompliziert wurde. Die Verbindungsflächen werden durch Adhäsionen miteinander verschweißt, und getrennte Fragmente bilden oft Anhaftungen, die die Verbindung verriegeln. Versuche, diese abzubauen, bergen ein erhebliches Risiko eines erneuten Knochenbruchs oder eines Risses der Weichteile. In solchen Fällen ist es am besten, das Gelenk freizulegen, und wenn die Reposition nicht einfach durchzuführen ist, sollte ein ausreichender Teil des unteren Endes des Humerus entfernt werden, um ein bewegliches Gelenk zu schaffen.

alleinige Luxation der Ulna ist eine seltene Verletzung und geht meist mit einer Fraktur des einen oder anderen ihrer Fortsätze oder des inneren Kondylus einher.

Eine reine Radiusluxation kommt dagegen vergleichsweise häufig vor, insbesondere als Begleiterscheinung einer Fraktur des oberen Ulnaschaftdrittels (Abb. 40).

Die Verletzung kann durch einen Schlag auf die Rückseite des oberen Radiusendes, einen Sturz auf die ausgestreckte Hand oder bei Kindern durch gewaltsamen Zug am Unterarm in Pronationsstellung entstehen. Der verlagerte Kopf bewegt sich normalerweise *nach vorne* und ruht auf der Vorderkante des Capitellums, wodurch eine vollständige Beugung und Supination der Extremität verhindert wird.

Das Glied wird teilweise gebeugt und proniert gehalten. Es ist zu spüren, dass sich der verschobene Radiusköpfchen dreht, während sich der Schaft in seiner abnormalen Position befindet, und auch die Gelenkfläche am Radiusköpfchen ist zu spüren; Hinten unterhalb des lateralen Epikondylus befindet sich dort, wo sich der Kopf befinden sollte, eine Vertiefung. Die radiale Seite des Unterarms ist leicht verkürzt. Die oberflächlichen und tiefen (hinteren interossären) Äste des N. radialis können durch das verlagerte Radiusköpfchen, insbesondere bei Frakturen der Elle, auf Druck oder Risse stoßen, was zu Störungen im Bereich ihrer Verteilung führt.

ABB. 40. – Radiogramm der Vorwärtsluxation des Radiusköpfchens mit Bruch des Ulnaschaftes.

In einigen Fällen erfolgte die Verschiebung des Kopfes *nach hinten* oder *zur Seite* .

Behandlung. – Um eine Reposition zu bewirken, sollte der Unterarm abwechselnd gebeugt und gestreckt werden, während vom Handgelenk aus Zug auf ihn ausgeübt wird und der Radiusköpfchen mit dem Daumen in der Ellenbogenbeuge nach hinten gedrückt wird. Wenn die Reposition durch die Zwischenlage eines Teils der gerissenen Bänder zwischen den Knochen verhindert wird, ist es manchmal notwendig, das Gelenk zu öffnen, um eine genaue Anpassung sicherzustellen. Das Gelenk wird in akuter Beugung fixiert, um den Bizeps zu entspannen, die Vereinigung der gerissenen Bänder zu ermöglichen und ein erneutes Auftreten zu verhindern.

In altbewährten Fällen kann eine Resektion des Radiusköpfchens erforderlich sein, um ein funktionierendes Gelenk zu erhalten oder um den Druck von den Ästen des N. radialis zu verringern.

Die Subluxation des Radiusköpfchens oder „Luxation durch Dehnung" ist eine vergleichsweise häufige Verletzung bei Kindern im Alter zwischen zwei und sechs Jahren. Die Ursache hierfür ist fast immer, dass das Kind an der Hand oder am Unterarm hochgehoben oder gezogen wird. Der Zug und die Torsion, die so auf den Radius ausgeübt werden, führen dazu, dass der vordere Teil seines Kopfes aus dem Ringband heraustritt, dessen Kante zwischen den Knochen hindurchrutscht.

Die Person, die das Kind hält, spürt im Moment der Verschiebung möglicherweise ein Klicken. Das Kind klagt über Schmerzen im Bereich des Ellenbogens: Der Arm wird sofort nutzlos und wird in der Mitte zwischen Pronation und Supination gebeugt gehalten. Alle Bewegungen sind schmerzhaft, besonders aber Bewegungen in Richtung Supination. Die Deformität ist gering, aber der Radiusköpfchen kann vorne übermäßig hervortreten. Aufgrund der Art und Weise, wie die Verletzung entsteht, ist auch das Handgelenk oft geschwollen, und in einigen Fällen wird der Patient wegen des Zustands des Handgelenks zum Chirurgen gebracht, ohne dass die Aufmerksamkeit auf den Ellenbogen gerichtet wird.

Behandlung. — Die Reposition erfolgt häufig spontan oder während der Untersuchung, wobei die Funktion des Arms sofort vollständig wiederhergestellt wird. In anderen Fällen ist es notwendig, den Knochenkopf unter Narkose in seine richtige Position zu manipulieren. Dies lässt sich normalerweise leicht erreichen, indem man den Ellenbogen beugt, den Unterarm leicht anzieht und ihn abwechselnd proniert und supiniert. Nach der Reposition genügt eine mehrtägige Massage, wobei das Gelenk zwischendurch in einer Schlinge ruhig gehalten wird.

Eine Verstauchung des Ellenbogens kommt vergleichsweise häufig infolge eines Sturzes auf die Hand oder einer Verdrehung des Unterarms vor. Der Punkt mit der größten Empfindlichkeit liegt normalerweise über dem Radio-Humerus-Gelenk, wobei die radialen Kollateral- und Ringbänder am häufigsten beschädigt werden. Es erfolgt ein Erguss in die Gelenkhöhle und eine weiche, bauschige Schwellung füllt die natürlichen Hohlräume um das Gelenk herum. Die Knochenpunkte am Ellenbogen behalten ihre normale Beziehung zueinander – ein Merkmal, das bei der Diagnosestellung zwischen einer Verstauchung und einer Luxation oder Fraktur hilfreich ist. Bei Kindern ist es oft schwierig , zwischen einer Verstauchung und einer teilweisen Ablösung einer Epiphyse zu unterscheiden . Verstauchungen des Ellenbogens werden auf die gleiche Weise behandelt wie ähnliche Läsionen anderswo – durch Massage und Bewegung.

Tennisellenbogen bekannte Zustand ist durch starke Schmerzen am Ansatz des einen oder anderen Muskels um den Ellenbogen gekennzeichnet, insbesondere am Ansatz des Pronator teres während der Pronation, und ist auf eine Dehnung oder einen Riss der Fasern dieses Muskels zurückzuführen Muskel und der angrenzenden intermuskulären Septen. Eine ähnliche Verletzung – *Sculler-Verstauchung* – kommt bei Ruderern durch das Ausfedern des Ruders vor. Die Behandlung besteht aus Massage und Bewegung, wobei darauf geachtet wird, die Bewegung, die die Verstauchung verursacht hat, zu vermeiden.

BRUCH DES UNTERARMS

Die *Schäfte* der Unterarmknochen können einzeln gebrochen sein, viel häufiger kommt es jedoch vor, dass beide zusammen gebrochen sind.

Ein Bruch beider Knochen kann durch einen direkten Schlag, durch einen Sturz auf die Hand oder durch das Beugen über einen festen Gegenstand verursacht werden. Die Bruchlinie verläuft meist quer, wobei beide Knochen etwa auf gleicher Höhe nachgeben. Die übliche Situation liegt etwa in der Mitte der Schächte. Bei Kindern ist ein Grünholzbruch beider Knochen eine häufige Folge eines Sturzes auf die Hand – es handelt sich tatsächlich um eines der häufigsten Beispiele für Grünholzfrakturen (Abb. 41).

ABB. 41. – Greenstick-Fraktur beider Unterarmknochen bei einem Jungen.

Die *Verschiebung* variiert stark und hängt teils von der Kraft ab, die den Bruch verursacht, teils von der Höhe des Knochenbruchs und von den Muskeln, die auf die jeweiligen Fragmente einwirken. Häufig kommt es zu einer Winkelverschiebung beider Knochen zur radialen oder zur ulnaren Seite. In anderen Fällen treffen die vier gebrochenen Enden auf den Zwischenknochenraum und können sich miteinander verbinden, wodurch die Bewegungen der Pronation und Supination verhindert werden. Durch das Überschreiben von Fragmenten kann es zu einer Verkürzung kommen.

Wenn der Radius über dem Ansatz des M. pronator teres gebrochen ist, kann sein oberes Fragment durch die Bizeps- und Supinatormuskeln supiniert werden, während das untere Fragment in der üblichen Halbbauchposition verbleibt. Wenn in dieser Position eine Vereinigung stattfindet, geht die Kraft der vollständigen Supination dauerhaft verloren.

Die üblichen *Fraktursymptome* sind vorhanden und die Diagnose bereitet selten Schwierigkeiten.

Die *Prognose* muss vorsichtig sein, insbesondere im Hinblick auf den Erhalt der Pronation und Supination. Diese Bewegungen werden beeinträchtigt, wenn die Vereinigung in einer schlechten Position mit einer Winkel- oder Rotationsdeformität eines oder beider Knochen erfolgt oder wenn übermäßig viel Kallus gebildet wird und eine Blockierung der Knochen verursacht. In manchen Fällen verbindet der Kallus die beiden Knochen im interossären Raum und macht Pronation und Supination unmöglich.

Es kann auch zu einer dauerhaften Winkelverformung des Unterarms kommen, die entweder dadurch entsteht, dass die Verschiebung nicht primär korrigiert wird, oder durch späteres Beugen aufgrund falsch angelegter Schienen oder Schlingen. Mangelnde Verbindung oder die Bildung eines falschen Gelenks in einem oder beiden Knochen kommt manchmal vor, insbesondere bei Kindern, und kann sich, wie der entsprechende Beinbruch, als hartnäckig erweisen.

Eine beträchtliche Anzahl von Fällen von Gangrän der Hand nach einfacher Fraktur des Unterarms ist bekannt. Dies ist manchmal darauf zurückzuführen, dass die Blutgefäße durch die gebrochenen Knochen beschädigt wurden, oder auf die Kraft, die den Bruch verursacht hat. In den meisten Fällen liegt die Ursache jedoch darin, dass ein unter der Schiene angebrachter Rollverband die Gliedmaße einschnürt, dass die Polster falsch angebracht wurden oder dass die Polster zu eng anliegen Verband über die Schienen. Die ischämische Kontraktur nach Volkmann entwickelt sich gelegentlich nach Frakturen des Unterarms.

In unkomplizierten Fällen erfolgt die Heilung innerhalb von drei bis vier Wochen.

ABB. 42. – Gooch-Schienen für Brüche beider Knochen des Unterarms. (Diese werden mit der Holzseite zur Haut hin aufgetragen.)

Behandlung. —Um eine genaue Reposition und Koaptation sicherzustellen, ist in der Regel eine Vollnarkose erforderlich. Bei der Greenstick-Variante müssen die Knochen begradigt und zu diesem Zweck ggf. der Bruch vervollständigt werden.

Um die Knochen in Position zu halten, werden anschließend vordere und hintere Schienen angelegt. Diese werden so hergestellt, dass sie den Unterarm auf jeder Seite um etwa einen halben Zoll überlappen, um zu vermeiden, dass der Unterarm von einer Seite zur anderen zusammengedrückt wird und so dazu führt, dass die gebrochenen Enden in den Zwischenknochenraum vordringen. Die dorsale Schiene erstreckt sich normalerweise vom Olecranon bis zu den Knöcheln und die palmare Schiene von der Ellenbogenbeuge bis zur Beugehand in der Mitte der Handfläche, wobei ein Stück herausgeschnitten wird, um Druck auf den Daumenballen zu vermeiden (Abb. 42). Die Schienen werden bei rechtwinklig gebeugtem Ellenbogen angelegt, und, außer wenn der Radius oberhalb der Ansatzstelle des Pronator teres gebrochen wird, der Unterarm in der Mitte zwischen Pronation und Supination liegt. Das Glied wird in eine Schlinge gelegt und so eingestellt, dass es Hand und Ellenbogen gleichermaßen stützt, um Winkelverformungen zu vermeiden. Der Einsatz spezieller interossärer Pelotten ist zu vermeiden.

Befindet sich die Radiusfraktur oberhalb des Ansatzes des Pronator teres, sollte der Unterarm in die Position vollständiger Supination gebracht werden, wobei der Ellenbogen in einem spitzen Winkel gebeugt ist und durch eine geformte hintere Schiene und den Arm in dieser Position gehalten wird seitlich durch einen Körperverband fixiert. Bei der Einstellung des Gerätes ist große Sorgfalt erforderlich, um eine Pronation zu verhindern.

Massage und Bewegung sollten von Anfang an durchgeführt werden. In der Regel ist es notwendig, die Schienen etwa drei Wochen lang weiter zu tragen.

In Fällen einer *Fehlheilung* , insbesondere wenn die Knochen über den interossären Raum hinweg ankylosiert sind, kann eine Operation erforderlich sein, die jedoch weder einfach durchzuführen noch immer zufriedenstellende Ergebnisse liefert. Die Frakturstelle sollte durch einen oder mehrere Einschnitte freigelegt werden, die so platziert sind, dass die Muskeln durchtrennt werden können und der Zugang zum Kallus möglich ist. Wenn das Glied gerade ist, muss nur die übermäßige Hornhaut entfernt werden, die die Drehbewegungen behindert; Wenn jedoch eine Winkeldeformität vorliegt, müssen die Knochen zusätzlich geteilt und neu ausgerichtet und gegebenenfalls mechanisch in einer guten Position fixiert werden. In verhältnismäßig jungen Fällen ist es manchmal ohne Operation möglich, die Knochen erneut zu brechen und neu zu setzen.

Ein nicht verbundener Bruch beider Unterarmknochen ist keine Seltenheit und wird nach den üblichen Methoden behandelt; Die Lücke zwischen den Radiusfragmenten wird durch einen Teil des Wadenbeins überbrückt, der lang genug sein sollte, um sich an beiden Enden mindestens 2,5 cm zu überlappen. Es ist selten notwendig, die Lücke in der Elle zu überbrücken, es sei denn, sie allein ist der Sitz der Pseudarthrose.

Der Bruch des Schaftes des Radius allein kann auf einen direkten Schlag zurückzuführen sein; zu indirekter Gewalt, etwa einem Sturz auf die Hand; oder zu gewaltsamer Pronation gegen Widerstand, wie beim Auswringen von Kleidung. Im Vergleich zu Brüchen beider Knochen kommt es selten vor. Beim Bruch oberhalb des Ansatzes des Pronator teres wird das obere Fragment durch den Bizeps und den Supinator gebeugt und supiniert, während das untere Fragment in halber Bauchlage bleibt und durch den Pronator quadratus in Richtung Elle gezogen wird.

Wenn die Fraktur unterhalb des Pronator teres liegt, hängt die Verschiebung von der Richtung der Kraft und der Neigung der Fraktur ab. Bei Frakturen des unteren Drittels des Schafts kann die Hand zur radialen Seite hin gebeugt sein und der Styloid liegt auf einer höheren Ebene, wie bei einer Colles-Fraktur. Aufgrund der Häufigkeit, mit der dieser Bruch beim Anlassen eines Autos auftritt, wird er bequemerweise als *Chauffeur-Fraktur bezeichnet* ; Wir haben bei Ärzten, die sich diesen Bruch selbst zugezogen hatten, beobachtet, dass sie den Eindruck hatten, sie hätten sich eine geringfügige Verstauchung des Handgelenks zugezogen.

Zusätzlich zu den gewöhnlichen Anzeichen einer Fraktur kommt es zu einem teilweisen oder vollständigen Verlust der Pronation und Supination. Der Radiusköpfchen bewegt sich in der Regel nicht mit dem unteren Teil des Schaftes, kann dies jedoch tun, wenn die Fraktur unvollständig oder impaktiert ist.

ein alleiniger Bruch des Ulnaschaftes kommt vergleichsweise selten vor. Die Ursache hierfür ist fast immer ein direkter Schlag, bei dem der Kopf vor einem Schlag geschützt wird, oder ein Sturz auf die Ellenkante des Unterarms, wie beim Treppensteigen.

Am häufigsten ist das obere Drittel gebrochen, und diese Verletzung ist häufig mit einer Luxation des Radiusköpfchens (Abb. 40) oder einer anderen Verletzung des Ellenbogengelenks verbunden. Aufgrund der oberflächlichen Lage des Knochens ist dieser Bruch häufig kompliziert.

Die Verschiebung hängt von der Richtung der Krafteinwirkung ab, wobei die Fragmente in der Regel in Richtung des interossären Raums getrieben werden. Selten kommt es zu einer ausgeprägten Deformität, es sei denn , es kommt gleichzeitig zu einer Luxation des Radiusköpfchens . Die Diagnose ist in der Regel einfach.

Die *Behandlung* ist die gleiche wie bei einem Bruch beider Knochen, die Schienen können jedoch nach Ablauf von zwei Wochen entsorgt werden.

Aus unerklärlichen Gründen kommt es häufig vor, dass eine Fraktur im oberen Drittel des Ulnaschaftes nicht zusammenheilt.

KAPITEL V
VERLETZUNGEN IM HANDGELENK- UND HANDBEREICH

- Chirurgische Anatomie

- — BRUCH DES UNTEREN ENDES DES RADIUS :

- *Colles-Fraktur* ;

- *Chauffeur-Fraktur* ;

- *Smith-Fraktur* ;

- *Längsfraktur* ;

- *Trennung der Epiphyse*

- — BRUCH DES UNTEREN ENDES DER ULNA :

- *Welle* ;

- *Styloid-Prozess* ;

- *Trennung der Epiphyse*

- — BRUCH DER HANDWURZELKNOCHEN

- — LUXATION :

- *Unteres Radioulnargelenk* ;

- *Radiokarpalgelenk* ;

- *Handwurzelknochen* ;

- *Karpo-Mittelhandgelenk*

- – VERSTAUCHUNGEN

- — VERLETZUNGEN DER FINGER :

- *Brüche* ;

- *Luxationen* ;

- *Mallet-Finger* .

VERLETZUNGEN IM BEREICH DES HANDGELENKS

Dazu gehören Frakturen der unteren Enden der Unterarmknochen und die Trennung ihrer Epiphysen; Verstauchungen und Luxationen der unteren

Radioulnargelenke und der Radiokarpalgelenke; und Frakturen und Luxationen der Handwurzel.

Chirurgische Anatomie. —Die wichtigsten Orientierungspunkte im Bereich des Handgelenks sind die Processus styloideus von Speiche und Elle. Die Spitze des Styloid ulnaris ist in der „anatomischen Schnupftabakdose" zwischen den Sehnen der langen und kurzen Daumenstrecker tastbar und liegt etwa einen halben Zoll tiefer als der Styloid ulnaris. Der Styloid ulnaris ist am besten zu erkennen, wenn man einen tiefen Druck etwas unterhalb und vor dem Kopf der Elle ausübt, der den abgerundeten subkutanen Vorsprung bildet, der auf der Rückseite des Handgelenks zu sehen ist, wenn die Hand proniert wird.

Der Tuberculum des Strahlbeins (Skaphoid) und des Großmultangulums (Trapezium) ist zwischen dem Radius styloideus und dem Daumenballen, etwas unterhalb des Radius styloideus, zu ertasten; und das Pisiforme und der Haken des Hamatums (Unciforme) sind etwas unterhalb und vor dem ulnaren Styloid tastbar.

Bei der Untersuchung eines verletzten Handgelenks sollten die verschiedenen Knochenpunkte lokalisiert und ihre relative Position zueinander und zu den angrenzenden Gelenken notiert werden. und die Form, Position und Beziehungen aller beobachteten unnatürlichen Vorsprünge oder Vertiefungen, wobei das Handgelenk auf der anderen Seite als normaler Vergleichsstandard verwendet wird. Auch die Kraft und der Bewegungsumfang – aktiv und passiv – an den verschiedenen Gelenken sollten getestet werden.

BRUCH DES UNTEREN ENDES DES RADIUS

Colles-Fraktur. – Diese Verletzung, die 1814 von Colles aus Dublin beschrieben wurde, ist eine der häufigsten Frakturen im Körper und kommt besonders häufig bei Frauen jenseits des mittleren Lebensalters vor. Sie ist fast ausnahmslos die Folge eines Sturzes auf die Handfläche in Dreiviertel-Pronationsstellung, wobei die Kraft vom Daumenballen aufgenommen und über die Handwurzel auf das untere Ende des gebrochenen Radius übertragen wird ab, wobei das untere Fragment nach hinten getrieben wird.

Die Fraktur erfolgt durch das abgebrochene Ende des Knochens, innerhalb eines halben bis dreiviertel Zolls von seiner Gelenkfläche (Abb. 45). Es verläuft normalerweise quer, kann aber von oben nach unten und von der radialen zur ulnaren Seite leicht schräg verlaufen. In einem beträchtlichen Teil der Fälle ist es impaktiert, und nicht selten ist das untere Fragment zertrümmert, wobei sich die Fraktur bis in das Radiokarpalgelenk erstreckt.

ABB. 43. – Colles-Fraktur mit
radialer Abweichung der Hand.

ABB. 44. – Colles-Fraktur mit
übermäßiger Hervorhebung des
Styloid ulnaris.

Wenn eine Impaktion stattfindet, erfolgt sie normalerweise reziprok, wobei die dorsale Kante des proximalen Fragments das distale Fragment und die palmare Kante des distalen Fragments das proximale durchsticht. Das Periost wird normalerweise auf der palmaren Seite der Fragmente abgerissen und abgestreift, während es auf dem Rücken intakt bleibt.

In den meisten Fällen wird der Processus styloideus der Ulna durch Zug durch das mediale ulnokarpale (interne laterale) Band abgerissen, und in einem beträchtlichen Teil kommt es auch zu einer Fraktur eines Handwurzelknochens.

Die resultierende *Verschiebung* hat dreifachen Charakter: (1) das distale Fragment wird nach hinten verschoben; (2) seine Handwurzelfläche ist auf einem Querdurchmesser des Unterarms nach hinten gedreht; während (3) das gesamte Fragment gedreht wird, so dass der Radiusstyloid auf einer höheren Ebene als normal zu liegen kommt.

ABB. 45. – Röntgenbild, das die Frakturlinie und die Aufwärtsverschiebung des Radiusstyloids bei der Colles-Fraktur zeigt.

Klinische Merkmale. – In einem typischen Fall gibt es auf dem Handgelenksrücken einen Vorsprung, der durch das verschobene distale Fragment verursacht wird, mit einer Vertiefung direkt darüber (Abb. 43); und das Handgelenk ist von einer Seite zur anderen verbreitert. Der natürliche Hohlraum auf der palmaren Seite des Radius wird durch die Projektion des proximalen Fragments ausgefüllt. Der Karpus wird durch die Aufwärtsrotation des distalen Fragments zur radialen Seite bewegt, und der radiale Styloid ist genauso hoch oder sogar höher als der der Ulna. Das untere Ende der Elle wird durch die Beugung der Hand zur radialen Seite übermäßig hervorgehoben. Die Finger sind teilweise gebeugt und leicht zur Ulnarseite hin gebogen; und der Patient stützt das verletzte Handgelenk in der Handfläche der anderen Hand und vermeidet Bewegungen des Teils. Gelegentlich ist der Nervus medianus gequetscht oder gerissen, was zu motorischen und sensorischen Störungen in seinem Verbreitungsgebiet führt.

Der allgemeine Umriss des Handgelenks und der Hand wurde nicht unpassend mit dem eines „umgedrehten Löffels" verglichen. Pronation und Stipulation gehen verloren, das Gelenk ist geschwollen und es besteht Druckschmerz, insbesondere über der Frakturlinie. Ein Druckschmerz über der Position des Styloid ulnaris kann auf eine Fraktur dieses Prozesses hindeuten, obwohl er manchmal auch ohne Fraktur vorhanden ist. Bei Verdacht auf einen Colles-Fraktur sollte kein Versuch unternommen werden, Krepitation hervorzurufen, da die Manipulationen schmerzhaft sind und die Verschiebung verstärken können.

Behandlung. – Es kann nicht genug betont werden, dass der Erfolg bei der Behandlung der Colles-Fraktur mit Dislokation und Impaktion hauptsächlich von einer vollständigen und genauen Reposition abhängt, und um dies zu ermöglichen, ist eine Vollnarkose nahezu unerlässlich. Der Chirurg ergreift die Hand des Patienten, als würde er ihm die Hand schütteln, und indem er die Handfläche des Handgelenks auf sein gebeugtes Knie legt, führt er einen Zug durch die Hand und eine Gegenstreckung durch den Unterarm aus, gegebenenfalls mit seitlichen Bewegungen Impaktion rückgängig machen. Wenn die Fragmente voneinander gelöst sind, wird das Handgelenk gebeugt und die Hand zur Ulnarseite geführt, während das untere Fragment durch den Daumen der gelösten Hand des Chirurgen in Position gebracht wird. Nach Abschluss der Reposition verschwindet die Deformität und die beiden Processus styloideus nehmen wieder ihre normale Position zueinander ein.

Da keine Tendenz zur erneuten Verlagerung und kein Risiko einer Pseudarthrose besteht, ist kein Halteapparat erforderlich. Wenn dies jedoch das Sicherheitsgefühl des Patienten erhöht, kann ein Verband oder ein poroplastisches Handgelenk angelegt werden. In schweren Fällen können jedoch vordere und hintere Schienen verwendet werden, ähnlich denen, die bei Brüchen beider Unterarmknochen verwendet werden, oder eine dorsale Schiene, die gepolstert ist, um das Handgelenk in einem Winkel von 45° zu beugen, jedoch etwas schmaler. Hand und Unterarm werden in jedem Fall in einer Schlinge gestützt.

Um die daraus resultierende Steifheit zu vermeiden, sollten von Anfang an Massagen und Bewegungen des Handgelenks und der Finger durchgeführt werden, wobei der Bewegungsumfang schrittweise erhöht wird, bis die Funktion der Gelenke vollständig wiederhergestellt ist. Wenn Schienen verwendet werden, sollten diese nach einer Woche entsorgt werden, und der Patient wird dann ermutigt, das Handgelenk frei zu benutzen.

Die verschiedenen Spezialschienen, die für die Behandlung der Colles-Fraktur empfohlen werden, wie z. B. Carrs, Gordons, die „Pistolenschiene" und viele andere, dienen alle dazu, die Deformität zu korrigieren und die Fragmente zu kontrollieren. Es wurde bereits darauf hingewiesen, dass bei vollständiger Reposition keine Deformität mehr zu korrigieren ist und dass die Deformität bei unvollständiger Reposition auch durch keine Schiene korrigiert werden kann.

Unreponierte Colles-Fraktur. – Wenn die Vereinigung ohne Reduzierung der Verschiebung stattfinden konnte, entsteht eine unansehnliche Deformität. Bei jungen Probanden, deren Beruf wahrscheinlich beeinträchtigt wird, und bei Frauen aus ästhetischen Gründen wird die Fraktur reproduziert und die Verschiebung des unteren Fragments korrigiert. Dies geschieht bequem mit

Hilfe eines Jones-Schraubenschlüssels, der das distale Fragment erfasst und ausreichend Hebelwirkung bietet, um den Knochen zu brechen.

Chauffeur-Fraktur. – Ein Bruch des unteren Endes des Radius entsteht häufig durch den Rückstoß der Kurbel, „durch Rückzündung", beim Anlassen des Motors eines Kraftfahrzeugs. Die Verletzung kann entweder durch direkte Gewalteinwirkung, indem der Griff beim Zurückweichen auf den Unterarm trifft, oder durch indirekte Gewalteinwirkung durch gewaltsame Überstreckung der Hand beim Ergreifen des Griffes verursacht werden. Die Fraktur kann quer durch das untere Ende des Radius verlaufen, wie bei der Colles-Fraktur, häufiger tritt sie jedoch zwei bis drei Zoll über dem Handgelenk auf (Abb. 46). Die Behandlung erfolgt nach dem gleichen Schema wie die Colles-Fraktur.

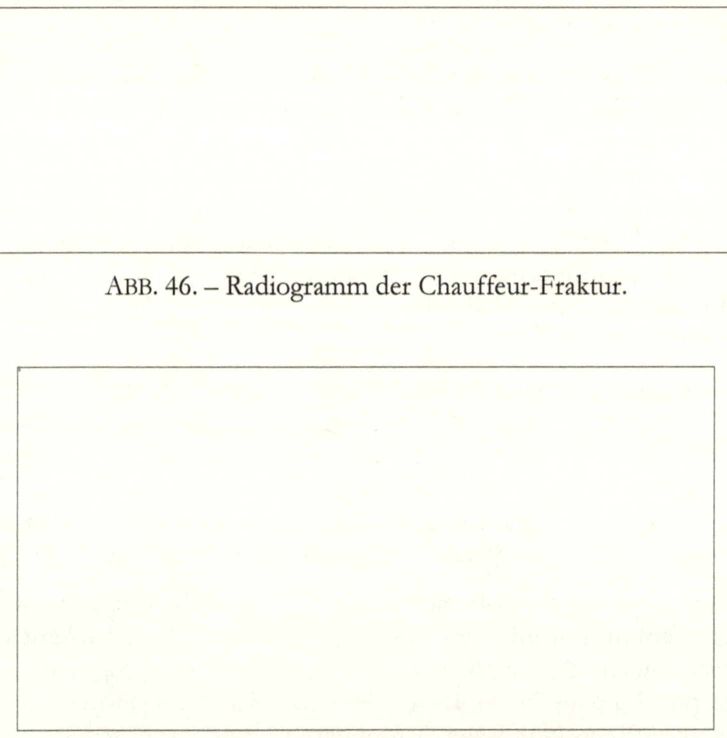

ABB. 46. – Radiogramm der Chauffeur-Fraktur.

ABB. 47. – Radiogramm der Smith-Fraktur.

(Sir George T. Beatsons Fall.)

Eine Fraktur des unteren Endes des Radius *mit Vorverlagerung des Handwurzelfragments* wurde erstmals von RW Smith aus Dublin beschrieben (*Colles-Fraktur umgekehrt* oder **Smith-Fraktur**) (Abb. 47). Die Ursache liegt fast immer in einer gewaltsamen Beugung, etwa bei einem Sturz auf den

Handrücken. Wie die Colles-Fraktur kann sie quer oder leicht schräg verlaufen, impaktiert oder zersplittert sein. Die Deformität ist durch eine schräg nach oben verlaufende Erhebung auf dem Handrücken von der Ulnarseite zur Radialseite des Handgelenks gekennzeichnet, die durch den in Position bleibenden Ulnakopf und das distale Ende des proximalen Fragments verursacht wird. Darunter, über der Position des distalen Radiusfragments, verläuft eine allmähliche Neigung nach unten zum Handrücken. Anterior ist die Beugung des Handgelenks hervorzuheben, und das distale Fragment kann unter den Beugesehnen ertastet werden. Die Hand weicht zur radialen Seite ab und verstärkt dadurch die durch das untere Ende der Elle verursachte Protuberanz noch weiter. Der Radiusstyloid wird nach vorne, oben und zur radialen Seite verlagert, und der Ulnastyloid kann abgerissen werden.

Wenn die Deformität nicht deutlich ausgeprägt ist, kann diese Verletzung mit einer Vorverrenkung des Handgelenks, einem Bruch beider Knochen im unteren Bereich oder einer Verstauchung des Gelenks verwechselt werden.

Die *Behandlung* erfolgt nach den gleichen Grundsätzen wie bei der Colles-Fraktur.

Längsfrakturen des unteren, in das Gelenk mündenden Endes des Radius entstehen meist durch die Quetschung der Hand durch ein schweres Gewicht oder durch Maschinen. Sie sind oft zusammengesetzt und zerkleinert.

Eine Ablösung der unteren Epiphyse des Radius, die auf der gleichen Höhe wie die der Elle liegt und über der Höhe der Synovialmembran des Handgelenks liegt, kommt im Alter zwischen sieben und achtzehn Jahren, insbesondere bei Jungen, vergleichsweise häufig vor. und wird durch die gleichen Formen von Gewalt verursacht, die den Colles-Fraktur hervorrufen.

Obwohl die Erscheinungen dieser beiden Verletzungen klinisch eine allgemeine Ähnlichkeit zueinander aufweisen, lässt sich die Ablösung der Epiphyse gewöhnlich an der direkten Querlinie der dorsalen und palmaren Vorsprünge, der in der palmaren Vertiefung beobachteten Hautfaltung und dem Fehlen von Epiphyse erkennen Abduktion der Hand und die Leichtigkeit, mit der gedämpfte Crepitation hervorgerufen werden kann (EH Bennett). Die Deformität lässt sich leicht reduzieren und die Fragmente werden leicht in ihrer Position gehalten.

Diese Verletzung wird häufig durch einen Bruch des Schafts oder des Processus styloideus der Ulna oder durch eine Luxation des Radioulnargelenks kompliziert und ist nicht selten kompliziert, da das untere Ende des Schafts sofort auf der Palmarseite durch die Haut getrieben wird oberhalb des Handgelenks. Eine Beeinträchtigung des Radiuswachstums kommt selten vor; Wenn dies der Fall ist, kommt es zu einem Valguszustand der Hand (Abb. 48), der eine Resektion des unteren Endes der Ulna erforderlich macht.

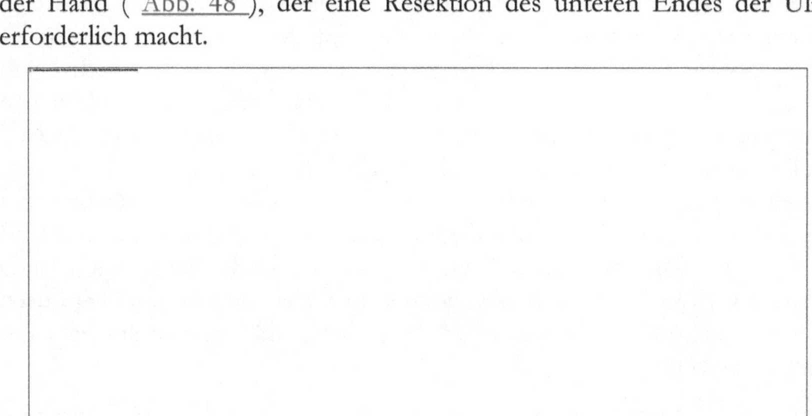

ABB. 48. – Manus Valga nach Ablösung der unteren radialen Epiphyse im Kindesalter.

(Der Fall von Herrn H. Wade.)

Die *Behandlung* ist die gleiche wie bei der Colles-Fraktur.

Bruch des unteren Endes der Ulna. – Das untere Ende des *Ulnaschaftes* ist selten allein gebrochen. Der *Processus styloideus* wird, wie bereits erwähnt, häufig in Verbindung mit Colles- und anderen Frakturen des unteren Endes des Radius gebrochen.

einer Ablösung der *unteren Epiphyse* der Ulna, die in seltenen Fällen zu einem Stillstand des Knochenwachstums führt, was zu einem Varuszustand der Hand und einer Beugung des Radius führt. Manchmal gelingt es der abgetrennten Epiphyse nicht, sich zu verbinden, und obwohl dies keine Behinderung zur Folge hat, kann es dennoch zu Fehlern bei der Interpretation von Skiagrammen kommen.

Die *Behandlung* erfolgt ähnlich wie bei entsprechenden Verletzungen des Radius.

einer gleichzeitigen Trennung der *Epiphysen von Radius und Ulna* , und als Folge starker Gewalteinwirkung kann es zu einer verstärkten Trennung kommen, wobei die unteren Enden der Diaphysen auf der palmaren Seite oberhalb des Handgelenks durch die Haut ragen.

Bruch der Handwurzelknochen. – Die Verwendung der Röntgenstrahlen hat gezeigt, dass Brüche einzelner Handwurzelknochen häufiger vorkommen als bisher angenommen, und dass viele Fälle, die früher als schwere Verstauchungen galten, Beispiele für diese Verletzung sind.

Das *Kahnbein* (Kahnbein) und *das Mondbein* (Semilunar) werden am häufigsten gebrochen, meist durch indirekte Gewalt, durch erzwungene Dorsalflexion bei einem Sturz auf die ausgestreckte Hand. Die klinischen Merkmale sind: lokalisierte Schwellung auf der radialen Seite des Handgelenks, Vergrößerung des antero-posterioren Durchmessers der Handwurzel, ausgeprägte Empfindlichkeit in der anatomischen Schnupftabakdose, wenn die Hand seitlich, insbesondere in Adduktionsrichtung, bewegt wird, und selten, Krepitation. Der Nervus medianus ist manchmal überdehnt oder teilweise gerissen. In vielen Fällen sind die Symptome jedoch so unklar, dass eine genaue Diagnose nur mithilfe der Röntgenstrahlen gestellt werden kann (Abb. 49). Codman empfiehlt, Bilder des Navikulars zu machen, indem man die beiden Handgelenke des Patienten in Adduktion und das Mondbein in Abduktion bringt.

ABB. 49. – Röntgenbild, das den Bruch des Navikularknochens (Kahnbein) zeigt.

Die *Behandlung* einfacher Frakturen besteht in Massage und Bewegung. Codman und Chase empfehlen die Entfernung der proximalen Hälfte des gebrochenen Knochens durch einen dorsalen Einschnitt an der lateralen Seite des Musculus extensor digitorum communis. Wenn die Fraktur kompliziert ist, sollten die losen Fragmente entfernt werden.

LUXATIONEN IM BEREICH DES HANDGELENKS

Eine Luxation kann an den unteren Radioulnar-, Radiokarpal-, Mittelkarpal-, Interkarpal- oder Karpo-Metakarpalgelenken auftreten, aber die starken Bänder dieser Gelenke, die vergleichsweise freie Bewegung an den verschiedenen Gelenken und die relative Schwäche Die Verletzung des unteren Endes des Radius, die so häufig gebrochen wird, macht eine Luxation zu einer seltenen Verletzungsform.

Eine Luxation des **unteren radioulnaren** Gelenks kann eine Fraktur des unteren Endes des Radius erschweren oder mit einer Subluxation des Radiusköpfchens einhergehen. Der Kopf der Elle verläuft normalerweise nach hinten.

Bei Kindern ist das Anheben des Kindes an der Hand die häufigste Ursache, wobei die Verschiebung nur teilweise erfolgt. Bei Erwachsenen kann es durch gewaltsame Versuche der Pronation oder Supination, wie beim Auswringen von Kleidung, oder durch direkte Gewalt verursacht werden, wobei die Trennung häufig vollständig und manchmal kompliziert ist.

Der Kopf der Elle ist übermäßig hervorstehend und auf der gegenüberliegenden Seite des Gelenks befindet sich eine Vertiefung. Die Hand ist in der Regel proniert, die rotatorischen Bewegungen am Handgelenk sind eingeschränkt und schmerzhaft, während Beugung und Streckung vergleichsweise frei sind.

Die Reposition erfolgt durch Druck auf den verlagerten Knochen und Manipulation des Gelenks, insbesondere in Richtung Supination. Gelingt es den Bändern nicht, sich zu vereinigen, neigt der Ulnakopf dazu, bei Pronation und Supination zu verrutschen – eine *wiederkehrende Luxation* .

Eine Luxation am **radiokarpalen** Gelenk, die üblicherweise als *Luxation des Handgelenks bezeichnet wird* , geht mit einem Riss der Bänder und einer Verschiebung der Sehnen einher und ist häufig kompliziert. Die Handwurzel kann nach hinten oder vorne verschoben sein und die Gelenkkante des Radius, zu der sie verläuft, kann abgeplatzt sein.

nach hinten , wobei die Verletzung auf eine schwere Form von Gewalt zurückzuführen ist, beispielsweise auf einen Sturz aus großer Höhe auf die Handfläche, während die Hand nach dorsal gebeugt und abduziert ist. Das klinische Erscheinungsbild ähnelt stark dem einer Colles-Fraktur oder einer Ablösung der unteren radialen Epiphyse, aber die unnatürlichen Vorsprünge sowohl vorne als auch hinten liegen weiter unten und enden abrupter (Abb.

<u>50</u>). Die Hand ist stärker gebeugt und die Handfläche verkürzt. Die Styloidfortsätze behalten ihre normale Beziehung zueinander bei und die Handwurzelknochen liegen auf einer Ebene hinter den Styloiden; die Gelenkflächen können bei der Palpation erkannt werden. Der Unterarm ist nicht verkürzt.

nach vorne kann durch jede Form einer erzwungenen Beugung, beispielsweise durch einen Sturz auf den Handrücken, oder durch direkte Gewalteinwirkung verursacht werden. Die verschobene Handwurzel bildet einen deutlichen Vorsprung auf der palmaren Seite des Handgelenks und es gibt eine entsprechende Vertiefung auf dem Rücken. Die Haltung der Hand und der Finger ist normalerweise eine Beugung.

Bei beiden Varianten lässt sich die Reposition leicht erreichen, indem man an der Hand zieht und die Handwurzel in Position drückt. Eine geformte poroplastische Schiene, die die Hand leicht dorsalflexiert hält, trägt zum Komfort des Patienten bei. Diese sollte jedoch täglich entfernt werden, um Bewegung und Massage zu ermöglichen.

ABB. 50. – Dorsale Luxation des Handgelenks an der radiokarpalen Artikulation, bei einem Mann, æt. 24, nach einem Sturz.

Luxation der Handwurzelknochen. – Die beiden Reihen der Handwurzelknochen können voneinander getrennt sein, oder es kann einer der einzelnen Knochen verschoben sein. Diese Verletzungen sind selten und resultieren aus schwerer Gewalt, meist durch einen Sturz auf die ausgestreckte Hand. Schmerzen, Deformationen und Funktionsverlust sind die üblichen Symptome. Die Behandlung besteht darin, direkten Druck auf den verlagerten Knochen auszuüben und gleichzeitig Zug auf die Hand auszuüben, die abwechselnd gebeugt und gestreckt wird.

Von diesen Verletzungen, die am häufigsten beobachtet werden, ist die Verschiebung des *Kopfes des Os capitatum* (*Os magnum*) vom Strahlbein (Kahnbein) und Mondbein (Semilunar). Häufig sind diese Knochen gebrochen und Fragmente begleiten das verschobene Os magnum. Bei vollständiger Palmarflexion des Handgelenks bildet der verschobene Kopf des Os magnum auf dem Rücken gegenüber der Basis des dritten Mittelhandknochens einen Vorsprung, der bei Dorsalflexion der Hand vorübergehend verschwindet. Es kommt zu einer Vergrößerung des antero-posterioren Durchmessers des Handgelenks, der auf einer niedrigeren Ebene liegt als die, die mit der Fraktur des unteren Endes des Radius einhergeht; Beugung und Streckung des Handgelenks sind eingeschränkt; und in einigen Fällen gibt es Symptome, die auf einen Druck auf den Nervus medianus zurückzuführen sind. Wenn die Hand eine Woche oder zehn Tage lang in dorsalflexierter Position gehalten wird, kann der Knochen an seinem Platz fixiert und die Funktion des Handgelenks wiederhergestellt werden. Oft ist jedoch eine Entfernung des Knochens erforderlich.

Das *Lunatum* kann durch kräftige Dorsalflexion der Hand nach vorne verschoben werden und bildet einen Vorsprung unter den Beugesehnen; In der Regel kommt es zu einem Sensibilitätsverlust in der Verteilung des N. ulnaris in der Hand. Die zufriedenstellendste Behandlung ist die Entfernung des Knochens.

In einigen Fällen kam es zu einer Verschiebung des *Strahlbeins* (Abb. 51) und musste anschließend operativ ersetzt werden. Eine Ablösung anderer Knochen kommt selten vor.

ABB. 51. – Röntgenbild, das die Vorverlagerung des Navikularknochens
(Kahnbein) zeigt.

Karpo-Metakarpal-Luxationen. – Einzelne oder alle Mittelhandknochen
können durch erzwungene Flexions- oder Extensionbewegungen von der
Handwurzel getrennt werden. Die häufigste Verschiebung erfolgt nach
hinten. Der Daumen scheint häufiger zu leiden als die anderen Finger. Diese
Verletzungen sind jedoch so selten und die Deformität so charakteristisch,
dass eine detaillierte Beschreibung unnötig ist.

Eine Verstauchung des Handgelenks ist eine häufige Verletzung und
entsteht durch einen Sturz auf die Hand, eine Drehung des Handgelenks
oder durch die Rückwirkung einer Motorkurbel, die die Hand nach dorsal
beugt. Die starke Schwellung, die schnell auftritt, kann es schwierig machen,
eine Verstauchung von anderen Verletzungen zu unterscheiden, die
wahrscheinlich auf ähnliche Ursachen zurückzuführen sind – Colles-Fraktur,
Ablösung der unteren radialen Epiphyse, Luxation des Handgelenks sowie
Frakturen und Luxationen der Handwurzel Knochen.

Bei einer Verstauchung bleiben die normalen Beziehungen der
Styloidfortsätze und anderer knöcherner Punkte am Handgelenk
unverändert, und es kommt nicht zu einer radialen Abweichung der Hand,
wie bei der Colles-Fraktur. Die deutlichste Schwellung findet sich über der
Gelenklinie an der vorderen und hinteren Seite des Gelenks. Gewöhnlich
kommt es zu einem gewissen Erguss in die Sehnenscheiden, die über das
Gelenk verlaufen, und in manchen Fällen kann beim Bewegen der Finger ein
eigenartiges Knarren hervorgerufen werden, das Krepitation vortäuschen

kann. Beim Ausüben von Druck auf die Gelenklinie sowie auf das eine oder andere der Seitenbänder, je nachdem, welches Band überdehnt oder gerissen wurde, besteht eine ausgeprägte Empfindlichkeit. Auch Bewegungen, die dazu neigen, die geschädigten Bänder auf eine Dehnung zu bringen, verursachen Schmerzen. Es muss jedoch berücksichtigt werden, dass in vielen Fällen der Colles-Fraktur ein extremer Druckschmerz beim Drücken auf das ulnare Styloid und das mediale ulnokarpale Band auftritt, da diese Strukturen häufig ebenso wie der Radius, sondern die Spitze verletzt werden Der größte Schmerz und die größte Empfindlichkeit befinden sich über der Frakturstelle des Radius. In allen Zweifelsfällen sollte die Röntgenaufnahme zur Diagnosestellung herangezogen werden.

Die *Behandlung* besteht in der sofortigen Anwendung von Massage und Bewegung, ergänzt durch abwechselnde heiße und kalte Duschen, auf die gleiche Weise wie bei Verstauchungen anderer Gelenke.

VERLETZUNGEN DER FINGER

Fraktur. — *Frakturen der Mittelhandknochen der Finger* kommen vergleichsweise häufig vor. Wenn sie durch direkte Gewalt verursacht werden, beispielsweise durch das Zusammendrücken zweier schwerer Gegenstände, sind sie oft vielfältig und zusammengesetzt. Indirekte Gewalt, die in der Längsachse des Knochens wirkt und seine natürliche Krümmung verstärkt, wie etwa ein Schlag auf den Knöchel beim Schlagen mit der geschlossenen Faust, führt normalerweise zu einer Schrägfraktur etwa in der Mitte des Schafts, dem proximalen Ende des distalen Fragments zum Rücken hin vorspringend. Ansonsten kommt es nur zu geringen Deformitäten, da die angrenzenden Mittelhandknochen als natürliche Schienen fungieren und dazu neigen, die Fragmente in Position zu halten. Durch Druck auf die Längsachse des Fingers kann an der Frakturstelle ein plötzlicher, stechender Schmerz hervorgerufen werden; und unnatürliche Beweglichkeit und Krepitation können normalerweise festgestellt werden. Diese Brüche sind im Röntgenbild leicht zu erkennen. Eine feste Verbindung kommt in der Regel innerhalb von drei Wochen zustande.

Der Schaft des *Mittelhandknochens* wird häufig durch einen Schlag mit der geschlossenen Faust gebrochen. Die Fraktur verläuft normalerweise quer und liegt nahe dem proximalen Ende des Schafts. häufig ist es zerkleinert, und in manchen Fällen kommt es zu einer Längsspaltung.

Behandlung. – Wenn es sich um eine Querfraktur handelt, und insbesondere wenn sie den Mittel- oder Ringfinger betrifft, ist es am bequemsten, den Patienten eine feste Unterlage, z. B. einen mit einer Wollschicht bedeckten Rollverband, ergreifen zu lassen und die geschlossene Faust zu fixieren durch einen Achterverband. Auf diese Weise werden die angrenzenden Mittelhandknochen als Seitenschienen genutzt. Von Beginn an müssen aktive und passive Bewegungen ausgeführt werden, nach Ablauf einer Woche oder zehn Tagen kann auf den Verband verzichtet werden.

Bei schrägen Frakturen mit Neigung zur Überlagerung der Fragmente, insbesondere des Zeige- und Kleinfingers, ist es manchmal erforderlich, den distalen Fingerabschnitt mit Hilfe eines Heftpflasters, an dem ein elastischer Schlauch befestigt ist, zu dehnen und am Ende einer Bogenschiene befestigt, die weit über die Fingerspitzen hinausreicht (Abb. 52). Dies sollte eine Woche oder zehn Tage lang getragen werden.

ABB. 52. – Verlängerungsapparat für Schrägfraktur der Mittelhandknochen.

Bennett-Fraktur der Basis des ersten Mittelhandknochens. – Bennett aus Dublin beschrieb eine Verletzung des Daumens, die zwar vergleichsweise häufig vorkommt, aber oft mit einer Subluxation des Handwurzelgelenks nach hinten oder einem einfachen „Daumenstab" verwechselt wird. Dabei handelt es sich um einen „Schrägbruch durch die Knochenbasis, der den größten Teil der Gelenkfläche mit dem sie tragenden Teil des Knochens abtrennt, der in die Handfläche hineinragt" (Abb. 53). Wir haben häufig beobachtet, dass sich die Fraktur über eine beträchtliche Strecke entlang der palmaren Seite des Schafts erstreckte.

ABB. 53. – Röntgenaufnahme einer Bennett-Fraktur an der Basis des Mittelhandknochens des rechten Daumens.

Die Ursache hierfür ist in der Regel eine starke Krafteinwirkung direkt auf die Daumenspitze, wodurch der Mittelhandknochen gegen den großen Multanknochen (Trapezium) gedrückt wird und der palmare Teil der Gelenkfläche absplittert. Es kann jedoch auch die Folge eines Schlags mit der geschlossenen Faust sein. Der Rest des Mittelhandknochens rutscht nach hinten und bildet einen Vorsprung auf der dorsalen Seite des Gelenks. Der Schmerz und die Schwellung im Bereich der Fraktur verhindern oft die Auslösung einer Krepitation, und da die Deformation nicht sofort erkennbar ist, besteht die Gefahr, dass die Art der Verletzung übersehen wird. Mithilfe der Röntgenstrahlen wird der Bruch erkannt. Wenn diese Verletzung nicht richtig behandelt wird, kann es zu einer längeren Beeinträchtigung der Funktion kommen, wobei die vollständige Abduktion und feine Bewegungen, die eine enge Anlage des Daumens erfordern, besonders beeinträchtigt werden.

Die *Behandlung* besteht darin, die Fraktur durch Streckung in der Haltung vollständiger Abduktion zu reponieren und ein passgenaues Polster über dem Ende des verlagerten Knochens anzubringen, das durch eine leichte Winkelschiene in Position gehalten wird. Diese Schiene wird zunächst am gestreckten und abduzierten Daumen befestigt und während der Streckung durch Herunterschieben das obere Ende am Handgelenk fixiert (Abb. 54). A). Der Apparat wird drei Wochen lang getragen und von Zeit zu Zeit sorgfältig angepasst, um die Streckung und Abduktion aufrechtzuerhalten. Eine geformte Poroplastschiene, die nach dem gleichen Prinzip hinzugefügt wird, kann verwendet werden und ist komfortabler (Abb. 54). B). Hervorragende Ergebnisse werden nach Reduzierung der Verschiebung durch Massage und Bewegung von Anfang an und der bloßen Unterstützung durch einen Achterverband (Pirie Watson) erzielt.

Frakturen der Fingerglieder resultieren meist aus direkter Gewalteinwirkung und sind aufgrund der oberflächlichen Lage der Knochen oft kompliziert und gehen mit starken Quetschungen weicher Teile einher. Auch Krafteinwirkung auf das distale Ende des Fingers kann zum Bruch einer Phalanx führen. Die Grundphalangen sind häufiger gebrochen als die anderen. Die Deformität ist normalerweise eckig, mit der Spitze zur Handfläche hin, und wenn die Heilung in dieser Position erfolgt, ist die Greifkraft beeinträchtigt. Unnatürliche Beweglichkeit und Krepitation sind in der Regel zu erkennen, aufgrund der Schwellung und Empfindlichkeit wird die Fraktur jedoch leicht übersehen. Die feste Verbindung erfolgt in zwei bis drei Wochen. Bei Schräg- und Trümmerfrakturen kann es zu einer überlappenden Verbindung kommen, wodurch eine Deformation entsteht, die das Tragen eines Handschuhs oder von Ringen verhindern kann. Bei komplizierten Frakturen kommt es manchmal zu einer Pseudarthrose, die zu einer dauerhaften Behinderung führt. In Zweifelsfällen leistet die Radioskopie wertvolle Hilfe, da die Teile auf dem Bildschirm gut erkennbar sind.

Behandlung. —Frühzeitige Bewegung und Massage sind entscheidend. Die angrenzenden Finger können als Seitenschienen verwendet werden, und es wird eine lange Handflächenschiene angelegt, die über die Finger hinausragt. Bei Schräg- und Trümmerfrakturen kann es notwendig sein, den Patienten zu betäuben, um eine Reposition herbeizuführen. Wenn es besonders darum geht, Deformitäten zu vermeiden, kann eine offene Operation ratsam sein.

Luxation. — *Luxation des Daumengrundgelenks.* – Die häufigste Luxation an diesem Gelenk ist a *Rückverlagerung* der Grundphalanx, die vollständig oder unvollständig sein kann. Ihre besondere klinische Bedeutung liegt in der Tatsache begründet, dass die Reduktion häufig mit großen Schwierigkeiten verbunden ist.

Diese Luxation wird normalerweise durch extreme Dorsalflexion des Daumens hervorgerufen, wobei das volare Hilfsband (palmar) und die Seitenbänder aus ihren Mittelhandknochenbefestigungen gerissen werden, wobei die Phalanx das volare Hilfsband und die Sesambeinknochen mit sich führt. Der Kopf des Mittelhandknochens verläuft zwischen den beiden Köpfen des kurzen Daumenbeugers nach vorne, und die Sehne des langen Daumenbeugers gleitet zur ulnaren Seite. Die Phalanx gelangt zum Rücken des Mittelhandknochens, wo sie durch die Spannung der Abduktoren- und Adduktorenmuskulatur aufrecht gehalten wird.

Charakteristisch ist die Haltung des Daumens. Der Mittelhandknochen ist adduziert, sein Kopf bildet einen deutlichen Vorsprung an der Vorderseite des Daumenballens, und die Phalangen sind nach hinten verschoben, wobei der proximale nach dorsalflexiert und der distale in Richtung der Handfläche gebeugt ist.

Es wurden viele Erklärungen für die so oft auftretenden Schwierigkeiten bei der Reposition dieser Art von Luxation angeboten, aber man scheint sich einig zu sein, dass dies auf die Zwischenlage des volaren Zusatzbandes und der Sesambeinknochen zwischen der Phalanx und dem Mittelhandknochen zurückzuführen ist dass dies meist das Ergebnis unkluger Reduzierungsbemühungen ist. In manchen Fällen kann die Spannung der langen Beugesehne ein Faktor sein, der die Reposition verhindert, aber das „Knopfloch" durch den kurzen Beugemuskel spielt wahrscheinlich keine Rolle.

Die Reposition erfolgt durch Beugung und Abduktion des Mittelhandknochens, während die Phalanx überstreckt und nach unten in Richtung Gelenk gedrückt und über den Kopf des Mittelhandknochens gehebelt wird.

Wenn diese Manipulation fehlschlägt, sollte das volare Zusatzband durch einen Einstich mit einem Tenotomiemesser auf der Rückseite des Gelenks in Längsrichtung durchtrennt werden, um die Sesambeinknochen zu trennen und den Durchgang des Kopfes zwischen ihnen zu ermöglichen. Eine offene Operation ist selten notwendig.

Eine Luxation *nach vorne* ist selten. Sie resultiert aus einer erzwungenen Beugung des Daumens mit Abduktion, wodurch die hinteren und medialen Seitenbänder reißen. Die Deformität ist charakteristisch: Der abgerundete Kopf des Mittelhandknochens ragt über die Gelenkhöhe hinaus, während die Basis der Phalanx einen Vorsprung zwischen den Muskeln des Daumenballens bildet.

Die Reposition lässt sich leicht durch Zug an den Fingergliedern und durch Flexions- und Extensionbewegungen bewerkstelligen. Es besteht jedoch die Gefahr, dass die Deformität reproduziert wird, sofern nicht ein Halteapparat sicher angebracht wird.

Eine Luxation des Daumens auf die eine oder andere Seite kommt selten vor.

Luxationen des *Fingergrundgelenks* können nach hinten oder vorne erfolgen. Sie kommen seltener vor als die des Daumens, weisen aber die gleichen allgemeinen Merkmale auf. Bei der Rückwärtsvariante tritt die gleiche Repositionsschwierigkeit auf wie bei der entsprechenden Luxation des Daumens, und sie ist in gleicher Weise zu behandeln.

Interphalangeale Luxation. – Das zweite und das Endglied können nach hinten, nach vorne oder zur Seite verschoben sein. Die klinischen Merkmale sind charakteristisch und die Diagnose sowie die Reduktion sind einfach. Diese Luxationen sind häufig die Folge von Maschinenunfällen. Da sie kompliziert sind und schwer aseptisch zu behandeln sind, ist häufig eine Amputation erforderlich.

Eine andauernde Beugung der Endphalanx des Daumens oder der Finger (*Klappfinger* oder *Hammerfinger*) kann durch Gewalteinwirkung auf das Ende des Fingers in gestreckter Position verursacht werden, beispielsweise beim Versuch, einen Cricketball zu fangen. Die Endphalanx ist zur Handfläche hin gebeugt und der Patient ist nicht in der Lage, sie willkürlich zu strecken. Eine Palmarschiene wird angelegt und sichert die Streckung des distalen Gelenks für drei bis vier Wochen. Wenn die Deformität zugelassen wurde, kann sie nur durch eine offene Operation korrigiert werden, bei der die Strecksehne an ihrem Ansatz in die Basis der Endphalanx genäht oder gestrafft wird.

Kapitel VI
Verletzungen im Bereich des Beckens, des Hüftgelenks und des Oberschenkels

- BECKENFRAKTUREN : *Varianten*

- — VERLETZUNGEN IM BEREICH DER HÜFTE :

- Chirurgische Anatomie ;

- *Bruch des Oberschenkelkopfes* ;

- *Bruch des Oberschenkelhalses* ;

- *Bruch unterhalb des Trochanter minus*

- — HÜFTLUXATION : *Varianten*

- – Verstauchungen

- — Prellungen

- – BRUCH DES FEMURSCHAFTS .

BRUCH DES BECKENS

Sowohl aus beschreibenden als auch aus praktischen Gründen ist es sinnvoll, Beckenfrakturen in solche zu unterteilen, die die Integrität des Beckengürtels als Ganzes betreffen, und solche, die auf einzelne Knochen beschränkt sind.

Insgesamt hängt die Prognose von der Schwere der viszeralen Läsionen ab, die diese Verletzungen so häufig komplizieren, und nicht von den Frakturen selbst.

Frakturen, die den Beckengürtel als Ganzes betreffen, sind in der Regel die Folge schwerer, erdrückender Gewalteinwirkungen, etwa durch den Fall einer Kohlemasse oder eines Holzhaufens oder durch das Fahren eines schweren Rades über das Becken. Die Kraft kann in der Querachse des Beckens oder in seiner antero-posterioren Achse wirken. Die Eingeweide des Beckens können durch das Zerreißen der Knochen zerrissen oder durch scharfe Fragmente perforiert werden, oder sie können durch die gleiche Gewalt zerrissen werden, die den Bruch verursacht hat.

In der Regel ist mehr als ein Teil des Beckens gebrochen, wobei die Lage der Läsionen von Fall zu Fall unterschiedlich ist.

Eine Trennung der Schambeinfuge kann durch Gewalteinwirkung auf die Gabel verursacht werden, beispielsweise durch gewaltsames Herunterfallen auf den Sattelknauf; durch gewaltsame Entführung der Oberschenkel; oder es kann während der Geburt passieren. In manchen Fällen kommt es zu einer erneuten Annäherung der beiden Schambeinknochen, und es kommt zu keiner bleibenden Verschiebung. Der einzige Hinweis auf die Verletzung sind lokalisierte Schmerzen im Bereich der Symphyse, die durch Druck auf irgendeinen Teil des Beckens hervorgerufen werden. In anderen Fällen überlappen die Schambeinknochen einander und der häutige Teil der Harnröhre oder die Blasenwand kann leicht reißen. Die verschobenen Knochen können durch die Haut oder durch eine vaginale oder rektale Untersuchung abgetastet werden.

Der *Schambereich* des Beckenrings ist der häufigste Bruchort. Der Knochen gibt an seinen schwächsten Stellen nach, nämlich durch den oberen (horizontalen) Ramus der Schamhaare direkt vor der Eminentia iliopectinea und im unteren Teil des unteren (absteigenden) Ramus (Abb. 55). Das dazwischenliegende Knochenfragment ist isoliert und kann verschoben sein. Diese Frakturen sind häufig beidseitig und oft mit einer Trennung des Iliosakralgelenks, einer Längsfraktur des Kreuzbeins (Abb. 55) oder anderen Frakturen der Beckenknochen verbunden.

ABB. 55. – Mehrfachfraktur des Beckens durch den horizontalen und absteigenden Rami beider Schambeine und Längsfraktur der linken Seite des Kreuzbeins.

Verletzungen der häutigen Harnröhre und Blase sind häufige Komplikationen, seltener kommt es zu Schädigungen des Mastdarms, der Vagina oder der Beckenblutgefäße.

Gewöhnlich sind lokalisierte Druckempfindlichkeit an der Frakturstelle, auf diesen Punkt gerichtete Schmerzen beim Zusammendrücken oder Trennen der Beckenkämme und Beweglichkeit der Fragmente mit Krepitation vorhanden. Die Fragmente können manchmal bei rektaler oder vaginaler Untersuchung ertastet werden. In allen Fällen ist der Schock ein herausragendes Merkmal.

Die seitlichen und hinteren Teile des Beckenrings können entweder im Zusammenhang mit Schambeinfrakturen oder unabhängig voneinander betroffen sein. So kann ein Bruch des Beckenknochens in die große Ischiaskerbe übergehen; oder ein vertikaler Bruch des Kreuzbeins oder eine Trennung des Iliosakralgelenks kann die Kontinuität des Beckenrandes beeinträchtigen. In seltenen Fällen gehen diese Verletzungen mit einer Schädigung des Darms, des Mastdarms, der Sakralnerven oder der Beckenblutgefäße einher.

ABB. 56. – Bruch des linken Beckenknochens; und beider Schambögen.

Behandlung. —Es ist wichtig, dass der Patient vorsichtig bewegt und behandelt wird, damit sich die Fragmente nicht verschieben und die Eingeweide verletzen. Er sollte auf einer festen Matratze, die aus drei Teilen bestehen kann, zu Bett gebracht werden, um die Bettpfanne bequemer nutzen zu können und um Wundliegen vorzubeugen.

Bevor mit der Behandlung der Fraktur begonnen wird, muss sich der Chirurg durch den Einsatz des Katheters und auf andere Weise davon überzeugen, dass Harnröhre und Blase intakt sind. Sollten diese oder andere Beckeneingeweide beschädigt sein, müssen solche Verletzungen zunächst behandelt werden.

Die Behandlung der Fraktur selbst besteht darin, die Fragmente so weit wie möglich durch Manipulation zu justieren, eine feste Bandage oder einen vielschwänzigen Verband um das Becken herum anzulegen und die Knie durch einen Verband aneinander zu fixieren (Abb. 57).

ABB. 57. – Vielschwänziger Verband und Binder für Bruch des Beckengürtels.

Wenn es zu einer Verschiebung von Fragmenten kommt, sollten beide Beine gestreckt werden, wobei die Gliedmaßen abduziert und durch Sandsäcke stabilisiert werden.

Bei komplizierten Frakturen, die häufig mit einer Urinextravasation einhergehen, besteht die Gefahr infektiöser Komplikationen. Lose Fragmente sollten entfernt werden, da sie zur Nekrose neigen.

Der Patient ist sechs bis acht Wochen lang ans Bett gefesselt, und es kann noch mehrere Wochen dauern, bis er wieder einer aktiven Erwerbstätigkeit nachgehen kann.

Die **Hüftpfanne** kann durch Krafteinwirkung über den Femur gebrochen werden, meist durch einen Sturz auf den großen Trochanter, seltener durch einen Sturz auf die Füße oder durch andere Formen von Gewalt. Es kann lediglich ein Riss vorliegen, oder der Kopf des Oberschenkelknochens kann gewaltsam durch seinen Boden in die Beckenhöhle getrieben werden, entweder durch Bruch des Knochens oder, bei jungen Probanden, durch Aufplatzen der knorpeligen Verbindung der einzelnen Knochen. Wenn der Femurkopf in das Becken eindringt – die *zentrale Ausrenkung der Hüfte* deutscher Schriftsteller –, simuliert der Zustand einen Bruch des

Femurhalses, aber die Trochanterregion ist stärker eingedrückt und der Trochanter liegt näher an der Mittellinie. Die Extremität ist verkürzt und die Bewegungen des Gelenks sind schmerzhaft und eingeschränkt, insbesondere die mediale Rotation. In manchen Fällen kommt es zu Schmerzen entlang des Verlaufs des N. obturatorius.

Bei der rektalen oder vaginalen Untersuchung besteht ein lokaler Druckschmerz im Beckenbereich der Hüftpfanne, und in manchen Fällen können eine konvexe Projektion oder sogar krepitierende Fragmente festgestellt werden. Abgerundet wird die Diagnose durch ein Röntgenbild.

Wenn der Femurkopf in die Hüftpfanne eindringt, sollte eine Reposition durch Zug und Manipulation versucht werden. Das Becken wird starr gehalten und der Oberschenkel wird gebeugt und kräftig adduziert, während die mediale Seite des Oberschenkels auf einem festen Sandsack ruht; Der Hüftkopf wird dadurch aus dem Becken gehoben. Bei einer kürzlichen Verletzung ist der Kraftaufwand relativ gering. Der Kopf wird durch Streckung in seiner korrigierten Position gehalten.

Ein Bruch des *oberen und hinteren Teils des Hüftpfannenrandes* kann mit einer dorsalen Luxation der Hüfte einhergehen oder diese simulieren. Zusätzlich zu den Symptomen einer Luxation kann Krepitation vorhanden sein, und nach der Reposition lässt sich die Verschiebung leicht reproduzieren. Die Behandlung erfolgt durch Verlängerung mit adduzierter Gliedmaße.

Bruch einzelner Knochen des Beckens. — *Ilium*. – Der ausgedehnte Teil des Beckenknochens wird häufig durch direkte Gewalt gebrochen, wobei die abgetrennten Fragmente in Größe und Position stark variieren (Abb. 56).

Kamm oder ein Teil davon kann durch ähnliche Formen der Gewalt getrennt werden.

Wenn die Fraktur den *Ala* des Knochens betrifft, beginnt sie normalerweise am dreieckigen Vorsprung in der Nähe der Kammmitte und verläuft nach hinten oder vorne, wobei sie über eine unterschiedliche Strecke bis in die Fossa iliaca reicht. Das verlagerte Fragment kann manchmal ertastet und in Bewegung gebracht werden, wenn die daran befestigten Muskeln entspannt sind. Dies geschieht durch Beugen der Oberschenkel und Beugen des Körpers nach vorne und zur betroffenen Seite hin. Bei dieser Untersuchung können Schmerzen und Krepitation hervorgerufen werden.

Diese Frakturen werden behandelt, indem ein Rollverband oder breite Heftpflasterstreifen über dem Frakturherd angelegt werden und der Patient in eine Position gebracht wird, in der die am verschobenen Fragment befestigten Muskeln entspannt werden – im Fall der Beckenwirbelsäule durch Beugung der Oberschenkel auf dem Becken; im Falle des Wappens oder Ala durch Anheben der Schultern. Die Union findet in drei bis vier Wochen statt.

Bei jungen Menschen wurde die *vordere obere Wirbelsäule* durch starke Kontraktion des Sartorius-Muskels abgerissen und nach unten verschoben; und der *vorderen unteren Wirbelsäule* durch starken Zug am ilio-femoralen oder [umgekehrten Y]-förmigen Band. Diese Verletzungen lassen sich am besten behandeln, indem man das verlagerte Fragment mit einem Stift oder Silberdrahtnähten fixiert und die darauf wirkenden Muskeln entspannt.

alleinige Fraktur des *Sitzbeins ist selten.* Sie entsteht durch einen Sturz auf das Gesäß, wobei der gesamte Knochen oder nur das Tuberculum gebrochen ist. Es liegt nur eine geringe oder keine Verschiebung vor und die Diagnose wird durch äußere Manipulation und durch Untersuchung durch das Rektum oder die Vagina gestellt.

Eine Längsfraktur des *Kreuzbeins* kann, wie bereits erwähnt, auch den hinteren Teil des Beckenrings betreffen. In seltenen Fällen wird die untere Hälfte des Knochens durch einen Sturz oder Schlag *quer gebrochen* , und das untere Fragment wird nach vorne gebogen, so dass es in das Becken hineinragt und auf das Rektum drücken oder es zerreißen kann, oder die Sakralnerven können beschädigt werden Es kommt zu einer teilweisen Lähmung der unteren Gliedmaßen, der Blase oder des Mastdarms. Diese Frakturen sind häufig zersplittert und verschlimmert, und die Weichteile können so stark gequetscht und zerrissen sein, dass es zur Ablösung kommt. Bei der rektalen Untersuchung kann der untere Knochenabschnitt ertastet werden und bei der Manipulation können Schmerzen und Krepitation hervorgerufen werden.

Ein Bruch des *Steißbeins* kann auf einen direkten Schlag zurückzuführen sein oder während der Geburt auftreten. Als Folge dieser Verletzung kann es beim Patienten zu starken Schmerzen beim Sitzen oder Gehen sowie beim Stuhlgang kommen. Das lose Fragment kann bei der rektalen Untersuchung ertastet werden. Es bereitet erhebliche Schwierigkeiten, das Fragment in Position zu halten, und wenn es in Richtung Rektum vorsteht, sollte es entfernt werden. Wenn das untere Fragment schräg zusammenläuft und so Druck auf das Rektum ausübt, kommt es zu den Symptomen einer *Kokzydynie* , die eine Exzision erforderlich machen kann.

VERLETZUNGEN IM BEREICH DER HÜFTE

Dazu gehören die verschiedenen Frakturen des oberen Endes des Oberschenkelknochens; Luxation und Verstauchung des Hüftgelenks; und Prellung der Hüfte.

Chirurgische Anatomie. – Die Stärke des Hüftgelenks hängt in erster Linie von seinen knöchernen Elementen ab – dem abgerundeten Kopf des

Femurs, der die tiefe Pfanne des Acetabulums ausfüllt und an dessen Boden er über das Ligamentum teres befestigt ist. Der Rand des Acetabulums ist oben und hinten besonders kräftig, während an seinem unteren Rand eine Lücke vorhanden ist, die durch das Labrum glenoidale (Cotyloidband) überbrückt wird.

Bei Frakturen des oberen Endes des Femurs ist zu berücksichtigen, dass der antero-posteriore Durchmesser des Halses kleiner ist als der des Schafts und dass ein beträchtlicher Teil des großen Trochanters hinter der Verbindung liegt Durch die Verbindung des Halses mit dem Schaft wird der größte Teil der Belastung des oberen Endes des Femurs vom Hals des Knochens und nicht vom Trochanter getragen. Der Kopf und der Hals des Oberschenkelknochens werden hauptsächlich durch das dicke, vaskuläre Periost und durch bestimmte starke Faserbänder genährt, die von der Befestigung der Kapsel ausgehen – den Retinakular- oder Halsbändern von Stanley. Die Integrität dieser Bänder spielt bei Frakturen des Femurhalses eine wichtige Rolle bei der Heilung, indem sie sowohl die Fragmente in Position hält als auch die Blutversorgung des kurzen Fragments aufrechterhält. Ob es wahr ist oder nicht, dass es mit zunehmendem Alter zu einer Veränderung des Schenkelhalswinkels kommt, es ist allgemein anerkannt, dass diese Veränderung im Zusammenhang mit Frakturen in dieser Region keine Bedeutung hat.

Die Gelenkkapsel der Hüfte ist von außergewöhnlicher Festigkeit. Es ist oben am gesamten Umfang des Acetabulums und unten am Hals des Oberschenkelknochens befestigt, und zwar so, dass zwar der gesamte vordere und untere Teil des Halses innerhalb seiner Befestigung liegt, aber nur die innere Hälfte des hinteren und unteren Teils des Halses Die übergeordneten Aspekte sind intrakapsulär. Die Kapsel wird durch mehrere Hilfsbänder verstärkt, von denen das wichtigste das *Ilio-Femoral- oder [umgekehrte Y]-förmige* Bigelow-Ligament ist, das von der Spina iliaca anterior inferior zur Linea intertrochanterica anterior verläuft, wobei seine Fasciculi besonders ausgeprägt sind zum oberen und unteren Ende dieses Grats hin dick. Der mediale Schenkel dieses Bandes begrenzt die Streckung des Oberschenkels, während der laterale Schenkel die Eversion und Adduktion begrenzt. Der schwächste Teil des Kapselbandes liegt gegenüber dem unteren und hinteren Teil des Gelenks.

Das Hüftgelenk ist von Muskeln umgeben, die zu seiner Festigkeit beitragen. Die wichtigsten aus chirurgischer Sicht sind der Obturator internus, der bei bestimmten Luxationen eine wichtige Rolle spielt, und der Iliopsoas, der die Stellung der Extremität beeinflusst in verschiedenen Läsionen in dieser Region.

Außer bei dünnen Personen können die Bestandteile des Hüftgelenks nicht durch die Haut ertastet werden. Eine von der Mitte des Poupart-Bandes senkrecht nach unten gezogene Linie verläuft über die Gelenkmitte, die bei Erwachsenen auf der gleichen Höhe wie die Spitze des Trochanter groß liegt. Bei Kindern liegt sie etwas höher.

Für die klinische Diagnose ist es notwendig, bestimmte knöcherne Vorsprünge zu lokalisieren. Am wichtigsten ist (1) die *Spina iliaca anterior superior* , die am einfachsten zu erkennen ist, wenn man mit den Fingern entlang des Poupart-Bandes dorthin fährt. (2) Das *Tuber ischiadicum* , das in der gestreckten Position der Extremität vom unteren Rand des Musculus gluteus maximus überdeckt wird und daher nicht leicht und präzise lokalisiert werden kann. Durch Beugung der Gliedmaße und Druck von unten nach oben auf die Gesäßfalte lässt sich in der Regel der glatte, abgerundete Vorsprung erkennen. (3) Der quadrilaterale *große Trochanter* ist auf der lateralen Seite der Hüfte gut zu erkennen. Seinen höchsten Punkt bzw. *seine Spitze* lässt sich am besten ertasten, indem man von oben nach unten auf die Gesäßmuskulatur drückt.

Klinische Tests. – Wenn eine Linie von der Spina iliaca anterior superior zum markantesten Teil des Tuber ischiadicum gezogen wird, berührt sie gerade die Spitze des großen Trochanters. Dies ist als *Nélatons Linie bekannt* (Abb. 58).

ABB. 58. – Nélatons Linie.

Der Bryant-Test (Abb. 59) wird bei auf dem Rücken liegendem Patienten durchgeführt und besteht darin, eine Senkrechte AB von der Spina iliaca anterior superior zu ziehen und eine Linie CD von der Spitze des Trochanter groß zu ziehen, um die Senkrechte im rechten Winkel zu schneiden . Dies wird auf beiden Seiten des Körpers durchgeführt und die Länge der Linien CD verglichen. Eine Verkürzung auf einer Seite weist auf eine Verschiebung des Trochanters nach oben hin, eine Verlängerung auf eine Verschiebung nach unten. Die dritte Seite AC des Dreiecks gibt den Abstand zwischen der vorderen Wirbelsäule und der Trochanterspitze an.

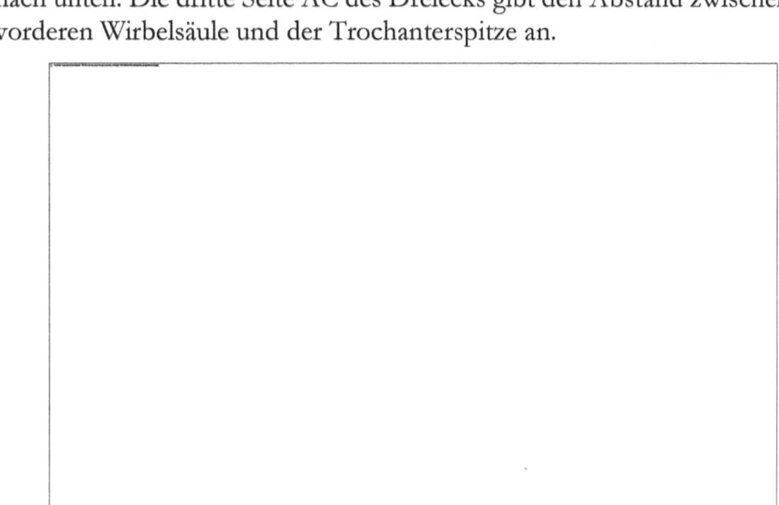

ABB. 59. – Bryants Linie.

Der Chiene-Test , der einfacher ist als beide dieser Tests, besteht darin, einen Streifen Blei oder Klebeband auf der Vorderseite des Körpers auf Höhe der vorderen oberen Beckenstacheln anzubringen und einen weiteren Streifen auf die Spitzen der beiden Trochanter zu legen. Ein Mangel an Parallelität dieser Linien weist auf eine Veränderung der Position des einen oder anderen Trochanters hin.

BRUCH DES OBEREN ENDES DES FEMURS

Zu den Frakturen des oberen Endes des Femurs, die leicht miteinander und mit Luxationen der Hüfte verwechselt werden können, gehören Frakturen des Kopfes, des Halses, der Trochanter, die Trennung der oberen Epiphysen und der Schaftfraktur unterhalb der Trochanter.

Ein Bruch des **Femurkopfes** ist selten und meist eine Komplikation einer Hüftluxation nach hinten. Sie stellt eine Spaltung der Gelenkfläche dar, die durch einen Aufprall auf den Rand der Hüftpfanne verursacht wird, und ähnelt der Eindrückfraktur des Oberarmkopfes, die mit einer Luxation der Schulter einhergehen kann.

Die **Epiphyse des Kopfes** , die vollständig in der Gelenkkapsel liegt (Abb. 60), ist gelegentlich abgetrennt, und die Symptome ähneln denen einer Fraktur des schmalen Teils des Halses. Wird die Erkrankung übersehen oder nicht ausreichend behandelt, kann es im Laufe der Zeit zu einer Coxa vara kommen.

ABB. 60. – Schnitt durch das Hüftgelenk, um die Epiphysen am oberen
Ende des Femurs und ihre Beziehung zum Gelenk zu zeigen.

a , Epiphyse des Kopfes.
b , Epiphyse des großen Trochanter.
c , Epiphyse des kleinen Trochanter.
d , Kapselbänder.

(Nach Polen.)

BRUCH DES HALSES

Es ist seit langem üblich, Frakturen des Oberschenkelhalses in zwei Gruppen
einzuteilen – „intra-" und „extrakapsulär"; Da aber in einem beträchtlichen
Teil der Fälle die Frakturlinie teils innerhalb und teils außerhalb der Kapsel
verläuft, ist diese Klassifizierung nicht genau genug. Es ist richtiger, diese
Frakturen zu unterteilen in (1) solche, die *im schmalen Teil des Halses auftreten*
und fast immer rein intrakapsulär sind; und (2) solche, die *durch die Basis des
Halses* verlaufen , wobei die Bruchlinie vorne innerhalb der Kapsel liegt,
hinten aber außerhalb.

Es ist von erheblicher Bedeutung, zwischen Frakturen in diesen beiden
Positionen zu unterscheiden. Die erste Gruppe tritt fast ausschließlich bei

alten Menschen als Folge leichter Formen indirekter Gewalt auf und neigt aufgrund der schwachen Gefäßversorgung des oberen Fragments dazu, dass es zu einer verzögerten oder sogar verzögerten Resorption des Halses kommt eine Vereinigung gänzlich verhindern (Abb. 61). Die zweite Gruppe tritt meist bei robusten Erwachsenen auf und resultiert aus schwerer Gewalteinwirkung auf den Trochanter. In dieser Gruppe findet normalerweise eine feste knöcherne Verbindung statt.

ABB. 61. – Bruch durch den schmalen Teil des Oberschenkelhalses im Schnitt. Der Knochenhals hat eine Resorption erfahren.

Bruch des schmalen Teils des Halses oder **intrakapsuläre Fraktur** . – Diese Fraktur tritt am häufigsten bei älteren Personen, insbesondere bei Frauen, auf und wird normalerweise durch verhältnismäßig leichte Formen indirekter Gewalt hervorgerufen – wie sie beispielsweise durch die ... verursacht werden B. mit dem Fuß an der Kante eines Teppichs hängen bleiben, beim Gehen stolpern oder beim Hinuntergehen eine Stufe verpassen.

Die Frakturlinie, die normalerweise quer verläuft, aber auch schräg oder unregelmäßig sein kann, liegt zum größten Teil innerhalb der Kapsel, und der hintere Teil des Halses ist stärker zertrümmert als der vordere. Das distale Fragment, das die Halsbasis , die Trochanter und den Schaft umfasst, wird normalerweise nach oben verschoben und seitlich gedreht. Wenn das Periost und die retinakulären Bänder intakt bleiben, wird eine Verschiebung verhindert und die Heilung begünstigt.

Eine Einklemmung kommt seltener vor als eine Fraktur durch die Halsbasis; Sie resultiert meist aus einem Sturz des Patienten auf den Trochanter, wobei das distale Fragment als Keil in den proximalen getrieben wird (Abb. 62).

ABB. 62. – Impaktierter Bruch durch den schmalen Teil des Femurhalses.

Klinische Merkmale. – In nicht betroffenen Fällen wird das Glied sofort unbrauchbar und der Patient ist nicht in der Lage, aufzustehen. Bei der geringsten Bewegung treten Schmerzen und Druckempfindlichkeit im Bereich der Hüfte auf; und eine besonders empfindliche Stelle kann lokalisiert sein, was auf den Bruchort hinweist.

Stellt man das Becken so gerade wie möglich und vergleicht man die Maße der Gliedmaßen von der vorderen oberen Wirbelsäule bis zum Innenknöchel, kann man eine Verkürzung der verletzten Gliedmaße im Ausmaß von 1 bis 3 Zoll feststellen. Bei Anwendung des Nélaton-, Bryant- oder Chiene-Tests wird festgestellt, dass die Spitze des großen Trochanters erhöht ist. Außerdem ist es weiter hinten und weniger ausgeprägt als normal.

Das gesamte Glied ist meist mehr oder weniger stark nach außen gewendet und leicht abduziert. In einigen Fällen, wenn die Einwirkung auf den vorderen Teil des Halses erfolgt, wird die Extremität umgedreht. Beim Vergleich des ilio-tibialen Bandes der Fascia lata auf beiden Seiten stellt man fest, dass es auf der Seite der Verletzung entspannt ist.

Da die Gewalteinwirkung in der Regel indirekt ist, kommt es zunächst zu geringen oder gar keinen Verfärbungen in der Nähe der Hüfte, die jedoch einige Tage später auftreten können.

Krepitation ist kein ständiges Zeichen und sollte nicht gesucht werden, da die notwendigen Manipulationen dazu führen können, dass sich die Fragmente lösen und die Deformität verstärken. Aus dem gleichen Grund sind rotierende Bewegungen zu vermeiden.

In allen Fällen, in denen die Diagnose unsicher ist, sollte der Patient zu Bett gebracht und wie bei einer Fraktur behandelt werden. Im Laufe weniger Tage ist es fast immer möglich, eine genaue Diagnose zu stellen.

Bei der Untersuchung eines alten Menschen, der eine Verletzung im Bereich der Hüfte erlitten hat, sollte berücksichtigt werden, dass das Glied infolge einer Arthritis deformans verkürzt und umgestülpt sein kann und dass die Symptome dieser Krankheit denen einer Fraktur ähneln können . Bei der Arthritis deformans ist das ilio-tibiale Band der Fascia lata jedoch nicht entspannt, da es sich um eine Fraktur handelt.

ABB. 63. Bruch des rechten Femurhalses mit Verkürzung, Abduktion und Eversion der Extremität.

In manchen Fällen, insbesondere bei intaktem Halsperiost und Netzhautbändern, macht sich die Verkürzung erst einige Tage nach dem Unfall bemerkbar. Da die übrigen Symptome entsprechend undurchsichtig sind, besteht die Gefahr, dass die Erkrankung mit einem blauen Fleck verwechselt wird. In allen Zweifelsfällen sollte das Teil von Tag zu Tag untersucht werden, und wenn möglich, sollten Röntgenaufnahmen verwendet werden.

In *betroffenen* Fällen sind die Anzeichen einer Fraktur oft unklar und der Patient kann nach dem Unfall möglicherweise sogar wieder gehen. Die Haut über dem Trochanter ist im Allgemeinen durch Blutergüsse verfärbt. Normalerweise ist eine Eversion vorhanden, es kann jedoch zu einer geringfügigen Verkürzung kommen. Crepitus fehlt. Bei alten Menschen ist es niemals ratsam, die Impaktion zu lösen, da die Verzahnung der Knochen das Entstehen einer knöchernen Vereinigung begünstigt.

ABB. 64. – Bruch des schmalen Teils des Oberschenkelhalses. Der Hals ist versunken, der Kopf hat sich nicht verbunden und es hat sich ein falsches Gelenk gebildet.

Prognose. - Ein Oberschenkelhalsbruch bei alten Menschen ist immer mit Lebensgefahr verbunden, ein beträchtlicher Teil der Patienten stirbt innerhalb weniger Wochen oder Monate nach dem Unfall an den damit verbundenen Ursachen. In manchen Fällen schwächt der seelische und körperliche Schock die Vitalität des Patienten so weit, dass innerhalb weniger Tage der Tod eintritt. Es ist möglich, dass in einigen der schneller tödlichen Fälle eine Fettembolie zum Tod führt. In anderen Fällen führt die anhaltende Rückenlage zu einer hypostatischen Stauung der Lunge, oder aufgrund der Schwierigkeiten beim Stillen können sich Wundliegen bilden und durch die Aufnahme von Toxinen der Tod eintreten. Häufig erschöpfen die längere Bettlägerigkeit, die anhaltenden Schmerzen und die natürliche

Appetitlosigkeit die Kräfte. In vielen Fällen wird der Patient verärgert, gereizt oder geistig schwach.

Bei intrakapsulären Frakturen ist eine knöcherne Vereinigung die Ausnahme, insbesondere wenn das Periost und die retinakulären Bänder vollständig gerissen sind. Bei subperiostalen und impaktierten Frakturen kommt sie jedoch manchmal vor. In der Regel kommt es jedoch zur Resorption und zum Verschwinden des Femurhalses, der Knochenkopf kommt in Kontakt mit der Trochanterbasis und es entsteht ein falsches Gelenk (Abb. 64). In und um solche falschen Gelenke können chronische Veränderungen im Sinne einer Arthritis deformans auftreten.

Wenn keine knöcherne Verbindung zustande kommt, kann sich der Patient zwar irgendwann fortbewegen, kann dies aber nur mit Hilfe eines Stocks oder einer Krücke tun, und da die Knochenverkürzung deutlich ausgeprägt ist, hinkt er deutlich. Der Oberschenkelhals ist von vorne nach hinten deutlich verdickt und die Oberschenkelgefäße können im Scarpa-Dreieck nach vorne geschoben werden.

Behandlung. —Bei der Behandlung einer Fraktur im schmalen Teil des Halses müssen das Alter und der Allgemeinzustand des Patienten berücksichtigt werden. ob die Fraktur betroffen ist oder nicht; und die Stelle der Fraktur – sei es im schmalen Teil des Halses oder an seiner Basis. „Der erste Hinweis besteht darin, Leben zu retten, der zweite darin, eine Vereinigung zu erreichen, und der dritte darin, Verschiebungen zu korrigieren oder zu verringern" (Stimson).

Bei alten und geschwächten Patienten kommt es selten zu einer knöchernen oder sogar festen Faserverbindung, und es ist im Allgemeinen ratsam, sie so schnell wie möglich aus dem Bett zu holen. In den ersten Tagen kann der Patient auf dem Rücken liegen, das Glied täglich massiert und in der Zwischenzeit durch Sandsäcke stabilisiert werden; aber beim ersten Anzeichen von Atem- oder Herzbeschwerden sollte er im Bett gestützt und so schnell wie möglich auf einen Stuhl gehoben werden. In all diesen Fällen sollte darauf geachtet werden, dass die Impaktion nicht rückgängig gemacht wird.

Wenn der Allgemeinzustand des Patienten dies zulässt, sollte versucht werden, eine Knochenheilung sicherzustellen.

Die Streckung erfolgt nach einer der für die Schaftfraktur beschriebenen Methoden (S. 149), jedoch so modifiziert, dass das Glied *in der abduzierten Position gehalten wird* , was die genaueste Apposition der Fragmente gewährleistet (Royal Whitman). Diese Position kann durch eine klappbare Langschiene, eine Adaption der Thomas-Hüftschiene, gehalten werden. Die Fragmente können durch einen langen Stahlstift aneinander befestigt werden, der durch die Haut über dem großen Trochanter eingeführt und so geführt wird, dass er sie durchdringt; oder sie können durch eine Operation freigelegt und zusammengenäht werden. Albe verwendet einen Knochenpflock.

Bruch des Oberschenkelhalses bei Kindern. —Die Verwendung der Röntgenstrahlen hat gezeigt, dass dieser Bruch bei Kindern vergleichsweise häufig vorkommt, als Folge eines Sturzes oder einer gewaltsamen Drehung des Beins. Am häufigsten handelt es sich um eine Grünholzfraktur; Wenn es fertig ist, ist es normalerweise betroffen. Es besteht eine Verkürzung im Ausmaß von einem halben bis dreiviertel Zoll, eine leichte Eversion, die Bewegungen der Hüfte sind eingeschränkt und es treten leichte Schmerzen auf. Der Patient kann sich nach dem Unfall oft noch bewegen, hinkt aber. Sofern die Röntgenaufnahmen den Bruch nicht aufdecken, besteht die Gefahr, dass der Zustand übersehen wird.

Wenn die Läsion diagnostiziert wird, sollte die Deformität vollständig korrigiert werden, wobei eventuell vorhandene Einklemmungen rückgängig gemacht werden sollten; und das Glied wird in einer breiten Abduktionsschiene (S. 221) oder in einem Gipsgehäuse in der Position der extremen Abduktion gelagert .

Wenn die Erkrankung nicht erkannt und behandelt wird, kann es zur Entwicklung einer Coxa vara (Royal Whitman) kommen (Abb. 65).

ABB. 65. – Coxa Vara nach Bruch des Oberschenkelhalses bei einem Kind.

Bruch durch die Halsbasis. – Diese Fraktur wird normalerweise durch einen Sturz auf den großen Trochanter verursacht, obwohl sie gelegentlich auch auf einen Sturz auf die Füße oder Knie zurückzuführen ist.

Obwohl oft von „extrakapsulär" gesprochen wird, liegt die Bruchlinie im Allgemeinen teilweise innerhalb und teilweise außerhalb der Kapsel. Die Fraktur liegt meist nahe der Verbindung des Halses mit dem Schaft und geht in den allermeisten Fällen mit dem Bruch eines oder beider Trochanter einher. Dies liegt daran, dass der Hals wie ein Keil in die Trochanter getrieben wird und diese aufspaltet. Bleiben die Fragmente ineinander verzahnt, handelt es sich um eine *impaktierte* Fraktur (Abb. 67).

ABB. 66. – Nicht betroffener Bruch an der Halsbasis.

ABB. 67. – Bruch durch die Basis des Femurhalses mit Einschlag in die Trochanter.

Klinische Merkmale. – Obwohl diese Fraktur häufig bei kräftigen Erwachsenen auftritt, kann sie auch bei älteren Menschen auftreten.

Die seitliche Seite der Hüfte weist Blutergüsse auf, es bestehen starke Schmerzen und ein erheblicher Schockzustand. Das Glied liegt hilflos da; es besteht im Allgemeinen eine ausgeprägte Eversion mit Verkürzung, die in *nicht betroffenen Fällen 1* 1/2 oder 2 Zoll betragen kann und unmittelbar nach dem Unfall offensichtlich ist ; Dies ist darauf zurückzuführen, dass das distale Fragment durch die in den großen Trochanter und das obere Ende des Schafts eingeführten Muskeln hochgezogen wird . In einer begrenzten Anzahl von Fällen liegt das distale Fragment vor dem proximalen und es kommt zu einer Inversion der Extremität.

ABB. 68. – Nicht betroffener Bruch an der Halsbasis. Es kam zu einer
Vereinigung mit einer Verringerung des Halswinkels – Coxa Vara.

Bei der Anwendung der verschiedenen Tests wurde festgestellt, dass der
große Trochanter nach oben verlagert ist, es eine gewisse antero-posteriore
Verbreiterung der Trochanterregion gibt und das ilio-tibiale Band entspannt
ist. Beim Drücken der Finger in den seitlichen Teil des Scarpa-Dreiecks kann
eine aus Knochenfragmenten bestehende Masse gefühlt werden, die bei
Druck empfindlich ist. Es kann zu unnatürlicher Beweglichkeit mit
Krepitation kommen.

Bei der *betroffenen Sorte* beträgt die Verkürzung selten mehr als 2,5 cm; die
Eversion ist weniger ausgeprägt; es gibt eine gewisse Kraft der freiwilligen
Bewegung; und Krepitation fehlt. Die Verbreiterung der Trochanterregion
ist größer und der große Trochanter ist der Hüftpfanne angenähert.

Prognose. —Die Lebensrisiken im Alter ähneln denen einer intrakapsulären
Fraktur. Bei Jugendlichen und gesunden Erwachsenen besteht die
Hauptgefahr darin, dass die Extremität verkürzt und dadurch in ihrer
Funktion beeinträchtigt wird.

Da das Periost und die retinakulären Bänder, die die Blutgefäße zu den
proximalen Fragmenten übertragen, intakt sind, ist eine knöcherne
Verbindung die Regel. Allerdings kommt es immer wieder zu erheblichen
Verdickungen im Bereich des Trochanters durch verschobene Fragmente

und Kallus, und in einigen Fällen kommt es auch bei größter Sorgfalt bei der Behandlung zu unterschiedlich starken Verkürzungen und Ausstülpungen der Gliedmaße. In Fällen, in denen das distale Fragment vor dem proximalen liegt, kommt es zu einer dauerhaften Inversion.

Behandlung. – Da diese Fraktur meist bei robusten Patienten auftritt, besteht bei längerer Bettlägerigkeit keine Gefahr; und da eine Vereinigung ohne Deformation auf keinem anderen Weg erreicht werden kann, ist dies immer ratsam. Wenn die Verkürzung und Eversion zu stark ist, sollten sie unter Anästhesie vollständig korrigiert werden, bevor der Halteapparat angelegt wird, wobei eine eventuell vorhandene Impaktion rückgängig gemacht werden sollte. Wenn die durch die Impaktion verursachte Deformität jedoch gering ist, ist es am besten, sie zu belassen, da dies eine schnelle und feste Verbindung ermöglicht.

Die Streckung erfolgt mit den gleichen Hilfsmitteln wie bei der Schaftfraktur und das Glied sollte in abduzierter Stellung gehalten werden.

Brüche des **großen Trochanters** , die abgesehen von Frakturen des Halses auftreten, resultieren in der Regel aus direkter Gewalteinwirkung, können aber auch auf Muskeleinwirkung zurückzuführen sein. Der Trochanter wird durch die Gesäßmuskulatur verlagert, was zu einer Verbreiterung der seitlichen Seite der Hüfte führt. Bei jungen Menschen kann die *Epiphyse* des großen Trochanter abgetrennt sein, was jedoch selten vorkommt. Die Behandlung besteht darin, die Fragmente in Position zu halten, indem man das Glied zwischen Sandsäcken abduziert oder indem man durch die Haut Pflöcke eintreibt.

Ein Bruch unmittelbar unterhalb des Trochanter minus kann durch direkte oder indirekte Gewalteinwirkung verursacht werden, und die Verschiebung hängt weitgehend davon ab, ob die Bruchlinie quer oder schräg verläuft. Das proximale Fragment wird nach vorne geneigt gehalten, seitlich gedreht und durch den Ilio-Psoas-Muskel und die seitlichen Rotatoren im Bereich des großen Trochanters abduziert. Das untere Fragment bewegt sich nach oben und wird durch das Gewicht der Extremität seitlich gedreht; Die Verschiebung wird durch die Kontraktion der Beuge- und Adduktorenmuskulatur verstärkt. Die Neigung des proximalen Fragments kann dadurch verstärkt werden, dass das verschobene distale Fragment es nach vorne drückt.

Aufgrund der Schwierigkeit, das kurze proximale Fragment zu kontrollieren, kann es bei der Einheilung zu erheblichen Verkürzungen und Deformitäten kommen (Abb. 69).

ABB. 69. – Fraktur des Femurs knapp unter dem kleinen Trochanter vereint, mit Flexion und seitlicher Rotation des oberen Fragments.

Behandlung. – Wenn sich unter Narkose herausstellt, dass die Verschiebung vollständig reduziert werden kann und nicht zu einem erneuten Auftreten neigt, wird diese Fraktur auf die gleiche Art und Weise behandelt wie die Fraktur des Knochenschafts.

In Fällen, in denen das proximale Fragment jedoch nicht mit dem distalen in eine Linie gebracht werden kann, ist eine Beugung, Eversion und Abduktion des Oberschenkels erforderlich, um die Fragmente in Apposition und Ausrichtung zu bringen. Eine Hodgen-Schiene (Abb. 77) wird mit der höchsten Schlinge unter dem oberen Ende des unteren Fragments und mit ausreichender Ausdehnung angebracht, um das Überschreiben zu korrigieren. Das obere Ende wird dann durch ein Gegengewicht von etwa 15 Pfund kräftig angehoben. Dies sichert die Apposition der Fragmente mit einer leichten Vorwärtswinkelung an der Frakturstelle. Bis zum Ende eines Monats hat sich ausreichend Kallus gebildet, um eine erneute Verschiebung zu verhindern, und wenn das Gegengewicht allmählich verringert wird, sinken die beiden Fragmente wieder zusammen und bilden eine normale Ausrichtung (JNJ Hartley). Eine doppelt geneigte Ebene (Abb. 70) mit Verlängerung in der Achse des Oberschenkels liefert zufriedenstellende Ergebnisse.

ABB. 70. – Verstellbare, doppelt geneigte Ebene.

LUXATION DER HÜFTE

Für unseren vorliegenden Zweck ist es unnötig, eine umfassende Klassifizierung der zahlreichen Arten von Luxationen vorzunehmen, die am Hüftgelenk aufgetreten sind. Es wird genügen, wenn wir sie in solche unterteilen, bei denen der Kopf des Oberschenkelknochens nach hinten verläuft und auf dem Dorsum ilii oder in der Nähe der großen Ischiaskerbe zu liegen kommt; und diejenigen, bei denen es nach vorne verläuft und im Foramen obturatorium oder auf dem Schambein zur Ruhe kommt (Abb. 71).

ABB. 71. – Diagramm der häufigsten Luxationen der Hüfte.

Die Rückwärtsverrenkungen kommen viel häufiger vor als die Vorwärtsverrenkungen, im Gegensatz zu dem, was an der Schulter zu beobachten ist, wo die Vorwärtsverrenkungen vorherrschen.

Aufgrund der großen Festigkeit des Hüftgelenks ist eine Luxation keineswegs eine häufige Verletzung. Sie tritt am häufigsten bei kräftigen Erwachsenen auf, nachdem die Epiphysen verknöchert sind und bevor die Knochen brüchig werden; und es kommt bei Männern viel häufiger vor als bei Frauen. Es handelt sich immer um die Folge schwerer Gewalteinwirkung, da sich die Gliedmaßen im Moment in einer solchen Position befinden, dass die Bänder gedehnt und die Muskeln geschädigt werden. Der Femurkopf verlässt das Gelenk normalerweise im unteren und hinteren Teil, wo die Pfanne am flachsten und die Bänder am schwächsten sind. Das Ligamentum teres wird fast immer aus seiner femoralen Befestigung gerissen, und einer oder mehrere der im Bereich der Trochanter eingesetzten Muskeln können gerissen sein. Das [umgekehrte Y]-förmige Band hingegen reißt selten, und solange es intakt bleibt, gehört die Luxation zu der einen oder anderen der oben genannten Arten. Alle atypischen Luxationen, wie z. B. supracotyloide, infracotyloide oder iliopektineale Luxationen, sind auf einen Bruch eines Teils des [umgekehrten Y]-Bandes zurückzuführen und sind so selten, dass sie keiner individuellen Beschreibung bedürfen. Die Zentralluxation deutscher Autoren, bei der der Kopf durch den Boden der Hüftpfanne getrieben wird, wird auf <u>Seite 126 beschrieben</u>.

Wie andere Luxationen können auch Hüftluxationen durch Risse in Muskeln, Blutgefäßen oder Nerven oder durch Brüche des einen oder anderen Knochens in der Umgebung kompliziert werden.

Luxation bis zum Dorsum Ilii. – Dies ist die häufigste Form der Hüftluxation und entsteht in der Regel dadurch, dass der Patient aus großer Höhe stürzt oder eine schwere Last auf den Rücken bekommt, während er sich nach vorne beugt und dabei den Oberschenkel gebeugt, leicht adduziert und nach medial rotiert. Es soll auch durch Muskeltätigkeit entstanden sein. Der Schaft des Femurs fungiert als langes Glied eines Hebels, dessen kurzes Glied der Hals ist, wobei der femorale Ansatz des [umgekehrten Y]-Bandes den Drehpunkt bildet. Der Kopf, der auf diese Weise auf den unteren und hinteren Teil der Kapsel gedrückt wird, zerreißt diese und verlässt die Gelenkhöhle, wandert nach oben und kommt auf dem Darmbeinrücken oberhalb und vor der Sehne des Obturator internus zur Ruhe (Abb <u>. 73 </u>). Die Gelenkfläche ist nach hinten gerichtet, während der Trochanter nach vorne zeigt.

ABB. 72. – Luxation des rechten Femurs auf Dorsum Ilii.

Klinische Merkmale. – Das betroffene Glied ist gebeugt, adduziert und invertiert, so dass das Knie das untere Drittel des gegenüberliegenden Oberschenkels kreuzt und der Ballen der großen Zehe auf dem Rücken des gesunden Fußes liegt. Es kommt zu einer Verkürzung von 1 $^{1/2}$ bis 2 Zoll , wobei der Trochanter über die Nélaton-Linie verschoben ist und näher an der Spina iliaca anterior superior liegt als auf der normalen Seite. Der Patient ist nicht in der Lage, das Glied zu bewegen oder es zu belasten; Abduktion und Seitenrotation sind besonders schmerzhaft; und die Zugkraft schafft es nicht, das Glied wieder auf die richtige Länge zu bringen. Bei diesen Versuchen ist ein charakteristischer elastischer Widerstand zu spüren.

Der Femurkopf kann in seiner neuen Position manchmal durch die Fasern des großen Gesäßmuskels ertastet werden, aber Schwellungen der Weichteile verdecken dieses Zeichen oft. Die normale Vertiefung hinter dem großen Trochanter geht verloren, die Gesäßfalte ist angehoben und es besteht häufig eine gewisse Lordose, die die Beugung kompensiert. Die Finger können auf der ausgerenkten Seite tiefer in das Scarpa-Dreieck gedrückt werden als auf der normalen Seite – ein Punkt, in dem sich diese Verletzung von einer Fraktur der Basis des Oberschenkelhalses unterscheidet.

In einer bestimmten Anzahl von Fällen reißt das laterale Glied des [umgekehrten Y]-Bandes und das Glied wird umgestülpt – eine *dorsale Luxation mit Eversion* .

ABB. 73. – Luxation auf Dorsum Ilii. Beachten Sie die Beziehung des Oberschenkelhalses zu den Sehnen des Obturator internus und der Gemelli (schematisch).

Luxation in die Nähe der großen Ischiaskerbe oder „ *Luxation unterhalb der Sehne* “. – Diese Art der Luxation nach hinten kommt weniger häufig vor als die Luxation auf den Rücken, obwohl sie auf die gleiche Weise hervorgerufen wird. Der Femurkopf verläuft unter dem Obturator internus, und diese Sehne, die sich an seinem Hals verfängt, blockiert seine Aufwärtsbewegung (Abb. 74).

Die *klinischen Merkmale* sind die gleichen wie bei der dorsalen Variante, sind aber insgesamt weniger ausgeprägt.

Differenzialdiagnose. —Eine Hüftluxation nach hinten ist in der Regel leicht zu erkennen. Wenn es jedoch bei einer übergewichtigen Person zu einer Luxation unterhalb der Sehne kommt, besteht die Gefahr, dass diese übersehen wird, da der verschobene Knochen nur schwer zu spüren ist und die Deformation vergleichsweise gering ist. Die Art des Unfalls, das Fehlen einer Verbreiterung des Trochanters sowie die Adduktion und Inversion der Gliedmaße reichen in der Regel aus, um zu verhindern, dass eine Luxation mit einer impaktierten extrakapsulären Fraktur verwechselt wird.

Luxation in das Foramen obturatorium (Abb. 71). – Diese Luxation entsteht durch große Kraft, die von hinten ausgeübt wird, während der Oberschenkel gebeugt und abduziert wird, etwa wenn ein Gewicht auf den Rücken eines Mannes fällt, der sich mit weit gespreizten Beinen nach vorne beugt. Es kann auch durch eine gewaltsame Abduktion durch weites Abspreizen der Oberschenkel verursacht werden.

Die Kapsel gibt in ihrem medialen und unteren Teil nach, und der Femurkopf kommt auf der Oberfläche des Musculus obturatorius externus zur Ruhe, wobei seine Gelenkfläche nach vorne zeigt, während der Trochanter nach hinten blickt.

Klinische Merkmale. —Im Stehen ist der Oberschenkel leicht gebeugt und abduziert, wobei der Fuß direkt nach vorne oder etwas nach außen zeigt. Der Körper wird nach vorne gebeugt, um den Ilio-Psoas-Muskel und das [umgekehrte Y]-Band zu entspannen, der Fuß wird vorgeschoben und die Ferse angehoben. Es kommt nicht selten vor, dass der Patient nach dem Unfall wieder gehen kann und erst einige Zeit später einen Rat einholt, weil er die Gliedmaße nicht adduzieren und strecken kann. Aufgrund der Abwärtsneigung des Beckens auf der betroffenen Seite kommt es zu einer offensichtlichen Verlängerung der Extremität. Die Hüfte ist abgeflacht, der Trochanter weniger ausgeprägt als gewöhnlich und der Knochenkopf ist manchmal in seiner abnormalen Position zu spüren.

ABB. 74. – Luxation in die Nähe der Ischiaskerbe. Beachten Sie die Beziehung des Oberschenkelhalses zu den Sehnen des Obturatoriums und der Gemelli, „Luxation unterhalb der Sehne" (schematisch).

Ein weiterer Grad der Obturatorform ist die **Luxation bis zum Schambein** (Abb. 71). Sie wird in der Regel durch gewaltsame Überstreckung und seitliche Rotation der Hüfte hervorgerufen, wie sie beispielsweise auftritt, wenn der Körper nach hinten gebeugt wird, während der Oberschenkel fixiert bleibt.

Die Kapsel ist weiter nach vorne gerissen als bei den anderen Varietäten, und der Kopf ruht auf dem horizontalen Ramus der Schamhaare an der Linea ilio-pectinea.

Klinische Merkmale. – Es gibt deutliche Eversion, Flexion und Abduktion, aber die Verkürzung ist unbeträchtlich. Der Ilio-Psoas und das [umgekehrte Y]-Band sind angespannt. Der Oberschenkelkopf kann in der Leiste, mit den Oberschenkelgefäßen darüber oder auf der einen oder anderen Seite davon gefühlt werden. Manchmal kommt es zu Schmerzen und Taubheitsgefühl in der Verteilung des N. femoralis (N. cruralis anterior). Die Bedeutung des großen Trochanter geht verloren.

Behandlung einer Hüftluxation. – Zur Reposition einer Hüftluxation ist eine vollständige Anästhesie erforderlich, und der Patient sollte auf einer festen Matratze auf dem Boden liegen, um dem Chirurgen den bestmöglichen Halt für das Glied zu geben. Der Chirurg umfasst mit einer Hand den Knöchel, während die andere Hand hinter den Kopf des Schienbeins gelegt wird, wobei das Bein im rechten Winkel zum Oberschenkel gehalten wird. Währenddessen stabilisiert ein Assistent das Becken, indem er kräftigen Druck auf die Beckenkämme ausübt.

Da das Haupthindernis für die Reposition die Spannung des Ilio-Femoral-Bandes ist, besteht die erste Indikation darin, diese Struktur durch *maximale Beugung der Hüfte zu entspannen* .

Bei den *nach hinten gerichteten* Varianten (dorsal und ischias) wird das [umgekehrte Y]-Band entspannt, indem der Oberschenkel in der Adduktionsposition auf dem Becken gebeugt wird. Der Oberschenkel wird dann vollständig abduziert, um den Kopf des Knochens zu veranlassen, seine Schritte nach vorne in Richtung des Risses in der Kapsel zurückzuziehen; und gleichzeitig seitlich gedreht, um die Rotatorenmuskulatur zu entspannen. Diese kombinierte Bewegung führt tendenziell auch dazu, den Riss in der Kapsel zu öffnen. Schließlich wird das Glied schnell gestreckt, damit der Kopf in die Pfanne eindringt. Dieses Ziel wird häufig durch vertikale Zug- oder Hebebewegungen am abduzierten und seitlich gedrehten Glied vor dem Strecken unterstützt.

Zur Reposition der *vorderen* Varianten (Obturator und Schambein) wird der Oberschenkel zunächst vollständig am Becken gebeugt, jedoch in abduzierter Position. Anschließend wird das Glied stark nach medial rotiert und abduziert und schließlich gestreckt. Auch in diesen Fällen können Hebebewegungen sinnvoll sein.

Alle Repositionsmethoden durch gewaltsamen Zug an der gestreckten Extremität sind zu vermeiden, da sie den primären Zweck der Entspannung des [umgekehrten Y]-Bandes nicht erfüllen.

Nach der Reposition wird die Extremität durch Sandsäcke stabilisiert; Von Anfang an wird eine Massage durchgeführt, nach einigen Tagen Bewegung. Der Bewegungsumfang wird schrittweise erweitert und der Patient darf die Gliedmaße innerhalb von zwei bis drei Wochen mit Vorsicht verwenden.

Wenn der Rand der Hüftpfanne gebrochen ist, muss der Patient sechs bis acht Wochen lang bettlägerig bleiben, um das Risiko einer erneuten Luxation zu vermeiden.

können Veränderungen in der Art der chronischen Arthritis im und um das Gelenk auftreten; und es kann zu einer Atrophie oder Lähmung der Muskeln kommen, wenn ihre Nerven betroffen sind.

Altbewährte Luxation. —Es ist unmöglich, eine zeitliche Begrenzung für den Repositionsversuch bei alten Hüftluxationen festzulegen. Die Manipulation kann in Fällen, in denen sie mehrere Monate gedauert hat, erfolgreich sein und fehlschlagen, wenn der Knochen erst seit ein paar Wochen entfernt ist. In bestimmten Fällen besteht auch nach durchgeführter Reduzierung eine deutliche Tendenz zur erneuten Verschiebung. In jedem Fall ist der Versuch hilfreich, da Verklebungen gelöst werden, vorausgesetzt, es wird keine übermäßige Kraft angewendet, die den Ischiasnerv oder die Ischiasgefäße schädigen oder den Oberschenkelhals brechen könnte, und ein zweiter oder sogar dritter Versuch kann zum Erfolg führen Intervalle von drei bis fünf Tagen. Wenn die Manipulation fehlschlägt und die Deformität groß ist und die Brauchbarkeit des Glieds ernsthaft beeinträchtigt ist, kann versucht werden, eine Reposition durch eine Operation herbeizuführen; Die Operation ist jedoch sehr schwierig, und im Falle eines Misserfolgs sollte der Knochenkopf herausgeschnitten werden. Wenn der Kopf eine neue Gelenkpfanne gebildet hat und ein einigermaßen brauchbares Gelenk vorhanden ist, sollte die Erkrankung in Ruhe gelassen werden.

Angeborene Luxationen der Hüfte werden mit Deformitäten der Extremitäten beschrieben.

Eine Verstauchung der Hüfte kommt vergleichsweise selten vor. Sie resultiert aus milderen Ausprägungen der gleichen Gewaltformen, die zu Verrenkungen führen. Die Bänder sind gedehnt oder teilweise gerissen und es kommt zu einem Flüssigkeitsaustritt in das Gelenk. Druck auf das Gelenk löst Druckempfindlichkeit aus; und das Glied nimmt die Position der leichten Beugung, Abduktion und seitlichen Rotation ein, es kommt jedoch zu keiner Längenveränderung. Wenn solche Verletzungen nicht von Anfang an sorgfältig durch Massage und Bewegung behandelt werden, kann es zur Bildung von Verwachsungen kommen, die zu einer Steifheit des Gelenks führen.

Prellungen in dieser Region sind hingegen keine Seltenheit. Sie entsteht durch einen Sturz auf den Trochanter und führt zu Symptomen, die in gewissem Maße denen eines Genickbruchs ähneln. Das Glied liegt in der Position leichter Beugung, die Knochenpunkte behalten jedoch ihr normales Verhältnis zueinander und es kommt zu keiner Verkürzung. Die Schwellung und der Druckschmerz verhindern oft eine gründliche Untersuchung, und wenn Zweifel an der Diagnose bestehen, sollte der Patient im Bett bleiben, bis der Zweifel durch die Verwendung von Röntgenstrahlen geklärt ist. Ist der Knochen gebrochen, macht sich dies im Laufe einiger Tage durch das Auftreten von Verkürzungen und anderen Frakturerscheinungen bemerkbar.

Bei älteren Patienten kann eine Hüftprellung zu Gelenkveränderungen in der Art einer Arthritis deformans führen; und es wurde festgestellt, dass es manchmal zu einer Resorption des Oberschenkelhalses kommt, auch wenn es dafür an Beweisen mangelt. Diese Verletzungen werden durch Bettruhe, Massage und die anderen bereits beschriebenen Maßnahmen bei Verstauchungen und Prellungen behandelt.

BRUCH DES FEMURSCHAFTS

Zu dieser Gruppe gehören alle Frakturen zwischen der Fraktur unmittelbar unterhalb des Trochanter minus und der suprakondylären Fraktur.

ABB. 75. – Längsschnitt des Femurs, der den jüngsten Bruch des Schafts
mit überlagerten Fragmenten zeigt.

Bei Erwachsenen verläuft die Fraktur aufgrund direkter Gewalteinwirkung
meist quer und kann mit vergleichsweise geringer Verschiebung einhergehen.
Indirekte Gewalt hingegen führt meist zu einem Schrägbruch, der häufig
zersplittert und häufig verschlimmert ist. Der Bruch befindet sich am
häufigsten etwas oberhalb der Schaftmitte, wobei die Schräge nach unten,
vorne und medial verläuft und so beschaffen ist, dass die Fragmente dazu
neigen, einander zu überlagern (Abb. 75). Die schwersten Formen sind
Schussverletzungen.

Die Richtung und Art der Verschiebung hängt mehr von der Bruchkraft,
dem Gewicht des unteren Teils der Extremität und der Wirkung der an den
jeweiligen Fragmenten befestigten Muskeln ab als von der Richtung der
Schrägstellung. In der Regel bewegt sich das proximale Fragment nach vorne
und seitlich und wird durch die Ilio-Psoas- und Glutei-Muskeln in dieser
Position gehalten, während das distale Fragment durch die kombinierte
Wirkung des Gewichts der Extremität nach oben und medial verschoben
und nach außen gedreht wird , die Längsmuskulatur und die Adduktoren.

Klinische Merkmale. – Das Glied wird sofort unbrauchbar und es kommt zu einer starken Schwellung durch Bluterguss im Bereich der Fraktur. Dies, zusammen mit der Muskulatur des Teils, macht eine genaue Diagnose hinsichtlich der Stelle und Richtung der Fraktur oft außerordentlich schwierig. Die Verkürzung variiert zwischen 1/2 Zoll und 3 oder 4 Zoll – im Durchschnitt etwa 1 Zoll bei Erwachsenen – und die Eversion ist immer ausgeprägt . Beweglichkeit kann erkannt und Krepitation hervorgerufen werden, ohne den Patienten zu stören, indem man die Hand unter den Fraktursitz legt und vorsichtig versucht, das Glied anzuheben; oder indem das proximale Fragment mit einer davor gehaltenen Hand fixiert wird, während der distale Teil der Extremität vorsichtig angehoben wird. Es wird festgestellt, dass der große Trochanter nicht mit dem unteren Segment des Femurs rotiert. Diese Tests müssen mit großer Vorsicht durchgeführt werden, damit die Deformität nicht verstärkt wird oder der Bruch zu einer Verbindung führt.

Bei vielen Frakturen des Oberschenkels, insbesondere bei denen, die durch indirekte Gewalteinwirkung entstehen, wird das Knie verstaucht und es entsteht ein erheblicher Erguss in das Gelenk, der zu Steifheit führen kann, wenn nicht von Anfang an eine Massage angewendet wird.

Behandlung. – Eine Fraktur des Oberschenkelschafts ist eine der am schwierigsten erfolgreich zu behandelnden Frakturen im Körper. Im Falle einer Schrägfraktur sollte der Patient darauf hingewiesen werden , dass es zu einer Verkürzung von 3/4 bis 1 Zoll kommen kann, egal wie sorgfältig die Behandlung durchgeführt wird. Dies bedeutet nicht unbedingt, dass er dauerhaft hinkt, da er durch die Neigung des Beckens möglicherweise recht gut gehen kann; Wenn dies nicht ausreicht, um die Länge der Gliedmaßen auszugleichen, kann die Sohle des Stiefels angehoben werden. Um eine genaue Reposition zu gewährleisten, ist eine Vollnarkose erforderlich, und es muss eine Verlängerung durchgeführt werden, um die Apposition der Fragmente aufrechtzuerhalten und eine Verkürzung zu verhindern. Die Schiene, die sich am allgemeinsten bewährt hat, ist die Thomas-Knieschiene, deren Ring am Sitzbeinhöcker anliegt. Um eine Beugung des Knies zu ermöglichen, sollte die Thomas-Schiene über eine gelenkige Befestigung verfügen, auf der das Bein abgestützt wird. Dadurch bleibt das Knie frei und ermöglicht Bewegungen, um Steifheit vorzubeugen. Das Glied wird an breiten Streifen aus Flanell oder Leinen aufgehängt, die mit Sicherheitsnadeln oder starken Büroklammern an den Seitenstäben der Schiene befestigt werden.

Bei einfachen Frakturen kann eine Verlängerung durch breite Heftpflasterstreifen erreicht werden, die auf beiden Seiten des Oberschenkels angebracht werden und bis weit über die Mitte reichen. Das Pflaster ist mit einer Bandage befestigt und an seinen unteren Enden sind breite Bänder befestigt, die an einem Steigbügel befestigt sind, durch den der

Zug mittels einer Schnur erfolgt, die über eine Rolle verläuft, die an einem Pfosten am Fußende des Bettes befestigt ist.

Das untere Ende der Schiene wird eingehängt und die Gegenverlängerung erfolgt durch Andrücken des Ringes gegen den Sitzbeinhöcker. Um zu verhindern, dass der Ring über den Tuberkel hinausragt und auf die Weichteile des Gesäßes drückt, wird er mit dem Seil an einer Querstange über dem Bett, z. B. dem Balkan-Rahmen, befestigt (Abb. 81).

Bei komplizierten Frakturen kann das Vorhandensein einer Wunde die Verwendung eines Heftpflasters verhindern, und es ist notwendig, die Verlängerung direkt durch den Knochen zu führen. Um ein Durchhängen zu verhindern, wird eine hintere Dachrinnenschiene angelegt. Nachdem die Haut nach oben gezogen wurde, wird ein kleiner Einschnitt über dem oberen erweiterten Rand jedes Kondylus gemacht und die Spitzen einer Eiszange werden so angebracht, dass sie den Knochen greifen, ohne in die Spongiosa einzudringen. Eine an den Griffen des Bremssattels befestigte Schnur verläuft über eine Rolle und trägt das Gewicht, das für die gewünschte Traktion erforderlich ist (Abb. 81).

Eine alternative Methode zur Zugausübung direkt durch den Knochen ist die Verwendung des Steinmann-Apparats (Abb. 76). Bei einem mäßig muskulösen Erwachsenen sollte zunächst ein Gewicht von 12 bis 15 Pfund mittels auf die Haut aufgetragener Pflasterstreifen oder 10 bis 25 Pfund durch direkten Zug auf den Knochen aufgebracht werden . Das richtige Gewicht ist das Gewicht, das die normale Länge der Gliedmaße beibehält und daher von Zeit zu Zeit korrigiert werden muss.

Die Hodgen-Schiene ist ein komfortables und effizientes Mittel zur Behandlung dieser Frakturen, da sie dem Patienten ein gewisses Maß an Bewegung ermöglicht, die Massage des Teils zulässt und die Pflege erleichtert.

Es besteht aus einem Drahtrahmen (Abb. 77), an dessen einer Seite eine Reihe von etwa 10 cm breiten Flanellstreifen befestigt sind. Zuerst wird ein Verlängerungsgurt angelegt, dann wird der Rahmen, der von der Höhe des Poupart-Bandes bis weit über die Sohle hinaus reicht, über die Vorderseite des Gliedes gelegt und die losen Enden der Flanellstreifen hinter dem Glied herumgeführt und fixiert auf der anderen Seite des Rahmens befestigen und in eine Schlinge umwandeln. Die am Verlängerungsband befestigten Bänder werden nun am Ende des Rahmens festgebunden. Durch das Aufhängen der Gliedmaße in dieser Schiene mithilfe von Schnüren, die schräg über eine Rolle laufen, die an einer Stütze am Fußende des Bettes befestigt ist, wirkt das Gewicht der Gliedmaße als Streckkraft.

ABB. 77. – Hodgens Schiene.

Der Halteapparat sollte sechs bis acht Wochen lang getragen werden. Danach darf der Patient mit Krücken aufstehen, die er in der Regel drei bis vier Wochen länger benutzen muss, bevor er sein Gewicht auf dem Glied tragen kann. Das alte Sprichwort von Nélaton, dass die Behandlung eines Oberschenkelbruchs hundert Tage dauern sollte, ist eine sichere Arbeitsregel. Bei Schaftfrakturen kann beim Aufstehen eine gewöhnliche Thomas-Knieschiene oder eine „Laufsattelschiene" getragen werden, die an der Ferse des Stiefels befestigt wird.

Bei einer Femurfraktur kann die Heilung sehr langsam vonstattengehen und sich sogar um Monate verzögern. Manchmal kommt es zu einer Fehlheilung, wobei sich die Fraktur mit einer nach außen und vorne gerichteten Winkeldeformität verbindet.

Es besteht die Gefahr eines erneuten Bruchs, wenn der Patient innerhalb weniger Monate nach der ursprünglichen Verletzung stürzt oder die Gliedmaße verdreht. Dies passierte nicht selten unmittelbar nachdem der Halteapparat entfernt worden war, indem die Krankenschwester das Glied am Fuß anhob, um es zu waschen.

Listons lange Schiene wird nur als vorübergehendes Mittel zur Ruhigstellung der Fragmente während des Transports eingesetzt; Eine Thomas-Schiene, falls verfügbar, ist hierfür besser geeignet.

ABB. 78. – Lange Schiene mit Dammband.

eine operative Behandlung erforderlich, wenn einfachere Maßnahmen nicht ausreichen, um die Verschiebung zu reduzieren, und wenn es sich um eine nicht verbundene Fraktur oder eine brüchige Verbindung handelt. Der Einschnitt, der frei sein muss, wird vorzugsweise in der Linie des lateralen intermuskulären Septums platziert; Das Periost wird so wenig wie möglich beeinträchtigt. Die Anwendung der Streckung nach der Caliper-Methode ist während der Operation oft von großem Nutzen, da sie es dem Bediener ermöglicht, die Fragmente in Position zu bringen. Manchmal ist keine Fixierung erforderlich, aber wenn nötig, muss auf eine Verplattung, eine Verankerung oder einen intramedullären Stift zurückgegriffen werden. Der Extensionsapparat bleibt drei bis vier Wochen erhalten. Die Nachbehandlung erfolgt analog zur einfachen Fraktur, allerdings muss der Halteapparat deutlich länger getragen werden.

ABB. 79. – Durch vertikale Extension behandelte Oberschenkelfraktur.

Bruch des Femurs bei Kindern. —Bei Kindern, insbesondere unter zehn Jahren, kommt dieser Bruch recht häufig vor. Es handelt sich oft um eine Grünholzerkrankung oder, wenn sie vollständig ist, transversal und subperiostal, und da sie mit wenigen Symptomen und nur geringen Deformationen einhergeht, kann sie leicht übersehen werden.

Bei einer Verschiebung ähnelt die Deformität der bei Erwachsenen und die Behandlung erfolgt nach den gleichen Grundsätzen.

Bei kleinen Kindern wird das Stillen durch die vertikale Streckung einer oder beider unterer Extremitäten erheblich erleichtert (Abb. 79). Liegt die Fraktur quer und zeigt eine geringe Verschiebungstendenz, kann auf die lokalen Gooch-Schienen verzichtet werden; In jedem Fall sollte von Anfang an eine Massage eingesetzt werden.

Der Patient kann nach drei bis vier Wochen aus dem Bett entlassen werden und trägt einen Halteapparat.

Der Schaft des Femurs bricht manchmal *während der Entbindung* , insbesondere bei Beckenendlage. Das einfachste und effizienteste Mittel zur

Frakturkontrolle ist die Befestigung eines Verlängerungsgurtes am unteren Ende einer Thomas-Knieschiene.

Verletzungen im Knie- und Beinbereich

VERLETZUNGEN IM KNIEBEREICH

Dazu gehören die suprakondyläre Fraktur des Femurs, die T- oder Y-förmige Fraktur, die sich in das Gelenk öffnet, die Trennung der unteren Femurepiphyse; Bruch des Schienbeinkopfes und Trennung seiner oberen Epiphyse; die verschiedenen Verstauchungen und Luxationen des Knies sowie seine inneren Störungen; und Frakturen und Luxationen der Patella.

Chirurgische Anatomie. – Von den beiden Epikondylen ist der mediale der stärker hervortretende und tastbare. Der Tuberculum adductorius, der sich am oberen und hinteren Teil des medialen Epikondylus befindet, verbindet die runde Sehne des M. adductor magnus und markiert die Höhe der Epiphysenlinie und der oberen Grenze der Trochlea-Oberfläche des Femurs. Zwischen dem medialen Kondylus des Femurs und dem medialen Kondylus (Tuberositas) des Schienbeins kann in der gebeugten Position der Extremität die Gelenklinie als Furche oder Spalte erkannt werden, die zur Messung des Gelenks genutzt wird Länge der Tibia. Der laterale Kondylus (Tuberositas) des Schienbeins ist ebenfalls tastbar und darf nicht mit dem Wadenbeinkopf verwechselt werden, der weiter hinten und etwas tiefer liegt und durch die Verfolgung der Sehne des Wadenbeins leicht identifiziert werden kann Bizeps. Die Tuberositas des Schienbeins, in die die Quadrizepsstrecksehne eingeführt wird, liegt auf gleicher Höhe mit dem Wadenbeinkopf. In der gestreckten Position der Extremität liegt die Patella locker und beweglich auf der Vorderseite der Trochleaoberfläche des Femurs, während sie in der gebeugten Position zwischen den Kondylen sinkt, hauptsächlich auf der lateralen Seite ruht und fixiert wird.

Die Arteria und Vena poplitea sowie der Nervus tibialis (interner Kniekehlennerv) liegen in enger Beziehung zum hinteren Teil des Gelenks. und der Nervus peroneus communis (äußerer Kniekehlennerv) verläuft hinter und zur medialen Seite der Bizepssehne.

Das Knie ist ein Beispiel für ein Gelenk, dessen Stärke hauptsächlich von seinen Bändern abhängt. Nicht nur die tibialen und fibulären Seitenbänder (äußere und innere Seitenbänder) sowie der hintere Teil des Kapselbandes sind besonders stark, auch die Kreuzbänder und die Menisken (Halbmondknorpel) in der Gelenkhöhle tragen zusätzlich zu dessen Stabilität bei. Die kräftige Sehne des Musculus quadriceps extensor, in der die Patella als Sesambein ausgebildet ist, schützt und stärkt die Vorderseite des Gelenks und fungiert als vorderes Band des Gelenks. In der Haltung der vollständigen Streckung, in der das Gelenk gesperrt ist, wird der Quadrizepsapparat nicht beansprucht; Mit Beginn der Beugung hängen die Stabilität des Gelenks und die Tragfähigkeit der gesamten Extremität weitgehend vom kontrollierenden Einfluss des Quadrizepsmuskels ab. Dies macht sich beim Hinunterfahren einer Steigung und noch deutlicher beim Hinabgehen von Treppen bemerkbar. Daher ist es so, dass bei wiederkehrenden Verstauchungen des Knies, zu denen unter diesem Begriff die verschiedenen Formen der inneren Störung des Gelenks gehören, der Schwund mit Tonusverlust des Quadrizeps ein wichtiger Faktor für die Verschlimmerung der Behinderung der Extremität und für die Verzögerung ist eine Genesung verhindern. Bei der Behandlung rezidivierender Knieverstauchungen muss daher besonderes Augenmerk auf die Abschwächung des Quadrizeps durch Massage und entsprechende Übungen gelegt werden.

Die Synovialhöhle erstreckt sich von der Höhe des Tibiakopfes bis zu einem Zoll oder mehr über der Trochleaoberfläche des Femurs und verläuft auf der medialen Seite des Gelenks etwas höher als auf der lateralen Seite (Abb. 80). Der große Schleimbeutel zwischen dem Musculus quadriceps und dem Femur (*Schleimbeutel subcruralis*) kommuniziert im Allgemeinen mit der Gelenkhöhle. Die Synovialhöhle des oberen Schienbein-Fibular-Gelenks unterscheidet sich normalerweise von der des Kniegelenks, kann jedoch über die Bursa poplitea mit ihr in Verbindung stehen.

ABB. 80. – Abschnitt des Kniegelenks, der das Ausmaß der Synovialhöhle zeigt.

a , Schleimbeutel vor der Patella.
b : Bursa infrapatellaris.
c , Ligamentum mucosum.
d , Ligamentum patellæ.
e , hinteres Kreuzband.
f , Medialer Halbmondmeniskus.

(Nach Braune.)

Ein großer Schleimbeutel (*präpatellar*) liegt über dem unteren Teil der Patella und dem oberen Teil des Ligamentum patellae; und ein kleinerer trennt das

Ligamentum patellae vom Tuberositas des Schienbeins. Im Kniekehlenraum finden sich mehrere wichtige Schleimbeutel , von denen einer – der Schleimbeutel semi-membranosus – manchmal mit dem Kniegelenk kommuniziert.

BRUCH DES UNTEREN ENDES DES FEMURS

Frakturen des unteren Endes des Femurs, insbesondere suprakondyläre und T-förmige Frakturen, sind aufgrund der mit ihrer Behandlung verbundenen Schwierigkeiten und der Gefahr einer Schädigung der Kniekehlengefäße und einer Beeinträchtigung als schwere Verletzungen anzusehen von der Nützlichkeit des Kniegelenks.

Eine suprakondyläre Fraktur ist in der Regel die Folge eines Sturzes auf die Füße oder Knie oder direkter Gewalteinwirkung und kommt am häufigsten bei erwachsenen Männern vor. Die Frakturlinie verläuft im Allgemeinen unregelmäßig quer oder kann leicht schräg von oben nach unten und vorne verlaufen, so dass das proximale Fragment nach vorne in Richtung der Patella verläuft, während das distale durch den Musculus gastrocnemius um seine Querachse nach hinten gedreht wird.

Klinische Merkmale. — Bald nach dem Unfall kommt es zu einem reichlichen Blut- und Synovialausfluss in die Kniegelenkhöhle, der die durch die verschobenen Knochen verursachte Schwellung verstärkt und es schwierig macht, die genaue Art der Läsion zu erkennen. Da es wichtig ist, eine genaue Diagnose zu stellen, sollten nach Möglichkeit Röntgenaufnahmen durchgeführt und bei Bedarf eine Vollnarkose verabreicht werden.

Das proximale Ende des distalen Fragments ist normalerweise im Kniekehlenraum tastbar, während das proximale Fragment vorne übermäßig hervorsteht. Durch Beugen des Knies können die Fragmente in Apposition gebracht und eine Krepitation hervorgerufen werden. Bei schrägen Frakturen kann das spitze untere Ende des proximalen Fragments den M. quadriceps extensor durchbohren und unter der Haut gefühlt werden, oder es kann die Haut perforieren und so den Bruch verbinden. Es sollte gelöst werden, indem das Knie vollständig gebeugt und angezogen wird. Der Oberschenkel ist um $1/2$ bis 1 Zoll gekürzt.

Die Kniekehlengefäße liegen so nah am Knochen, dass sie durch das verschobene distale Fragment leicht zerrissen werden können, was zu den üblichen Anzeichen einer Arterienruptur führt. Manchmal kommt es aufgrund der durch den Schock verursachten schwachen Durchblutung zu einer Blutung nicht zum Zeitpunkt des Unfalls, sondern erst einige Stunden später. Die Gefäße können durch den verlagerten Knochen lediglich auf Druck ausgeübt werden, aber die Ernährung der darüber liegenden

Gliedmaßen ist gefährdet und es kann zu Gangrän kommen, wenn keine frühzeitige Reposition erfolgt.

Behandlung. – Die geringe Größe des distalen Fragments, seine Tiefe von der Oberfläche und der damit einhergehende Erguss in und um das Gelenk erschweren seine Kontrolle. In den meisten Fällen können die beiden Fragmente nur dann zur Apposition gebracht werden, wenn das Knie am Oberschenkel und der Oberschenkel am Becken gebeugt ist, und es ist fast immer notwendig, die Reposition unter Narkose durchzuführen.

In den wenigen Fällen, in denen die Fragmente in gestreckter Stellung der Extremität genau angenähert werden können, kann die Retention durch eine bis weit über den Oberschenkel reichende Kastenschiene erfolgen (S. 180).

In den meisten Fällen ist jedoch eine Beugung erforderlich, und eine Thomas-Knieschiene mit im 30°-Winkel gebogenem Beugeansatz (Abb. 81) und Streckung mittels Eiszange sichert die beste Apposition. Steht diese Vorrichtung nicht zur Verfügung, muss die Extremität auf einer doppelt geneigten Ebene fixiert werden, die so konstruiert ist, dass der Beugewinkel den Erfordernissen des Einzelfalls angepasst werden kann (Abb. 70).

ABB. 81. – Verlängerung mittels Eiszange bei Femurfrakturen.

Hodgens Schiene, die nahezu rechtwinklig gebogen ist, kann ebenfalls verwendet werden.

In den ersten Tagen muss die Durchblutung der Extremität sorgfältig überwacht werden, damit sie nicht durch den Druck des Apparats beeinträchtigt wird.

In einer beträchtlichen Anzahl von Fällen erweisen sich diese Mittel, die Fragmente in Apposition zu halten, als unwirksam, und es ist notwendig, auf operative Maßnahmen zur mechanischen Fixierung zurückzugreifen. Eine Durchtrennung des Tendo calcaneus (Achillis) ist als Mittel zur Bekämpfung der Rückwärtskippung des distalen Fragments nicht zu empfehlen.

In allen Fällen muss der Halteapparat etwa vier Wochen lang getragen werden, danach wird die Extremität über einem Kissen gebeugt; Massage und Bewegung sollten jedoch so schnell wie möglich eingesetzt werden, da die anhaltende Steifheit des Knies eine der schlimmsten Folgen dieser Verletzungen ist.

Komplexe und komplizierte Frakturen werden nach den allgemeinen Grundsätzen der Behandlung solcher Verletzungen behandelt. Eine Amputation kann notwendig werden, wenn eine Wundbrand infolge einer Verletzung der Kniekehlengefäße auftritt oder wenn infektiöse Komplikationen das Leben des Patienten bedrohen.

Um Deformitäten aufgrund einer Fehlheilung zu korrigieren, kann ein operativer Eingriff erforderlich sein.

Die **T- oder Y-förmige Fraktur** entsteht in der Regel durch direkte Gewalteinwirkung, wobei die Kraft zunächst den Knochen über den Kondylen bricht und dann dazu führt, dass das proximale Fragment in das distale eindringt und es in zwei oder mehr Teile spaltet. Die Fraktur betrifft die Gelenkfläche und der Hauptriss verläuft normalerweise durch die interkondyläre Kerbe; das untere Ende des Knochens ist teilweise stark zersplittert.

Das Knie ist verbreitert, und beim Bewegen der Kondylen übereinander oder beim Zusammenpressen werden leicht Schmerzen und Krepitation hervorgerufen. Beim Querbewegen der Patella kann es sein, dass sie an der Kante des einen oder anderen Fragments anschlägt. Die Kürzung kann ein bis zwei Zoll betragen.

Die Behandlung erfolgt nach den gleichen Grundsätzen wie bei einer suprakondylären Fraktur, allerdings besteht aufgrund der Beeinträchtigung des Gelenks ein höheres Risiko einer späteren Beeinträchtigung seiner Funktionen.

Eine Ablösung der unteren Epiphyse ist eine vergleichsweise häufige Verletzung. Es ist selten rein, meist ist ein Teil der Diaphyse abgebrochen und bleibt an der Epiphyse haften. Sie tritt in der Regel bei Jungen im Alter zwischen dreizehn und achtzehn Jahren auf und ist auf schwere Gewalt zurückzuführen, beispielsweise wenn das Glied zwischen den Speichen eines sich drehenden Rads eingeklemmt wird, oder durch Überstreckung des Knies. Es wurde auch bei Versuchen zur gewaltsamen Korrektur des X-Beins und anderer Deformitäten in dieser Region eingesetzt und bei der Ausübung von Zugkräften an der Extremität, um Deformitäten nach der Genesung von einer tuberkulösen Erkrankung des Knies zu korrigieren. In der Regel kommt es nur zu einer geringen Verschiebung der losen Epiphyse, sie kann jedoch in jede Richtung verlaufen, wobei sie am häufigsten nach vorne verläuft (Abb. 82), und wenn sie verschoben ist, ist es schwierig, sie zu repositionieren und in ihrer Position zu halten. Zur Diagnosestellung dienen in der Regel das Alter des Patienten, die Art der Verletzung, der Befund des glatten breiten Endes der Diaphyse im Kniekehlenraum oder an der Vorderseite des Oberschenkels, je nach Verschiebung. Die Röntgenaufnahmen liefern zuverlässige Informationen über die Position der Fragmente. Druck auf die Kniekehlengefäße verschlimmert die Verletzung erheblich und erschwert die Behandlung erheblich.

ABB. 82. – Röntgenbild der Trennung der unteren Epiphyse des Femurs mit Rückwärtsverschiebung der Diaphyse; Der Druck auf die Kniekehlengefäße führte zum Ablösen der Wade.

ABB. 83. – Ablösung der unteren Epiphyse des Femurs, mit Fraktur des unteren Endes der Diaphyse.

Die Behandlung ist die gleiche wie bei einer suprakondylären Fraktur, aber aufgrund der schweren Behinderung, die sich aus einer unvollständigen Reposition ergibt, kann eine Operation erforderlich sein. Nach einer Epiphysentrennung wird das Wachstum der Extremität manchmal, wenn auch nicht immer, beeinträchtigt.

Jeder Kondylus kann durch einen direkten Schlag oder Sturz auf das Knie oder durch heftige Drehung des Beins abgebrochen werden, ohne dass die Kontinuität des Schafts unterbrochen wird. Der abgetrennte Kondylus darf nicht verschoben, nach oben gedrückt oder um seine Querachse gedreht werden.

Es kommt zu einer Verbreiterung des Knies, aber zu keiner Verkürzung des Oberschenkels, und die Ekchymose, Krepitation und Schmerzen sind auf der betroffenen Seite des Gelenks lokalisiert; Das Knie lässt sich in der Regel auf charakteristische Weise zur verletzten Seite hin bewegen. Wenn man es erlaubt, sich bei verschobenem Kondylus zu vereinigen, ist die Gelenkfläche schräg und es entsteht ein Bogen- oder X-Bein.

Wenn es schwierig ist, den gebrochenen Kondylus zu ersetzen und ihn in Position zu halten, kann er mit einem durch die Haut eingeführten Stahlnagel fixiert werden.

ABB. 84. – Röntgenbild einer Fraktur des Schienbeinkopfes und des oberen Drittels des Wadenbeins.

BRUCH DES OBEREN ENDES DER TIBIA

Ein Bruch des Schienbeinkopfes ist eine vergleichsweise seltene Verletzung. Die Bruchlinie kann durch einen direkten Schlag, etwa durch den Tritt eines Pferdes, oder durch indirekte Formen von Gewalt verursacht werden und die Bruchlinie kann quer oder schräg verlaufen. Gelegentlich stößt das distale Fragment in das proximale ein und zerkleinert es. Bei einer schrägen Fraktur kann es zu einer gleitenden Verschiebung kommen, die zu einem Knie- oder X-Bein führen kann. Zuweilen geht eine Querfraktur des Wadenbeinkopfes mit einer Fraktur des Schienbeinkopfes einher, und immer ist ein beträchtlicher Erguss in das Kniegelenk vorhanden. Der eine oder andere Kondylus kann durch gewaltsame Adduktion oder Abduktion am Knie abgesplittert werden.

Die üblichen klinischen Merkmale einer Fraktur sind gut ausgeprägt und die Diagnose ist einfach. Aus ungeklärter Ursache kann die Konsolidierung dieser Fraktur lange, manchmal mehrere Monate, dauern.

eine Ablösung der oberen Epiphyse des Schienbeins, die den zungenartigen Fortsatz des Tuberkels und die Facette des Wadenbeins umfasst, kommt selten vor. Sie tritt meist im Alter zwischen drei und neun Jahren auf. Die Verschiebung der Epiphyse erfolgt fast immer nach vorne oder seitlich und geht mit den üblichen Anzeichen solcher Läsionen einher. Manchmal wird das Wachstum der Gliedmaße gestoppt, was zu einer Verkürzung und Winkelverformung führen kann.

Behandlung. – Nach der Reposition unter Narkose lassen sich diese Frakturen in der Regel zufriedenstellend mit einer Schiene (Abb. 91) behandeln, die ausreichend hoch getragen wird, um das Kniegelenk zu kontrollieren. Wenn der Kopf des Schienbeins zertrümmert oder schräg gespalten ist, kann eine Gewichtsverlängerung – direkt vom Knochen aus, mit Eiszangen, die die Knöchel oder das Fersenbein greifen – verwendet werden. Massage und Bewegung werden von Anfang an eingesetzt.

einem Ausriss der **Tuberositas des Schienbeins** aufgrund einer heftigen Kontraktion des Quadrizeps, wie etwa beim Springen. Das Glied wird sofort kraftlos gemacht; Der knöcherne Knoten ist tastbar und bei Bewegung löst er eine Krepitation aus.

Dies lässt sich am besten behandeln, indem man die Tuberositas fixiert und das gestreckte Glied auf einer schiefen Ebene fixiert, um den Quadrizepsmuskel zu entspannen.

Bei jungen, sportlichen Personen kann der zungenartige Fortsatz der Epiphyse (Abb. 85), in den das Ligamentum patellæ eingeführt wird, teilweise oder vollständig abgerissen sein, was zu lokalen Schwellungen und Schmerzen führt, die sich durch Muskelschmerzen verschlimmern Anstrengung – *Schlatter-Krankheit* oder „Rugby-Knie". Es wurde häufig bei Kadetten als Folge des Kniens beim Exerzieren beobachtet. Die Behandlung besteht aus Ruhe und Massage, die Symptome verschwinden jedoch nur langsam.

Sofern keine Röntgenuntersuchung durchgeführt wird, besteht die Gefahr, dass die Erkrankung mit einer chronisch entzündlichen Erkrankung des Knochens, beispielsweise einem Tuberkel, verwechselt wird.

Das **obere Ende des Wadenbeins** ist selten allein gebrochen. Das klinische Hauptinteresse dieser Fraktur liegt in der Tatsache, dass sie den Nervus peroneus communis befallen und einen Fußheber verursachen kann.

LUXATIONEN DES KNIES

Eine Luxation des Knies ist eine seltene Verletzung und entsteht als Folge extremer Gewalteinwirkung, insbesondere mit reißendem oder verdrehendem Charakter.

Ein Bruch der Kniekehlengefäße oder der Druck, der durch die verlagerten Knochen auf sie ausgeübt wird, kann zu einer Gangrän der Extremität führen und eine Amputation erforderlich machen. Der Nervus peroneus communis ist häufig geschädigt. Wenn die Läsion kompliziert ist, kann aufgrund infektiöser Komplikationen auch eine Amputation erforderlich sein.

Die Luxationsarten werden nach der Richtung benannt, in der das Schienbein verläuft: vorwärts, rückwärts, medial und lateral.

Eine Luxation nach vorne ist die häufigste Form und resultiert aus einer plötzlichen Überstreckung des Knies, die zu einem Riss der Seiten- und Kreuzbänder führt. Das Bein bleibt vollständig gestreckt und liegt auf einer Ebene vor der des Oberschenkels. Die Kondylen des Femurs sind hinten tastbar und die Haut ist darüber straff gespannt oder kann sogar gerissen sein, was die Luxation verschlimmert. Die Patella steht nach vorne, die Quadrizepssehne ist schlaff und die Haut darüber ist in Querfalten geworfen. Das Glied ist um zwei bis drei Zoll verkürzt.

Eine Verrenkung nach hinten ist in der Regel darauf zurückzuführen, dass ein direkter Schlag einen der Knochen am anderen vorbeitreibt. Das Bein bleibt überstreckt, der Kopf des Schienbeins nimmt den Kniekehlenraum ein, während das untere Ende des Femurs nach vorne ragt und die Patella entweder davor oder seitlich davon liegt.

Die **medialen und lateralen Luxationen** sind im Allgemeinen unvollständig und können mit einer Trennung der unteren Epiphyse des Femurs verwechselt werden. Wenn die Tibia *nach medial verläuft* , bildet der laterale Kondylus des Femurs einen Vorsprung und darunter befindet sich eine Vertiefung. Der Kopf des Schienbeins steht nach medial vor und der mediale Kondylus befindet sich in einer Vertiefung.

seitlichen Verschiebung des Schienbeins kehrt sich die relative Lage der Vorsprünge und Vertiefungen um.

Behandlung. – Bei Luxationen des Knies sind keine besonderen Manipulationen erforderlich, um den verschobenen Knochen wieder an seinen Platz zu bringen, und die Reposition geht nicht mit einem deutlichen Knacken einher.

Wird bei vollständig betäubtem Patienten bei gebeugtem Knie ein Zug am Bein und ein Gegenzug am Oberschenkel vorgenommen, können die Knochen in der Regel durch Manipulation ersetzt werden.

Nach erfolgter Reposition sollte bei antero-posterioren Luxationen das Glied gebeugt und auf ein Kissen gelegt werden, wobei von Anfang an Massage und Bewegung eingesetzt werden sollten. Der Patient ist in der Regel innerhalb eines Monats wieder gehfähig.

Bei medialen und lateralen Luxationen besteht zunächst eine beträchtliche Tendenz zur erneuten Verschiebung, und es ist daher notwendig, das Gelenk etwa vierzehn Tage lang in einer speziell gepolsterten Boxschiene zu sichern, wobei vom ersten Moment an eine Massage angewendet wird und die Bewegung beginnt, wenn die Bewegung erfolgt Die Schiene wird entfernt. Es dauert in der Regel etwa sechs Wochen, bis der Patient die Gliedmaße frei nutzen kann.

Bei komplizierten Luxationen und solchen, die durch eine Verletzung der Kniekehlengefäße kompliziert werden, muss möglicherweise die Frage einer Amputation in Betracht gezogen werden.

Luxation des oberen Tibio-Fibular-Gelenks. – Dieses Gelenk kann durch verdrehende Gewalteinwirkung auf den Fuß oder das Bein oder durch gewaltsame Kontraktion des Bizepsmuskels ausgerenkt werden. Die Verschiebung kann nach vorne oder nach hinten erfolgen, und der Wadenbeinkopf ist in seiner neuen Position mit der daran befestigten hervorstehenden Bizepssehne zu spüren. Die Bewegungen des Knies sind recht frei, der Patient kann jedoch aufgrund von Schmerzen nicht gehen. Reposition und Retention sind in der Regel einfach und das Endergebnis zufriedenstellend. Wir sind häufig auf diese Verletzung bei komplizierten Brüchen beider Beinknochen infolge von Eisenbahnunfällen und ähnlichen Unfällen gestoßen.

Durch direkten Druck auf den verlagerten Knochen bei gebeugtem Knie lässt sich die Luxation leicht reduzieren. Es wird durch einen festen Verband oder eine leichte starre Schiene in Position gehalten.

Totale Luxation des Wadenbeins. —Sehr selten ist die Fibula an beiden Enden vom Schienbein getrennt und nach oben verschoben. Bennett aus Dublin hat darauf hingewiesen, dass bei manchen Personen das obere Ende des Wadenbeins die Facette des Schienbeins nicht erreicht – ein Zustand, der mit einer Luxation verwechselt werden könnte.

VERLETZUNGEN DER HALBMONDMENISKEN

Die Halbmondmenisken sind zwei sichelförmige Platten aus weißem Faserknorpel, die auf dem oberen Ende des Schienbeins liegen und dazu dienen, die Gelenkfläche für die Kondylen des Femurs zu vertiefen. Jeder Knorpel ist mit seinem vorderen und hinteren Ende fest mit der Tibia verbunden und über die Koronarbänder entlang seiner peripheren, konvexen Kante lose mit dem Kopf der Tibia verbunden, wobei der mediale Meniskus auch mit der Kapsel verbunden ist Band des Gelenks. Die Sehne des Musculus popliteus liegt zwischen dem Außenmeniskus und der Kapsel. Die zentralen, konkaven Ränder der Menisken sind dünn und lose.

Die Knorpel verfügen über einen begrenzten Bewegungsbereich innerhalb des Gelenks und bewegen sich bei der Beugung des Glieds nach hinten und bei der Streckung wieder nach vorne. Unter normalen Bedingungen bewegt sich die laterale Seite freier als die mediale. Während die Gliedmaße teilweise gebeugt ist, ist eine leichte Drehung des Beins am Knie möglich. Bei dieser Bewegung gleiten die Knorpel von einer Seite zur anderen und das Schienbein dreht sich darunter.

Jede abnormale Laxität der Gelenkbänder kann dazu führen, dass die Knorpel übermäßig beweglich sind, so dass sie aus verhältnismäßig geringfügigen Gründen leicht verschoben werden können. Bei einer solchen Verschiebung kommt es nicht selten vor, dass der eine oder andere Knorpel reißt, weil er zwischen den Oberschenkelknochen eingeklemmt wird und das Schienbein. Es ist zweckmäßig, diese „inneren Störungen des Kniegelenks" getrennt zu betrachten, je nachdem, ob der Meniskus lediglich abnormal beweglich ist oder tatsächlich gerissen ist.

Beweglicher Meniskus – Verschiebung des medialen Halbmondknorpels (Abb. 86). – Der *mediale* Meniskus zeigt viel häufiger übermäßige Beweglichkeit als der laterale, und die Erkrankung tritt normalerweise bei erwachsenen Männern auf, die Sport treiben oder einer damit verbundenen Beschäftigung nachgehen Arbeiten in kniender oder hockender Position über längere Zeiträume, wobei die Zehen nach außen gedreht sind – zum Beispiel bei Bergarbeitern. Das tibiale Seitenband und damit auch das Koronarband werden dadurch allmählich gedehnt, so dass der Knorpel weniger sicher verankert wird und bei einer plötzlichen Bewegung, die mit der Beugung des Knies einhergeht, dazu neigt, in Richtung der Gelenkmitte verschoben zu werden mediale Rotation des Femurs auf dem Schienbein, wie zum Beispiel beim schnellen Aufstehen aus der Hocke oder beim schnellen Drehen und Abstoßen mit dem Fuß im Verlauf eines Spiels wie Fußball oder Tennis. Es kann auch passieren, dass man über einen losen Stein stolpert oder vom Bordstein rutscht.

ABB. 86. – Diagramm des Längsrisses des hinteren Endes des rechten medialen Halbmondmeniskus.

Was tatsächlich passiert, wenn der Meniskus verschoben wird, scheint darin zu bestehen, dass die kombinierte Beugung und Abduktion des Knies die mediale Seite des Gelenks öffnet, indem die medialen Kondylen von Femur und Tibia getrennt werden, und dass sich der mediale Meniskus in seiner Rückwärtsbewegung bewegt Bei der Beugung rutscht es unter den Femurkondylus und wird zwischen diesem und dem Schienbein eingeklemmt. Es kann sogar passieren, dass es über den Kondylus hinaus in die Interkondyloidkerbe rutscht und an den Kreuzbändern anliegt.

Der Mechanismus, durch den diese Läsion entsteht, erklärt zweifellos die größere Häufigkeit, mit der das *linke* Knie betroffen ist, da die meisten plötzlichen Bewegungen von rechts nach links ausgeführt werden und somit das linke Knie belastet wird.

Klinische Merkmale. - Wenn der Patient direkt nach dem Unfall untersucht wird, gibt er normalerweise die Anamnese an, dass er bei einer plötzlichen Bewegung einen heftigen, Übelkeit erregenden Schmerz im Knie verspürte, möglicherweise begleitet von dem Gefühl, als würde etwas mit einem deutlichen Knacken nachgeben. und anschließend erfolgt die Verriegelung des Gelenks. Es kann sein, dass er zu Boden fällt und nicht mehr aufstehen kann. Bei der Untersuchung wird festgestellt, dass das Knie in einer leicht gebeugten Position fixiert ist; Auch wenn der Chirurg in der Lage sein kann, Beugungsbewegungen in beträchtlichem Ausmaß auszuführen, ohne dass sich die Schmerzen verstärken, ist jeder Versuch, das Gelenk vollständig zu strecken, äußerst schmerzhaft. Druck auf die mediale Seite des Ligamentum patellae in der Furche zwischen Femur und Tibia kann Druckempfindlichkeit hervorrufen, der Meniskus kann jedoch durch Abtasten nicht erkannt werden. Es kommt schnell zu einem erheblichen Erguss in die Synovialhöhle.

Der Zustand kann mit einer Verstauchung des Gelenks verwechselt werden, insbesondere mit einer Verstauchung des Schienbein-Seitenbandes, aber während bei der Meniskusläsion die größte Empfindlichkeit im Bereich *zwischen* den Knochen auftritt, ist die Empfindlichkeit bei der Verstauchung des Bandes am stärksten ausgeprägt befindet sich über seiner Befestigung am Knochen, normalerweise der Tuberositas des Schienbeins.

Behandlung. – Um die Verschiebung zu reduzieren, wird der Patient auf eine Couch gelegt und nach vollständiger Beugung des Knies das Bein seitlich gedreht und abduziert, um den medialen Femurkondylus von der Tibia zu trennen, und während die Drehung und Abduktion aufrechterhalten wird Bein wird schnell gestreckt. Die Rückkehr des Meniskus an seinen Platz geht manchmal mit einem deutlichen Knacken einher, in anderen Fällen erkennt man die Reposition jedoch erst daran, dass das Gelenk vollständig gestreckt werden kann, ohne Schmerzen zu verursachen.

Abwechselnde Beugung und Streckung in Kombination mit rotatorischen Bewegungen sind manchmal erfolgreich. Oftmals sind mehrere Versuche notwendig, ggf. ist auch eine Vollnarkose erforderlich. Nach der Reposition wird das Glied mit Sandsäcken fixiert und durch Massage und Bewegung wird der Erguss beseitigt, wobei darauf geachtet wird, dass keine rotatorischen Bewegungen am Knie möglich sind. Ruhe und Unterstützung sind notwendig, um die Reparatur der gerissenen Bänder zu ermöglichen, und wenn der Patient beginnt, die Gliedmaße zu benutzen, muss er darauf achten, Bewegungen zu vermeiden, die eine Belastung für die beschädigten Bänder darstellen.

In einem beträchtlichen Teil der Fälle kommt es nicht zu einem erneuten Auftreten, und im Laufe von ein oder zwei Monaten kann der Patient ein aktives Leben mit einem vollkommen funktionsfähigen Gelenk wieder aufnehmen. In anderen Fällen besteht die Tendenz zum erneuten Auftreten der Verschiebung.

Wiederkehrende Verschiebung. - Bei wiederkehrender Verschiebung geht jeder Anfall mit Symptomen einher, die den oben beschriebenen ähneln, aber weniger schwerwiegend sind, und der Patient lernt normalerweise, einige Manipulationen vorzunehmen, durch die er den Meniskus wieder in seine Position bringen kann. Er sucht Rat, um etwas zu unternehmen, um einer Verschiebung vorzubeugen und die Stabilität des Gelenks wiederherzustellen, das in vielen Fällen beeinträchtigt ist und ihn an der Ausübung seiner Tätigkeit hindert. Es verbleibt eine unterschiedliche Flüssigkeitsmenge im Gelenk, die Bänder sind gedehnt und schlaff und der Quadrizepsmuskel ist deutlich geschwächt.

Die Symptome ähneln stark denen eines „losen Körpers", und es ist oft schwierig, zwischen ihnen zu unterscheiden. Bei einem frei in der Gelenkhöhle liegenden Körper variiert die Schmerzstelle bei verschiedenen Anfällen und der Körper kann manchmal abgetastet werden. Mit dem Röntgenbild können lose Körper identifiziert werden, die ganz oder teilweise aus Knochen bestehen.

Es kann versucht werden, den Meniskus durch Polster, Bandagen oder andere Geräte in Position zu halten, die so angeordnet sind, dass Rotation und Seitwärtsbewegungen am Knie verhindert werden. In den meisten Fällen werden jedoch die besten Ergebnisse erzielt, wenn das Gelenk geöffnet und der Meniskus je nach Bedarf ganz oder teilweise herausgeschnitten wird.

Das Glied wird auf einer Schiene gebeugt, bis die Wunde verheilt ist. Danach sollte eine Massage durchgeführt und mit der Bewegung des Gelenks begonnen werden. Nach zwei bis drei Wochen darf der Patient mit einem elastischen Verband aufstehen. In den meisten Fällen ist die Funktionsfähigkeit des Gelenks innerhalb von vier bis sechs Wochen vollständig wiederhergestellt. Als Indiz für die perfekte Wiederherstellung der Gelenkfunktionen nach einer Meniskusentfernung ist es Profifußballern häufig möglich, ihren Beruf wieder aufzunehmen.

Eine Verschiebung des Außenmeniskus kommt vergleichsweise selten vor. Sie ist in jeder Hinsicht mit der Verschiebung des Innenmeniskus vergleichbar und wird nach den gleichen Grundsätzen behandelt.

Zerrissener oder zerrissener Meniskus. – In einem großen Teil der Fälle von Meniskusverlagerung, bei denen der Zustand den rezidivierenden Typ annimmt, stellt man beim Öffnen des Gelenks fest, dass der Meniskus nicht nur übermäßig beweglich ist, sondern auch gerissen oder zerrissen ist. Die Erfahrungen der Chirurgen variieren hinsichtlich der Art der Platzwunde. Nach unserer Erfahrung ist die häufigste Form ein Längsspalt, bei dem ein Teil der Innenkante des Knorpels vom Rest abgetrennt wird und als Lasche in Richtung Gelenkmitte vorsteht (Abb. 86). In der Regel ist das vordere Ende gerissen, seltener das hintere Ende. Manchmal ist der Meniskus von einem Ende zum anderen gespalten, wobei der äußere Halbmond an Ort und Stelle bleibt, während der innere Halbmond zwischen den Kondylen verläuft und an den Kreuzbändern anliegt. Gelegentlich wird das vordere Ende aus seiner Befestigung am Schienbein gerissen, seltener das hintere Ende. In einem Fall fanden wir den Meniskus an beiden Enden getrennt und zwischen den Knochen und der Kapsel liegend.

Die *klinischen Merkmale* ähneln denen eines beweglichen Meniskus mit Dislokation, und die genaue Art der Läsion wird in der Regel erst nach Eröffnung des Gelenks entdeckt.

Die *Behandlung* besteht in der Entfernung des losen Lappens oder des gesamten Meniskus, je nach den Umständen. Die Wiederherstellung der Funktion ist in der Regel abgeschlossen. Es ist nicht ratsam, zu versuchen, den gerissenen Teil festzunähen.

Riss der Kreuzbänder. —Es wurden einige Fälle registriert, in denen infolge schwerer Torsionsgewalt die Kreuzbänder aus ihren Befestigungen gerissen wurden, wodurch das Gelenk locker und instabil blieb, sodass Schienbein und Oberschenkelknochen von einer Seite zur anderen bewegt werden konnten Seite aufeinander. Wenn die Behinderung bestehen bleibt, kann das Gelenk geöffnet und die Bänder an Ort und Stelle genäht werden (Mayo Robson).

Verstauchungen des Knies treten vergleichsweise häufig auf, wenn das Gelenk plötzlich verdreht oder verdreht wird. Zusätzlich zur Dehnung oder zum Reißen der Bänder kommt es in der Regel zu einem erheblichen Flüssigkeitsaustritt in die Gelenkhöhle, und bei der Röntgenuntersuchung zeigt sich gelegentlich, dass mit dem Band auch ein Teil des Knochens abgerissen wurde – eine Verstauchung *oder ein Bruch* . Die Schwellung füllt die Hohlräume auf beiden Seiten der Patella aus und erstreckt sich über eine gewisse Strecke in die Synovialtasche unterhalb des Quadrizeps. Die Patella wird durch die Ansammlung von Flüssigkeit im Gelenk von der Vorderseite des Femurs angehoben – „schwimmende Patella" – und kann bei festem Druck dazu gebracht werden, gegen die Trochleaoberfläche zu klopfen.

Eine Verstauchung wird durch eine Ablösung der einen oder anderen der angrenzenden Epiphysen, einen Bruch der Gelenkenden der Knochen und eine Verschiebung der Halbmondmenisken diagnostiziert. Aufgrund der Schwellung, die den Umriss des Teils verdeckt, ist die Differenzialdiagnose oft schwierig, aber wenn die Schwellung unter der Massage abnimmt, wird sie einfacher. Das Hauptvertrauen muss darauf gelegt werden, dass die Knochenpunkte ihre normale Beziehung beibehalten und dass sich die Punkte mit der größten Empfindlichkeit über den Ansätzen des einen oder anderen Seitenbandes befinden. Da das Seitenband des Schienbeins am häufigsten betroffen ist, befindet sich die empfindlichste Stelle normalerweise über seiner Befestigung an der medialen Seite des Tibiakopfes – seltener über dem medialen Kondylus des Femurs.

Wenn eine Verstauchung des Knies nicht effizient behandelt wird, kann sie durch Überdehnung der Bänder zu einer Schwäche und Instabilität des Gelenks führen, was häufig mit einem Flüssigkeitsaustritt in die Gelenkhöhle (*traumatischer Hydrops*) einhergeht. Dies ist wahrscheinlicher, wenn das Gelenk wiederholt leichten Gewalteinwirkungen ausgesetzt ist, wie sie beispielsweise beim Fußball oder anderen sportlichen Übungen auftreten können – daher wird die Erkrankung manchmal auch als „Fußballerknie" bezeichnet.

Eine weitere Ursache für Behinderungen nach einer Knieverstauchung ist der *Schwund des Quadrizepsmuskels* . Die Stabilität des Gelenks, wenn die Position der vollständigen Streckung verlassen wird, hängt größtenteils von seiner Fähigkeit ab, das Ausmaß der Beugung zu kontrollieren, insbesondere beim Treppensteigen oder beim Gehen auf unebenem Boden, daher ist dies bei einem Quadrizepsschwund der Fall Es besteht eine zunehmende Gefahr einer Wiederholung der Verstauchung. Mit jeder Wiederholung der Verstauchung kommt es zu einer Vergrößerung der Gelenkflüssigkeit, einer Dehnung der Bänder und einer weiteren Schwächung des Quadrizeps. Es entsteht eine Art Teufelskreis, in dem gleichzeitig eine erhöhte Anfälligkeit für Verstauchungen und eine verminderte Fähigkeit, sich davon zu erholen, bestehen. Auch nach der Reparatur des beschädigten Bandes oder der Entfernung des beweglichen oder gerissenen Meniskus bleibt der Quadrizepsschwund eine Quelle von Schwäche und Behinderung und erfordert eine Behandlung durch Massage und Elektrizität.

Behandlung. – In neueren und schweren Fällen muss der Patient ans Bett gefesselt werden und mit Watte und einem Verband fester Druck auf das Gelenk ausgeübt werden. Dieser kann ein- bis zweimal täglich entfernt werden, um das Gelenk zu duschen. Gleichzeitig sollte er massiert und bewegt werden, um die Aufnahme des Ergusses zu fördern und die Bildung von Verwachsungen zu verhindern.

Chronischer Gelenkerguss lässt sich am schnellsten durch Ruhe und Blasenbildung beseitigen. Wenn der Patient nicht in der Lage ist zu liegen, sollte eine Massage systematisch durchgeführt und ein fester elastischer Verband getragen werden. Ein Patient, der einmal eine schwere Verstauchung des Knies erlitten hat oder bei dem sich die Erkrankung „Fußballerknie" entwickelt hat, muss auf gewalttätige Übungen verzichten, die ihn weiteren Verletzungen aussetzen, andernfalls besteht die Gefahr einer Verschlimmerung und Folge davon bei dauerhafter Beeinträchtigung der Gelenkstabilität.

VERLETZUNGEN DER PATELLA

Eine Patellafraktur ist eine vergleichsweise häufige Verletzung bei erwachsenen Männern. Am häufigsten ist es auf *eine Muskelaktion* zurückzuführen, bei der die Kniescheibe durch eine plötzliche und kräftige Kontraktion des Quadrizepsstreckmuskels über das untere Ende des Oberschenkelknochens gerissen wird, während die Extremität teilweise gebeugt ist – wie zum Beispiel bei dem Versuch, ein Zurückfallen zu vermeiden. Der Knochen wird dann gebrochen, wie man einen Stock bricht, indem man ihn über das Knie beugt, und die Bruchlinie, die quer oder leicht schräg verläuft, kreuzt den Knochen etwas unterhalb seiner Mitte. Auf diese Weise erzeugte Brüche sind fast nie kompliziert.

ABB. 87. – Röntgenbild einer Patellafraktur.

Der Grad der Verschiebung der Fragmente hängt davon ab, in welchem Ausmaß die Ausdehnung der Quadrizepssehne durchtrennt wird. In der

Regel ist es nur leicht zerrissen, so dass der Abstand der Bruchstücke nicht mehr als einen Zoll beträgt. In anderen Fällen ist es weiträumig gerissen, und die Kontraktion des Quadrizepsmuskels ist dann in der Lage, die Fragmente um 7 bis 10 cm voneinander zu trennen, und führt manchmal zu einer Schiefstellung des oberen Fragments. Das in das Gelenk ausströmende Blut hat die Tendenz, die Trennung noch weiter zu verstärken. Da das Periost normalerweise unterhalb der Fraktur gerissen wird, hängt sein freier Rand als Rand vom proximalen Fragment herab und kann, wenn er zwischen die gebrochenen Enden gelangt, eine Barriere für die knöcherne Vereinigung bilden (Macewen).

ABB. 88. – Patellafraktur mit weit auseinanderliegenden Fragmenten, die durch ein Faserband verbunden sind.

(Anatomisches Museum der Universität Edinburgh.)

Klinische Merkmale. - Sofort bricht der Knochen, der Patient stürzt und kann nicht mehr aufstehen, da das Glied sofort unbrauchbar wird, und wir haben erlebt, dass er bei diesem Versuch die Kniescheibe des anderen Glieds gebrochen hat. Die Fähigkeit, die Gliedmaße zu strecken, geht verloren und der Patient ist nicht in der Lage, seinen Fuß vom Boden abzuheben. Das Kniegelenk ist mit Blut und Synovia gefüllt, die normalerweise bis in den Schleimbeutel unter dem Quadrizeps reichen. Man kann die beiden Fragmente erkennen, getrennt durch einen Abstand, der das Platzieren des Fingers zwischen ihnen zulässt und der sich bei Beugung des Knies vergrößert. Durch Entspannen des Quadrizeps können die Fragmente mehr oder weniger vollständig angenähert werden.

Prognose. – In Fällen mit geringer Dislokation kann, wenn die Fragmente in perfekter Apposition gehalten wurden, eine knöcherne Verbindung stattfinden, aber in der großen Mehrzahl der Fälle ist die Verbindung faserig. Die Verkürzung des Quadrizeps und die allmähliche Dehnung und Ausdünnung des verbindenden Faserbandes können eine weitere Trennung der Fragmente ermöglichen (Abb. 88), was in unterschiedlichem Maße die Stabilität und Funktionen der Extremität beeinträchtigt. Das proximale Fragment wird manchmal an der Vorderseite des Femurs befestigt und bewegt sich mit diesem, und das Faserband zwischen den beiden Fragmenten wird allmählich gedehnt. Nach der Knochenheilung kommt es nicht selten vor, dass die Patella innerhalb von ein oder zwei Monaten nach dem ursprünglichen Unfall durch einen Sturz erneut gebrochen wird.

Behandlung. — Es ist wahrscheinlich wahr, dass die besten funktionellen Ergebnisse am schnellsten durch operative Maßnahmen erzielt werden. Der Einriss der Aponeurose des Quadrizeps, die Schiefstellung der Fragmente und die dazwischen liegende gerissene Knochenhaut können auf keine andere Weise mit Sicherheit behoben werden. Die Operation sollte jedoch nur von Personen durchgeführt werden, die mit der Wundtechnik vertraut sind und über die Mittel zur Durchführung verfügen. Eine operative Behandlung ist insbesondere bei jungen Menschen indiziert, die ein aktives Leben führen, sowie bei Männern in der Wehenphase, insbesondere bei solchen, die gefährlichen Tätigkeiten nachgehen, die eine Stabilität des Knies erfordern.

Sobald die Wunde verheilt ist – in einer Woche oder zehn Tagen – wird mit der Massage und Bewegung der Gliedmaße begonnen, und der Patient wird ermutigt, seine Gliedmaße im Bett zu bewegen. Am Ende einer weiteren Woche darf er möglicherweise mit Stöcken oder Krücken aufstehen.

Nichtoperative Behandlung. —In den meisten Fällen, die bei Patienten auftreten, die keiner anstrengenden Tätigkeit nachgehen oder sonst ein aktives Leben führen, kann ein zufriedenstellendes Ergebnis ohne den Rückgriff auf eine Operation erzielt werden. Wir können mit der folgenden Methode zufrieden sein: Der Patient wird einige Tage im Bett gehalten, die verletzte Stelle wird auf einem Kissen gestützt und täglich massiert, und die Patella wird als Ganzes hin und her bewegt, um ein Verkleben mit der Patella zu verhindern Femur. Ungefähr am vierten Tag darf er sich auf Krücken fortbewegen. Da eine knöcherne Verbindung der Fragmente für ein gutes funktionelles Ergebnis nicht unbedingt erforderlich ist und da eine fibröse Verbindung nicht notwendigerweise eine wesentliche Beeinträchtigung der Brauchbarkeit des Gliedes mit sich bringt, muss kein Versuch unternommen werden, die Fragmente anzunähern, sondern es müssen alle Anstrengungen unternommen werden Erhalten Sie die Funktion des Quadrizepsmuskels und die Beweglichkeit des Gelenks.

Wenn es erwünscht ist, die Fragmente in Kontakt zu bringen und eine knöcherne Verbindung sicherzustellen, sollte das Glied auf eine schiefe Ebene gelegt werden, um den Quadrizepsmuskel zu entspannen, und es sollten Maßnahmen getroffen werden, um den Erguss zu stoppen und die Schwellung durch systematische Massage und einen Stützverband zu verringern. Wenn dies im Laufe einiger Tage erreicht ist, wird versucht, die Fragmente anzunähern, indem ein großes hufeisenförmiges Stück Heftpflaster an der Vorderseite des Oberschenkels befestigt wird und das proximale Fragment umfasst. Die Verlängerung erfolgt mittels Gummischlauch, der am Fußteil der Schiene befestigt wird. Der Verband, der das Glied mit der Schiene verbindet, sollte einen nach oben gerichteten Druck auf das distale Fragment ausüben. Dies kann auch durch ein spezielles Stück Heftpflaster mit elastischem Schlauch erreicht werden, das nach oben zieht.

Der Halteapparat bleibt etwa drei Wochen lang bestehen, danach wird ein starrer, aber leicht entfernbarer Apparat angelegt, und der Patient darf auf Krücken gehen, wobei das Glied täglich massiert und trainiert wird, um den Tonus der Muskeln zu verbessern.

Wenn der Bruch durch *direkte Gewalteinwirkung* verursacht wird, beispielsweise durch einen Sturz auf das Knie oder einen Tritt eines Pferdes, kann er quer, schräg oder vertikal verlaufen, in vielen Fällen ist er jedoch sternförmig, wobei der Knochen in mehrere unregelmäßige Stücke gebrochen ist. Diese Trümmerfrakturen sind häufig kompliziert. Bei Quer- und Schrägfrakturen beruht die Verschiebung auf denselben Ursachen wie bei Frakturen durch Muskeleinwirkung. Bei vertikalen Frakturen und Sternfrakturen kommt es nur zu einer geringen oder keiner Verschiebung, es sei denn, das Knie wurde nach dem Knochenbruch gewaltsam gebeugt. Für die Behandlung gelten die gleichen Überlegungen wie bei Frakturen durch Muskeleinwirkung.

Alter Bruch. – Da eine faserige Verbindung auch bei einem Abstand von mehreren Zoll zwischen den Fragmenten nicht unvereinbar mit einem brauchbaren Glied ist, ist eine Operation bei diesem Zustand nicht oft notwendig, wenn die Brauchbarkeit des Glieds jedoch ernsthaft beeinträchtigt ist, ist eine operative Behandlung angezeigt . Die Operation erfolgt nach den gleichen Grundsätzen wie bei einem kürzlich erfolgten Bruch, wobei die Knochenenden aufgeschnitten und Verwachsungen durchtrennt werden. Wenn das proximale Fragment am Femur befestigt ist, sollte es abgetrennt und eine Faszienschicht dazwischen gelegt werden; Manchmal ist es notwendig, den Quadrizepsmuskel durch mehrere V-förmige Einschnitte durch seine Substanz zu verlängern. oder es kann ein Lappen vom Rektus herabgestülpt und an der Patella und dem Ligamentum patellæ angenäht werden.

Wenn eine operative Behandlung kontraindiziert ist, sollte dem Patienten eine feste Vorrichtung zur Verfügung gestellt werden, die die Beugung des Knies einschränkt und die Fragmente stützt.

Eine Luxation der Patella ist selten. Sie entsteht durch übertriebene Muskelbewegungen bei vollständig gestreckter Gliedmaße oder durch einen Schlag auf die eine oder andere Kante des Knochens. Laxheit der Bänder und X-Bein sind prädisponierende Faktoren. Manchmal geht es mit einem Bruch der Kante der Trochleaoberfläche einher, was das Halten in der richtigen Position erschwert.

Die *laterale* ist die häufigste Variante, die *mediale* ist selten. Beide können vollständig oder unvollständig sein. Manchmal wird der Knochen gedreht, sodass seine Kante auf der Vorderseite des Femurs aufliegt – *vertikale* Luxation; und in einigen Fällen wurde es vollständig umgedreht, so dass die Gelenkfläche nach vorne gerichtet ist.

Klinische Merkmale. – Das Gelenk ist fixiert, meist in einer leichten Flexionsstellung, und die verlagerte Patella kann leicht abgetastet werden. Die Deformation ist auffällig und lässt auf den ersten Blick auf eine viel ernstere Verletzung schließen. Obwohl die Luxation leicht reduziert werden kann, besteht die Gefahr, dass sie erneut auftritt.

Um eine Reduktion zu bewirken, muss der Quadrizeps gründlich entspannt werden, indem das Bein auf dem Oberschenkel gestreckt und der Oberschenkel auf dem Becken gebeugt wird. Anschließend wird die Patella gekippt, indem man kräftigen Druck auf die Kante ausübt, die am weitesten von der Mitte des Gelenks entfernt liegt, und gleichzeitig in Richtung der Mittellinie drückt. Das Glied wird auf eine hintere Schiene gelegt und ein fester elastischer Druck auf das Gelenk ausgeübt, um einen Erguss zu verhindern oder zu verringern. Massage und Bewegung werden von Anfang an durchgeführt.

Da es zu einer erneuten Verschiebung kommen kann, sollte der Patient eine feste elastische Binde oder eine starke Kniescheibe tragen.

Permanente und wiederkehrende Luxationen der Patella werden später beschrieben.

BRUCH DER BEINKNOCHEN

Die Beinknochen können gemeinsam oder einzeln gebrochen werden.

Bruch beider Knochen. – Die Merkmale dieser Verletzung hängen zu einem großen Teil von der Art der Gewalt ab, die sie verursacht. Bei Brüchen durch *direkte* Gewalteinwirkung, beispielsweise durch das Fahren eines Rades über die Gliedmaße oder durch einen schweren Schlag, geben die Knochen an der Stelle des Aufpralls nach und die Bruchlinie verläuft tendenziell quer, wobei beide Knochen auf der gleichen Höhe gebrochen werden (Abb. 89). Es gibt nur eine geringe oder keine Verschiebung, und diese ist winkelig und wird durch die Richtung der Bruchkraft bestimmt.

ABB. 89. – Röntgenbild einer Querfraktur beider Beinknochen durch direkte Gewalteinwirkung.

ABB. 90. – Röntgenbild einer Schrägfraktur beider Beinknochen durch indirekte Gewalteinwirkung.

Wenn die Gewalt *indirekt ist* , etwa durch einen Sturz auf die Füße oder eine Drehung des Beins, gibt das Schienbein normalerweise an der Verbindung seines unteren und mittleren Drittels nach, und das Wadenbein auf einer höheren Ebene (<u>Abb. 90</u>). Die Torsion des Schienbeins ist wahrscheinlich der wichtigste Faktor bei der Entstehung der Fraktur, wobei das distale Fragment durch den Druck des Fußes auf den Boden fixiert wird, während das proximale Fragment durch die Kraft des Körpers gedreht wird. Beide Frakturen verlaufen meist schräg – diejenige der Tibia verläuft von oben nach unten, nach vorne und medial, und man findet im Allgemeinen, dass die Schrägheit der Fibulafraktur mit der der Tibia übereinstimmt.

In der Regel kommt es zu einer erheblichen Verschiebung, wobei das Gewicht des unteren Teils der Gliedmaße dazu führt, dass diese nach hinten fällt und von der Mittellinie wegrollt, und die Zugkraft der Wadenmuskeln die Ferse nach oben zieht und die Zehen zeigt. Das proximale Fragment bildet einen Vorsprung an der Vorderseite der Extremität.

Aufgrund der oberflächlichen Lage des Schienbeins und des spitzen Charakters der Fragmente wird diese Fraktur häufig dadurch verstärkt, dass der Knochen durch die Haut gedrückt wird. Das hervorstehende Knochenstück ist normalerweise das distale Ende des proximalen Fragments. Diese Fraktur ist oft zersplittert. Es wurde beobachtet, dass, wenn die Frakturlinie den Buchstaben V auf der Unterhautoberfläche des Schienbeins bildet, immer ein Riss entsteht, der entlang der Rückseite des Knochens in das Sprunggelenk verläuft – eine Komplikation, die das Risiko einer Folgeerkrankung erhöht Steifheit und eingeschränkte Funktionsfähigkeit der Gliedmaßen. Darüber hinaus kommt es bei Frakturen durch indirekte Gewalteinwirkung meist zu einer Verstauchung des Knöchels, und bei schweren Brüchen beider Beinknochen durch indirekte Gewalteinwirkung haben wir häufig einen Aufriss des oberen Schienbein-Fibular-Gelenks festgestellt.

Klinische Merkmale. – Die Schienbeinfraktur lässt sich leicht daran erkennen, dass man eine Unregelmäßigkeit erkennt, wenn man mit den Fingern über den Scheitel des Schienbeins fährt, und an dieser Stelle können normalerweise abnormale Beweglichkeit, Druckempfindlichkeit und Krepitation hervorgerufen werden. Es ist oft schwierig, die Fibulafraktur zu erkennen, und es ist nicht immer ratsam, dies zu versuchen, insbesondere wenn die Manipulationen Schmerzen verursachen oder dazu neigen, die Verschiebung zu verstärken. Der Zustand der Fibula lässt sich in der Regel anhand des Ausmaßes der Verschiebung und des Ausmaßes der Beweglichkeit der Tibiafragmente ableiten. Nicht selten lässt sich der Fraktursitz dadurch erkennen, dass man einen Punkt lokalisiert, an dem beim Ausüben von Druck auf den Knochen aus der Ferne Schmerzen entstehen – Schmerzen bei distalem Druck.

Aufgrund der engen Verbindung der Haut mit dem Periost auf der subkutanen Seite des Schienbeins ist die Spannung durch austretendes Blut oft extrem; Über dem Bereich der Ekchymose bilden sich häufig Blasen, und wenn sich diese entzünden, kann es zu einer Ablösung der Haut und damit zu einer Verschärfung der Fraktur kommen.

Die Gefäße und Nerven des Beins werden selten ernsthaft geschädigt.

Behandlung. —Bei deutlicher Verschiebung gelingt die Reposition am besten unter Narkose. Auf den Fuß wird Zug ausgeübt und die Fragmente werden in Position gebracht, wobei gleichzeitig die Ausrichtung der Zehen und die Außenrotation des Fußes korrigiert werden. Der normale Umriss des Fußes im Verhältnis zum Bein wird wiederhergestellt, wenn der Großzehenballen, der Innenknöchel und der Innenrand der Kniescheibe in derselben vertikalen Ebene liegen. Wie bei anderen Frakturen der unteren Extremität sollte die Extremität in der natürlichen Position einer leichten Eversion platziert werden: nicht so, dass die Zehen gerade nach vorne zeigen.

Der anzuwendende Retentionsapparat richtet sich nach der Tendenz zur Rückverlagerung, dem Grad der Schwellung und dem Ausmaß der Hautschädigung.

Im Normalfall wird das Bein zwischen Sandsäcken gestützt und von Anfang an mit Massage und Bewegungen ausgestattet. Wenn eine Tendenz zur erneuten Verschiebung besteht, kann das Glied sofort in einen starren Apparat eingeschlossen werden, beispielsweise seitliche poroplastische Schienen, die durch einen elastischen Verband in Position gehalten werden, oder eine Cline-Schiene, die zur Massage leicht entfernt werden kann. Bei der Fraktur im unteren Drittel des Beins liefert die Ambulanzschiene hervorragende Ergebnisse und ist in der Krankenhauspraxis von besonderem Nutzen (Abb. 95).

Als Notfallhilfsmittel, beispielsweise für Transportzwecke, ist die *Boxschiene* (Abb. 91) einfach und effizient. Wir haben festgestellt, dass es bei der Kontrolle der Fragmente, insbesondere bei Schrägfrakturen, nicht wirksam ist und eine ständige Überwachung und Nachjustierung erfordert. Es besteht aus zwei Holzstücken, die von oberhalb des Knies bis zu einem oder zwei Zoll über die Sohle reichen und etwas breiter als der maximale Durchmesser des Beins sind. Diese werden in die gegenüberliegenden Enden eines gefalteten Blechs gerollt, um so zwei Seiten einer Schachtel zu bilden, wobei das Blech eine dritte Seite darstellt. Es hat sich als vorteilhaft erwiesen, ein weiteres, mit einem Fußstück versehenes Brett zwischen die Falten des die dritte Seite des Kastens bildenden Blattes einzufügen, um die Steifigkeit der Schiene zu erhöhen und die Kontrolle des Fußes zu erleichtern. Indem man eine Seite des Lakens etwas schräg faltet, wird die Box am Knie etwas breiter als am Knöchel und passt sich so dem Glied besser an.

ABB. 91. – Kastenschiene für Beinfrakturen.

Das Glied wird in diese Box gelegt, deren Seiten sorgfältig gepolstert sind. Um den Druck von den Kondylen, dem Wadenbeinkopf, den Knöcheln und dem Fersenvorsprung zu nehmen, werden Ringpolster angebracht, und hinter dem Tendo calcaneus wird ein großes Stützpolster platziert. Ein gefaltetes Handtuch wird über die Vorderseite des Beins gelegt und bildet einen Deckel für die Box. Das Ganze wird mit drei Knoten am Glied festgebunden. Abschließend wird der Fuß mit einer Achterbinde oder einem elastischen Gurtband im rechten Winkel zum Bein fixiert und leicht abduziert. Zur Stabilisierung der Gliedmaßen dienen daneben platzierte Sandsäcke. Bei Frakturen im unteren Drittel des Beins kann die Boxschiene kurz vor dem Knie enden und das Glied dann in einer Salter-Wiege aufgehängt werden, was dem Patienten eine größere Bewegungsfreiheit im Bett ermöglicht.

ABB. 92. – Kastenschiene (angewendet).

Um eine Verkürzung bei schrägen Frakturen und in der Nähe des Sprunggelenks zu verhindern, wo es oft schwierig ist, das untere Fragment zu kontrollieren, kann eine Extension mit Gewicht und Flaschenzug oder durch eine Thomas-Knieschiene von Nutzen sein. Die Umreifung darf nur am distalen Fragment angebracht werden, wir ziehen es jedoch vor, sie bis zum oberen Drittel des Beins zu tragen. Wenn die Überlagerung der Fragmente weiterhin besteht, kann die Verlängerung direkt vom Knochen aus erfolgen, wobei die Eiszangen die Malleolen oder den Calcaneus greifen.

Wenn die Haut geschädigt ist, wie es so häufig auf der medialen Seite des Schienbeins der Fall ist, müssen Maßnahmen ergriffen werden, um eine Infektion zu verhindern.

Die Massage wird täglich durchgeführt und um Steifheit vorzubeugen, wird der Knöchel von Anfang an bewegt. Im Laufe von drei Wochen können seitliche poroplastische Schienen, die mit einem elastischen Verband gehalten werden, ersetzt werden und der Patient kann auf Krücken gehen. Bei einfachen Frakturen ohne Verschiebung ist die Heilung in der Regel nach sechs bis acht Wochen abgeschlossen, bei schrägen, zersplitterten oder zusammengesetzten Frakturen erfolgt die Heilung jedoch häufig verzögert, und die Funktionen der Extremität werden möglicherweise erst nach drei oder sogar vier Wochen vollständig wiederhergestellt Monate nach dem Unfall.

Operative Behandlung. – Wenn das Überschreiben nicht auf andere Weise korrigiert werden kann, empfiehlt es sich, die Fragmente durch eine Operation zu ersetzen. Über der medialen Seite des Schienbeins wird ein gekrümmter Einschnitt mit der Konvexität nach hinten vorgenommen, wodurch die Fragmente freigelegt werden, die dann in Position gebracht und gegebenenfalls plattiert oder auf andere Weise je nach den Umständen fixiert werden. Es ist selten notwendig, die Fibula gesondert zu behandeln. Bis zur Wundheilung wird eine Boxschiene angelegt, anschließend wird eine poroplastische Schiene eingesetzt und mit der Massage begonnen.

Wir teilen nicht die von einigen Chirurgen, insbesondere Arbuthnot Lane, zum Ausdruck gebrachte Unzufriedenheit mit den Ergebnissen, die mit nichtoperativen Mitteln bei häufigen Beinfrakturen erzielt wurden, und empfehlen nicht, systematisch auf eine operative Behandlung zurückzugreifen.

einem nicht verbundenen Bruch der Beinknochen. Die Behandlung erfolgt auf die gleiche Weise wie in anderen Situationen, kann sich jedoch als äußerst hartnäckig erweisen, insbesondere bei Kindern, bei denen sie manchmal sogar unheilbar ist.

Eine Fehlheilung kann aufgrund der damit verbundenen Behinderung eine operative Behandlung in Form einer Osteotomie eines oder beider Knochen erforderlich machen.

Komplizierte Beinfrakturen kommen häufig vor und werden nach den bereits für die Behandlung komplizierter Frakturen im Allgemeinen festgelegten Richtlinien behandelt (S. 25).

Ein alleiniger Bruch des Schienbeins , wenn er durch direkte Gewalteinwirkung verursacht wird, erfolgt normalerweise transversal, es gibt nur eine geringe Verschiebung, und da das Wadenbein die Fragmente in Position hält, erfolgt die Heilung normalerweise schnell und ohne Deformation. Schräg- und Spiralfrakturen entstehen durch indirekte Gewalteinwirkung.

Ein Bruch des Wadenbeins allein kann durch direkte Gewalteinwirkung verursacht werden und verläuft aufgrund der Unterstützung durch das Schienbein in der Regel unbeaufsichtigt durch eine Verschiebung. Bennett aus Dublin hat darauf hingewiesen, dass es häufig zu einem schrägen Bruch des oberen Drittels des Wadenbeins kommt, der auf eine Drehung des Knöchels nach außen bei gestrecktem Fuß zurückzuführen ist. Es zeichnet sich durch Schmerzen aus, die an der Stelle des Bruchs lokalisiert sind, wenn der Fuß so bewegt wird, dass der Talus gegen das Wadenbein drückt. Lokaler Druck kann auch dazu führen, dass das Wadenbein nachgibt und Krepitation hervorruft. In einigen Fällen geht diese Fraktur mit einer Verstauchung des Sprunggelenks einher. Es wird oft übersehen und kann aufgrund mangelnder angemessener Behandlung zu einer längeren Beeinträchtigung der Nützlichkeit führen.

Brüche des Schien- oder Wadenbeins allein werden genauso behandelt wie Brüche beider Knochen, Schienen sind selten erforderlich. In diesen Fällen ist die ambulante Methode sinnvoll (Abb. 95).

KAPITEL VIII
VERLETZUNGEN IM KNÖCHEL- UND FUSSBEREICH

- Chirurgische Anatomie

- — FRAKTUREN :

- *Pott-Fraktur* ;

- *Gegenteil von Pott-Fraktur* ;

- *Trennung der unteren Epiphyse* ;

- *Bruch des Talus* ;

- *Bruch des Kalkaneus* ;

- *Brüche anderer Fußwurzelknochen* ;

- *Frakturen der Mittelfußknochen* ;

- *Frakturen der Phalangen*

- — LUXATIONEN :

- *Vom Knöchelgelenk* ;

- *Vom unteren Tibiofibulargelenk* ;

- *Vollständige Luxation des Talus* ;

- *Subtaloidluxation* ;

- *Mediotarsale Luxation* ;

- *Luxation des Tarso-Mittelfußknochens* ;

- *Luxationen der Zehen* .

Zu den Frakturen in dieser Region gehören die Pott-Fraktur und ihre Umkehrung; Trennung der unteren Epiphyse des Schienbeins; Frakturen des Talus, des Fersenbeins und anderer Fußwurzelknochen; und Frakturen der Mittelfußknochen und Phalangen. Es kommen auch verschiedene Luxationen vor, die wichtigsten sind die des Sprunggelenks, des Talus und die Subtaloidluxation.

Chirurgische Anatomie. – Für die Untersuchung von Verletzungen im Bereich des Sprunggelenks ist es wichtig, die Begriffe zu definieren, die zur Beschreibung der Fußbewegungen verwendet werden. Mit *Flexion* oder *Dorsalflexion* ist also die Bewegung gemeint, die den Fußrücken an die

Vorderseite des Beins annähert; Unter *Streckung* oder *Plantarflexion* versteht man das Hochziehen der Ferse, so dass die Zehen spitz sind. Bei der *Inversion* wird die mediale Kante des Fußes nach oben gezogen, so dass die Fußsohle zur Mittellinie des Körpers zeigt, eine Haltung, die der Supination der Hand entspricht. Bei der *Eversion* wird der seitliche Rand des Fußes hochgezogen, wobei die Sohle von der Mittellinie wegschaut – analog zur Pronation der Hand. *Unter Adduktion* versteht man die Drehung des Fußes, sodass die Zehen zur Mittellinie des Körpers gedreht werden; Bei der *Abduktion* sind die Zehen von der Mittellinie abgewandt.

Die markantesten knöchernen Orientierungspunkte im Bereich des Knöchels sind die beiden *Malleolen* , wobei der laterale etwas weiter hinten liegt und etwa einen halben Zoll tiefer liegt als der mediale. Auf der medialen Seite des Fußes kann von hinten nach vorne der *mediale Fortsatz (Tuberositas interna)* des Calcaneus ertastet werden; das *Sustentaculum tali* , das etwa 1 Zoll vertikal unter der Spitze des Malleolus liegt; der *Tuberculum naviculare* , etwa 2,5 cm vor dem Malleolus und etwas tiefer; das *erste (innere) Keilbein* sowie die Basis, der Schaft und der Kopf des *ersten Mittelfußknochens* .

Auf der lateralen Seite erkennt man den *lateralen Fortsatz (Tuberositas externa)* des Calcaneus; der *Trochleafortsatz (Tuberculum peroneus)* am selben Knochen; der *Quader* ; und die prominente Basis des *fünften Mittelfußknochens* .

Das Talonavikulargelenk liegt unmittelbar hinter der Tuberositas des Navikulargelenks, und eine auf dieser Höhe quer über den Fuß gezogene Linie verläuft über das Calcaneocubulargelenk.

Das *Knöchelgelenk* , das durch die Verbindung von Schien- und Wadenbein mit dem Talus gebildet wird, liegt etwa einen halben Zoll über der Spitze des Malleolus medialis und ist so konstruiert, dass es nur im rechten Winkel zum Bein steht Es ist möglich, das Gelenk zu beugen und zu strecken. Bei spitzen Zehen sind jedoch leichte Seitwärts- und Rotationsbewegungen möglich. Der Hauptsitz der seitlichen Bewegung des Fußes liegt an den Talo-Navicular- und Calcaneo-Cuboid-Artikulationen – dem „Mitteltarsal- oder Chopart-Gelenk".

Das Sprunggelenk verdankt seine Stärke hauptsächlich den Malleolen und den Seitenbändern sowie den unteren Tibiofibularbändern, die die unteren Enden der Beinknochen miteinander verbinden. Die zahlreichen Sehnen, die das Gelenk auf allen Seiten überspannen, tragen zusätzlich zu seiner Stabilität bei.

Die Synovialmembran des Sprunggelenks verläuft zwischen den Beinknochen nach oben und kleidet das untere Schienbein-Fibular-Gelenk aus. aber es unterscheidet sich von dem der Intertarsalgelenke, die auf komplizierte Weise miteinander kommunizieren. Der Epiphysenknorpel am unteren Ende der Fibula liegt auf der Höhe des Talo-Tibia-Gelenks, während der der Tibia etwa einen halben Zoll höher liegt (Abb. 93).

ABB. 93. – Schnitt durch das Knöchelgelenk, der die Beziehung der Epiphysen zur Synovialhöhle zeigt.

a , Untere Epiphyse des Schienbeins.
b , Untere Epiphyse des Wadenbeins.
c , Talus.
d , Calcaneus.

(Nach Polen.)

FRAKTUREN IM BEREICH DES SPRUNGGELENKS

Pott-Fraktur. —Es muss verstanden werden, dass verschiedene Läsionen, die im Bereich des Sprunggelenks auftreten, unter dem klinischen Begriff „Pott-Fraktur" zusammengefasst werden. Obwohl sie von ähnlicher Natur sind und durch die gleichen Formen der Gewalt hervorgerufen werden, unterscheiden sie sich in ihrer Anatomie und ihren klinischen Merkmalen erheblich. Sie sind alle das Ergebnis einer *kombinierten Eversion und Abduktion* des Fußes – beispielsweise durch Abrutschen vom Bordstein oder durch einen Sprung aus großer Höhe und eine Landung auf der medialen Seite des Fußes.

Wenn die gewaltsame *Eversion* die Hauptbewegung ist, reißt die Straffung des Deltabandes (internes laterales Band) normalerweise den Innenknöchel an seiner Basis ab. Anschließend wird der Talus auf den Malleolus lateralis gedrückt und durch die weiterhin wirkende Kraft wird das untere Ende der Fibula seitlich gedrückt und bricht dicht über dem Malleolus. Das Ligamentum interosseum tibiofibularis kann reißen oder der äußere Teil des Schienbeins, an dem es befestigt ist, kann abgerissen werden. Diese Form wird manchmal *Dupuytren-Fraktur genannt* . Wenn die Knochen bei einer Dupuytren-Fraktur weit voneinander entfernt sind, kann der Talus zwischen ihnen nach oben gedrückt werden.

Wenn die Abduktionsbewegung *vorherrscht* , ist in der Regel das Deltaband gerissen oder die vordere Kante oder Spitze des Innenknöchels abgerissen. Das Ligamentum interosseum tibio-fibularis leistet normalerweise Widerstand und führt zu einem schrägen Bruch des Wadenbeins 2 bis 4 Zoll oberhalb seines unteren Endes.

Klinische Merkmale. „In einem erheblichen Teil der Fälle – unserer Erfahrung nach in der Mehrzahl – geht diese Fraktur nicht mit einer ausgeprägten Fußdeformität einher, und der Patient kann nach der Verletzung oft nur noch leicht hinken.

In anderen Fällen ist die Deformität jedoch ausgeprägt und charakteristisch (Abb. 94). Der Fuß ist umgestülpt, die Innenseite ruht auf dem Boden. Der Malleolus medialis steht übermäßig hervor und dehnt die Haut, die nachgeben kann, wenn der Patient versucht zu gehen. Da der Fuß den Halt der Knöchel verloren hat, wird er oft nach hinten verschoben und die Zehen werden durch die Kontraktion der Wadenmuskulatur gespitzt. Es besteht eine abnormale Beweglichkeit – sowohl von einer Seite zur anderen als auch von vorne nach hinten – und es kann zu Krepitation kommen. Die empfindlichen Stellen befinden sich über dem Ligamentum deltoideum oder dem medialen Malleolus, dem unteren Schienbein-Fibula-Gelenk und an der Frakturstelle des Wadenbeins. Distaler Druck auf den Wadenbeinschaft oder auf die äußerste Spitze des Malleolus kann Schmerzen und Krepitation an der Frakturstelle hervorrufen. In den Hohlräumen unterhalb und hinter den

Malleolen kommt es meist zu erheblichen Ekchymosen und Schwellungen;
und die Knöchel scheinen näher an der Sohlenhöhe zu liegen. Bei der
Dupuytren-Fraktur kommt es zu einer starken Verbreiterung des Knöchels,
wenn der Talus zwischen Schien- und Wadenbein verläuft.

ABB. 94. – Röntgenaufnahme einer Pott-Fraktur mit seitlicher
Fußverschiebung.

Es ist oft schwierig, eine *Verstauchung* des Sprunggelenks von einer Fraktur
ohne Verschiebung zu unterscheiden, da beide Verletzungsformen auf die
gleichen Arten von Gewalt zurückzuführen sind und schnell zu
Schwellungen und Verfärbungen der darüber liegenden Weichteile führen.
Bei einer Verstauchung liegt die größte Empfindlichkeit über den
beschädigten Bändern und Sehnenscheiden, während bei einer Fraktur die
Bruchstelle die empfindlichste Stelle ist. Die Röntgenaufnahmen sind bei der
Diagnose von Zweifelsfällen nützlich.

Behandlung. – In den Fällen von Frakturen des unteren Endes des
Wadenbeins, bei denen es zu keiner deutlichen Verschiebung kommt – und
sie machen einen beträchtlichen Anteil aus – sollte das Glied massiert und
auf ein Kissen zwischen Sandsäcken gelegt oder in eine Kiste gelegt werden
Tragen Sie die Schiene zwei bis drei Tage lang auf, bis die Schwellung
nachlässt. Anschließend wird eine Art starrer Apparatur angelegt,

beispielsweise seitliche poroplastische Schienen, die mit einem elastischen Verband fixiert werden und es dem Patienten ermöglichen, sich mit Krücken fortzubewegen. Diese wird täglich entfernt, um die Durchführung von Massagen und Bewegungen zu ermöglichen – ein Punkt von großer praktischer Bedeutung, denn wenn dies vernachlässigt wird, kommt es nicht nur zu einer langsameren Heilung, sondern auch zu einer Steifheit des Knöchels und Ödemen an Bein und Fuß Die daraus resultierenden Schäden verlängern die Dauer der Arbeitsunfähigkeit des Patienten und gefährden die Funktionsfähigkeit der Gliedmaße.

In solchen Fällen erzielt die *ambulante Behandlungsmethode* die besten Ergebnisse. Wenn im Laufe von zwei bis drei Tagen die Schwellung abgeklungen ist, wird eine Gipshülle (Abb. 95) so angelegt, dass beim Gehen das Gewicht von den Kondylen des Schienbeins auf den Patienten übertragen wird die Gipshülse auf den Boden, ohne dass die Knochen am Ort der Fraktur ein Gewicht tragen. Die Anwendung des Apparates erfolgt wie folgt: An der Extremität wird bis zum Knie ein Bora-Faserverband angelegt und über die Kondylen des Schienbeins, den Wadenbeinkopf und die Knöchel werden schützende Polster oder Wollringe gelegt. Dann wird ein etwa 7 cm dickes Wollpolster unter die Fußsohle gelegt und durch einen Gipsverband fixiert, der in üblicher Weise am Glied hinaufgetragen wird. Das Gehäuse ist an der Sohle, um den Knöchel herum, an den Seiten des Beins und am Auflagepunkt am Kopf des Schienbeins besonders stabil. Nachdem der Gips vollständig ausgehärtet ist, kann der Patient mit einem Stock herumlaufen, Krücken sind nicht erforderlich. Im Laufe von drei Wochen kann der Gipsverband entfernt und die Gliedmaße massiert werden. In der Regel wird festgestellt, dass die Bewegungen des Knöchels kaum beeinträchtigt werden und der Patient in der Regel innerhalb eines Monats nach dem Unfall seine Arbeit wieder aufnehmen kann.

ABB. 95. – Ambulante Schiene aus Gips.

ABB. 96. – Dupuytren-Schiene zur korrekten Eversion des Fußes.

Bei einer deutlichen Eversion des Fußes kann es notwendig sein, eine Vollnarkose zu verabreichen, um die Deformität zu reduzieren; und um ein Wiederauftreten der Verschiebung zu verhindern, kann *die Dupuytren-Schiene* (Abb. 96) verwendet werden. Diese Schiene hat die gleiche Form wie die Langschiene von Liston, ist jedoch kleiner, und wird an der medialen Seite des Beins angebracht, wobei sie sich von knapp unterhalb des Knies bis weit über die Fußsohle hinaus erstreckt. Ein großes Polster wird in die Mulde über dem Innenknöchel gelegt und muss dick genug sein, um die Schiene so weit von der Gliedmaße entfernt zu halten, dass der Fuß bei vollständiger Umkehrung die Schiene nicht berührt. Nachdem das obere Ende der Schiene in Höhe der Kondylen des Schienbeins am Bein befestigt wurde, wird ein Verband angelegt, um die Eversion des Fußes zu korrigieren und gleichzeitig die Ferse und, soweit möglich, zu stützen , um das Zeigen der Zehen zu überwinden. Es muss darauf geachtet werden, dass die Windungen dieser

Bandage nicht über den Frakturherd getragen werden. Das Glied kann dann in eine Wiege gehängt oder mit gebeugtem Knie auf ein Kissen gelegt werden, das seitlich aufliegt. Im Laufe einiger Tage kann eine poroplastische Schiene ersetzt und mit der Massage begonnen werden.

Wenn die Rückwärtsverschiebung der Ferse die auffälligste Deformität ist, kann *Symes Hufeisen-* oder *Steigbügelschiene* (Abb. 97) eingesetzt werden. Es wird an der Vorderseite der Extremität angebracht und sorgfältig gepolstert, um übermäßigen Druck auf die Kante des Schienbeinknochens zu verhindern. Nachdem das obere Ende der Schiene fixiert wurde, wird die Ferse durch einige Bandagenwindungen, die über die Zinken am unteren Ende der Schiene geführt werden, nach vorne gezogen. Anschließend wird der Fuß umgedreht und durch einige weitere Umdrehungen der Bandage in den rechten Winkel gebracht. In einigen Tagen kann diese Schiene durch eine Poroplastschiene ersetzt werden.

ABB. 97. – Symes Hufeisenschiene zur Korrektur der
Rückwärtsverschiebung des Fußes.

ABB. 98. – Röntgenbild einer Fraktur am unteren Ende des Wadenbeins mit Trennung der unteren Epiphyse des Schienbeins.

Operative Behandlung. —Sollte die Verschiebung durch die beschriebenen Maßnahmen nicht vollständig korrigiert werden, wird die Fibulafraktur durch einen freien Schnitt freigelegt und die Fragmente in Position gehebelt und ggf. durch Zurrung mit Katgut oder auf andere mechanische Weise fixiert.

Eine Fehlheilung der Pott-Fraktur kann eine erneute Fraktur mit einem Jones-Schraubenschlüssel erforderlich machen, der auf die gleiche Weise wie beim Klumpfuß verwendet wird, oder die Teile werden durch eine Operation freigelegt; Der Knochen wird mittels eines Osteotoms durchtrennt, der Fuß gewaltsam umgedreht und das Glied auf die gleiche Weise wie bei einer frischen Fraktur aufgerichtet.

Das Gegenteil der Pott-Fraktur – manchmal auch „Pott-Fraktur mit Inversion" genannt. – Diese Verletzung ist ziemlich häufig und entsteht durch gewaltsames Umdrehen des Fußes. Der Malleolus lateralis ist entlang seiner Basis oder bei jungen Probanden entlang der Epiphysenlinie gebrochen. Der mediale Malleolus kann allein weggetragen werden, oder ein Teil des breiten Teils der Tibia kann ihn begleiten.

Der Fuß ist umgedreht, die Ferse fällt nach hinten und die Zehen sind spitz. Ansonsten entspricht sie der typischen Pott-Fraktur und wird nach den gleichen Prinzipien behandelt. Wenn eine Dupuytren-Schiene erforderlich ist, wird diese natürlich an der Außenseite des Beins angelegt.

Eine Ablösung der unteren Epiphyse des Schienbeins kommt nicht häufig vor. Sie tritt am häufigsten im Alter zwischen elf und achtzehn Jahren als Folge einer gewaltsamen Umstülpung oder Inversion des Fußes auf. Sie geht meist mit einer Fraktur der Wadenbeindiaphyse einher (Abb. 98) und ist nicht selten kompliziert. Charakteristisch ist die Verlagerung der Epiphyse zur Seite. In seltenen Fällen wird das Wachstum des Schienbeins gestoppt und das weitere Wachstum des Wadenbeins führt zu einer Inversion des Fußes. Die Behandlung ist die gleiche wie bei der Pott-Fraktur.

Ein Bruch des Sprungbeins entsteht meist durch einen Sturz aus großer Höhe, wobei der Knochen zwischen Schienbein und Fersenbein gequetscht wird. Sie geht meist mit anderen Frakturen einher und ist manchmal impaktiert, wobei der Fuß die Stellung des Equino-Varus einnimmt. Die Diagnose kann nur durch Ausschluss oder durch den Einsatz von Röntgenstrahlen gestellt werden. Bei der Interpretation von Röntgenaufnahmen von Verletzungen in dieser Region muss darauf geachtet werden, dass das *Os trigonum tarsi nicht* mit einer Fraktur verwechselt wird. In unkomplizierten Fällen besteht die Behandlung darin, Fuß und Bein in einer poroplastischen Schiene ruhigzustellen und zu massieren. Bei Trümmerfrakturen und impaktierten Frakturen mit persistierender Deformität führt die vollständige Entfernung des Knochens zu guten Ergebnissen.

Der **Fersenbeinbruch** kommt am häufigsten vor, wenn der Patient aus großer Höhe stürzt und auf der Fußsohle landet. Die Verletzung kann gleichzeitig an beiden Füßen auftreten.

Die primäre Fraktur ist in der Regel längs verlaufend und verläuft durch die Facetten des Talus und Quader; von ihr gehen verschiedene sekundäre Risse aus; das zerstörte Gewebe wird stark zerkleinert, so dass der ganze Knochen abgeflacht wird. Trotz der starken Zerkleinerung ist es oft nicht möglich, eine Krepitation hervorzurufen, da die Fragmente durch die sie umgebenden Weichteile zusammengehalten werden. In anderen Fällen fühlt sich der Fuß möglicherweise wie „ein Sack voller Knochen" an. Die Läsion wird häufig mit einer Fraktur des unteren Wadenbeinendes verwechselt oder gar nicht diagnostiziert. Das wichtigste klinische Merkmal sind Schmerzen bei der Bewegung des Fußes oder beim Versuch zu gehen; Der Fuß erscheint flach und die Hohlräume auf beiden Seiten der Achillessehne sind ausgefüllt. In vielen Fällen besteht ein anhaltender Druckschmerz, der die Wiederherstellung der Funktion um einige Monate verzögert, aber das Endergebnis ist in der Regel zufriedenstellend.

Behandlung. – Bei einfachen Trümmerfrakturen sollte der Patient anästhesiert und der Fuß in die richtige Position gebracht werden, wobei darauf zu achten ist, dass das Fußgewölbe wiederhergestellt wird, um jegliche Neigung zu

Plattfüßen zu vermeiden. Der Fuß wird auf einem Kissen gestützt und um Steifheit vorzubeugen, sollte unverzüglich mit der Massage und den Bewegungen der Sprung- und Fußwurzelgelenke begonnen werden.

Komplexe Frakturen, die sich auf das Fersenbein beschränken, können konservativ behandelt werden, wenn sie jedoch mit anderen Verletzungen des Fußes einhergehen, können sie eine Amputation erforderlich machen.

Der Tuberculum calcaneus, in den die Sehne Achillessehne eingeführt wird, wird manchmal durch gewaltsame Kontraktion der Wadenmuskulatur oder durch einen Sturz auf den Fußballen abgetrennt. Das abgetrennte Fragment kann über eine Strecke von 1 bis 2 Zoll nach oben gezogen werden, und die raue Oberfläche, von der es abgerissen wurde, ist möglicherweise erkennbar. Der Patient kann möglicherweise sofort nach dem Unfall gehen, wenn auch mit Schwierigkeiten. oder er kann viele Monate lang Schmerzen haben.

Ein gutes funktionelles Ergebnis wird normalerweise durch Entspannung der Wadenmuskulatur und Fixierung des Fußes in der Position der extremen Plantarflexion mit gebeugtem Knie erzielt. In einigen Fällen ist es jedoch ratsam, die Fragmente entweder durch die Haut oder nach ihrer operativen Freilegung zu fixieren .

Die **anderen Knochen der Fußwurzel** werden selten einzeln gebrochen. Die *Tuberositas des Navikulargelenks* wird manchmal durch heftigen Zug an den daran befestigten Bändern abgerissen.

Frakturen der Mittelfußknochen und Fingerglieder resultieren meist aus direkter Gewalteinwirkung, beispielsweise durch Quetschen des Fußes, wobei die Weichteile schwer geschädigt werden. Der Einsatz der Röntgenstrahlen hat jedoch gezeigt, dass bestimmte schmerzhafte Zustände im Fuß nach vergleichsweise leichten Verletzungen, wie zum Beispiel einem Tritt gegen einen Stein, auf einen Bruch eines Mittelfußknochens oder Fingerglieds zurückzuführen sind.

Wenn es sich um einfache Verletzungen handelt, werden sie oft übersehen, da es schwierig ist, die Anzeichen einer Fraktur anhand der damit einhergehenden Schwellung zu erkennen. Sie werden am besten in einer geformten Schiene behandelt.

Komplizierte Frakturen kommen häufiger vor und müssen nach denselben Grundsätzen behandelt werden, die auch anderswo für solche Verletzungen gelten.

Eine Fraktur der Basis des fünften Mittelfußknochens wurde von Sir Robert Jones beschrieben. Sie entsteht dadurch, dass der Patient gewaltsam auf die Seitenkante des Fußes drückt, während der Fuß umgedreht und die Ferse angehoben wird – wie zum Beispiel beim Tanzen. Es kommt zu einer lokalen

Schwellung an der Basis des fünften Mittelfußknochens und zu Schmerzen, wenn der Patient den Fuß belastet. Es gibt keine Krepitation oder Deformität. Der Bruch ist anhand der Röntgenstrahlen leicht zu erkennen. Von Anfang an kommen Massage und Bewegung zum Einsatz.

LUXATIONEN IM BEREICH DES SPRUNGGELENKS

Luxation des Sprunggelenks. – Bei der Beschreibung der Luxation des Talus aus der Tibiofibulapfanne werden die Varianten nach der Richtung benannt, in der der Fuß verläuft – rückwärts, vorwärts, medial, lateral oder aufwärts.

Sie können alle vollständig sein, aber häufiger sind sie unvollständig und neigen dazu, sich zu verschlimmern, entweder durch Einreißen der Haut zum Zeitpunkt der Verletzung oder durch späteres Ablösen. Obwohl es in der Regel kaum Schwierigkeiten bereitet, die Reposition durch Manipulation herbeizuführen, besteht bei diesen Verletzungen die Gefahr, dass sie zu Steifheit und eingeschränkter Funktionsfähigkeit des Gelenks führen.

Die *Rückwärtsluxation* kommt am häufigsten vor und resultiert aus einer extremen Plantarflexion des Fußes, etwa nach einem Rückfall bei fixiertem Fuß, wodurch der Talus zwischen Schien- und Wadenbein eingeklemmt wird. Die Seitenbänder sind gerissen, einer oder beide Malleolen können gebrochen sein oder der hintere Teil der Gelenkkante des Schienbeins ist abgebrochen (Abb. 99).

ABB. 99. – Röntgenbild einer Knöchelluxation nach hinten.

(Der Fall von Professor Chiene.)

Der Fuß erscheint verkürzt, die Ferse steht hinten übermäßig hervor und die unteren Enden des Schien- und Wadenbeins ragen nach vorne hervor, manchmal durch die Haut. Die Sehnen rund um das Gelenk sind überdehnt oder gerissen.

Die Vorwärtsluxation resultiert aus extremer Dorsalflexion am Sprunggelenk. Der Fuß wirkt verlängert, die Ferse steht weniger hervor als normal und die Vertiefungen auf beiden Seiten der Achillessehne sind ausgelöscht. Der Talus ist vor dem Schienbein zu spüren und die Knöchel scheinen nach hinten verschoben zu sein und näher an der Fußsohle zu liegen.

Eine mediale oder *laterale* Luxation ist nur nach einer Fraktur eines oder beider Malleolen möglich und kann als Komplikation dieser Verletzungen angesehen werden.

In Fällen, in denen das interossäre Band gerissen ist, und in schweren Fällen einer Dupuytren-Fraktur kann der Talus zwischen den Beinknochen *nach oben gedrückt werden*. Im Bereich des Knöchels ist eine starke Verbreiterung zu verzeichnen, und die Malleolen treten unter der straff darüber gespannten

Haut übermäßig hervor. Sie liegen auch näher an der Sohle als normalerweise. Die Bewegungen des Sprunggelenks gehen verloren.

Eine Luxation des *unteren Tibiofibulargelenks* ist äußerst selten, außer im Zusammenhang mit Frakturen der unteren Enden der Beinknochen, insbesondere der Dupuytren-Fraktur, oder bei einer Luxation des eigentlichen Sprunggelenks.

Behandlung einer Knöchelluxation. – Nach der Narkose wird der Fuß gestreckt und die Knie- und Hüftgelenke gebeugt, um die Wadenmuskulatur möglichst vollständig zu entspannen. Dann wird Zug auf den Fuß ausgeübt, während eine Gegenstreckung auf das Bein ausgeübt wird und die Knochen in Position gebracht werden. Die Reposition erfolgt in der Regel schrittweise ohne das charakteristische Einrasten, das mit der Reposition der meisten Luxationen einhergeht. Manchmal ist es notwendig, die Achillessehne zu durchtrennen, insbesondere bei einer Luxation nach vorne.

Wenn der Talus zwischen Tibia und Fibula nach oben verläuft, ist es manchmal unmöglich, eine Reposition durch Manipulation herbeizuführen, und die besten Ergebnisse werden dann durch eine Operation erzielt.

Die Nachbehandlung besteht darin, das Bein auf einem Kissen zwischen Sandsäcken zu halten und die übliche Massage und Bewegung durchzuführen.

Bei zusammengesetzten Luxationen, die sich infiziert haben, kann eine primäre Amputation angezeigt sein, bei jungen und gesunden Probanden kann jedoch versucht werden, den Fuß zu retten.

Eine Luxation des Talus aus seinen Gelenken mit den Beinknochen oben und dem Calcaneus und Naviculare unten ist eine vergleichsweise häufige Verletzung und resultiert aus einer heftigen Drehung des Fußes. Es kann unvollständig oder vollständig sein. Wenn der Fuß im Moment der Verletzung plantar gebeugt ist, erfolgt die Verschiebung im Allgemeinen *nach vorne* mit einer Tendenz nach außen. Der Talus kommt auf dem dritten Keilbein und Quader zur Ruhe, der Fuß wird abduziert, umgedreht und nach medial verlagert. In einem großen Teil der Fälle handelt es sich um eine komplizierte Luxation, bei der mehr oder weniger der Talus durch die Haut gedrückt wird (Abb. 100).

ABB. 100. – Zusammengesetzte Luxation des Talus.

Wenn der Fuß im Moment der Verletzung dorsalflexiert ist, erfolgt die Verschiebung *nach hinten* , was jedoch selten vorkommt, ebenso wie *eine Luxation auf die eine oder andere Seite* und *eine Luxation durch Rotation* , bei der der Talus in seiner Pfanne gedreht wird. Bei all diesen Verletzungen verliert der Taluskörper seine normale Beziehung zum Knöchel.

Es sollte versucht werden, die Luxation unter Narkose zu reponieren, indem die Extremität in die gleiche Position gebracht wird wie bei der Reposition der Luxation des Sprunggelenks. Während der Zug auf den Fuß ausgeübt wird, drückt ein Assistent direkt auf den verlagerten Knochen und versucht, ihn in die richtige Position zu bringen. Bei unvollständigen Luxationen gelingt dies normalerweise, bei vollständigen Luxationen schlägt es jedoch nicht selten fehl, und unter diesen Umständen kann es notwendig sein, durch den lateralen Malleolus zu meißeln, um eine Reposition zu ermöglichen, oder den Talus herauszuschneiden. In den meisten Fällen einer komplizierten Luxation sollte dieser Knochen ebenfalls entfernt werden.

Subtaloidluxation. – Bei dieser Luxation, die aus der gleichen Art von Gewalt wie die letzte resultiert, behält der Talus seine Position in der Tibiofibularpfanne und der Calcaneus und das Naviculare werden mit dem Rest des Fußes von ihm weggerissen. Der Taluskörper behält daher seine normale Beziehung zu den Malleolen bei – ein wichtiger Punkt bei der

Differenzialdiagnose zwischen dieser Verletzung und der Luxation des Talus. Die Verschiebung ist normalerweise unvollständig und der Fuß kann entweder nach hinten und medial oder nach hinten und seitlich wandern. Wenn der Fuß *nach hinten und medial wandert* , ragt der Taluskopf über den äußeren Teil des Fußrückens hinaus und ruht auf dem Quader. Der Fußrücken wird verkürzt, die Ferse verlängert, die Zehen adduziert und der mediale Fußrand angehoben. Der Außenknöchel ist übermäßig ausgeprägt und reicht fast bis zur Sohle.

ABB. 101. – Röntgenaufnahme einer Fraktur-Luxation des Talus.

Bei der *rückwärtigen und lateralen* Variante ragen der Malleolus medialis und der Taluskopf übermäßig in Richtung der medialen Seite des Fußes, der abduziert und umgestülpt wird.

Bei keiner der beiden Varianten liegt ein mechanisches Bewegungshindernis am Sprunggelenk vor.

Die *Behandlung* erfolgt nach den gleichen Grundsätzen wie bei der Talusluxation, wobei die Reposition in den meisten Fällen problemlos gelingt. Wenn dies nicht gelingt, was gelegentlich der Fall ist, muss möglicherweise der Talus herausgeschnitten werden.

Luxationen im mittleren oder transversalen Bereich des Fußwurzelknochens , also an den Gelenken Talo-Navikular und Calcaneo-Cuboid, sind äußerst selten. Der distale Fußabschnitt ist meist zur Sohle hin verlagert; Der Fuß ist verkürzt, die Knöchel sind von der Sohle abgehoben, das Fußgewölbe geht verloren und die erste Reihe der Fußwurzelknochen ragt auf den Fußrücken hervor. Die Behandlung besteht darin, die Verschiebung durch Manipulation zu reduzieren und anschließend Massage und Bewegung einzusetzen.

Luxationen des Tarso-Mittelfußknochens. – Einer, mehrere oder alle Mittelfußknochen können von der distalen Reihe der Fußwurzelknochen abgetrennt sein – die übliche Ursache ist ein Sturz vom Pferd, bei dem der Fuß im Steigbügel fixiert ist. Die Basen der Mittelfußknochen sind seitlich und zum Rücken hin verschoben. Die Basis des zweiten Mittelfußknochens und des ersten Keilbeinknochens sind manchmal gebrochen. Die Reposition durch Manipulation ist bei dorsalen Luxationen im Allgemeinen einfach, kann jedoch schwierig sein, wenn die Knochen seitlich verschoben sind. Dies kann darauf zurückzuführen sein, dass Knochenfragmente oder Weichteile zwischen die Knochen gelangen und einen operativen Eingriff erforderlich machen. Bei bestehenden Luxationen ist eine Operation nur dann anzuraten, wenn die Fortbewegung ernsthaft beeinträchtigt ist.

Luxation der Zehen. – Die Großzehe kann an ihrem Metatarso-Phalangealgelenk ausgerenkt sein, wobei die Basis der Grundphalanx in Richtung des Rückens verläuft (Abb. 102). Diagnose und Korrektur sind gleichermaßen einfach.

ABB. 102. – Röntgenbild einer Zehenluxation.

(Sir Montagu Cotterills Fall.)

Interphalangeale Luxationen sind selten und können leicht reponiert werden.

KAPITEL IX
ERKRANKUNGEN EINZELNER GELENKE

DAS SCHULTERGELENK

Die Schulter ist selten der Krankheitsherd und die meisten Gelenkerkrankungen treten bei Erwachsenen auf. Bei jungen Probanden resultieren infektiöse Prozesse hauptsächlich aus der Ausbreitung der Krankheit vom oberen epiphysären Übergang des Humerus, der teilweise innerhalb der Grenzen der Synovialhöhle liegt. Die Synovialmembran kleidet nicht nur das Kapselband aus, sondern erstreckt sich auch entlang der intertuberkulären (bizipitalen) Furche um die lange Sehne des Bizeps, und Eiter kann durch dieses Divertikel aus dem Gelenk austreten und den Arm hinunter wandern; Wir haben in diesem Divertikel auch lose Körper synovialen Ursprungs beobachtet. Häufig besteht eine Verbindung zwischen dem Gelenk und dem Schleimbeutel subdeltoideus. Es gibt keine Haltung, die für eine Erkrankung des Schultergelenks charakteristisch ist, aber der Gürtel wird normalerweise angehoben, der Oberarm wird nahe an der Seite gehalten und nach medial gedreht, während der Ellenbogen etwas nach hinten getragen wird. In späteren Stadien kann der Oberarmkopf nach oben und medial in Richtung des Processus coracoideus gezogen werden. Die Fixierung des Schultergelenks wird weitgehend durch die Bewegung des Schulterblatts auf dem Brustkorb kompensiert, so dass bei der Prüfung der Steifigkeit das Schulterblatt mit einer Hand fixiert werden sollte, während mit der anderen passive Bewegungen des Arms ausgeführt werden. Der Deltamuskel ist in der Regel verkümmert, so dass das Akromion, das Korakoid und das große Tuberkel des Humerus deutlich unter der Haut hervortreten. Eine Schwellung ist selten ein auffälliges Merkmal, es sei denn, es kommt zu einer Ansammlung von Synovialflüssigkeit oder Eiter im Schleimbeutel unterhalb des Deltamuskels.

Tuberkuloseerkrankungen treten meist bei jungen Erwachsenen auf und treten häufiger in der rechten Schulter auf. Die hervorstechenden Merkmale sind Schmerzen, Steifheit und Schwund der Delta- und Schulterblattmuskulatur. Der Schmerz ist manchmal stark, schießt bis zum Arm und stört den Schlaf, und er kann mit einem Druckschmerz am oberen Ende des Oberarmknochens einhergehen. Bei kariöser Zerstörung der Gelenkflächen kommt es zu beginnenden Schmerzen und zu einer Verkürzung des Arms. Wenn sich im Schleimbeutel unterhalb des Deltamuskels ein kalter Abszess bildet, kann sich der Eiter eingraben und am vorderen oder hinteren Rand der Achselhöhle oder im Achselraum austreten. Im Gelenk gebildeter Eiter tendiert dazu, entlang der intertuberkulären Rinne zu wandern. Die Achseldrüsen können infiziert sein.

Bei der primären Läsion handelt es sich entweder um einen verkäsenden Herd in einem der Knochen – am häufigsten am oberen Ende des Humerus – oder es handelt sich um eine Caries sicca. Der größte Teil des Kopfes kann verschwinden und das obere Ende des Schafts gegen die Gelenkpfanne gezogen werden. In Ausnahmefällen werden Teile des Glenoids oder des Oberarmknochens als Sequester abgetrennt oder die Erkrankung betrifft Teile außerhalb des Gelenks, wie z. B. das Schulterdach oder den Processus coracoideus. Hydrops mit Melonenkernkörpern sind selten. Bei jungen Probanden kann die Zerstörung des Gewebes an der Verknöcherungsstelle zu einer erheblichen Verkürzung des Arms führen.

Die *Diagnose* muss gestellt werden aus (1) Arthritis deformans, bei der die Bewegungen weniger eingeschränkt sind und mit Knirschen und Knacken einhergehen; (2) Lähmung der Delta- und Schulterblattmuskulatur – durch das Fehlen von Schmerzen und den flegelartigen Charakter der Bewegungen; (3) Erkrankung der Bursa subdeltoideus – durch fehlende Steifheit und andere Anzeichen einer Beeinträchtigung der Gelenkflächen; und (4) Sarkom des oberen Endes des Oberarmknochens – anhand der Vorgeschichte, der Verwendung von Röntgenstrahlen oder eines explorativen Schnitts. Verletzungen im Bereich der oberen Epiphyse, die zu Bewegungseinschränkungen führen, können mangels gesicherter Anamnese mit einer Tuberkuloseerkrankung verwechselt werden.

Obwohl die *Prognose* im Großen und Ganzen günstig ist, geht die Genesung meist mit einer fibrösen Ankylose und der Unfähigkeit einher, den Arm über die Schulterhöhe zu heben. Die Krankheit schreitet oft langsam voran und kann Jahre dauern.

Behandlung. —Das Glied sollte in der Abduktionsposition ruhiggestellt werden, wobei der Unterarm und die Hand nach vorne gerichtet sind; Der effizienteste Apparat ist ein Gipsspica, der den Brustkorb und die oberen Gliedmaßen bis zum Handgelenk umfasst. Wenn die Gelenkflächen betroffen sind und die Erkrankung wahrscheinlich zu einer Ankylose führt, sollte der Arm im rechten Winkel abduziert werden. Die starken Schmerzen bei Caries sicca können durch Blasenbildung oder durch die Anwendung des Kauters gelindert werden. Um Jodoform zu injizieren, wird die Nadel entweder unmittelbar außerhalb des Processus coracoideus oder direkt unterhalb der Verbindung zwischen dem Processus acromion und der Wirbelsäule des Schulterblatts eingeführt. Wenn die Erkrankung durch konservative Maßnahmen nicht behoben werden kann oder die Röntgenaufnahmen eine grobe Läsion im Knochen zeigen, sollte eine Entfernung des Gelenks durchgeführt werden; In der Regel entsteht eine enge fibröse Ankylose, und der Arm ist durchaus nützlich, vorausgesetzt, die abduzierte Position wurde durchgehend beibehalten.

Pyogene Krankheiten. – Das Schultergelenk kann durch Ausbreitung einer suppurativen Osteomyelitis vom oberen Ende des Oberarmknochens oder durch Eiterung in der Achselhöhle oder über die Blutbahn durch gewöhnliche Eiterorganismen, Pneumokokken, Typhusbazillen oder Gonokokken infiziert werden. Die Streckung sollte auf den im rechten Winkel abduzierten Arm erfolgen. Wenn es notwendig ist, das Gelenk zu öffnen, sollte der Einschnitt anterior in der Linie der intertuberkulären Furche erfolgen; Wenn eine Gegenöffnung erforderlich ist, wird diese auf der hinteren Seite durch Schneiden an der Spitze einer Verbandszange erzeugt, die durch den vorderen Einschnitt eingeführt wird.

Arthritis Deformans. – Die Schulter ist selten allein betroffen, es sei denn, die Arthritis ist die Folge einer Verletzung, wie etwa eines Bruchs des Oberarmhalses. Der häufigste Läsionstyp ist eine trockene Arthritis mit Flimmern und Verätzungen der Gelenkflächen. Die lange Sehne des Bizeps wird meist zerstört, der Kopf des Knochens wird nach oben gezogen und reibt nach dem Durchdringen der Kapsel an der Unterseite des Akromions, die ebenfalls verbrennt. Die klinischen Merkmale sind Schmerzen, Steifheit und Knacken bei Bewegung. Da diese Symptome auch durch lose Gelenkkörper verursacht werden können, sollte zur Unterscheidung ein Röntgenbild angefertigt werden.

Neuroarthropathien der Schulter treten vor allem bei der Syringomyelie auf. In manchen Fällen kommt es zu einer großen schwankenden und schmerzlosen Schwellung; in anderen Fällen deutlicher und schneller Schwund der Delta- und Schulterblattmuskulatur mit flegelartigen Bewegungen des Gelenks verbunden mit dem Verschwinden des oberen Endes des Oberarmknochens (Abb. 104).

ABB. 103. – Arthropathie der Schulter bei Syringomyelie. Das obere Ende des Oberarmknochens ist verschwunden und die Bewegungen sind flegelartig (vgl. Abb. 104).

Lockere Körper sind in der Schulter selten; Wir haben einen Fall kennengelernt, bei dem die Gelenkhöhle mit losen Körpern synovialen Ursprungs ausgedehnt war, und da die meisten davon verknöchert waren, waren die Röntgenbilder sehr charakteristisch. Sie wurden durch einen vorderen Schnitt entfernt.

Ankylose ist an der Schulter nicht so beeinträchtigend wie an anderen Gelenken, da die Beweglichkeit des Schulterblatts an der Brustwand die Fixierung des Gelenks weitgehend ausgleicht.

DAS ELLENBOGENGELENK

Bei Erkrankungen des Ellenbogens ist die übliche Haltung die Beugung mit Pronation der Hand. Eine Schwellung des Gelenks, sei es durch Flüssigkeitsausfluss oder durch Verdickung der Synovialmembran, wird hauptsächlich auf der hinteren Seite oberhalb und auf beiden Seiten des Olekranons beobachtet, da der Synovialsack hier der Oberfläche am nächsten liegt. Dabei ist auf die freie Kommunikation zwischen Ellenbogen und oberem Radioulnargelenk zu achten.

ABB. 105. – Röntgenaufnahme, die mehrere teilweise verknöcherte lose Knorpelkörper im Schultergelenk zeigt. Der niedrigste liegt in der Synovialverlängerung entlang der Bizepssehne.

Die Tuberkuloseerkrankung ist die häufigste und wichtigste Erkrankung (Abb. 106). Es tritt normalerweise bei Patienten unter 20 Jahren auf, kann aber in jedem Alter auftreten; Bei Kindern tritt die altersbedingte Inzidenz früher auf als bei den anderen großen Gelenken, wobei ein beträchtlicher Anteil in den ersten beiden Lebensjahren auftritt (Stiles). Wenn die Krankheit auf die Synovialmembran beschränkt ist, beginnt sie schleichend, es gibt kaum oder gar keine Schmerzen und es kommt zu keiner Beeinträchtigung jeglicher Bewegung außer der vollständigen Streckung. Der Hauptbeweis einer Erkrankung ist eine weiße Schwellung auf beiden Seiten und oberhalb des Olekranons, die die knöchernen Orientierungspunkte verdeckt. Der weitere Verlauf geht mit Schwächung des Trizeps, Symptomen einer Beteiligung der Gelenkflächen und Abszessbildung einher.

ABB. 106. – Diffuse tuberkulöse Verdickung der Synovialmembran des Ellenbogens (weiße Schwellung) bei einem Jungen æt. 12.

Das Auftreten einer Gelenkkaries ohne Schwellung der Synovialmembran ist eine Ausnahme und geht mit starken Schmerzen und erheblichen Bewegungseinschränkungen einher. Die durch Muskelkontraktion verursachte Steifheit tritt spät auf und ist selten vollständig. Tuberkulose Herde in den Knochen finden sich hauptsächlich am unteren Ende der Diaphyse des Humerus; Bei Kindern sind die Epiphysen so klein, dass die verknöcherte Verbindung intraartikulär liegt. Auch am oberen Ende der Elle kommen Herde vor. Die gröberen Knochenläsionen führen zu einer Vergrößerung des Knochens und lassen sich leicht durch Skiagraphie nachweisen. Die Abszessbildung tritt am häufigsten unterhalb des Trizeps auf und der Abszess zeigt an der einen oder anderen Kante dieses Muskels. Über dem oberen Ende der Elle oder über dem Radio-Humerus-Gelenk kann sich ein subkutaner Abszess bilden. Tuberkulöse Hydrops mit Melonenkernkörpern sind selten.

ABB. 107. – Kontraktur von Ellenbogen und Handgelenk nach einer Verbrennung im Kindesalter. Behandelt durch Resektion beider Gelenke und Einsetzen eines Lappens von der Bauchdecke auf der palmaren Seite jedes Gelenks.

Behandlung. —Konservative Maßnahmen werden beibehalten, solange Aussicht auf Sicherung eines beweglichen Gelenks besteht. Das Glied wird in einer leichten Form einer Schiene angelegt, die von der Achselhöhle bis zum Handgelenk reicht, wobei die Hand eher weniger als im rechten Winkel gebeugt ist und die Hand halbproniert und dorsalflexiert ist. Um Jodoform oder ein anderes Antituberkulosemittel zu injizieren, wird die Nadel der Spritze einfach zwischen den lateralen Kondylus und den Radiusköpfchen eingeführt. Ein lokalisierter Krankheitsherd in dem einen oder anderen Knochen kann beseitigt werden, ohne dass eine Öffnung in die Synovialhöhle erfolgt.

Wenn die Gelenkflächen so stark betroffen sind, dass die Genesung wahrscheinlich mit einer Ankylose einhergeht, sollte die Krankheit durch eine Operation entfernt werden, und eine Heilung mit einem nützlichen und beweglichen Gelenk kann dann vernünftigerweise innerhalb von zwei bis drei Monaten erwartet werden. Wenn der Beruf des Patienten so ist, dass ein starkes steifes Gelenk einem schwächeren beweglichen vorzuziehen ist, sollte eine knöcherne Ankylose eher unter einem rechten Winkel angestrebt werden.

Arthritis deformans tritt als Hydrops mit Hypertrophie der Synovialränder und lockeren Gelenkkörper auf, oder als trockene Arthritis mit Verätzung und Lippenbildung an den Gelenkrändern.

Neuroarthropathien treten hauptsächlich bei Syringomyelie auf und gehen mit auffallenden Veränderungen der Knochenform und abnormer Beweglichkeit einher.

Pyogene Erkrankungen entstehen durch Staphylokokken-Osteomyelitis – hauptsächlich des Humerus oder der Ulna – und durch Gonorrhoe.

Zu den übrigen Erkrankungen am Ellenbogen gehören die syphilitische Erkrankung bei kleinen Kindern, blutende Gelenke, hysterische Affektionen und lose Gelenke, die keiner besonderen Beschreibung bedürfen.

Eine Ankylose des Ellenbogengelenks kann, wenn sie den Lebensunterhalt des Patienten beeinträchtigt, durch Resektion der Gelenkenden der Knochen oder durch Einfügung eines Lappens aus Faszien und subkutanem Fett, der von der hinteren Seite des Oberkiefers stammt, zwischen ihnen beseitigt werden Arm – *Arthroplastik* .

DAS HANDGELENK

Die unmittelbare Nähe der Beugescheiden zu den Handwurzelgelenken ermöglicht eine leichte Ausbreitung infektiöser Prozesse von einem zum anderen. Die Anordnung der Synovialmembranen begünstigt auch die Ausbreitung der Erkrankung auf die zahlreichen Gelenke im Bereich des Handgelenks.

Tuberkuloseerkrankungen kommen vor allem bei jungen Erwachsenen vor, können aber in jedem Alter auftreten. Der Ursprung liegt meist in der Synovialmembran, Herde finden sich jedoch häufig in den Handwurzelknochen und seltener an den unteren Enden von Radius und Elle oder an der Basis der Mittelhandknochen. Bei den klinischen Merkmalen handelt es sich fast immer um eine weiße Schwellung, die am Rücken am stärksten ausgeprägt ist und dort die knöchernen Vorsprünge und die Umrisse der Strecksehnen verdeckt. Die Schwächung der Daumenballen- und Hypothenar-Eminenzen sowie das Auffüllen der Hohlräume oberhalb und unterhalb des vorderen Ringbandes machen das Erscheinungsbild auf der palmaren Seite charakteristisch.

Die Haltung ist eine leichte Beugung mit hängender Hand und Fingern. Durch Verklebungen in den Sehnenscheiden werden die Finger steif und die Gegenkraft von Daumen und Fingern kann verloren gehen. Der Schmerz bleibt in der Regel solange aus, bis die Gelenkflächen kariös werden. Eine Erweichung der Bänder kann eine seitliche Beweglichkeit ermöglichen, und manchmal kommt es zu einer teilweisen Luxation. Auf einen Abszess können Nebenhöhlenentzündungen und Infektionen der Sehnenscheiden, insbesondere der Handfläche, folgen.

Mithilfe der Röntgenstrahlen lässt sich die Lokalisation einer Erkrankung in einzelnen Knochen oder Gelenken bestimmen.

Behandlung. —Konservative Maßnahmen können über einen längeren Zeitraum durchgeführt werden als in den meisten anderen Gelenken. Unterarm, Handgelenk und Mittelhand sind in der Haltung der Dorsalflexion fixiert, während Finger und Daumen frei bleiben, um passive Bewegungen zu ermöglichen. Es kann notwendig sein, eine Anästhesie zu verabreichen, um den erforderlichen Grad an Dorsalflexion zu erreichen. Zur Injektion von Jodoform wird die Nadel unmittelbar unterhalb des Processus styloideus radialis oder des Processus styloideus ulnaris eingeführt. Manchmal sind die Handwurzelknochen so weich, dass die Nadel in verschiedene Richtungen in sie eindringen kann. Eine operative Behandlung ist dann indiziert, wenn konservative Maßnahmen nicht möglich sind oder der allgemeine Gesundheitszustand eine rasche Beseitigung der Erkrankung erfordert.

Andere Erkrankungen des Handgelenks sind vergleichsweise selten. Dazu gehören pyogene Erkrankungen, wie sie beispielsweise durch infektiöse Erkrankungen der Handfläche entstehen, verschiedene Arten von gonorrhoischen, rheumatischen und Gichterkrankungen sowie Arthritis deformans. Ein interessantes Merkmal, das manchmal bei Arthritis deformans auftritt, besteht in der Verätzung der Gelenkflächen der Handwurzelknochen, obwohl die Bewegungsfreiheit nahezu Null ist.

DAS HÜFTGELENK

Aufgrund der Tiefe dieses Gelenks von der Oberfläche aus ist es nicht möglich, das Vorhandensein eines Ergusses oder einer Synovialverdickung so leicht zu erkennen wie bei anderen Gelenken. Daher müssen wir uns bei der Erkennung einer Hüfterkrankung weitgehend auf indirekte Beweise verlassen, wie z ein Hinken beim Gehen, eine Veränderung der Haltung der Gliedmaßen oder eine Einschränkung ihrer Bewegungen.

Der gesamte vordere und die gesamte hintere Seite des Femurhalses sind von der Synovialmembran bedeckt, so dass nicht nur Läsionen der Epiphyse und des Epiphysenübergangs, sondern auch des Knochenhalses möglich sind Ausbreitung direkt auf die Synovialmembran und in die Gelenkhöhle. Umgekehrt kann sich eine Erkrankung der Synovialmembran auf den damit verbundenen Knochen ausbreiten. Infektiöses Material kann durch jede Schwachstelle in der Kapsel aus dem Gelenk in das umliegende Gewebe gelangen, insbesondere durch den Schleimbeutel, der zwischen der Kapsel und dem Ilio-Psoas liegt und bei jedem zehnten Probanden mit dem Gelenk kommuniziert.

TUBERKULOSEKRANKHEIT

Tuberkulose Erkrankungen der Hüfte, Morbus coxæ oder „Hüftgelenkserkrankung", kommen besonders häufig in den ärmeren Schichten vor. Es ist eine häufige Ursache für anhaltende Invalidität und bleibende Deformität und geht mit einer beträchtlichen Mortalität einher. Es handelt sich im Wesentlichen um eine Erkrankung des frühen Lebens, die selten nach der Pubertät und fast nie nach der Reife auftritt.

Pathologische Anatomie. – Knochenläsionen treten bei Erkrankungen der Hüfte stärker auf als bei Erkrankungen anderer Gelenke – die übliche Schätzung ist, dass fünf Fälle vom Knochen ausgehen und einer von der Synovialmembran. Das obere Ende des Femurs und die Hüftpfanne sind etwa gleich häufig betroffen.

Zusätzlich zu den primären tuberkulösen Läsionen entstehen sekundäre Veränderungen dadurch, dass die entzündeten und erweichten Knochen nach der Zerstörung ihrer Gelenkknorpel gegeneinander drücken. Der Femurkopf unterliegt einer Resorption von oben nach unten, wird abgeflacht und gestutzt oder verschwindet ganz. Im Acetabulum erfolgt die Resorption nach oben und hinten, wodurch sich die Pfanne zum Dorsum ilii hin vergrößert und verlängert. Dieser fortschreitenden Vergrößerung der Pfanne gab Volkmann den suggestiven Namen „Wanderpfanne" (Abb. 108). Die aus diesen sekundären Veränderungen resultierende Verschiebung des Femurs ist eine der Ursachen für eine echte Verkürzung der Extremität.

ABB. 108. – Fortgeschrittene tuberkulöse Erkrankung der Hüftpfanne mit Karies und Perforation im Becken.

(Anatomisches Museum, Universität Edinburgh.)

Klinische Merkmale. – Es ist üblich, den Verlauf einer Hüfterkrankung in drei Stadien zu beschreiben, dies ist jedoch willkürlich und dient lediglich der Vereinfachung der Beschreibung.

Erstphase. —In diesem Stadium ist die Erkrankung auf einen Knochenherd beschränkt, der noch nicht in das Gelenk oder die Synovialmembran eingedrungen ist. Der Beginn ist schleichend, und wenn eine Verletzung als auslösende Ursache behauptet wird, sind zwischen der Verletzung und dem Einsetzen der Symptome in der Regel einige Wochen vergangen. Das Kind wird zur Beratung gebracht, weil es zu hinken beginnt und über Schmerzen klagt. Es gibt eine Anamnese, dass er blass geworden ist und nicht mehr gut isst, dass sein Schlaf gestört ist und dass die Schmerzen und das Hinken nach längerem Kommen und Gehen stärker geworden sind. Beim Gehen wird das betroffene Glied so gezogen, dass eine Bewegung an der Hüfte vermieden und diese durch eine Bewegung am lumbosakralen Übergang ersetzt wird. Das Kind verlagert das Gewicht des Rumpfes so wenig wie möglich auf das betroffene Glied und ruht eher auf den Zehenballen als auf der Fußsohle.

Normalerweise kommt es zu einem gewissen Schwund der Oberschenkelmuskulatur und einer Abflachung des Gesäßes. Eine Verminderung oder ein Verlust der Gesäßfalte weist auf eine Beugung der Hüfte hin, die andernfalls unbemerkt bleiben würde. Es wird über Schmerzen in der Hüfte geklagt oder sie werden auf die mediale Seite des Knies im Verteilungsgebiet des N. obturatorius übertragen. Manchmal beschränken sich die Schmerzen auf das Knie, und wenn die Untersuchung auf dieses Gelenk beschränkt wird, kann die Erkrankung an der Hüfte übersehen werden. In diesem Stadium ist die Haltung der Gliedmaße nicht konstant; Mal kann es natürlich sein, mal leicht gebeugt und abduziert. Eine Druckempfindlichkeit des Gelenks kann durch Druck vor oder hinter dem Knochenkopf hervorgerufen werden, ist jedoch von geringer diagnostischer Bedeutung. Schmerzen, die beim Anstoßen des Kopfes gegen die Hüftpfanne entstehen, können gelegentlich bei der Erkennung einer Hüfterkrankung helfen, aber der diagnostische Wert dieses Zeichens wurde überbewertet und unserer Meinung nach sollte dieser Test weggelassen werden.

Die meisten Informationen werden durch das Testen der Gelenkfunktionen gewonnen, und wenn dies sanft und ohne zu ruckeln durchgeführt wird, verursacht es keine Schmerzen. Das Kind sollte auf dem Rücken liegen, entweder auf dem Knie seiner Amme oder auf einem Tisch; und um ihn zu beruhigen, sollten die Bewegungen zunächst an der gesunden Gliedmaße geübt werden. Wenn man den Oberschenkel der betroffenen Extremität langsam beugt, stellt man fest, dass der Beugebereich der Hüfte bald erschöpft ist und dass jede weitere Bewegung in diese Richtung am lumbosakralen Übergang stattfindet. Anschließend legt man das Kind mit gebeugten Knien auf das Gesicht, um die Drehbewegungen zu testen. Der Oberschenkel wird in beide Richtungen gedreht, und beim Vergleich der beiden Seiten stellt man fest, dass die Drehung auf der betroffenen Seite eingeschränkt oder aufgehoben ist, wobei jede scheinbare Drehung am lumbosakralen Übergang stattfindet. Diese Tests zeigen das Vorliegen einer durch unwillkürliche Muskelkontraktionen verursachten *Steifheit an,* was das zuverlässigste Anzeichen einer Hüfterkrankung im Anfangsstadium ist, und haben den Vorteil, dass sie universell einsetzbar sind, auch bei kleinen Kindern.

Zweite Etage. – Dies entspricht wahrscheinlich einer beginnenden Erkrankung der Gelenkflächen und einer fortschreitenden Beteiligung aller Gelenkstrukturen. Das Kind klagt stärker und zeigt meist die Haltung der Abduktion, Eversion und Flexion (Abb. 109).

ABB. 109. – Frühe tuberkulöse Erkrankung des rechten Hüftgelenks bei einem Jungen æt. 14, die Beugung, Abduktion und scheinbare Verlängerung der Extremität zeigt.

Zunächst wird die Haltung ausschließlich durch die Wirkung der Muskeln aufrechterhalten; aber wenn es verlängert wird, verkürzen sich die Muskeln, Faszien und Bänder, so dass es fest wird.

Beim Betrachten des Patienten ist die abnormale Haltung möglicherweise nicht sofort erkennbar, da er normalerweise die Parallelität der Gliedmaßen wiederherstellt, indem er das Becken auf der betroffenen Seite senkt und das gesunde Glied adduziert. Diese Schrägstellung oder Neigung des Beckens führt zu einer *offensichtlichen Verlängerung* des erkrankten Gliedes und lässt sich am besten dadurch veranschaulichen, dass man eine gerade Linie zwischen den vorderen Beckenstacheln und eine weitere Linie zieht, die vom Schwertknorpel durch den Nabel verläuft; Befindet sich das Becken in seiner Normalstellung, schneiden sich die beiden Linien im rechten Winkel; Wenn es geneigt ist, sind die Winkel im Schnittpunkt ungleich. Die Beugung kann durch eine stärkere Vorwärtskrümmung der Lendenwirbelsäule (Lordose) und durch Beugung des Knies weitgehend ausgeglichen werden. Eventuell wird auch versucht, die Eversion der Gliedmaße durch eine Vorwärtsrotation des Beckens auf der betroffenen Seite auszugleichen.

ABB. 110. – Erkrankung der linken Hüfte: Der Patient nimmt eine entspannte Position ein, die eine mäßige Beugung und Lordose zeigt.

ABB. 111. – Erkrankung der linken Hüfte: Verschwinden der Lordose bei weiterer Beugung der Hüfte.

Zur Demonstration der Lordose sollte der Patient auf einen flachen Tisch gelegt werden; In der Ruhestellung ist die Lordose mäßig, bei gebeugter Hüfte verschwindet sie, bei Streckung ist die Lordose übertrieben und die Hand oder geschlossene Faust kann zwischen Wirbelsäule und Tisch eingeführt werden (Abb. 112).

ABB. 112. – Erkrankung der linken Hüfte: Überhöhung der Lordose durch Streckung der Extremität.

Wenn die Funktionen des Gelenks getestet werden, wird festgestellt, dass eine Steifheit vorliegt und dass sowohl aktive als auch passive Bewegungen am lumbosakralen Übergang statt an der Hüfte stattfinden. Während die Steifheit in Bezug auf die Rotation normalerweise absolut ist, kann es manchmal mit Vorsicht und Sanftheit möglich sein, eine gewisse Steigerung der Flexion zu erreichen. Für diagnostische Zwecke sollte daher der größte Wert auf das Vorhandensein oder Fehlen einer Rotation gelegt werden.

Wenn das gesunde Glied an der Hüfte und am Knie gebeugt wird, bis die Lendenwirbelsäule Kontakt mit dem Tisch hat, wird die tatsächliche Beugung der erkrankten Hüfte sichtbar und kann durch Beobachtung des Winkels zwischen Oberschenkel und Tisch grob gemessen werden (Abb. 113). Dies ist als „Thomas-Flexionstest" bekannt und basiert auf der Unfähigkeit, die erkrankte Hüfte zu strecken, ohne eine Lordose hervorzurufen.

ABB. 113. – Thomas-Flexionstest, der den Flexionswinkel an der erkrankten (linken) Hüfte zeigt.

An der Vorderseite des Gelenks ist *eine Schwellung zu beobachten;* Es kann die Leistenfalte ausfüllen und die Oberschenkelgefäße nach vorne schieben. Es ist teigig und elastisch, kann sich aber jederzeit verflüssigen und einen kalten Abszess bilden. Schwellungen im Bereich des Trochanter und des Knochenhalses können abgeschätzt werden, indem der antero-posteriore Durchmesser mit einem Messschieber gemessen und mit der gesunden Seite verglichen wird. Bei einer rektalen Untersuchung kann manchmal eine Schwellung im Beckenbereich der Hüftpfanne festgestellt werden.

ABB. 114. – Tuberkulose Erkrankung der linken Hüfte: drittes Stadium,
mit Adduktion und Verkürzung.

Dritter Abschnitt. —Dies entspricht wahrscheinlich einer Karies der Gelenkflächen, da der Schmerz jetzt ein herausragendes Merkmal ist und es normalerweise nachts zu Beginn kommt. Die Haltung besteht aus Adduktion, Inversion, Flexion und scheinbarer oder tatsächlicher Verkürzung der Extremität (Abb. 114). Die *Beugung* ist meist so stark ausgeprägt, dass sie durch eine Lordose nicht mehr verdeckt werden kann, so dass beim Liegen des Patienten zwar die Wirbelsäule nach vorne gewölbt ist, die Gliedmaße aber sowohl an der Hüfte als auch am Knie noch gebeugt ist; Wenn die Wirbelsäule flach auf dem Tisch liegt, kann die Beugung des Oberschenkels einen rechten Winkel erreichen. Die *Adduktion* variiert stark im Grad; Wenn es gering ist, was am häufigsten der Fall ist, ruhen die Zehen des betroffenen Gliedes auf dem Rücken des gesunden Fußes. Bei mäßigem Ausmaß wird dies durch Anheben des Beckens auf der betroffenen Seite ausgeglichen, was zu einer *offensichtlichen Verkürzung* der Gliedmaße führt. Dies ist das Ergebnis einer Anstrengung seitens des Patienten, die normale Parallelität der Gliedmaßen wiederherzustellen, wobei die gesunde Gliedmaße abduziert wird im gleichen Ausmaß, wie das betroffene Glied adduziert wird. Es ist wichtig, die Ursache dieser Verkürzung zu erkennen, da diese durch eine Behandlung behoben werden kann. Aufgrund der Beckenschiefstellung zeigt der Patient im aufrechten Zustand eine seitliche Krümmung der Wirbelsäule mit der dorso-lumbalen Konvexität zur gesunden Seite.

ABB. 115. – Fortgeschrittene Tuberkuloseerkrankung des linken Hüftgelenks bei einem Mädchen æt. 14, zeigt Flexion, Adduktion, Verkürzung und Beckenabszess.

Wenn die Adduktion ausgeprägt ist, ist der Patient nicht in der Lage, die normale Parallelität der Gliedmaßen wiederherzustellen, und das Knie auf der betroffenen Seite kann das gesunde Glied kreuzen. An der Verbindung von Perineum und Oberschenkel befindet sich eine tiefe Furche, der Trochanter ist stark hervortretend, und das Becken kann so stark geneigt sein, dass der Beckenkamm mit den unteren Rippen in Kontakt kommt.

Durch den Druck der kariösen Gelenkflächen gegeneinander wird die Hüftpfanne vergrößert und das obere Ende des Femurs innerhalb der Gelenkpfanne allmählich nach oben und hinten gezogen. Die Untersuchung wird dann das Vorhandensein einer unterschiedlichen *tatsächlichen Verkürzung aufdecken* ; Es wird auch festgestellt, dass der Trochanter oberhalb der Nélaton-Linie verschoben ist, während oberhalb und hinter dem Trochanter eine markante harte Schwellung vorhanden ist, die der vergrößerten Hüftpfanne entspricht.

Daher kann es zu einer Kombination aus tatsächlicher und scheinbarer Verkürzung in der Größenordnung von mehreren Zoll kommen (Abb. 115).

Bei langem Stehen, beginnend in der Kindheit, wird die Verkürzung noch durch ein mangelhaftes Längenwachstum des Oberschenkelknochens verstärkt, und es kann sich um alle Knochen der Extremität handeln; sogar der Fuß ist auf der betroffenen Seite kleiner.

Die vernünftigste Erklärung für die bei Hüfterkrankungen angenommenen Einstellungen ist die von König. Geht der Patient ohne Krücken, was ihm im Frühstadium der Erkrankung meist gelingt, ermöglicht ihm die Haltung der Abduktion, Eversion und leichten Beugung, das Glied weitestgehend zu schonen; Benutzt er hingegen eine Krücke, wie er es in einem fortgeschritteneren Stadium tun muss, nutzt er das Glied nicht mehr als Stütze und zieht es daher nach oben und medial in die Position der Adduktion, Inversion und stärkeren Beugung . Ebenso liegt er, wenn er ans Bett gefesselt ist, auf der gesunden Seite, und das betroffene Glied sinkt durch die Schwerkraft, so dass es in der Adduktions-, Inversions- und Flexionsstellung über dem normalen Glied liegt. Königs Erklärung steht im Einklang mit der Tatsache, dass es sich in den Ausnahmefällen, die mit Adduktion und Inversion beginnen, meist um einen schweren Krankheitsverlauf handelt, der mit gravierenden Knochenläsionen einhergeht – also gerade bei solchen Fällen, in denen der Patient von vornherein zum Liegen gezwungen wird aufzustehen oder den Gebrauch von Krücken zu übernehmen. Darüber hinaus erfolgt der Übergang von der abduzierten in die adduzierte Position meist mit einer solchen Verschlimmerung der Beschwerden, dass der Patient nicht mehr in der Lage ist, ohne Unterstützung einer Krücke zu gehen.

Im dritten Stadium werden die anderen Anzeichen und Symptome stärker ausgeprägt; Der Patient sieht krank und abgemagert aus, er ist meist nicht in der Lage, das Bett zu verlassen, sein Schlaf wird durch Gliederbewegungen gestört, die Steifheit der Gelenke und der Muskelschwund sind deutlich ausgeprägt. Nach der Untersuchung der Extremität oder nach einer Bahnfahrt kann die Temperatur leicht ansteigen.

Abszessbildung bei Hüfterkrankungen. – Die Bildung eines Abszesses hängt mit keinem Krankheitsstadium zusammen; Sie kann auftreten, bevor es zu einer Deformierung kommt, und sie kann verschoben werden, bis die Krankheit scheinbar geheilt ist. Ihre Bedeutung liegt darin, dass bei einer Mischinfektion mit pyogenen Organismen die Schwere der Erkrankung stark zunimmt.

Ein Abszess kann *im Oberschenkel* vor oder hinter dem Gelenk auftreten. Der *vordere Abszess* entsteht auf der einen oder anderen Seite des Psoas-Muskels; Aufgrund des Widerstands, den die Fascia lata bietet, kann der Eiter den Oberschenkel hinunter wandern, bevor er die Faszie perforiert. Es kam gelegentlich vor, dass nach der Öffnung eines solchen Abszesses und der Infektion mit pyogenen Organismen die Oberschenkelgefäße erodiert wurden und schwere oder sogar tödliche Blutungen die Folge waren. Der *hintere Abszess* erscheint im Gesäß und kann durch den Gluteus maximus an die Oberfläche dringen; häufiger zeigt es auf den unteren Rand dieses Muskels im Bereich des großen Trochanters oder zieht nach unten zum Oberschenkel.

Abszesse, die sich *im Becken bilden* , entstehen entweder in Verbindung mit der Hüftpfanne oder in Bezug auf den Psoas-Muskel, wo dieser vor dem Gelenk verläuft. Erkrankungen, die in direktem Zusammenhang mit einer Erkrankung der Hüftpfanne stehen, können an der Seitenwand des Beckens lokalisiert bleiben oder sich nach hinten in Richtung der Kreuzbeinhöhle ausbreiten. Sie können in die Blase oder das Rektum münden oder in die Fossa iliaca aufsteigen und über das Poupart-Band zeigen (Abb. 115) oder in Richtung der Fossa ischiorectalis absteigen. Der Abszess, der sich im Zusammenhang mit dem Psoas-Muskel entwickelt, kann die Form einer Sanduhr haben, wobei ein Sack die Fossa iliaca einnimmt, der andere das Scarpa-Dreieck ausfüllt und die beiden Säcke durch einen schmalen Hals unter dem Poupart-Band miteinander kommunizieren.

Solange die Haut intakt ist, zeigt der Abszess keine Symptome und kann unbemerkt bleiben. Wenn es äußerlich platzt, ist eine pyogene Infektion fast unvermeidlich, und der Patient gerät allmählich in den Zustand von hektischem Fieber oder chronischer Vergiftung; Er verliert von Tag zu Tag an Boden, kann an einer wachsartigen Erkrankung der Eingeweide erkranken oder an Erschöpfung, tuberkulöser Meningitis oder allgemeiner Tuberkulose sterben.

Eine Luxation ist eine seltene Komplikation einer Hüfterkrankung und tritt am wahrscheinlichsten im Stadium der Adduktion mit Inversion auf. Es ist bekannt, dass es während des Schlafs auftritt, offenbar durch krampfhafte Muskelkontraktionen. Bei der dorsalen Luxation, der häufigsten Form, sind Adduktion und Inversion übertrieben, der Trochanter ragt über und hinter die Nélaton-Linie hinaus und der Knochenkopf kann auf dem Dorsum ilii gefühlt werden. Es ist eine auffallende Tatsache, dass nach der Luxation weniger Beschwerden über Schmerzen oder Anfahren auftreten als zuvor und dass passive Bewegungen ausgeführt werden können, die vorher unmöglich waren.

Diagnose einer Hüfterkrankung. - Die Diagnose ist nicht nur aufgrund anderer Gelenkerkrankungen zu stellen, sondern auch aufgrund krankhafter Zustände in der Nähe der Hüfte, da der Patient bei jedem dieser Erkrankungen wegen Schmerzen und Hinken beim Gehen Rat suchen kann. Der Patient sollte entkleidet sein, und wenn er gehen kann, sollte sein Gang beobachtet werden. Anschließend wird er in Rückenlage untersucht und dabei auf die relative Länge der Gliedmaßen, auf die Stellung der Gliedmaßen und des Beckens sowie auf die Bewegungen am Hüftgelenk, insbesondere die Rotation, geachtet . Bei Zweifeln an der Diagnose sollte die Untersuchung im Abstand von einigen Tagen wiederholt werden. Bei Kindern gibt es drei nicht fieberhafte Erkrankungen, die mit einem Hinken und einer Verkürzung der Gliedmaßen einhergehen und mit einer Hüfterkrankung verwechselt werden können: *angeborene Luxation* , *Coxa vara* und *Lähmung nach Poliomyelitis* . In allen Fällen sind die Bewegungen jedoch nicht der Fall fast so eingeschränkt wie bei Gelenkerkrankungen.

Bei einer tuberkulösen Erkrankung des *Iliosakralgelenks* kann zwar das Becken gekippt und die Extremität scheinbar verlängert sein, die Bewegungen an der Hüfte bleiben jedoch erhalten. Bei einer tuberkulösen Erkrankung des *großen Trochanter* oder eines der *Schleimbeutel* darüber kann es zwar zu Abduktion, Eversion, Beweglichkeitsbeeinträchtigung und Schwellung im Bereich des Trochanter kommen, gefolgt von einer Abszessbildung, die Bewegungen sind jedoch weniger eingeschränkt als bei einer Erkrankung des Gelenks.

Bei einem *Psoas-Abszess* im Zusammenhang mit einer Wirbelsäulenerkrankung oder einer *Erkrankung des Schleimbeutels unterhalb des Psoas* ist die Extremität gebeugt und umgestülpt, es kann zu einer Lordose kommen und der Patient kann beim Gehen hinken, die Bewegungen an der Hüfte sind jedoch nur in die Richtungen eingeschränkt der Streckung und Inversion, während sie bei Hüfterkrankungen in alle Richtungen eingeschränkt sind.

Neubildungen in der Nähe der Hüfte – insbesondere zentrale Sarkome am oberen Ende des Femurs – sind ohne die Hilfe von Röntgenstrahlen nur schwer von einer Hüfterkrankung zu unterscheiden.

Zu den anderen Erkrankungen, die durch Beeinträchtigung der freien Beweglichkeit der Hüfte eine Hüfterkrankung vortäuschen können, zählen Blinddarmentzündung, Entzündung der Drüsen in der Leistengegend, Staphylokokken-Erkrankung am oberen Ende des Oberschenkelknochens und Ischias.

Die Diagnose *anderer Erkrankungen des Hüftgelenks* erfolgt durch sorgfältige Abwägung der Anamnese, der Symptome und des Röntgenbildes.

Prognose. – Die Prognose bei Hüfterkrankungen ist schwerwiegender als bei Tuberkulose anderer Gelenke, mit Ausnahme derjenigen der Wirbelsäule, und sie ist am ungünstigsten, wenn schwere Knochenläsionen und infizierte Nebenhöhlen vorliegen.

Unabhängig vom Krankheitsstadium ist die Genesung ein langsamer Prozess, und selbst in frühen und milden Fällen erfolgt sie selten in weniger als ein oder zwei Jahren und kann mit einer gewissen Funktionsbeeinträchtigung einhergehen. Während des Heilungsprozesses können Komplikationen auftreten, und nach einer scheinbaren Genesung sind Rückfälle keine Seltenheit. Bei einer Festnahme im Anfangsstadium kann die Genesung vollständig sein; Wenn jedoch die Gelenkflächen zerstört sind, kann es zu einer Ankylose des Gelenks und einer Verkürzung der Extremität kommen.

In Fällen, die tödlich enden, ist der Tod in der Regel auf meningeale, pulmonale oder allgemeine Tuberkulose oder auf pyogene Komplikationen und wachsartige Degeneration zurückzuführen.

Behandlung. „Ein großer Teil der Fälle erholt sich unter konservativer Behandlung und die funktionellen Ergebnisse sind so viel besser als nach operativen Eingriffen, dass, sofern keine besonderen Anhaltspunkte vorliegen, zunächst immer konservative Maßnahmen ergriffen werden sollten."

Konservative Behandlung. – Das erste Wesentliche ist, das Gewicht des Gliedes zu entlasten und seine Fixierung in der Haltung fast vollständiger Streckung und mäßiger Abduktion sicherzustellen. Wenn die Symptome deutlich ausgeprägt sind, wird das Kind im Bett gehalten und das Glied mit einem Gewicht und einem Flaschenzug gestreckt.

Erweiterung durch Gewicht und Riemenscheibe (Abb. 116). – Das verwendete Gewicht variiert von einem bis vier Pfund bei Kindern bis zu zehn oder mehr Pfund bei Jugendlichen und Erwachsenen und muss an die Anforderungen jedes Einzelfalls angepasst werden. Treten die Schmerzen nach der Linderung erneut auf, ist dies auf eine Überdehnung der Bänder zurückzuführen und das Gewicht sollte vorübergehend verringert oder entfernt werden. Bei einer Deformität sollte die Zuglinie in der Achse der verlagerten Gliedmaße liegen, bis die Deformität beseitigt ist. Die Streckung sollte fortgesetzt werden, bis Schmerzen, Druckempfindlichkeit und Muskelkontraktion verschwunden sind und das Glied in die gewünschte Haltung gebracht wurde.

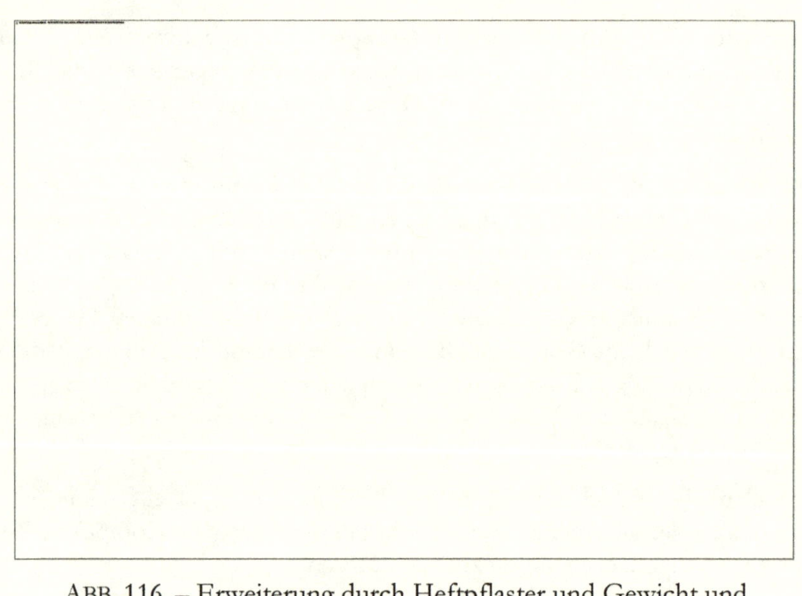

ABB. 116. – Erweiterung durch Heftpflaster und Gewicht und Riemenscheibe.

Bei unruhigen Kindern wird zusätzlich zur Extension eine lange Schiene auf der gesunden Seite und ein Sandsack auf der betroffenen Seite angelegt; oder, noch besser, eine doppelte lange Schiene und Querstange, wobei die lange Schiene auf der betroffenen Seite gegenüber der Hüfte mit einem Scharnier versehen ist, um den Grad der Abduktion zu variieren (Abb. 117).

ABB. 117. – Stiles' doppelte lange Schiene zur Aufnahme einer Entführung erkrankter Gliedmaßen.

Wenn die deformierte Haltung der Streckung nicht schnell nachgibt, sollte sie unter Narkose korrigiert werden, und wenn die Adduktorsehnen und Faszien so kontrahiert sind, dass dies schwierig ist, sollten sie gewaltsam gedehnt oder geteilt werden.

Die sofortige Korrektur deformierter Haltungen unter Anästhesie hat die eher schrittweise Methode der Streckung mit Gewicht und Flaschenzug weitgehend ersetzt; und in der Krankenhauspraxis folgt meist die Anwendung eines Gipsverbandes. Die Gipsbinden werden über ein Paar gestrickter Schubladen angelegt; Einbezogen sind das Becken und beide Oberschenkel, der erkrankte in der Abduktionsstellung. Das Gehäuse kann durch Aluminiumstreifen verstärkt werden und sollte alle sechs Wochen oder zwei Monate erneuert werden.

Ambulante Behandlung. —Wenn der Patient in der Lage ist, Krücken zu benutzen, wird verhindert, dass das betroffene Glied den Boden berührt, indem auf der gesunden Seite eine Patte an der Sohle des Stiefels befestigt wird. Dies kann genügen, oder zusätzlich wird das Hüftgelenk durch eine Thomas- (Abb. 118) oder eine Taylor-Schiene starr gehalten. Die Thomas-Schiene muss dem Patienten unter Aufsicht des Chirurgen angepasst werden, der sich mit der Konstruktion der Schiene und deren Veränderung mittels Schraubenschlüssel vertraut machen muss.

ABB. 118. – Thomas' Hüftschiene wird bei Erkrankungen der rechten Hüfte eingesetzt. Beachten Sie das Muster unter dem gesunden Fuß. Der Fuß auf der betroffenen Seite befindet sich zu nah am Boden.

Bei Kindern, die nicht in der Lage sind, Krücken zu benutzen, wird eine Doppel-Thomas-Schiene eingesetzt; Dadurch wird das Kind in einen starren Gegenstand verwandelt, der von einem Raum in einen anderen und ins Freie getragen werden kann. Persönlich waren wir mit der doppelten Thomas-Schiene zufrieden, die bei Wirbelsäulenerkrankungen eingesetzt wurde, die vom Hinterkopf bis zu den Fußsohlen reichen.

Die Fixierung des Hüftgelenks und die Entlastung des Gliedes durch eine der oben genannten Methoden sollte in der Regel mindestens ein Jahr lang fortgesetzt werden.

Sollte sich ein Abszess entwickeln, wird dieser wie gewohnt behandelt.

Operative Einmischung. —Zu der Frage, ob auf operative Eingriffe zurückgegriffen werden sollte oder nicht, bestehen sehr unterschiedliche Meinungen.

Einige Chirurgen lehnen einen operativen Eingriff ab, mit der Begründung, dass die Erkrankung, egal wie fortgeschritten sie auch sein mag, bei umsichtiger und beharrlicher Durchführung konservativen Maßnahmen weichen würde. Andere Chirurgen befürworten eine operative Behandlung in allen Fällen, in denen unter konservativer Behandlung keine schnelle Besserung eintritt. Eine Zwischenstellung kann eingenommen werden, die eine Operation in Fällen empfiehlt, in denen die Krankheit trotz konservativer Behandlung fortschreitet und in denen eine regelmäßige Röntgenuntersuchung zeigt, dass fortschreitende Läsionen am oberen Ende des Femurs oder in der Hüftpfanne vorliegen.

Diejenigen, die eine Operation unter diesen Bedingungen befürworten, behaupten, dass Schmerzen und Leiden sofort beseitigt werden, der Schlaf wiederhergestellt wird, der Appetit zurückkehrt und eine deutliche Verbesserung des allgemeinen Gesundheitszustands eintritt, und dass dieses Ergebnis innerhalb von Monaten erreicht wird Jahre, und dass die Heilung wahrscheinlich dauerhafter ist. Es ist sicherlich unklug, die Operation zu verschieben, bis sich Nebenhöhlen gebildet haben, da ein solcher Verlauf zum großen Teil für die schlechten Ergebnisse verantwortlich ist, die früher nach der Entfernung des Gelenks auftraten.

Die Amputation wegen einer tuberkulösen Erkrankung der Hüfte ist zu einer der seltensten Operationen geworden, ist aber immer noch erforderlich in Fällen, die nach der Exzision weiter fortgeschritten sind, und wenn eine Erkrankung des Beckens oder des Oberschenkelschafts mit Nebenhöhlen oder Albuminurie vorliegt und hektisches Fieber.

Die Korrektur von Deformitäten aufgrund einer vorausgegangenen Erkrankung der Hüfte. – Aufgrund von Vernachlässigung oder unsachgemäßer Behandlung konnte die Deformation bestehen bleiben, während die Krankheit geheilt wurde. Es geht mit einer Ankylose des Gelenks oder einer Kontraktur der Weichteile oder beidem einher. Die Kontraktur der Weichteile betrifft insbesondere die Sehnen, Faszien und Bänder an der vorderen und medialen Seite des Gelenks und ist normalerweise in einem solchen Ausmaß vorhanden, dass diese verkürzten Strukturen selbst bei Beweglichkeit des Gelenks eine Korrektur verhindern würden die Deformität. Die übliche Deformität ist eine Kombination aus Verkürzung, Flexion und Adduktion.

Bilaterale Hüfterkrankung. — Beide Hüftgelenke können gleichzeitig oder nacheinander von einer Tuberkuloseerkrankung betroffen sein, und auf beiden Seiten können sich Abszesse bilden. Der Patient ist notwendigerweise ans Bett gefesselt, und wenn die Krankheit überwunden ist, kann seine Gehfähigkeit ernsthaft beeinträchtigt sein, insbesondere wenn die Gelenke in einer unerwünschten Stellung fixiert werden. Die auffälligste Deformität tritt auf, wenn beide Gliedmaßen so adduziert werden, dass sie einander kreuzen – eine Variante der „Scherenbein"- oder „Scherenbein"-Deformität –, bei der der Patient, sofern er überhaupt in der Lage ist, vorwärts gehen kann Bewegungen aus den Knien. Durch die Endoprothetik sollte versucht werden, ein bewegliches Gelenk zumindest einseitig zu sichern.

ANDERE ERKRANKUNGEN DES HÜFTGELENKS

Pyogene Krankheiten treten im Kindes- und Jugendalter als Folge einer Infektion mit den üblichen pyogenen Organismen Gonokokken, Pneumokokken oder Typhusbakterien auf. Während die Erreger normalerweise über den Blutstrom in das Gewebe des Gelenks gelangen, wird gelegentlich eine direkte Infektion durch Eiterung in den femoralen Lymphdrüsen oder im Schleimbeutel unter dem Ilio-Psoas beobachtet.

Die *klinischen Merkmale* sind manchmal bemerkenswert latent und viel weniger auffällig als erwartet, insbesondere wenn die Hüfterkrankung als Komplikation einer akuten Erkrankung wie Scharlach auftritt. Im aktiven Stadium kann es sogar völlig übersehen werden und erst dann bemerkt werden, wenn der Femurkopf ausgerenkt oder das Gelenk ankylosiert ist. Auch bei der akuten Arthritis von Säuglingen können die klinischen Symptome verhältnismäßig mild sein, in der Regel gehen sie jedoch von einem Typus aus, bei dem das eitrige Element vorherrscht. Das Glied wird normalerweise gebeugt und adduziert, und vor dem Gelenk bildet sich im oberen Teil des Scarpa-Dreiecks eine Schwellung; Die obere Femurepiphyse kann abgetrennt werden und ein Sequester bilden.

Die Beugung und Adduktion der Extremität begünstigt das Entstehen einer Luxation. Ein Kind, das sich von einer Luxation des Dorsum ilii erholt hat, kann normalerweise gehen und herumlaufen, hinkt oder watschelt jedoch, was mit zunehmendem Alter stärker wird. Der Zustand ähnelt stark einer angeborenen Luxation, aber die Vorgeschichte und das Vorhandensein grober Veränderungen am oberen Ende des Femurs, wie auf den Röntgenbildern zu sehen ist, sollten normalerweise ausreichen, um sie zu unterscheiden.

Behandlung. – Im akuten Stadium wird das Glied mittels Gewicht und Flaschenzug gestreckt und mit der einfachen oder doppelten Langschiene oder mit Sandsäcken in Ruhe gehalten. Bei Eiterung sollte das Gelenk abgesaugt oder durch einen vorderen Einschnitt geöffnet werden, und Murphys Plan, das Gelenk mit Formalin-Glycerin zu füllen, kann übernommen werden. Bei Kindern ist es bemerkenswert, wie vollständig sich das Gelenk erholen kann.

Bei einer Luxation sollte der Femurkopf durch Manipulation mit oder ohne vorherige Streckung reponiert werden; In etwa der Hälfte der Fälle, in denen es versucht wurde, war es erfolgreich. In manchen Fällen ist eine vorläufige Tenotomie der verkürzten Sehnen erforderlich. Wenn eine Reposition durch Manipulation nicht möglich ist, sollten die Gelenkstrukturen durch eine Operation freigelegt und der Knochenkopf in die Hüftpfanne ersetzt werden. Wenn das obere Ende des Femurs verschwunden ist, sollte der Hals in die Hüftpfanne implantiert und das Glied in die abduzierte Position gebracht werden.

Arthritis Deformans. – Diese Erkrankung tritt verhältnismäßig häufig an der Hüfte auf, entweder als monoartikuläre Erkrankung oder gleichzeitig mit anderen Gelenken.

ABB. 119. – Arthritis Deformans, zeigt eine Erosion des Knorpels und eine Ablösung der Gelenkkante des Femurkopfes.

Die Gelenkveränderungen sind charakteristisch für die trockene Form der Erkrankung und betreffen vor allem Knorpel und Knochen. Die Atrophie und der Verschleiß der Gelenkflächen gehen mit der Neubildung von Knorpel und Knochen an ihren Rändern einher. Der Kopf des Oberschenkelknochens kann die Form eines Helms, eines Pilzes oder eines Napfschneckenpanzers annehmen, und durch die Absorption des Halses kann der Kopf an der Basis des Halses festsitzen und eine Höhe einnehmen, die beträchtlich unter der liegt der große Trochanter (Abb. 120). Diese Veränderungen erstrecken sich manchmal auf den oberen Teil des Schafts und führen zu einer Krümmung des Schafts und des Halses, was auf eine

Ähnlichkeit mit einem Verhörpunkt hindeutet (Abb. 121). Die Hüftpfanne kann nach hinten und oben „wandern", wie bei einer Tuberkuloseerkrankung. Es ist normalerweise vertieft und sein Boden ragt auf der Beckenseite hervor; Seine Ränder können einen vorspringenden Kragen bilden, der über den Schenkelhals hinausragt oder ihn umklammert, so dass der Kopf auch im mazerierten Zustand in der Pfanne gefangen und das Gelenk blockiert ist. Es kommt zu einer Verätzung der Gelenkflächen an den Stellen, die der Reibung und dem Druck am stärksten ausgesetzt sind.

ABB. 120. – Oberes Ende des Femurs bei fortgeschrittener Arthritis Deformans der Hüfte. Der Schaft ist gebogen und der Knochenkopf liegt tiefer als der große Trochanter.

ABB. 121. – Femur bei fortgeschrittener Arthritis Deformans der Hüft-
und Kniegelenke. Das obere Ende des Knochens zeigt den Zustand der
Coxa vara; Das untere Ende zeigt eine Vergrößerung des medialen
Kondylus und eine Veränderung der Achse der Gelenkfläche.

Diese Veränderungen gehen notwendigerweise mit einer
Bewegungseinschränkung und in fortgeschrittenen Fällen mit einer
auffälligen Deformität einher, die in einer Verkürzung der Gliedmaße
besteht, meist mit einer Eversion und Verschiebung des Trochanters nach
oben und hinten im Verhältnis zur Nélaton-Linie.

Die *klinischen Merkmale* sind in der Regel so charakteristisch, dass die
Diagnose kaum schwierig ist. Charakteristisch für Arthritis deformans sind
eine Einschränkung der Abduktions- und Adduktionsbewegungen, das
Auftreten von Knacken und Reiben der Gelenkflächen sowie eine
Verschlimmerung der Schmerzen und Steifheit nach Ruhen der Extremität.
Das Vorherrschen von Ischiasschmerzen kann dazu führen, dass die
Krankheit als Ischias angesehen wird.

Am schwierigsten ist es, wenn die Erkrankung bei Heranwachsenden als
monoartikuläre Erkrankung auftritt, da die Ähnlichkeit mit der Tuberkulose
der Hüfte und der Coxa vara groß sein kann. Skiagramme ermöglichen nicht
immer eine Unterscheidung.

Die Behandlung erfolgt nach den gleichen Grundsätzen wie bei anderen
Gelenken. Durch geeignete Übungen wird der normale Bewegungsablauf
aufrechterhalten und durch den Einsatz von Stöcken oder Krücken wird
versucht, den Druck auf die Gelenkflächen beim Gehen zu verringern.

Eine Verkürzung der Gliedmaße kann durch Anheben der Stiefelsohle ausgeglichen werden. Wenn die Röntgenaufnahmen zeigen, dass die Behinderung hauptsächlich auf neuen Knochen zurückzuführen ist, der den Femurkopf blockiert, kann dieser neue Knochen durch eine Operation, *Cheilotomie* (Sampson Handley), entfernt werden. Die Entfernung des Gelenks hat in einigen Fällen zu zufriedenstellenden Ergebnissen geführt; Es ist indiziert bei jungen Patienten, die ansonsten gesund sind und aufgrund von Schmerzen und Deformitäten nicht gehen können.

Osteochondritis Deformans Juvenilis. – Unter diesem Begriff beschreibt Perthes eine Erkrankung der Hüfte bei Kindern, die sich in vielerlei Hinsicht von der juvenilen Form der Arthritis deformans unterscheidet. In der Epiphyse des Femurkopfes treten Knorpelinseln auf, und die Epiphyse selbst wird abgeflacht, ohne dass die Gelenkfläche oder die Hüftpfanne betroffen sind.

Die Krankheit tritt bei Kindern zwischen fünf und zehn Jahren auf; Beim Gehen kommt es zu einem Hinken ohne Schmerzen oder Empfindlichkeit, so dass das Kind weiterhin an Spielen teilnimmt. Die Abduktion ist deutlich eingeschränkt und der Trochanter ist erhöht und hervorstehend. Es gibt keine Krepitation bei Bewegung oder andere Anzeichen einer Beteiligung der Gelenkflächen. Die Röntgenaufnahmen zeigen die Deformation des Kopfes und klare Bereiche im Inneren der oberen Epiphyse, die den Knorpelinseln entsprechen; Diese klaren Bereiche ähneln denen, die durch käsige Herde bei tuberkulöser Coxitis entstehen.

Die Krankheit verläuft chronisch und im Laufe von ein bis zwei Jahren verschwinden das Hinken und die Einschränkung der Abduktion, so dass keine aktive Behandlung erforderlich ist.

Neuroarthropathien. — *Die Charcot-Krankheit* tritt meist bei Männern über dreißig auf, die an Tabes dorsalis leiden. Es können ein oder beide Hüftgelenke betroffen sein. Manchmal ist die erste Manifestation ein Hydrops und eine schwankende Schwellung im oberen Teil des Scarpa-Dreiecks. In vielen der registrierten Fälle wurde die Aufmerksamkeit jedoch zunächst durch die Deformierung und das Hinken, die mit dem Verschwinden des Femurkopfes einhergingen, oder durch das Auftreten einer pathologischen Luxation auf die Krankheit gelenkt. Charakteristisch ist die Abwesenheit von Schmerzen und Druckempfindlichkeit. Bei einer Luxation ist die Extremität kurz und das obere Ende des Femurs ist auf dem Dorsum ilii frei beweglich. Wenn beide Hüften ausgerenkt sind, ähneln Haltung und Gang denen, die bei einer beidseitigen angeborenen Luxation beobachtet werden. Der Rotationsbogen des großen Trochanter kann durch das Verschwinden des Femurkopfes stark eingeschränkt sein. Es kann zu einer erheblichen Knochenneubildung kommen, die zu großen tumorähnlichen Massen im Bereich des Kapselbandes und der das Gelenk umgebenden Muskulatur führt.

Die *Behandlung* besteht darin, das Gelenk zu schützen und zu unterstützen. Wenn die Erkrankung einseitig ist, kann eine Thomas-Schiene oder eine andere Form der Schiene zusammen mit einer Schiene und Krücken von Vorteil sein; in bilateralen Fällen allein durch die Verwendung von Krücken.

Lose Körper in der Hüfte sind meist das Ergebnis einer Hypertrophie der Synovialränder bei Arthritis deformans und Morbus Charcot und spielen in den klinischen Merkmalen dieser Erkrankungen keine Rolle; Caird hat einen Fall beobachtet, bei dem die Gelenkhöhle und der Schleimbeutel unter dem Psoas mit losen Körpern gefüllt waren, von denen viele verknöchert waren und im Röntgenbild ein charakteristisches Bild ergaben.

Hysterische Erkrankungen der Hüfte ähneln denen anderer Gelenke.

DAS KNIEGELENK

Das Knie ist häufiger als jedes andere Gelenk im Körper der Krankheitsherd.

Die Synovialmembran erstreckt sich unterhalb des Musculus quadriceps extensor als Sackgasse, die entweder mit der Bursa subcruralis in Verbindung steht oder mit dieser einen durchgehenden Hohlraum bildet. Wenn das Gelenk durch Flüssigkeit gedehnt wird, wölbt sich dieser obere Beutel über und auf beiden Seiten der Patella, und dieser Knochen „schwebt" von den Kondylen des Femurs ab. Wenn nur eine geringe Flüssigkeitsmenge vorhanden ist, ist dies am einfachsten zu erkennen, wenn der Patient mit zusammengefügten Füßen steht, der Rumpf an den Hüftgelenken nach vorne gebeugt ist und der Quadrizeps völlig entspannt ist; Die Flüssigkeit wölbt sich dann über und auf beiden Seiten der Patella und ist leicht zu erkennen, insbesondere beim Vergleich mit dem Gelenk auf der anderen Seite.

Aufgrund der großen Ausdehnung der Synovialmembran kann sich infolge einer Verletzung oder Erkrankung in vergleichsweise kurzer Zeit eine große Menge seröser Ergüsse im Gelenk ansammeln. Die Zottenfortsätze und -ränder können übertrieben wachsen und zu gestielten und anderen Formen lockerer Körper führen.

Die Schleimbeutel im Kniekehlenraum, insbesondere der zwischen dem Semimembranosus und dem medialen Kopf des M. gastrocnemius, sowie der subcrurale Schleimbeutel stehen häufig mit der Synovialhöhle des Knies in Verbindung und können an dessen Erkrankungen beteiligt sein.

Da die Epiphysen am Knie hauptsächlich für das Längenwachstum der unteren Extremität verantwortlich sind und sich erst spät mit ihren jeweiligen Schäften verbinden (21 bis 25 Jahre), kann es zu einer schwerwiegenden

Verkürzung der Extremität kommen, wenn ihre Funktionen beeinträchtigt werden mit, sei es durch Krankheit oder Verletzung. Die Epiphysenknorpel liegen außerhalb der Grenzen der Synovialhöhle, so dass sich infektiöse Läsionen an den verknöcherten Verbindungsstellen weniger wahrscheinlich auf das Gelenk ausbreiten als an der Hüfte oder Schulter, wo die obere Epiphyse teilweise oder vollständig im Gelenk liegt; Eine Erkrankung am unteren Ende des Femurs betrifft eher das Kniegelenk als eine Erkrankung am oberen Ende des Schienbeins.

Eine der häufigsten Ursachen für eine anhaltende Behinderung und das Gefühl der Unsicherheit im Knie liegt in der Schwächung und dem Verlust des Tonus des Quadrizeps-Streckmuskels; Das Gefühl der Unsicherheit ist beim Treppensteigen am stärksten ausgeprägt. Die Instabilität des Gelenks wird oft durch eine Überdehnung der Bänder und eine seitliche Beweglichkeit verstärkt. Als Ergebnis dieser beiden Faktoren ist das Gelenk anfällig für wiederholte leichte Belastungen oder Erschütterungen, die die Synovialmembran reizen und dazu neigen, den Erguss aufrechtzuerhalten und das Überwachsen seiner Gewebeelemente anzuregen.

TUBERKULOSEKRANKHEIT

Während eine Tuberkuloseerkrankung des Knies vor allem im Kindes- und Jugendalter häufig vorkommt, kann sie in jedem Lebensabschnitt auftreten und ist bei Patienten über fünfzig keine Seltenheit. Die Erkrankung geht etwa gleich häufig von der Synovialmembran und den Knochen aus.

Wenn die Synovialmembran erkrankt ist, neigt sie dazu, nach innen über die Gelenkflächen zu wachsen (Abb. 122), wodurch die suprapatellare Tasche verschlossen und die Kniescheibe am Femur fixiert wird und die Fläche der Gelenkflächen verringert wird. Das Einwachsen der Synovialmembran kann die Gelenkhöhle ausfüllen oder sie in Kompartimente unterteilen. Geschwüre des Knorpels und Karies der Gelenkflächen sind häufige Begleiterscheinungen.

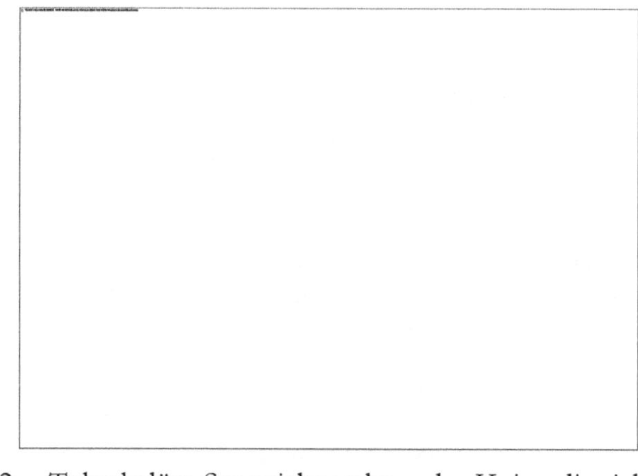

ABB. 122. – Tuberkulöse Synovialmembran des Knies, die sich über die Gelenkfläche des Femurs ausbreitet.

ABB. 123. – Unteres Ende des Femurs aus einem fortgeschrittenen Fall von tuberkulöser Arthritis des Knies. An der hinteren Seite des medialen Kondylus befindet sich ein keilförmiges Sequester, dessen dem Gelenk ausgesetzte Oberfläche porzellanartig poliert ist.

(Anatomisches Museum, Universität Edinburgh.)

Femur und Tibia sind etwa gleich häufig betroffen und Art und Sitz der Knochenläsionen unterliegen großen Schwankungen. Unter dem Gelenkknorpel der Tibia oder entlang der Ränder der Femurkondylen –

insbesondere im medialen Bereich – können mehrere kleine Herde gefunden werden. Verkäsungsherde sind vergleichsweise selten, können aber manchmal eine beträchtliche Größe erreichen – insbesondere im Kopfbereich des Schienbeins, wo sie die Form eines käsigen Abszesses annehmen können. Vergleichsweise häufig sind sklerosierte Herde, die Sequester bilden (Abb. 123).

Klinische Typen. —(1) *Hydrops* entsteht normalerweise aus einer reinen Synovialläsion, aber das Gelenk kann sich plötzlich mit Flüssigkeit aufblähen, wenn ein Knochenherd in die Synovialhöhle einreißt.

Sie kommt vor allem bei jungen Erwachsenen vor. Während sich die Flüssigkeit ansammelt, dehnt sie nach und nach die Kapsel und schiebt die Patella nach vorne, so dass sie schwimmt. Es treten kaum Schmerzen oder Funktionseinschränkungen auf; Der Patient kann normalerweise gehen, ist aber leicht müde. Die Flüssigkeitsmenge nimmt im Ruhezustand ab und nimmt nach der Belastung der Extremität zu. In einer bestimmten Anzahl von Fällen kann es möglich sein, eine lokale Verdickung der Synovialmembran oder das Vorhandensein schwimmender Fibrinmassen oder Melonenkernkörper zu erkennen. Dies lässt sich am besten erkennen, wenn der Patient das Knie abwechselnd beugt und streckt, während der Chirurg es mit beiden Händen umfasst und zusammendrückt. Wenn das Gelenk geöffnet ist, kann sich fibrinöses Material, oft in Form von Melonenkernkörpern, auf der Synovialmembran befinden.

Tuberkulöser Hydrops wird anhand des Ergusses diagnostiziert, der aus wiederholten Verstauchungen resultiert, aufgrund des Hydrops des lockeren Körpers, der Gonorrhoe, der Arthritis deformans, der Charcot-Krankheit und des Brodie-Abszesses im angrenzenden Knochen sowie aufgrund der Hämarthrose, die bei Blutungen auftritt.

(2) *Papillärer oder knotiger Tuberkel der Synovialmembran.* – Dies ist ein Zustand, bei dem es zu einem fransigen, papillären oder polypoiden Wachstum der Synovialmembran kommt. Sie tritt am häufigsten bei erwachsenen Männern auf. Der Beginn und das Fortschreiten erfolgen allmählich, und die Hauptbeschwerden sind Steifheit und Schwellung, die nach Anstrengung schlimmer werden. Manchmal kommt es zu Symptomen einer Lockerung des Körpers, wie z. B. einer gelegentlichen Blockierung des Gelenks, verbunden mit Schmerzen und der Unfähigkeit, die Gliedmaße zu strecken; aber die Verriegelung lässt sich leicht lösen und die Bewegungen sind sofort wieder frei. Der Patient kann anamnestisch eine mehrjährige teilweise und zeitweilige Behinderung mit Lahmheit und gelegentlichen Blockaden angeben, obwohl er möglicherweise in der Lage war, seiner Tätigkeit nachzugehen oder sie sogar fortzusetzen.

Es besteht ein mäßiger Erguss in das Gelenk, und wenn dieser in Ruhe abgeklungen ist, kann es möglich sein, schlecht definierte Stränge, Büschel oder Knotenmassen zu ertasten und diejenigen in der suprapatellaren Tasche zwischen den Fingern zu fassen. Es kommt kaum zu einem Muskelschwund und es kommt in Ausnahmefällen zu Anzeichen einer Erkrankung der Gelenkflächen oder eines kalten Abszesses.

Beim Öffnen des Gelenks können Flüssigkeit und lose Körper austreten, ähnlich den unter Hydrops beschriebenen, und wenn der Finger in die Höhle eingeführt wird, hat man das Gefühl, dass die obere Tasche von Rändern oder polypoiden Fortsätzen besetzt ist, die von der Synovialmembran stammen.

Die Diagnose muss anhand einer Arthritis deformans gestellt werden, und in manchen Fällen anhand eines freien Körpers, der nicht tuberkulösen Ursprungs ist.

(3) *Kalter Abszess* oder *Empyem* des Knies ist eine seltene Erkrankung, bei der sich das Gelenk mit Eiter füllt. Sie resultiert in der Regel aus einer primären Tuberkulose der Synovialmembran, die bei Kindern mit vermindertem Gesundheitszustand auftritt und andernorts von Tuberkulose betroffen ist.

(4) *Diffuse Verdickung der Synovialmembran – weiße Schwellung.* Solange diese Krankheitsform auf die Synovialmembran beschränkt bleibt, besteht ihr Hauptmerkmal in einer trägen elastischen Schwellung im Bereich des Gelenks. Die Schwellung verjüngt sich nach oben und unten, so dass sie eine spindelförmige Form annimmt und durch den Muskelschwund größer erscheint, als sie tatsächlich ist. Der Bewegungsumfang ist mäßig eingeschränkt.

Der Patient hinkt zunächst, hält das Knie leicht gebeugt und klagt über Müdigkeit und Steifheit nach Anstrengung. Wenn die Gelenkflächen in Mitleidenschaft gezogen werden, kommt es zu Schmerzen, die leicht durch Erschütterungen der Extremität oder durch jeden Bewegungsversuch hervorgerufen werden; Das Gelenk bleibt starr und es kann nachts zu Anfällen kommen. Unbehandelt wird die Beugung ausgeprägter – möglicherweise im rechten Winkel –, Bein und Fuß werden umgestülpt und bei Kindern kann das Schienbein nach hinten verschoben werden (Abb. 124). Der Muskelschwund setzt sich fort, der Teil fühlt sich heiß an, die Schwellung nimmt zu und es können Bereiche mit Erweichung oder Schwankungen aufgrund der Abszessbildung auftreten.

ABB. 124. – Fortgeschrittene tuberkulöse Erkrankung des Knies mit Rückverlagerung des Schienbeins.

Weiße Schwellungen sind von perisynovialen Gummata, von Myelomen und Sarkomen am unteren Ende des Femurs und vom blutenden Knie zu unterscheiden. Im ersten Fall ist die Schwellung knotig und weniger gleichmäßig, und es können tertiäre Geschwüre oder eingedrückte Narben in der Nähe der Patella auftreten. Bei Tumoren ist die Schwellung auf einer Seite des Gelenks stärker ausgeprägt, sie ist uneben oder knotig, sie entspricht nicht der Form der Synovialmembran und kann sich über die Grenzen des Gelenks hinaus erstrecken, und sie betrifft den Knochen weiter Ausmaß, als es bei Gelenkerkrankungen üblich ist. Skiagramme zeigen eine Knochenvergrößerung bei zentralen Tumoren oder reichlich neuen Knochen bei verknöcherten Sarkomen. Die Diagnose eines blutenden Knies ist anhand der Anamnese zu stellen.

(5) *Primäre Tuberkuloseerkrankung der Knieknochen.* – Solange die Herde auf das Innere des Knochens beschränkt sind, ist es unmöglich, ihre Existenz zu

erkennen, es sei denn, sie sind groß genug, um eine Vergrößerung des Knochens zu verursachen oder in einem Skiagramm erkennbar zu sein.

Die Bildung eines periartikulären Abszesses kommt in etwas mehr als der Hälfte der Fälle vor. von Fällen. Wenn man sie sich selbst überlässt, neigen solche Abszesse dazu, sich am Oberschenkel hinauf oder an der Rückseite des Beins zwischen den oberflächlichen und tiefen Schichten der Wadenmuskulatur auszubreiten, und aus ihrem Durchbruch durch die Haut können zahlreiche Nebenhöhlen entstehen.

Einstellungen der Extremität bei Kniegelenkserkrankungen. – Die am häufigsten angenommene Haltung ist die der *Beugung*, mit oder ohne *Eversion von Bein und Fuß*. Die Beugung wird dadurch erklärt, dass sie die Ruhestellung des Gelenks darstellt und dem Patienten die größte Leichtigkeit und Bequemlichkeit bietet. Sobald das Gelenk gebeugt ist, behält die unwillkürliche Kontraktion der Beugemuskeln die Haltung bei, und wenn der Patient in der Lage ist, die Gliedmaße beim Gehen zu nutzen, ist das Körpergewicht ein wichtiger Faktor für die Erhöhung. Die Eversion des Beins ist wahrscheinlich mit einer Kontraktion des Bizepsmuskels verbunden. *Eine Verschiebung des Schienbeins nach hinten* tritt vor allem bei vernachlässigten Fällen chronischer Knieerkrankungen auf, wenn das Kind auf dem Glied gelaufen ist, nachdem es gebeugt wurde.

In bestimmten Fällen liegt *ein Genu valgum* oder eine Abduktion des Beins zusammen mit einer leichten Beugung vor. Die Valgushaltung ist mit einer leichten seitlichen Verschiebung der Patella, einer Hervorhebung und scheinbaren Vergrößerung des medialen Kondylus, einer Beckensenkung auf der erkrankten Seite und einer scheinbaren Verlängerung der Extremität verbunden.

Behandlung der tuberkulösen Erkrankung des Knies. —Konservative Maßnahmen sind zunächst immer indiziert und werden beibehalten, solange die Aussicht auf ein bewegliches Gelenk besteht.

Konservative Behandlung. – Wenn das Gelenk empfindlich ist und dazu neigt, gebeugt zu werden, wird der Patient ans Bett gefesselt, das Glied wird an einer hinteren Schiene befestigt und die Streckung mit Gewicht und Flaschenzug wird fortgesetzt, bis diese Symptome verschwunden sind; Während dieser Zeit von drei bis sechs Wochen werden Methoden zur Herbeiführung einer Hyperämie und andere antituberkulöse Maßnahmen angewendet. Soll Jodoform oder ein anderes Medikament injiziert werden, wird die Nadel in den Zwischenraum zwischen den Knochen auf der medialen Seite des Ligamentum patellae oder in den oberen Beutel eingeführt, wenn dieser mit Flüssigkeit gefüllt ist.

Wenn keine Schmerzen oder Neigung zur Beugung bestehen oder diese überwunden sind, wird das Glied in eine Thomas-Schiene gelegt (Abb. 125) und der Patient kann sich bewegen. Die Schiene wird über einen Zeitraum von sechs bis zwölf Monaten getragen; Bevor es entsorgt wird, kann es über Nacht stehengelassen werden. es wird letztlich durch einen Verband ersetzt.

ABB. 125. – Thomas' Knieschiene angelegt. Beachten Sie, dass der Verlängerungsgurt am betroffenen Bein angebracht ist und unter dem gesunden Fuß liegt.

Die Indikationen für *eine operative Behandlung* sind: (1) ausgeprägte Symptome einer Zerstörung der Gelenkknorpel; (2) eine deformierte Haltung, die ohne Operation nicht korrigiert werden kann; (3) ein Zustand des allgemeinen Gesundheitszustands, der es erfordert, dass die Krankheit so schnell wie möglich beseitigt wird; (4) Fortschreiten oder Fortbestehen der Erkrankung trotz konservativer Behandlung. Wenn bei einem beweglichen Gelenk keine

Aussicht auf Heilung besteht, ist es Zeitverschwendung und eine mögliche Gefahrenquelle, an konservativen Maßnahmen festzuhalten. Eine Operation ermöglicht die Ausrottung der Krankheit und die Wiederherstellung einer gesunden Gliedmaße innerhalb einer angemessenen Zeitspanne von durchschnittlich drei bis sechs Monaten.

Bei Erwachsenen besteht die Operation in der Entfernung des Gelenks; Bei Kindern besteht das Ziel darin, das erkrankte Gewebe zu entfernen, ohne die Epiphysenknorpel zu beschädigen.

Eine Amputation wird durchgeführt, wenn die Krankheit nach der Exzision wieder aufgetreten ist und eine anhaltende Eiterung vorliegt und wenn das Leben durch das Auftreten einer Tuberkulose in der Lunge oder anderswo bedroht ist.

Behandlung von Deformitäten aufgrund vorangegangener Knieerkrankungen. —Flexion ist die häufigste davon; wenn aufgrund einer Kontraktur der Weichteile diese entweder schrittweise gedehnt werden, wobei das Glied nach jeder Sitzung mit einem Gips umhüllt wird, oder sie durch offene Präparation im Kniekehlenraum durchtrennt werden. Liegt eine fibröse oder knöcherne Ankylose vor, besteht die Wahl zwischen einer Arthroplastik, der Entfernung eines Knochenkeils, der das Gelenk einschließt, oder, bei noch wachsenden Patienten, eines Keils aus dem Femur oberhalb der Ebene des Epiphysenknorpels. Auch eine Rückverlagerung des Schienbeins, des Genu recurvatum und des Genu valgum erfordert eine operative Behandlung.

ANDERE ERKRANKUNGEN DES KNIEGELENKS

Pyogene Erkrankungen entstehen durch eine Infektion über die Blutbahn, durch einen der angrenzenden Knochen oder durch eine penetrierende Wunde des Gelenks. Zu den häufigeren Formen gehören die *Synovitis* , die mit einer Erkrankung des angrenzenden Knochens einhergeht, *akute Arthritis bei Säuglingen* , Gelenkeiterung bei *Pyämie* , *pyogene Arthritis* nach penetrierenden Wunden und die Erkrankungen, die aus *einer Gonorrhoe-* oder *Pneumokokkeninfektion resultieren* .

Behandlung. – Das Glied wird auf einer hinteren Schiene ruhiggestellt, die so gepolstert ist, dass eine leichte Beugung des Knies und eine Streckung mit ausreichendem Gewicht möglich sind, um den Schmerz zu lindern. Es ist auch von Nutzen, eine Hyperämie durch die eine oder andere von Bier entwickelte Methode herbeizuführen. Um das Gelenk zu klopfen, wird die Nadel schräg in die suprapatellare Tasche eingeführt, und wenn es notwendig ist, das Gelenk zu öffnen, wird der Einschnitt auf einer oder beiden Seiten der Patella vorgenommen, und möglicherweise wird nach Murphys Plan Formalin-Glycerin eingeführt angestellt sein. Wenn die Infektion fortschreitet und das Leben des Patienten gefährdet, kann es notwendig sein, das Gelenk frei von einer Seite zur anderen zu öffnen, dabei über die Patella zu sägen und bei gebeugtem Glied die gesamte Wunde offen zu lassen und mit Gaze zu füllen. Mit dem Abklingen der Infektion wird die Extremität allmählich gestreckt. Wenn diese Methoden versagen, kann eine Amputation durch den Oberschenkel die einzige Möglichkeit sein, Leben zu retten.

Arthritis deformans betrifft das Knie häufiger als alle anderen großen Gelenke. Die mit der Synovialmembran verbundenen Veränderungen erreichen hier ihre maximale Entwicklung und können die Form von Hydrops mit oder ohne fibrinöse Körper oder ein Überwachsen der Synovialränder und die Bildung gestielter loser Körper annehmen. Es wird vermutet, dass diese synovialen Veränderungen auf wiederholte Verstauchungen oder auf eine frühere pyogene Infektion des Gelenks zurückzuführen sind. Der Erguss und die Dehnung der Bänder, die auf eine Verstauchung folgen, werden nur unvollständig geheilt; die Synovialmembran verzieht sich, der Quadrizeps verkümmert und bringt das Ligamentum mucosum nicht mehr in Schwung; und das infrapatellare Fettpolster, das während der Streckung nicht der normalen Kompression unterliegt, wird leicht zwischen Femur und Tibia eingeklemmt. Jedes Kneifen impliziert eine erneute Verstauchung mit Rückkehr des Ergusses, und so entsteht ein Teufelskreis, der in einer sogenannten *Zottenarthritis* mit Fransen und lockeren Zotten endet; Mit der Zeit fibrilliert der Gelenkknorpel an der Linie der Synovialreflexion und wandelt sich in Bindegewebe um, und der Prozess breitet sich auf die Gelenkflächen aus. Das Bild einer rheumatoiden Arthritis ist vollständig. Fibrillierung des Knorpels vermittelt ein Gefühl der Rauheit, wenn das Gelenk während der Beugung und Streckung gegriffen wird, und beim Beugen des Gelenks kann ein Abstreifen der Ränder der Trochleaoberfläche des Femurs zu spüren sein; es ist auch in Skiagrammen leicht zu erkennen. Wenn ein Teil der „Lippe" abbricht, kann es zu einem losen Körper kommen. In fortgeschrittenen Fällen mit Knorpelzerstörung kann es zu Seitwärtsbewegungen mit Reiben der Gelenkflächen kommen.

In den frühen Stadien besteht die Behandlung darin, die Streckbewegungen durch eine Schiene mit einem Scharnier zu begrenzen, das bei 30 Grad von der vollständigen Streckung aus einrastet, und eine kräftige Massage des Quadrizeps durchzuführen. Bei den trockenen, knarrenden Formen der Arthritis werden die Beschwerden durch das Einbringen von flüssiger Vaseline in das Gelenk gelindert. Wenn die Symptome auf das Vorhandensein von Fransen und losen Körpern zurückzuführen sind, können diese durch eine Operation entfernt werden. Wenn die Erkrankung schwerwiegend ist und auf ein Knie beschränkt ist, kann die Frage einer Entfernung des Gelenks in Betracht gezogen werden.

Kniebluter, *Morbus Charcot*, *hysterisches Knie* und *Lockerungen* im Gelenk wurden
bereits beschrieben.

DAS SPRUNGGELENK

Es gibt eine gemeinsame Synovialhöhle für das Sprunggelenk und die
unteren Tibiofibulargelenke. Der Epiphysenknorpel des Schienbeins liegt
über dem Niveau dieser Synovialhöhle, der des Wadenbeins liegt jedoch
innerhalb seiner Grenzen (Abb. 93). Der Talus ist mit drei Gelenken
verbunden: dem Knöchel oben, dem Talonavikulargelenk vorne und dem
Kalkaneotaloidgelenk unten. Die Sehnenscheiden, insbesondere die des
Peronei und des Tibialis posterior, können durch die Ausbreitung einer
Infektionskrankheit vom Gelenk aus infiziert werden.

Tuberkulosekrankheit. — Tuberkulose Erkrankungen am Knöchel
kommen in jedem Alter vor. In den meisten Fällen betrifft die Erkrankung
sowohl Knochen als auch Synovialmembran. Grobe Knochenläsionen sind
verhältnismäßig selten und treten hauptsächlich am Kopf oder Hals des
Talus auf.

Eine primäre Synovialerkrankung weist in der Regel die Merkmale einer weißen
Schwellung auf, die unter den Strecksehnen auf dem Rücken hervorsteht und
nach hinten die Hohlräume auf beiden Seiten der Sehne Achillessehne und
unterhalb der Malleolen ausfüllt (Abb. 126). Der Fuß kann seine normale
Haltung beibehalten oder die Zehen können spitz und adduziert sein. Die
Wadenmuskulatur ist verschwendet, es gibt wenig Der Patient klagt über
Schmerzen und die Bewegungen des Gelenks werden möglicherweise so
wenig beeinträchtigt, dass der Patient gehen kann, ohne zu hinken. Wenn die
Erkrankung die Gelenkflächen betrifft, kommt es zu Schmerzen und
Empfindlichkeit, die Bewegungen sind eingeschränkt oder ganz aufgehoben
und der Patient ist nicht in der Lage, den Fuß auf den Boden zu stellen.

ABB. 126. – Tuberkuloseerkrankung bei einem Mann æt. 35, mit einer
Dauer von sechs Wochen.

Ein primärer Fokus im Knochen verursacht lokalisierte Schmerzen und
Druckempfindlichkeit sowie ein Hinken beim Gehen, aber das erste
Anzeichen kann die Bildung eines Abszesses oder die schnelle Entwicklung
von Gelenksymptomen sein. In solchen Fällen liefern Skiagramme wertvolle
Informationen.

Die Bildung eines Abszesses ist ein frühes und auffälliges Merkmal,
unabhängig davon, ob die Erkrankung knöchernen oder synovialen
Ursprungs ist, und es besteht die Gefahr, dass sich um das Gelenk herum
Nebenhöhlen bilden. Abseits gelegene Abszesse und Nebenhöhlen sind
meist die Folge einer Infektion der Sehnenscheiden in der Umgebung.

Diagnose. —Wenn eine Tenosynovitis unabhängig von einer Erkrankung des
Sprunggelenks auftritt, ist die Schwellung auf einen Teil des Gelenks
beschränkt. Beim Sarkom am unteren Ende des Schienbeins fehlt der
Schwellung die gleichmäßige Verteilung, wie man sie bei
Gelenkerkrankungen findet. Bei einem Brodie-Abszess am unteren Ende des
Schienbeins kann es zu einer Schwellung des Knöchels kommen, aber es gibt

einen Bereich mit besonderer Empfindlichkeit bei Schlägen auf den Knochen.

Behandlung. – Der Fuß wird durch Schienen oder Gips im rechten Winkel zum Bein ruhiggestellt; Bei fehlenden oder abgeklungenen Gelenkbeschwerden sollte eine Thomas-Knieschiene angelegt werden, um dem Patienten eine Fortbewegung zu ermöglichen, ohne sein Gewicht auf dem betroffenen Fuß zu belasten (Abb. 125). Um Jodoform zu injizieren, wird die Nadelspitze unterhalb eines der beiden Knöchel eingeführt und dann entlang des Talus nach oben gedrückt. Wenn eine lokalisierte Erkrankung in einem der Knochen erkannt wird, bevor das Gelenk infiziert ist, sollte diese durch eine Operation beseitigt werden.

Wenn die Erkrankung diffus ist und sich einer konservativen Behandlung widersetzt, sollte eine Exzision durchgeführt werden, bei der die Gelenkflächen der Knochenbestandteile und gegebenenfalls der gesamte Talus entfernt werden.

Eine Amputation ist nur bei Erwachsenen mit rasch fortschreitender Erkrankung und diffuser Eiterung sowie bei Rückfällen nach der Exzision erforderlich.

Zu den anderen Erkrankungen des Sprunggelenks gehören *pyogene* , *gonorrhoische* , *rheumatische* , *gichtische* und *hysterische* Erkrankungen, *Arthritis deformans* und *Morbus Charcot* . Letzteres ist im Allgemeinen mit einem schnellen und schmerzlosen Zerfall der Knöchel- und Fußwurzelknochen verbunden, was zu einer starken Deformierung und zum Verlust des Fußgewölbes führt – manchmal verbunden mit einem perforierenden Geschwür der Fußsohle.

Tuberkulose Erkrankungen des **Tarsus** , **des Metatarsus** und **der Phalangen** wurden im Kapitel „Knochenerkrankungen" behandelt.

KAPITEL X
DEFORMITÄTEN DER EXTREMITÄTEN

- <u>Plattfuß und Pes valgus</u>

- — <u>Schmerzhafte Fersenbeschwerden</u>

- — <u>Metatarsalgie</u>

- — <u>Hallux valgus und Ballen</u>

- — <u>Hallux varus</u>

- — <u>Hallux rigidus und flexus</u>

- - <u>Hammerzehe</u>

- — <u>Hypertrophie der Zehen</u>

- – <u>Überzählige Zehen</u>

- – <u>Schwimmhäute an den Zehen</u> .

- Die obere Extremität :

- <u>Angeborenes Fehlen des Schlüsselbeins</u>

- — <u>Anhebung des Schulterblatts</u>

- — <u>Geflügeltes Schulterblatt</u>

- — <u>Angeborene paralytische Deformitäten der Schulter</u>

- — <u>Deformationen des Ellenbogens</u>

- – <u>Schlägerhand</u>

- — <u>Deformationen des Handgelenks</u>

- — <u>Madelung-Deformität</u>

- — <u>Deformationen der Finger</u>

- — <u>Dupuytrensche Kontraktion</u>

- — <u>Polydaktylismus</u> .

In der Extremitätenchirurgie geht es in so hohem Maße um die Korrektur von Deformitäten, dass es notwendig ist, zunächst kurz auf einige Punkte einzugehen, die sich auf deren Entstehungszeit und -art beziehen.

1. *Angeborene Missbildungen* – also solche, die *in der Gebärmutter entstehen* und bei der Geburt vorhanden sind – sind vergleichsweise häufig und können verschiedene Ursachen haben. Einige sind auf Entwicklungsfehler zurückzuführen – zum Beispiel überzählige Finger oder Zehen und Mängel in den Knochen des Beins oder Unterarms. Eine größere Zahl ist auf eine anhaltende Fehlhaltung des Fötus zurückzuführen, die meist mit Platzmangel

in der Gebärmutter einhergeht – zum Beispiel die häufige Form des Klumpfußes und die angeborene Hüftluxation. Seltener kommt es vor, dass Amnionbänder die Finger oder Gliedmaßen so stark einschnüren, dass es zu einer Verformung oder sogar zur Durchtrennung des distalen Teils kommt – eine *intrauterine Amputation* . Schließlich verursachen bestimmte Erkrankungen des Fötus, insbesondere solche, die das Skelett betreffen – zum Beispiel Achondroplasie – angeborene Missbildungen.

2. *Deformationen, die während der Geburt entstehen,* sind alle auf die Folgen von Verletzungen zurückzuführen, die im Verlauf einer schwierigen Wehen erlitten wurden. Beispiele hierfür sind: Schiefhals infolge einer Ruptur des Sternomastoideus; Läsionen des Schultergelenks und des Plexus brachialis aufgrund einer Überstreckung des Arms; ein spastischer Zustand der unteren Gliedmaßen – Morbus Little –, der auf einen Riss von Blutgefäßen auf der Oberfläche des Gehirns mit Blutungen und Störungen der Funktion des kortikalen motorischen Bereichs zurückzuführen ist.

3. *Nach der Geburt erworbene Deformitäten* haben sehr unterschiedliche Ursachen. Zu den häufigsten zählen Erkrankungen des Knochens, einschließlich Rachitis, Erkrankungen der Gelenke und Erkrankungen des Nervensystems, die mit Lähmungen einhergehen. Andere Deformationen werden durch ungeeignete Kleidung wie ein enges Korsett oder schlecht sitzende Schuhe hervorgerufen, die die Zehen verformen. Langes Stehen bei heranwachsenden Personen überlastet den Fußmechanismus und führt zur häufigen Form des Plattfußes.

Die Rolle, die die Lähmungen bei Kindern bei chirurgischen Erkrankungen der Extremitäten spielen, erfordert eine kurze Beschreibung ihrer wichtigeren Merkmale.

Die vordere Poliomyelitis ist die Läsion, die früher als *Kinderlähmung* bekannt war – ein Name, den man vermeiden sollte, da die Erkrankung nicht auf Säuglinge beschränkt ist und nicht die einzige Form der Lähmung ist, die bei kleinen Kindern auftritt. Die vordere Poliomyelitis ist gekennzeichnet durch eine mit Fieber einhergehende Krankheit, bei der festgestellt wird, dass das Kind die Kraft einer, seltener auch beider unteren Extremitäten verloren hat; oder, es kann sein, von einem oder beiden Armen. Nach einer Zeitspanne zwischen sechs Wochen und drei Monaten lässt die Lähmung sowohl in ihrem Ausmaß als auch in ihrem Ausmaß nach und bleibt in den meisten Fällen letztlich nur in bestimmten Muskeln oder Muskelgruppen bestehen. Zu Beginn der Lähmung ist das betroffene Glied hilflos und entspannt, die Reflexe gehen verloren, die Muskeln verkümmern und die gelähmten Gliedmaßen zeigen eine Degenerationsreaktion. In schweren Fällen und insbesondere wenn die richtige Behandlung vernachlässigt wird, wird die Ernährung der Gliedmaßen stark beeinträchtigt; Die Temperatur ist unterdurchschnittlich, die Haut ist bei kaltem Wetter bläulich und kann leicht zu Druckstellen führen. Im Laufe der Zeit bleibt das Glied im Wachstum hinter seinem Gegenstück zurück und neigt dazu, eine deformierte Haltung einzunehmen, die zunächst leicht korrigiert werden kann, später jedoch dauerhaft wird.

ABB. 127. – Weibliches Kind mit den Folgen einer Poliomyelitis, die die linke untere Extremität betrifft; Das Glied ist kurz und schwach entwickelt, das Becken ist geneigt und die Wirbelsäule ist gekrümmt.

Wenn das akute Krankheitsstadium überstanden ist, stellt sich vor allem die Frage, inwieweit mit einer Wiederherstellung der Funktion der gelähmten Muskulatur zu rechnen ist.

Es scheint erwiesen zu sein, dass sich ein Muskel erholt, wenn er auf Faradismus reagiert, doch das Gegenteil gilt nicht. Früher wurde angenommen, dass ein Muskel, der eine Degenerationsreaktion zeigt, nicht in der Lage ist, sich zu erholen, aber Beobachtungen haben gezeigt, dass dies nicht der Fall ist. Eine vollständige Zerstörung der motorischen Zellen im Vorderhorn der grauen Substanz als Folge einer Poliomyelitis gilt heute als Ausnahme; Tatsächlich ist eine Schädigung der Nervenzellen in der Regel reparierbar. Die von diesen Zellen gesteuerten Muskeln scheinen völlig gelähmt zu sein, aber mit einer geeigneten Behandlung kann ihre funktionelle Aktivität wiederhergestellt werden. Da eine Funktionsbeeinträchtigung häufig auf eine *Überdehnung des betroffenen Muskels zurückzuführen* ist, ist es von größter Bedeutung, wenn die akuten Symptome nachlassen, alle Vorkehrungen zu treffen, um zu verhindern, dass die schwachen Muskelgruppen einer Überdehnung ausgesetzt werden *Während der Rekonvaleszenz sollte der Haltung der Gliedmaßen* größte Aufmerksamkeit geschenkt werden . Lässt man das Kind beispielsweise mit gebeugtem Handgelenk liegen, verkürzen sich die Beugemuskeln und die Strecker werden überdehnt und sind dadurch mechanisch benachteiligt. Mit dem Abklingen der entzündlichen Veränderungen im Vorderhorn des Rückenmarks sind die Beugesehnen aus ihrer Vorteilsstellung in der Lage, auf die ersten Reize zu reagieren, die von ihren sich erholenden Motorzellen ausgehen, während die Strecksehnen dazu nicht in der Lage sind tun Sie dies. Wenn andererseits das Handgelenk und die Finger in der Haltung extremer Dorsalflexion gehalten werden, verkürzen sich die Strecker, und wenn sie entlastet sind, beginnen sie bald, auf die Reize zu reagieren, die ihnen von den sich erholenden Nervenzellen gesendet werden. Ähnlich verhält es sich an der unteren Extremität, wenn beispielsweise die durch den N. peroneus (äußerer Kniekehlennerv) innervierten Muskeln gelähmt sind, wenn man den Fuß in der Inversionshaltung mit angezogener Ferse verharren lässt – paralytischer Equino-Varus – eine Haltung die durch den Druck der Bettwäsche verstärkt wird, verringert die Chance, dass die Muskeln ihre Funktion wiedererlangen, erheblich. Ein weiterer wichtiger Faktor, der die Genesung insbesondere der unteren Gliedmaßen verhindert, ist eine *fehlerhafte Ablenkung des Körpergewichts* . Wenn zum Beispiel eine Schwäche in der Schienbeinmuskelgruppe vorliegt und das Kind gehen darf, nimmt die Eversion des Fußes stetig zu, die Schienbeinmuskulatur wird immer mehr gedehnt, die gegenüberliegenden Peroneusmuskeln verkürzen sich usw Mit der Zeit werden die Knochen der Fußwurzel strukturelle Veränderungen erfahren, die die Deformität aufrechterhalten. Wenn andererseits der Fuß durch eine Änderung des Stiefels in der Inversionsstellung gehalten wird, werden die geschwächten oder gelähmten Schienbeinmuskeln in einen für die Genesung viel günstigeren Zustand versetzt.

Es muss betont werden, dass in diesen Fällen keine Operation durchgeführt werden sollte, bis die Frage geklärt ist, ob eine Wiederherstellung des scheinbar gelähmten Muskels möglich ist oder nicht. Der klinische Test für die Erholungsfähigkeit eines Muskels besteht darin, ihn über einen langen Zeitraum – sechs oder sogar zwölf Monate – in einem entspannten Zustand zu halten. Dieser Test sollte durchgeführt werden, unabhängig davon, wie viele Monate oder Jahre der Muskel bereits gelähmt war.

Der erste Schritt der Behandlung besteht daher in der Korrektur bestehender Deformitäten. Anschließend sollte die Extremität so lange unbeweglich gehalten werden, bis die Bänder, Muskeln und sogar die Knochen wieder ihre normale Länge und Form erreicht haben. Die geringste Dehnung eines Muskels, der sich gerade erholt, setzt ihn wieder außer Kraft.

Das Alter des Patienten beeinflusst die Behandlungsmethode. Bei kleinen Kindern, bei denen die Strukturen weich und nachgiebig sind, ist die schrittweise Korrektur der Deformität den schnelleren Methoden bei älteren Kindern vorzuziehen. Die richtige Reihenfolge besteht darin, die Deformität zu korrigieren, die einfachste Vorrichtung bereitzustellen, um die Gliedmaßen in einer guten Position zu halten, eine fehlerhafte Ablenkung des Körpergewichts beim Gehen zu verhindern und das Kind dann wachsen und sich entwickeln zu lassen, bis es das Alter von fünf Jahren erreicht hat, bevor es darüber nachdenkt eine Operation wie eine Sehnentransplantation und im Alter von zehn Jahren, bevor er sich für die Ankylose eines Dreschflegelgelenks entschied.

Neupositionierung, Manipulationen, Unterstützungen. —Es wird versucht, die Deformität durch Manipulation zu korrigieren, und die richtige Haltung wird durch eine mechanische Unterstützung aufrechterhalten. Wenn der Fuß so gedreht ist, dass die Sohle seitlich aussieht, muss die mediale Seite des Stiefels angehoben und ein Eisen getragen werden, das sich vom Knie über die laterale Seite des Beins erstreckt und gelenklos in der Ferse endet des Stiefels. Beim Pes Equinus ist das Eisen hinten in der Ferse eingelassen und erstreckt sich nach vorne bis in die Taille des Stiefels, um den Fuß im rechten Winkel zum Bein zu halten und die schwache Streckmuskulatur zu entspannen.

Einteilung der Kontraktionen. — Faszienbänder und kontrahierte Sehnen, die eine Korrektur der Deformität verhindern, müssen möglicherweise geteilt oder verlängert werden. Dies geschieht am besten mit der offenen Methode.

Entfernung der Haut. – Um die gewünschte Haltung beizubehalten, empfiehlt Jones die Entfernung eines Bereichs der überschüssigen Haut auf der schwächeren Seite der Extremität. beim Equinus wird die Haut vom Rücken entnommen; bei Equino-Varus, von der Vorder- und Seitenseite des Fußes. Wenn sich die Ränder der Lücke verbunden haben, bleibt der Fuß einige Monate lang in der gewünschten Stellung, auch wenn die Eltern die Eisenstütze versehentlich entfernen, um das Kind herumlaufen zu lassen.

Bei Kindern ab fünf Jahren ist eine *Sehnentransplantation , ein von Nicoladoni eingeführtes Verfahren, zu erwägen.* Es kann für verschiedene Zwecke eingesetzt werden: (1) Zur Stärkung eines schwachen Muskels durch einen gesunden – zum Beispiel durch die Transplantation einer ischiokruralen Sehne in die Patella, um einen schwachen Quadrizeps zu stärken, oder durch die Stärkung der schwachen Invertoren des Fußes durch einen transplantierten Strecker hallucis longus. (2) Eine Transplantation kann auch durchgeführt werden, um einen Muskel zu ersetzen, der ziemlich inaktiv ist und keine Anzeichen einer Erholung zeigt. Wenn beispielsweise die Schienbeine gelähmt sind, kann der Peroneus longus in das Strahlbein oder den ersten Mittelfußknochen implantiert werden, um als Invertor zu fungieren des Fußes.

Eine Sehne sollte nach Möglichkeit direkt in den Knochen verpflanzt werden, da sie bei der Befestigung an Weichteilen selten fest genug hält. Der Knochen sollte nach Möglichkeit getunnelt werden und die Sehne durch den Tunnel geführt und sicher fixiert werden. Wenn eine Sehne an ihren neuen Befestigungspunkt gebracht wird, sollte sie möglichst gerade verlaufen und Biegungen oder Winkel vermeiden, die ihre Funktion beeinträchtigen könnten. Fett ist das beste Transportmedium für die transplantierte Sehne, da es als Hülle fungiert und die Bildung von Verwachsungen verhindert, die die Funktion der neuen Sehne beeinträchtigen würden. Vor der Übertragung der Sehne müssen alle Deformationen korrigiert werden; Ist die Sehne hierfür zu kurz, kann sie mit Seidenfäden (Lange) verlängert werden.

Laut Jones sind die erfolgreichsten Transplantationen in der Reihenfolge: (1) Der Tibialis anterior in den lateralen Tarsus bei Lähmung des Peronei; (2) der Peroneus longus in das Navikular bei Lähmung der Tibiagruppe; (3) der Musculus extensor hallucis longus in jeden Teil des Fußes, wo er benötigt wird; (4) die hintere Oberschenkelmuskulatur in die Patella, um den Quadrizeps zu stärken, sofern eine möglichst strenge Nachbehandlung sichergestellt werden kann; (5) Ablenkung eines Teils der Achillessehne auf die eine oder andere Seite des Fußes.

Arthrodese. – Diese Operation, die erstmals 1877 von Albert durchgeführt wurde, besteht darin, den Knorpel zu entfernen, der die Gelenkflächen der Knochen bedeckt, mit dem Ziel, eine feste Ankylose zu erzeugen. Am erfolgreichsten ist der Eingriff im Sprung- und Mittelfußwurzelgelenk, wodurch eine sichere und feste Stützbasis beim Gehen erreicht wird. Vor der Durchführung einer Arthrodese muss der Chirurg entscheiden, ob der Patient mit einem steifen Gelenk oder mit einem schwachen und beweglichen, apparativ gestützten Sprunggelenk besser dran ist. Dies ist oft eine Frage der sozialen Stellung; Bei armen Menschen ist ein ankylosiertes Gelenk sinnvoller und kostengünstiger. Selten sollte eine Arthrodese am Sprunggelenk erst nach Vollendung des achten Lebensjahres oder am Knie bis zum 20. Lebensjahr durchgeführt werden. Während der Wartezeit gibt es viel zu tun, und wenn dies gut gemacht wird, ist es möglich, dass die Operation nicht erforderlich ist. Beispielsweise müssen bestehende Deformationen korrigiert, Hautpartien entfernt werden, um funktionslose Muskeln zu entlasten, das Körpergewicht entsprechend verlagert werden und dem Kind muss das Gehen mit Hilfe einer Stütze und das Hin- und Herschwingen der Gliedmaßen beigebracht werden. und es effektiv in der richtigen Position einzusetzen. Solche Übungen sind ein wirksames Mittel zur Förderung der physiologischen und funktionellen Entwicklung.

Die Nervenanastomose, die einen neuen Kanal für die Übertragung motorischer Impulse auf die gelähmten Muskeln schaffen soll, hat bisher ein begrenztes Anwendungsgebiet – beispielsweise können der Nervus tibialis und der Nervus peroneus anastomosiert werden, wenn die von einem von ihnen versorgten Muskeln anastomosiert werden gelähmt. Stoffel aus Heidelberg legt Wert darauf, auf die anatomische Anordnung der Nervenbündel im Nervenstamm Rücksicht zu nehmen, damit motorische Fasern mit motorischen und nicht mit sensorischen verbunden werden können. Es ist auch notwendig, einige Fasern des gesunden Nervs zu durchtrennen, damit sie in den degenerierten Nerv hineinwachsen können.

In extremen Fällen, in denen das Glied hoffnungslos gelähmt und nutzlos ist, kann es *amputiert werden*, um das Tragen einer künstlichen Gliedmaße zu ermöglichen; Es muss jedoch berücksichtigt werden, dass solche Gliedmaßen schlechte Stümpfe liefern, die normalerweise keinem Druck standhalten können.

Zerebralparesen im Kindesalter – Spastische Lähmung. – Diese können auf einen Entwicklungsstopp des Gehirns, auf Verletzungen des Kopfes bei der Geburt, auf eine Hirnhautblutung oder auf andere Läsionen des Gehirns mit sekundären degenerativen Veränderungen im Rückenmark zurückzuführen sein. Die häufigste Ursache ist eine Blutung während der Geburt aus den Venen, die vom mittleren Teil der Konvexität der Hemisphäre aufsteigen und in den Sinus sagittalis superior (oberer Längssinus) münden. Das Blut wird unterhalb der Dura auf einer oder beiden Seiten der Falx cerebri ausgeschüttet, und da es sich in der Nähe des Scheitelpunkts ansammelt, ist die Schädigung der motorischen Zentren der Beine normalerweise größer als die der Zentren der Arme. Die Lähmung kann eine Körperseite (*Hemiplegie*) oder beide Seiten (*Diplegie) betreffen* ; seltener ist nur eine Extremität betroffen – *Monoplegie* . Bei der Diplegie, bei der zunächst beide Arme und beide Beine betroffen sind, können sich die Arme erholen, während die unteren Extremitäten in einem spastischen Zustand bleiben, ein Zustand, der als *Morbus Little bekannt ist* . Die geistigen Funktionen können normal sein, häufiger sind sie jedoch unvollständig entwickelt, wobei die Beeinträchtigung in manchen Fällen einer Idiotie gleichkommt. Die betroffenen Gliedmaßen weisen Muskelsteifheit oder Krämpfe auf, die sich bei Bewegung verschlimmern, aber unter Narkose verschwinden; Die Reflexe sind übertrieben und manchmal kommt es zu perversen unwillkürlichen Bewegungen (*Athetose*). Das Wachstum der Gliedmaße ist beeinträchtigt und es kann zu Kontrakturdeformitäten kommen (Abb. 131). Das Ausmaß der Kraft in den Gliedmaßen ist oft erstaunlich und steht im deutlichen Gegensatz zu dem, was als Folge einer vorderen Poliomyelitis beobachtet wird. Der Grad der natürlichen Verbesserung ist keineswegs groß und die normale Funktion wird fast nie wieder erreicht.

der *Behandlung* geht es in erster Linie um die Verbesserung des Zustands der Muskulatur durch methodische Übungen und Massage. Wenn eine reflektorische Reizbarkeit der Muskeln mit daraus resultierendem Krampf im Vordergrund steht, kann der Reflexbogen durch *Resektion der hinteren Nervenwurzeln* des betroffenen Teils unterbrochen werden. Diese Operation, die zuerst von Spiller vorgeschlagen, aber vor allem von Foerster populär gemacht wurde, hat die besten Ergebnisse bei Fällen von Morbus Little erzielt, bei denen immer noch ein beträchtliches Maß an willkürlicher Bewegung vorhanden ist, das Gehen aber aufgrund unwillkürlicher Krämpfe nicht möglich ist. Bei den unteren Extremitäten werden drei oder mehr der lumbalen und eine oder mehrere der sakralen Nervenwurzeln innerhalb des Wirbelkanals reseziert. Das Gefühl ist im betroffenen Hautbereich vermindert, aber nicht ganz verschwunden. Massagen und Übungen sowie ggf. Schienen oder Apparate sind wesentliche Faktoren für die Wiederherstellung der Funktionsfähigkeit. Ob die Ergebnisse der Nervenwurzelresektion das Risiko rechtfertigen, ist noch nicht entschieden.

Abgesehen von der Operation nach Foerster oder wenn sie fehlgeschlagen ist, kann der Spasmus eines einzelnen Muskels oder einer Muskelgruppe durch eine Verringerung der Nervenversorgung des Muskels oder durch eine Verlängerung der Sehne beseitigt werden. Eine Verringerung der Nervenversorgung wurde von Stoffel vorgeschlagen; Sie besteht darin, den motorischen Nerv beim Eintritt in den Muskel freizulegen und ein Drittel oder die Hälfte der Fasern zu resezieren, um die Innervation auf das erforderliche Maß zu reduzieren. Die Methode befindet sich noch in der Erprobungsphase.

Verlängerung der Sehnen. – Bei spastischer Paraplegie zum Beispiel reseziert Jones die Ursprünge der Adduktoren longus und brevis, verlängert die Sehne Achillessehne, durchtrennt die Kniekehlenfaszie und die hintere Oberschenkelmuskulatur und transplantiert den Bizeps in den Quadrizeps; Danach werden die Gliedmaßen sechs Wochen lang in die Haltung einer weiten Entführung gebracht. Es ist wichtig, dass der Patient beginnt, mit weit gespreizten Beinen zu gehen und zu lernen, das Gleichgewicht zu halten, ohne ein Gefühl der Unsicherheit zu verspüren. Ihm sollte beigebracht werden, einen Gegenstand direkt vor sich zu betrachten und nicht auf den Boden.

DIE UNTERE EXTREMITÄT

ANGEBORENE LUXATION DER HÜFTE

Dies ist die häufigste aller angeborenen Luxationen. Die Häufigkeit variiert von Land zu Land und ist auf dem europäischen Kontinent häufiger als hierzulande. Sie tritt häufiger einseitig als beidseitig auf (etwa 4 zu 1) und kommt bei Mädchen etwa dreimal häufiger vor als bei Jungen.

Die Luxation findet in den ersten Monaten des intrauterinen Lebens statt und kann mit einem Mangel an Amnii liquor einhergehen.

Pathologische Anatomie. — *Beim Säugling* sind die anatomischen Veränderungen im Gelenk weniger ausgeprägt als nach der Belastung des Gliedmaßes durch das Kind. Die Hüftpfanne, die nie vom Oberschenkelkopf besetzt war, ist unvollständig entwickelt; Es bleibt flach und flach, ist teilweise mit faserigem Fettgewebe gefüllt, das aus der Synovialmembran stammt, und ist immer zu klein für den Femurkopf. Da das Ligamentum cotyloideus breiter und dicker als gewöhnlich ist, erscheint der knöcherne Teil der Gelenkhöhle tiefer, als er tatsächlich ist. Bei einseitigen Fällen kommt es zu einer Kontraktion der betroffenen Beckenhälfte, so dass das Beckenbecken verengt und schief ist. Der Femurkopf ist klein, abgeflacht und in manchen Fällen konisch; und der Winkel, den der Hals mit dem Schaft bildet, ist verändert, manchmal verkleinert, er kann einen rechten Winkel bilden – *Coxa vara* (Abb. 129); manchmal verstärkt – *Coxa valga* . Es gibt auch einen unterschiedlichen Grad der Torsion des Halses, wobei die Antetorsion von praktischer Bedeutung ist, da sie es schwieriger macht, den Kopf in der Gelenkpfanne zu halten. Die Kapsel ist locker und lässt zu, dass der Kopf über eine unterschiedliche Distanz nach oben bis zum Dorsum ilii reicht. In einseitigen Fällen ist das Ligamentum teres verlängert und verdickt; in bilateralen Fällen fehlt es häufig.

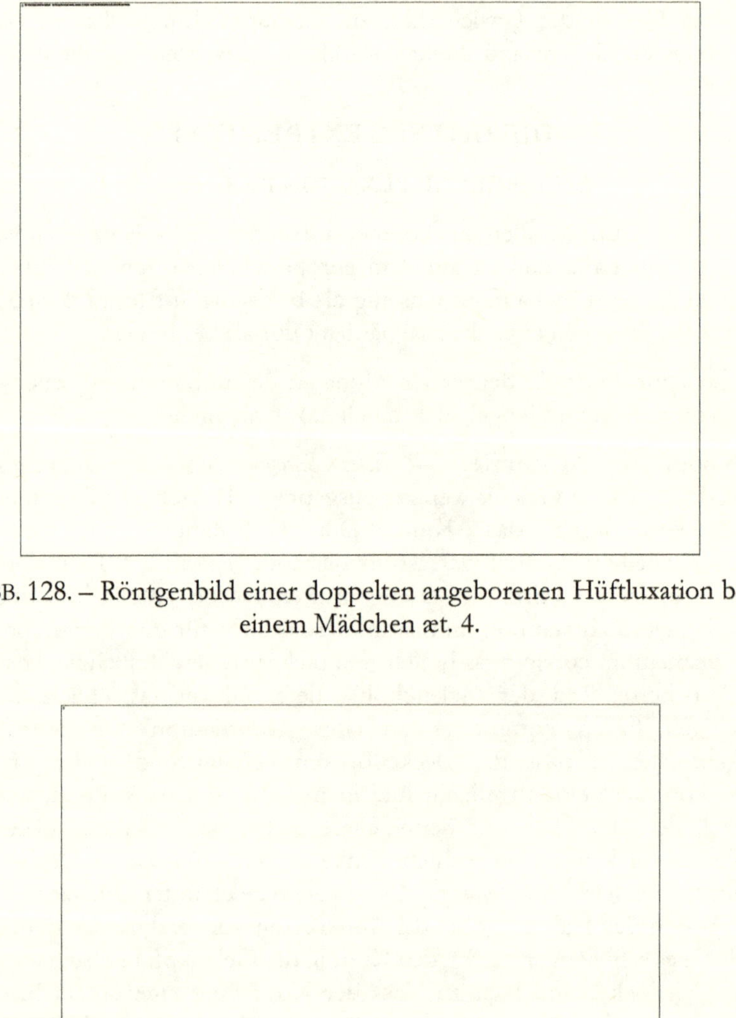

ABB. 128. – Röntgenbild einer doppelten angeborenen Hüftluxation bei einem Mädchen æt. 4.

ABB. 129. – Innominateknochen und oberes Ende des Femurs aus einem Fall einer angeborenen Hüftluxation.

Bei *gehfähigen Kindern* ist der Femurkopf am Dorsum ilii weiter nach oben gedrückt; Durch die Aufnahme des Körpergewichts verlängert sich die Kapsel . Der Teil der Kapsel, der am unteren Rand der Hüftpfanne entsteht, erstreckt sich über die Pfanne und schließt sie teilweise vom Rest der Gelenkhöhle ab. Im Laufe der Zeit wird die Kapsel stark verdickt und kann in der Mitte eine sanduhrförmige Verengung aufweisen, die ein ernstes Hindernis für die Reduktion darstellen kann. Die Pfanne wird klein und dreieckig, und es gibt fast keine Kante, an der der Femurkopf anliegen kann. Es kann sich eine oberflächliche Vertiefung am Darmbein bilden, wo der von der Kapsel bedeckte Femurkopf darauf drückt; und im Laufe der Jahre, wenn der Kopf seine Position ändert, können sich mehrere Sekundärhöhlen bilden. Bei traumatischen Luxationen, die nicht reponiert werden, bildet sich kein richtiger neuer Knochensockel, da bei der angeborenen Variante die verdickte Kapsel zwischen dem Knochenkopf und dem Dorsum ilii liegt. Die Verschiebung des Kopfes erfolgt am häufigsten nach hinten (dorsale Luxation). Da der Stützpunkt somit hinter die Hüftpfanne fällt, neigt sich das Becken nach vorne und die Lendenwirbelsäule wird übermäßig konkav (Lordose). Durch die veränderten Verhältnisse verändert sich die Muskulatur der Hüfte und des Oberschenkels; Die Gemelli, die Obturatoren und die Piriformis sind verlängert, die Adduktoren, die hintere Oberschenkelmuskulatur und der Iliopsoas sind verkürzt, während die Gesäßmuskulatur und der Quadrizeps nur wenig verändert sind. In seltenen Fällen ist der Kopf nach oben verschoben und liegt unmittelbar über der Hüftpfanne.

ABB. 130. – Angeborene Luxation der linken Hüfte bei einem Mädchen æt. 8. Der Patient belastet das ausgerenkte Glied mit seinem gesamten Gewicht.

Klinische Merkmale. – Der Zustand erregt selten Aufmerksamkeit, bis das Kind zu laufen beginnt, aber manchmal veranlassen die ungewöhnliche Breite des Beckens, das Vorhandensein einer Beule im Gesäß, ein Knacken um die Hüfte oder eine seltsame Art, das Glied zu halten, die Eltern, danach zu suchen frühzeitig beraten. In *einseitigen Fällen* , wenn das Kind im späten Alter von zwei, drei oder sogar vier Jahren das Laufen gelernt hat, fällt auf, dass der Rücken hohl ist und das Gesäß übermäßig hervorsteht, und dass es sich um eine Besonderheit und Charakteristik handelt schlaff; Jedes Mal, wenn das Körpergewicht auf das betroffene Glied lastet, neigt sich der Rumpf plötzlich zu dieser Seite hin. Es gibt keine Schmerzen beim Gehen. Das betroffene Glied ist verkürzt, wie die Projektion des großen Trochanter über Nélatons Linie zeigt; Die Verkürzung nimmt allmählich zu und kann mit der

Zeit mehrere Zentimeter betragen. Dies wird teilweise dadurch ausgeglichen, dass die betroffene Gliedmaße auf den Zehenballen ruht und das Knie auf der gesunden Seite gebeugt wird. Die Gesäßfalte ist kürzer, tiefer und höher als auf der gesunden Seite, und aufgrund der Beckenschiefstellung weist die Wirbelsäule eine seitliche Krümmung mit Konkavität zur betroffenen Seite auf. Die Bewegungen am Hüftgelenk sind in alle Richtungen außer der Abduktion frei; Beim Üben der Außenrotation stellt man oft fest, dass sie ungewöhnlich frei ist; Schließlich kann bei kleinen Kindern, wenn das Becken fixiert ist, der Kopf des Knochens dazu gebracht werden, auf dem Darmbein auf und ab zu gleiten.

In bilateralen Fällen erscheint der Rumpf im Gegensatz zu den kurzen unteren Gliedmaßen gut gewachsen, die Rückenmulde ist übertrieben, der Bauch ragt hervor, das Perineum ist verbreitert und das Gesäß steht übermäßig hervor. Der Gang ist watschelnd wie der einer Ente, wobei der Rüssel bei jedem Schritt von einer Seite zur anderen schwankt. In unbehandelten Fällen verstärken sich die Deformität und die Behinderung, wenn die Kapsel- und Rundbänder weiter gedehnt werden, die Verkürzung und das Hinken werden ausgeprägter, der Patient ermüdet beim Gehen oder Stehen schneller und ist in der Regel nicht mehr in der Lage, seinen Lebensunterhalt zu verdienen. Wir haben jedoch einen erwachsenen Mann mit beidseitiger Luxation und Extroversion der Blase beobachtet, der viele Jahre lang effizient die Aufgaben eines Trägers erfüllte.

Außer bei dicken Säuglingen ist die *Diagnose* nicht schwierig; Das Fehlen von Schmerzen und Druckempfindlichkeit, die Bewegungsfreiheit und das Fehlen des Femurkopfes aus seiner normalen Position unterscheiden den Zustand von einer tuberkulösen Erkrankung des Gelenks sowie von Coxa vara und anderen Deformitäten im Bereich der Hüfte. *Beim Trendelenburg-Test* wird die relative Höhe des Gesäßes festgestellt, wenn der Patient auf dem betroffenen Bein steht. Normalerweise bleibt das Gesäß auf der gleichen Höhe, wenn der Patient auf einem Bein steht; Bei einer angeborenen Luxation sinkt das Gesäß der vom Boden abgehobenen Extremität auf eine tiefere Ebene. bei Coxa vara steigt sie höher.

Bei paralytischen Zuständen an der Hüfte kann es zu erheblicher Ähnlichkeit mit einer Luxation kommen, aber die Muskeln sind schlaff und erschöpft, und die normale Haltung kann durch Ziehen an der Extremität leicht wiederhergestellt werden. Die sicherste Diagnosemöglichkeit stellen Röntgenaufnahmen dar, die die Position des Knochenkopfes im Verhältnis zur Hüftpfanne und eine eventuell vorhandene Torsion des Oberschenkelhalses zeigen. Dieser letzte Punkt wird durch die Aufnahme einer Reihe von Skiagrammen in verschiedenen Positionen der Gliedmaße bestimmt; Diese sind auch nützlich, um fehlerhafte Eindrücke über den Winkel des Oberschenkelhalses zu korrigieren.

Behandlung. – Wir sind Paci, Schede, Calot, Lorenz und Hoffa für die rationale Behandlung zu Dank verpflichtet, die darauf abzielt, die Luxation durch Manipulation zu reduzieren.

Reduktion durch Manipulation (*Methode von Lorenz*). – Das Kind wird betäubt und auf den Rücken gelegt, wobei die Beine über dem Ende des Tisches liegen. Während ein Assistent das Becken stabilisiert, zieht der Chirurg an der Gliedmaße, um den Trochanter auf Nélatons Linie zu bringen. Darauf folgt eine erzwungene Drehung nach außen und innen und eine gewaltsame Abduktion im rechten Winkel sowie das Kneten der Adduktoren, bis sie gedehnt und zerrissen sind. Der nächste Schritt besteht darin, die Oberschenkelmuskulatur zu dehnen. Dies geschieht durch Anheben des Fußes, ohne das Knie zu beugen, bis die Vorderseite des Oberschenkels den Bauch und die Zehen das Gesicht berühren. Um die vordere Muskulatur zu dehnen, wird der Patient auf die Seite oder das Gesicht gedreht und die Hüfte sowohl in der geraden als auch in der abduzierten Position überstreckt. Jetzt ist das Stadium erreicht, in dem Reduktionsversuche unternommen werden können; Das Kind wird wieder auf den Rücken gelegt, der Chirurg ergreift das Knie, beugt den Oberschenkel im rechten Winkel, dreht sich seitlich und beugt und abduziert langsam, während der Daumen von hinten auf den Trochanter drückt und versucht, ihn über den Trochanter zu führen und anzuheben Rand der Pfanne, wenn die Hüfte die überabduzierte Position erreicht. Lorenz verwendet einen mit Leder gepolsterten Holzkeil von etwa 7,5 cm Höhe, um den Trochanter abzustützen, während er versucht, ihn nach vorne zu heben. Bei der Reposition ist im Allgemeinen ein Geräusch und ein plötzlicher Sprung zu hören, wie bei der Reposition einer traumatischen Luxation.

Um den Kopf in der Pfanne zu halten, muss die Extremität durch einen Gipsverband, der den unteren Teil des Rumpfes und beide Extremitäten bis zum Knie umfasst, in der Position der rechtwinkligen Abduktion und Außenrotation (90°) gehalten werden. Unter dem Gips werden Trikothosen getragen und die Knochenvorsprünge mit Watte gepolstert. Der Gips sollte den Rippenrand überlappen. Der erste Fall wird zwei Monate oder länger getragen und dann in kürzeren Abständen erneuert, wobei der Grad der Abduktion bei jeder Erneuerung verringert wird, bis die Gliedmaßen nahezu parallel sind. Das Kind bleibt nur ein bis zwei Wochen im Bett und darf dann aufstehen, wobei es auf der betroffenen Seite mit einem Stiefel und einer hohen Sohle versorgt wird, es sollte aber keine Krücken benutzen. Nach Ablauf von sechs Monaten, wenn sich die Kapsel um den Oberschenkelkopf festgezogen hat, wird der Gips aufgegeben und es werden Massagen und Übungen durchgeführt.

In bilateralen Fällen werden beide Luxationen nach Möglichkeit in einer Sitzung reponiert und ein Gips angelegt, bei dem beide Oberschenkel im rechten Winkel abgespreizt und gebeugt werden, die sogenannte „Froschstellung".

Gelingt es nicht, eine Luxation beim ersten Versuch zu reponieren, sollte die Gliedmaße zehn Tage oder zwei Wochen lang in abduzierter Haltung in Gips fixiert werden und anschließend ein weiterer Versuch unternommen werden. Die meisten Erfolge werden in bilateralen Fällen unter fünf Jahren, in einseitigen Fällen unter sieben Jahren erzielt. Bei älteren Kindern kann jedoch manchmal eine Reduzierung erreicht werden.

Wenn es sich als unmöglich erweist, den Femurkopf wieder in die Hüftpfanne zu bringen, sollte versucht werden, ihn durch ähnliche Manipulationen unter dem langen Kopf des Rectus femoris oder, falls dies nicht möglich ist, unter der Spina iliaca anterior unter dem Musculus sartorius zu verkeilen Tensor fasciae femoris. Durch die Umwandlung einer hinteren in eine anteriore Luxation werden die Beckenneigung und die Lordose stark verringert. Dieses von Lorenz *als vordere Transposition des Femurkopfes* bezeichnete Verfahren ist insbesondere auf Fälle anwendbar, in denen es nach der Reposition zu einem Rückfall gekommen ist, und auf solche, die älter als das Alter sind, in dem eine Reposition versucht werden sollte.

Auf eine Reposition durch eine offene Operation kann in Fällen zurückgegriffen werden, in denen die Reposition nach mehreren Versuchen fehlgeschlagen ist oder in denen eine erneute Luxation aufgetreten ist. Es handelt sich jedoch um eine schwerwiegende Operation. Man hat auch versucht, den Kopf des Knochens durch Stifte und andere Vorrichtungen zu fixieren und ihn am Darmbein zu hindern, nach oben zu rutschen. Wenn eine Reposition auf keinen Fall möglich ist, kann eine steife Lederjacke mit Verlängerungen um die Oberschenkel die Deformität verringern und das Gehen verbessern.

Schnappende Hüfte (*Hanche à ressort*). – Dies ist eine seltene Erkrankung, die bei Kindern und jungen Erwachsenen auftritt und durch das Auftreten eines plötzlichen, schnappenden Geräusches gekennzeichnet ist, das manchmal mit Schmerzen im Bereich des großen Trochanters einhergeht. Dies geschieht normalerweise, wenn das Glied leicht gebeugt oder adduziert und entweder nach innen oder außen gedreht wird. Bei der Palpation kann eine schnurartige Struktur ertastet werden, die bei einer Positionsänderung der Gliedmaße über den Trochanter vor- und zurückgleitet.

Der Zustand wurde früher als willkürliche Luxation der Hüfte beschrieben; Man geht heute davon aus, dass die Ursache dafür ein schnurartiges Gewebeband ist, das über den Trochanter hin und her rutscht. Das Band geht normalerweise von der Fascia lata aus und wird manchmal durch die vorderen Fasern des Gluteus maximus, manchmal durch den Tensor fasciæ femoris verstärkt. Die Erkrankung führt selten zu nennenswerten Behinderungen und eine chirurgische Behandlung ist selten erforderlich. In

einer Reihe von Fällen wurde der Muskel mit zufriedenstellenden
Ergebnissen durch Nähte fixiert. In einem aktuellen Fall erwies sich eine
ausgedehnte offene Dissektion als negativ, aber nach dem Annähen des
Gesäßmuskels an den Trochanter verschwand das Knacken.

Paralytische Deformitäten der Hüfte. – Bei der vorderen Poliomyelitis
kann die Muskellähmung so weit verbreitet sein, dass die Gliedmaße das
Körpergewicht nicht mehr tragen kann, oder nur bestimmte Muskelgruppen
sind gelähmt und das Kind kann möglicherweise mit Hilfe von Geräten
gehen. Selbst wenn der Ilio-Psoas gelähmt ist, ist eine Beugung durch die
vorderen Fasern des Gluteus medius, die vorderen Adduktoren, immer noch
möglich, und wenn das Bein durch die Tensor fasciae und den Sartorius nach
außen gedreht wird, unterscheidet sich die Luxation von der traumatischen
Variante dadurch, dass die Luxation Obwohl der Kopf die Höhle verlässt,
bleibt er in der Kapsel. Eine Luxation entsteht in der Regel durch eine
Störung des Muskelgleichgewichts, wobei die vordere Luxation häufiger
vorkommt als die hintere, etwa im Verhältnis zwei zu eins; Die Art der
Versetzung lässt sich am besten anhand der Röntgenaufnahmen nachweisen.
Ohne eine offene Operation ist eine Reduktion selten möglich. Eine Sehnen-
und Nerventransplantation ist kaum möglich, eine Arthrodese ist selten zu
empfehlen; Kontrakturdeformitäten werden jedoch häufig durch eine
Tenotomie bei kleinen Kindern und bei älteren Kindern durch eine
Osteotomie durch den Trochanter und das Hochlagern der Gliedmaße in die
abduzierte Position verbessert.

Bei der *spastischen Lähmung* zerebralen Ursprungs besteht die Tendenz zur
Kontraktur, meist in der Flexionshaltung mit Adduktion und Inversion. Dies
kann zu einer Luxation nach hinten auf das Dorsum ilii führen und bei
bettlägerigen Patienten auftreten (Abb. 131).

ABB. 131. – Kontrakturdeformitäten der oberen und unteren Gliedmaßen infolge einer spastischen Zerebralparese im Säuglingsalter.

(Foto nach dem Tod von Dr. Thomson aus Norwich aufgenommen.)

Kontrakturen und Ankylosen der Hüfte. – Verschiedene Formen der Kontraktur treten als Folge einer Narbenkontraktion oder einer Verkürzung der Faszien, Muskeln und Bänder auf, wenn die Hüfte über längere Zeiträume in der gebeugten Position gehalten wurde – zum Beispiel bei Psoas-Abszess, chronischem Rheuma, oder Hysterie. Der Großteil ist jedoch auf eine tuberkulöse Erkrankung des Hüftgelenks zurückzuführen. Bei der knöchernen Ankylose kann versucht werden, die Bewegung durch die Murphy-Operation wiederherzustellen. Dabei wird die knöcherne Verbindung zwischen den Knochen durchmeißelt, die Hüftpfanne bei Bedarf vertieft und dann ein Teil der fetttragenden Faszie zwischen die Knochenoberflächen eingefügt abgeleitet von der Fascia lata über dem großen Trochanter. Die Operation von Jones besteht darin, den großen Trochanter abzutrennen (wobei die Ansätze des Gesäßmuskels intakt bleiben), den Oberschenkelhals zu durchtrennen und dann den abgetrennten Teil des Trochanter am proximalen Ende des Halses zu befestigen, um eine Vereinigung des Oberschenkelknochens zu verhindern die Fragmente.

COXA VARA UND COXA VALGA

Diese Deformationen sind auf Anomalien des Winkels des Oberschenkelhalses zurückzuführen; die durchschnittliche oder normale Höhe beträgt 125° für den Erwachsenen und 135° für das Kind; Schwankungen zwischen 120° und 140° gelten als normal. Wenn der Winkel weniger als 120° beträgt, handelt es sich um eine Coxa vara; wenn mehr als 140°, Coxa valga. Der Neigungswinkel des Oberschenkelhalses hängt von der Einstellung bestimmter Kräfte ab, nämlich dem Körpergewicht, der Muskeltätigkeit und dem Widerstand des Knochens. Die offensichtlichste Ursache für eine Abweichung des Halses vom normalen Winkel ist ein Zustand, der zu einer Erweichung des Knochens führt, so dass er unter Gewichtsdruck nachgibt. Am häufigsten sind Teilfrakturen, Rachitis und andere Erkrankungen des Knochens.

Coxa Vara – Krümmung des Femurhalses. – Es kann zu einer einfachen Adduktionsbeugung des Halses kommen, wobei der Kopf auf die Höhe des großen Trochanters oder sogar darunter sinkt (Abb. 132); oder dies kann mit einer Krümmung des Halses kombiniert werden, dessen Konvexität nach oben und vorne verläuft, so dass der untere Rand des Halses stark verkürzt und der Kopf dem Trochanter minus angenähert wird. Gleichzeitig wird der Schaft des Femurs adduziert und nach außen rotiert.

ABB. 132. – Rachitische Coxa Vara.

(Der Fall von Sir Robert Jones. Radiogramm von Dr. Morgan.)

Heranwachsende Coxa Vara. —Dieser häufigste klinische Typ tritt bei Jungen im Alter zwischen zwölf und achtzehn Jahren auf. Die *einseitige* Form ist fast immer die Folge einer Verletzung des Oberschenkelhalses oder der Epiphysenverbindung, auch wenn sich die Deformität möglicherweise erst Monate, ein oder zwei Jahre nach der Verletzung zeigt. Die Deformität kann das erste Anzeichen sein oder ihr gehen Schmerzen und Steifheit voraus; Der

Patient klagt über leichte Ermüdung, Schwierigkeiten beim Knien und Sitzen, Schwierigkeiten beim Reiten und ein zunehmendes Hinken beim Gehen. Bei der Untersuchung wird festgestellt, dass die Extremität verkürzt ist, der große Trochanter nach oben und hinten verschoben ist und übermäßig hervorsteht und die Muskeln des Gesäßes und des Oberschenkels etwas kleiner und weicher sind als auf der normalen Seite. Das Glied ist adduziert, sein normaler Abduktions- und manchmal auch Flexionsbereich ist eingeschränkt, und in der Regel findet eine gewisse seitliche Rotation statt, so dass die Zehen nach außen zeigen. Es ist zu beachten, dass das gleiche Bild – Verkürzung mit Eversion und Steifheit an der Hüfte – sich aus dem häufigen Bruch des Knochenhalses bei alten Menschen ergibt. Das Adduktionselement der Deformität wird teilweise durch eine Aufwärtsneigung des Beckens auf der betroffenen Seite und eine Krümmung der Wirbelsäule mit ihrer Konkavität zur betroffenen Extremität hin kompensiert.

Wenn die Erkrankung beidseitig auftritt, ist sie in der Regel die Folge einer Knochenerkrankung, wobei Rachitis hierzulande am häufigsten auftritt. Die Haltung und der Gang sind sehr charakteristisch, da die adduzierten und ausstülpten Beine dazu neigen, sich am Knie zu kreuzen, die Deformität ist scherenartig (Abb. 134) und in extremen Fällen kann der Patient nur damit gehen die Hilfe von Krücken.

Diagnose. Schmerzen in der Hüfte und ein Hinken beim Gehen deuten auf *eine Erkrankung des Hüftgelenks hin* , doch während bei der Coxa vara die Bewegungen hauptsächlich in Richtung der Abduktion eingeschränkt sind, sind sie bei Erkrankungen der Hüfte in alle Richtungen eingeschränkt oder fehlen. Bei einer *angeborenen Hüftluxation* kann die Diagnose in der Regel anhand der Anamnese, der Untersuchung des Gelenks und seiner Bewegungen gestellt werden; und durch den Trendelenburg-Test (S. 252). Bei einer *Iliosakralerkrankung* treten Schmerzen und Druckempfindlichkeit über dem Iliosakralgelenk auf und die Bewegungen der Hüfte sind in alle Richtungen frei. Wertvolle Beweise werden aus Skiagrammen gewonnen.

Behandlung. – In den frühen Stadien, insbesondere bei Schmerzen und Druckempfindlichkeit, muss der Patient liegen und die Streckung in der abduzierten Position der Gliedmaße erfolgen; Nach etwa vierzehn Tagen muss auf Massagen und Übungen zurückgegriffen werden, und der Patient darf sich jeden Tag ein wenig ausruhen, wobei auf Plattfüße geachtet wird, die eine häufige Begleiterscheinung sind. Wenn eine Deformität das auffälligste Merkmal ist und die Fortbewegung beeinträchtigt, muss sie korrigiert werden. Der unblutigen Methode ist der Vorzug zu geben; Unter Vollnarkose werden die verkürzten Adduktoren gedehnt oder durchtrennt und kräftige Bewegungen in alle Richtungen ausgeführt, bis das Glied in eine deutliche Abduktions- und Innenrotationshaltung gebracht werden kann.

Anschließend wird vom Becken bis zur Mitte der Wade ein Gips angelegt, wobei das Knie für mehr Komfort leicht gebeugt wird; In etwa einer Woche kann der Patient gehen, und in ein paar Monaten wird ein zweiter Gips angelegt, wobei das Knie dieses Mal frei bleibt. Nach weiteren etwa sechs Wochen wird eine geformte Schiene verwendet, die vor dem Schlafengehen entfernt werden kann. Die traumatischen Formen können mit dieser unblutigen Methode fast immer korrigiert werden. In fortgeschrittenen Fällen kann die Deformität nur durch eine offene Operation korrigiert werden, die darin besteht, den Femur schräg nach unten und medial durch den großen Trochanter zu durchschneiden und das Glied nach Ruptur oder Durchtrennung der Adduktormuskeln in die abduzierte Position zu bringen , bei Bedarf kraftvolle Gewichtsverlängerung.

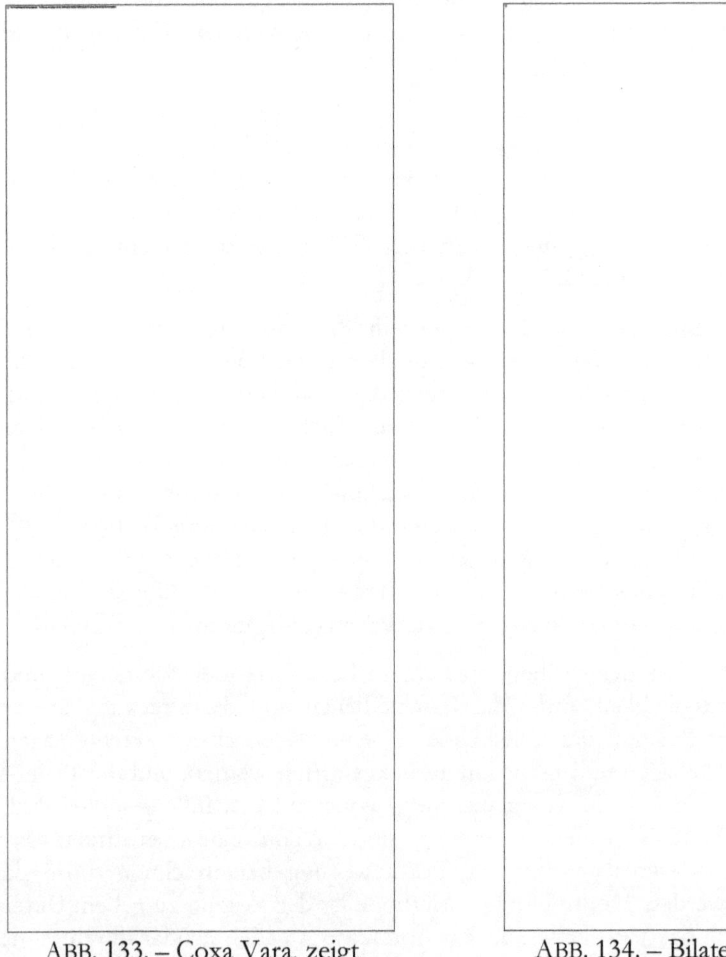

ABB. 133. – Coxa Vara, zeigt Adduktionskrümmung des

ABB. 134. – Bilaterale

Oberschenkelhalses im
Zusammenhang mit Arthritis der
Hüfte und des Knies.

Coxa Vara mit
Scherenbeindeformität.

In Fällen traumatischen Ursprungs – Epiphysentrennung – hat Sprengel gute Ergebnisse erzielt, indem er das Glied unter Narkose gewaltsam abduzierte und nach innen drehte und dann einen Gipsverband anlegte, der bis zum Knie reichte.

Andere Formen von Coxa Vara. – Bei *klapprigen Kindern* geht die Coxa vara am häufigsten mit einer ausgeprägten Eversion beider unterer Extremitäten einher, ohne dass die Fähigkeit zur Abduktion notwendigerweise eingeschränkt ist und die Funktion nur geringfügig beeinträchtigt ist. Das Kind sollte gegen Rachitis behandelt werden und in einer doppelten langen Schiene mit abduzierten und umgedrehten Gliedmaßen gelagert werden.

Bei *Arthritis deformans* der Hüfte kommt es nicht selten zu einer erheblichen Depression des Knochenkopfes und einer Verkleinerung des Halswinkels, was zu einer Einschränkung der Abduktion führt. Manchmal ist auch das obere Ende des Schafts gebogen.

Bei *Osteomyelitis fibrosa* , die das obere Ende des Femurs betrifft, kann eine makroskopische Form der Coxa vara beobachtet werden, wovon ein deutliches Beispiel in den Abbildungen auf den Seiten 476, 478, Band I dargestellt ist.

Die *angeborene Variante* der Coxa vara ist auf verschiedene intrauterine Erkrankungen zurückzuführen, von denen die fehlerhafte Entwicklung des oberen Endes des Femurs der wichtigste ist; Da sie sich erst manifestiert, wenn das Kind zu laufen beginnt, ist die Ähnlichkeit mit einer angeborenen Hüftluxation sehr groß.

Coxa Valga. —Coxa valga ist das Gegenteil von Coxa vara, der Winkel am Oberschenkelhals beträgt über 140°. Sie ist in der Praxis bei weitem nicht so wichtig wie Coxa vara. Sie kann aus unvollständigen Frakturen oder Epiphysentrennungen, Rachitis oder verschiedenen Formen der Osteomyelitis resultieren, ist aber auch eine häufige Begleiterscheinung anderer Deformitäten, wie z. B. einer angeborenen Hüftluxation und Lähmungen nach anteriorer Poliomyelitis. Sie kommt bei Jungen häufiger vor als bei Mädchen und tritt häufiger einzeln als beidseitig auf. Das Glied wird gestreckt, abduziert und nach außen gedreht; Es kommt zu einer Abflachung des Gesäßes und der Trochanter ist abgesenkt, so dass er unterhalb der Nélatons-Linie liegt. Der Patient ist nicht in der Lage, die Gliedmaße zu adduzieren, und zeigt einen eigenartigen Gang, was häufig dazu geführt hat, dass die Erkrankung mit einer einseitigen angeborenen Hüftluxation verwechselt wird.

In neueren Fällen kann es unter Narkose möglich sein, das Glied gewaltsam zu adduzieren und nach innen zu drehen und es mit einem Gipsverband in dieser Position zu halten. In fortgeschrittenen Fällen kann die Länge der Gliedmaßen durch eine hohe Sohle auf der gesunden Seite oder durch eine Osteotomie durch den großen Trochanter ausgeglichen werden.

DIE REGION DES KNIES

Eine angeborene Luxation des Kniegelenks ist selten; es ist normalerweise unvollständig und die Patella fehlt manchmal. Die Luxation kann dauerhaft sein oder nur durch versehentliche Bewegungen der Extremität entstehen. In manchen Fällen kann es nach Wunsch des Patienten oder des Chirurgen hergestellt werden. Wir haben einen solchen Fall bei einem professionellen Radfahrer beobachtet, bei dem die Fähigkeit zur teilweisen Ausrenkung des Knies keine Behinderung mit sich brachte. Wenn das Kind zu laufen beginnt, sollte an der Extremität eine Vorrichtung angebracht werden, die eine Überstreckung und seitliche Bewegung verhindert.

Das angeborene Fehlen der Patella erschwert in der Regel andere Anomalien des Kniegelenks. Der Tuberkel des Schienbeins ist hervorstehend und die Strecksehne ungewöhnlich dick. Bei der Beugung steigt die Sehne auf den lateralen Kondylus des Femurs.

Angeborene Luxation der Patella seitlich. – Dies kann anhaltend oder zeitweise auftreten. Bei der *persistierenden Form* ist die Luxation von Geburt an vorhanden; Die Patella ruht auf der Trochleafläche des lateralen Kondylus und kann bei Beugung des Knies weiter nach außen wandern und sich vollständig verrenken, sodass sie an der lateralen Seite des Kondylus anliegt.

Bei *der intermittierenden* oder *rezidivierenden* Form liegt die Patella an ihrer normalen Stelle, neigt jedoch dazu, bei Beugung des Gelenks nach außen verschoben zu werden; Die Verschiebung tritt beim Gehen plötzlich und unerwartet auf und der Patient kann unter starken Schmerzen zu Boden fallen. Die Kniescheibe wird bei der Streckung des Gelenks leicht ersetzt, aber auf die Verstauchung des Gelenks folgt ein Erguss, und der Patient ist normalerweise ein oder zwei Tage lang arbeitsunfähig. Sie kommt vor allem bei Mädchen vor, und es kann in der Vergangenheit vorkommen, dass das Kind erst spät laufen konnte und Schwierigkeiten beim Lernen hatte. Bei der Untersuchung wird festgestellt, dass die Kniescheibe einen abnormalen Bewegungsumfang nach außen aufweist, obwohl sie nicht ohne erhebliche Schmerzen vollständig ausgerenkt werden kann. Wenn das Kind zur Beratung gebracht wird, während sich Flüssigkeit im Gelenk befindet, besteht die Gefahr, dass die Erkrankung mit einer tuberkulösen Synovitis verwechselt wird. Für die Diagnosestellung hilfreich ist die Beobachtung, dass in beiden Knien eine unzulässige Beweglichkeit der Kniescheibe vorliegt, aber auch die Vorgeschichte, dass sich das Mädchen bei Stürzen wiederholt am Knie verletzt hat.

Die Ursache für die abnormale Beweglichkeit der Patella ist in den einzelnen Fällen unterschiedlich; Bei einigen liegt eine angeborene Laxheit der Bänder vor, bei anderen eine Fehlbildung des unteren Endes des Femurs. Bade hat Familien beobachtet, in denen mehrere Kinder betroffen waren, und obwohl die Form der Knochen nichts Ungewöhnliches aufwies, war das Knie schlank und zart geformt.

Die Verwendung einer starken Kniescheibe kann einen Sturz verhindern, in der Regel ist jedoch eine Operation erforderlich, und es gibt eine ganze Reihe von Optionen, deren Prinzip darin besteht, eine Verschiebung des Knochens zu verhindern, ohne die Beugung des Gelenks übermäßig einzuschränken . Die von Goldthwait entwickelte Methode besteht darin, durch einen vertikalen Einschnitt die gesamte Länge des Ligamentum patellae freizulegen, es in Längsrichtung zu spalten, die laterale Hälfte vom Schienbein abzutrennen, es unter dem medialen Teil hindurchzuführen und es mit dem Periost zu vernähen; Dadurch erhält der Quadrizeps eine gerade Zuglinie. Wir haben das gleiche Ergebnis erzielt, indem wir die schlaffe Kapsel und die Synovialmembran auf der medialen Seite der Patella durchtrennt und die Ränder mit einer doppelten Linie von Catgut-Nähten überlappt haben.

X-Beins kommt es zu einer seitlichen Luxation der Patella , und nach der Korrektur dieser Deformität durch Osteotomie sollte ihr mögliches Auftreten zum Zeitpunkt der Operation verhindert werden.

Genu Recurvatum. – Bei dieser Deformität ist das Knie überstreckt, wobei Oberschenkel und Bein einen nach vorne offenen Winkel bilden; Die Haltung kann dauerhaft sein oder nur beim Gehen auftreten. Es handelt sich um eine äußerst behindernde und unansehnliche Deformität.

Es gibt mehrere Sorten. Bei der *angeborenen Form* , die offenbar auf eine Fehlstellung der unteren Extremitäten *in utero zurückzuführen ist* , kann die Patella unvollständig entwickelt sein oder fehlen; Das Knie ist nach hinten konvex und Versuche, das Gelenk zu beugen, verursachen Schmerzen. Andere Deformitäten treten häufig gleichzeitig auf. Die Behandlung besteht darin, das Gelenk unter Narkose im rechten Winkel zu beugen und diese Haltung mittels Gips oder Schienen beizubehalten, bis das Gelenkwachstum keine Rückfallneigung mehr aufweist.

Erworbene Formulare. – Die häufigste erworbene Form ist die Folge einer anterioren Poliomyelitis und wird im nächsten Abschnitt beschrieben.

Die Deformität kann auch auf Rachitis zurückzuführen sein, die zu einer Rückwärtsbiegung des Schienbeins unmittelbar unterhalb der oberen

Epiphyse geführt hat – manchmal verbunden mit einer übertriebenen Vorwärtskrümmung des Femurs. Besteht keine Aussicht auf eine spontane Korrektur, sollte das obere Ende der Tibia mit dem Osteotom durchtrennt und die Extremität begradigt werden.

Sie kann auch durch eine Fraktur oder Trennung einer der Epiphysen in der Gegend des Knies oder durch eine narbige Kontraktion des Quadrizeps verursacht werden. Als Folge einer Knochen- und Gelenkerkrankung tritt sie vor allem bei Neuroarthropathien auf, bei denen das Knie desorganisiert und flegelartig geworden ist.

Deformitäten des Knies aufgrund einer vorderen Poliomyelitis und einer spastischen Lähmung. – Bei einer Lähmung aller auf das Knie wirkenden Muskeln kann das Gelenk so dreschflegelartig sein, dass der Patient nicht in der Lage ist, ohne die Hilfe einer Krücke zu stehen, oder wenn das Glied belastet wird, nimmt es die Stellung eines Dreschflegels ein Genu recurvatum. Die Nützlichkeit der Gliedmaße kann durch die Anwendung eines starren Apparates mit einer Sperre am Gelenk verbessert werden, so dass sie in gestreckter Position zum Gehen oder in gebeugter Position zum Sitzen verwendet werden kann. Das durch die Arthrodese entstandene starre Knie bietet guten Halt, ist aber beim Sitzen unbequem.

Wenn *nur der Quadrizeps* gelähmt ist, ist der Patient gezwungen, das Gelenk in der Position der extremen Streckung zu halten, da die geringste Beugung dazu führt, dass das Glied unter ihm nachgibt. Im Laufe der Zeit wird das hintere Band gedehnt, das Gelenk wird überdehnt und erhält die Stellung des *Genu recurvatum* . Bei beidseitigem Auftreten ist der Gang stark beeinträchtigt. Die Behandlung besteht in der Anwendung eines Geräts, das eine Überstreckung verhindert , in der Verbesserung des Zustands der Oberschenkelmuskulatur und im nächtlichen Tragen einer Schiene, die die Beugestellung sichert. Als Ausgleich für den Kraftverlust im Quadrizeps können operative Maßnahmen wie die Transplantation einer hinteren Oberschenkelmuskulatur in die Patella, eine Arthrodese oder eine suprakondyläre Osteotomie des Femurs in Frage kommen.

Wenn der Quadrizeps durch eine *Kontraktion der hinteren Oberschenkelmuskulatur überwunden wird* , wie bei einer spastischen Querschnittlähmung, ist das Knie in der gebeugten Position fixiert und das Kind kann nicht gehen. Die Beugung kann korrigiert werden, indem die Sehnen der hinteren Oberschenkelmuskulatur verlängert werden, die geteilte Bizepssehne durch eine Öffnung im Vastus lateralis geführt und am Rektus und an der Patella befestigt wird. Bei einer Kombination aus Flexion und Genu valgum sollte das Kniegelenk reseziert und in gerader Stellung ankylosiert werden.

Kontraktur und Ankylose am Knie. – Zusätzlich zu den verschiedenen oben beschriebenen paralytischen Formen kann eine Kontraktur durch Ulzeration und Eiterung im Kniekehlenraum sowie durch eine Erkrankung (Osteomyelitis) in einem der angrenzenden Knochen verursacht werden. Die meisten Kontrakturen und Ankylosen sind Folge einer Gelenkerkrankung und wurden bereits beschrieben.

GENU VALGUM UND GENU VARUM

Bei einer normalen Extremität verläuft eine Linie, die von der Mitte des Femurkopfes bis zu einem Punkt in der Mitte zwischen den Malleolen verläuft, durch die Mitte des Kniegelenks. Wenn die Linie außerhalb der Mitte des Kniegelenks verläuft, handelt es sich um einen Zustand des Genu valgum; Wenn es sich im Inneren befindet, handelt es sich um ein Genu varum (Abb. 135).

ABB. 135.

Genu Valgum – X-Bein. – Bei dieser Deformität schließt sich das Bein in einem nach außen offenen Winkel an den Oberschenkel an, und wenn die

Erkrankung beidseitig ist, neigen die hervorstehenden Knie beim Gehen dazu, gegeneinander zu stoßen; manchmal wird dafür auch der Begriff X-Beine verwendet.

Ätiologie. – Die Beobachtungen von Macewen und Mikulicz sowie die durch die Röntgenstrahlen gelieferten Informationen haben gezeigt, dass die Hauptursache der Deformität eine Ungleichheit des Wachstums an der verknöcherten Verbindung von Femur oder Tibia oder von beiden ist. Diese Wachstumsungleichheit ist fast immer auf Rachitis zurückzuführen und ihre Richtung wird durch eine fehlerhafte Haltung der Gliedmaßen beim Stehen und Gehen bestimmt. Da die Beine abduziert werden, lastet das Körpergewicht ungleichmäßig auf den medialen und lateralen Teilen der Verknöcherungsverbindungen, was zu einem ungleichmäßigen Wachstum führt.

Pathologische Anatomie. - Die Untersuchung des Femurs zeigt gewöhnlich, dass das untere Drittel der Diaphyse auf der medialen Seite verlängert und auf der lateralen Seite verkürzt ist und dass die Epiphyse selbst unverändert schräg an die Diaphyse angrenzt, so dass der mediale Kondylus so aussieht in der Länge erhöht sein und eine Ebene einnehmen, die deutlich unter der des lateralen Kondylus liegt. In vielen Fällen weist das Schienbein entsprechende Veränderungen auf. Auf dem Knochenabschnitt sind der Epiphysenknorpel und die Verknöcherungszone übermäßig breit und unregelmäßig.

ABB. 136. – Weibliches Kind mit rechtsseitigem Genu Valgum, Folge von Rachitis. Das Becken ist geneigt und die Wirbelsäule gekrümmt.

Der Schenkelhals wird verkürzt und sein Winkel verkleinert. Die Beinknochen sind manchmal im unteren Drittel nach innen gebogen, was die Valgusdeformität am Knie teilweise ausgleicht. Der Gelenkknorpel des lateralen Kondylus und des lateralen Meniskus ist meist verdickt. In ausgeprägten Fällen kommt es zu einer seitlichen Verschiebung der Quadrizepssehne und der Patella , die so ausgeprägt sein kann, dass bei Beugung des Gelenks die Patella auf den lateralen Femurkondylus verschoben wird. Die Bizepssehne und das Ilio-tibiale-Band sind durch die Annäherung ihrer Ansätze verkürzt und ausgeprägter und zudem seitlich verschoben. Der Musculus sartorius und der Musculus gracilis sind nach hinten verlagert, sodass sie hinter statt auf der medialen Seite des Knies herabsinken. Die Arteria poplitea liegt auf der Rückseite des lateralen Kondylus statt in der Mulde zwischen den Kondylen, und der Nervus tibialis (interner Kniekehlennerv) ist noch weiter nach außen verlagert. Die Kapsel- und andere Bänder sind schlaff, so dass das Gelenk instabil ist und leicht überdehnt wird. Häufig kommt es zu einem Erguss in das Gelenk.

ABB. 137. – Weibliches Kind mit wackeligen Deformationen der oberen und unteren Extremitäten.

(Der Fall von Herrn DM Greig.)

Röntgenaufnahmen zeigen die Veränderungen der Knochen (Abb. 138); der Schaft des Femurs oder des Schienbeins oder beider, der auch gebogen sein kann, ist an seiner Epiphyse schräg angesetzt; und die klare Zone, die dem Epiphysenknorpel entspricht, ist uneben und breiter als normal. Es gibt auch weniger offensichtliche Veränderungen in der Dichte des Schattens und in der Anordnung der Trabekelstruktur der Knochen.

ABB. 138. – Radiogramm eines Falles von Double Genu Valgum bei einem Kind æt. 4.

Klinische Merkmale. – Bei der infantilen Form (Abb. 139) geht das X-Bein häufig mit Rachitis in anderen Teilen des Skeletts und insbesondere mit einer Beugung des Schienbeins und des Oberschenkelknochens einher, und in extremen Fällen kann das Kind nicht mehr laufen können.

ABB. 139. – Genu Valgum bei einem Kind æt. 4. Stehender Patient.

Die Deformität tritt etwa genauso häufig bilateral wie unilateral auf. Es kann auf der einen Seite ein X-Bein und auf der anderen ein Bogen-Knie sein. Wenn die Deformität, wie es normalerweise der Fall ist, auf einer Schiefstellung des Femurs beruht, verschwindet sie bei der Beugung des Gelenks (Abb. 140), da die Tibia bei der Beugung hinter den vorspringenden medianen Kondylus gleitet; Wenn die Deformität nur das Schienbein betrifft, ist der Einfluss der Flexion auf die Verschleierung nicht so ausgeprägt. In der Regel ist es möglich, das Gelenk zu überstrecken und in der Streckstellung das Bein stärker als normal nach außen zu rotieren. Beim einseitigen X-Bnie ist das betroffene Glied etwas kürzer als sein Gegenstück, aber der Patient gleicht dies aus, indem er das Becken auf der betroffenen Seite herunterdrückt.

ABB. 140. – Genu Valgum. Derselbe Patient wie Abb. 139. Sitzend, um das Verschwinden der Deformität bei Beugung des Knies zu zeigen.

Prognose. —Bei Kindern unter sechs Jahren neigen die Knochen von Natur aus dazu, sich aufzurichten, wenn das Kind nicht auf den Füßen steht. Nach diesem Alter besteht keine solche Aussicht mehr.

Die *Behandlung des X-Beins bei Kindern* zielt darauf ab, die Rachitis zu heilen und zu verhindern, dass das Kind seine Füße auf den Boden setzt. Wenn die Dienste einer Krankenschwester und der Einsatz eines Kinderwagens nicht möglich sind, wird eine leicht gepolsterte Schiene an der Außenseite der Extremität angebracht, die vom Beckenkamm bis 7,5 cm über den Fuß reicht. Die Schiene wird oben und unten durch Bandagen fixiert und das hervorstehende Knie wird durch einige Windungen eines elastischen Gurtbandes an sie herangezogen. Eine besonders bei ambulanten Krankenhauspatienten anwendbare Methode besteht darin, die Gliedmaßen unter Narkose so weit wie möglich zu strecken und einen Gipsverband anzulegen. Der Verband wird im Abstand von drei Wochen erneuert, bis die Deformität behoben ist. Welcher Plan auch immer gewählt wird, er muss mindestens sechs Monate lang durchgehalten werden, bis die klapprigen Veränderungen in den Knochen vollständig überwunden sind.

Wenn das Kind fast fünf oder sechs Jahre alt ist, bevor es behandelt wird, oder wenn die Deformität einer Behandlung mit Schienen nicht nachgibt, ist es besser, die Gliedmaße durch *Osteotomie zu begradigen* .

Bei *jugendlichem X-Bein* sucht der Patient wegen der Deformität oder wegen Schmerzen nach Anstrengung, insbesondere an der medialen Seite der Epiphysenverbindungen, wegen leichter Ermüdung und wegen der Unfähigkeit, irgendeine Tätigkeit auszuüben, bei der es ums Stehen geht, Rat. Die Knochen sind grob und schlecht geformt, und häufig ragt von der medialen Seite des Schienbeins etwa drei Fingerbreit unterhalb des Gelenks ein Dornfortsatz nach unten.

Bei beidseitiger Deformität führt der Patient eine Abduktion des Oberschenkels durch und dreht die Gliedmaße an der Hüfte nach außen, um die Deformität zu verbergen und den hervorstehenden Knien das Passieren aneinander zu ermöglichen. Gewöhnlich supiniert er den Fuß oder dreht ihn um, mit dem Ziel, die gesamte Länge des seitlichen Randes der Sohle mit dem Boden in Kontakt zu bringen. Plattfüße sind außergewöhnlich. Die Abnutzung der Stiefel erfolgt in der Regel eher an der lateralen als an der medialen Sohlen- und Fersenkante.

Kein Gerät, das dem Patienten das Gehen ermöglicht, hat irgendeinen Wert. Wenn die Deformität ausgeprägt ist, sollte man nicht zögern, auf eine Operation mit der einen oder anderen der verschiedenen Methoden der Osteotomie zurückzugreifen.

In schweren Fällen kann es vorkommen, dass die Patella bei der Korrektur der Deformität durch Osteotomie dazu neigt, bei der Beugung des Knies seitlich auszurenken. Dies kann verhindert werden, indem man die Gliedmaße in die Haltung eines leichten Genu varum stellt.

Am schwierigsten zu behandeln sind Fälle, bei denen das Knie aufgrund der Krümmung des unteren Teils des Oberschenkelschafts mit der Konvexität nach vorne permanent gebeugt ist und nicht vollständig gestreckt werden kann.

Andere Formen des Genu valgum sind relativ selten. Es gibt eine angeborene Form, die auf einer Fehlstellung der Gliedmaßen *in der Gebärmutter beruht* ; eine traumatische Form nach einer Fraktur oder Epiphysentrennung im Kniebereich; und eine paralytische Form, meist kombiniert mit Flexion, bei spastischer Lähmung. Schließlich kann das Genu valgum eine Folge verschiedener Formen der Osteomyelitis am unteren Ende des Femurs oder einer Erkrankung des Kniegelenks wie Tuberkulose, Arthritis deformans oder Morbus Charcot sein.

Genu Varum – Bogenknie. – Bei dieser Deformität, die das Gegenteil des Genu valgum ist, verbindet sich das Bein in einem nach medial offenen

Winkel mit dem Oberschenkel. Es ist fast immer beidseitig, hat rachitischen Ursprung und geht häufig mit O-Beinen einher (Abb. 141). Das Schienbein hat einen größeren Anteil an seiner Produktion als der Operschenkelknochen. Obwohl es sich um eine unbeholfene Deformität handelt, ist es viel seltener die Ursache von Beschwerden als das X-Bein, da es die Fortbewegung kaum beeinträchtigt – tatsächlich sind die Personen mit O-Bein, obwohl sie kleinwüchsig sind , ungewöhnlich kräftig auf ihren Beinen . Ein extremes Beispiel der Deformität ist in Abb. 141 dargestellt .

ABB. 141. – Bogenknie bei klapprigem Kind.

Die Behandlung erfolgt nach den gleichen Grundsätzen wie beim Genu valgum.

Wackelige Deformitäten der Beinknochen – O-Bein. —Diese Deformationen kommen bei Kindern häufig vor; Sie sind fast immer beidseitig und symmetrisch und können mit X- oder O-Knie einhergehen. Sie können auftreten, bevor das Kind laufen kann, wobei sich die Knochen in der Haltung beugen, in der die Gliedmaßen üblicherweise platziert werden – zum Beispiel über dem Knie der Krankenschwester oder wenn sie beim Sitzen unter dem Kind gekreuzt werden. Bei gehfähigen Kindern entsteht die Krümmung durch das Körpergewicht, das auf die erweichten Knochen einwirkt. In beiden Fällen kann die Beugung durch Muskelzug und manchmal auch durch das Auftreten eines Grünholzbruchs verstärkt werden. Die häufigste Deformität ist eine gleichmäßige Krümmung der Knochen seitlich und nach vorne oder eine stärkere Krümmung im unteren Drittel ihrer Schäfte. In einigen Fällen erfolgt die Hauptkrümmung nach vorne. Die Unbeholfenheit beim Gehen kann durch Plattfüße verstärkt werden. Als eine der Ursachen des Genu recurvatum wurde bereits eine Rückwärtskrümmung des oberen Endes des Schienbeins beschrieben. Die extremsten Missbildungen treten bei klapprigen Zwergen auf.

Behandlung. – Unter sechs Jahren und insbesondere bei Kindern, die sich aktiv im Wachstum befinden, werden sich die Knochen wahrscheinlich aufrichten, wenn das Kind wegen Rachitis behandelt und nicht auf den Beinen gehalten wird; Wie beim X-Bein empfohlen, werden gut gepolsterte Seitenschienen angelegt, die für Massagen und Spülungen in regelmäßigen Abständen abgenommen werden sollten. Ab dem sechsten Lebensjahr besteht die Wahl zwischen Osteoklasie und Osteotomie. Bei der Osteotomie wird der Knochen entweder einfach durchtrennt oder ein Segment reseziert. Das Wadenbein kann in der Regel mit Gewalt begradigt werden, es kann jedoch erforderlich sein, es durch einen separaten Einschnitt zu durchtrennen. In schlimmeren Fällen kann es auch notwendig sein, die Achillessehne zu verlängern.

Die Deformationen der Beinknochen bei *erblicher Syphilis* , *Ostitis deformans* und *Osteomalazie* wurden bereits beschrieben.

Angeborene Mängel der Beinknochen. —Das *Schienbein* kann ganz oder teilweise fehlen, häufiger auf einer Seite als auf beiden Seiten. In beiden Fällen ist das Bein kurz und verkümmert, das Knie ist gebeugt, der Fuß nimmt die Stellung des extremen Equinovarus ein und das Glied ist nutzlos. Das Ausmaß der Defekte wird durch die Röntgenstrahlen verdeutlicht. Neben anderen damit verbundenen Defekten ist das Fehlen oder eine mangelhafte Entwicklung der Patella am häufigsten. Wenn das obere Ende der Tibia fehlt, artikuliert die Fibula mit dem lateralen Kondylus des Femurs. Ziel der operativen Behandlung ist die Korrektur der Beugung im Kniegelenk, der Equino-Varus-Deformität des Fußes und der Ersatz des fehlenden Schienbeins durch das Wadenbein. Der Mangel am oberen Ende kann dadurch ausgeglichen werden, dass der Wadenbeinkopf zwischen die Kondylen des Femurs implantiert wird, und am unteren Ende kann das Wadenbein gespalten werden, um eine Pfanne für den Talus zu bilden. Eine Amputation sollte vermieden werden, da selbst ein verkleinertes Bein und ein kleinerer Fuß den Nutzen einer künstlichen Gliedmaße erhöhen. Es kann eine Modifikation des O'Connor-Extension-Boots verwendet werden.

Die *Fibula* kann ganz oder teilweise fehlen. Das klinische Erscheinungsbild hängt vom Zustand der Tibia ab. Bei normaler Tibia ist das Fehlen des Außenknöchels und die extreme Valgusstellung des Fußes das auffälligste Merkmal. Häufiger macht das Schienbein knapp unterhalb seiner Mitte eine scharfe Vorwärtsbeugung und die darüber liegende Haut weist ein Grübchen oder eine narbenartige Vertiefung auf. Dies wurde üblicherweise als Hinweis auf eine intrauterine Fraktur angesehen, aber die Beobachtungen von Hoffa deuten darauf hin, dass sowohl die Biegung des Knochens als auch die Vertiefung auf der Haut auf den Druck zurückzuführen sind, der von außen durch ein Fruchtwasserband oder eine Adhäsion auf das Bein ausgeübt wird. Das Bein wächst nicht mehr, die Deformität wird ausgeprägter und die Zehen werden spitz. Wenn die Tibia stark gebogen ist, kann sie durch Osteotomie begradigt werden; und die Sehnen Achillessehne und Peronei müssen möglicherweise verlängert werden. Wenn das Sprunggelenk aufgrund des Fehlens des Außenknöchels instabil ist, kann es künstlich ankylosiert werden oder das untere Ende des Schienbeins kann vertikal gespalten werden, um eine Pfanne für den Talus zu schaffen. In beiden Fällen wird der Fuß in die Spitzfußstellung gebracht, um die Verkürzung des Beins auszugleichen. Ein Mangel an der Tibia geht häufig mit einer unvollständigen Entwicklung der Großzehe einher; Mangel des Wadenbeins mit Fehlen der seitlichen Zehen und ihrer Mittelfußknochen.

Volkmanns supramalleoläre Deformität. – Dieser Zustand, der mit dem eben beschriebenen eng verwandt ist, besteht in einem angeborenen Mangel in der Entwicklung der Knochen des Beines und insbesondere des Wadenbeins, wodurch die Gelenkfläche schräg ist und der Fuß in eine solche abweicht oder andere Seite. Der Fuß befindet sich normalerweise in einer Valgusstellung, wobei die Fußsohle zur Seite zeigt und nur der mediale Rand Kontakt mit dem Boden hat. Die Behandlung erfolgt durch supramalleoläre Osteotomie.

DER FUß

Im Bereich des Sprunggelenks und der Fußwurzel treten verschiedene Deformationen auf. Der Begriff „Talipes" wird allgemein verwendet, um alle diese zu umfassen, aber hier wird er auf die Form beschränkt, bei der die Ferse mehr oder weniger angehoben ist und der Fuß supiniert ist, so dass er auf seinem seitlichen Rand ruht – *Talipes equino-varus* . Beim *Spitzfuß* befindet sich der Fuß in Plantarflexionsstellung und der Patient geht auf den Zehen. Beim *Pes calcaneus* ist der Fuß dorsalflexiert, so dass die Fersenspitze den Boden berührt; Diese Deformität kann mit einer Eversion des Fußes, *Pes calcaneo-valgus* , oder mit einer Inversion, *Pes calcaneo-varus, kombiniert sein* . Wenn der Spann übermäßig gewölbt ist, werden die Begriffe *Pes cavus* , *Pes arcuatus* oder *hohler Klauenfuß* verwendet; während der Verlust des

Fußgewölbes *einen Plattfuß* und eine Umstülpung der Fußsohle *einen Pes valgus* *darstellt* .

KLUMPFUß

Talipes Equino-varus. —Diese Deformität kann angeboren oder erworben sein.

Der kongenitale Talipes Equino-Varus (Abb. 142) ist eine häufige Fehlbildung, die manchmal mit anderen Deformitäten wie Hasenscharte oder Spina bifida einhergeht und bei mehreren Mitgliedern einer Familie auftreten kann. Sie kommt bei Jungen fast doppelt so häufig vor wie bei Mädchen und tritt etwas häufiger bilateral als unilateral auf. Die Ätiologie ist unklar und es wurden verschiedene Hypothesen aufgestellt, um sie zu erklären, aber niemand ist überzeugend. Es kann jedoch darauf hingewiesen werden, dass der fötale Fuß durch äußeren Druck, wie er bei einem Mangel an Liquor amnii durch die Wand der Gebärmutter ausgeübt werden kann, sehr leicht in abnormale Stellungen gebracht wird. In einer Reihe von Fällen gibt es Hinweise auf einen solchen Druck auf die knöchernen Vorsprünge des Fußes in Form umschriebener narbenartiger Bereiche, in denen die Haut verkümmert; und beim Säugling kann die intrauterine Position reproduziert werden, wodurch die Entstehungsmethode demonstriert wird. Das Auftreten von Klumpfüßen in mehreren Generationen soll das Mendelsche Gesetz stützen.

ABB. 142. – Bilateraler angeborener Klumpfuß bei einem Säugling.

Pathologische Anatomie. —In gut ausgeprägten Fällen weist der Fuß eine Konkavität zur medialen Seite hin auf, wobei der maximale Punkt der Krümmung gegenüber dem Mittelfußwurzelgelenk liegt. Wenn der Patient versucht zu stehen, berührt nur der seitliche Rand des Fußes den Boden und das Gewicht wird auf dem fünften Mittelfußknochen, dem Quader und dem großen Fersenbeinfortsatz getragen.

ABB. 143. – Röntgenbild eines bilateralen angeborenen Klumpfußes bei einem Säugling.

Die einzelnen Fußwurzelknochen, insbesondere Talus und Calcaneus, sind in ihrer Form sowie in ihren Beziehungen zueinander und zur Tibiofibulapfanne verändert. Das Navikular und das Quader werden nach medial um die vorderen Enden des Talus bzw. des Calcaneus gedreht, und der Tuberculum des Navikulars kommt in die Nähe des Malleolus medialis. Das untere Drittel des Schienbeins ist um seine Hochachse nach medial verdreht.

Die Veränderungen der Weichteile folgen dem allgemeinen Gesetz, dass sich entspannte Gewebe verkürzen, während sich gedehnte Gewebe verlängern. Das gesamte Gewebe auf der medialen, konkaven Seite des Fußes ist verkürzt, wobei die am stärksten betroffenen Strukturen die medialen und hinteren Bänder des Sprunggelenks sowie das untere Calcaneo-Navicular-Band sind. Es kommt auch zu einer Verkürzung der Muskeln, die in die Achillessehne eintreten, und in geringerem Maße auch der vorderen und hinteren Schienbeinmuskeln. Die Strecksehnen am Rücken sind nach medial verlagert.

Klinische Merkmale. — *Bei Kindern, die nicht laufen konnten* , variiert der Grad der Deformität, manchmal ist er sehr gering; in ausgeprägten Fällen ist der Fuß nach medial gedreht und bildet in dieser Stellung einen rechten Winkel mit dem Bein; Die Sohle zeigt nach hinten und der mediale Rand nach oben. Der Fuß erscheint verkürzt, weil er in sich selbst gekrümmt ist, die Ferse schmaler und vertikaler als normal ist, der Innenknöchel durch die Annäherung des Kahnbeins verdeckt ist und der Außenknöchel übermäßig hervorsteht.

In extremen Fällen bildet der supinierte Fuß einen spitzen Winkel mit dem Bein, und es kommt häufig zu einer tiefen Quervertiefung über die Fußsohle, die auf eine Kontraktion der Plantarfaszie zurückzuführen ist – ein Merkmal, das für die angeborene Form des Klumpfußes charakteristisch ist.

Bei Kindern, die bereits gelaufen sind , verschlimmert sich die Deformität. Der Fußrücken ist deutlich uneben, teilweise aufgrund der Hervorhebung der einzelnen Fußwurzelknochen, insbesondere des Taluskopfes und des größeren Fortsatzes des Fersenbeins, und teilweise aufgrund einer Vertiefung über dem Talushals. Anstatt auf dem seitlichen Rand zu ruhen, kann der Fuß schließlich auf dem Rücken ruhen, wobei die Sohle nach oben und hinten zeigt. Während die Haut über der Ferse vergleichsweise dünn und zart bleibt, wird die Haut, die den seitlichen Rand und den Fußrücken bedeckt, zum Sitz von Schwielen, unter denen sich zufällige Schleimbeutel bilden. Diese Schleimbeutel können sich entzünden und sind dann eine Quelle großen Leidens, und wenn sie eitern, kann es zu hartnäckigen Nebenhöhlenentzündungen kommen. Die Bein- und Fußmuskulatur ist zwar nicht gelähmt, verkümmert jedoch durch Nichtbeanspruchung. Beim Gehen hebt der Patient unbeholfen und mühsam einen Fuß über den anderen, ohne jegliche Federung, als würde er auf Stelzen gehen.

Bei Erwachsenen verstärken sich diese Merkmale noch weiter und es kommt zu bleibenden Knochenveränderungen (Abb. 144).

ABB. 144. – Angeborener Talipes Equino-varus bei einem Mann æt. 24; von hinten gesehen.

Behandlung. – Damit sollte begonnen werden, sobald die Lebensfähigkeit des Säuglings außer Frage steht, denn je jünger der Patient, desto leichter und vollständiger lässt sich die Deformität beheben. Manipulationen zur Korrektur der Deformität sollten zwei- bis dreimal täglich durchgeführt werden , außerdem werden die Gliedmaßen massiert und geduscht. Nach zwei bis drei Monaten kann die Verwendung einer einfachen seitlichen Schiene aus Poroplastik oder Aluminium mit Fußstück oder einfacher ein Streifen Gummipflaster Abhilfe schaffen. Der Fuß wird in der überkorrigierten Haltung gehalten und der Gips wird so angelegt, dass diese Haltung erhalten bleibt. Wenn dieses Regime ab einigen Tagen nach der Geburt konsequent durchgehalten wird, kann die Fußsohle bereits in Kontakt mit dem Boden gebracht werden, wenn das Kind mit dem Laufen beginnt, und das Körpergewicht hilft bei der Korrektur der Deformität. Wenn das Equinus-Element einer Korrektur widersteht, sollte die Achillessehne verlängert werden.

Das Eindrehen der Zehen kann dadurch überwunden werden, dass man die Füße nachts auf einem Holzbrett festschnallt und dabei die gesamte untere Extremität seitlich dreht, sodass die Zehen jedes Fußes direkt nach außen zeigen. Aufgrund der Rückfallneigung müssen die Manipulationen und Massagen mindestens ein Jahr lang durchgehalten werden.

Tenotomie und Zwangskorrektur unter Narkose. —In schwereren Fällen haben wir es nicht nur mit den kontrahierten Weichteilen zu tun, sondern auch mit Veränderungen der Knochen, die dadurch entstehen, dass sie in Anpassung an die deformierte Haltung gewachsen sind. Die Mehrheit der Chirurgen verschiebt operative Maßnahmen, bis das Kind etwa ein Jahr alt ist.

Die zu durchtrennenden Weichteile sind die Sehne Achillessehne, die medialen und hinteren Bänder des Sprunggelenks, die Plantarfaszie, die Calcaneo-Navicular-Bänder und die Tibialis-posterior-Sehne. Die Varusdeformität kann dann korrigiert werden, indem der Fuß mit der lateralen Seite auf einen gepolsterten dreieckigen Holzblock gelegt und kräftig auf das vordere und hintere Ende des Fußes gedrückt wird, um die Krümmung auf der medialen Seite aufzuheben und eine Abduktion des Fußes zu ermöglichen Fuß; Dies geht meist mit einem Knacken einher, wenn die verkürzten Bänder nachgeben. Als nächstes wird das Equinus-Element durch gewaltsame Dorsalflexion des Fußes behandelt, bis die Deformität überkorrigiert ist. Wenn die Korrektur der Deformität nicht in einer Sitzung, sondern in Etappen erfolgen soll, bleibt das Spitzfußelement bis zum Schluss übrig. Bei älteren Kindern reicht die Kraft der Hände normalerweise nicht aus, um das Gewebe zu dehnen, und es können mechanische Schraubenschlüssel eingesetzt werden, wie sie beispielsweise von Thomas, Bradford oder Lorenz entwickelt wurden.

Die Resektion eines Keils aus dem Tarsus (Davies Colley, 1876) ist den schwersten Fällen vorbehalten, in denen Form und Steifheit der Knochen eine Korrektur der Deformität auf andere Weise verhindern. Die Basis des Keils befindet sich auf der lateralen Seite und der entfernte Knochen umfasst Teile des Fersenbeins, des Quaders, des Talus und des Strahlbeins.

Die Entfernung des Talus ist eine alternative Operation zur Resektion des Tarsus und kann zu ebenso guten Ergebnissen führen.

Bei Kindern, bevor die Fußwurzelknochen vollständig verknöchert sind, liefert die Methode von Ogston gute Ergebnisse; Anstatt einen Keil aus der Fußwurzel zu entfernen, wird der knöcherne Kern jedes Knochens herausgestochen, wobei die Knorpelschale zurückbleibt. Auf diese Weise werden die Intertarsalgelenke nicht beeinträchtigt und der knorpelige Tarsus kann so geformt werden, dass sich die Knochen nach Abschluss der Verknöcherung nur wenig vom Normalzustand unterscheiden.

Nach jedem dieser operativen Eingriffe müssen Manipulationen, Massagen, Übungen, elektrische Stimulation der Muskeln und das Tragen einiger Geräte mindestens zwölf Monate lang durchgehalten werden. Misserfolge sind darauf zurückzuführen, dass die Deformität zunächst nicht ausreichend überkorrigiert wurde und die Nachbehandlung vernachlässigt wurde; In der Krankenhauspraxis ist es schwierig, eine kontinuierliche Überwachung über lange Zeiträume hinweg sicherzustellen.

Schließlich kann *eine Amputation* erforderlich sein, wenn andere Methoden versagt haben und der Patient aufgrund eitriger Schleimbeutel und Geschwürbildung der Haut nicht in der Lage ist, den Fuß auf den Boden zu setzen.

Erworbener Talipes Equino-varus. — In den allermeisten Fällen ist dieser Zustand auf eine vordere Poliomyelitis zurückzuführen. Sie betrifft vor allem die Peronei und die Zehenstrecker und tritt einseitig auf. Der Patient ist nicht in der Lage, den Fuß dorsal zu beugen und abzuduzieren, da er mit spitzen Zehen und nach medial gedrehter Sohle hängt.

Die Gelenke sind zunächst schlaff und die Haltung lässt sich leicht durch Manipulation korrigieren. Im Laufe der Zeit verkürzen sich jedoch die gegenüberliegenden Muskeln – diejenigen, die an der Achillessehne, dem Tibialis posterior und den langen Beugern der Zehen ansetzen – und es kommt zu einer sekundären Kontraktion der Plantarfaszie und der Bänder auf der medialen Seite des Fußes, und die Deformität wird dadurch dauerhaft gemacht. Auch die Knochen verändern sich in ihrer Form und ihren gegenseitigen Beziehungen, wobei der Talus nach vorne gedreht wird, so dass ein großer Teil seiner Trochleaoberfläche aus der Tibiofibularpfanne herausragt. Die Haut ist kalt und fahl und neigt leicht zu Druckstellen. Das ganze Glied ist schlecht entwickelt und kann kürzer als sein Gegenstück sein, und die gelähmten Muskeln sind erschöpft und zeigen eine Zeit lang die Reaktion der Degeneration.

Eine ähnliche Deformität kann durch eine Durchtrennung des N. peroneus (äußerer Kniekehlennerv), durch die peroneale Form der progressiven Muskelatrophie und durch periphere Neuritis entstehen.

Die *Behandlung* des paralytischen Equinovarus ohne Operation wird unter der anterioren Poliomyelitis beschrieben (S. 242). Wenn eine Sehnentransplantation indiziert ist, wird die Sehne des M. tibialis anterior am Quader befestigt und ein Streifen der Sehne Achillessehne an der dorsalen Seite des Tarsus. Jones verlagert den Tibialis anterior in die Basis des fünften Mittelfußknochens.

Wenn die Lähmung weit verbreitet ist und die Gelenke dreschflegelartig sind, ist es besser, das Sprunggelenk und die Mittelfußwurzelgelenke zu ankylosieren. Es kann erforderlich sein, die Plantarfaszie und andere Strukturen, die eine sekundäre Verkürzung erfahren haben, an mehreren Stellen zu durchtrennen.

Da der Einsatz der Extremität die Wiederherstellung der Funktion beschleunigt, sollte das Kind so schnell wie möglich wieder auf die Beine kommen.

Die spastische Form des Talipes equinovarus ist vergleichsweise selten. Die Plantarflexoren und Invertoren verzerren den Fuß in die Equino-Varus-Haltung. Die Ferse wird angehoben, der vordere Teil des Fußes adduziert und am Mittelfußwurzelgelenk invertiert. Die Muskeln sind angespannt und steif und die Reflexe sind übertrieben. Die Erkrankung ist häufig beidseitig und geht oft mit anderen Deformitäten der unteren Extremität und einem charakteristischen spastischen Gang einher. Durch die Verlängerung der Sehnen der verkürzten Muskulatur kann eine deutliche Verbesserung erzielt werden. In schweren Fällen kann es notwendig sein, einen Teil des Tarsus zu resezieren.

Das Vorkommen eines **Varus ohne Spitzfuß** ist so außergewöhnlich, dass es keiner gesonderten Beschreibung bedarf.

Pes Equinus. – Diese Deformität, bei der sich der Fuß in der Plantarflexionsstellung mit hochgezogener Ferse und spitzen Zehen befindet, wird fast immer als Folge einer Poliomyelitis oder einer spastischen Lähmung erworben. Typischerweise läuft der Patient auf den Zehenballen (Abb. 145). Es kommt selten vor, dass es sich um eine angeborene Erkrankung handelt. Gelegentlich liegt es an Nervenläsionen wie peripherer Neuritis oder an Verletzungen und Erkrankungen im Bereich des Knöchels, wenn der Fuß längere Zeit in der Plantarflexionsstellung verharrt. In einer begrenzten Anzahl von Fällen wird davon ausgegangen, dass die Spitzfußhaltung die Verkürzung der Extremität ausgleicht.

ABB. 145. – Bilateraler Pes Equinus bei einem Jungen æt. 7, das Ergebnis einer spastischen Lähmung.

Bei der *Poliomyelitis* ist die Deformität am häufigsten einseitig (Abb. 146), während sie bei *der spastischen Lähmung* häufig beidseitig auftritt (Abb. 145) und normalerweise von einer übermäßigen Wölbung des Fußes – dem Hohlfuß – infolge der Plantarflexion begleitet ist des mittleren Fußwurzelgelenks und Überstreckung der ersten Fingerglieder und Plantarflexion der zweiten und dritten Zehenglieder – „Zehenkrallen".

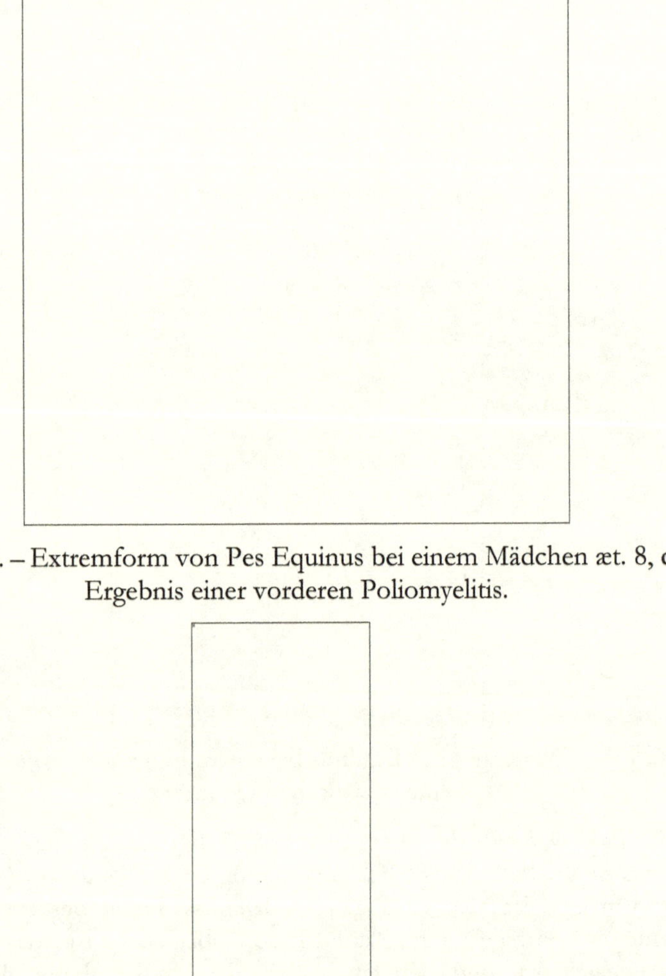

ABB. 146. – Extremform von Pes Equinus bei einem Mädchen æt. 8, das Ergebnis einer vorderen Poliomyelitis.

ABB. 147. – Fußskelett bei Pes Equinus aufgrund von Poliomyelitis.

Klinische Merkmale. —In den leichtesten Fällen ist der Patient in der Lage, den Fuß in den rechten Winkel zu bringen. Im Durchschnitt ist die Ferse vom Boden abgehoben und der Fuß ruht auf den Zehenballen. In extremen Fällen, insbesondere bei vollständiger Lähmung der Strecker, kann es zu einer Beugung der Zehen zur Fußsohle kommen und die Belastung erfolgt auf dem Fußrücken (Abb. 146). Der Patient leidet unter schmerzhaften Hühneraugen und Schwielen sowie unter Schleimbeutelentzündungen, die sich über den Druckstellen bilden. Bei einseitiger Bewegung kompensiert der Patient die Verlängerung der Gliedmaße, indem er das Knie beugt und die Gliedmaße beim Gehen nach außen wirft. In schweren Fällen, insbesondere wenn beide Gliedmaßen betroffen sind, kann der Patient auf Krücken angewiesen sein.

Der Talus ragt auf den Rücken hinaus, der vordere Teil seiner Trochleaoberfläche tritt aus der Tibiofibularpfanne aus und der Calcaneus wird so hochgezogen, dass er mit den Beinknochen in Kontakt kommt (Abb. 147).

Von der Verkürzung der Weichteile sind vor allem die Muskeln betroffen, die in die Achillessehne, das hintere Band und die hinteren Teile der seitlichen Bänder des Sprunggelenks eindringen. Auch die Faszien, Bänder und Muskeln der Fußsohle werden verkürzt. Die Beuger der Zehen, der Tibialis posterior und der Peroneus longus sind weniger stark verkürzt.

Behandlung. — Von allen Fußdeformitäten lässt sich der Spitzfuß am leichtesten korrigieren. In neueren Fällen kann durch regelmäßige Eingriffe und durch das Tragen einer Korrekturschiene oder eines Korrekturapparats zwischendurch viel geholfen werden.

In ausgeprägten Fällen ist es notwendig, die verkürzten Strukturen, insbesondere die Achillessehne, zu verlängern. Bei der Korrektur des Spitzfußes verschwinden in der Regel die übermäßige Wölbung des Fußes (Pes cavus) und die Krallenbildung der Zehen, es kann jedoch notwendig sein, die Beugesehnen, insbesondere die der großen Zehe, und auch die Plantarfaszie zu verlängern.

Jones trennt die Sehne Achillessehne und die Beugemuskeln der Zehen subkutan und hält die Dorsalflexion aufrecht, indem er einen ovalen Hautlappen an der Vorderseite des Knöchels herausschneidet.

In schlimmeren Fällen muss der Knochen angegriffen werden, beispielsweise durch die Entfernung des Sprungbeins. Eine Arthrodese des Sprunggelenks allein oder zusammen mit dem Mittelfußwurzelgelenk kann angezeigt sein, wenn diese Gelenke flegelartig sind. Die Amputation bleibt ansonsten aussichtslosen Fällen vorbehalten, wie sie in Abb. 147 dargestellt sind .

Wenn die Deformität eine Kompensation für die Verkürzung der Gliedmaße darstellt, spricht man in der Regel von einer Korrektur des Spitzfußes. Die Erfahrung zeigt jedoch, dass bei jungen Patienten das Wachstum durch das Gehen auf der Gliedmaße nach der Korrektur der Deformität angeregt wird; Anschließend wird die Sohle des Stiefels auf das erforderliche Maß angehoben.

Pes calcaneus. – Bei dieser Deformität ist der Fuß am Sprunggelenk dorsalflexiert. Manchmal ist es mit einer Eversion des Fußes – *Pes calcaneo-valgus* – oder mit einer Inversion – *Pes calcaneo-varus – verbunden* .

Der Pes calcaneus kann angeboren oder erworben sein. Bei der *angeborenen Form* ist die Deformität häufig beidseitig. Am Sprunggelenk kommt es zu einer Dorsalflexion, und wenn versucht wird, den Fuß zur Fußsohle hin zu beugen, treten die Strecksehnen deutlich hervor. In ausgeprägten Fällen ist die Längsachse des Calcaneus vertikal, die Sehne Achillessehne liegt in engem Kontakt mit der Tibia und die Vertiefungen auf beiden Seiten der Sehne fehlen. Die Peronei sind aus ihren Furchen verschoben und können vor dem Malleolus lateralis liegen.

Innerhalb weniger Tage nach der Geburt wird mit korrigierenden Eingriffen begonnen und zwischendurch wird eine formbare Schiene getragen. Wenn das Kind zu laufen beginnt, besteht eine natürliche Tendenz zur Erholung. In schweren Fällen kann es notwendig sein, die kontrahierten Sehnen zu verlängern – den Extensor Digitorum, den Extensor Hallucis und möglicherweise auch den Peroneus tertius und den Tibialis anterior; Die Achillessehne muss möglicherweise gekürzt werden.

Bei der *erworbenen Form* ist das Erscheinungsbild anders, da der vordere Teil des Fußes meist zur Sohle hin gebeugt ist und so die Dorsalflexion am Knöchel gewissermaßen verdeckt. Diese Form ist fast immer auf eine Poliomyelitis zurückzuführen, kann aber auch durch eine versehentliche Durchtrennung der Achillessehne entstehen. Der vordere Teil des Fußes wird durch die Kontraktion der Plantarfaszie und der kurzen Sohlenmuskeln zur Sohle hin gebeugt, die Zehenballen werden der Ferse angenähert und in der Sohle entsteht gegenüber der Mittelsohle eine tiefe Querrille. Fußwurzelgelenk. Die Deformität stellt eine Kombination des Hohlfußes (Pes cavus) mit dem Pes calcaneus dar und ähnelt dem Fuß einer chinesischen Dame. Der Fuß ruht auf der Ferse und auf den Fußballen der großen und kleinen Zehen, wobei die Fußsohle so tief ausgehöhlt ist, dass selbst der seitliche Rand den Boden nicht berührt.

Bei einer Lähmung der Wadenmuskulatur allein können die Sehnen des Peronei oder des Musculus flexor digitorum longus durchtrennt und an den Calcaneus genäht werden, um die Sehne Achillessehne zu ersetzen. Wenn die Wadenmuskulatur nicht vollständig gelähmt ist und die Achillessehne lediglich gedehnt wird, kann diese Sehne durch Längsspaltung und Überlappung der Enden verkürzt oder ihr Ansatz nach unten verschoben werden. Wenn das Sprunggelenk flegelartig ist, kann eine Arthrodese erforderlich sein.

Jones beseitigt die Cavusdeformität, indem er von der Mitte des Tarsus aus einen Keil mit der Basis zum Rücken hin reseziert; Der Fuß wird dann in die Position des äußersten Fersenbeins gebracht, wobei der Rücken mit der Vorderseite des Beins in Kontakt kommt. Vier Wochen später wird aus dem hinteren Teil des Talus ein Keil entnommen, der groß genug ist, um den Fuß in einen rechten Winkel zum Bein zu bringen; Da die Gelenkflächen von Schien- und Wadenbein entknorpelt sind, erfolgt die Ankylose in einer guten Position.

Pes calcaneo-valgus. – Diese Deformität, die in einer Kombination aus Dorsalflexion am Knöchel und Eversion des Fußes besteht, ist ebenso häufig wie der reine Calcaneus (Abb. 148 und 149); Die Ferse ist niedergedrückt, die Sohle zeigt seitlich und ihr medialer Rand ist konvex. Obwohl es angeboren sein kann, wird es normalerweise als Folge einer Poliomyelitis erworben. Die Wadenmuskeln sind gelähmt, während die Peronei ihre Kraft behalten und zusammen mit dem Tibialis anterior und den Zehenstreckern sekundär kontrahiert werden. Die Behandlung erfolgt nach den gleichen Grundsätzen wie beim Pes calcaneus, und der Valgus kann durch die Implantation des Peroneus brevis in das Strahlbein kontrolliert werden.

ABB. 148. – Pes calcaneo-valgus mit übermäßiger Fußwölbung.

ABB. 149. – Pes Calcaneo-valgus, das Ergebnis einer Poliomyelitis.

Pes Calcaneo-varus. – Bei dieser seltenen Deformität ist die Ferse eingedrückt und die Fußsohle zeigt nach innen.

Pes Cavus. – Bei dieser Fehlstellung, die auch als *hohler Klauenfuß* , *Pes arcuatus* oder *Pes excavatus* bezeichnet wird , ist das Längsgewölbe des Fußes durch die Annäherung der Zehenballen an die Ferse übertrieben (Abb. 150). . Sie tritt am häufigsten als Ergänzung zum Pes Equinus oder Pes Calcaneus paralytischen Ursprungs auf und wurde bereits beschrieben. Es gibt eine milde Form, die angeboren ist und von einer Lähmung völlig unabhängig ist; Eine weitere Variante kommt bei Erkrankungen des Rückenmarks vor, beispielsweise bei der Friedreich-Ataxie.

Der Name hohler Klauenfuß weist treffend auf das klinische Erscheinungsbild hin. Das Fußgewölbe ist übertrieben und der Spann ungewöhnlich hoch; es kommt zu einer Überstreckung der Zehen an den Zehengrundgelenken und zu einer Plantarflexion an den Zehenzwischengelenken; die Plantarfaszie und die Muskulatur werden verkürzt. Der Fußabdruck zeigt, dass keiner der Fußränder den Boden berührt. Der Patient klagt über Schmerzen im Fußspann, schmerzhafte Hühneraugen über den Köpfen der Mittelfußknochen und Schwierigkeiten, richtig passende Stiefel zu bekommen.

Die Behandlung sollte sich zunächst auf das Equinus- oder Calcaneus-Element der Deformität konzentrieren, denn wenn diese korrigiert werden, verschwindet der Hohlraumzustand tendenziell. Übungen und Massage sollten ausdauernd durchgeführt werden, außerdem sollten Stiefel ohne Absatz getragen werden. Die kontrahierten Strukturen in der Fußsohle müssen möglicherweise als Vorbereitung für eine gewaltsame Korrektur entweder subkutan oder mit der offenen Methode durchtrennt werden, und die Halluzissehne kann durch den Kopf des ersten Mittelfußknochens eingeführt werden. In schlimmeren Fällen können der Talus und die Köpfe der Mittelfußknochen herausgeschnitten werden.

ABB. 150. – Pes Cavus in Verbindung mit Pes Equinus, das Ergebnis einer Poliomyelitis.

ABB. 151. – Röntgenbild des Fußes eines Erwachsenen, das die Veränderungen in den Knochen im Pes Cavus zeigt.

PLATTFUß – PES PLANUS UND PES VALGUS

Plattfuß oder Spreizfuß ist die Fehlstellung, bei der das Fußgewölbe verloren geht und der Fuß dazu neigt, proniert und abduziert zu werden. Der Begriff *Pes planus* ist anwendbar, wenn lediglich der Bogen verloren geht; *Pes valgus*, wenn der Fuß proniert ist und die Sohle zur Seite zeigt. Von allen Fußdeformitäten ist der Plattfuß diejenige, bei der am häufigsten Rat gesucht wird; Es ist auch eine häufige Komplikation anderer Behinderungen des Fußes und der unteren Extremität. Sie tritt in der Regel beidseitig auf und kommt bei Männern etwa doppelt so häufig vor wie bei Frauen. Es gibt verschiedene Arten; Sie werden entsprechend ihrer Ursache als statisch, angeboren, traumatisch, paralytisch, rachitisch, rheumatisch, arthritisch, gonorrhöisch und tabetisch bezeichnet.

Statischer oder jugendlicher Plattfuß. – Diese bei weitem häufigste und wichtigste Sorte (Abb. 152) entwickelt sich im Allgemeinen im Alter zwischen vierzehn und zwanzig Jahren. Sie wird statisch genannt, weil der wesentliche Faktor bei ihrer Entstehung ein Missverhältnis zwischen dem Körpergewicht und der Stützkraft des Fußgewölbes ist.

ABB. 152. – Plattfuß bei Jugendlichen.

Sie tritt bei schnell wachsenden Kindern oder Jugendlichen mit schwacher Muskelentwicklung und langen, schmalen Füßen auf, insbesondere aber bei solchen, die nach der Schule eine Tätigkeit aufnehmen, die viel Ansehen mit sich bringt – etwa die eines Fabrikarbeiters, eines Botenjungen oder eines Haushaltshelfers Diener. Um über längere Zeiträume mit geringster Anstrengung stehen zu können, nimmt der Patient eine Haltung ein, die die Muskulatur kaum beansprucht und nahezu die gesamte Belastung des Körpergewichts auf die Bänder und Knochen der Füße verlagert. Diese sogenannte „Ruhehaltung" besteht darin, mit gespreizten Gliedmaßen, leicht gebeugten Knien, leicht seitlich gedrehten Beinen und pronierten Füßen zu stehen, wobei die Zehen zur Seite zeigen. Die wichtigsten lokalen Faktoren, die zu Plattfüßen führen, sind die Schwäche der Muskeln, die normalerweise den Knöchel und die Fußwurzelbögen stützen, insbesondere die Schienbeinmuskeln; Schwäche der Bänder des Fußes; und Weichheit der Fußwurzelknochen. Wenn diese Zustände vorliegen und eine fehlerhafte Steh- und Gehmethode angewendet wird, führt die übermäßige Belastung, der die Sehnen und Bänder ausgesetzt sind, zu einer Dehnung; Die Position der Knochen wird verändert und es kommt zu Plattfüßen. Der Taluskopf ist nach medial verschoben und ragt zwischen Calcaneus und Naviculare hervor, wodurch er dazu neigt, diese voneinander zu trennen, wodurch das untere Calcaneo-Naviculare-Band gedehnt wird und der vordere Teil des Fußes abduziert wird. Die Plantarbänder – insbesondere das untere Fersenbein – werden gedehnt und verlängert. Bei etwa 80 Prozent. Es gibt die kombinierte Deformität – Pes plano-valgus – bei denjenigen, die eine Behandlung beantragen.

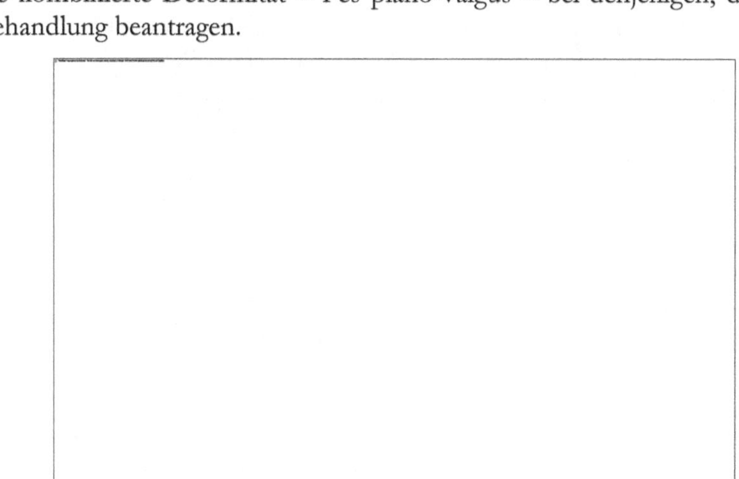

ABB. 153. – Plattfuß, der den Verlust des Fußgewölbes zeigt.

Klinische Merkmale. – Der Patient klagt über leichte Ermüdung und Schmerzen im Fuß nach dem Gehen oder Stehen. Vor dem Auftreten der Deformität treten im Allgemeinen stärkere Schmerzen auf als wenn sie sich entwickelt hat. In diesem Stadium ist sie nicht so leicht zu erkennen und wird oft als „Rheuma" bezeichnet. Der häufigste Schmerzsitz liegt am medialen Rand des Fußes hinter dem Tuberculum naviculare und ist auf eine Dehnung des unteren Calcaneo-Navicular-Bandes zurückzuführen. Es wird auch über Schmerzen in der Mitte des Rückens über dem Spann geklagt, die durch eine Dehnung der interossären Bänder entstehen. Später kommt es zu Schmerzen im Bereich des großen Fersenbeinfortsatzes vor dem Außenknöchel, da diese Knochen in Kontakt kommen. Es kann zu nächtlichen Krämpfen der Bein- und Fußmuskulatur kommen.

Meist ist die Fehlstellung des Fußes beim Stehen und Gehen erkennbar. Der Fuß erscheint länger und breiter als normal und spreizt sich bei Belastung mit dem Körpergewicht mit ausgestreckten Zehen, bis die gesamte Fußsohle Bodenkontakt hat. In fortgeschrittenen Fällen kann der mediale Rand des Fußes tatsächlich konvex sein. Unterhalb und vor dem hervorstehenden Malleolus medialis bildet der Taluskopf eine abgerundete Eminenz, und etwas weiter vorne und noch tiefer befindet sich der Vorsprung des Tuberculum naviculare. Die Umstülpung des gesamten Fußes ist am besten von hinten zu sehen; Wenn die Mittelachse des Beins nach unten verlängert wird, nähert sie sich dem medialen Rand der Ferse, anstatt durch deren Mitte zu verlaufen. Oder anders ausgedrückt: Anstatt dass die Achse des Fersenbeins eine Fortsetzung der Achse des Beins ist, weicht sie seitlich ab und der Innenknöchel ist ungewöhnlich ausgeprägt. Wenn die Eversion stärker ausgeprägt ist, zeigt die Sohle seitlich und die Sehnen der Peronei treten hervor. Der vordere Teil des Fußes wird seitlich verschoben. Plattfüße gehen häufig mit einer steifen Großzehe einher; Da der Patient die Fähigkeit zur Dorsalflexion der Zehe verloren hat, bilden die erste Phalanx und der erste Mittelfußknochen eine gerade Linie, anstatt einen zum Rücken hin offenen Winkel zu bilden.

Die Beinmuskulatur ist schlaff und schlecht entwickelt. Wenn der Patient sitzt und aufgefordert wird, den Fuß in verschiedene Richtungen zu bewegen, kommt es zu einer charakteristischen Steifheit, Unbeholfenheit und Einschränkung des Bewegungsbereichs. Die Füße sind meist kalt und schwitzen übermäßig. Der Gang ist krumm und es mangelt an Federung und Elastizität. Die Verlängerung des Fußes führt dazu, dass die Sehnen, insbesondere die Beugemuskeln, zu kurz werden und es zu hammerartigen Kontraktionen der Zehen kommen kann. Nach dem Tragen zeigen die Stiefel eine Vorwölbung des Spanns zur Sohle hin, eine stärkere Abnutzung der Sohle entlang des Mittelrandes und bei steifer Großzehe das Fehlen der Querfalte auf dem Rücken gegenüber den Fußballen die Zehen. Fußabdrücke können durch Benetzen der Fußsohlen gewonnen werden. Der Abdruck eines normalen Fußes zeigt nur die Ferse, den seitlichen Fußrand sowie die Fußballen und Zehenspitzen. Beim Plattfuß erscheint der mediale Rand mehr oder weniger stark im Abdruck (Abb. 154). Möchte man den Behandlungsfortschritt protokollieren, wird die Fußsohle mit einem 5-Prozent-Gel bemalt. Lösung von Ferrocyanidkalium, und der Patient steht auf Papier, das mit der zur Hälfte verdünnten Lösung von Eisenperchlorid bemalt ist; der Druck erscheint dunkelblau auf gelbem Grund.

ABB. 154. – Abdruck von Normal- und Plattfuß.

Skiagramme eignen sich zur Darstellung von Knochenverlagerungen und Unterschieden zwischen Sitzen und Stehen sowie zur Aufzeichnung von Behandlungsergebnissen.

Prophylaxe von Plattfüßen. —Der Schwerpunkt liegt auf einem kontrollierten Training der gesamten Muskulatur, insbesondere der Beine. Beim Gehen und Stehen sollten die Füße parallel gehalten werden und nicht nach außen zeigen, wie es in Turnschulen offiziell gelehrt und von Übungslehrern gefordert wurde. Den Kindern sollte beigebracht werden, richtig zu gehen und sich nacheinander mit jedem Fuß auf die Zehenballen zu stellen. Besonderes Augenmerk sollte auch auf die Stiefel gelegt werden, die so gestaltet sein sollten, dass die mediale Seite des Stiefels gerade gehalten wird und das Ende des Stiefels dem großen Zeh gegenüberliegt.

Behandlung. – Ziel ist die Wiederherstellung und Erhaltung des Fußgewölbes. Da die ergriffenen Maßnahmen zwangsläufig mit dem Fortschreiten der Erkrankung variieren, ist es für die Behandlung zweckmäßig, die folgenden vier Grade zu berücksichtigen. Ein erster Grad, bei dem das Fußgewölbe wieder zum Vorschein kommt, wenn der Fuß entlastet wird oder der Patient sich auf die Zehenballen erhebt; eine zweite, in der die normale Einstellung durch Manipulation wiederhergestellt werden kann; ein dritter, bei dem dies nur unter Narkose möglich ist; eine vierte, bei der die Knochen so verschoben und in ihrer Form verändert sind, dass eine Korrektur ohne Operation unmöglich ist.

Fälle ersten Grades. —Bei ausgeprägten Schmerzen und Druckempfindlichkeit muss sich der Patient hinlegen. Der allgemeine Gesundheitszustand wird durch eine nahrhafte Ernährung sowie durch Lebertran und Stärkungsmittel verbessert; und die Beine und Füße werden dreimal täglich geduscht und massiert. Wenn der Schmerz und die Druckempfindlichkeit verschwunden sind, wird der Patient in das Gehen und die Fußübungen eingewiesen. Beim Gehen sollten die Innenkanten der Füße parallel zueinander sein, zuerst sollte die Ferse den Boden berühren und dann die Zehenballen. Er sollte weder lange genug stehen noch gehen, um Ermüdung hervorzurufen, und beim Stehen sollte er von Zeit zu Zeit die Haltung der Füße ändern und sich gelegentlich auf die Zehenballen stellen. Die folgenden von Ellis aus Gloucester entwickelten Übungen sollten durchgeführt werden: (1) Aufstehen auf den Zehenballen, wobei die Zehen gerade nach vorne gerichtet sind; (2) Aufstehen auf den Zehenballen, wobei die Spitzen der großen Zehen einander berühren und die Fersen nach außen gerichtet sind, so dass die medialen Ränder der Füße vorne im rechten Winkel zusammentreffen; (3) In der gleichen Haltung werden nach dem Aufstehen auf die Zehenballen die Knie gebeugt und dann gestreckt, bevor die Fersen wieder abgesenkt werden; (4) Beim Sitzen auf einem Stuhl, ein Bein über das andere gekreuzt, werden Zirkumduktionsbewegungen des Fußes ausgeführt; (5) Im Stehen wird der mediale Fußrand mehrmals vom Boden abgehoben, dann geht der Patient auf dem lateralen Fußrand hin und her und hebt in der gleichen Haltung einen Fuß über den anderen. Diese Übungen sollten langsam und bewusst mit nackten Füßen durchgeführt und sorgfältig überwacht werden, bis der Patient genau versteht, worauf er abzielt. Die Bewegungen sollten in einer bestimmten Anzahl von Malen in regelmäßigen Abständen ausgeführt werden, dürfen jedoch nicht so stark beansprucht werden, dass sie Schmerzen oder Ermüdung hervorrufen. Dem Patienten sollten gut gemachte Schnürstiefel angelegt werden, bei denen Ferse und Sohle auf der medialen Seite etwa einen halben Zoll angehoben sind, so dass der Fuß hauptsächlich auf seinem lateralen Rand aufliegt. Das zusätzliche Leder, das jeder Schuhmacher anbringen kann, hat die Form eines Keils, dessen Basis auf der medialen Seite liegt, eine auf der Sohle und eine auf der Ferse. Zum seitlichen Rand hin verblasst der Keil, zur Spitze hin auch nach vorne. Mit der Zeit werden die Gliedmaßen durch Baden im Meer, Radfahren, Seilspringen und andere Übungen weiter gestärkt.

Bei *Fällen zweiten Grades* sollte dem Patienten eine Metallplatte im Stiefelinneren zur Verfügung gestellt werden. Am beliebtesten ist die sogenannte Whitman-Quelle. Während der Fuß in der richtigen Position gehalten wird, wird ein Gipsabdruck der Sohle angefertigt und darauf eine

Metallplatte, vorzugsweise aus Aluminiumbronze, modelliert. Dieser wird mit Leder überzogen und in den Kofferraum eingesetzt. Wir fanden die von Scholl entwickelten Stützen einfach und effizient. Ergänzend erfolgt die für Fälle ersten Grades beschriebene Behandlung.

Beim *dritten Grad* erfolgt die Korrektur der Fehlstellung unter Narkose. Der Fuß wird gewaltsam in alle Richtungen bewegt, um die verkürzten Bänder zu dehnen und Verklebungen aufzulösen. Anschließend wird er in eine extreme Varusstellung gedreht und im Gips oder an einer Dupuytren-Schiene fixiert. Es kann notwendig sein, auf den Thomas-Schraubenschlüssel zurückzugreifen, der bei der Korrektur von Klumpfüßen eingesetzt wird. Wenn die Reaktion infolge dieses Eingriffs abgeklungen ist, kann die Frage einer Verkürzung oder Verstärkung der Sehnen, die das Fußgewölbe stützen, in Betracht gezogen werden; Beispielsweise kann einer der Peronei am Tuberculum naviculare befestigt sein. Wir hielten es nicht für notwendig, dieses Verfahren anzuwenden.

In *Fällen des vierten Grades*, bei denen die Verschiebung und Formveränderung der Knochen ein unüberwindbares Hindernis für eine Korrektur darstellen, kann eine operative Behandlung in Betracht gezogen werden, entweder die Resektion eines Keils einschließlich des Talo-Navikular-Gelenks oder eine Vorwärtsverschiebung des Tuberculums Kalkaneus.

Krampfhafter Plattfuß. —Es gibt Fälle von Plattfüßen, bei denen Schmerzen und Krämpfe der Peronei-Muskeln die vorherrschenden Merkmale sind. Lässt sich der Krampf durch Bettruhe und heiße Reizungen nicht lindern, sollte der Fuß unter Narkose umgedreht werden; und in dieser Position ist es mit Gips ummantelt. Jones reseziert jeweils einen Zoll der Peronealsehnen etwa 2 1/2 Zoll über der Spitze des lateralen Malleolus; Armor und Dunn behaupten, durch die Zerkleinerung des Peroneusnervs in der Substanz des Peroneus longus bessere Ergebnisse erzielt zu haben.

Paralytischer Plattfuß (Abb. 155). – In typischen Fällen ist dies die Folge einer Poliomyelitis, die die Schienbeinmuskulatur betrifft. Wenn gleichzeitig andere Muskelgruppen betroffen sind, ist die Wahrscheinlichkeit größer, dass komplizierte Deformitäten wie der Pes calcaneo-valgus entstehen.

ABB. 155. – Bilateraler Pes Valgus und Hallux Valgus bei einem Mädchen æt. 15, das Ergebnis einer vorderen Poliomyelitis.

Beim paralytischen Valgus ist der mediale Fußrand abgesenkt und zur Fußsohle hin konvex, und obwohl der Fuß durch Manipulation leicht in die normale Position zurückgebracht werden kann, nimmt er sofort wieder die Valgusstellung ein. Das Bein ist abgemagert, die Haut ist kalt und fahl und der Knöchel sieht aus wie ein Dreschflegel. Die Behandlung besteht darin, die gelähmte Schienbeinmuskulatur zu stärken, indem man die Peronei, also einen Streifen der Achillessehne, am Kahnbein anbringt, oder eine Ankylose der Gelenke oberhalb und vor dem Talus herbeizuführen.

Traumatischer Plattfuß ist die Form, die direkt aus einer Verletzung resultiert. Die häufigste Ursache ist ein Sturz aus großer Höhe auf die Füße. Die Bänder, die das Fußgewölbe stützen, sind gerissen und die Knochen sind verlagert, entweder zum Zeitpunkt der Verletzung oder später, wenn der Patient aus dem Bett aufsteht. Der Bogen kann nur durch eine Keilresektion des Tarsus wiederhergestellt werden. Der Verlust des Fußgewölbes kann als Folge des Gehens auf dem umgestülpten Fuß nach Verletzungen im Bereich des Knöchels, insbesondere einer schlecht verbundenen Pott-Fraktur, auftreten; Der Fuß kann seitlich verschoben und proniert sein, wobei die Sohle seitlich schaut. Diese Sorte ist sehr unansehnlich und behindernd; Die Behandlung erfolgt durch supramalleoläre Osteotomie der Tibia und Fibula.

Andere Formen von Plattfüßen. — Plattfüße treten manchmal bei klapprigen Kindern in Verbindung mit einem X-Bein oder einer Krümmung der Beinknochen auf und werden auf die gleiche Weise behandelt wie andere klapprige Deformitäten. Es kann auf einen Anfall von akutem Rheuma oder auf Erkrankungen im Bereich des Knöchels und der Fußwurzel, wie Gonorrhoe, Arthritis deformans, Tuberkulose und Morbus Charcot, zurückzuführen sein. Der gonorrhoische Plattfuß ist äußerst therapieresistent. Es gibt eine angeborene Form, bei der die Sohle konvex und der Rücken konkav ist, was auf das Fortbestehen einer abnormalen Haltung des Fötus *in utero zurückzuführen ist* . Schließlich gibt es eine Rassenvielfalt, die hauptsächlich bei Negern und Juden anzutreffen ist, vererbt und entwicklungsbedingt ist und, obwohl unansehnlich, selten eine Ursache für Behinderung ist.

Pes transverso-planus. – Lange beschreibt unter diesem Kopf ein Absinken oder Abflachen des vorderen Bogens, der durch die Köpfe der Mittelfußknochen gebildet wird, von denen normalerweise nur die Köpfe des ersten und fünften auf dem Boden ruhen. In diesem Zustand befinden sich möglicherweise alle auf gleicher Höhe oder die Wölbung ist tatsächlich zur Sohle hin konvex. Es kann zusammen mit der häufigen Form des Plattfußes auftreten oder mit neuralgischen Schmerzen verbunden sein, die als Metatarsalgie bekannt sind.

Schmerzhafte Erkrankungen der Ferse. – Dazu gehören eine Entzündung des Schleimbeutels zwischen der hinteren Seite des Calcaneus und dem unteren Ende der Sehne Achillessehne, eine Entzündung der Sehne selbst und ihrer Hülle aus Zellgewebe sowie das Vorhandensein eines Knochensporns, der von der plantaren Seite der Sehne hervorsteht Tuberositas des Calcaneus. Der Knochensporn ist die Quelle erheblicher Schmerzen beim Stehen und Gehen, und Druck auf die Plantarseite der Ferse löst Druckempfindlichkeit aus; es ist durch die Röntgenaufnahmen gut nachgewiesen (Abb. 156). Die Erkrankung ist in der Regel beidseitig. Eine vollständige Linderung wird durch die operative Entfernung des Sporns erreicht.

Sever aus Boston macht auf einen schmerzhaften Zustand der Ferse aufmerksam, der bei Kindern auftritt und mit Veränderungen in der Epiphysenverbindung einhergeht, ähnlich denen, die man in der Epiphyse des Tuberkels des Schienbeins bei der Schlatter-Krankheit antrifft. Die Veränderungen im Epiphysenübergang können in Skiagrammen dargestellt werden. Die Behandlung erfolgt nach den gleichen Grundsätzen wie bei der Tenosynovitis der Achillessehne.

Metatarsalgie. – Bei dieser Erkrankung, die erstmals von Morton of Philadelphia (1876) beschrieben wurde, handelt es sich um eine Neuralgie im Bereich des vorderen Mittelfußknochens, insbesondere im Bereich der Köpfe des dritten und vierten Mittelfußknochens. Sie tritt am häufigsten bei Erwachsenen zwischen 30 und 40 auf, kommt bei Frauen häufiger vor als bei Männern und geht häufig mit Plattfüßen einher. Der Patient klagt über einen dumpfen Schmerz oder über starke krampfartige Schmerzen im vorderen Teil des Fußes. Der Schmerz lässt in der Regel durch Ruhe und das Ausziehen des Stiefels nach. Es kann durch Zusammendrücken der Mittelfußköpfchen oder durch Ergreifen des vierten Mittelfußknochengelenks zwischen Finger und Daumen erregt werden. In fortgeschrittenen Fällen können die Schmerzen so stark sein, dass die Patientin verkrüppelt ist und auf eine Krücke zurückgreifen muss. Bei der Untersuchung kann festgestellt werden, dass die Fußsohle über den Zehenballen verbreitert ist und dass sich möglicherweise Hühneraugen über den Köpfen des dritten und vierten Mittelfußknochens befinden. Skiagramme können eine Verschiebung des Kopfes des einen oder anderen dieser Knochen nach unten zeigen, und Abdrücke des Fußes können eine vergrößerte Kontaktfläche im Bereich der Zehenballen zeigen. Die Erkrankung entwickelt sich schleichend und wird meist auf das Absinken des Quergewölbes des Fußes (Pes transverso planus) zurückgeführt, das auf Schwäche oder das Tragen schlecht sitzender Stiefel zurückzuführen ist. Es wird angenommen, dass der starke Schmerz auf eine Dehnung oder einen Druck auf die Interdigitalnerven oder den Verbindungsast zwischen den medialen und lateralen Plantarnerven zurückzuführen ist. Whitman geht davon aus, dass dies auf einen abnormalen seitlichen Druck auf die eingedrückten Gelenke zurückzuführen ist.

ABB. 156. – Radiogramm des Sporns unter dem Kalkaneus.

Behandlung. – Durch die Behandlung gleichzeitig bestehender Plattfüße kommt es in der Regel zu einer deutlichen Besserung, und die Schmerzen werden durch Ruhe, Massage und Spülungen gelindert. Ein fester Verband oder ein Pflasterstreifen, der vor dem Anziehen des Strumpfs um den Spann gelegt wird, kann die Schmerzen lindern. Stiefel sollten aus einem Gipsabdruck des Fußes hergestellt werden, am Spann hoch und schmal sein, um die Basis der Mittelfußknochen zu komprimieren, und mit leicht angehobenem Mittelrand der Sohle und Ferse; In der Sohle kann eine Stütze getragen werden, wie sie bei Plattfüßen verwendet wird, wobei sowohl das Längs- als auch das Quergewölbe übertrieben sind. Scholl hat eine Stütze für den vorderen Bogen entwickelt, die wir mit großem Nutzen eingesetzt haben. Wenn der Kopf eines der Mittelfußknochen verschoben ist, kann er durch einen dorsalen Schnitt entfernt werden, der parallel zur Sehne des langen Streckers verläuft.

Hallux Valgus und Ballen. — *Als Hallux valgus* bezeichnet man die Fehlstellung, bei der die große Zehe zur Mittellinie des Fußes hin abweicht und auf oder unter der zweiten Zehe zu liegen kommt (Abb. 155, 157). Der Kopf des ersten Mittelfußknochens ragt über den medialen Rand des Fußes hinaus, und durch den Druck des Stiefels bildet sich ein zufälliger Schleimbeutel, der, wenn er durch eine chronische Entzündung verdickt wird, eine markante Schwellung oder einen *Ballen darstellt* . Es kommt in zivilisierten und insbesondere städtischen Gemeinschaften häufig vor und erreicht seinen Höhepunkt bei erwachsenen Frauen. Sie kann ein- oder beidseitig auftreten und geht manchmal mit Plattfüßen einher.

ABB. 157. – Radiogramm von Hallux Valgus. Man erkennt, dass das Sesambein zur Mittellinie des Fußes hin verschoben ist.

Die Deformation entwickelt sich langsam und ist meist auf das Tragen von Strümpfen zurückzuführen, die an den Zehen zu eng sind, und auf schlecht gefertigte Stiefel. Der Stiefel, der die Entstehung eines Hallux valgus begünstigt, ist ein zu kurzer Schuh mit spitzen Zehen, dessen Spitze in der Mittellinie des Fußes liegt und nicht auf einer Linie mit der Großzehe. Der Druck des Stiefels verschiebt die große Zehe in die Valgusstellung, insbesondere wenn ein hoher Absatz getragen wird, da die Zehen dann nach vorne in die Spitze des Stiefels gedrückt werden. Sobald die Großzehe durch den Druck des Stiefels abduziert wird, wird die Deformität durch übermäßigen Druck auf die mediale Seite des Großzehenballens und dadurch, dass der Fuß beim Gehen nach außen zeigt, verstärkt.

Arthritis deformans ist selten die Ursache für einen Hallux valgus, die für diese Erkrankung charakteristischen Veränderungen treten jedoch häufig im Großzehengelenk auf. In ausgeprägten Fällen ist die Basis der ersten Phalanx auf die laterale Seite des Kopfes des ersten Mittelfußknochens verlagert, dessen freiliegender Kopf häufig Fibrillierung und Abnutzung des Knorpels aufweist und oft von neuem Knochen umgeben ist, manchmal sogar bis zur Höhe zu einer Exostose. Es gibt auch Ränder der Synovialmembran, die zwischen den Gelenkflächen eingeklemmt werden können. Das distale Ende des ersten Mittelfußknochens wird nach medial verschoben, wodurch die Trittfläche des Fußes verbreitert wird, und in schweren Fällen wird sein Schaft um seine Längsachse gedreht, so dass seine dorsale Oberfläche nach medial schaut; Die große Zehe wird dann ebenfalls gedreht (Abb. 157). Die Beuge- und Strecksehnen sowie die Sesambeine werden seitlich verschoben. Die Bänder und andere Weichteile auf der medialen Seite sind gedehnt, während die auf der lateralen Seite kontrahiert sind.

Bei Frauen kann die Hauptbeschwerde die Entstellung des Stiefels sein; in anderen Fällen von Schmerzen und Behinderungen aufgrund der Empfindlichkeit des Gelenks und des vergrößerten Schleimbeutels über dem Kopf des ersten Mittelfußknochens. Der entzündete Schleimbeutel, der manchmal mit dem Gelenk in Verbindung steht, kann eitern und die Infektion kann sich auf das Gelenk ausbreiten.

Die *Behandlung* variiert je nach Schwere der Deformität. In milden Fällen kann viel geholfen werden, indem man richtig gemachte Stiefel und Strümpfe mit einem separaten Fach für den großen Zeh trägt oder zwischen dem großen und zweiten Zeh eine Watte- oder Gummiunterlage einlegt. Der Patient sollte Manipulationen und Übungen der Zehen und Füße üben und den Fuß beim Gehen richtig auf den Boden setzen. In ausgeprägten Fällen müssen die Schmerzen und Druckempfindlichkeit zunächst durch Ruhe und wohltuende Anwendungen beseitigt werden. Nachts kann die Stellung des Zehs durch eine geformte Schiene korrigiert werden, die mit Gipsstreifen an der medialen Seite des Fußes befestigt wird; Anschließend wird der Zeh am distalen Ende der Schiene bandagiert. Scholl hat eine Stütze aus Gummi entwickelt, die zwischen der großen und zweiten Zehe getragen wird. Liegt ein Plattfuß vor, muss dieser entsprechend behandelt werden.

In schlimmeren Fällen kann die Deformität nur durch eine Operation korrigiert werden, bei der der Kopf des Mittelfußknochens entfernt wird. Dabei kann die Sehne des langen Streckers aus ihrem Ansatz gelöst und an der medialen Seite der ersten Phalanx befestigt werden. Direkt hinter den Zehenballen kann eine Leiste quer über die Sohle gelegt werden, außerdem sollte der Stiefel der anatomischen Form des Fußes entsprechen.

Hallux Varus oder Taubenzehe (Abb. 158). – Bei dieser äußerst seltenen Deformität weicht die große Zehe von der Mittellinie des Fußes ab; Sie tritt vor allem bei Kindern in Verbindung mit anderen Deformitäten auf und beeinträchtigt das Tragen von Stiefeln. Die Behandlung besteht darin, den Zeh zu strecken und ihn durch eine Schiene oder ein Gips in seiner Position zu halten. Möglicherweise müssen das mediale Seitenband und die Sehne des M. abductor hallucis durchtrennt werden.

ABB. 158. – Radiogramm von Hallux Varus oder Taubenzehe.

Hallux Rigidus und Hallux Flexus (Abb. 159). – Diese Begriffe bezeichnen zwei Stadien einer Erkrankung des Großzehengrundgelenks, die erstmals von Davies Colley beschrieben wurde. Im früheren Stadium – *dem Hallux rigidus* – ist der Zeh steif und kann nicht nach dorsal gebeugt werden, obwohl die Plantarflexion in der Regel nur wenig eingeschränkt ist. Wenn das Gelenk nicht nur steif, sondern auch schmerzhaft, empfindlich und geschwollen ist, spricht man von *Hallux dolorosus* .

ABB. 159. – Hallux Rigidus und Flexus bei einem Jungen æt. 17. Über dem Kopf des ersten Mittelfußknochens befindet sich ein eiterndes Hühnerauge.

Mit fortschreitender Krankheit wird der Zeh zur Fußsohle gezogen und dauerhaft gebeugt – *Hallux flexus* – und jeder Versuch einer Dorsalflexion ist mit Schmerzen verbunden.

Die Erkrankung tritt vor allem bei heranwachsenden Männern auf, geht fast immer mit Plattfüßen einher und tritt meist beidseitig auf. Der Gang des Patienten weist nicht nur die charakteristischen Merkmale des Plattfußes auf, sondern ist auch besonders hölzern und unelastisch, da er sich bei jedem Schritt nicht auf den Zehenballen erhebt, sondern die Sohle absenkt und anhebt, als wäre sie starr Platte. Der Schmerz wird durch das Gehen verstärkt. Der Stiefel neigt dazu, an der Spitze der Zehen und an der hinteren Kante der Ferse abzunutzen, und die übliche Falte auf dem Rücken fehlt.

Bei der Präparation zeigt sich, besonders beim Hallux flexus, dass die unteren Teile der Kollateralbänder zusammengezogen sind und dass der Knorpel des Teils des Mittelfußknochenköpfchens, der auf dem Rücken freiliegt, in faseriges Gewebe umgewandelt wird; Es können auch andere Veränderungen auftreten, die für Arthritis deformans charakteristisch sind. Eine knöcherne Ankylose wurde nicht beobachtet.

Behandlung. - In frühen Fällen sind Maßnahmen zur Heilung des begleitenden Plattfußes und insbesondere das Tragen der von Scholl entwickelten Stütze des vorderen Fußgewölbes von großem Nutzen. Wenn das Großzehengelenk schmerzt und empfindlich ist, sollte absolute Ruhe erzwungen werden, bis diese Symptome verschwunden sind. Der Patient muss einen richtig geformten Stiefel mit einer biegsamen Sohle tragen und in die Handhabung und Übung des Zehs eingewiesen werden. Später, wenn die Zehe bereits steif oder zur Sohle hin gebeugt ist, ist die oben beschriebene Behandlung nicht mehr möglich. Dann ist es am besten, die Deformität zu korrigieren, indem man entweder den Zeh unter Narkose in die dorsalflexierte Position dreht und ihn mit einem Gipsverband fixiert; oder, wenn dies nicht möglich ist, durch Herausschneiden des Gelenkendes des Mittelfußknochens und Einlegen einer Schicht Fett- oder Schleimbeutelgewebe zwischen dem distalen Ende des Mittelfußknochens und der Basis der ersten Phalanx. Wenn diese Maßnahmen nicht durchführbar sind, kann das Leiden gelindert werden, indem man in den Stiefel eine starre Metallplatte einfügt, die jeden Versuch einer Dorsalflexion beim Gehen verhindert.

Hammerzehe. – Hierbei handelt es sich um eine Beugekontraktur, die in der Regel den zweiten, manchmal aber auch andere Zehen betrifft. Sie kann angeboren und vererbt sein, entwickelt sich aber meist etwa in der Pubertät, ist dann in der Regel beidseitig und geht oft mit Plattfüßen einher.

Die erste Phalanx ist dorsalflexiert, die zweite plantarflexiert, während die Haltung der dritten Phalanx variiert, manchmal in einer Linie mit der zweiten (Abb. 160), manchmal sogar noch stärker plantarflexiert und manchmal dorsalflexiert. Wenn nur die zweite Zehe betroffen ist, was häufig der Fall ist, wird sie von den Personen auf beiden Seiten teilweise vergraben, wobei nur der Knöchel des ersten Interphalangealgelenks über die Höhe der anderen Zehen hinausragt (Abb. 160). Die Haut über dem Kopf der ersten Phalanx, auf die der Stiefel drückt, weist normalerweise ein Hühnerauge auf, unter dem sich ein Schleimbeutel bildet (Abb. 161). Sowohl das Hühnerauge als auch der Schleimbeutel sind anfällig für Entzündungsschübe, die zu Leiden und Gehbehinderungen führen. Die Weichteile am distalen Ende der Zehe werden durch den Kontakt mit der Stiefelsohle abgeflacht – daher die angebliche Ähnlichkeit mit dem Kopf eines Hammers.

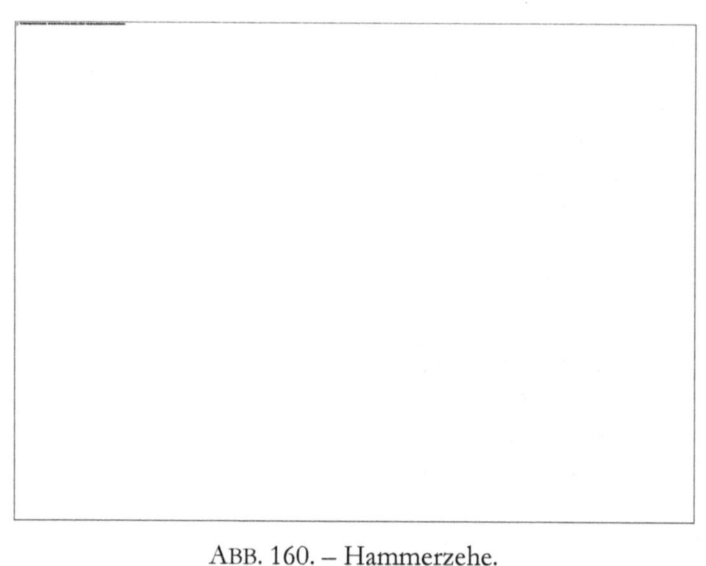

ABB. 160. – Hammerzehe.

Bei der Präparation wurde festgestellt, dass die Kontraktur durch Verkürzung der plantaren Teile der Seitenbänder des ersten Interphalangealgelenks und des Glenoidbandes, auf dem der Kopf der ersten Phalanx ruht, aufrechterhalten wird.

Hammerzehen werden üblicherweise auf das Tragen von engen Socken und schlecht sitzenden Stiefeln zurückgeführt, insbesondere solchen, die mittelspitz sind und zu kurz für die Füße sind. Bei einigen Personen scheint es jedoch eine erbliche Veranlagung für die Deformität zu geben.

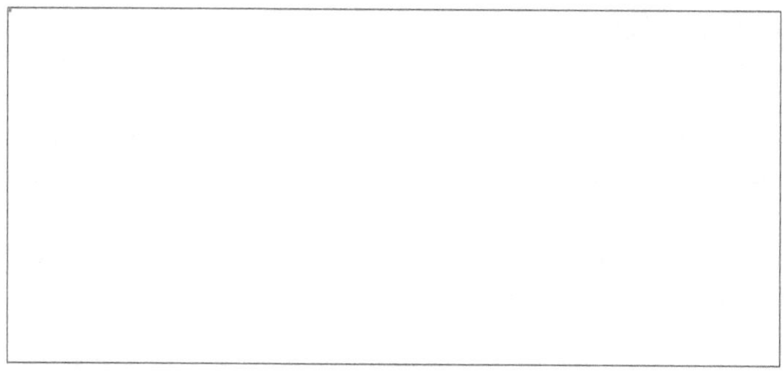

ABB. 161. – Abschnitt der Hammerzehe.

a , Mais.

b : Schleimbeutel über dem ersten Interphalangealgelenk.

Während in leichten Fällen korrigierende Eingriffe, Umschnürungen und der Einsatz von Schienen hilfreich sein können, ist für eine dauerhafte Verlängerung des Zehs in der Regel eine Operation notwendig. Vor der

Operation müssen alle infektiösen Zustände, wie z. B. ein eiterndes Hühnerauge oder ein Schleimbeutel, behoben werden. Die Seiten- und Glenoidbänder werden subkutan durchtrennt – Spitzy durchtrennt auch die Beugesehnen und die Kapsel – und wenn die Zehe dann gestreckt werden kann, wird der Fuß an einer an die Sohle angeformten Metallschiene befestigt, die auf beiden Seiten gegenüber den Abständen mit Längsschlitzen versehen ist des betroffenen Zehs. Der Zeh wird bis zur Schiene heruntergezogen, indem eine Schlaufe aus Baumwolle oder einer elastischen Binde um den Zeh herum und durch die Schlitze geführt wird. In vielen Fällen verhindert die Kontraktion des gesamten Gewebes auf der Plantarseite, einschließlich der Haut, dass der Zeh auch nach der Durchtrennung der Bänder gestreckt werden kann, und es ist dann notwendig, Kopf und Hals des ersten Fingerglieds durch einen seitlichen Schnitt zu entfernen. Dies ist zufriedenstellender als eine Amputation des betroffenen Zehs am Großzehengrundgelenk, da die benachbarten Zehen danach tendenziell zusammenfallen und einen Hallux valgus begünstigen. Wenn eine Amputation durchgeführt wird, sollte ein Wattebausch oder eine Gummistütze getragen werden, um den freien Raum aufzufüllen.

Der Begriff *Gampsodaktylie* wird für eine Deformität verwendet, bei der alle Zehen die Stellung einer Hammerzehe einnehmen, was meist auf einen spastischen Zustand der die Zehen steuernden Muskeln zurückzuführen ist.

Hypertrophie der Zehen. —Eine oder mehrere Zehen können der Sitz einer Hypertrophie oder eines lokalen Giantismus sein. Dies ist in der Regel bei der Geburt vorhanden oder tritt in der frühen Kindheit auf und kann Teil einer Überwucherung der gesamten unteren Extremität sein (Abb. 162). Die Überwucherung kann alle Gewebe gleichermaßen betreffen, oder das Unterhautfettgewebe kann besonders betroffen sein. Die medialen Zehen sind am häufigsten hypertrophiert. Neben der Vergrößerung kann es auch zu einer Verschiebung der Zehe aus ihrer normalen Achse kommen. Die Hypertrophie kann zwei oder mehr Zehen betreffen, die miteinander verwachsen oder mit Schwimmhäuten versehen sind (Abb. 162). Die Behandlung besteht darin, so viel von der Zehe zu amputieren, dass ein normaler Stiefel getragen werden kann.

ABB. 162. – Angeborene Hypertrophie der linken unteren Extremität bei einem Jungen æt. 5. Die zweite und dritte Zehe sind verwachsen.

Überzählige Zehen (*Polydaktylismus*). – Diese variieren von bloßen Hautanhängseln bis hin zu voll entwickelten Zehen (Abb. 163); Wenn sie das Tragen von Stiefeln behindern, sollten sie entfernt werden.

Schwimmhäute der Zehen (*Syndaktylismus*). – Dies kann zwei oder mehr Zehen betreffen, die lediglich durch ein Hautnetz verbunden oder so vollständig verwachsen sind, dass die einzelnen Finger nur durch die Nägel angedeutet werden; Der Verschmelzungsgrad wird mittels Skiagrammen dargestellt. Sofern keine angeborene Hypertrophie vorliegt, ist keine Behandlung erforderlich.

ABB. 163. – Überzähliger großer Zeh.

(Foto geliehen von Sir George T. Beatson.)

DIE OBERE EXTREMITÄT

Angeborenes Fehlen des Schlüsselbeins. —Beide Schlüsselbeine können fehlen, und es ist dem Patienten möglich, seine Schultern vor der Brust willkürlich in Kontakt miteinander zu bringen; Es liegt keine oder nur eine geringe Funktionsbeeinträchtigung vor.

Verschiebungen des Schulterblatts. — *Angeborene Elevation des Schulterblatts* (Sprengel-Schulter, 1891). – Diese Abnormalität ist selten und wird normalerweise erst mehrere Jahre nach der Geburt erkannt. Bei einer Variante gibt es eine Brücke aus Knochen oder Fasergewebe, die den oberen Winkel des Schulterblatts mit dem Dornfortsatz eines der Halswirbel verbindet, und an einem Ende der Brücke kann sich ein falsches Gelenk befinden, das eine gewisse Bewegung ermöglicht das Schulterblatt. Begleitende Anomalien an den Wirbeln und an den Rippen werden in Skiagrammen dargestellt. Bei der häufigeren Form scheint das Schulterblatt durch Verkürzung der an seinem Körper befestigten Muskeln in seiner erhöhten Position gehalten zu werden, und es ist oft so gedreht, dass sein unterer Winkel nahe an der Wirbelsäule liegt und sein Achselrand nahezu horizontal ist Der Achselrand kann nahe an den Rippen liegen und der Wirbelrand kann aus der Brustwand herausragen. Die Schulter liegt auf der betroffenen Seite im Allgemeinen höher und weiter vorne und es liegt eine mäßige Skoliose vor. Es fehlt an Halt in den Bewegungen der Schulter und des Oberarms.

ABB. 164. – Angeborene Erhöhung des linken Schulterblatts bei einem Mädchen: zeigt auch ein haariges Muttermal über dem Kreuzbein.

(Der Fall von Herrn DM Greig.)

Bei beidseitiger Deformität, was selten vorkommt, ist der Hals kurz und dick, das Kinn liegt dicht am Brustbein und die Arme können kaum in die Horizontale gehoben werden.

Durch gymnastische Übungen und das Tragen einer Stütze, die die Schultern nach hinten und unten hält, kann zwar eine gewisse Besserung eintreten, in der Regel ist jedoch eine operative Mobilisierung des Schulterblatts erforderlich. Zunächst sollte eine Röntgenaufnahme gemacht werden, denn wenn das Schulterblatt durch eine Knochenbrücke mit der Wirbelsäule verbunden ist, muss diese reseziert werden. Die am Wirbelrand und an der Wirbelsäule des Schulterblatts befestigten Muskeln werden durchtrennt, der

Knochen wird in seine richtige Position gezogen und die Teile werden durch Gipsbinden fixiert. —

Geflügeltes Schulterblatt. – Dieser Zustand besteht in einer deutlichen Verschiebung des unteren Winkels und der Wirbelkante des Schulterblatts nach hinten, wenn der Patient versucht, den Arm von der Seite zu heben (Abb. 165). Unter normalen Bedingungen ziehen die Serratus- und Rhomboidmuskeln bei dieser Bewegung den Wirbelrand und den unteren Winkel des Schulterblatts nach vorne und fixieren so den Knochen fest an der Brustwand. Wenn diese Muskeln infolge einer vorderen Poliomyelitis, einer Neuritis oder einer Verletzung des langen Brustnervs von Bell oder der fünften und sechsten Halsnervenwurzel, durch die sie versorgt werden, gelähmt sind, ist der Patient nicht in der Lage, den Arm abzuduzieren Da der Deltamuskel seinen *Appui-Punkt* verloren hat , führt seine Kontraktion lediglich zu einer Neigung des Schulterblattwinkels nach hinten (Abb. 165).

ABB. 165. – Geflügeltes Schulterblatt; Der Patient streckt die Arme nach vorne aus.

Behandlung. – In den meisten neueren Fällen löst sich der Zustand durch die Gabe von Strychnin und anderen Muskel- und Nervenstärkungsmitteln sowie durch die Anwendung von Massagen und dem Faradischen Strom. Manchmal ist die Verwendung eines sorgfältig angepassten, gepolsterten Gürtels sinnvoll. Die Behandlungsmethode durch Nähen des Latissimus dorsi über dem unteren Winkel des Schulterblatts basiert auf der irrigen

Annahme, dass die Verschiebung auf das Abrutschen dieses Muskels vom Knochen zurückzuführen ist; Gleichzeitig muss man zugeben, dass die Operation manchmal die Deformität lindert und das Wohlbefinden des Patienten erhöht.

Eine effizientere Methode besteht darin, den Schlüsselbeinanteil des großen Brustmuskels von seinem Ansatz zu lösen und ihn an den Serratus anterior zu nähen, damit er die Funktion dieses Muskels übernimmt, oder ihn an den axillären Rand des Schulterblatts zu nähen. Erfolgreich war auch die Naht des Wirbelrandes des Schulterblattes an die darunter liegenden Rippen (Eiselsberg).

Eine Verschiebung des Schulterblatts nach oben und seitlich wurde als Folge einer teilweisen Lähmung des Trapezius beobachtet, als die ihn versorgenden Nerven durchtrennt wurden, um tuberkulöse Drüsen aus dem Hals zu entfernen. Bei diesen erworbenen Verschiebungen zielt die Behandlung auf die Nervenschädigung und auf die Verbesserung der Muskulatur durch Elektrizität, Massage und Übungen ab; Wenn die Lähmung des Trapezius dauerhaft ist, wird die Behinderung allmählich durch die kompensatorische Hypertrophie des Levatormuskels überwunden.

Angeborene Luxation der Schulter. —Diese seltene Erkrankung tritt meist beidseitig auf und geht mit anderen angeborenen Defekten einher. Die Glenoidhöhle ist deformiert oder fehlt, und die Luxation kann subkorakoid, subakromial oder subspinös sein. Die Bewegungen des Arms sind eingeschränkt und die Entwicklung der Extremität insgesamt ist unvollständig. Manchmal ist es möglich, die Luxation durch Manipulation oder, wenn dies fehlschlägt, durch eine Operation zu reduzieren. Eine einseitige Luxation wird manchmal mit einer Luxation während der Entbindung verwechselt und *umgekehrt*.

Die gewohnheitsmäßige Luxation wird auf S. 10 beschrieben . 65 .

Paralytische Deformitäten – paralytische Luxation der Schulter. – Die Innervation der Muskeln im Bereich der Schulter kann aufgrund verschiedener Erkrankungen beeinträchtigt sein, von denen Poliomyelitis und Verletzungen des Plexus brachialis bei der Geburt die wichtigsten sind. Das Kapselband des Schultergelenks, das nicht mehr durch die Schulterblattmuskeln – insbesondere die Deltamuskeln und die Seitenrotatoren – angespannt gehalten wird, entspannt sich und wird durch das Gewicht des Arms allmählich gedehnt. Die Erscheinungen sind charakteristisch; Die Muskeln der Schulter sind erschöpft, das Akromion steht hervor und zwischen ihm und dem oberen Ende des Oberarmknochens befindet sich eine deutliche Vertiefung, in die ein oder mehrere Finger eingeführt werden können. Der Arm hängt schlaff an der Seite, ist nach medial gedreht und proniert und bewegt sich flegelartig in alle

Richtungen, wobei der Patient kaum Kontrolle darüber hat. Die besten Ergebnisse werden durch die Transplantation von Muskeln erzielt, wobei der Trapezius vom Schlüsselbein gelöst und an die Oberfläche des Deltamuskels genäht wird und der Oberarm in der Position der horizontalen Abduktion fixiert wird, wobei der Arm seitlich gedreht und supiniert wird. Bradford führt einen Teil des Trapezius in den Humerusansatz des Deltamuskels ein. Wenn diese Methoden nicht praktikabel sind, kann der Oberarm mit einer Vorrichtung am Rumpf fixiert werden oder es wird eine Arthrodese durchgeführt, damit die Bewegungen des Schulterblatts auf den Oberarm übertragen werden. Die beste Haltung bei Ankylose ist die Abduktion mit medialer Rotation, damit die Hand zum Mund geführt werden kann.

Bei Poliomyelitis, wenn alle den Ellenbogen steuernden Muskeln gelähmt sind, während die Muskeln der Hand nicht mehr vorhanden sind, kann es von großem Nutzen sein, dieses Gelenk dauerhaft in einem nicht rechten Winkel zu fixieren. Dies kann durch Arthrodese oder durch Entfernen eines ausgedehnten rautenförmigen Hautabschnitts von der Beugeseite des Gelenks und Zusammenführen der rohen Oberflächen erreicht werden, wobei mit dem Nähen an den seitlichen Spitzen des Spalts begonnen wird.

ABB. 166. – Wachstumshemmung und Gewebeschwund der rechten oberen Extremität, die Folge einer anterioren Poliomyelitis im Kindesalter.

Angeborene Luxationen am Ellenbogen. — *Der Radiusköpfchen* kann nach vorne, nach hinten oder seitlich verschoben sein – meist in Verbindung mit einer unvollständigen Entwicklung des Radius und des lateralen Kondylus des Humerus. Wenn der verschobene Knochenkopf die Supination oder Extension behindert, sollte er entfernt werden. Eine angeborene Luxation beider Knochen des Unterarms ist äußerst selten.

Cubitus valgus und **Cubitus varus** : Wenn der normale Arm seitlich herabhängt und die Handfläche nach vorne zeigt, bilden Unterarm und Oberarm einen nach außen offenen Winkel – den sogenannten „Tragewinkel"; Sie ist bei Frauen in der Regel stärker ausgeprägt und hängt mit der größeren Breite des Beckens und der relativen Schmalheit der Schultern zusammen. Wenn dieser Winkel vergrößert wird, wird die Haltung als *Cubitus valgus bezeichnet* . Diese Deformität kann als Folge einer Rachitis entstehen, häufiger ist sie jedoch auf einen Bruch des lateralen Humeruskondylus zurückzuführen, bei dem das abgetrennte Fragment nach oben verschoben wurde.

Cubitus varus ist die Umkehrung des Cubitus valgus. Sie kommt häufiger vor, ist immer pathologisch und ist fast immer die Folge einer Fraktur des unteren Endes des Oberarmknochens oder einer Ablösung der unteren Oberarmknochenepiphyse und anschließender Wachstumsstörung. Diese Deformitäten können durch eine suprakondyläre Osteotomie des Humerus korrigiert werden.

ABB. 167. – Unteres Ende des Humerus aus dem Fall von Cubitus Varus.

Die Synostose des oberen Radioulnargelenks ist eine seltene angeborene Erkrankung, bei der die Gelenkbewegungen am Ellenbogen frei sind, eine Supination jedoch unmöglich ist; Es kann versucht werden, durch eine Operation ein neues Gelenk zu bilden.

Volkmanns ischämische Kontraktur der Unterarmmuskulatur, die zur Bildung einer Klauenhand führt, wird in Band I, S. 415.

Deformitäten des Unterarms und der Hand. —Der *Radius* kann ganz oder teilweise fehlen, häufig in Kombination mit anderen Fehlbildungen. Das offensichtlichste Ergebnis ist eine Abweichung der Hand zur radialen Seite – eine Variante davon *Keulenhand*. Der Unterarm ist verkürzt, die Elle verdickt und oft gebogen, und der Daumen und sein Mittelhandknochen fehlen oft, so dass die Brauchbarkeit von Hand und Arm stark beeinträchtigt ist (Abb. 171). Für diesen Zustand entwickelte Bardenheuer eine Operation, die darin besteht, das untere Ende der Elle der Länge nach zu spalten und die proximalen Knochen der Handwurzel in die Spalte einzuführen.

Angeborene Defizite der *Ulna* sind äußerst selten.

einer intrauterinen Amputation durch Einengung der Fruchtwasserbänder (Abb. 168, 169).

ABB. 168. – Intrauterine
Amputation des Unterarms.

ABB. 169. – Röntgenaufnahme des
Arms des Patienten, dargestellt in
Abb. 168.

Fallendes Handgelenk aufgrund anteriorer Poliomyelitis. – In diesem Zustand ist die Fähigkeit, die Finger zu strecken, mangelhaft oder fehlt. Eine Genesung lässt sich sicher vorhersagen, wenn die Finger bei weiterer Beugung willkürlich in Richtung des Punktes gestreckt werden, von dem aus sie gebeugt werden (Tubby und Jones). Eine deutliche Verbesserung kann durch die Fixierung der Hand mittels einer Schiene in der Haltung der Dorsalflexion erzielt werden. Die Schiene wird in regelmäßigen Abständen entfernt, um Massagen und andere Behandlungen durchführen zu können, und muss in der Regel ein bis zwei Jahre lang getragen werden. In manchen Fällen sollte auf eine Arthrodese zurückgegriffen werden.

ABB. 170. – Angeborenes Fehlen des linken Radius und der Tibia bei einem Kind æt. 8.

(Der Fall von Herrn DM Greig.)

Bei der *spastischen Lähmung* ist die Beugung des Unterarms sowie die Pronation und Beugung der Hand die ausgeprägteste Deformität (Abb. 166). Eine allmähliche Streckung des Handgelenks kann durch die Verwendung einer formbaren Schiene erreicht werden, bei der der Winkel über einen Zeitraum von mindestens zwölf Monaten schrittweise vergrößert wird.

Wenn diese Methode keinen Erfolg bringt, kann auf eine Operation zurückgegriffen werden, die in einer Sehnenverlängerung und einer Sehnentransplantation besteht. Tubby hat eine Operation zur Umwandlung des Pronator radii teres in einen Supinator erfunden, und Robert Jones eine andere, bei der die Beuger der Handwurzel an die Stelle der Strecker treten. „Diese Operationen, gegebenenfalls kombiniert mit einer Streckung der Beugemuskeln der Finger, ebnen den Weg für eine Verkleinerung des Beugewinkels am Ellenbogen, eine Verringerung des Pronatorspasmus, eine Steigerung der Supinationskraft, eine Verringerung der Handwurzelbeugung usw auf die Streckkraft am Handgelenk" (Tubby und Jones).

Angeborene Keulenhand. —Diese seltene Deformität entspricht dem angeborenen Klumpfuß und entsteht wahrscheinlich auf die gleiche Weise. Hand und Finger sind starr zur ulnaren bzw. radialen Seite gebeugt, so dass der Patient sie nicht bewegen kann. Die Behandlung erfolgt nach den gleichen Grundsätzen wie beim Klumpfuß.

Eine dieser *erworbenen Keulenhand ähnliche Deformität* entsteht, wenn das Wachstum eines der Knochen des Unterarms infolge einer Krankheit oder einer traumatischen Trennung der unteren Epiphyse zum Stillstand gekommen ist. Die Hand weicht zu der Seite ab, auf der das Wachstum gestoppt wurde – *manus valga* oder *vara* . Die Behandlung besteht in der Resektion eines Teils des längeren Knochens.

ABB. 171. – Keulenhand, das Ergebnis einer unvollständigen
Radiusentwicklung. Der Daumen fehlt.

(Foto geliehen von Sir George T. Beatson.)

Madelung-Deformität des Handgelenks. – Im Jahr 1878 machte
Madelung auf eine Deformität aufmerksam, die auch Subluxation der Hand
genannt wird und bei der die untere Gelenkfläche des Radius so gedreht ist,
dass sie zur Handfläche zeigt; Die Handwurzel ist palmar verschoben und
das untere Ende der Elle ragt auf den Rücken hervor. Die Ursache der
Erkrankung ist unklar, sie tritt jedoch hauptsächlich bei jungen Frauen mit
schlaffen Bändern auf, deren anstrengende Beschäftigung oder sportliche
Aktivitäten die Hand und das Handgelenk einer lang anhaltenden oder
wiederholten Belastung aussetzen. Sie tritt ebenso häufig einseitig wie
beidseitig auf und kann in nachfolgenden Generationen erneut auftreten. Es
bestehen starke Schmerzen, die Greifkraft der Hand ist beeinträchtigt und
die Dorsalflexion ist erheblich eingeschränkt. Die Deformität verschwindet
bei kräftigem Zug, tritt aber sofort wieder auf, wenn der Zug aufgehoben
wird. Ein Handgelenk aus Poroplastik oder Leder, das sich von der Mitte des
Unterarms bis zu den Knöcheln erstreckt, wird in der korrigierten Position
an die Extremität angepasst und in regelmäßigen Abständen für Massagen
und Übungen abgenommen.

Wenn *eine operative Behandlung* erforderlich ist, erfolgt dies in Form einer
Osteotomie des Radius und der Ulna etwa einen Zoll oder mehr über ihren
Gelenkflächen.

Angeborene Luxationen des Handgelenks sind selten.

Deformationen der Finger. – Es kommen verschiedene Formen
angeborener Luxation der Finger vor, die jedoch von geringer klinischer
Bedeutung sind, da sie die Brauchbarkeit des betroffenen Fingers nur
geringfügig beeinträchtigen.

Eine angeborene seitliche Abweichung der Fingerglieder ist eher unansehnlich als
behindernd; man trifft es hauptsächlich am Daumen, wo die Endphalanx in
der Ausdehnung nach der radialen oder der ulnaren Seite abweicht; Die
Abweichung verschwindet bei Flexion.

Angeborene Verkürzungen der Finger kommen vergleichsweise häufig vor. Es
handelt sich um eine vererbte Deformität, die häufig bei mehreren
Mitgliedern derselben Familie auftritt. Sie betrifft am häufigsten den kleinen
Finger oder den Ring- und kleinen Finger (Abb. 172) und tritt meist
beidseitig auf. Das zweite und dritte Fingerglied sind zur Handfläche hin
gebeugt; Die erste Phalanx ist dorsalflexiert, was das Gegenteil von dem ist,
was bei der Kontraktion von Dupuytren beobachtet wird. Duncan

Fitzwilliams schlägt vor, dass es „Hakenfinger" genannt werden sollte und dass dies wahrscheinlich auf eine unvollständige Entwicklung des vorderen Bandes des ersten Interphalangealgelenks zurückzuführen ist. Er hat es im Zusammenhang mit einer Laxheit der Bänder der anderen Gelenke des Körpers beobachtet.

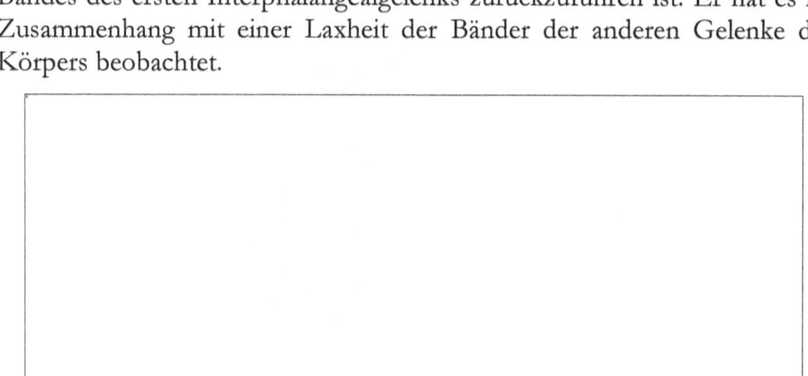

ABB. 172. – Angeborene Kontraktion von Ring- und Kleinfinger.

Die Zuneigung wird im Säuglings- und Kindesalter meist als unwichtig vernachlässigt. Bei kleinen Kindern wird die Deformität durch das Tragen einer leichten Schiene, die mit Gipsstreifen befestigt wird, oder eines Stücks Fischbein oder Stahl im Finger eines Handschuhs korrigiert. Bei älteren Kindern kann die Begradigung des Fingers durch eine subkutane Durchtrennung des Bandes über der palmaren Seite der Basis der mittleren Phalanx oder, falls dies nicht gelingt, durch eine Verlängerung der Beugesehnen und die Resektion eines Keils von der dorsalen Seite der ersten Phalanx in deren Nähe erfolgen Interphalangealgelenk.

Dupuytrensche Kontraktion. – Hierbei handelt es sich um eine erworbene Deformität, die aus der Kontraktion der Palmarfaszie und ihrer digitalen Verlängerungen resultiert (Abb. 173). Im Kindes- und Jugendalter kommt es selten vor, kommt aber nach der mittleren Lebensphase häufig vor, insbesondere bei Männern. Es ist oft erblich bedingt und soll bei Personen auftreten, die anfällig für Gicht und Arthritis deformans sind. Während es in der Arbeiterklasse auftritt und auf den Druck eines harten Gegenstands auf die Handfläche zurückgeführt wird – etwa eines Hammers, einer Schaufel oder einer Peitsche – kommt es häufiger bei Menschen vor, die keine körperliche Arbeit verrichten, und die Tatsache, dass dies der Fall ist es ist sehr oft bilateral, was darauf hindeutet, dass der konstitutionelle Faktor für seine Verursachung wichtiger ist.

ABB. 173. – Dupuytren-Kontraktion.

Im Anfangsstadium kommt es zu einer lokalisierten Verhärtung in der Handfläche gegenüber dem Großzehengrundgelenk, und die Haut darüber ist gewellt und haftet eng an der darunter liegenden Faszie. Nach einem variablen Intervall wird der Finger am Metakarpophalangealgelenk allmählich und zunehmend gebeugt. Meist ist der Ringfinger als erster betroffen, seltener der fünfte, obwohl häufig beide betroffen sind. Es kommt im Index am seltensten vor. Die Beugung kann auf das Grundgelenk beschränkt sein, es können aber auch die Mittel- und Endphalangen gebeugt sein; und wenn die Deformation stärker ausgeprägt ist, kann der Nagel des betroffenen Fingers mit der Haut der Handfläche in Kontakt kommen. Präparationen zeigen, dass die Beugung des Fingers das Ergebnis einer chronischen interstitiellen Überwucherung oder Fibrositis und einer anschließenden Kontraktion der Palmarfaszie und ihrer Verlängerungen an den Seiten der Finger ist. Die Fingerfortsätze der Faszie werden verdickt und verkürzt und treten wie eine Bogensehne hervor. Das Fettgewebe in der Haut der Handfläche verschwindet und die so in Kontakt gebrachte Haut und Faszie verschmelzen. Die Sehnen und ihre Hüllen sind nicht betroffen; Sie liegen tief in der Konkavität der Biegung des gebeugten Fingers. Es treten keine Schmerzen auf, aber der Halt der Hand ist beeinträchtigt, der Patient ist nicht in der Lage, einen gewöhnlichen Handschuh zu tragen, und er ist möglicherweise nicht mehr in der Lage, seiner Tätigkeit nachzugehen.

Der Zustand lässt sich anhand einer angeborenen Kontraktion leicht diagnostizieren, da bei letzterer die proximale Phalanx dorsalflexiert ist.

Behandlung. – Im Anfangsstadium kann die Kontraktion durch passive Bewegungen des Fingers und durch Massage der verhärteten Faszie verhindert werden; Wir haben Fälle beobachtet, in denen diese Maßnahmen das Leiden viele Jahre lang unter Kontrolle gehalten haben, aber wenn die Beugung bereits eingetreten ist, sind sie nutzlos, und je nach sozialer Stellung, Gewohnheiten oder Beruf des Patienten wird das Leiden in Ruhe gelassen oder Die Deformität wird durch eine Operation korrigiert.

Adams Operation besteht in einer mehrfachen subkutanen Durchtrennung der kontrahierten Faszie in der Handfläche und ihrer Verlängerungen bis zum Finger; Zusätzlich zum Durchtrennen der Faszie sollte das Tenotomiemesser auch zum Trennen der Haut von der Faszie verwendet werden. Anschließend wird der Finger gewaltsam gestreckt und eine gut gepolsterte Schiene an Hand und Unterarm befestigt. Die Haut auf der Handfläche gegenüber dem ersten Interphalangealgelenk kann beim Ausstrecken des Fingers nachgeben; In diesem Fall kann die entstandene Lücke durch ein Hauttransplantat abgedeckt werden.

Nach erfolgter Heilung müssen die Massagen und Bewegungen beharrlich fortgesetzt und nachts eine Schiene (Abb. 174) getragen werden, da die Tendenz zum Wiederauftreten der Kontraktionen unvermeidlich ist. Angesichts dieser Tendenz spricht viel für die radikale Operation, die in der Entfernung der Faszie durch offene Dissektion besteht. Aufgrund der langen Heilungszeit und der Empfindlichkeit der Narbe sind die Ergebnisse der Faszienentfernung manchmal enttäuschend. Greig hat mit der Resektion des Mittelhandknochenkopfes gute Ergebnisse erzielt. Wenn der kleine Finger vollständig in Richtung der Handfläche gebeugt ist, kann er amputiert werden, da er immer im Weg ist.

ABB. 174. – Schiene nach Operation wegen Dupuytren-Kontraktion.

Überzählige Finger (Polydaktylismus). – Diese können zusammen mit überzähligen Zehen auftreten, und die Erkrankung tritt oft bei mehreren Mitgliedern derselben Familie auf. Manchmal wird der zusätzliche Finger durch ein bloßes Hautanhängsel dargestellt, dessen Natur nur durch das Vorhandensein eines rudimentären Nagels angezeigt werden kann; manchmal enthält es Knochen, die eine oder mehrere Phalangen darstellen, oder es kann vollständig ausgebildet sein (Abb. 175). In den meisten Fällen sollte der überflüssige Finger entfernt werden.

ABB. 175. – Überzähliger Daumen.

(Foto geliehen von Sir George T. Beatson.)

Angeborene Mängel in der Anzahl der Finger. – Ein oder mehrere Finger können fehlen, ein solcher Mangel ist oft mit einer unvollständigen Entwicklung des Radius oder der Elle verbunden; oder sie können durch kurze, abgerundete Stümpfe dargestellt werden, die auf die Strangulierung der Finger durch Fruchtwasserbänder *in utero zurückgeführt werden* – die sogenannte intrauterine Amputation.

Fingernetz (Syndaktylismus). —Angeborene Schwimmhäute oder Versteifungen der Finger können mit Polydaktylismus oder angeborener Hypertrophie einhergehen und, wie andere digitale Deformitäten, mehrere Mitglieder derselben Familie betreffen. Der Grad der Verschmelzung reicht von einem Hautnetz, das die Finger verbindet, bis zu einer Verschmelzung der Knochen, wobei letztere in Skiagrammen deutlich zu erkennen ist. Wird eine Operation beschlossen, sollte diese erst im Alter von fünf bis sechs Jahren durchgeführt werden. In den einfachsten Fällen ist es lediglich erforderlich, das Gewebe zu durchtrennen und die Schnittkanten der Haut entlang jedes Fingers durch Nähte zu verbinden, wobei ein Hauttransplantat in den Winkel zwischen den Fingern eingesetzt wird. Eine Operation, bei der die Haut in Form von Lappen herauspräpariert wird, kann erforderlich sein, diese sollte jedoch nicht leichtfertig durchgeführt werden, da es bei kleinen Kindern bekanntermaßen zu einer Brandwunde an einem oder mehreren Fingern kommt.

Angeborene Hypertrophie der Finger. – Hierbei handelt es sich um eine Form des lokalen Gigantismus, der einen oder mehrere Finger betrifft und das gesamte Gewebe betrifft. Der Finger weist bei der Geburt meist eine abnormale Größe auf und wächst weiterhin schneller als die anderen, es kann auch vorkommen, dass er von seiner normalen Achse abweicht. Ein solcher Finger sollte gekürzt oder entfernt werden, um die Verwendung der anderen Finger zu ermöglichen.

Abzugsfinger (Abb. 176). – Dies ist ein erworbener Zustand, bei dem die Bewegung eines Fingers oder Daumens, sei es in der Beugung oder Streckung, angehalten und nur mit Hilfe der anderen Hand ausgeführt werden kann. Das Bewegungshindernis wird normalerweise mit einem Ruck oder Knacken überwunden, was eine Ähnlichkeit mit dem Abzug einer Waffe oder der Klinge eines Klappmessers suggeriert. Die häufigste Ursache ist ein Missverhältnis zwischen der Größe der Sehne und ihrer Hülle, das beispielsweise durch eine lokale Verdickung der Sehne entstehen kann. Die Erholung erfolgt in der Regel durch Massage und passive Bewegungen. Gelingt dies nicht, wird der verdickte Teil der Sehne auf seine normale Größe reduziert; Ist die Sehnenscheide schmal, wird sie frei aufgelegt.

ABB. 176. – Abzugsfinger.

(Foto geliehen von Sir George T. Beatson.)

Der Drop- oder **Mallet-Finger** wird auf S. 10 beschrieben _. 121_ .

Kapitel XI
Die Kopfhaut

Chirurgische Anatomie. – Die *Haut* der Kopfhaut ist durch ein Netzwerk aus festem, faserigem Gewebe, das etwas körniges Fett enthält und das subkutane Bindegewebe darstellt, eng mit der *epikraniellen Aponeurose verbunden*. Diese drei Schichten bilden die eigentliche Kopfhaut und sind so eng miteinander verbunden, dass sie eine einzige Struktur bilden, die durch die Wirkung des Epicranius-Muskels bis zu einem gewissen Grad bewegt werden kann. Der Epicranius-Muskel (occipito-frontalis) mit seiner Aponeurose erstreckt sich von der Oberkieferleiste vorne bis zur oberen Nackenlinie (gekrümmte Linie) des Hinterhauptbeins hinten und seitlich bis zur Höhe des Jochbeins, wo er mit der Schläfenfaszie verschmilzt. Zwischen der eigentlichen Kopfhaut und dem *Perikranium* befindet sich eine Menge lockeres Warzenhofgewebe, in dessen Maschen sich austretendes Blut oder entzündliche Produkte schnell über einen weiten Bereich ausbreiten können. Das unter dem Perikranium austretende Blut wird durch die Befestigungen dieser Membran an den Nähten begrenzt.

Die *Blutversorgung* der Frontalregion erfolgt über die A. carotis interna über deren supraorbitale Äste; Der Rest der Kopfhaut wird von den äußeren Halsschlagadern über deren Schläfen-, hintere Ohrmuschel- und Hinterhauptsäste versorgt. Die Gefäße, die im Unterhautgewebe oberhalb der epikraniellen Aponeurose verlaufen, anastomosieren frei miteinander und über die Mittellinie. Die Hauptäste verlaufen zum Scheitel hin, die Schnitte sollten möglichst parallel zu ihnen verlaufen.

Der *venöse Rückfluss* erfolgt über die Vena frontalis, die Vena temporalis und die Vena occipitalis. Diese haben über die *Ableitungsvenen eine freie Verbindung* mit den intrakraniellen Nebenhöhlen, und über diese Wege können infektiöse Zustände der Kopfhaut leicht in das Innere des Schädels übertragen werden. Die wichtigsten Ableitungsvenen sind: *Mastoid*, *Kondyloid* und *Okzipital*, die zum Sinus transversus (lateral) verlaufen; das *Parietal*, das in den Sinus sagittalis superior (Längshöhle) eintritt; und ein Ast von der Nase, der das Foramen caecum durchquert und in das vordere Ende des Sinus sagittalis superior eintritt.

Die supratrochleären, supraorbitalen und auriculo-temporalen Äste des Trigeminusnervs versorgen zusammen mit den großen und kleinen Hinterhauptsnerven die Kopfhaut mit Empfindungen, während die Muskeln vom Gesichtsnerv versorgt werden.

Die *Lymphgefäße* verlaufen zu den Drüsengruppen parotis, occipitalis, mastoideus und submaxillaris, wobei die verschiedenen Drainagebereiche schlecht definiert sind.

VERLETZUNGEN DER KOPFHAUT

Subkutane Verletzungen. — *Bei einer einfachen Kontusion* der oberflächlichen Schichten ist das austretende Blut aufgrund der Dichte des Gewebes in geringer Menge und bleibt auf den direkt verletzten Bereich beschränkt, der sich fest und empfindlich anfühlt, geschwollen und verfärbt ist. Durch elastischen Druck und Massage kann das Verschwinden der Schwellung beschleunigt werden.

Ein Hämatom der Kopfhaut entsteht, wenn zerrissene Gefäße in den subaponeurotischen Raum bluten. Aufgrund der Schlaffheit des Bindegewebes in diesem Bereich neigt das ausströmende Blut dazu, sich weit auszubreiten und je nach der vom Patienten eingenommenen Position in die Region der Augenbraue, des Hinterhaupts oder des Jochbeins zu gelangen. Wenn eine große Arterie gerissen ist, kann die Schwellung pulsieren. Ein Hämatom der Kopfhaut kann leicht mit einer Schädelfraktur verwechselt werden, da die Ränder des Ergusses oft erhaben sind und einen festen, widerstandsfähigen Charakter haben. Eine Differenzialdiagnose lässt sich in der Regel anhand der Beobachtung stellen, dass die Schwellung höher liegt als der Rest des Schädels; dass der erhabene Rand weitgehend zerstreut werden kann, indem man mit dem Finger festen und gleichmäßigen Druck darauf ausübt; und dass dabei die glatte und intakte Oberfläche des Schädels erkennbar ist. Bei einem Bruch sinkt der Finger in die Vertiefung und der unregelmäßige Rand des Knochens ist spürbar. Im Zweifelsfall sollte bei Vorliegen zerebraler Symptome ein Sondierungsschnitt erfolgen.

Selbst ein großes Hämatom wird normalerweise vollständig resorbiert, die Auflösung des Gerinnsels kann jedoch durch Massage und elastischen Druck beschleunigt werden. Jegliche Abschürfungen oder Wunden der Haut müssen desinfiziert werden.

Manchmal bleibt eine Blutzyste zurück, die aus einer mit einer gelblich-roten Flüssigkeit gefüllten Bindegewebskapsel besteht und möglicherweise mit einer Hohlnadel entleert werden muss.

Diese Ergüsse sind vom *Cephal-Hämatom zu unterscheiden* , bei dem sich das Blut zwischen dem Perikranium und dem Knochen sammelt. Dies tritt am häufigsten bei neugeborenen Kindern als Folge des Drucks auf den Kopf während der Entbindung auf und ist durch die Beschränkung auf einen bestimmten Knochen – normalerweise den Parietalknochen – gekennzeichnet, wobei die weitere Ausbreitung des Blutes durch die Befestigung des Perikraniums an diesem verhindert wird Nähte. Gelegentlich bleibt nach der Aufnahme des extravasierten Blutes eine bleibende Verdickung der Knochenränder zurück . Dieser Zustand ist anhand einer traumatischen Kopfhydrozele zu diagnostizieren (S. 390).

Wunden der Kopfhaut. – Solange eine Kopfhautwunde, wie groß sie auch sein mag, frei von Infektionen gehalten wird, stellt sie ein vergleichsweise geringes Risiko dar, aber die Einschleppung von Organismen selbst in die unbedeutendste Wunde ist aufgrund der Leichtigkeit und Schnelligkeit, mit der die Infektion verläuft, mit Gefahren behaftet kann sich entlang der Abgesandtenvenen auf die Hirnhäute und intrakraniellen Nebenhöhlen ausbreiten.

Je tiefer die Wunde ist, desto größer ist das Risiko. Wenn die epikranielle Aponeurose durchtrennt wird, wird der „gefährliche Bereich" zwischen ihr und dem Perikranium geöffnet, und wenn es zu einer Infektion kommt, kann es zu einer ausgedehnten Eiterung kommen. Sollte sich die Wunde über das Perikranium erstrecken, ist die Ausbreitung der Infektion auf den Knochen und den Schädelinhalt größer.

Die üblichen Arten von Wunden – eingeschnitten, punktiert, gequetscht und zerrissen – kommen auf der Kopfhaut vor und variieren in ihrem Ausmaß von einem einfachen oberflächlichen Schnitt bis hin zu einem vollständigen Ausriss. Aus medizinisch-rechtlichen Gründen muss berücksichtigt werden, dass eine Kopfwunde, die durch den Schlag einer stumpfen Waffe, beispielsweise eines Stocks oder Schlagstocks, entsteht, einer Wunde ähneln kann, die mit einem Schneidinstrument verursacht wurde.

Aufgrund der Dichte des Integuments und seiner engen Verbindung mit der Aponeurose klaffen Kopfhautwunden nur dann, wenn die epikranielle Aponeurose weit gespalten ist. Dies erleichtert die Wundheilung bei Schnittwunden, beeinträchtigt jedoch die Drainage in den langen, schmalen Gängen, die durch Punktionen entstehen und so anfällig für Infektionen sind und den subaponeurotischen Raum, das Perikranium oder sogar den Knochen befallen können. Es begünstigt auch den Einschluss eines Fremdkörpers in die Wunde, beispielsweise einer abgebrochenen Messerspitze oder eines Glasstücks. Die Blutung aus Kopfwunden ist oft stark und schwer zu kontrollieren, da die Gefäße, da sie im dichten Unterhautgewebe fixiert sind, sich nicht zurückziehen und zusammenziehen können, um einen natürlichen Blutstillstand herbeizuführen, und es schwierig ist, eine Pinzette oder Zange anzuwenden Ligaturen an den abgeschnittenen Enden, Nahtligaturen sind effizienter. Aufgrund der freien arteriellen Anastomose in den tieferen Schichten der Hautdecke bleiben große Kopfhautlappen beim Ersetzen erhalten, selbst wenn sie stark gequetscht und zerrissen sind, und es ist niemals ratsam, einen nicht infizierten Teil der Kopfhaut abzuschneiden, wie stark er auch sein mag Es kann zerrissen sein oder der Stiel, der es mit dem Kopf verbindet, mag noch so schmal sein.

Schussverletzungen der Kopfhaut gehen meist mit Schädigungen des Schädels und des Gehirns einher. Ein verbrauchter Schuss kann jedoch die Kopfhaut durchdringen und dann, wenn er vom Knochen abprallt, in den Weichteilen stecken bleiben.

Komplette Avulsion. – Bei Frauen wird manchmal die Kopfhaut vom Schädel abgerissen, weil die Haare in rotierenden Maschinen hängen bleiben. Der entfernte Teil besteht in der Regel aus Integument und Aponeurose mit anhaftenden Muskelanteilen. In einigen Fällen wurde auch das Perikranium abgerissen. Solange noch eine Verbindung zur intakten Kopfhaut besteht, sollten die Teile ersetzt werden, und wenn die Asepsis aufrechterhalten wird, kann auf ein zufriedenstellendes Ergebnis gehofft werden. Wenn die Kopfhaut vollständig abgetrennt ist, muss auf eine Hauttransplantation zurückgegriffen werden.

Behandlung frischer Kopfhautwunden. —Um die Asepsis zu gewährleisten, sollten die Haare im Bereich um die Wunde rasiert und der Teil anschließend gereinigt werden. Grober Schmutz, der in die Ränder von Schnittwunden eingedrungen ist, lässt sich am besten durch Schälen mit einer Schere entfernen. Untergrabene Klappen müssen weiter geöffnet und entwässert werden – ggf. durch Gegenöffnungen. Besteht Grund zur Vermutung, dass sie vorhanden sind, sollte nach Fremdkörpern gesucht werden. Die Blutung wird durch starken Druck oder durch Ligatur gestillt; Wenn diese Maßnahmen, was häufig der Fall ist, fehlschlagen, kann die Blutung dadurch gestillt werden, dass man eine mit Katgut durchzogene Nadel durch die Kopfhaut führt, um das blutende Gefäß einzuschließen. Die Wunde wird mit Rosshaar oder Seide vernäht, und außer bei sehr kleinen und oberflächlichen Wunden ist es am besten, eine Drainage zu ermöglichen. Beim Einsatz von Jod als Desinfektionsmittel ist es oft vorteilhaft, ganz auf Verbände zu verzichten.

Komplikationen von Kopfhautwunden. – Die häufigsten Komplikationen sind solche aufgrund einer Infektion, die nicht nur den lokalen Zustand verschlimmert, sondern auch zu einer sich ausbreitenden Cellulitis, Osteomyelitis, Meningitis oder Entzündung der intrakraniellen Nebenhöhlen führen kann. Diese gefährlichen Folgeerscheinungen können nach einer Infektion jeder Kopfhautwunde auftreten, vor allem aber betreffen sie den subaponeurotischen Bereich oder das Perikranium. Im Integument kann sich ein kleiner lokalisierter Abszess bilden, der mit Schmerzen und Ödemen der umliegenden Teile einhergeht. Eiter, der sich unter der Aponeurose bildet, neigt dazu, sich weit auszubreiten und über die Augenbraue, in den Hinterhauptbereich oder in die Linie des Jochbeins zu zeigen. Die Eiterung unter dem Perikranium wird tendenziell durch die intersuturalen Befestigungen der Membran begrenzt. Es kann zu einer Nekrose des äußeren Tisches oder sogar der gesamten Dicke des Schädels kommen, obwohl es keineswegs ungewöhnlich ist, dass große freigelegte Knochenbereiche ihre Vitalität behalten.

Der Beginn einer Infektion wird durch Unruhe, pochende Schmerzen und Hitze in der Wunde, ein Gefühl von Frösteln oder das Auftreten von Kältesteifheit und Spannung der Nähte aufgrund von Ödemen des umliegenden Gewebes angezeigt. Das Ödem erstreckt sich oft auf die Augenlider und das Gesicht; Eine Schwellung der Augenlider ist tatsächlich nicht selten der erste Hinweis auf das Auftreten einer Infektion in der Wunde.

Behandlung. – Wenn es zur Eiterung kommt, sollten die Fäden entfernt, die Wunde geöffnet, mit Eusol gereinigt und verschlossen werden. Für einige Tage sollte ein Verband aus Ichthyol und Glycerin verwendet werden.

Erysipel der Kopfhaut können selbst bei Wunden entstehen, die so unbedeutend sind, dass sie fast unsichtbar sind, oder durch eitrige Prozesse in der Gegend der Stirnhöhlen oder Nasenhöhlen. Sie wird meist durch die Ansätze tiefer Faszien begrenzt und breitet sich selten auf die Wange oder den Hals aus. Es können Symptome zerebraler Komplikationen in Form von Delirium oder Koma sowie einer Meningitis auftreten. Eine Zellulitis unterhalb der Aponeurose aufgrund einer Mischinfektion ist eine gefährliche Komplikation.

ERKRANKUNGEN DER KOPFHAUT

Infektiöse Bedingungen. – Es ist nicht ungewöhnlich, dass bei empfindlichen Kindern *lokalisierte Abszesse* im subkutanen Zellgewebe auftreten, und solche Ansammlungen gehen nicht selten mit Pedikulen, Impetigo oder chronischer Dermatitis einher. Sie entwickeln sich langsam und schmerzlos und sind nur von einer dünnen, bläulichen Hautschicht bedeckt. Es ist nicht unwahrscheinlich, dass sie aus einer Mischinfektion mit pyogenen und tuberkulösen Erregern resultieren. In der Regel heilen sie nach der Inzision und Drainage schnell ab, doch wenn man sie platzen lässt, können sich langwierige oberflächliche Geschwüre bilden. Lokale Abszesse können auch im Zusammenhang mit Erkrankungen der Schädelknochen entstehen. Von *der Eiterung* infolge von Verletzungen wurde bereits gesprochen.

Furunkel und Karbunkel kommen im behaarten Teil der Kopfhaut nicht häufig vor. *Lupus* entsteht selten auf der Kopfhaut, obwohl er sich vom Gesicht aus dorthin ausbreiten kann. *Syphilitische* Läsionen sind häufig und weisen die gleichen Merkmale wie anderswo auf. Gummata können sich in den Weichteilen entwickeln, häufiger haben sie jedoch ihren Ursprung im Perikranium oder im Knochen. *Das Eczema capitis* ist nur insofern von chirurgischer Bedeutung, als es häufig den Ausgangspunkt einer Infektion der Lymphdrüsen durch pyogene und andere Organismen bildet.

Zystische und solide Tumoren. — Auf der Kopfhaut kommt es zu einer Vielzahl von Schwellungen.

Talgdrüsenzysten oder *Wens* kommen häufig vor und wurden in Band I beschrieben.

Eine *Dermoidzyste* befindet sich am häufigsten über der Position der vorderen Fontanelle, im Bereich der Hinterhauptsprotuberanz oder im seitlichen Winkel der Augenhöhle. Da sie häufig in einer Schädellücke liegt, kann sie durch einen Stiel mit der Dura mater verbunden sein und leicht mit einer Meningozele verwechselt werden.

ABB. 177. – Mehrere Wens.

(Foto geliehen von Sir George T. Beatson.)

seröse Zysten im Hinterkopfbereich, bei denen es sich vermutlich um Meningozele handelt, die sich vor der Geburt vom Schädelinneren abgeschottet hat.

Adenome, die ihren Ursprung in den Talgdrüsen oder Schweißdrüsen haben, sind manchmal mehrfach, von violetter Farbe und die sie bedeckende Haut ist dünn und glänzend. Sie neigen zur Geschwürbildung und Pilzbildung, was zu einem stinkenden Ausfluss führt, und können mit einem Epitheliom verwechselt werden. Sie können auch zum Sitz eines Epithelioms werden. Sie werden durch Exzision behandelt.

Große, flache *Papillome* oder Warzen können einzeln oder mehrfach auftreten; Sie wachsen langsam und da sie auch den Ausgangspunkt für Epitheliome bilden können, sollten sie entfernt werden.

ABB. 178. – Adenom der Kopfhaut.

Das *Neurom plexiformis* bildet einen lockeren, weichen Tumor, der sich im Verlauf eines oder mehrerer Äste des Nervus trigeminus, insbesondere des supraorbitalen Astes, befindet. In seiner schlimmsten Form hängt der Tumor in großen, hängenden Massen über dem Gesicht oder Hals und wird als *Pachydermatozele* (V. Mott) beschrieben.

Ein *Sarkom* hat seinen Ursprung meist in den Schädelknochen und befällt erst sekundär die Kopfhaut.

Ein Epitheliom der Kopfhaut kann im Zusammenhang mit einer Warze, einem ulzerierten Wen oder einem Talgdrüsenadenom oder der Narbe einer Verbrennung entstehen. Es kann vergleichsweise junge Menschen betreffen, sich über ein großes Gebiet ausbreiten oder tief eindringen und den Knochen befallen. Eine kostenlose und vorzeitige Entfernung ist angezeigt.

Nagetierkrebs kann auf der Kopfhaut entstehen, breitet sich jedoch normalerweise vom Gesicht aus dorthin aus.

Bei der Operation ausgedehnter Tumoren der Kopfhaut ist die Blutung manchmal gewaltig. Sie kann durch ein horizontal um den Kopf angelegtes elastisches Tourniquet oder, wenn dies aufgrund der Lage des Tumors oder aus anderen Gründen nicht möglich ist, durch eine Unterbindung oder vorübergehende Klemmung der äußeren Halsschlagader auf einer oder beiden Seiten kontrolliert werden .

Lufthaltige Schwellungen – *Pneumatocele capitis.* – Es wurden Fälle aufgezeichnet, in denen infolge pathologischer oder traumatischer Perforationen des Warzenfortsatzes und seltener der Frontalzellen Luft unter das Perikranium gelangte und zu einem gespannten runden Tumor führte, der bei Perkussion mitschwingt und dazu in der Lage ist wird durch kräftigen Druck entleert. Solche Schwellungen zeigen weder Pulsation noch Fluktuation; Da sie schmerzlos sind und nahezu keine Beschwerden verursachen, ist keine Behandlung erforderlich.

Ein Emphysem der Kopfhaut kann auf Frakturen folgen, die einen der Luftnebenhöhlen des Schädels betreffen, wobei die Luft in das lockere Zellgewebe zwischen dem Perikranium und der Aponeurose eindringt und bei der Palpation eine charakteristische Krepitation entsteht. Normalerweise verschwindet es innerhalb weniger Tage.

Gefäßtumoren. — *Nävi* auf der Kopfhaut zeigen die gleichen Merkmale wie anderswo. Wenn ein Nävus über einer der Fontanellen platziert wird, kann er Pulsationen vom Gehirn ableiten und so eine Meningozele vortäuschen.

Ein cirsoidales Aneurysma tritt meist im Verlauf der Schläfenarterie auf und kann den größten Teil der Kopfhaut betreffen. Man sieht und spürt große, ausgedehnte, gewundene, bläuliche Gefäße, die synchron mit dem Herzen pulsieren. Sie können durch Druck entleert werden, füllen sich aber bei Wegnahme des Drucks sofort wieder. Der Patient klagt über Schwindel, Kopfschmerzen und ein anhaltendes Rauschen im Kopf. Es kann zu Hautulzerationen über den erweiterten Gefäßen kommen, die zu tödlichen Blutungen führen können.

Sie können durch Exzision behandelt werden, nachdem die größeren Gefäße, die in die Schwellung eindringen, durchtrennt und unterbunden wurden. oder die erweiterten Gefäße können an mehreren Stellen durchtrennt und beide Enden abgebunden werden. Krogius empfiehlt die Einführung einer Reihe subkutaner Ligaturen, um die gesamte Peripherie des pulsierenden Tumors zu umgeben und den Blutfluss zu unterbrechen. Nach der Unterbindung der wichtigsten afferenten Gefäße oder der äußeren oder gemeinsamen Halsschlagader kam es aufgrund der freien anastomatischen Zirkulation in der Kopfhaut zu Rezidiven. In einigen Fällen hat die Elektrolyse gute Ergebnisse erbracht.

Ein traumatisches Aneurysma der Schläfenarterie kam zu der Zeit, als Blutungen aus diesem Gefäß in Mode waren, vergleichsweise häufig vor, ist heute jedoch nur noch selten anzutreffen.

Ein arteriovenöses Aneurysma kann auch im Verlauf der Schläfenarterie als Folge einer Verletzung auftreten und wird am besten durch vollständige Exstirpation der betroffenen Gefäßsegmente behandelt.

KAPITEL XII
DER SCHÄDEL UND SEIN INHALT

Anatomie und Physiologie. – Der *Schädel* hat eine unregelmäßig eiförmige Form und sein Boden ist durch verschiedene Vorsprünge unterbrochen, um drei getrennte Gruben zu bilden – vordere, mittlere und hintere –, in denen jeweils der Frontal-, der Temporal- und der Okzipitallappen des Gehirns ruhen; Das Kleinhirn, die Pons und die Medulla oblongata nehmen ebenfalls die hintere Schädelgrube ein.

Die *äußere* Tischplatte ist die elastischste Schicht des Schädeldachs und ihre Dicke variiert bei verschiedenen Schädeln und in verschiedenen Teilen desselben Schädels stark. Die Ernährung erfolgt hauptsächlich aus dem Perikranium, das entlang der Nahtlinien fest befestigt ist. Der *innere* oder vibrierende Tisch ist dünn und zerbrechlich, und seine glatte Innenfläche wird von der mittleren Meningealarterie und anderen Arterien der Dura mater sowie von den großen venösen Nebenhöhlen gefurcht. Die Zwischenschicht – das *Diploë* – ist stark vaskulär, wobei Äste der Meningealgefäße frei in ihrer offenen porösen Substanz anastomosieren, wobei Äste von den perikranialen Gefäßen ausgehen. Einige seiner Venen münden in die äußeren Venen, andere in die intrakraniellen Nebenhöhlen und kommunizieren mit den Abgesandtenvenen, wenn diese durch den Knochen verlaufen, was die Ausbreitung infektiöser Prozesse von den Strukturen außerhalb des Schädels auf die Strukturen im Inneren erklärt. Die Möglichkeit, durch Blutegeln, Ausbluten oder Schröpfen Blut aus dem Schädelinneren zu entnehmen, hängt vom Vorhandensein der Ableitungsvenen ab.

Die Membranen des Gehirns. – Die *Dura mater* ist eine fibroseröse Membran, deren äußere, faserige Schicht das Endosteum des Schädels bildet, während die innere, seröse Schicht eine der Hüllen des Gehirns bildet. Zwischen der Faserschicht und dem Knochen verzweigen sich die Hirngefäße; und entlang bestimmter Linien teilen sich die beiden Schichten, um Kanäle zu bilden, in denen die kranialen Venensinus verlaufen. Innerhalb der Dura und von ihr durch einen schmalen Raum – den *Subduralraum* – *getrennt*, liegt die *Arachno-Pia-Membran*, bestehend aus einer äußeren (*Arachnoidea*) Schicht, die das Gehirn umhüllt, aber nicht in die Sulci übergeht, und einer stark vaskulären Schicht innere Schicht – die *Pia mater* – die das Gehirn eng umschließt und seine gesamte Oberfläche auskleidet.

Der Raum zwischen diesen Schichten – der *Subarachnoidalraum* – wird von einem Netzwerk feiner Faserstränge durchzogen, in deren Maschen die Gehirn-Rückenmarks-Flüssigkeit zirkuliert. Jeder Nervenstamm bringt beim Verlassen des Schädels oder Wirbelkanals eine Verlängerung jeder dieser Membranen und ihrer dazwischen liegenden Räume mit sich. Die Membranen verlieren sich allmählich in den Faserhüllen der Nerven, und die Subdural- und Subarachnoidalräume gehen in die Lymphräume der Nerven über.

Die *Liquor cerebrospinalis* wird von den Plexus choroideus abgesondert und füllt die Hirnventrikel, den Zentralkanal des Rückenmarks, die Subdural- und Subarachnoidalräume sowie die Hüllen der intrazerebralen Blutgefäße. An der Basis des Gehirns, insbesondere in der hinteren Schädelgrube, ist der Subarachnoidalraum breiter als anderswo und bildet „Zisternen", die mit Liquor cerebrospinalis gefüllt sind, der die Gehirnstrukturen stützt. Durch das Foramen Magendie im Dach des vierten Ventrikels kommuniziert die Subarachnoidalflüssigkeit der Schädelhöhle mit der des Wirbelkanals.

Obwohl sie sich in ihrer chemischen Konstitution von der echten Lymphe unterscheidet, scheint die Liquor cerebrospinalis auch als Lymphe zu fungieren, außerdem als Schmiermittel zu fungieren und eine Rolle bei der Regulierung der Gefäßversorgung des Gehirns zu spielen. Bei Hirnblutungen, Abszessen, Tumoren oder eingedrückten Frakturen wird durch Verdrängung der Gehirn-Rückenmarks-Flüssigkeit bis zu einem gewissen Grad Platz für die Fremdkörper geschaffen.

Gefäßversorgung. – Die freie Anastomose zwischen den Gefäßen, die in die Bildung des Circulus arteriosus (Willis-Kreis) einmünden, sorgt für eine reichliche Blutversorgung des Gehirns. Die größeren Arterien verlaufen im Subarachnoidalraum und geben Äste ab, die sich in der Pia mater verzweigen, bevor sie in die Hirnsubstanz gelangen. Da jede Arterie im Gehirn mehr oder weniger endständig ist, gibt es keine freie Anastomose zwischen benachbarten Gefäßen, was zur Folge hat, dass bei einer Verstopfung einer einzelnen Arterie die Vitalität des von ihr versorgten Bereichs ernsthaft beeinträchtigt wird. Die Venenanordnung ist auch insofern eigenartig, als die Venen dünnwandig und klappenlos sind und in die starren, inkompressiblen Nebenhöhlen münden, die zwischen den Schichten der Dura mater verlaufen. Der größte Teil des Blutes gelangt in die Vena jugularis interna, und jeder Druckanstieg in diesem Gefäß wird sofort auf die Hirnvenen zurückgeleitet. Da die Blutgefäße in eine starre Hülle hineinragen, die mit inkompressiblem Material gefüllt ist, und da das Gesamtblutvolumen *im* Gehirn konstant ist (Munro und Kelly), muss jede Veränderung in der Blutversorgung des Gehirngewebes auf eine erhöhte *Geschwindigkeit zurückzuführen sein* des Flusses, und dieser wiederum hängt von Veränderungen im Druck in der Aorta und der Hohlvene ab. Steigt also der Aortendruck, gelangt mehr Blut in die Hirngefäße und bewegt sich schneller; Steigt hingegen der Druck in der Hohlvene, kommt es zu einer Behinderung des Blutdurchgangs in den Arterien und zu einer verringerten Fließgeschwindigkeit. Das Auf und Ab der Liquor cerebrospinalis in und aus dem Wirbelkanal kann ebenfalls dabei helfen, den Druck zu kontrollieren.

Nervenelemente. – Das Nervensystem besteht aus einer Vielzahl von Einheiten, sogenannten *Neuronen*, wobei jedes Neuron aus einer kernhaltigen Zelle mit verzweigten protoplasmatischen Fortsätzen oder *Dendriten* und einem *Achsenzylinder* oder *Axon besteht*. Die Ernährung eines Achsenzylinders hängt von seiner Kontinuität mit einer lebenden Zelle ab. Wenn die Zelle stirbt, degeneriert der Achszylinder. Wenn der Achsenzylinder an irgendeiner Stelle durchtrennt wird, degeneriert er über diesen Punkt hinaus und der Kern der Nervenzelle zerfällt – Chromatolyse.

Der Achsenzylinder einer Zelle endet in einer Anzahl feiner Filamente, die sich um eine andere Nervenzelle baumeln lassen und sie so in eine physiologische, wenn nicht anatomische Beziehung zur ersten Zelle bringen. Der Abschluss wird als Zellstation oder *Synapse bezeichnet*. Auf diese Weise werden die verschiedenen Abschnitte des Nervensystems miteinander und mit dem Rest des Körpers in Verbindung gehalten.

Motorische Funktionen und Mechanismen. – Die Nervenzentren, die zusammen den motorischen Bereich bilden und die willkürlichen Muskelbewegungen des Körpers steuern, liegen in der grauen Substanz des präzentralen oder aufsteigenden Frontalgyrus und der Frontalseite des zentralen Sulcus (Rolando-Fissura).). Die obere Grenze des motorischen Bereichs reicht bis zur mesialen Seite des parazentralen Läppchens und die untere Grenze endet kurz vor der lateralen Hirnfissur (Sylviusfissur) (Abb. 179).

ABB. 179. – Beziehungen der motorischen und sensorischen Bereiche zu den Windungen und zu den Chiene-Linien.

(Nach Cunningham.)
GRÖSSERES BILD ANZEIGEN

Jede Muskelgruppe hat ihr eigenes Regulierungszentrum, wobei die Größe des Bereichs, der jede Gruppe repräsentiert, von der Art und Komplexität der von den Muskeln ausgeführten Bewegungen abhängt und nicht von der Menge an Muskelgewebe, die vom Zentrum gesteuert wird – zum Beispiel Das Zentrum für Mund, Zunge und Stimmbänder ist größer als das für die Rumpfmuskulatur.

Die motorischen Zentren konnten mit annähernder Genauigkeit auf der Oberfläche des Gehirns lokalisiert werden. Beispielsweise sind über dem oberen Genu des Gyrus praecentralis die Zentren gruppiert, die Hüfte, Knie und Zehen steuern; gegenüber dem Genu liegen die Zentren für die Bewegungen des Rumpfes; zwischen dem oberen und mittleren Genua liegen die Zentren für die obere Extremität; gegenüber dem mittleren Genu diejenigen für den Hals und darunter diejenigen für Gesicht, Kiefer und Zunge, Rachen und Kehlkopf.

Die Motortrakte. – Es ist heute allgemein anerkannt, dass es zwei Wege gibt, auf denen motorische Impulse vom Gehirn ausgehen: einen – den *Rubrospinaltrakt* – der die elementareren Bewegungen des Körpers steuert, wie Stehen, Gehen, Atmen usw.; die andere – die *Pyramidenbahn* – entwickelte sich später in der Entwicklung des Nervensystems und befasste sich mit feineren und geschickteren Bewegungen.

Die Pyramidenbahn ist klinisch von größerer Bedeutung. Von den Pyramidenzellen in der Kortikalis des Rolandic-Bereichs verlaufen die Achsenzylinder durch das Centrum ovale zur Gehirnbasis. Sie laufen an der inneren Kapsel zusammen und verlaufen durch die vorderen zwei Drittel ihres hinteren Gliedes (Abb. 180 und 195). Die Fasern für die Augen, das Gesicht und die Zunge liegen am weitesten vorne und als nächstes, in der Reihenfolge von vorne nach hinten, die für den Arm und das Bein.

Von der inneren Kapsel aus verlaufen die motorischen Fasern als *Pyramidenbahn* durch die Krusten jedes Crus cerebri, die Pons und die Medulla oblongata. Während dieses Teils ihres Verlaufs verlassen zahlreiche Axone den Trakt und dringen in das Mittelhirn, die Pons und das Mark ein, in denen die Kerne der motorischen Hirnnerven liegen.

Bei der *Kreuzung der Pyramiden im unteren Drittel des Marks kreuzt der Großteil der motorischen Fasern die Mittellinie und tritt als gekreuzte Pyramidenbahn* in die Seitensäule des Rückenmarks ein . Die übrigen Fasern verlaufen als *direkte Pyramidenbahn nach unten* und kreuzen sich in der Nähe ihres Endes im Rückenmark.

Die Fasern, die den zweiten Weg bilden, verlaufen durch den roten Kern im Hirnstiel (Crus cerebri) und von dort über den Tractus rubrospinalis in der Seitensäule des Rückenmarks.

Die Existenz dieser doppelten motorischen Bahn erklärt, dass der Patient nach einem hemiplegischen Schlaganfall, bei dem die Pyramidenbahn zerstört wird, während die Rubrospinalbahn entweicht, in der Lage ist, primitive Bewegungen auszuführen, die beim Gehen oder Stehen erforderlich sind, während er dazu nicht in der Lage ist feinere Bewegungen ausführen, die eine höhere Ausbildung erfordern.

Die Pyramidenbahn und die Rubrospinalbahn leiten neben motorischen Impulsen auch Impulse weiter, die den Muskeltonus und die Tiefenreflexe beeinflussen. Der Pyramidentrakt übermittelt Impulse, die den Muskeltonus hemmen, während der Rubrospinaltrakt der Weg ist, auf dem erregende Impulse wandern. Wenn die hemmenden Einflüsse wegfallen, wie bei einer

Läsion der inneren Kapsel, werden die gelähmten Muskeln spastisch und die Tiefenreflexe sind übertrieben. Wenn auch die Erregungsimpulse verloren gehen, wie bei einer totalen Querläsion des Rückenmarks, sind die gelähmten Muskeln schlaff und die tiefen Reflexe verschwinden. Bei destruktiven Läsionen der unteren Neuronen sind die Muskeln immer schlaff.

Die von der Großhirnrinde ausgehenden Axone enden auf verschiedenen Ebenen im Rückenmark, indem sie in Dendriten zerfallen, die sich um die Zellen auf der grauen Substanz der Hinterhörner herum anordnen – dieses System aus Zellen, Axonen und dendritischen Fortsätzen bildet ein *oberes Neuron* . Von dieser Synapse geht das *untere Neuron* aus, dessen Axone zum Vorderhorn wandern und sich um die Motorzellen herum verzweigen. Die Achsenzylinder gehen in den vorderen Nervenwurzeln zu den Spinalnerven über und werden in diesen bis zu ihrer Verteilung in willkürlichen Muskeln fortgesetzt.

Wenn die Kontinuität einer Gruppe dieser unteren Neuronen unterbrochen wird, degenerieren nicht nur die Nervenfasern, sondern auch die Ernährung der von ihnen versorgten Muskeln wird beeinträchtigt, und sie degenerieren und verkümmern schnell und zeigen nach einer gewissen Zeit die Reaktion der Degeneration. Darüber hinaus ist der Reflexbogen gestört und Reflexe gehen verloren. Da diese Veränderungen bei Läsionen der oberen Neuronen nicht auftreten, ermöglicht uns die Kenntnis der Unterschiede, zwischen Läsionen zu unterscheiden, die die oberen und unteren Neuronen betreffen.

Sensorische Funktionen und Mechanismen. – Drei Arten von Sinnesimpulsen gelangen von der Peripherie zum Gehirn; (1) tiefe oder muskuläre Sensibilität, (2) protopathische Sensibilität und (3) epikritische Sensibilität.

Zur tiefen Sensibilität gehört das Erkennen von (*a*) tiefem Druck, etwa durch das stumpfe Ende eines Bleistifts; (*b*) die Position eines Gelenks bei passiver Bewegung (Gelenksinn); (*c*) aktive Muskelkontraktion (kinästhetischer Sinn). Die Fasern, die diese Impulse an das Rückenmark weiterleiten, verlaufen in den afferenten Nerven der Muskeln, Sehnen und Knochen, und solange diese Nerven intakt sind, bleiben diese Empfindungen erhalten, auch wenn die Hautoberfläche ziemlich anästhetisch ist.

Die protopathische Sensibilität ist niedriger als die epikritische. Es besteht in der Erkennung schmerzhafter Hautreize sowie extremer Hitze und Kälte. Die betroffenen Fasern sind marklos und regenerieren sich nach einer Verletzung vergleichsweise schnell, so dass die protopathische Sensibilität vor der epikritischen wiedererlangt wird.

Die epikritische Sensibilität ist am höchsten spezialisiert und ermöglicht das Erkennen leichter Berührungen, *z. B.* mit einem Wattebausch, feiner

Temperaturunterschiede und das Erkennen der Spitzen eines Zirkels im Abstand von 2 cm. auseinander. Diese Empfindungen werden von markhaltigen Nervenfasern übertragen und kehren nach einer Nervenverletzung nur langsam zurück.

Die sensorischen Nervenfasern, die diese unterschiedlichen Impulse weiterleiten, gelangen zu den Ganglienzellen der hinteren Nervenwurzeln. Von jeder dieser Zellen geht ein Fortsatz in das Rückenmark über und gabelt sich in einen aufsteigenden und einen absteigenden Ast. Im Rückenmark ordnen sich die Fasern neu und gelangen auf zwei Wegen zum Gehirn. Diejenigen, die Schmerz- und Temperaturempfindungen vermitteln, gelangen auf dem spinothalamischen Weg über den Tractus of Gowers und das Filet zum optischen Thalamus; diejenigen, die sich mit dem Muskelsinn, dem Gelenksinn und der taktilen Unterscheidung befassen, gelangen über die hinteren Säulen in den Trakten von Goll und Burdach zu den Nuclei gracilis und cuneatus in der Medulla, von wo aus sie zum optischen Thalamus gelangen.

Von der Zellstation im optischen Thalamus verlaufen die Fasern zu den *kortikalen Sinneszentren* , wobei sich das für die taktile Empfindung im postzentralen (aufsteigenden parietalen) Gyrus befindet; das für muskuläre und stereognostische Sinne liegt wahrscheinlich in den angrenzenden Teilen des Parietallappens.

Bei einer einseitigen Läsion des Rückenmarks können der Schmerz und das Temperaturgefühl in einem Glied und die Motorik und die Tastsensibilität im anderen Glied gestört sein, da die Fasern, die Schmerzeindrücke vermitteln, und diejenigen, die der Temperaturunterscheidung dienen, verloren gehen und diskutieren Sie in der Schnur einige Segmente über ihrem Eintrittspunkt.

ABB. 180. – Diagramm des Verlaufs der motorischen und sensorischen Nervenfasern.
GRÖSSERES BILD ANZEIGEN

Auswirkungen von Läsionen der motorischen und sensorischen Mechanismen. – Läsionen des *motorischen Mechanismus* unterscheiden sich in ihren grundlegenden Charakteren, je nachdem, ob sie die oberen oder unteren Neuronen betreffen. Die Anzeichen variieren auch je nachdem, ob die betroffene Stelle *zerstört* oder lediglich *gereizt ist*, beispielsweise durch den Druck eines Tumors. Irritative Läsionen führen im Allgemeinen zu Muskelkrämpfen oder Krämpfen, während destruktive Läsionen Lähmungen verursachen. Die wesentlichen Unterschiede in den Auswirkungen destruktiver Läsionen oberer und unterer Neuronen können folgendermaßen angezeigt werden:

<table>
<tr><td>Läsion des oberen Neurons.</td><td>Untere Neuronenläsion.</td></tr>
<tr><td>Spastische Lähmung der willkürlichen Muskulatur.</td><td>Schlaffe Lähmung willkürlicher Muskeln.</td></tr>
<tr><td>Kein deutlicher Schwund gelähmter Muskeln.</td><td>Deutlicher Schwund gelähmter Muskeln.</td></tr>
<tr><td>Keine Degenerationsreaktion.</td><td>Reaktion der Degeneration.</td></tr>
<tr><td>Übertreibung der Reflexe.</td><td>Verlust der Reflexe.</td></tr>
</table>

Reizende Störungen der Sinnesorgane führen zu Taubheitsgefühl und Kribbeln (Parästhesie); Größere paralytische Läsionen führen je nach betroffenem Trakt zu Anästhesie, Astereognose, Verlust des Muskelgefühls, Schmerzverlust oder der Unfähigkeit, die Temperatur zu unterscheiden.

Läsionen des oberen Motoneurons können in jedem Abschnitt seines Verlaufs auftreten. *Lokalisierte Läsionen des motorischen Kortex* irritierender Art, zum Beispiel ein Meningitisfleck, ein Tumor, eine Hirnhautblutung oder ein Knochenspickel, rufen Krämpfe in den Muskelgruppen auf der gegenüberliegenden Körperseite hervor, die von der Hirnhaut versorgt werden Beteiligte Zentren – Jackson-Epilepsie. Der kortikale Ausfluss kann in benachbarte Zentren überfließen und ausgedehntere Krampfbewegungen verursachen oder, wenn er stark und über einen längeren Zeitraum anhält, sogar zu allgemeinen Krämpfen führen. Normalerweise geht das Bewusstsein verloren, bevor die gesamte Seite von den Krämpfen betroffen ist; immer bevor sie sich auf die Gegenseite ausbreiten. Nachdem die Krämpfe aufgehört haben, kann es zu Kontrakturen in den betroffenen Muskeln kommen.

Wenn ein Bereich der Kortikalis durch die Läsion zerstört wird, kommt es zu einer Lähmung der entsprechenden Muskeln auf der gegenüberliegenden Körperseite. Zunächst sind die gelähmten Muskeln schlaff, doch schon bald entwickelt sich eine Spastik. Bei einigen kortikalen Läsionen bleibt die Lähmung aus noch ungeklärten Gründen vom schlaffen Typ. Der Sitz und das Ausmaß der Lähmung hängen vom zerstörten Bereich der Kortikalis ab. In seltenen Fällen ist der gesamte motorische Bereich zerstört – *kortikale Hemiplegie* ; Im Allgemeinen betrifft die Läsion eine oder mehrere Muskelgruppen, und gelegentlich sind alle Muskeln einer Extremität gelähmt – *kortikale Monoplegie* . Läsionen sind oft sowohl irritierend als auch destruktiv und führen zu einer Lähmung einer oder mehrerer Muskelgruppen, verbunden mit Krämpfen und Krämpfen der Muskeln, die von benachbarten Bereichen der Kortikalis gesteuert werden. Es kann auch zu einer Reizung oder Zerstörung der Sinneszentren kommen, was zu Parästhesien und Anästhesien führen kann.

Läsionen im *Centrum ovale* , die die von der darüberliegenden Kortikalis ausgehenden Fasern zerstören, führen zu einer entsprechenden spastischen Lähmung auf der gegenüberliegenden Körperseite. Mit einer solchen subkortikalen Läsion sind keine Reizerscheinungen verbunden.

Läsionen im Bereich der *inneren Kapsel* führen häufig zu einer vollständigen spastischen Hemiplegie der gegenüberliegenden Körperseite. Wenn der hintere Teil der Kapsel betroffen ist, kommt es zusätzlich zu Hemianästhesie und Hemianopsie und manchmal zu Hör-, Geruchs- und Geschmacksstörungen.

Eine Läsion des *Crus* kann in gleicher Weise eine spastische Hemiplegie und Hemianästhesie auf der gegenüberliegenden Seite hervorrufen, oft verbunden mit einer unteren Neuronenlähmung des dritten und vierten Nervs derselben Seite (gekreuzte Lähmung). Auch der Tractus opticus, der das Crus kreuzt, kann betroffen sein und zu einer Hemianopsie führen.

Läsionen der *Corpora quadrigemina* verursachen Störungen der Pupillenreaktion, Störungen der Funktionen des N. oculomotorius und des Kauvorgangs, Ataxie und Koordinationsstörungen der Gliedmaßenbewegungen.

Die durch Pons- *und Markläsionen hervorgerufenen Symptome* variieren je nach Lage der Läsion. Wenn es einseitig ist, kann es zu einer spastischen Hemiplegie und einer Hemianästhesie auf der Gegenseite kommen; Liegt sie im unteren Bereich der Pons oder im Mark, kommt es häufig auch zu einer unteren Neuronenlähmung eines oder mehrerer Hirnnerven auf der gleichen Seite der Läsion (Kreuzparalyse). Eine Lähmung des äußeren Rektus des einen Auges und des inneren Rektus des anderen Auges (konjugierte Lähmung) kommt häufig bei pontinen Läsionen sowie bei Läsionen der Kortikalis und der inneren Kapsel vor.

Kleinhirnläsionen gehen mit besonderen Symptomen einher. Bei der Ataxie kommt es zu einer Koordinationsstörung der Muskelbewegungen, insbesondere bei groben Bewegungen wie dem Gehen. Der Gang wird unregelmäßig und schwankend, mit der Tendenz, zu fallen, manchmal auf die Seite, auf der sich die Läsion befindet, manchmal auf die gegenüberliegende Seite. Bei Patienten, die nicht gehen können, kann die Ataxie durch die Anordnung einer wiederholten Pronation und Supination des Unterarms getestet werden. Paresen oder Asthenie können in der Rumpfmuskulatur auftreten oder sich durch eine Schwäche des Griffs oder ein seitliches Herabhängen des Kopfes äußern. Veränderungen im Muskeltonus können auftreten und zu übersteigerten oder verminderten

Reflexen führen, die oft von Tag zu Tag variieren. Schwindel und Nystagmus können zusätzlich zu Hinterkopfkopfschmerzen und Druckempfindlichkeit beim Schlagen auftreten. Wenn ein Seitenlappen betroffen ist, beziehen sich die Symptome auf dieselbe Seite; Wenn der Mittellappen betroffen ist, sind sie beidseitig, und es kann zu einer Retraktion des Halses bei Streckung der Beine kommen, wahrscheinlich als Folge des damit verbundenen inneren Hydrozephalus.

Eine einseitige Läsion des *Rückenmarks* führt zu einer unteren neuronalen Lähmung der vom Rückenmark versorgten Muskeln auf der Ebene der Läsion, wobei es zu einer spastischen Lähmung der Muskeln derselben Körperseite kommt, die von einer tieferen Ebene des Rückenmarks versorgt werden. Die sensorischen Symptome sind variabel. Typischerweise gibt es eine gewisse Anästhesie in den vom beschädigten Abschnitt des Rückenmarks versorgten Strukturen – unvollständig aufgrund der Überlappung mit anderen sensorischen Nerven. Unmittelbar über der Läsion kommt es zu einer Reizung der Spinalnerven und zu Hyperästhesie und Schmerzen, die auf deren Verteilung zurückzuführen sind. Auf der gleichen Seite unterhalb der Läsion kommt es zum Verlust der epikritischen, stereognostischen und tiefen Sensibilität und auf der gegenüberliegenden Seite unterhalb der Läsion zum Verlust des Schmerzempfindens und der Unterscheidung zwischen Hitze und Kälte. Die normale taktile Sensibilität, die durch einen doppelten Weg gesteuert wird, kann auf beiden Seiten unterhalb der Läsion verloren gehen oder auch nicht.

Andere Spezialzentren. – Die kortikalen Sehzentren *liegen* auf den Mittelflächen der Hinterhauptslappen in der Nähe der Calcarinspalte. Jedes Halbsichtzentrum – denn es gibt eines in jedem Hinterhauptslappen – empfängt die Fasern von derselben Seite beider Netzhäute. Die Zerstörung eines Halbsehzentrums führt zu der sogenannten *gleichnamigen Hemianopsie*, bei der die mediale (nasale) Hälfte des einen Gesichtsfeldes und die laterale (temporale) Hälfte des anderen Gesichtsfeldes betroffen sind, so dass es nicht möglich ist, sich befindende Objekte zu sehen auf der der Läsion gegenüberliegenden Seite.

Hörimpulse werden im hinteren Teil der oberen Schläfenfalte empfangen.

Aphasie. – Der Gebrauch der gesprochenen oder geschriebenen Sprache als Ausdrucksmittel hängt von der Koordination von vier verschiedenen Zentren ab: dem Visuellen, dem Auditiven, dem Anschaulichen und dem Artikulatorischen. Diese befinden sich in verschiedenen Teilen des Gehirns und sind durch subkortikale Assoziationsbahnen verbunden, deren Hauptbahn in der Nähe des oberen Endes der Sylvius-Fissur liegt. Marie hat nachgewiesen, dass Aphasie auf Läsionen in diesem Bereich zurückzuführen ist.

Die *Geruchs-* und *Geschmackszentren* befinden sich im Uncus nahe der Hypophysengrube.

Läsionen des frontalen Kortex vor den motorischen Zentren können, selbst wenn sie ausgedehnt sind, nur wenige oder keine Symptome hervorrufen, weshalb diese Region als „stiller" Bereich bezeichnet wird. Gelegentlich kommt es zu einer Veränderung des Temperaments oder der Intelligenz, und aus diesem Grund wird angenommen, dass die Region mit den höheren psychischen Funktionen befasst ist. Es gibt jedoch Hinweise darauf, dass der präfrontale Kortex über ein Zentrum für die bewusste Initiierung von Bewegungen verfügt und dass Läsionen zu „Apraxie" führen, d Solche Bewegungen können völlig unbeabsichtigt ausgeführt werden. Dieses Zentrum befindet sich bei Rechtshändern wahrscheinlich in den oberen und mittleren linken Frontalfalten. Die Fasern von der Mitte zum rechten motorischen Bereich kreuzen sich im vorderen Teil des Corpus callosum.

Zerebrale Lokalisierung. —Die verschiedenen Teile des Gehirns können mit verschiedenen Methoden in Bezug auf die Oberfläche lokalisiert werden. Die von Professor Chiene entwickelte Aussage hat sich als zuverlässig erwiesen.

Beziehung der Gehirnzentren zur Oberfläche. —Es wurden zahlreiche Versuche unternommen, Regeln für die Lokalisierung der verschiedenen Teile des Gehirns in Bezug auf die Oberfläche des Kopfes zu formulieren. Die von Chiene entwickelte Methode ist frei von vielen der Schwierigkeiten und Irrtümer, die den meisten anderen Methoden gemeinsam sind, da die erzielten Ergebnisse nicht von der Durchführung eindeutiger Messungen in Zoll oder der Bestimmung bestimmter Winkel abhängen. Bestimmte feste und leicht erkennbare knöcherne Orientierungspunkte – die Glabella, der äußere Hinterhauptsvorsprung, der laterale Winkelfortsatz und die Wurzel des Jochbeins – werden genommen und durch weiter unterteilte Linien verbunden, die *immer halbiert werden* . Feigen. 179 und 181 erläutern die Methode. Beim Rasieren des Kopfes wird eine Linie (GO) entlang des Scheitels von der Glabella (G) zum äußeren Hinterhauptsvorsprung (O) gezogen. Diese Linie wird in M halbiert, was den „Mittelpunkt" darstellt. Die hintere Hälfte der Linie MO wird in T halbiert und bildet den „Dreiviertelpunkt", und die hintere Hälfte TO wird in S halbiert – „der Siebenachtelpunkt". Der laterale Winkelfortsatz (E) ist als nächstes durch eine Linie EP mit der Wurzel des Jochbeins (P) und die Wurzel des Jochbeins mit dem Siebenachtelpunkt durch PS verbunden; die Linie EPS bildet somit die Basislinie. Der laterale Winkelfortsatz wird nun durch ET mit dem Dreiviertelpunkt verbunden. Die beiden Segmente der Basislinie EP und PS werden in N bzw. R halbiert und diese Punkte durch Linien NM und RM mit dem Mittelpunkt (M) verbunden. Diese Linien schneiden einen Teil von

ET-AB ab, der nun in C halbiert wird, und von C aus wird die Linie CD parallel zu AM gezeichnet.

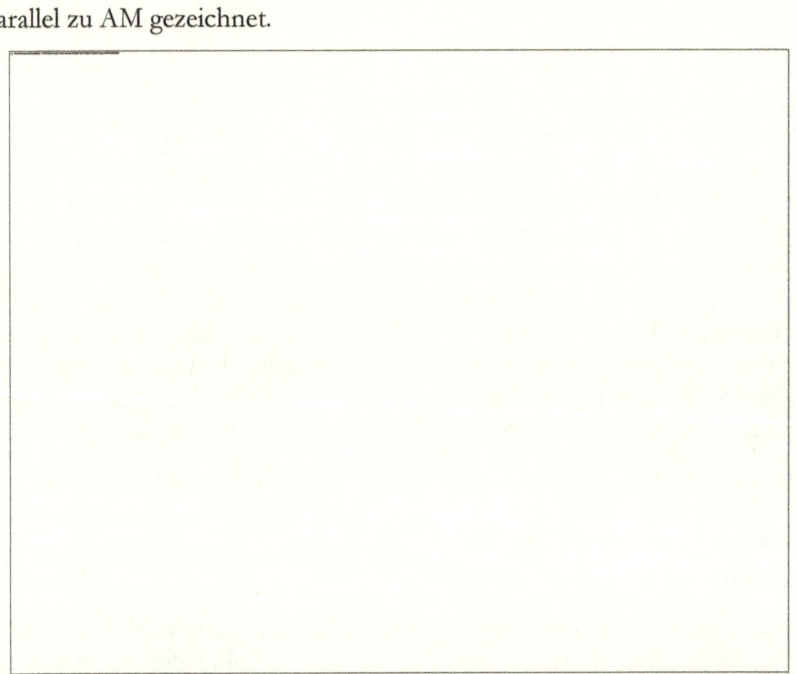

ABB. 181. – Chienes Methode der zerebralen Lokalisierung.

Auf diese Weise können praktisch alle Punkte des Gehirns erfasst werden, die für operative Zwecke benötigt werden. Somit enthält der viereckige Raum MDCA das Rolandic-Gebiet. MA stellt den Sulcus praecentralis dar, und wenn er in K und L dreigeteilt wird, entsprechen diese Punkte den Ursprüngen der Sulci frontalis superior und inferior. Das Fünfeck ABRPN entspricht dem Temporallappen. Die Spitze des Schläfenlappens erstreckt sich etwas vor N. Die supramarginale Faltung liegt im Dreieck HBC. Der Winkelgyrus befindet sich bei B. A liegt über dem vorderen Ast der mittleren Meningealarterie und der Gabelung der lateralen oder Sylvischen Fissur; AC folgt dem horizontalen Schenkel der Seitenfissur. Der Sinus transversus oder lateralis berührt an seinem höchsten Punkt die Linie PS bei R (Abb. 181).

Die *Rolando-Fissur* oder *der zentrale Sulcus* kann markiert werden, indem man einen Punkt einen halben Zoll hinter dem Mittelpunkt (M) nimmt (Abb. 181) und eine Linie nach unten und vorne über eine Strecke von etwa dreieinhalb Zoll zieht. in einem Winkel von 67,5° mit der Linie GO. Der Winkel von 67,5° lässt sich leicht bestimmen, indem man ein quadratisches Stück Papier so über sich selbst faltet, dass ein Dreieck entsteht. Der Winkel an der Falte beträgt 45°. Durch erneutes Falten des Papiers in der gleichen Richtung wird der rechte Winkel des Papiers in vier Winkel von jeweils 22,5° unterteilt. Drei dieser Winkel zusammengenommen ergeben 67,5°. Wenn die gerade Kante des Papiers entlang der Sagittalnaht mit dem Faltwinkel über das obere Ende der Rolando-Fissur gelegt wird, fällt die gefaltete Kante über die Linie der Fissur (Chiene).

ABB. 182. – Zur Veranschaulichung der Stelle verschiedener Operationen am Schädel.

GRÖSSERES BILD ANZEIGEN

LUMBALPUNKTION

Quincke schlug 1891 erstmals die Entnahme von Gehirn-Rückenmarks-Flüssigkeit aus der Theka im Lendenbereich vor, um übermäßige intrakranielle Spannung bei tuberkulöser Meningitis zu lindern und Proben der Flüssigkeit für diagnostische Zwecke zu entnehmen. Der Anwendungsbereich des Verfahrens sowohl als therapeutische als auch als diagnostische Maßnahme wurde seitdem erheblich erweitert.

Technik. – Die Punktion kann durchgeführt werden, während der Patient entweder auf der linken Seite liegt und die Wirbelsäule vollständig gebeugt ist, indem Knie und Schultern angenähert werden; oder mit angezogenen Knien und nach vorne gebeugtem Körper auf dem Tisch sitzen. Die Oberkante der vierten Lendenwirbelsäule wird durch eine horizontale Linie über den Rücken auf Höhe des höchsten Teils der Beckenkämme identifiziert (Abb. 183). Der Raum zwischen dem vierten und fünften Lendenwirbel ist der breiteste und wird üblicherweise ausgewählt. Nachdem die Haut gereinigt ist, wird eine etwa drei Zoll lange Sondierungsnadel etwa einen halben Zoll unterhalb der vierten Lendenwirbelsäule in der Mittellinie eingeführt und etwa zwei Zoll in einer Richtung nach vorne und leicht aufwärts geführt. Die Nadel stößt normalerweise auf einen gewissen Widerstand, wenn sie das Ligamentum interspinale durchsticht und dann in den Subarachnoidalraum eindringt. Wenn Knochen getroffen wird, sollte die Nadel herausgezogen und auf einer anderen Höhe eingeführt werden. Wenn die Gehirn-Rückenmarks-Flüssigkeit nicht sofort austritt, sollte ein Mandrin durch die Nadel geführt werden, um Blutgerinnsel oder Gewebefetzen aus der Nadel zu entfernen. Wenn die intrathekale Spannung normal ist, rieselt die Flüssigkeit tropfenweise ab, wenn sie jedoch erhöht ist, wie zum Beispiel bei Meningitis, intrakraniellem Tumor, Hydrozephalus oder Urämie, kann sie in einem Strahl austreten.

ABB. 183. – Lokalisierung der Einführstelle der Nadel bei der Lumbalpunktion.

Die *normale Liquor cerebrospinalis* ist klar und farblos, hat ein spezifisches Gewicht von 1004–1008 und enthält Spuren von Serumglobulin und Albumose, einige Chloride und eine Substanz, die die Fehling-Lösung reduziert. Mikroskopisch gesehen kann es einige große Endothelzellen und einige Lymphozyten enthalten oder völlig zellfrei sein. Es enthält nicht die Antitoxine und Opsonine, die normalerweise im Plasma und in der Lymphe vorkommen, weshalb es nach Verletzungen und Operationen am Zentralnervensystem anfällig für infektiöse Meningitis ist. Um diese Risiken zu verringern, wird Hexamin, das in die Gehirn-Rückenmarks-Flüssigkeit ausgeschieden wird, wegen seiner antiseptischen Wirkung bei Kopfverletzungen und vor intrakraniellen Operationen verabreicht.

Diagnostische Punktion. – Die Untersuchung der entnommenen Flüssigkeit hat sich bei der Diagnose von intrakraniellen und intraspinalen Blutungen, bei verschiedenen Formen von Meningitis, bei Hirnabszessen und in einigen Fällen bei Hirntumoren als nützlich erwiesen.

Die ersten paar Tropfen sollten verworfen werden, da sie mit Blut aus der Punktion verfärbt sein könnten, und es sollten jeweils etwa 5 ml in zwei sterilen Röhrchen gesammelt werden. Um festzustellen, ob Blut in der Flüssigkeit auf die Punktion oder auf eine bereits bestehende intrakranielle oder intrathekale Blutung zurückzuführen ist, sollte die Flüssigkeit zentrifugiert werden. Im ersteren Fall ist die überstehende Flüssigkeit klar und durchsichtig, im letzteren Fall behält sie einen gelben Farbton. Bei einer extraduralen Blutung befindet sich kein Blut in der Gehirn-Rückenmarks-Flüssigkeit.

Bei einer akuten Meningitis ist die Flüssigkeit trüb und enthält einen Überschuss an Albumin. Es sind auch Organismen vorhanden, wie z. B. der Diplococcus intrazelluläris bei akuter zerebrospinaler Meningitis; Staphylokokken, Streptokokken und Pneumokokken, insbesondere bei den intrakraniellen Komplikationen einer Mittelohrerkrankung. In allen Fällen einer akuten mikrobiellen Infektion und insbesondere bei den suppurativen Formen finden sich in der Flüssigkeit polynukleäre Leukozyten; während bei chronischen Erkrankungen wie Tuberkel und Syphilis ein Überschuss an Lymphozyten vorliegt (Purves Stewart). Der Nachweis des Tuberkelbazillus bestätigt die Diagnose einer tuberkulösen Meningitis, aber da er oft schwer zu finden ist, bedeutet sein Fehlen nicht, dass diese Diagnose negativ ist. Bei der tuberkulösen Meningitis schwimmt das sich bildende Gerinnsel in der Mitte der Flüssigkeit und ist durchscheinend, grau und schuppig; bei den pyogenen Formen ist es gelb und klebt an der Gefäßwand.

In einigen Fällen von bösartigen Tumoren des Rückenmarks und seiner Membranen wurden nach dem Zentrifugieren charakteristische Zellen in der Flüssigkeit gefunden.

Bei der Urämie kommt es zu einer Verminderung der Chloride und einer Zunahme der Phosphate und Sulfate.

Der Wasserman-Test ist manchmal in der Gehirn-Rückenmarks-Flüssigkeit positiv, während er im Blut negativ ist.

Therapeutische Punktion. — In bestimmten Fällen von Hirntumor und tuberkulöser Meningitis, die mit einer übermäßigen Flüssigkeitsmenge im Arachno-Pial-Raum einhergeht, kam es zu einer vorübergehenden Linderung von Symptomen erhöhter intrakranieller Spannung wie Kopfschmerzen, Schwindel, Blindheit oder Koma Rückzug von 30 bis 40 cm³. der Flüssigkeit. Terrier und andere haben festgestellt, dass diese Maßnahme bei der Linderung von Kopfschmerzen, Delirium und sogar Koma bei Basalfrakturen nützlich ist. Carrière hat festgestellt, dass es in einigen Fällen von Urämie von Nutzen ist. Die entnommene Menge darf 40 ccm nicht überschreiten, damit es nicht zu einer Entleerung der Ventrikel und einem direkten Druck auf die Basalganglien (Tuffier) kommt. In einer Reihe von Fällen kam es nach dem Entzug von Liquor zum plötzlichen Tod.

Dieser Weg wird manchmal für die Einleitung einer Spinalanästhesie und für die Injektion von Antitoxin bei Tetanus gewählt.

KOPFVERLETZUNGEN

Das Gehirn wird durch mäßige Gewalteinwirkung auf den Kopf, durch die dichte und bewegliche Kopfhaut, die kuppelartige Form des Schädels, die Elastizität seines äußeren Tisches und die pufferartige Nahtmembran zwischen den zahlreichen Knochen vor Verletzungen geschützt aus denen es besteht, und die verschiedenen inneren Knochenvorsprünge mit den daran befestigten Membranen, die alle dazu neigen, Vibrationen zu dämpfen und Kräfte zu zerstreuen, so dass sie sich selbst aufbrauchen, bevor sie das Gehirn erreichen. Weiteren Schutz bieten das Wasserbett aus Gehirn-Rückenmarks-Flüssigkeit und die äußeren Stützpfeiler, die durch den Jochbogen und die damit verbundenen dicken Muskelpolster gebildet werden, sowie durch die Beweglichkeit des Schädels auf der Wirbelsäule.

In allen Fällen von Kopfverletzungen ist die Frage, ob das Gehirn direkt geschädigt ist oder nicht, und ob es wahrscheinlich zum Infektionsherd wird, die Frage, die den gesamten klinischen Ausblick dominiert.

Es ist unmöglich, Verletzungen des Schädels und Verletzungen des Gehirns in ihren klinischen Aspekten getrennt zu betrachten. Es kommt selten vor, dass der eine ernsthaft geschädigt wird, ohne dass der andere mehr oder weniger darunter leidet. Manchmal leidet der Schädel vergleichsweise wenig, während das Gehirn schwer geschädigt ist, aber es kommt selten vor, dass eine schwere Verletzung des Knochens nicht von eindeutigen Hirnläsionen begleitet wird. In jedem Fall ist es die Schädigung des Gehirns, wie gering sie auch sein mag, die der Verletzung ihre klinische Bedeutung verleiht. Es ist ein altes und wahres Sprichwort, dass „keine Kopfverletzung so trivial ist, dass man sie verachten muss, oder so schwerwiegend, dass man an ihr verzweifeln muss." Auf den ersten Blick scheinbar leichte Verletzungen können durch Blutungen oder Infektionen tödlich sein; Andererseits kam es nach schweren Verletzungen zu einer Genesung – zum Beispiel nach dem berühmten „amerikanischen Brecheisenfall", bei dem eine dreieinhalb Fuß lange und eineinhalb Zoll dicke Eisenstange durch den Kopf ging, und doch Der Patient erholte sich.

Es ist zweckmäßig, die Verletzungen des Gehirns vor denen des Schädels zu betrachten.

TRAUMATISCHE LÄSIONEN DES GEHIRNS

Es ist wahrscheinlich, dass in allen Fällen einer Kopfverletzung, bei der ein Patient das Bewusstsein verliert, eine eindeutige Schädigung des Gehirngewebes vorliegt. Dies geschieht in Form einer mehr oder weniger starken Prellung oder Risswunde, und die Läsionen sind in der Regel am schwerwiegendsten und gefährlichsten, wenn der Schädel gebrochen ist und Fragmente in das Gehirn eingetrieben werden. Sie können jedoch vorhanden sein – tatsächlich können sie sehr ausgedehnt sein – in Abwesenheit einer Fraktur.

Es werden mehrere Abschlüsse anerkannt.

(1) Als Folge eines diffusen Schlags auf den Kopf, der das Gehirn erschüttert und Symptome eines Gehirnschocks oder einer „Gehirnerschütterung" hervorgerufen hat, können zahlreiche winzige *Petechienblutungen weit verstreut in der gesamten Gehirnsubstanz gefunden werden*. Bei der mikroskopischen Untersuchung haben wir in solchen Fällen zusätzlich zu diesen kleinen Extravasaten Ansammlungen von Kolloidkörpern, Flecken von Miliarsklerose sowie Chromatolyse und Vakuolisierung von Nervenzellen gefunden. [3]

[3] Miles, *Laboratory Reports, Royal College of Physicians, Edinburgh* , vol. iv.

(2) In schwereren Fällen gibt es oft mehrere *sichtbare Bereiche der Extravasation* , am häufigsten in der grauen Substanz der Kortikalis (Abb. 184). Diese Herde variieren in der Größe von einer Erbse bis zu einer Haselnuss und bestehen aus einer dunklen zentralen Zone aus extravasiertem Blut, umgeben von einem Bereich „roter Erweichung" der Gehirnsubstanz, hinter dem sich zahlreiche winzige Kapillarblutungen befinden. Diese intrazerebralen Läsionen können von einem Blutaustritt in die Maschen der Arachno-Pia-Membran begleitet sein und entweder an der getroffenen Stelle des Kopfes oder am entgegengesetzten Pol der Perkussionsachse – dem so genannten – auftreten. sogenannter Punkt des *Putschversuchs* . Die Symptome variieren je

nach Größe und Ort der Extravasate. Es ist wahrscheinlich, dass die Phänomene der „Gehirnreizung" durch das Auftreten solcher Blutungen erklärt werden können, die weit über die Großhirnrinde verteilt sind. Ergüsse in die kortikalen motorischen Bereiche führen zu Reizungen oder Lähmungen der Muskeln, die von den betroffenen Zentren gesteuert werden. Verschiedene Formen von Aphasie und Störungen des Seh- oder Hörvermögens sind auf die Zentren zurückzuführen, die diese Funktionen steuern. In den präfrontalen und unteren temporalen Windungen scheinen keine besonderen Symptome zu folgen. Wenn die Blutungen ausgedehnt und zahlreich sind, können Kompressionssymptome auftreten, die sich verschlimmern, wenn ein Hirnödem hinzukommt.

Lokalisierte Blutungen treten auch, wenn auch seltener, in den Crura cerebri, der Pons, dem Boden des vierten Ventrikels und dem Kleinhirn auf. In diesen Situationen erweisen sie sich in der Regel als tödlich, da sie ein schnell fortschreitendes Koma und Störungen der Atmungs- und Herzzentren verursachen. Die Temperatur steigt sofort auf 106° oder sogar 108° F, und es liegt eine modifizierte Form der Cheyne-Stokes-Atmung vor.

(3) Noch schwerwiegendere Läsionen in Form deutlicher *Schnittwunden* kommen vergleichsweise häufig an den Spitzen des Frontal-, Temporal- und Okzipitallappens, auf der Oberfläche des Kleinhirns und an der Basis des Gehirns vor. Diese gehen in der Regel mit Kompressionssymptomen in ihrer typischsten Form einher und enden in der Regel tödlich. Die graue Substanz wird zerrissen und es kommt zu einem ausgedehnten Blutaustritt in die Hirnsubstanz und an die Oberfläche, wodurch die Sulci aufgefüllt und der Arachno-Pia-Raum erweitert wird (Abb. 184). Bei einer komplizierten Fraktur kann Gehirnmasse durch die Öffnung im Schädel extrudiert werden.

(4) Das austretende Blut kann *in die Seitenventrikel strömen* . In diesem Fall wird der Puls klein und schnell – 130, 160 oder sogar 170. Auch die Atmung ist schnell – 45 bis 60 – und stark gestört, und die Temperatur steigt plötzlich an auf 103° oder 104° F und steigt weiter an, bis der Tod eintritt.

(5) *Traumatisches Ödem.* — Nicht selten kommt es in der Umgebung des verletzten Hirnanteils zu einer diffusen ödematösen Infiltration der Hirnsubstanz oder der Arachnopialmembran. Dieser seröse Ausfluss bleibt aufgrund der natürlichen Adhäsionen der Arachno-Pia normalerweise auf den geschädigten Bereich beschränkt, kann sich jedoch verallgemeinern.

Mechanismus. – Die Erklärung dieser ausgedehnten Blutungen liegt nach Duret in der Störung der Gehirn-Rückenmarks-Flüssigkeit, die mit einem schweren Schlag auf den Kopf einhergeht. Diese Flüssigkeit umgibt nicht nur das Gehirn, sondern füllt auch die Ventrikel und durchdringt ihre Substanz in alle Richtungen in den perivaskulären und perilymphatischen Räumen. Da das Gehirngewebe inkompressibel ist, wird, wenn ein Bereich des Schädels durch einen lokalen Schlag kurzzeitig eingedrückt wird, Platz dafür geschaffen, indem eine Menge Gehirn-Rückenmarks-Flüssigkeit verdrängt wird, wodurch eine Flüssigkeitswelle entsteht, die durch den hydrostatischen Druck zunimmt die Spannung der Flüssigkeit im gesamten Gehirn. Gefäße können an jeder Stelle zerrissen werden, entweder durch die Strömung dieser Welle oder während der Ebbe, die auf den Rückstoß folgt. Daher liegt die Läsion nicht immer am Aufprallort, sondern kann sich auch auf der gegenüberliegenden Seite des Schädels oder an anderen entfernten Stellen befinden.

ABB. 184. – Prellung und Platzwunde des Gehirns. Beachten Sie die begrenzte Verletzung am Aufprallpunkt auf der linken Seite und einen größeren Schaden am Punkt des Gegenstoßes auf der rechten Seite.

(Nach Sir Jonathan Hutchinson.)

Reparatur. – Da die zerfallene Gehirnsubstanz durch Narbengewebe ersetzt wird, ohne dass sich Nervenzellen oder Fasern regenerieren, ist der Funktionsverlust der zerstörten Teile in der Regel dauerhaft. Ein lokalisierter

Blutaustritt kann sich verkapseln und eine „hämorrhagische Zyste" bilden. Wir haben Durets Beobachtungen experimentell bestätigt und stimmen mit seinen Schlussfolgerungen überein.

KLINISCHE MANIFESTATIONEN VON HIRNVERLETZUNGEN

Der Einfachheit halber werden die klinischen Manifestationen einer Hirnschädigung üblicherweise unter den Begriffen „Gehirnerschütterung", „Hirnreizung" und „Kompression" beschrieben. Diesen Begriffen wird jedoch keine genaue pathologische Bedeutung beigemessen, sie sind im Wesentlichen klinischer Natur. Da die so beschriebenen Zustände nicht als unabhängige Einheiten auftreten und sich überlappen oder ineinander übergehen können , ist ihre Differenzierung mehr oder weniger willkürlich, und es werden häufig Fälle angetroffen, die nicht den für eine dieser Gruppen charakteristischen Verlauf nehmen.

Gehirnerschütterung oder Hirnschock. – Die mit einer Gehirnerschütterung verbundenen Symptome sind in jeder Hinsicht die eines chirurgischen Schocks (Band I, S. 250), wobei die Aktivität der Vitalzentren durch Gewalt gestört wird, die direkt auf das Gehirngewebe einwirkt, und nicht durch übertragene Impulse über die afferenten Nerven dorthin gelangen. Es wurden verschiedene Theorien aufgestellt, um die Beeinträchtigung der Vitalfunktionen bei einer Gehirnerschütterung zu erklären. Nach Duret, mit dessen Ansichten wir übereinstimmen, verläuft die Welle der Gehirn-Rückenmarks-Flüssigkeit, die durch den Aufprall auf den Schädel in Bewegung gesetzt wird, sowohl in den Ventrikeln als auch im Subarachnoidalraum zur Basis, wo sie auftritt wirkt auf die Pons und das Mark, stimuliert die Restiformkörper und führt so zu einem Blutdruckabfall und einer starken Anämie des Gehirns. Die Störung der Gehirn-Rückenmarks-Flüssigkeit kann gleichzeitig die auf S. 17 beschriebenen mikroskopischen Läsionen im Gehirngewebe hervorrufen. 341.

Die Symptome eines Schocks können der einzige Hinweis auf eine Verletzung sein oder sie können zu denen eines Schädelbruchs oder einer Hirnverletzung hinzukommen.

Die *klinischen Merkmale* variieren je nach Schwere der Gewalt. In den geringsten Fällen verliert der Patient nicht das Bewusstsein, sondern verspürt lediglich für einige Sekunden Schwindel, Ohnmacht und Benommenheit. Sein Geist ist verwirrt, aber er erholt sich schnell und fühlt sich, vielleicht nach dem Erbrechen, wieder ganz gut, abgesehen von einem leichten Zittern in seinen Gliedern.

In schwereren Fällen fällt der Patient unmittelbar nach dem Schlag bewusstlos zu Boden. Manchmal leidet er unter einem allgemeinen tetanischen Anfall, der mit einem Atemstillstand einhergeht, der meist nur von kurzer Dauer ist und häufig übersehen wird, aber tödlich enden kann. Der Puls ist langsam, klein und schwach und manchmal unregelmäßig in Kraft und Frequenz. Die Atmung ist kurz, flach, langsam und hat häufig seufzenden Charakter. Die Temperatur sinkt auf 30 °C oder sogar darunter. Die Haut ist kalt und blass und mit klebrigem Schweiß bedeckt, und die Gesichtszüge sind eingeklemmt und blass.

In unkomplizierten Fällen sind die Pupillen meist gleich groß, mäßig erweitert und reagieren träge auf Licht. Durch Schreien oder andere äußere Reize kann der Patient teilweise aufgeweckt werden, verfällt jedoch bald wieder in einen lethargischen Zustand. Obwohl die willkürliche Bewegung und die Tiefenreflexe aufgehoben sind, liegt keine echte Muskellähmung vor.

Nach einer Zeitspanne, die zwischen einigen Minuten und mehreren Stunden variieren kann, erholt er sich, wobei das erste Anzeichen häufig Erbrechen ist, das normalerweise wiederholt wird. Manchmal wird die Reaktion durch einen leichten epileptiformen Anfall eingeleitet. Dann dreht er sich auf die Seite, sein Gesicht wird rot, die Symptome verschwinden allmählich und das Bewusstsein kehrt zurück. Die Temperatur steigt auf 99° oder 100° F und bleibt in manchen Fällen einige Tage lang erhöht. In den meisten Fällen sinkt er wieder auf 97° oder 97,5° und bleibt ein bis zwei Wochen lang anhaltend unter dem Normalwert. Während der Reaktion wird der Puls schnell und sprunghaft, aber nach einigen Stunden wird er wieder langsam und bleibt normalerweise zehn bis vierzehn Tage lang ungewöhnlich langsam (40 bis 60). Manchmal besteht eine Neigung zu Verstopfung und zur Aufblähung der Blase, obwohl das Wasserlassen keine Schwierigkeiten bereitet. Sehr häufig klagt der Patient noch einige Tage nach Wiedererlangung des Bewusstseins über Kopfschmerzen. Kinder schlafen in den ersten Tagen oft sehr viel, manchmal sind sie aber auch sehr unruhig.

In Fällen, die durch grobe Hirnläsionen kompliziert sind, können die Symptome einer Gehirnerschütterung unmerklich mit denen einer Kompression verschmelzen oder es kann ein „klares Intervall" von einigen Stunden Dauer auftreten.

Nachwirkungen einer Gehirnerschütterung. —Die Mehrzahl der Patienten erholt sich vollständig. Einige klagen über Kopfschmerzen, Mattigkeit, Muskelschwäche und die Unfähigkeit, sich dauerhaft anzustrengen – *traumatische Neurasthenie* . Manchmal liegt ein Zustand geistiger Instabilität vor, der Patient ist leicht erregbar und wird durch Alkohol oder andere Stimulanzien übermäßig beeinträchtigt. Gelegentlich kommt es zu bleibenden geistigen Beeinträchtigungen. Es ist nicht ungewöhnlich, dass der Patient die Umstände der Verletzung und die Ereignisse, die ihr unmittelbar vorausgingen, völlig vergessen hat. In manchen Fällen ist das Gedächtnis dauerhaft beeinträchtigt. Andererseits ist es vorgekommen, dass ein Patient nach einer Gehirnerschütterung seine Erinnerung an eine längst vergessene Fremdsprache wiedererlangt hat.

Da es nie möglich ist, das genaue Ausmaß der Schädigung des Gehirns zu bestimmen, sollte die unmittelbare Prognose, auch bei den leichtesten Fällen einer Gehirnerschütterung, stets im Auge behalten werden. Wenn der Patient tatsächlich bewusstlos war, sollte der Zustand als schwerwiegend angesehen und entsprechend behandelt werden.

Behandlung. —Die unmittelbare Behandlung ist die gleiche wie bei einem Schock. Absolute Ruhe und Stille sind angesagt. Wenn die Symptome nachlassen, sollte der Kopf auf Kissen gelegt werden, um Staus vorzubeugen und das Risiko von Blutungen aus beschädigten Blutgefäßen im Gehirn zu verringern. Der Nutzen der Anwendung eines Eisbeutels oder von Leiter-Röhren zur Stillung einer Blutung im Schädelinneren ist mehr als zweifelhaft. Lumbalpunktion, Venenschnitt oder die Anwendung von Blutegeln über der Schläfe oder hinter dem Ohr können mit Nutzen eingesetzt werden. Die Verwendung kleiner Dosen Atropin und Ergotin wurde von Bergmann empfohlen. Der Darm sollte gründlich mit Kalomel, Crotonöl oder Henry-Lösung geöffnet und eine leichte Milchdiät verabreicht werden. Der Patient wird in einem schattigen Raum untergebracht und sollte vierzehn bis einundzwanzig Tage lang ans Bett gefesselt sein. Es ist oft schwierig, den Patienten von der Notwendigkeit einer so langen Unterbringung zu überzeugen, aber die Verantwortung für die Verkürzung muss bei ihm oder seinen Freunden liegen. Lesen, Konversation und Streit müssen vermieden werden, um absolute Ruhe für das Gehirn zu gewährleisten.

Gehirnreizung. – In einigen Fällen von Verletzungen des Kopfes – insbesondere des vorderen Teils und der Parietalregion – beginnt der Patient mit dem Abklingen der Symptome einer Gehirnerschütterung eine eigentümliche Reihe von Symptomen zu zeigen, die Erichsen anschaulich unter dem Namen beschrieben hat Gehirnreizung. „Die Haltung des Patienten ist eigenartig und höchst charakteristisch: Er liegt auf der Seite und ist zusammengerollt in einem Zustand allgemeiner Beugung. Der Körper ist nach vorn gebeugt und die Knie auf dem Bauch angezogen, die Beine angewinkelt, die Arme gebeugt und die Hände eingezogen. Er liegt nicht regungslos, sondern ist unruhig und wirft sich oft, wenn er gereizt ist, hin und her. Aber so unruhig er auch sein mag, er streckt sich nie aus und nimmt auch keine Rückenlage ein, sondern behält stets eine gebeugte Haltung bei. Die Augenlider sind fest geschlossen, und er wehrt sich heftig gegen jeden Versuch, sie zu öffnen; Sollte dies geschehen, wird festgestellt, dass die Schüler unter Vertrag sind. Die Oberfläche ist blass und kühl oder sogar kalt. Der Puls ist klein, schwach und langsam und liegt selten über 70. Die Schließmuskeln sind normalerweise nicht betroffen und der Patient lässt

Urin ab, wenn die Blase entleert werden muss; Es kann jedoch, wenn auch selten, zu einer Retention kommen.

„Der Geisteszustand ist ebenso eigenartig. Das vorherrschende Merkmal ist die Reizbarkeit des Geistes. Der Patient ist bewusstlos, achtet nicht auf das Geschehen, es sei denn, er wird mit lauter Stimme dazu aufgefordert. Wenn er Anzeichen von Gereiztheit zeigt oder die Stirn runzelt, wendet er sich hastig ab, murmelt undeutlich und knirscht mit den Zähnen. Es scheint, als ob das Temperament in diesem Zustand ebenso stark oder sogar stärker als der Intellekt beeinträchtigt wäre. Er schläft ohne Stertor.

„Nach einem Zeitraum von ein bis drei Wochen verbessert sich der Pulstonus, die Körpertemperatur steigt, die Neigung zur Beugung lässt nach und der Patient liegt ausgestreckt. Reizbarkeit weicht der Einfältigkeit; Es zeigt sich weniger Temperament, aber mehr Geistesschwäche. Die Erholung ist langsam, aber wenn auch verzögert, könnte sie am Ende doch perfekt sein …“

Die *Behandlung* besteht darin, den Patienten in einem abgedunkelten Raum ruhig zu halten, ähnlich wie bei einer Gehirnerschütterung.

Kompression des Gehirns. – Dieser Begriff wird klinisch verwendet, um die Folge von Symptomen zu bezeichnen, die auf einen deutlichen Anstieg der intrakraniellen Spannung folgt, der durch Ursachen wie Blutungen, Ödeme, die Ansammlung von entzündlichem Exsudat oder das Wachstum von Tumoren im Schädel hervorgerufen wird. Die einzige pathologische Idee, die der Begriff vermittelt, ist, dass sich im Schädel mehr befindet, als er bequem aufnehmen kann.

Klinische Merkmale. – Die folgende Beschreibung bezieht sich auf eine Kompression aufgrund einer Blutung im Schädel als Folge einer Verletzung. In den meisten Fällen treten zusätzlich zu den Symptomen einer Gehirnerschütterung auch Kompressionssymptome auf; Bei bestimmten Erkrankungen, insbesondere bei Blutungen aus der mittleren Meningealarterie, gibt es eine Zeitspanne, in der der Patient das volle Bewusstsein wiedererlangt, bei anderen verschmelzen die Symptome einer Gehirnerschütterung allmählich und unmerklich mit denen einer Kompression. Die Geschwindigkeit des Auftretens der Symptome sowie deren Verlauf und Dauer variieren stark je nach Art und Ausmaß der Hirnschädigung. Der Tod kann innerhalb weniger Stunden eintreten, oder die Genesung kann erfolgen, nachdem der Patient mehrere Wochen lang bewusstlos war.

Die ersten Symptome sind irritierender Natur – dumpfer Schmerz im Kopf, Unruhe und Überempfindlichkeit gegenüber äußeren Reizen. Das Gesicht ist geschwollen und die Pupillen sind meist zunächst verengt. Die Temperatur sinkt auf 30 °C oder sogar 30 °C. Erbrechen ist keine Seltenheit.

Mit zunehmendem Druck kommt es zu Lähmungserscheinungen. Der Patient verliert allmählich das Bewusstsein und fällt ins Koma. Das Gesicht ist zyanosisiert und die Ausdehnung der Venen der Augenlider liefert einen Hinweis auf die Schwere der intrakraniellen Venenstauung (Cushing). Der Puls wird langsam, voll und sprunghaft. Die Atmung ist langsam und tief und hat schließlich röchelnden oder schnarchenden Charakter aufgrund einer Lähmung des weichen Gaumens, und die Lippen und Wangen sind aufgrund einer Lähmung der Muskeln dieser Teile aufgeblasen. Die Temperatur, die zunächst auf 97° oder sogar 95° F fällt, steigt im Laufe von drei bis vier Stunden normalerweise an (100,5° oder 102,5° F). Wenn die Temperatur 104 °F oder mehr erreicht, verläuft die Erkrankung normalerweise tödlich. Manchmal steigt sie auf bis zu 106° oder 108° F. – *zerebrale Hyperpyrexie* (<u>Abb. 185</u>). Harnverhaltung aufgrund einer Blasenlähmung und unfreiwilliger Stuhlgang aufgrund einer Lähmung des Schließmuskels sind häufig.

ABB. 185. – Zwei Diagramme von Pyrexie bei Kopfverletzungen.

Im weiteren Verlauf der Symptome kommt es häufig zu einem direkten Druck auf bestimmte kortikale Zentren oder Hirnnerven, der zu *fokalen Symptomen führt* . Bestimmte Muskelgruppen auf der der Läsion gegenüberliegenden Seite können zunächst krampfhafte Zuckungen oder Krämpfe zeigen (einseitiger Monospasmus), später kommt es zu einer Lähmung derselben Gruppen (Monoplegie). Die Lähmung betrifft häufig eine ganze Körperseite (Hemiplegie) und oft ist gleichzeitig auch der N. oculomotorius gelähmt.

Die Pupillen variieren in den verschiedenen Fällen so stark, dass ihr Zustand kein zuverlässiges diagnostisches Zeichen darstellt. Vielleicht kommt es am häufigsten vor, dass die Pupille auf der Seite der Läsion zunächst kontrahiert und sich später vollständig erweitert, während die Pupille auf der gegenüberliegenden Seite mäßig erweitert bleibt. Sie reagieren in der Regel nicht auf Licht. Die ophthalmoskopische Untersuchung zeigt eine Schwellung der Bandscheibe und die Gefäße der Papille sind aufgebläht und gewunden.

In Fällen mit tödlichem Ausgang vertieft sich das Koma und die Muskel- und Sinneslähmungen werden allgemein und vollständig. Nach und nach werden die lebenswichtigen Zentren in der Medulla oblongata in Mitleidenschaft gezogen, und der Tod ist die Folge einer Lähmung des Atemzentrums. Der tödliche Verlauf wird oft durch das Auftreten einer hypostatischen Pneumonie beschleunigt. Nicht selten wird noch einige Zeit vor dem Tod eine veränderte Form der Cheyne-Stokes-Atmung beobachtet.

Eine ähnliche Symptomkette kann bei Kopfverletzungen infolge einer *pyogenen Infektion auftreten* , die zu einer Meningitis oder einem Abszess mit Ansammlung von entzündlichem Exsudat geführt hat.

Pathologie. - Wenn der Masse der Materie in der Schädelhöhle etwas hinzugefügt wird, wird zunächst durch die Verdrängung einer bestimmten Menge Gehirn-Rückenmarks-Flüssigkeit in den Wirbelkanal Platz gewonnen. Die Kapazität der Spinalscheide ist jedoch begrenzt, und sobald die Spannung ein bestimmtes Maß überschreitet, wirkt sich der Druck schädlich auf die Gehirnkapillaren aus, stört die Durchblutung und beeinträchtigt so die Ernährung des Gehirngewebes. Wenn die intrakranielle Spannung noch weiter zunimmt, wirkt sich der Druck allmählich auf das Gehirngewebe selbst aus und es kommt zu den extremen Kompressionssymptomen. Die Vagus- und vasomotorischen Zentren werden gereizt, was zu einer Verlangsamung des Pulses, einer Kontraktion der kleinen Arterien und einem Anstieg der arteriellen Spannung führt, was dazu führt, dass eine ausreichende Zirkulation in den lebenswichtigen Zentren im Mark aufrechterhalten wird. Die Cheyne-Stokes-Atmung ist auf rhythmische Schwankungen der arteriellen Spannung zurückzuführen: Während der Herbstphase werden die Zentren anämisch und die Atmung versagt; Während des Aufstiegs wird das Mark wieder mit Blut versorgt und die Atmung wird wieder aufgenommen (Eyster).

Die Teile des Gehirns, auf die direkt Druck ausgeübt wird, werden anämisch, während die anderen Teile verstopft sind und dadurch die Ernährung des gesamten Gehirns ernsthaft beeinträchtigt wird. Verschiedene Teile des Gehirns und der Nabelschnur zeigen unterschiedliche Widerstandskräfte gegen diese Durchblutungsstörung. Der Kortex ist der am wenigsten widerstandsfähige Teil, und als nächstes folgen die Corona radiata, die graue

Substanz des Rückenmarks, die Pons und als letztes die Medulla oblongata. Daher halten die Atmungs- und Herzzentren am längsten durch.

Deprimierter Knochen als Ursache für Kompression. – Es ist mehr als zweifelhaft, ob ein eingesunkener Teil des Knochens allein imstande ist, Symptome einer Kompression des Gehirns hervorzurufen. Wenn solche Symptome mit einer depressiven Fraktur einhergehen, sind sie entweder auf eine damit verbundene Blutung oder auf eine Durchblutungsstörung und ein daraus resultierendes Ödem zurückzuführen, das der verschobene Knochen hervorruft. Knochenfragmente können jedoch die Symptome verschlimmern, indem sie das Gehirngewebe reizen, auf das sie treffen.

Fremdkörper. – Die Rolle von Fremdkörpern, wie z. B. Kugeln, bei der Entstehung von Kompressionssymptomen ist ähnlich der von deprimierten Knochen. Dass Fremdkörper an sich keine Ursache für eine Kompression sind, scheint daran zu erkennen, dass sie sich nicht selten dauerhaft in die Hirnsubstanz einnisten, ohne dass es zu Symptomen kommt. Kugeln, die Spitzen scharfer Instrumente und andere Substanzen blieben nicht nur jahrelang im Gehirn verankert, ohne Schaden anzurichten, sondern in vielen Fällen bekleideten die Patienten auch weiterhin wichtige und verantwortungsvolle Positionen im Leben.

Differenzialdiagnose. – Es kommt nicht selten vor, dass ein Patient in einem gefühllosen Zustand unter Umständen aufgefunden wird, die keinen Hinweis auf die Ursache seiner Bewusstlosigkeit geben. Normalerweise wird er in das nächstgelegene Krankenhaus gebracht, und der Hausarzt, der ihn betreut, muss im Umgang mit ihm größte Sorgfalt und Diskretion walten lassen. Bei dem Versuch, die Ursache der Erkrankung herauszufinden, müssen zahlreiche Möglichkeiten berücksichtigt werden, eine eindeutige Diagnose ist jedoch oft nicht möglich. Die wichtigsten dieser Ursachen sind Trauma, Schlaganfall oder Gehirnembolie, epileptisches Koma, Alkohol- und Opiumvergiftung, urämisches und diabetisches Koma, Sonnenstich und Kälteexposition. Der häufigste Fehler besteht darin, eine Gehirnkompression mit Trunkenheit zu verwechseln. Es ist kaum notwendig zu sagen, dass ein Mann, der nach Alkohol riecht, nicht unbedingt betrunken ist; Möglicherweise wurde ihm das Getränk mit dem Ziel gegeben, ihn wiederzubeleben. Es kann sein, dass einer der oben genannten Umstände zum Sturz des Patienten geführt hat und er sich dabei eine Verletzung am Kopf zugezogen hat, die jedoch keineswegs für seine Bewusstlosigkeit verantwortlich ist. Deshalb sollte der Patient bei geringsten Zweifeln ins Krankenhaus eingeliefert werden.

Zunächst sollte sorgfältig nach Anzeichen einer Verletzung gesucht werden, insbesondere am Kopf. Die Entdeckung einer schweren Kopfwunde oder eines Schädelbruchs in Verbindung mit den Symptomen einer

Gehirnerschütterung oder Kompression lässt in den meisten Fällen vermuten, dass die Bewusstlosigkeit auf eine traumatische intrakranielle Läsion zurückzuführen ist. Die Untersuchung der durch Lumbalpunktion entnommenen Flüssigkeit kann nützliche Informationen liefern (S. 338).

Liegen keine Anzeichen einer Kopfverletzung vor, sollte der Magen ausgewaschen und sein Inhalt untersucht werden, um festzustellen, ob narkotisierendes Gift vorhanden ist. Auch der Urin sollte abgenommen und auf Albumin und Zucker untersucht werden.

Bei Blutungen infolge des Bruchs erkrankter Hirnarterien (Apoplexie) oder einer Embolie handelt es sich im Wesentlichen um Kompressionssymptome, und da keine eindeutige Vorgeschichte einer Kopfverletzung vorliegt, ist es selten möglich, eine genaue Aussage zu treffen Diagnose der Ursache der Erkrankung. Die Vorgeschichte, dass der Patient zuvor einen „Apoplektik-Schock" erlitten hat, und die Tatsache, dass er schon älter ist und Anzeichen einer arteriellen Degeneration und einer Herzhypertrophie aufweist, die eine solche Blutung begünstigen würden, sind mutmaßliche Beweise dafür, dass die Läsion nicht traumatisch ist.

Wenn in der Anamnese festgestellt wird, dass der Patient Epileptiker ist, besteht die starke Vermutung, dass es sich bei den Symptomen um *epileptische Komasymptome handelt* .

Bei *einer Alkoholvergiftung* liefert die Untersuchung des Mageninhalts Hinweise. Der Patient ist weder völlig bewusstlos noch gelähmt; die Pupillen sind meist zusammengezogen, reagieren aber; und die Temperatur ist oft deutlich unternormal. Nach der Magenentleerung tritt bald eine Besserung ein.

Bei *einer Opiumvergiftung* ist der Allgemeinzustand des Patienten ähnlich wie bei einer Alkoholvergiftung. Die Pupillen sind jedoch deutlich verengt und reagieren nicht auf Licht. Wenn das Gift in Form von Laudanum eingenommen wurde, kann man dies am Geruch erkennen.

Im *Koma* von *Urämie* oder *Diabetes* gibt es weder eine echte Lähmung noch einen Stertor. Der Urin enthält Albumin oder Zucker und es kann zu Ödemen an Füßen und Beinen kommen.

Prognose. —Die Prognose hängt so sehr von der Art und dem Ausmaß der Hirnschädigung ab, dass es unmöglich ist, allgemeine Aussagen darüber zu formulieren. Man kann jedoch sagen, dass die Symptome, die auf eine schlechte Prognose hindeuten, ein sofortiger Temperaturanstieg sind, insbesondere wenn die Temperatur über 40 °C steigt, das frühe Einsetzen von Muskelsteifheit, eine extreme und anhaltende Kontraktion der Pupillen mit Verlust der Pupillen Lichtreflex, konjugierte Abweichung der Augen und das frühe Auftreten von Dekubitus.

In den meisten Fällen endet die Kompression tödlich nach zwei bis sieben Tagen. Andererseits kann eine Genesung eintreten, nachdem der stuporöse Zustand mehrere Wochen lang angehalten hat.

Die *Behandlung* der Kompression wird mit den verschiedenen Läsionen in Betracht gezogen, die sie verursachen. Das Prinzip besteht in allen Fällen darin, die Ursache des erhöhten Drucks im Schädel nach Möglichkeit zu beseitigen.

Traumatisches Ödem. —In der Praxis kommt es vor allem bei Kindern häufig zu Fällen, die weder der klassischen Beschreibung einer Gehirnerschütterung noch einer Gehirnerschütterung noch einer Kompression entsprechen. Auf die Verletzung kann eine Gehirnerschütterung unterschiedlichen Ausmaßes folgen, die bald wieder abklingt, den Patienten jedoch in einem lustlosen, schläfrigen Zustand zurücklässt, der tage- oder sogar wochenlang anhalten kann. Die Denkfähigkeit ist gestört, so dass der Patient zwar nicht bewusstlos, aber apathisch ist, die Orientierung verloren hat und nicht erkennt, wo und bei wem er ist. Er klagt über Kopfschmerzen, es besteht Druckschmerzhaftigkeit über dem Schädel, die Kniereflexe sind vermindert oder fehlen ganz, aber es liegt keine motorische Lähmung vor. In einigen Fällen kommt es zu lokalisierten Zuckungen, in anderen zu generalisierten Krampfanfällen, bei denen der Patient eine tiefe Zyanose entwickelt. Der Zustand unterscheidet sich von der Kompression aufgrund einer mittleren Meningealblutung dadurch, dass er weniger schwerwiegend ist und nicht stetig fortschreitet.

Wenn die Symptome lokalisiert sind, ist der Zustand wahrscheinlich auf eine ödematöse Infiltration des verletzten Teils des Gehirns zurückzuführen; bei Generalisierung zu erhöhter intrakranieller Spannung durch serösen Erguss in den Arachno-Pialraum.

Die *Behandlung* besteht darin, die intrakranielle Spannung durch Purgation, Blutegel, Blutung oder Lumbalpunktion zu verringern, oder bei Lebensgefahr durch Eröffnung des Schädels über dem Verletzungsherd oder bei fehlendem Nachweis durch eine Dekompressionsoperation im Schläfenbereich Region.

INTRAKRANIELLE BLUTUNG

Abgesehen von der Blutung, die mit der Verletzung von Hirngewebe einhergeht, kann es auch zu Blutungen im Schädelinneren kommen, entweder aus Arterien oder Venen. Das austretende Blut kann sich entweder zwischen der Dura mater und dem Knochen (*extradurale Blutung*) oder innerhalb der Dura (*intradurale Blutung*) ansammeln .

Mittelmeningeale Blutung. —Die häufigste Ursache einer extraduralen Blutung ist eine Verletzung der mittleren Meningealarterie. Diese Arterie –

ein Zweig der inneren Oberkieferarterie – kreuzt, nachdem sie durch das Foramen spinosum in den Schädel gelangt ist, den vorderen unteren Winkel des Scheitelbeins und teilt sich in einen vorderen und einen hinteren Zweig, die die Hirnhäute und die Schädeldecke versorgen (Abb. 186). Jeder Ast kann im Zusammenhang mit Frakturen oder durch Schnitt-, Stich- oder Schusswunden verletzt werden. Das Gefäß kann reißen, ohne dass der Schädel gebrochen wird, und manchmal ist es die Arterie auf der dem Schlagort gegenüberliegenden Seite, die gerissen wird. Am häufigsten kommt es zu einer Ruptur im vorderen unteren Winkel des Scheitelbeins, wobei der vordere Ast gerissen ist (90 bis 95 Prozent); und an der Innenseite des Schläfenbeins, wo der hintere Ast gerissen ist (5 bis 10 Prozent).

ABB. 186. – Beziehungen der mittleren Meningealarterie und des lateralen Sinus zur Oberfläche, wie durch Chienes Linien angezeigt.

(Nach Cunningham.)
GRÖSSERES BILD ANZEIGEN

Es ist wahrscheinlich, dass die Größe der Blutung von der Art, dem Ausmaß und der Schwere der Kopfverletzung abhängt. Der Rückstoß des Schädels nach dem Schlag trennt die Dura vom Knochen, und wenn die Meningealarterie durchtrennt oder punktiert wird, fließt Blut in den so entstandenen Raum (Abb. 187). Ein lokaler Schlag führt daher zu einer kleinen Ablösungsfläche und einem entsprechend kleinen Gerinnsel; während auf einen diffusen Schlag ausgedehntere Läsionen folgen. Es wird angenommen, dass, sobald die Dura teilweise abgetrennt ist, die Kraft des aus der verletzten Arterie ausströmenden Blutes – nach dem Prinzip der hydraulischen Presse – ausreicht, um die Abtrennung fortzusetzen.

ABB. 187. – Extradurales Blutgerinnsel infolge einer Blutung aus der mittleren Meningealarterie.

Klinische Merkmale. —Die typischen Merkmale einer mittleren Meningealblutung treten nur dann auf, wenn die Blutung zwischen der Dura und dem Knochen stattfindet. Unter diesen Umständen treten die Symptome einer Gehirnerschütterung meist zunächst am deutlichsten auf, die Kompressionssymptome treten erst nach einer unterschiedlichen

Zeitspanne auf, in der der Patient in der Regel das Bewusstsein wiedererlangt. In manchen Fällen ist er tatsächlich in der Lage, seine Arbeit fortzusetzen oder nach Hause oder ins Krankenhaus zu gehen, bevor Anzeichen einer intrakraniellen Schädigung sichtbar werden. Dieses „klare Intervall" hilft, die Symptome einer mittleren Meningealblutung von denen einer Verletzung der Hirnsubstanz zu unterscheiden, da bei letzterer die Symptome einer Gehirnerschütterung direkt in die einer Kompression übergehen. Eine Lumbalpunktion kann bei der Differenzialdiagnose zwischen extra- und intraduraler Blutung hilfreich sein, da bei letzterer Blut in der entnommenen Flüssigkeit vorhanden ist, bei ersterer jedoch nicht.

Einige Stunden nach dem Unfall verspürt der Patient starke Kopfschmerzen und erbricht meist wiederholt. Eine Zeit lang ist er unruhig und laut, wird aber allmählich schläfrig und die Benommenheit nimmt mehr oder weniger schnell zu, bis das Koma eintritt. Der Puls wird normalerweise langsam und voll. Die Atmung ist schnell (30 bis 50) und wird stark verlegen und röchelnd. Die Temperatur steigt zunehmend an und kann vor dem Tod 40 °C oder sogar noch mehr erreichen. Die Monoplegie, die normalerweise im Gesicht oder am Arm auf der der Läsion gegenüberliegenden Seite beginnt, entwickelt sich allmählich und wird von einer Hemiplegie gefolgt, die durch Druck auf die motorischen Bereiche entsteht, die unter dem Blutgerinnsel liegen. Der Zustand der Schüler ist so unterschiedlich, dass er keinen diagnostischen Wert hat; Wenn beide jedoch stark erweitert sind und nicht auf Licht reagieren, ist die Prognose ernst. Der Tod tritt gewöhnlich innerhalb von 24 bis 48 Stunden ein, sofern der Druck im Schädel nicht durch eine Operation gelindert wird; Auch nach der Entfernung des Blutgerinnsels kann es zum Tod kommen, wenn das Gehirn zerrissen wurde oder eine Blutung an der Basis vorliegt.

Wenn die Blutung vom vorderen Ast her erfolgt, neigt das Gerinnsel dazu, sich zur Basis hin auszubreiten und kann auf den Sinus cavernosus drücken, was zu einer Stauung und Vorwölbung des Auges mit Lähmung des Nervus oculomotorius und einer weiten Erweiterung der Pupille führen kann.

In einigen Fällen einer mittleren Hirnhautblutung liegt keine grobe Schädigung des Gehirns vor; Der unter dem Gerinnsel liegende Bereich wird lediglich zusammengedrückt und von Blut entleert, und wenn man es freilegt, stellt man fest, dass das Gehirn durch das Blutgerinnsel abgeflacht oder sogar tief eingedrückt ist und nicht pulsiert. Wenn das Gerinnsel entfernt wird, kann das Gehirn seine normale Kontur wiedererlangen und seine Pulsation kehrt zurück. Die Sterblichkeit liegt bei über 50 Prozent.

Wenn es sich um eine komplizierte Fraktur handelt, kann das Blut austreten und daher sind die Drucksymptome weniger deutlich oder können ganz fehlen.

Es ist eine Tatsache von einiger medizinisch-rechtlicher Bedeutung, dass eine Blutung aus der mittleren Hirnhaut möglicherweise erst einige Tage oder sogar Wochen nach einer Verletzung auftritt, die zu diesem Zeitpunkt nur mit Symptomen einer Gehirnerschütterung einherging. Dieser Zustand wird als *traumatische Apoplexie* bezeichnet .

Behandlung. – Eine sofortige Operation ist unbedingt erforderlich, nicht nur um die Blutung zu stoppen und das Gerinnsel zu entfernen, sondern auch um das Ödem im Gehirn abzuwehren, das oft für den tödlichen Ausgang verantwortlich ist. Liegt keine äußere Wunde vor, richtet sich die Stelle, an der der Schädel geöffnet werden soll, nach den Symptomen; Beispielsweise deutet eine Lähmung des Arms und des Gesichts auf einer Seite auf eine Trepanation über die Zentren hin, die diese Teile auf der der Lähmung gegenüberliegenden Seite steuern.

Wenn die Blutung auf andere Weise nicht gestillt werden kann, kann eine Unterbindung der A. carotis externa erforderlich sein. JB Murphy hat vorgeschlagen, dass, wenn der Patient untersucht wird, während die Kompressionssymptome auftreten, statt einer Trepanation die Blutung aus den Hirngefäßen durch Anlegen einer Ligatur an der äußeren Halsschlagader unter örtlicher Betäubung gestillt werden sollte.

Eine Verletzung der **inneren Halsschlagader** im Schädel kann durch penetrierende Wunden entstehen oder mit einer Fraktur der Basis verbunden sein. Es endet fast immer tödlich. In einigen Fällen wird eine Verbindung zwischen der Arterie und dem Sinus cavernosus hergestellt und so ein arteriovenöses Aneurysma erzeugt. Die einzig mögliche Behandlung ist die Unterbindung der inneren Halsschlagader oder der gemeinsamen Halsschlagader.

Verletzungen der **Venennebenhöhlen** können abgesehen von groben Schädelläsionen auftreten, gehen aber in der Regel mit Frakturen und penetrierenden Wunden einher. Am häufigsten werden die Sinus transversus (lateral), der Sinus superior sagittal (longitudinal) und die Sinus cavernosus geschädigt. Aufgrund des niedrigen Drucks in den Nebenhöhlen kommt es in der Regel zu einem spontanen Stillstand der extraduralen Blutung und es kommt zu einer Genesung. In manchen Fällen reicht jedoch die austretende Blutmenge aus, um eine Kompression auszulösen. Wenn die Dura mater gerissen ist und das Blut in den Subarachnoidalraum gelangt, kann es sich über die gesamte Oberfläche des Gehirns ausbreiten. Manchmal beginnt die Blutung erst, nachdem eine eingedrückte Fraktur angehoben wurde.

Bei einer offenen Wunde erkennt man die venöse Blutungsquelle an der dunklen Farbe des Blutes und dem kontinuierlichen Charakter des Blutstrahls. Sie kann durch Druck mit Mulltupfern oder durch das Einführen eines Darmfadenstrangs in den Sinus (Lister) gestoppt werden, oder, wenn dies fehlschlägt, indem der Sinus mit einer Pinzette ergriffen und diese 24 oder 48 Stunden lang in Position belassen wird. Ein kleiner Einstich in der Außenwand der Nebenhöhlen kann mit Nähten verschlossen werden. Anzeichen einer zunehmenden Kompression erfordern eine Trepanation und Eröffnung der Dura, wenn dies zur Entfernung des Gerinnsels erforderlich ist.

Intrakranielle Blutung bei Neugeborenen. — Während der Geburt kommt es häufig zu einer Blutextravasation in den Arachno-Pia-Raum. Die Beobachtungen von Cushing scheinen zu zeigen, dass dies normalerweise auf einen Riss der empfindlichen Gehirnvenen zurückzuführen ist, die von der Hirnrinde zum Sinus sagittalis superior verlaufen, aufgrund der Belastung, die ihnen durch die Überlappung der Scheitelknochen bei der Formung des Kopfes entsteht . Manchmal kann es an einer übermäßigen Erstickung während der Geburt liegen. Die Extravasation ist normalerweise im zentralen Bereich der Kortikalis nahe der Mittellinie am stärksten ausgeprägt und erfolgt oft beidseitig.

Dieser Zustand tritt am häufigsten bei erstgeborenen Kindern auf – und zwar häufiger bei Jungen als bei Mädchen –, da die Wehen langwierig und schwierig waren und das Erscheinungsbild abnormal war. In der Regel ist bekannt, dass der Säugling bei der Geburt stark zyanotisch war und Schwierigkeiten hatte, ihn zum Atmen zu bringen. In der Regel liegen keine äußerlichen Hinweise auf ein Trauma vor. Die vordere Fontanelle ist angespannt und pulsiert nicht, der Puls ist langsam und das Kind scheint mehrere Tage lang Schwierigkeiten beim Saugen und Schlucken zu haben und ist ungewöhnlich ruhig. Im Laufe einiger Tage treten deutliche Symptome eines lokalen Drucks auf. Es wird festgestellt, dass ein Bein oder Arm oder eine Körperseite nicht bewegt wird oder beide Seiten betroffen sein können; Bei beidseitiger Lähmung besteht die Gefahr, dass die fehlende Bewegung übersehen wird. Der Säugling kann unter Krämpfen leiden; Es kann zu einer Lähmung bestimmter Augenmuskeln und zu einer Ungleichheit der Pupillen kommen. manchmal gibt es Blindheit. In einigen Fällen kommt es zu einer anhaltenden Steifheit der Gliedmaßen mit einer Drehung des Daumens zur Handfläche. Eine Lumbalpunktion kann das Vorhandensein von Blutkörperchen in der Liquor cerebrospinalis aufdecken und den Druck der Flüssigkeit erhöhen.

Unbehandelt führt die Erkrankung in der Regel zur Entwicklung einer spastischen Lähmung einer oder mehrerer Gliedmaßen auf einer oder beiden Körperseiten (Little-Krankheit), zu Blindheit, Taubheit und geistiger Behinderung unterschiedlichen Ausmaßes oder zu einer Jackson-Epilepsie .

Behandlung. – Um diese Nachwirkungen zu vermeiden, kann das Gerinnsel durch Anheben eines osteoplastischen Lappens entfernt werden, der fast den gesamten Scheitelknochen umfasst. Die Operation sollte innerhalb der ersten ein bis zwei Wochen durchgeführt werden und es muss große Sorgfalt darauf verwendet werden, die Körperwärme aufrechtzuerhalten und einen übermäßigen Blutverlust zu verhindern. Es kann erforderlich sein, auf beiden Seiten zu operieren, wobei zwischen den beiden Operationen eine Pause eingelegt werden muss.

Zur sofortigen Linderung einer erhöhten intrakraniellen Spannung kann die tägliche Entnahme von 10–12 ml Liquor cerebrospinalis durch Lumbalpunktionen oder eine subtemporale Dekompressionsoperation durchgeführt werden.

WUNDEN DES GEHIRNS

Wunden des Gehirns. — *Schnittwunden* des Gehirns entstehen meist durch Säbelhiebe, Beilhiebe oder Kreissägen. Ein Teil der Kopfhaut und des Schädels kann zusammen mit einem Stück Hirnmasse angehoben werden, und in einigen Fällen wird der gesamte Lappen durchtrennt. Das Ausmaß der Verletzung, die Bedingungen, unter denen sie erlitten wird, und die Anfälligkeit für Infektionen machen solche Wunden äußerst gefährlich.

Stichwunden können am Tresorraum durch Stiche mit einem Messer oder Dolch oder durch andere scharfe Gegenstände, wie z. B. die Spitze eines Geländers, verursacht werden. Häufiger wird ein spitzes Instrument, etwa eine Zaunfolie, das Ende eines Regenschirms oder eine Stricknadel, durch die Augenhöhle in die Basis des Gehirns gestoßen. Gelegentlich wurde die Schädelbasis durch das Dach des Rachens perforiert, beispielsweise durch den Stiel einer Tabakpfeife. Alle derartigen Wunden sind zwangsläufig kompliziert und das Infektionsrisiko ist beträchtlich, insbesondere wenn der eindringende Gegenstand zerbrochen ist und ein Teil im Schädel verbleibt. Die infektiösen Komplikationen solcher Verletzungen werden später beschrieben.

Schusswunden weisen viele Gemeinsamkeiten mit Stichwunden auf. Es kommt zu einer stärkeren Quetschung der Gehirnsubstanz, in der Eintrittswunde findet sich meist zerfallenes Gehirnmaterial, und das Geschoss reißt oft Knochen-, Stoff- oder Wattestücke mit sich, was das Infektionsrisiko erhöht.

Aseptische Fremdkörper, insbesondere Kugeln, können im Gehirn verbleiben, ohne Symptome hervorzurufen.

Die *Behandlung* punktierter Wunden besteht darin, die Wunden in den Weichteilen zu vergrößern, den Schädel zu trepanieren und eventuell darin befindliche Fremdkörper zu entfernen, die Wunde zu reinigen und eine Drainage herzustellen.

NACHWIRKUNGEN VON KOPFVERLETZUNGEN

Verletzungen am Kopf können verschiedene Folgeerscheinungen haben. So können sich beispielsweise *chronische interstitielle Veränderungen* (Sklerose) von einer Vernarbungsstelle im Gehirn ausbreiten; oder es kann zu *einer Erweichung* kommen, entweder in Form von blassen Nekrosebereichen (weiße Erweichung) oder von hämorrhagischen Flecken (rote Erweichung). Die Symptome variieren je nach betroffenem Bereich. *Verklebungen* zwischen dem Gehirn und seinen Membranen können zu starken Kopfschmerzen und Schwindelattacken führen, insbesondere bei plötzlicher Anstrengung des Patienten.

Nach einer Kopfverletzung verändert sich manchmal die gesamte mentale Einstellung des Patienten, so dass er gereizt, instabil und für die Gehirnarbeit unfähig wird – *traumatische Neurasthenie* . In einigen Fällen geht die Selbstbeherrschung verloren und es entwickeln sich Alkohol- und Drogengewohnheiten.

Traumatische Epilepsie kann die Folge einer umschriebenen kortikalen Läsion sein, wie z. B. einer in die Kortikalis hineinragenden Knochenspitze, dem Vorhandensein von Adhäsionen zwischen den Membranen und dem Gehirn, einer Narbe im Gehirngewebe, die zu Sklerose führt, oder einer hämorrhagischen Zyste in der Hirnrinde Membranen oder Gehirngewebe.

Die Krampfanfälle sind vom Typ Jackson, sie beginnen in einer bestimmten Muskelgruppe und breiten sich auf benachbarte Gruppen aus, bis alle Muskeln des Körpers betroffen sein können. Die Krämpfe können kurz nach der Verletzung beginnen, beispielsweise wenn die Ursache ein Knochenfragment ist, das die Kortikalis reizt; in anderen Fällen kann es mehrere Jahre dauern, bis sie auftreten. Der Beginn erfolgt normalerweise plötzlich und das „Signalsymptom" – zum Beispiel ein Zucken des Daumens, eine konjugierte Abweichung der Augen oder eine motorische Aphasie – weist auf den Sitz der Läsion hin. Anfangs treten die Anfälle nur in Abständen von Wochen oder Monaten wieder auf, doch mit der Zeit werden sie immer häufiger, bis es an einem Tag bis zu vierzig oder fünfzig sein können. Manchmal verliert der Patient während des Anfalls das Bewusstsein; manchmal bleibt er teilweise bei Bewusstsein. Im Laufe der Zeit kommt es zu denselben degenerativen Veränderungen wie bei anderen Formen der Epilepsie: Bestimmte Muskelgruppen können gelähmt werden; Der Patient kann in einen Zustand der Idiotie oder in den sogenannten „Status epilepticus" übergehen, in dem die Anfälle ohne Nachlassen aufeinanderfolgen, die Atmung röchelnd wird, die Temperatur steigt und der Puls sehr schnell wird; schließlich tritt das Koma ein und der Patient stirbt.

Behandlung. —Die Gabe von Bromiden hat nur palliative Wirkung. Eine Operation ist nur angezeigt, wenn das „Signalsymptom" auf einen begrenzten und zugänglichen Teil des Gehirns als Sitz der Läsion hinweist, oder wenn eine Schädeldepression oder ein anderer eindeutiger Hinweis auf eine Schädelverletzung vorliegt. Je jünger die Verletzung ist, desto besser sind die Aussichten, da es weniger wahrscheinlich ist, dass sekundäre Veränderungen stattgefunden haben und sich der besondere Reizzustand des Gehirns – manchmal auch als „epileptische Angewohnheit" bezeichnet – nicht entwickelt hat. Die Operation besteht darin, den Schädel frei zu öffnen und alle erkennbaren Reizursachen zu entfernen – eingedrückter Knochen, verdickte und anhaftende Membranen, eine Zyste oder ein sklerosierter Fleck der Hirnrinde; Es kann erforderlich sein, eine Gewebeschicht, beispielsweise einen Lappen der Fascia lata, zwischen den Knochen und die Hirnrinde zu legen. Der Punkt, an dem der Schädel eröffnet wird, wird durch den Ort der Verletzung und die fokalen Hirnsymptome bestimmt.

Das Wiederauftreten von Anfällen innerhalb weniger Tage nach der Operation bedeutet nicht unbedingt ein Scheitern, da sie häufig wieder verschwinden. Eine vollständige und dauerhafte Heilung ist nicht üblich, aber Anzahl und Schwere der Anfälle werden in der Regel so weit verringert, dass das Leben erträglich wird.

Traumatische Geisteskrankheit kann auf eine Verletzung eines beliebigen Teils des Gehirns folgen und entweder sofort oder nach einer gewissen Zeitspanne auftreten. Es kann mit Epilepsie verbunden sein oder auch nicht. Jede Form von Wahnsinn kann auftreten, entweder als direkte Folge des Traumas oder weil der Widerstand des Gehirns durch die Verletzung bei einem Patienten, der für Wahnsinn prädisponiert ist, gemindert wird. Wenn Wahnsinn als direkte Folge einer Verletzung auftritt, handelt es sich meist um eine organische Läsion, die oberflächlich ist und die Störung der Gehirnfunktion im Allgemeinen auf eine Reflexreizung der Dura mater (Duret) zurückzuführen ist. Diese Tatsachen erklären möglicherweise die unmittelbare Besserung, die gelegentlich auf die Öffnung des Schädels an der Verletzungsstelle und die Beseitigung der erregenden Ursache folgt. Fälle, die innerhalb weniger Tage nach der Verletzung auftreten, heilen in der Regel innerhalb von ein bis zwei Monaten ab. Je später sich die Erkrankung entwickelt, desto weniger offensichtlich ist der Zusammenhang zwischen Trauma und Wahnsinn und desto schlechter ist die Prognose.

Meningitis , *Sinusthrombose* und *Hirnabszess* können die Folge jeder Form von Kopfverletzung sein, die mit einer Infektion einhergeht. Die klinischen Merkmale – abgesehen von der Vorgeschichte eines Traumas – stimmen so sehr mit denen der gleichen Zustände überein, die abgesehen von einer Verletzung auftreten, dass sie am bequemsten zusammen betrachtet werden können (S. 374).

Kapitel XIII
Verletzungen des Schädels

- <u>Prellungen</u>

- — Brüche

- — <u>Aus dem Tresor</u> :

- *Sorten*

- — <u>Von der Basis</u> :

- *Vordere Schädelgrube*

- – *Mittlere Fossa*

- – *Hintere Schädelgrube* .

Die Schädelknochen können gequetscht oder gebrochen sein. Diese Verletzungen sind an sich nicht schwerwiegend: Ihre klinische Bedeutung ergibt sich aus der Verletzung des intrakraniellen Inhalts, mit dem sie wahrscheinlich verbunden sind.

Schädelprellung kann durch einen Sturz, einen Schlag oder eine Schussverletzung entstehen. In den meisten Fällen überschattet die Schädigung von Weichteilen – Kopfhaut, Hirnhautgefäße oder Gehirn – die Knochenläsion, die an sich vergleichsweise unbedeutend ist.

FRAKTUREN DES SCHÄDELS

Während es zweckmäßig ist, Frakturen des Gewölbes und Frakturen der Schädelbasis getrennt zu betrachten, ist zu bedenken, dass es nicht ungewöhnlich ist, dass eine Fraktur sowohl das Gewölbe als auch die Basis betrifft. Frakturen können in beiden Situationen einfach oder kompliziert sein.

BRÜCHE DES TRESORS

Mechanismus. – Wenn der Schädel durch *direkte Gewalt* gebrochen wird , erfolgt der Bruch am Ort des Aufpralls und sein Ausmaß variiert je nach Art des auftreffenden Objekts und dem Ausmaß der ausgeübten Gewalt. Wenn beispielsweise ein spitzes Instrument wie ein Bajonett, ein Florett oder ein Dorn mit Gewalt gegen den Schädel geschlagen wird, durchschlägt die Waffe einfach den Knochen, löst ihn an der Eintrittsstelle auf und bricht oder splittert eine variable, aber begrenzte Entfernung darüber hinaus. Wenn der Kopf dagegen von einem „stumpfen" Gegenstand – zum Beispiel einer aus großer Höhe fallenden Latte – getroffen wird, wirkt die Kraft über einen größeren Bereich und der elastische Schädel beugt sich davor. Werden die Grenzen seiner Elastizität nicht überschritten, kehrt der Knochen nach Wegfall der Krafteinwirkung in seine normale Lage zurück; Wenn der Knochen jedoch über den Punkt hinaus gebogen wird, von dem aus er zurückweichen kann, kommt es zu einem Bruch – einem „ *Bruch durch Biegung* ". Der Knochen gibt weiträumig nach, der betroffene Teil kann zersplittert sein und ein oder mehrere der Fragmente können unterhalb der Höhe des restlichen Schädels liegen bleiben. Risse und Spalten breiten sich weit in verschiedene Richtungen aus – oft (70 bis 75 Prozent) bis in die Basis hinein. Bei fast allen Brüchen des Gewölbes splittert der innere Tisch über einen größeren Bereich als der äußere, teilweise weil er spröder ist und nicht von innen gestützt wird, aber auch weil die Diffusion der nach innen gerichteten Kraft einen größeren Bereich betrifft. Wenn eine Kugel die Schädelhöhle durchquert, wird der innere Tisch an der Eintrittsöffnung und der äußere Tisch an der Austrittsöffnung stärker zertrümmert. Von Bergmann berichtete über dreißig Fälle, bei denen allein der Innentisch durch einen Schlag auf den Kopf gebrochen wurde.

Frakturen durch *indirekte* Gewalt – also Frakturen, bei denen der Knochen an einer anderen Stelle als dem Aufprallort bricht – sind fast immer auf Gewalt zurückzuführen, die mit einem stumpfen Gegenstand ausgeübt wird und über einen weiten Bereich wirkt – wie zum Beispiel wenn Der Kopf schlägt auf das Pflaster. Über die Art ihrer Herstellung wurde viel diskutiert. Es hat sich gezeigt, dass der Schädel, wenn er an einer Stelle durch eine auf ihn einwirkende Kraft eingedrückt wird, sich an einer anderen Stelle ausbeult, so dass sich seine gesamte Kontur verändert. Allerdings variiert die Elastizität des Knochens an verschiedenen Stellen des Schädels aufgrund von Unterschieden in der Dicke und Struktur. Wenn also der Teil, der niedergedrückt wird – also der Teil, der direkt getroffen wird – weniger elastisch ist als der Teil, der sich ausbaucht, gibt er nach und es kommt zu einem Bruch durch „Biegung". Ist der vorgewölbte Teil jedoch weniger elastisch, platzt er nach außen – *Bruch durch „ Platzen* ". Der Begriff „Fraktur durch *Gegenstoß* " wurde fälschlicherweise auf solche Brüche angewendet, bei denen der Bereich der Ausbeulung zufällig gegenüber dem Aufprallort liegt. Der sogenannte *Contre-Coup ist nur in einem vollkommen kugelförmigen Körper möglich, was beim Schädel natürlich nicht der Fall ist.*

Wenn ein Hochgeschwindigkeitsgeschoss den Kopf durchdringt, übt es auf das inkompressible, halbflüssige Gehirn eine explosive (hydrodynamische) Kraft aus, die sich auf alle Punkte der Innenfläche des Schädels überträgt und zur Zertrümmerung des Knochens führt.

Reparatur. – Die Reparatur von Schädelfrakturen geht gewöhnlich mit einer außerordentlich geringen Menge Kallus einher. Außer bei Vorliegen einer Infektion leben getrennte Fragmente weiter und vereinigen sich wieder, sie können sich jedoch auf eine Weise vereinigen, die in Richtung des Gehirns projiziert und durch Reizung der kortikalen Zentren traumatische Epilepsie verursacht. Bei Trümmerfrakturen bleiben die Bruchlinien dauerhaft am Knochen sichtbar, bei zerklüfteten Brüchen kann es jedoch vorkommen, dass sie keine Spuren hinterlassen. Durch Verletzungen oder Operationen entstandene Lücken im Schädel werden nach einiger Zeit durch eine faserige Membran ausgefüllt, die von der Peripherie zur Mitte hin verknöchern kann, aber wenn es sich nicht um eine kleine Öffnung handelt, wird sie selten vollständig durch Knochen verschlossen. Der neue Knochen, der sich bildet, entsteht aus dem alten Knochen an den Rändern der Öffnung. Bleibende Schädeldefekte sind vor allem dann schädlich, wenn sie von Läsionen der darunter liegenden Dura, wie etwa Verwachsungen am Gehirn, begleitet sind; Große Lücken können beim Bücken oder beim gewaltsamen Ausatmen, wie beim Naseputzen oder beim Spielen eines Blasinstruments, zu Schwindelgefühlen führen.

Sorten. – Zu Beschreibungszwecken werden Brüche des Gewölbes in die zerklüftete, die punktierte, die eingedrückte und die zerkleinerte Form unterteilt. Klinisch werden diese Varianten jedoch häufig kombiniert. Die praktische Bedeutung einer bestimmten Fraktur hängt davon ab, ob sie einfach oder kompliziert ist, und nicht von der genauen Art der Knochenschädigung. Am schwerwiegendsten sind komplizierte Frakturen, bei denen die Dura mater geöffnet wird. Einfache Frakturen entstehen in der Regel durch diffuse Gewalteinwirkung und können sich weit über den Aufprallort hinaus ausbreiten. Komplizierte Frakturen resultieren aus schwerer und örtlicher Gewalteinwirkung – zum Beispiel dem Tritt eines Pferdes oder dem Schlag eines Hammers – und sind in der Regel mehr oder weniger auf den Aufprallort beschränkt. Bei Schussverletzungen entstehen jedoch meist zahlreiche Risse, die strahlenförmig von der Einschlagstelle des Geschosses in den Schädel ausgehen.

Rissige Brüche entstehen in der Regel durch Schläge mit stumpfen Gegenständen oder durch Stürze und erstrecken sich meist weit über den betroffenen Bereich hinaus, meist bis in die Basis. Die Fissur kann vertikal oder schräg durch den Knochen verlaufen und einen oder beide Tische betreffen. Solange die Fraktur einfach ist, kann sie kaum diagnostiziert werden, außer durch Rückschluss auf die damit verbundenen Symptome einer Hirn- oder Hirnverletzung. Bei der Verbindung ist der Riss im Knochen sichtbar und fühlbar. Mit dem Auge erkennt man es als einen Spalt im Knochen, der mit rotem Blut gefüllt ist, das, sobald es weggewischt wird, wieder in den Spalt sickert. Bei Brüchen durch Platzen kann sich ein Haarbüschel zwischen den Bruchrändern verfangen, was die Reinigung der Wunde zusätzlich erschwert.

Diagnose. – Eine normale Naht kann mit einer Rissfraktur verwechselt werden. Eine Naht kann jedoch im Allgemeinen an ihrer Position, der Unregelmäßigkeit ihrer Ränder und der Abwesenheit von Blut zwischen ihren Rändern erkannt werden . Gleichzeitig kommt es, insbesondere bei Kindern, nicht selten vor, dass eine Naht durch Gewalteinwirkung auf den Kopf aufspringt oder dass eine Rissfraktur in eine Naht eindringt und diese nach einiger Zeit wieder verlässt . Die Kanten eines sauberen Schnitts im Periost können mit einem Riss im Knochen verwechselt werden, insbesondere wenn man sich bei der Diagnose auf die Sonde verlässt. Dieser Fehler kann vermieden werden, indem man mit dem behandschuhten Finger den Rand des Periosts vom Knochen abhebt. Bei kombinierter Auskultation und Perkussion kann in manchen Fällen eines rissigen Bruchs des Gewölbes ein eigenartiges „Hohlfass"-Geräusch festgestellt werden.

Fissurenfrakturen als solche bedürfen keiner *Behandlung* . Bei Verbund muss die Wunde desinfiziert werden; und intrakranielle Komplikationen wie Hirnblutungen, Hirnrisse oder Infektionen sind nach den bereits beschriebenen Grundsätzen zu behandeln.

Punktionsfrakturen sind zwangsläufig kompliziert und aufgrund der Infektionsgefahr als schwere Verletzungen anzusehen. Sie entstehen durch den lokalisierten Aufprall eines scharfen und meist infizierten Gegenstandes, dessen Spitze nicht selten entweder im Knochen oder im Schädel verbleibt. Knochenfragmente werden häufig in das Gehirn getrieben, und von der zentralen Öffnung aus verlaufen häufig kurze Risse in verschiedene Richtungen.

Diagnose. – Wenn das Instrument schräg auf den Kopf auftrifft, kann es nach dem Durchstechen der Kopfhaut ein Stück darunter hindurchgehen, bevor es den Schädel durchbohrt, so dass beim Herausziehen eine Klappenwunde zurückbleibt, und auf den ersten Blick sieht es so aus, als wäre nur die Kopfhaut betroffen . Manchmal verbleibt ein Fremdkörper in der Lücke und füllt diese so sehr aus, dass es schwierig ist, den Bruch mit einer Sonde oder sogar mit dem Finger zu erkennen. In allen Zweifelsfällen sollte die Kopfhautwunde ausreichend vergrößert sein, um solche Fehler auszuschließen. Uns ist der Fall eines Mannes bekannt, der an einer Meningitis starb, die auf einen durch die Speiche eines Regenschirms verursachten Punktionsbruch im Gewölbe zurückzuführen war. Der Bruch blieb unbemerkt, bis die meningealen Symptome auftraten.

Behandlung. – Die Kopfhautwunde muss gereinigt werden, indem sie zu diesem Zweck soweit wie nötig geöffnet wird. Der infizierte Teil des Knochens sollte entfernt werden, um die Reinigung der Membranen und des Gehirns zu ermöglichen und eine Drainage zu ermöglichen.

Depressive und Trümmerfrakturen. —Da diese Sorten fast immer in Kombination vorkommen, werden sie am besten zusammen betrachtet. Die Begriffe „Depressionsfraktur", „Rinnenfraktur" und „Teichfraktur" wurden je nach Grad der Knochenschädigung und Anordnung der Fragmente auf verschiedene Formen von Depressionsfrakturen angewendet (Abb. 188 , 189 , 190). Diese Frakturen können einfach oder zusammengesetzt sein.

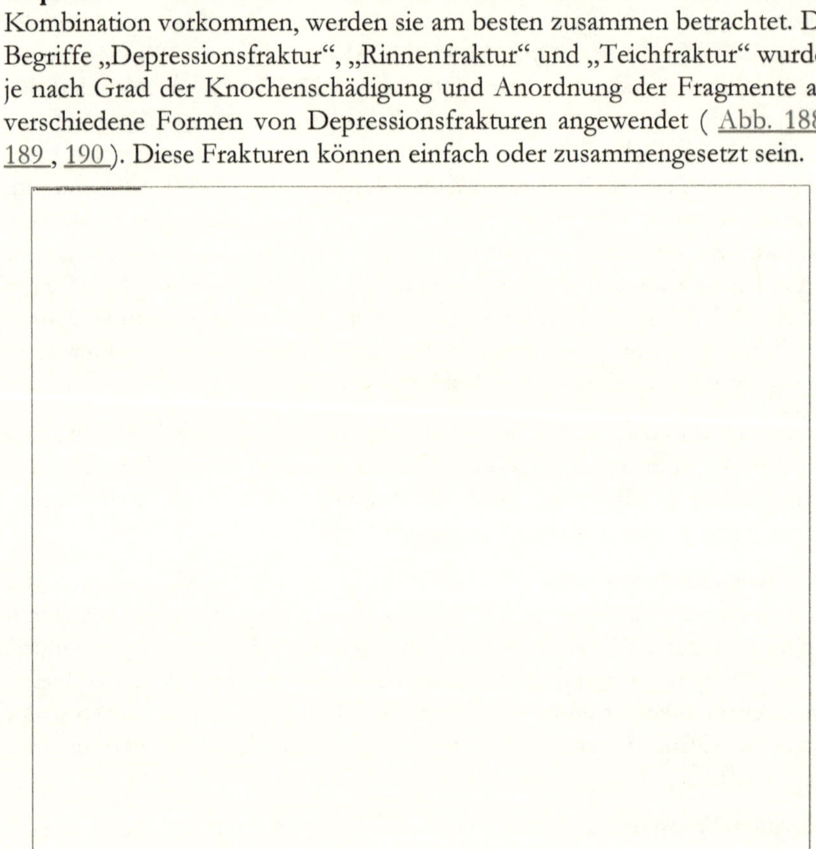

ABB. 188. – Eingedrückter Bruch der Stirnbeine – mit Beteiligung des Luftsinus auf beiden Seiten – mit einem rissigen Bruch, der strahlenförmig davon ausgeht.

(Aus der Sammlung von Professor Harvey Littlejohn.)

ABB. 189. – Eingedrückte und zerkleinerte Fraktur des rechten Scheitelbeins: Teichfraktur. Der Patient erlitt die Verletzung zwanzig Jahre vor seinem Tod.

ABB. 190. – Teichfraktur des linken Stirnbeins, entstanden während der Entbindung.

(Aus einem von Herrn JH Nicoll geliehenen Foto.)

In der Regel ist die gesamte Dicke des Schädels gebrochen, wobei, wie üblich, die Innenseite des Schädels am meisten leidet. Bei Säuglingen können die Knochen nur eingedrückt sein, wobei es sich um einen Grünholzbruch handelt. Es kommen alle Schweregrade vor, von einer einfachen, lokalisierten Einkerbung des Knochens bis hin zur vollständigen Zertrümmerung des Schädels in Fragmente.

Diagnose. – Wenn es sich um komplizierte Brüche handelt, lässt sich die Art dieser Brüche bei der Untersuchung der Wunde leicht erkennen, ihr Ausmaß ist jedoch nicht immer leicht zu bestimmen, und es ist nicht ungewöhnlich, dass ausgedehnte Risse in die Basis übergehen.

Ein Hämatom der Kopfhaut kann leicht mit einer depressiven Fraktur verwechselt werden. Die Verdichtung des Gewebes rund um den Aufprallort und das weiche Gerinnsel in der Mitte simulieren eine Vertiefung im Knochen; Wenn man aber mit dem Finger kräftigen Druck ausübt, kann man den unregelmäßigen Rand des Knochens erkennen und den Eindruck erwecken, dass der vertiefte Teil auf einer tieferen Ebene liegt. Andererseits wird eine Vertiefung im Knochen manchmal durch ein darüber liegendes Hämatom verdeckt, und wenn nicht große Vorsicht geboten ist, kann die Fraktur übersehen werden.

Behandlung. „Alle sind sich einig, dass zusammengesetzte eingedrückte und zerkleinerte Frakturen – unabhängig davon, ob sie mit zerebralen Symptomen einhergehen oder nicht – operiert werden sollten, um eine Reinigung der Wunde und die Wiederherstellung der normalen Kontur des Schädels durch Anheben oder Entfernen eingedrückter oder abgetrennter Fragmente zu ermöglichen. Außer bei kleinen Kindern, bei denen erhebliche Depressionen häufig von Natur aus behoben werden, empfehlen die meisten Chirurgen einen operativen Eingriff auch bei einfachen Frakturen mit dem Ziel, den deprimierten Knochen anzuheben und Folgekomplikationen wie anhaltende Kopfschmerzen, Schwindelattacken oder traumatische Ereignisse zu verhindern Epilepsie oder Wahnsinn. Andere, darunter von Bergmann und Tilmanns, sind der Ansicht, dass das Risiko solcher Folgeschäden nicht ausreicht, um eine so schwere prophylaktische Operation wie die Trepanation zu rechtfertigen.

„Operative Chirurgie", *S. 14*, beschrieben . 93.

BRÜCHE DER BASIS

Die Schädelbasis kann gebrochen werden, wenn ein spitzer Gegenstand, beispielsweise eine Zaunfolie, eine Stricknadel oder das Ende eines Regenschirms, durch die Augenhöhle, die Nasenhöhlen oder den Rachenraum gedrückt wird. Auf diese Verletzungen wird bei der Beschreibung von Frakturen der vorderen Schädelgrube Bezug genommen.

Die meisten Basalfrakturen entstehen durch Unfälle wie einen Sturz aus großer Höhe, die Landung des Patienten auf dem Scheitel oder auf der Seite des Kopfes oder durch den Sturz eines schweren Gegenstands auf den Kopf. Die Gewalt ist daher insofern indirekt, als der Knochen an einer anderen Stelle als dem Aufprallort bricht.

In anderen Fällen wird die Basis gebrochen, indem der Patient aus großer Höhe stürzt und auf seinen Füßen oder seinem Gesäß landet, wobei die Kraft über die Wirbelsäule auf den Hinterkopf übertragen wird und der Knochen um das Foramen magnum herum nachgibt. Manchmal wird der Kondylus des Unterkiefers durch einen Schlag oder Sturz auf das Kinn durch die Schädelbasis getrieben, und von der Glenoidhöhle aus verlaufen Risse strahlenförmig in die Basis. Üblicherweise werden diese auch als Brüche durch indirekte Gewalt beschrieben, aber da der Schädel an der Stelle, an der er getroffen wird, nachgibt, handelt es sich in Wirklichkeit um Brüche durch direkte Gewalt. Von Bergmann, Bruns und Messerer haben viel dazu beigetragen, den Mechanismus von Basalfrakturen aufzuklären.

Bei der Betrachtung der Entstehungsweise von Basalfrakturen durch indirekte Gewalt müssen die unregelmäßige Form der Höhle, die unterschiedliche Stärke und Dicke ihrer verschiedenen Teile sowie das Vorhandensein der Foramina durch den Knochen berücksichtigt werden. Die auf den Schädel wirkende Kraft neigt dazu, einen Durchmesser der Höhle zu vergrößern und den gegenüberliegenden Durchmesser zu verringern. Die daraus resultierende Fraktur ist daher auf das Platzen des Schädels zurückzuführen und findet tendenziell an der Stelle statt, die die geringste Elastizität aufweist, also an der Basis. Es wurde festgestellt, dass Ort und Richtung von Basalfrakturen in einem ziemlich konstanten Verhältnis zur Richtung der Kraft stehen, durch die sie erzeugt werden. Wenn beispielsweise der Schädel von einer Seite zur anderen zusammengedrückt wird, verläuft die Bruchlinie durch die Basis normalerweise quer und kann eine oder beide Seiten betreffen (Abb. 191). Wenn andererseits der Druck von vorne nach hinten ausgeübt wird, verläuft die Fraktur tendenziell in Längsrichtung; und wenn es schräg ist, neigt es dazu, diagonal zu sein.

ABB. 191. – Querfraktur durch die mittlere Fossa der Schädelbasis.

Bei Frakturen der Basis handelt es sich meist um einen einzelnen Riss oder eine Reihe von Rissen, die in der Regel in ihrer Spur durch die Foramina verlaufen. Kleine Knochenanteile sind manchmal vollständig abgetrennt. Es ist üblich, dass sich ein Spalt durch die Basis über eine beträchtliche Distanz bis zum Gewölbe fortsetzt.

Die Fraktur kann nur eine Fossa betreffen, in der Regel strahlen die Risse jedoch in zwei oder alle Fossae aus. Frakturen der vorderen und mittleren Schädelhöhle werden meist durch Einreißen der Schleimhaut der Nase, des Rachens oder des Ohrs verschlimmert.

Basalfrakturen gehen häufig mit einer Prellung und Platzwunde des Gehirns sowie mit Verletzungen eines oder mehrerer Hirnnerven einher.

Ein Bruch der vorderen Schädelgrube kann durch einen Schlag auf die Stirn, die Nase oder das Gesicht verursacht werden; oder von einer punktierten Wunde der Augenhöhle oder der Nasenhöhle. Oftmals wird die Verletzung zunächst als trivial angesehen, und erst wenn infektiöse Komplikationen in Form einer Meningitis oder eines Hirnabszesses auftreten, wird ihre wahre Natur vermutet. Diese Fossa kann auch an Brüchen des Gewölbes beteiligt sein, d. h. an Rissen, die sich vom Scheitel bis zur Augenhöhlenplatte des Stirnbeins oder bis zum unteren Flügel des Keilbeins erstrecken.

Klinische Merkmale. – Sofern es sich bei der Fraktur nicht um eine komplizierte Öffnung in der Nase oder im Rachenraum handelt, gibt es nur wenige Symptome, anhand derer sie erkannt werden kann. Bei einer Komplikation kann es zu Blutungen aus dem Rachen oder der Nase kommen, die durch Risse im Periost und der Schleimhaut im Zusammenhang mit dem Basi-Sphenoid bzw. dem Siebbein entstehen. Bei starker Blutung ist es wahrscheinlich, dass die Hirngefäße oder sogar die Venennebenhöhlen gerissen sind. Mit dem Blut kann auch Gehirn-Rückenmarks-Flüssigkeit austreten, dies ist jedoch selten zu erkennen. Wenn der Fluss lange anhält, kann es sein, dass der Patient aufgrund des hohen Anteils an Natriumchlorid in der Flüssigkeit einen anhaltenden Salzgeschmack im Mund verspürt. Bei sehr schweren Verletzungen kann Gehirnmasse durch die Nase oder den Mund austreten.

Ein Bruch der vorderen Schädelgrube geht häufig mit einem Blutaustritt in die Augenhöhle einher, der den Augapfel nach vorne drückt und in die Bindehaut eindringt (*subkonjunktivale Ekchymose*). Dies tritt insbesondere dann auf, wenn die Augenhöhlenplatte des Stirnbeins betroffen ist. Das Blut, das in die Bindehaut eindringt, gelangt von hinten nach vorne, tritt zunächst am äußeren Augenwinkel in Erscheinung und breitet sich fächerförmig zur Hornhaut aus. Später breitet es sich bis zum oberen Augenlid aus. Wenn die Augenhöhlenleiste abgeschlagen wird, ohne dass die Schädelhöhle geöffnet wird, zeigt sich die Blutung sofort sowohl unter der Bindehaut als auch im Oberlid. Bei einer Öffnung der Stirnhöhle kann Luft in die Kopfhaut eindringen.

Der olfaktorische, optische, okulomotorische, pathetische und ophthalmologische Teil des Trigeminus- und Abducens-Nervs sind alle wahrscheinlich betroffen.

Diagnose. – Es ist kaum notwendig, darauf hinzuweisen, dass nach einem Schlag ins Gesicht Blutungen aus der Nase oder dem Mund auftreten können, ohne dass es zu einem Schädelbruch kommt. Erst wenn die Blutung lange anhält und stark ist, deutet dies auf eine Fraktur hin. Ebenso kann ein Bluterguss im Bereich der Augenhöhle auf eine einfache Kontusion der

Weichteile („blaues Auge") oder auf die Anziehung von Blut aus der Stirn oder der Schläfe zurückzuführen sein. Eine subkonjunktivale Ekchymose kann auch unabhängig von einer Fraktur der vorderen Schädelgrube auftreten, beispielsweise in Verbindung mit einem gewöhnlichen blauen Auge oder einer Fraktur des Augenhöhlenkamms oder des Jochbeins.

Schließlich kann eine Lähmung der Hirnnerven durch den Druck eines Blutgerinnsels oder durch einen Nervenriss verursacht werden, ohne dass der Schädel gebrochen wird.

Ein Bruch der mittleren Schädelgrube ist in der Regel die Folge starker Gewalteinwirkung auf das Gewölbe, beispielsweise wenn ein Mann aus großer Höhe stürzt oder von einem Pferd geworfen wird und auf dem Kopf landet.

Klinische Merkmale. – Das schlüssigste Zeichen einer Fraktur der mittleren Schädelgrube ist der Austritt von dunkel gefärbtem Blut in einem stetigen Strom aus dem Ohr, gefolgt vom Austreten von Liquor cerebrospinalis. Die Blutung aus dem Ohr kann tagelang anhalten, wobei das Blut durch die Beimischung von Liquor cerebrospinalis allmählich eine hellere Farbe annimmt. Schließlich hört die Blutung auf, aber die klare Flüssigkeit läuft weiter ab, manchmal wochenlang, und zwar in einer solchen Menge, dass sie die Verbände und das Kissen durchnässt. Unserer Erfahrung nach kommt es viel seltener zum Austritt von Liquor cerebrospinalis als allgemein angenommen. In den meisten Fällen wird bei der Untersuchung des Ohrs mit einem Spekulum festgestellt, dass das Trommelfell gerissen ist; Wenn es intakt ist, können Blut und Gehirn-Rückenmarks-Flüssigkeit durch die Eustachische Röhre in den Rachenraum gelangen. Der Austritt von Hirnsubstanz aus dem Ohr ist äußerst selten. Manchmal kommt es zu einem Emphysem der Kopfhaut, wenn die Fraktur durch die Mastoidzellen verläuft. Häufig sind die Gesichts- und Hörnerven sowie die Ober- und Unterkieferabschnitte des Trigeminus betroffen. Taubheit ist eine schwerwiegende und nicht ungewöhnliche Begleiterscheinung einer Fossa der mittleren Schädelgrube, da die Fraktur das Labyrinth betrifft und mit Blutungen und der Bildung von neuem Knochen einhergeht.

Diagnose. – Es muss darauf geachtet werden, dass Blut, das aus einer Kopfhautwunde in das Ohr gelangt ist oder seinen Ursprung in einem Bruch der Wand des äußeren Gehörgangs oder einer Verletzung des Trommelfells hat, nicht mit Blut verwechselt wird, das aus einem Bruch austritt der Basis. Unter diesen Bedingungen ist das Blut normalerweise hellrot, wird nicht von Gehirn-Rückenmarks-Flüssigkeit begleitet und der Blutfluss hört bald auf. Es ist bekannt [4], dass Blut und Gehirn-Rückenmarks-Flüssigkeit entlang der Hülle des Hörnervs austreten können, ohne dass der Knochen gebrochen wird.

[4] Miles, *Edinburgh Medical Journal*, 1895.

Ein Bruch der hinteren Schädelgrube wird durch die gleichen Formen von Gewalt hervorgerufen, die einen Bruch der mittleren Schädelgrube verursachen; Besonders gefährdet ist es, wenn der Patient auf die Füße oder das Gesäß fällt.

Klinische Merkmale. – Manchmal kommt es zu einer vergleichsweise begrenzten Fraktur des Hinterhauptbeins, und im Laufe einiger Tage dringt Blut in die Kopfhaut im Bereich des Hinterhaupts und Mastoids ein oder kann in die tieferen Ebenen des Halses gelangen. In der Regel liegen jedoch keine unmittelbaren äußerlichen Anzeichen einer Fraktur vor. Der Patient ist im Allgemeinen bewusstlos und weist Anzeichen einer Verletzung der Pons und des Marks auf, was zu Atemstörungen führt, die sich bald als tödlich erweisen. Der schnell tödliche Verlauf dieser Fälle verhindert in der Regel die Manifestation einer Verletzung der hinteren Hirnnerven.

Diagnose von Basalfrakturen. – Bei der Diagnose von Frakturen der Basis muss man sich hauptsächlich auf Folgendes verlassen: (1) die Art der Verletzung; (2) der diffuse Charakter der zerebralen Symptome; (3) der Nachweis einer Verletzung einzelner Hirnnerven; (4) das Auftreten anhaltender Blutungen aus Nase, Mund oder Ohr; (5) die Extravasation von Blut unter der Bindehaut oder hinter dem Warzenfortsatz; und (6) das Vorhandensein von Blut in der durch Lumbalpunktion entnommenen Liquor cerebrospinalis. In seltenen Fällen wird die Diagnose durch den Austritt von Gehirnflüssigkeit oder Hirnsubstanz aus Nase, Mund oder Ohr gesichert.

Es muss jedoch zugegeben werden, dass in einem großen Teil der Fälle, die mit einer Genesung enden, die Diagnose einer Basisfraktur kaum mehr als eine Vermutung ist. Die äußeren Anzeichen einer Knochenschädigung sind so gering und leicht irreführend, dass man sich kaum darauf verlassen kann. Die damit verbundenen zerebralen und nervösen Symptome sind ebenfalls nur ein mutmaßlicher Hinweis auf einen Knochenbruch. In allen Fällen, in denen jedoch Grund zu der Annahme besteht, dass die Basis gebrochen ist, sollte der Patient unter dieser Annahme behandelt werden. Es zeigt sich oft, dass es schwierig ist, den Patienten von der Notwendigkeit einer Behandlung und von dem Risiko zu überzeugen, das Bett zu verlassen und die Arbeit wieder aufzunehmen, wenn keine zerebralen Symptome vorliegen.

Prognose bei Basalfrakturen. —Die Prognose hängt von der Schwere der Hirnläsionen und vom Auftreten traumatischer Ödeme oder infektiöser intrakranieller Komplikationen ab. Viele Fälle erweisen sich innerhalb weniger Stunden nach der damit verbundenen Hirnschädigung als tödlich, wobei der Patient an einer Gehirnkompression aufgrund einer Blutung stirbt. Wenn der Patient zwei Tage überlebt, ist die Prognose hoffnungsvoller (Wagner). Es ist möglich, dass der freie Blutaustritt aus der Nase oder dem

Ohr in manchen Fällen eine Kompression verhindern und die Prognose bis zu einem gewissen Grad verbessern kann. Punktierte Frakturen enden häufig aufgrund infektiöser Komplikationen – Meningitis, Sinusthrombose und Hirnabszess – tödlich. Diese Komplikationen können auch bei Frakturen auftreten, die sich durch die Öffnung in der Nase, im Rachen oder im Ohr verschärfen, sie kommen jedoch seltener vor, als man erwarten könnte.

Behandlung. —Die allgemeine Behandlung umfasst die Behandlung aller Kopfverletzungen. In einer Reihe von Fällen, die mit Kompressionssymptomen einhergingen, war die Linderung der intrakraniellen Spannung durch eine Dekompressionsoperation von Nutzen. Auch die Entnahme von 30 oder 40 cm³ Liquor cerebrospinalis durch Lumbalpunktion hat sich in gleicher Weise als vorteilhaft erwiesen; Quenú empfiehlt in schwerwiegenden Fällen dringend eine wiederholte Punktion. In einigen Fällen führte dieser Eingriff zum plötzlichen Tod.

Es müssen Maßnahmen ergriffen werden, um eine Infektion der betroffenen Schleimhautoberflächen zu verhindern. Dies ist bei Frakturen, die in den Rachen und die Nase führen, äußerst schwierig. Aufgrund des Allgemeinzustands des Patienten ist es normalerweise nicht möglich, Nasenspülungen oder Mundspülungen anzuwenden, das Besprühen der Hohlräume mit Wasserstoffperoxid oder anderen Antiseptika kann jedoch von Nutzen sein. Bei Frakturen der mittleren Schädelgrube sollte das Ohr vorsichtig ausgewaschen und der Gehörgang mit Gaze verschlossen und durch Heftpflaster oder einen Verband in Position gehalten werden. Bei anhaltendem Austritt von Blut oder Liquor muss der Verband häufig gewechselt werden.

Bei komplizierten Frakturen der vorderen Schädelgrube aufgrund einer Perforation durch die Augenhöhle sollte das Stirnbein trepaniert werden, um die Entfernung loser Fragmente oder eventuell in den Schädel eingedrungener Fremdkörper zu ermöglichen und eine Drainage zu gewährleisten.

Kapitel XIV
Krankheiten des Gehirns und der Membranen

- <u>Pyogene Erkrankungen</u>

- — <u>Meningitis: *Sorten*</u>

- — <u>Abszess: *Sorten*</u>

- — <u>Sinusvenenentzündung</u>

- — <u>Intrakranielle Tuberkulose</u> .

- <u>Cephalozelen</u>

- — <u>*Meningozele*</u>

- — <u>*Enzephalozele*</u>

- — <u>*Hydrenzephalozele*</u>

- — <u>Traumatische Kopfhydrozele</u>

- — <u>Hydrozephalus; *Sorten*</u>

- — <u>Mikronzephalie</u> .

- <u>Hirntumore</u> .

- <u>Tumoren der Hypophyse</u> .

- <u>Epilepsie</u>

- — <u>Hernia cerebri</u> .

- <u>Chirurgische Erkrankungen der Hirnnerven</u>

- — <u>Zervikaler Sympathikus</u> .

PYOGENE KRANKHEITEN

Die wichtigsten intrakraniellen Erkrankungen, die aus einer Infektion mit eitrigen Bakterien resultieren, sind: Meningitis, Gehirnabszess und Venenentzündung der Nebenhöhlen.

Die mit diesen Erkrankungen am häufigsten assoziierten Organismen sind Staphylococcus aureus und Streptococcus. Es kommt jedoch nicht selten vor, dass Mischinfektionen auftreten, bei denen andere Bakterien vorhanden sind – insbesondere Pneumococcus, Bacillus fœtidus, Bacillus coli, Bacillus pyocyaneus usw der Diplococcus intrazelluläris.

Die bei weitem häufigste Quelle einer intrakraniellen Infektion ist die chronische Eiterung des Mittelohrs und des Antrum mastoideum, wobei die Organismen von diesen Hohlräumen direkt durch eine Perforation des Tegmen tympani oder der Wand der Sigmagrube in das Innere des Schädels gelangen oder durch die Ableitungsvenen im Blutkreislauf transportiert werden. In einigen Fällen wandert die Infektion entlang der Hüllen der Gesichts- und Hörnerven.

Weniger häufig treten infektiöse Erkrankungen der Nasenhöhle und ihrer Nebenhöhlen sowie komplizierte Schädelfrakturen, insbesondere punktierte Frakturen, auf, die zu intrakraniellen Komplikationen führen; oder die Infektion wird über die Abflussvenen, durch Wunden der Kopfhaut oder durch Erkrankungen wie Erysipel im Gesicht und auf der Kopfhaut, bösartige Pustel, Karbunkel oder Furunkel in das Innere des Schädels übertragen.

Am Krankenbett ist es oft schwierig, zwischen den verschiedenen pyogenen intrakraniellen Komplikationen zu unterscheiden, da viele der Symptome allen Mitgliedern dieser Gruppe gemeinsam sind und weil häufig mehr als eine Erkrankung vorliegt. So kann eine lokalisierte Meningitis, die sich auf das Gehirn ausbreitet, einen Hirnabszess auslösen; eine Sinusvenenentzündung kann zu einer eitrigen Leptomeningitis führen; oder ein zerebraler Abszess, der in den Subarachnoidalraum platzt, kann eine Meningitis hervorrufen.

MENINGITIS

Pachymeningitis. – Dieser Begriff wird verwendet, wenn die Infektion die Dura mater betrifft – ein Zustand, der normalerweise auf die Ausbreitung der Infektion von einer lokalisierten knöchernen Läsion, wie z. B. Erosion des Tegmen tympani bei chronischer Eiterung des Mittelohrs, der Wand des Ohrs zurückzuführen ist Sigmagrube bei Mastoiderkrankung oder der hinteren Wand der Stirnhöhle bei Eiterung dieser Höhle. Es tritt auch bei septischen Läsionen der Schädelknochen auf, wie z. B. einem Zahnfleischbruch, nach Operationen an den Schädelknochen und bei komplizierten Frakturen, die mit einer leichten Infektion und einer mangelhaften Drainage einhergehen. Bei einer Schädelprellung ohne äußere Wunde kann die Infektion über die Blutbahn erfolgen.

Die Schicht der Dura, die mit dem betroffenen Knochenteil in Kontakt steht, ist entzündet, verdickt und mit einer Schicht aus Granulationen – *äußerer Pachymeningitis* – bedeckt, und zwischen ihr und dem Knochen kommt es zu einem Flüssigkeitsausfluss. Bis zu diesem Zeitpunkt hat der Prozess weitgehend eine schützende Wirkung und führt zu keinen Symptomen, abgesehen vielleicht von einigen Kopfschmerzen.

In den meisten Fällen kommt es jedoch zu einer Eiterung zwischen Dura und Knochen – der *suppurativen Pachymeningitis* –, die zur Bildung eines *extraduralen Abszesses führt* (Abb. 192). Wenn dies in Verbindung mit einer Erkrankung des Mittelohrs oder der Stirnhöhle geschieht, kommt es zu heftigen Kopfschmerzen, die sich auf den Ort des Abszesses beziehen, einem plötzlichen Temperaturanstieg, dem Frösteln vorausgeht, und anderen Anzeichen einer Aufnahme von Giftstoffen. Im Bereich des Abszesses schwillt die Kopfhaut an und wird ödematös – ein Zustand, den Percival Pott im Jahr 1760 erstmals als charakteristisch für die extradurale Eiterung beobachtete, weshalb ihm der Name Pott- geschwollener *Tumor verliehen wurde* (Abb. 193). . Unter diesen Umständen ist der Abszess selten so groß, dass er eine deutliche Erhöhung der intrakraniellen Spannung hervorruft oder durch Druck auf das Gehirn lokalisierte zerebrale Symptome hervorruft.

ABB. 192. – Diagramm eines extraduralen Abszesses.

ABB. 193. – Pott-geschwollener Tumor im Falle eines extraduralen Abszesses nach einer komplizierten Fraktur des Orbitarandes; mit Straßenstaub infiziert; Betrieb; Erholung. Zum Zeitpunkt der Aufnahme war der Mann bewusstlos.

In Verbindung mit einer punktierten Wunde, die den Schädel betrifft, kann sich innerhalb weniger Tage nach der Verletzung oder erst nach Ablauf mehrerer Wochen ein extraduraler Abszess entwickeln, der sich über einen weiten Bereich ausbreiten und bis zum Schädel vordringen kann Der Hohlraum kann ausreichend stark beansprucht werden, um die intrakranielle Spannung zu erhöhen und Kompressionssymptome hervorzurufen oder sogar auf kortikale Zentren zu drücken und örtliche Lähmungen hervorzurufen. Da Ausfluss aus der Wunde in der Kopfhaut austreten kann, entsteht nicht zwangsläufig ein geschwollener Tumor.

Behandlung. – Wenn der Abszess sekundär zu einer Mittelohrerkrankung ist, muss das Mastoid geöffnet, der erodierte Knochen freigelegt und ausreichend davon mit einer Rongeurzange entfernt werden, um einen freien Abfluss zu ermöglichen. Wenn sich die Infektion von der Stirnhöhle aus ausgebreitet hat, wird der Schädel im Stirnbereich trepaniert, wobei die genaue Stelle durch die ödematöse Stelle in der Kopfhaut markiert wird, und der erkrankte Knochen entfernt. Bei komplizierten Frakturen wird die Drainage durch Vergrößerung der Kopfhautwunde und Entfernung loser, eingedrückter oder entzündeter Knochenanteile hergestellt; Ist der Knochen vergleichsweise intakt, muss er trepaniert werden und im gesamten Bereich, in dem die Dura durchtrennt wurde, wird mit einer Rongeurzange weiterer Knochen entfernt.

Leptomeningitis. – Wenn sich die Infektion auf die angrenzende Arachno-Pia ausbreitet (*lokalisierte Leptomeningitis*), bilden sich normalerweise Verwachsungen, die den infizierten Bereich vom allgemeinen Arachno-Pia-Raum abtrennen.

Zwischen diesen Adhäsionen kann sich Eiter bilden, der einen *subduralen Abszess bildet* , und die oberflächlichen Schichten der Hirnrinde infiltrieren (*eitrige Enzephalitis* oder *Meningoenzephalitis*) (Abb. 194). Die Symptome ähneln denen eines extraduralen Abszesses, können jedoch schwerwiegender sein; und es ist selten möglich, zwischen ihnen zu unterscheiden, bevor die Teile durch eine Operation freigelegt werden. Die Behandlung erfolgt nach den gleichen Grundsätzen.

ABB. 194. – Diagramm eines subduralen Abszesses.

Akute allgemeine Leptomeningitis. – Bei Knochenläsionen, insbesondere bei komplexen Frakturen, kann es zu einer Infektion der Arachno-Pia kommen, bevor sich schützende Adhäsionen bilden, und es kommt zu einer diffusen Leptomeningitis. Die offene Struktur der Arachno-Pialmembran begünstigt die schnelle Ausbreitung der Infektion, die sich über die Oberfläche der Hemisphären, nach unten zur Basis hin (*Basalmeningitis*) oder in beide Richtungen ausbreiten kann. Der Prozess geht zunächst mit einem reichlichen Erguss von Liquor cerebrospinalis in den Arachnopialraum und in die Ventrikel einher (*seröse Leptomeningitis*), aber diese Flüssigkeit neigt dazu, eitrig zu werden, wobei sich der Eiter in einer dünnen Schicht auf der Oberfläche bildet des Gehirns und in den Sulci zwischen den Windungen (*eitrige Leptomeningitis*). Die Membranen sind verstopft und verdickt, die Venen der Arachno-Pia sind geschwollen, und die oberflächlichen Schichten der kortikalen grauen Substanz können an dem Prozess beteiligt sein (*Enzephalitis*).

Klinische Merkmale. —Das früheste und auffälligste Symptom sind heftige Schmerzen im Kopf, die oft auf die Frontalregion oder, in Fällen, die von einer Mittelohrerkrankung ausgehen, auf die Schläfenregion übertragen werden. Damit einher geht ein plötzlicher Temperaturanstieg, meist ohne vorangehenden Schüttelfrost; Die Temperatur bleibt anhaltend erhöht (102 bis 105 °F) und der Puls ist klein, schnell und sowohl in der Geschwindigkeit als auch in der Stärke unregelmäßig. Der Patient, insbesondere wenn es sich um ein Kind handelt, ist äußerst reizbar, alle seine Empfindungen sind überakut und er stößt regelmäßig einen besonders scharfen, durchdringenden Schrei aus.

Erbrechen vom zerebralen Typ, das ohne Übelkeit auftritt und nicht mit der Nahrungsaufnahme oder Magenbeschwerden zusammenhängt, kommt häufig vor und bleibt während der Krankheit bestehen. Der Darm ist meist verstopft. Die Anzahl der Leukozyten in der Gehirn-Rückenmarks-Flüssigkeit nimmt zu und es werden auch Organismen in der Flüssigkeit gefunden. Da dies bei einem Hirnabszess nicht der Fall ist, kann die Untersuchung der Gehirn-Rückenmarks-Flüssigkeit differenzialdiagnostisch hilfreich sein. Bei einer Meningitis liegt eine höhere Leukozytose im Blut vor als bei einem Hirnabszess.

Wenn die Entzündung in der Gehirnhälfte am stärksten ausgeprägt ist, kann es zu einer Lähmung der Körperseite kommen, die dem Sitz der ursprünglichen Läsion gegenüberliegt; Manchmal kommt es zu einer unregelmäßigen Steifheit der Gliedmaßen, manchmal zu klonischen Krämpfen von Muskelgruppen. Die oberflächlichen Reflexe verschwinden früh auf beiden Seiten; Die Bauchreflexe gehen schneller verloren als die Kniereflexe. Bei der Basalmeningitis sind in der Regel vorübergehendes Schielen aufgrund einer Reizung der Augenmuskulatur, ein Zurückziehen des Kopfes und eine übermäßig hohe Temperatur auffällig. Die Schüler sind zunächst gleich kontrahiert; später werden sie erweitert und fixiert. Beide Sehnervenpapillen sind ödematös und geschwollen.

Allmählich wird der Patient bewusstlos, zeigt Anzeichen einer zunehmenden intrakraniellen Spannung, einer Verlangsamung des Pulses und einer erschwerten Atmung, und der Zustand endet fast immer innerhalb von drei oder vier Tagen tödlich.

Behandlung. —Die Behandlung besteht darin, die Infektionsquelle zu beseitigen, wenn dies möglich ist. In der Regel kann jedoch wenig getan werden, um die Ausbreitung der Meningitis aufzuhalten oder ihre Auswirkungen abzuwehren. In Fällen, die auf einen subduralen Abszess im Zusammenhang mit einer komplizierten Fraktur, einer Sinusvenenentzündung oder einer Erosion des Tegmen tympani zurückzuführen sind, sollte nach der Freilegung versucht werden, die

Hirnhauträume zu reinigen und zu entleeren. Eine vorübergehende Linderung der Symptome folgt manchmal auf die Entnahme von Liquor durch wiederholte Lumbalpunktion, Blutung durch Blutegel oder Schröpfen oder die Verwendung eines Eisbeutels oder von Leiter-Röhren. Der Darm sollte durch Abführmittel oder Einläufe frei bewegt werden können.

Zerebrospinale Meningitis. – Diese Form der Meningitis, die durch den *Diplococcus intrazelluläris verursacht wird*, kann sporadisch auftreten, kommt aber häufiger in epidemischer Form vor. Damit einher geht die Bildung eines reichlichen serös-eitrigen Exsudats, das das Gehirn, das Rückenmark, die Nerven und die Membranen bedeckt.

Die klinischen Merkmale ähneln denen einer akuten allgemeinen Leptomeningitis, und in sporadischen Fällen wird die Diagnose erst durch den Nachweis des Diplococcus intrazelluläris in der durch Lumbalpunktion entnommenen Flüssigkeit vervollständigt. Obwohl es manchmal zu einer Genesung kommt, geht die Krankheit mit einer hohen Sterblichkeit einher. Im Frühstadium, bevor das Exsudat zu dick wird, hat sich eine wiederholte Lumbalpunktion mit anschließender Injektion von Flexner-Serum bewährt. Die Genesung kann mit einer Lähmung des einen oder anderen Hirnnerven einhergehen.

ZEREBRALER UND ZEREBELLÄRER ABSZESS

Abszess aufgrund einer Mittelohrerkrankung. —Die häufigste Ursache für einen Abszess im Gehirn ist eine chronische Mittelohrerkrankung, weshalb sich die meisten Hirnabszesse im Schläfenlappen befinden. Einige sind auf die direkte Ausbreitung einer Eiteransammlung im Zusammenhang mit einer Erosion des Tegmen tympani, entweder innerhalb oder außerhalb der Dura, zurückzuführen, andere auf eine über die Venen übertragene Infektion, und auf diese Weise gelangt das infektiöse Material in die weiße Substanz; Seltener findet eine Infektion vom Mittelohr entlang der perivaskulären Lymphräume statt. Macewen hat darauf hingewiesen, dass ein Hirnabszess niemals durch pyogene Organismen entsteht, die vom Mittelohr über den inneren Gehörgang wandern, obwohl dies bei Leptomeningitis der Fall sein kann. Ein zerebraler Abszess findet sich viel häufiger in der weißen Substanz des Centrum ovale als in der Großhirnrinde, und in den meisten Fällen handelt es sich um einen einzelnen Abszess.

Der *Eiter* hat oft eine grünlich-gelbe Farbe oder kann durch die Beimischung von zersetztem Blutgerinnsel dunkelbraun sein; in manchen Fällen ist es dünn und serös und enthält Ablagerungen von Gehirnmasse, und es hat häufig einen stinkenden Geruch. Die Menge variiert zwischen einigen Tropfen und mehreren Unzen.

Die *Arachno-Pia* über einem Abszess hat normalerweise ein trübes und milchiges Aussehen.

Bei einem akuten Abszess ist das umgebende *Hirngewebe* geschwollen und mit Eiter infiltriert; bei einem chronischen Abszess ist er verdichtet, und der Eiter kann durch die Bildung einer Zone jungen faserigen Gewebes um seine Peripherie herum eingekapselt werden. In diesem Zustand kann der Abszess „latent" bleiben und viele Wochen oder sogar Monate lang keine Symptome verursachen.

Klinische Merkmale. – Die *anfängliche* Bildung von Eiter im Gehirngewebe geht mit dem plötzlichen Auftreten starker Kopfschmerzen, Frösteln und deutlich ausgeprägter Cutis anserina sowie Erbrechen zerebraler Art einher. Der Ausfluss aus dem Ohr lässt in der Regel nach oder hört sogar ganz auf.

Wenn sich ein *lokalisierter Abszess* entwickelt, gerät der Patient allmählich in einen Zustand der Benommenheit; Er verliert nicht das Bewusstsein, aber seine Denkfähigkeit ist langsam, er scheint nicht in der Lage zu sein, seine Aufmerksamkeit längere Zeit aufrechtzuerhalten, und er beantwortet Fragen „langsam, kurz, aber in der Regel richtig" (Macewen). Der Schmerz im Bereich des Ohres wird weniger intensiv, aber der Warzenfortsatz und die Schläfenbereiche auf der betroffenen Seite sind bei Schlägen empfindlich. Die Temperatur sinkt und bleibt in der Regel unter dem Normalwert. Rigoren sind ungewöhnlich: Ihr Auftreten weist normalerweise auf die Entwicklung einer Komplikation wie einer Sinusvenenentzündung hin. Der Puls ist voll, regelmäßig und langsam (40 bis 60). Es kommt häufig zu Erbrechen und der Darm ist oft hartnäckig verstopft.

Es gebe keine wirkliche Parese, aber es gebe eine „allmähliche Abnahme der Fähigkeit, seine Kraft anzuwenden". Die oberflächlichen Reflexe verschwinden erst spät und die Störung ist einseitig. Die Papille ist mäßig geschwollen. „Das Gesicht ist ausdruckslos, passiv und trüb. Es kann ein bedeutungsloses Lächeln annehmen, mit dem die Gesichtszüge nicht beleuchtet werden; es ist zu mechanisch" (Macewen).

Differenzialdiagnose. —Im Frühstadium ist es oft schwierig, zwischen Meningitis und Hirnabszess zu unterscheiden. Die wichtigsten Punkte, auf die man sich verlassen muss, sind, dass bei Meningitis der Puls eine Unregelmäßigkeit sowohl in der Geschwindigkeit als auch in der Kraft zeigt, die bei unkomplizierten Abscessen fehlt. Bei einer Meningitis ist die Temperatur erhöht, während sie bei einem Abszess dauerhaft unter dem Normalwert liegt. Die oberflächlichen Reflexe, insbesondere die Bauchreflexe, verschwinden früh bei einer Meningitis und die Störung ist beidseitig; Bei Abszessen verschwinden sie langsamer und es ist nur eine Seite betroffen. Ein Zurückziehen des Halses, sofern vorhanden, ist ein charakteristisches Zeichen einer Meningitis. Bei einer Meningitis sind die

Sehnervenpapillen stark ödematös und stärker geschwollen als bei einem Abszess, und der Zustand ist auf beiden Seiten gleichermaßen ausgeprägt.

Lokalisierung eines zerebralen Abszesses – temporaler Abszess. —Das Vorliegen einer Mittelohrerkrankung ist immer ein mutmaßlicher Hinweis darauf, dass sich der Abszess im Schläfenlappen auf derselben Seite befindet. Ein kleiner Abszess in diesem Lappen kann keine lokalisierenden Symptome hervorrufen; Ein großes Exemplar kann indirekt auf den motorischen Kortex, auf die Fasern, die durch die innere Kapsel verlaufen, oder auf einzelne Hirnnerven drücken.

Es ist wichtig, die Reihenfolge zu beachten, in der die Lähmung der gegenüberliegenden Körperseite auftritt. Wenn es im Gesicht beginnt und sukzessive auf Arm und Bein übergeht, liegt der Druck auf den kortikalen Zentren. Wenn die Lähmung in die entgegengesetzte Richtung – Bein, Arm, Gesicht – fortschreitet, lastet der Druck auf den Nervenfasern, die durch die innere Kapsel verlaufen (Abb. 195). Bei Läsionen der Kortikalis oder der inneren Kapsel kann die Lähmung spastisch sein; Wenn es schlaff ist, handelt es sich mit ziemlicher Sicherheit um eine kortikale Läsion.

Eine motorische Aphasie kann durch Druck auf die linke untere Frontalfalte entstehen; auditorische Aphasie aufgrund eines Abszesses im hinteren Teil der oberen Schläfenfalte. Ptosis und seitliches Schielen mit fixierter und erweiterter Pupille deuten auf einen Druck auf den Nervus oculomotorius auf derselben Seite hin.

Ein Abszess im *Parietallappen* führt zu einer Lähmung des Gesichts und der Gliedmaßen auf der gegenüberliegenden Körperseite. Ein Abszess im *Hinterhauptslappen* führt zu einer Beeinträchtigung der Sehfunktionen. Ein Abszess im *Frontallappen* führt möglicherweise zu keinen lokalisierenden Symptomen, aber wenn er sich auf der linken Seite befindet, kann die Fähigkeit zur Ausführung koordinierter Bewegungen verloren gehen – Apraxie – oder das motorische Sprachzentrum kann betroffen sein.

Endphase. – Wenn ein Hirnabszess sich selbst überlassen bleibt, endet er gewöhnlich tödlich, indem er allmählich zunehmenden Stupor und Koma verursacht oder entweder in die Ventrikel oder in den Subarachnoidalraum platzt und eine diffuse eitrige Leptomeningitis auslöst.

Wenn der *Abszess in die Herzkammern platzt* , verschlechtert sich der Zustand des Patienten plötzlich erheblich und er stirbt innerhalb weniger Stunden. „Die Pupillen weiten sich stark, das Gesicht ist bläulich, die Atmung ist stark beschleunigt und entweder flach oder röchelnd. Die Temperatur steigt innerhalb weniger Stunden sprunghaft von unterdurchschnittlich auf 104° bis 105° F an; der Puls erreicht von 40 oder 50 pro Minute schnell 120 und mehr. Am ganzen Körper treten Muskelzuckungen auf, die möglicherweise mit Krämpfen und tetanischen Anfällen einhergehen, worauf Koma und schneller Tod folgen" (Macewen).

Eine spontane Evakuierung eines Schläfenabszesses kann durch das Mittelohr erfolgen.

Kleinhirnabszess. —Neben dem Schläfenlappen ist das Kleinhirn der häufigste Abszessherd. Ein Kleinhirnabszess ist in der Regel auf die Ausbreitung einer Infektion von einem thrombosierten Sigmasinus zurückzuführen, entweder direkt von einem subduralen Abszess, der sich an den Wänden des Sinus gebildet hat, oder durch Ausbreitung des thrombotischen Prozesses entlang der Kleinhirnvenen. Auch wenn der Abszess klein ist, kann er nur wenige Symptome hervorrufen und der Patient kann vielleicht umhergehen. Mit zunehmender Größe entwickeln sich jedoch schwerwiegende Symptome. Es kann zu Nystagmus kommen, der Patient leidet unter Schwindel und ist nicht in der Lage, seine Bewegungen zu koordinieren. Wenn er versucht zu gehen, taumelt er hin und her; Selbst wenn er im Bett sitzt, kann er sich schwindelig fühlen und dazu neigen, zu fallen, meist auf die Seite, die der Seite gegenüberliegt, auf der sich der Abszess befindet. Kopf und Hals sind zurückgezogen, der Puls ist langsam und schwach und die Temperatur unterdurchschnittlich. Es wird häufig gegähnt und die Sprache ist langsam, silbenförmig und ruckartig. Es kann zu Optikusneuritis und Blindheit kommen. Manchmal kommt es zu einer einseitigen oder sogar beidseitigen spastischen Lähmung der Gliedmaßen durch Druck auf die Medulla oblongata. Die Atmung kann den Cheyne-Stokes-Charakter annehmen und gelegentlich für einige Minuten unterbrochen werden, während das Herz weiterhin kräftig schlägt. Dieser Atemstillstand kann insbesondere während der Anästhesie auftreten.

Behandlung. – Nachdem der Abszess lokalisiert wurde, muss der Schädel geöffnet und der Eiter entfernt werden.

Abszess aufgrund anderer Ursachen als einer Mittelohrerkrankung. – Von den *Nasengängen* aus kann sich die Infektion direkt durch die Wände der Stirn-, Siebbein- oder Keilbeinhöhlen oder indirekt über die Venen in das Innere des Schädels ausbreiten und zu einem Hirnabszess führen, meist im Stirnbereich Lappen. Die Symptome ähneln denen eines Abszesses nach einer Mittelohrerkrankung, fokale Symptome treten jedoch selten auf. Wenn sich der Abszess auf der linken Seite befindet, können Apraxie und motorische Aphasie vorliegen. Eine spontane Entleerung kann dadurch erfolgen, dass der Abszess durch die Lamellenplatte in die Nase platzt.

Die Behandlung besteht in einer Trepanation durch das Stirnbein oder durch die Schläfengrube, je nach Ort des Abszesses und seinem Ursprungsort. Auch der primäre Infektionsherd muss behandelt werden.

Bei *infizierten komplexen Frakturen* kann sich innerhalb weniger Tage nach der Verletzung ein Abszess in der kortikalen grauen Substanz bilden, da sich die Infektion direkt vom Knochen und den Membranen ausbreitet. Dies geht meist mit einer sich ausbreitenden Leptomeningitis einher, deren Symptome im Vordergrund stehen. Der Zustand verläuft in der Regel tödlich, aber durch das Öffnen der ursprünglichen Wunde, das Entfernen eingedrückter Knochenfragmente und die Einrichtung einer Drainage kann das Leben des Patienten gerettet werden.

Es gibt Hinweise darauf, dass sich nach einer einfachen Prellung ohne Bruch oder andere äußere Verletzung ein Abszess im Gehirn bilden kann (Ehrenvooth).

Einige Wochen oder sogar Monate nach einer Verletzung kann sich ein Abszess in der weißen Substanz des Centrum ovale entwickeln, insbesondere wenn ein Knochenfragment oder ein Fremdkörper in das Gehirn getrieben wurde. Wenn sich die Infektion entlang der Flugbahn des Geschosses ausgebreitet hat, befindet sich der Abszess normalerweise in der Nähe des Sitzes der Hirnverletzung, wenn er jedoch auf die Ausbreitung einer Thrombophlebitis zurückzuführen ist, kann er sogar im Gegenteil beträchtlich davon entfernt sein Seite des Kopfes. Diese chronischen Abszesse befinden sich meist im Parietal- oder Frontallappen, und da der Eiter eingekapselt ist , können sie über längere Zeiträume latent bleiben und in dieser Zeit Kopfschmerzen, neuralgische Schmerzen in der Verteilung des Trigeminusnervs und gelegentliche Muskelanstiege verursachen Temperatur. Wenn der Abszess aktiv wird, entwickeln sich allgemeine Symptome, die denen anderer Abszessformen ähneln, und es kann zu einer lokalisierten Lähmung der gegenüberliegenden Körperseite kommen, deren Verteilung davon abhängt, ob die kortikalen Zentren oder die motorischen Fasern betroffen sind.

Die Behandlung besteht darin, die ursprüngliche Wunde zu öffnen, eventuell vorhandene Knochendefekte oder Fremdkörper zu entfernen und eine Drainage herzustellen.

Bronchiektasen und andere infektiöse Erkrankungen der Lunge sind weniger häufige Ursachen für einen Hirnabszess, der meist einzeln auftritt und in jedem Teil des Gehirns auftreten kann.

Erkrankungen der Schädelknochen wie Osteomyelitis oder Syphilis können zu einem Hirnabszess führen.

Abszesse *pyämischen* Ursprungs treten meist mehrfach auf und können sowohl im Großhirn als auch im Kleinhirn auftreten; Sie sind für eine chirurgische Behandlung nicht geeignet.

SINUSVENENENTZÜNDUNG

Eine Entzündung der intrakraniellen Venennebenhöhlen ist auf die Ausbreitung der Infektion von einem lokalen Eiterungsherd zurückzuführen; Die mit Abstand häufigste Ursache ist eine chronische Eiterung im Mittelohr. Weniger häufige Infektionsquellen sind Erysipel im Gesicht oder auf der Kopfhaut, infektiöse Erkrankungen des Mundes oder der Nase sowie Erkrankungen der Schädelknochen.

Die Organismen können den betroffenen Sinus direkt durch die Kontinuität des Gewebes erreichen, beispielsweise wenn der transversale (laterale) Sinus von einem Eiterungsherd im Warzenfortsatz infiziert wird, der sich durch den Knochen bis zur Sigmagrube ausbreitet und die Wände des Sinus sigmoideus befällt Schiff; Oder sie können durch die Ausbreitung einer Thrombose in einer Nebenvene dorthin gelangen – zum Beispiel, wenn der Sinus sagittalis superior (Längshöhle) durch eine Milzbrandpustel der Lippe infiziert ist, was zu einer Thrombose der Abgangsvene geführt hat, die durch das Foramen caecum verläuft.

Die pathologischen Veränderungen sind die gleichen wie bei der eitrigen Form der Thrombophlebitis in den peripheren Venen (Band I, S. 285). Das sich bildende weiche Gerinnsel haftet an der entzündeten Wand der Nebenhöhlen und wird durch die Infektion mit pyogenen Bakterien bald eitrig zersetzt.

eitrige Meningitis hervorrufen ; oder es kann sich in die Vena jugularis interna ausbreiten und in ihrem Verlauf zur Entwicklung einer diffusen eitrigen Cellulitis führen.

Eine allgemeine pyämische Infektion kann dadurch entstehen, dass Eiter oder Bakterien entweder direkt oder durch umgekehrten Fluss durch Nebenvenen in den Kreislauf gelangen. Infektiöse Emboli können sich in der Lunge oder der Pleura festsetzen und einen Lungenabszess, eine Gangrän der Lunge oder ein Empyem verursachen.

Klinische Merkmale. — In allen Fällen sind Schmerzen im Kopf, die sich auf die betroffene Nebenhöhlenregion beziehen und so stark sind, dass sie den Schlaf verhindern, ein frühes und hervorstechendes Merkmal. Der Patient ist im Anfangsstadium meist aufgeregt, überempfindlich und gereizt und wird gegen Ende stumpf und sogar komatös. Schüttelfrost, gefolgt von starkem Schwitzen, tritt früh auf und nimmt mit fortschreitender Krankheit häufiger zu. Die Temperatur ist deutlich schwankend und schwankt zwischen 103° und 106° F. (Abb. 196). Der Puls ist schnell, klein und fadenförmig. Appetitlosigkeit, Erbrechen und Durchfall sind fast schon eine Konsequenz ständige Symptome.

ABB. 196. – Diagramm eines Falles einer Sinusvenenentzündung nach einer Mittelohrerkrankung bei einem Jungen im Alter von 18 Jahren. 13.

Venenentzündung einzelner Nebenhöhlen. – Der Sinus *transversus* (Sinus *lateralis* oder *Sinus sigmoideus*) ist aufgrund seiner Nähe zum Mittelohr und den Luftzellen des Mastoids am häufigsten betroffen, insbesondere bei jungen Erwachsenen. Mit Beginn der Venenentzündung hört der Ausfluss aus dem Ohr auf; es treten starke Schmerzen im Ohr und heftige Kopfschmerzen auf. Die Temperatur steigt, es kommt jedoch zu deutlichen Rückgängen und es kommt häufig zu Schüttelfrost. Häufig kommt es zu Erbrechen. Gelegentlich werden Schwellungen der in diesen Sinus mündenden Kopfhautvenen und Ödeme über dem Warzenfortsatz beobachtet; Da diese Anzeichen jedoch mit verschiedenen anderen Erkrankungen einhergehen können, sind sie von geringem diagnostischem Wert. Nicht selten breitet sich eine Venenentzündung auf die Vena jugularis interna aus, die dann als fester, empfindlicher Strang am Hals zu spüren ist und der Kopf starr gehalten wird, manchmal in der für einen Schiefhals charakteristischen Haltung.

Es werden drei klinische Formen der Sinusvenenentzündung unterschieden: pulmonale, abdominale und meningeale Venenentzündung. Oft ist es jedoch unmöglich, einen bestimmten Fall einer dieser Gruppen zuzuordnen. In vielen Fällen treten Symptome auf, die für mehr als einen dieser Typen charakteristisch sind.

Beim *pulmonalen Typ* treten gegen Ende der zweiten Woche Anzeichen einer Lungeninfektion in Form von Atemnot, Husten und Schmerzen in der Seite, groben, feuchten Rötungen und dunklem stinkenden Auswurf auf. Der Tod erfolgt meist durch Gangrän der Lunge. Die Gehirnfunktionen können bis zum Schluss aktiv bleiben.

Beim *abdominalen Typhus* ähneln die Symptome stark denen des Typhus, mit dem die Erkrankung verwechselt werden kann. Das Fehlen eines Ausschlags und das gleichzeitige Vorliegen einer Mittelohrerkrankung sind wichtige Faktoren bei der Diagnose.

Wenn es sich um eine *meningeale Erkrankung handelt* , machen sich die Symptome einer allgemeinen eitrigen Leptomeningitis bemerkbar und dominieren bald das klinische Bild. Der Nachweis einer Meningitis kann durch eine Lumbalpunktion erbracht werden. Der Geist ist zunächst klar, aber der Patient ist reizbar; später fällt er ins Koma.

Aufgrund der Gefahr einer allgemeinen Infektion ist die *Prognose immer ernst.*

Behandlung. —Zuerst muss der primäre Infektionsherd entfernt werden, dazu gehört in der Regel die Ausräumung des Mittelohrs und des Warzenfortsatzes. Anschließend wird der Sinus sigmoideus freigelegt, und nachdem eventuell in der Furche befindliches Granulationsgewebe oder Eiter entfernt wurde, wird der Sinus geöffnet und der Thrombus entfernt. Um die Ausbreitung von infektiösem Material zu verhindern, sollte vor der Eröffnung des Sinus eine Ligatur an der Vena jugularis interna am Hals angelegt werden, wie es erstmals von Victor Horsley empfohlen wurde. Sollten mit der Venenentzündung weitere intrakranielle Infektionen einhergehen, werden diese selbstverständlich mitbehandelt.

Der Sinus *sagittalis superior* oder *Sinus longitudinalis* ist anfällig für eine Infektion durch pyogene Läsionen der Kopfhaut. Es gibt keine pathognomonischen Symptome, am wahrscheinlichsten sind jedoch Ödeme der Kopfhaut mit Schwellung der Venen, Epistaxis und Krämpfe, gefolgt von Lähmungen.

Der *Sinus cavernosus* ist in der Regel durch die Ausbreitung des Prozesses aus anderen Nebenhöhlen – zum Beispiel aus dem Felsenhöhlen- oder Querhöhlen-Sinus – oder aus den Augenvenen bei orbitaler Cellulitis betroffen. Obwohl zunächst einseitig, breitet sich die Thrombose meist über die Mittellinie bis zum Sinus der gegenüberliegenden Seite aus. Die besonderen Symptome – Exophthalmus, Ödeme der Augenlider und Lähmungen der Augennerven – sind auf den Druck auf die in die Augenhöhle eindringenden Strukturen zurückzuführen.

Bei einer Venenentzündung der oberen Sagittal- (Längs-) oder Sinus cavernosus ist ein operativer Eingriff selten möglich.

Intrakranielle Tuberkulose. — *Tuberkulöse Meningitis* tritt am häufigsten bei Patienten unter zwanzig Jahren auf, und die Infektion erfolgt über die Blutbahn von einem Herd an anderer Stelle im Körper oder von den Rückenmarkshäuten. Bei einer tuberkulösen Erkrankung des Mittelohrs kann sich die Infektion über den inneren Gehörgang (Macewen) auf die Membranen ausbreiten. Die Arachno-Pia ist, insbesondere an der Basis, mit Miliartuberkeln übersät, und im Arachno-Pia-Raum und in den Ventrikeln sammelt sich ein Überschuss an Flüssigkeit (*akuter Hydrozephalus*).

Zunächst überwiegen die *Symptome* einer Reizung des Gehirns: starke Kopfschmerzen, Lichtscheu, Ungleichheit der Pupillen, Nackensteifheit, kutane Hyperästhesie, Erbrechen und Krämpfe. Das Kernig-Zeichen – Schmerzen beim Beugen der Hüfte bei gestrecktem Knie und Unfähigkeit, das Knie in sitzender Haltung zu strecken – ist vorhanden. Meist besteht eine hartnäckige Verstopfung und der Bauch ist zurückgezogen. Später treten Anzeichen einer erhöhten intrakraniellen Spannung auf: Bewusstlosigkeit bis hin zum Koma, Lähmung der Augenmuskulatur, schneller Puls, Cheyne-Stokes-Atmung und manchmal Hyperpyrexie. In der durch Lumbalpunktion entnommenen Liquor cerebrospinalis kann ein Überschuss an mononukleären Lymphozyten und manchmal auch Tuberkelbakterien festgestellt werden. Das Fehlen des Diplococcus intrazelluläris hilft, die

Krankheit von einer cerebrospinalen Meningitis zu unterscheiden, die sie möglicherweise stark simuliert.

Die einzig vertretbare chirurgische Maßnahme ist die Lumbalpunktion, die häufig eine deutliche Linderung der Beschwerden bringt, deren Nutzen jedoch nur vorübergehend ist.

lokalisierte tuberkulöse Knötchen im Gehirn und bilden eindeutige Tumoren. Sie variieren in der Größe von einer Erbse bis zu einem Hühnerei, sind rundlich und eingekapselt. Manchmal ist das Zentrum käsig, manchmal fibrinös oder verkalkt. Bei Kindern treten sie meist mehrfach auf; bei Erwachsenen können sie einzeln auftreten – der sogenannte „solitäre Tuberkel". Sie kommen am häufigsten im Pons, in den Basalganglien und im Kleinhirn vor, kommen aber auch in der Großhirnrinde und manchmal im Centrum ovale vor. Sie entstehen meist in der Pia und dringen in die Hirnsubstanz ein, in der Regel jedoch nicht in die Dura. Die Membranen in der Nähe der Wucherung sind häufig der Sitz tuberkulöser Erkrankungen.

Da diese Knötchen die gleichen Symptome hervorrufen wie andere Formen von Hirntumoren und ihre Art nur in Ausnahmefällen diagnostiziert werden kann, werden ihre klinischen Merkmale und ihre Behandlung bei Tumoren des Gehirns beschrieben.

Intrakranielle Syphilis. — *Die syphilitische Meningitis* ist in der Regel sekundär zu einer Karionekrose der Gewölbeknochen oder zu einem lokalisierten Gumma des Gehirns. Wenn es primär ist, befällt es normalerweise die interpedunkuläre Region der Basis und nimmt die Form einer diffusen gummiartigen Infiltration der Membranen an, die zu Symptomen führt, die sich auf die beanspruchten Teile beziehen, und insbesondere zu einer Lähmung des einen oder anderen Hirnnerven . Wie bei anderen intrakraniellen syphilitischen Läsionen weisen die Symptome eine charakteristische Variabilität in der Intensität auf. Die Diagnose wird anhand der Anamnese gestellt und die Behandlung erfolgt nach den gleichen Grundsätzen wie bei anderen syphilitischen Läsionen.

Lokalisierte Gummata werden bei Tumoren des Gehirns beschrieben.

CEPHALOZELEN

Der Begriff „Zephalozele" wird für eine Vorwölbung eines Teils des Schädelinhalts aufgrund eines angeborenen Mangels an Schädelknochen verwendet. Es wird angenommen, dass diese Fehlbildung auf eine Unregelmäßigkeit in der Entwicklung zurückzuführen ist, bei der ein Teil der primären Hirnblase außerhalb der mesoblastischen Schicht des Embryos verbleibt. Sie geht meist mit einer Verklebung der Membranen im Bereich des vierten Ventrikels und mit einem inneren Hydrozephalus einher. Cephalozelen sind von der Kopfhaut bedeckt und kommen am häufigsten im Hinterkopfbereich und an der Nasenwurzel vor; seltener am vorderen unteren Winkel des Scheitelbeins und in der Linie der Sagittalnaht. Sehr selten treten sie an der Schädelbasis auf und ragen in den Rachen, den Mund oder die Nase, wo sie leicht mit Polypen verwechselt werden können. Cephalozelen variieren stark in ihrer Größe, einige sind so klein, dass sie kaum entdeckt werden können, während andere größer als der Kopf eines Kindes sind. In vielen Fällen ist die Erkrankung nicht mit dem Leben vereinbar.

Es werden mehrere Sorten anerkannt. Sie sind bekannt als (1) *Meningozele* , die aus einer Ausstülpung eines Sacksacks der Arachno-Pia-Membran besteht, der Liquor cerebrospinalis enthält; (2) *Enzephalozele* , bei der zusätzlich zu den Membranen ein Teil des Gehirns hervorsteht; und (3) *Hydrenzephalozele* , bei der der hervorstehende Teil des Gehirns einen Teil eines der Ventrikel umfasst.

Klinische Merkmale. – Die *Meningozele* kommt am häufigsten im Hinterhauptsgebiet vor, wo sie durch einen Spalt im Knochen zwischen dem Foramen magnum und dem Hinterhauptsvorsprung austritt (Abb. 197). Es bildet sich eine gespannte, glatte, durchscheinende kugelförmige Schwellung, die sitzend oder gestielt sein kann und normalerweise von dünner, glatter Haut bedeckt ist, in der die Gefäße erweitert und naehoid sind. Der Tumor pulsiert nicht, sondern nimmt an Größe und Spannung zu, wenn das Kind weint oder hustet. Es kann durch Druck verkleinert oder sogar zum Verschwinden gebracht werden, so dass die Öffnung im Knochen ertastet werden kann. Diese Manipulation kann jedoch zu einer Verlangsamung des Pulses, Erbrechen, Bewusstlosigkeit oder Krämpfen führen.

ABB. 197. – Okzipitale Meningozele.

(Aus einem von Sir George T. Beatson geliehenen Foto.)

Kleine Meningozele können über einen längeren Zeitraum stationär bleiben oder sogar spontan abheilen. Bei größeren Exemplaren schreitet die Erkrankung in der Regel voran, bis sie schließlich platzt und der Tod durch den Austritt von Liquor cerebrospinalis oder durch Meningitis verursacht wird. Eine Infektion kann auch durch ein Ekzem oder eine Abschürfung der darüber liegenden Haut auftreten.

Enzephalozelen sind viel häufiger als Meningozele und kommen meist im Frontalbereich vor, wo sie breitbasige, elastische und pulsierende Tumoren bilden, die in ihrer Größe stark variieren.

Die *Hydrenzephalozele* tritt meist im Hinterkopfbereich auf und ist im Allgemeinen so groß und mit einer so großen Gehirndeformität verbunden, dass sie nicht mit dem Leben vereinbar ist. Es pulsiert in der Regel nicht (Abb. 198).

ABB. 198. – Frontale Hydrenzephalozele.

(Aus einem von Sir George T. Beatson geliehenen Foto.)

Cephalozelen müssen anhand von Dermoidzysten, Naevi (Abb. 199), Cephalozelen und Cephalozelen diagnostiziert werden. Ihre Anerkennung ist selten mit Schwierigkeiten verbunden. Wenn die Ränder der Schädellücke deutlich zu ertasten sind oder die Lücke im Knochen auf dem Röntgenbild erkennbar ist, wird die Diagnose erheblich vereinfacht.

ABB. 199. – Nævus an der Nasenwurzel, der eine Cephalozele simuliert.

(Aus einem von Sir George T. Beatson geliehenen Foto.)

Behandlung. —Nur kleine Cephalozelen sind einer chirurgischen Behandlung zugänglich; Diejenigen, die groß sind und Hirnsubstanz enthalten, sollte man am besten in Ruhe lassen und lediglich vor Reizungen und Infektionen schützen.

Während die unmittelbaren Auswirkungen der Operation im Großen und Ganzen zufriedenstellend sind, sind die endgültigen Ergebnisse enttäuschend, da die wesentliche Ursache des Hirndrucks weiterhin besteht und das Kind einen Hydrozephalus entwickelt. Die Methode, den Beutel zu klopfen und Jod zu injizieren, ist nicht empfehlenswert.

Traumatische Kopfhydrozele. – In einigen seltenen Fällen einfacher Fraktur des Gewölbes im frühen Kindesalter kam es unter der Kopfhaut zu einer lokalisierten Flüssigkeitsschwellung, deren Größe von Zeit zu Zeit variiert und die teilweise durch Druck reduziert werden kann. Die Schwellung resultiert aus einer Verletzung der Membranen und manchmal auch der Gehirnsubstanz, so dass die Gehirn-Rückenmarks-Flüssigkeit des Subarachnoidalraums oder sogar des Seitenventrikels durch die Öffnung im Schädel entweicht und sich unter der Kopfhaut ausbeult . In den meisten Fällen pulsiert die Schwellung synchron mit dem Herzen und verspannt sich bei Anstrengung. Manchmal ist eine deutliche Öffnung im Schädel zu spüren. Wenn, wie es häufig der Fall ist, eine geistige Behinderung oder das Auftreten von Anfällen auftritt, kann die Zyste angezapft oder ihr Hals abgebunden werden (Hogarth Pringle). Ansonsten sollte man es in Ruhe lassen.

HYDROZEPHALUS

Ein Überschuss an Liquor cerebrospinalis kann sich im das Gehirn umgebenden Arachnopialraum oder im Inneren der Ventrikel ansammeln und im ersteren Fall einen *äußeren Hydrozephalus* und im letzteren Fall einen *inneren Hydrozephalus bilden* . Hydrozephalus kann akut oder chronisch sein.

Akuter Hydrozephalus ist praktisch gleichbedeutend mit tuberkulöser Meningitis, obwohl er auch aus anderen Formen einer Meningealinfektion resultieren kann. Der Flüssigkeitsüberschuss findet sich sowohl im Arachnopialraum als auch in den Ventrikeln. Dieser Zustand muss hier nur erwähnt werden, da versucht wurde, ihn durch chirurgische Maßnahmen wie eine Lumbalpunktion oder eine Drainage durch die Hinterhauptsgrube zu behandeln. Die Ergebnisse waren jedoch nicht ermutigend.

Chronischer Hydrozephalus. — *Chronischer äußerer Hydrozephalus* ist selten und resultiert in der Regel aus einer eindeutigen intrakraniellen Läsion wie Meningitis, Tumor oder Hirnatrophie. Eine chirurgische Behandlung ist nicht möglich.

chronische Hydrozephalus internus ist dagegen eine vergleichsweise häufige Erkrankung. Es kann angeborenen Ursprungs sein oder sich bei jungen, klapprigen Kindern entwickeln, meist als Folge eines chronischen Entzündungsprozesses in den Membranen an der Basis, den Plexus choroideus oder dem Ependym der Ventrikel, wodurch der Blutabfluss behindert wird die inneren Gehirnvenen von Galen. Bei der erworbenen Form ist die Kommunikation zwischen den Ventrikeln und dem Subarachnoidalraum über das Foramen Magendie behindert, so dass sich die Liquor cerebrospinalis in den Ventrikeln staut und diese allmählich ausdehnt. Durch den Druck vergrößert sich der Kopf, die Fontanellen wölben sich und die Knochen werden voneinander getrennt, wobei der Zwischenraum zwischen den Knochen von einer dünnen durchscheinenden Membran ausgefüllt wird.

Das Gehirngewebe wird stark ausgedünnt, das Kleinhirn und die Hirnnerven bleiben jedoch meist unbeeinträchtigt.

Charakteristisch ist das Erscheinungsbild des Patienten (Abb. 200). Die riesige Schädelkuppel thront über einem kümmerlichen und übernatürlich alten Gesicht; Durch den Druck auf die Augenhöhlenplatten werden die Augen nach unten und vorne gedrückt und die Augenbrauen nach oben verschoben. Der Kopf rollt hilflos hin und her; das Kind stöhnt und weint viel; und Erbrechen ist oft ein auffälliges Symptom. In den meisten Fällen ist die Intelligenz beeinträchtigt, es können epileptische Anfälle und andere Funktionsstörungen des Gehirns vorliegen.

ABB. 200. – Hydrozephalus bei einem Kind æt. 3 $^{1/2}$. _ _

In milden Fällen, insbesondere wenn sie mit Rachitis oder Syphilis einhergehen, kommt es manchmal zu einer Genesung, aber in den meisten Fällen schreitet die Erkrankung voran und der Tod ist entweder auf Krämpfe oder auf eine interkurrente Erkrankung zurückzuführen. Nur wenige hydrozephale Patienten erreichen das Erwachsenenalter.

Behandlung. Da Hydrozephalus eher ein Symptom als eine Krankheit ist, kann keine Behandlungsmethode, die nicht die primäre Ursache beseitigt, dauerhaft heilend sein. Beim Hydrozephalus von Säuglingen und Kleinkindern sollte eine antisyphilitische Behandlung versucht werden. Das rachitische Element muss, sofern vorhanden, ebenfalls behandelt werden.

Beim angeborenen Hydrozephalus ist keine Form der Drainage von Vorteil, da die Durchgänge im vierten Ventrikel nicht blockiert sind und die Foramina in der Regel viel größer als normal sind. Durch die Ligatur der gemeinsamen Halsschlagader, eine einige Wochen nach der anderen, konnte erfolgreich das Gleichgewicht wiederhergestellt werden, das normalerweise zwischen der Sekretion und Absorption der Gehirn-Rückenmarks-Flüssigkeit besteht (HJ Stiles). Beim erworbenen Hydrozephalus führt die Punktion der Ventrikel manchmal zu einer deutlichen Besserung der Symptome und kann sogar zu einer scheinbaren Heilung führen. Eine

Sondierungsnadel wird im seitlichen Winkel der vorderen Fontanelle eingeführt, um den Sinus sagittalis superior (Längshöhle) zu vermeiden, und eine halbe bis eine Unze Liquor cerebrospinalis entnommen. Dies wird mehrere Wochen lang einmal pro Woche wiederholt. Kontinuierliche Drainage des vierten Ventrikels durch eine Öffnung im Hinterkopfbereich (Parkin) und Herstellung einer Verbindung zwischen dem Ventrikel und dem Subarachnoidalraum (Watson-Cheyne) oder zwischen dem Subarachnoidalraum des Rückenmarks und Die Behandlung der Bauchhöhle oder des retroperitonealen Raums (Cushing) wurde versucht, brachte jedoch in den meisten Fällen kaum mehr als einen vorübergehenden Nutzen. Wenn eine operative Behandlung sinnvoll sein soll, muss sie frühzeitig durchgeführt werden, bevor dauerhafte Veränderungen im Gehirn stattgefunden haben.

Mikronzephalie. – Dieser Zustand ist auf eine fehlerhafte Entwicklung des Gehirns und nicht auf einen vorzeitigen Verschluss der Schädelnähte und Fontanellen zurückzuführen, und da die Betroffenen geistig behindert und oft blind, taub und stumm sind, ist die Entfernung von Schädelsegmenten erforderlich Versuche, die Entwicklung des Gehirns zu ermöglichen, haben sich als erfolglos erwiesen.

HIRNTUMOREN

Da ein vergleichsweise kleiner Teil der Tumoren des Gehirns – um den Begriff „Tumor" im weitesten Sinne zu verwenden – einer chirurgischen Behandlung zugänglich ist, ist es hier nur notwendig, auf diejenigen Aspekte dieses Themas einzugehen, die einen ausgeprägt chirurgischen Bezug haben.

Im Gehirn treten verschiedene Wachstumsformen auf, am häufigsten sind tuberkulöse Knötchen, syphilitisches Gumma, Endotheliom, Gliom und Sarkom. Seltener kommen Fibrome, Osteome sowie parasitäre, hämorrhagische und andere Zysten vor. Das Wachstum kann hauptsächlich im Gehirngewebe entstehen oder sich von den Membranen oder vom Schädel aus ausbreiten. Im Zusammenhang mit der operativen Behandlung ist es eine bedauerliche Tatsache, dass Formen, die gut definiert sind und nicht dazu neigen, das Hirngewebe zu infiltrieren, meist an der Basis auftreten, wo sie schwer zu erreichen sind; während diejenigen, die sich in besser zugänglichen Regionen entwickeln, größtenteils infiltrierende Wucherungen gliomatöser oder sarkomatöser Natur sind und daher nicht entfernbar sind.

Klinische Merkmale. - Das Vorhandensein eines Tumors im Gehirn führt früher oder später zwangsläufig zu einer Erhöhung der intrakraniellen Spannung, und hierauf sind die Symptome hauptsächlich zurückzuführen.

Die frühesten und auffälligsten Allgemeinsymptome *sind* starke paroxysmale Kopfschmerzen, Optikusneuritis mit verstopfter Bandscheibe und

Einschränkung des Feldes für Blau, die manchmal bis hin zur Blaublindheit (Cushing) reichen. Der relative Grad der Neuritis in den beiden Augen ist ein verlässlicher Hinweis auf die Seite, auf der sich der Tumor befindet (Horsley). Die Symptome fehlen selten und treten bei allen Tumorformen unabhängig von ihrer Lokalisation auf. Erbrechen, das in keinem Zusammenhang mit der Nahrungsaufnahme steht und in der Regel nicht mit Übelkeit einhergeht, ist ein charakteristisches Symptom, sofern vorhanden, fehlt aber in zwei Dritteln der Fälle (Cushing). In einem erheblichen Teil der Fälle treten auch Schwindel, allgemeine Krämpfe und Anzeichen einer geistigen Verschlechterung auf.

Darüber hinaus können bestimmte *lokalisierende Symptome* vorliegen. Befindet sich der Tumor beispielsweise in der *Kortikalis des Rolandic-Bereichs*, kommt es häufig zu Anfällen einer Jacksonschen Epilepsie, denen eine Aura vorausgeht, die normalerweise auf das primär betroffene Zentrum zurückzuführen ist. Die zuerst betroffene Muskelgruppe und die Reihenfolge, in der andere Gruppen betroffen sind, sind wichtige Lokalisierungsfaktoren. Mit zunehmender Tumorgröße werden diese Reizerscheinungen durch lokale Lähmungen ersetzt. Auch die taktilen und muskulären Empfindungen sind gestört, es kann zu einer motorischen und sensorischen Aphasie kommen. In manchen Fällen kann ein lokalisierter Druckschmerz beim Klopfen auf den Schädel bei der Lokalisierung des Tumors hilfreich sein.

Wenn der Tumor *subkortikal*, also im Centrum ovale, liegt, gibt es keine Jackson-Krämpfe, die motorische Lähmung ist weiter verbreitet und auch auf der gegenüberliegenden Körperseite geht das Gefühl verloren. Es gibt keine besondere Zärtlichkeit im Schlagzeug. Es ist jedoch nicht immer möglich, zwischen kortikalen und subkortikalen Tumoren zu unterscheiden, und in vielen Fällen sind beide Bereiche befallen.

Tumoren im Bereich der *inneren Kapsel* und *in den tieferen Teilen des Gehirns* gehen nicht mit Jackson-Krämpfen einher, die Lähmung entwickelt sich schneller als bei kortikalen und subkortikalen Tumoren und es kommt zu einem völligen Gefühlsverlust auf der gegenüberliegenden Seite vom Körper. Auch auf die Hirnnervenstämme kann Druck ausgeübt werden.

Tumoren und Zysten *im Kleinhirn* verursachen ähnliche Symptome wie ein Kleinhirnabszess (<u>S. 381</u>).

Tumoren *im Kleinhirn-Brücke-Winkel* führen zusätzlich zu den besonderen Symptomen, die mit Kleinhirnläsionen einhergehen, zu Symptomen einer Störung der Nervenwurzeln derselben Seite. Am häufigsten sind die Gesichts- und Hörnerven betroffen, was zu Gesichtsschwäche, Tinnitus, Wahrnehmungsverlust für hohe Töne, wie anhand der Galton-Pfeife getestet wurde, oder völliger einseitiger Taubheit führt. Alle anderen Hirnnerven vom fünften bis zum zwölften können entweder gereizt oder gelähmt sein. Druck auf die Pons kann zu einer Hemiplegie der Gegenseite mit Spastik und übertriebenen Reflexen führen. Durch das Zusammendrängen des Kleinhirns in das Foramen magnum kann es zum plötzlichen Tod kommen.

Mit dem Wachstum des Tumors verschlimmern sich die Symptome, auf die Optikusneuritis folgen Optikusatrophie und Blindheit, der Patient wird allmählich benommen und stirbt schließlich im Koma. Die Schwere der Symptome hängt in hohem Maße von der Wachstumsgeschwindigkeit des Tumors ab; So kann ein Osteom, das langsam aus der Schädelinnenwand wächst und das Gehirn befällt, eine beträchtliche Größe erreichen, ohne zerebrale Symptome hervorzurufen, während ein verhältnismäßig kleines Sarkom oder syphilitisches Gumma mit schnellem Wachstum lebensgefährlich sein kann. Eine plötzliche und schwerwiegende Verschlimmerung der Symptome kann durch eine Einblutung in einen weichen Tumor, beispielsweise ein Gliom, verursacht werden.

Die *Diagnose* der pathologischen Natur eines Hirntumors ist im Allgemeinen „kaum mehr als eine Vermutung" (Gowers). Gleichzeitig darf nicht vergessen werden, dass *syphilitische Gummata* bei Erwachsenen im Alter von 40 bis 60 Jahren auftreten, die an erworbener Syphilis gelitten haben und andere Anzeichen der Krankheit aufweisen können. Sie neigen dazu, etwas schneller zuzunehmen. Eine negative Wassermann-Reaktion schließt die Diagnose einer Hirnsyphilis nicht unbedingt aus . Starke nächtliche Schmerzen, die den Schlaf beeinträchtigen, sind oft ein auffälliges Symptom. Gummata befinden sich im Allgemeinen auf der Oberfläche des Gehirns; Sie stammen oft aus der Dura mater und werden bei Freilegung leicht entkernt. Eine Besserung der Symptome kann durch die Gabe von Jodiden und Quecksilber oder organischen Arsensalzen der Salvarsan-Gruppe erfolgen, in vielen Fällen ist das Wachstum jedoch sehr resistent gegen eine antisyphilitische Behandlung.

Tuberkulose Raumforderungen treten am häufigsten bei Kindern und Jugendlichen auf, meist sind auch andere Anzeichen einer Tuberkulose vorhanden. Das Kleinhirn ist ein häufiger Sitz dieser Tumoren, oft treten sie mehrfach auf. Ihr Wachstum kann zunächst schnell sein und dann eine Zeit lang zum Stillstand kommen. Das krampfhafte Wachstum eines Tumors deutet stark auf seine tuberkulöse Natur hin, und zusätzlich auftretende Anzeichen einer Basalmeningitis bestätigen die Diagnose.

Das Endotheliom wächst aus der Dura mater und eignet sich, da es sich um ein gut definiertes und nicht infiltrierendes Wachstum handelt, für eine operative Entfernung. Leider befindet es sich jedoch meist an der Basis des Gehirns und ist nicht leicht zugänglich.

Gliome treten normalerweise bei jungen Menschen auf; Zunächst neigt er dazu, langsam zu wachsen, kann aber jederzeit ein schnelles Wachstum annehmen, und es kann zu Blutungen in die Substanz des Tumors kommen, die zu einer plötzlichen Verschlimmerung der Symptome führen.

Sarkome treten zwischen der Pubertät und dem mittleren Lebensalter auf; Es wächst langsam und komprimiert das Gehirngewebe, anstatt es zu zerstören. Es grenzt sich deutlich vom umgebenden Hirngewebe ab und ist daher günstiger für eine Operation als ein Gliom.

Die *Prognose* ist bei allen Formen von Hirntumoren ernst. Selbst bei syphilitischen Wucherungen können, obwohl die dringenderen Symptome durch den Einsatz von Medikamenten gelindert werden können, Rezidive auftreten, und die im Gehirngewebe hervorgerufenen strukturellen Veränderungen und die daraus resultierende Kontraktion der Narbe können die Funktionen dauerhaft beeinträchtigen des Gehirns oder kann eine Jackson-Epilepsie auslösen. Auch tuberkulöse Tumoren können zum Stillstand kommen und eine Zeit lang keine Symptome mehr verursachen, eine dauerhafte Heilung ist jedoch äußerst selten. Wir wissen, dass ein Sarkom erst fünf Jahre nach der Entfernung erneut auftritt. Der Tod tritt manchmal plötzlich aufgrund einer Blutung, eines akuten Ödems oder einer Beeinträchtigung lebenswichtiger Zentren ein.

Behandlung. – Es ist zu bedenken, dass Zahnfleischwucherungen im Gehirn selten in irgendeiner Weise durch antisyphilitische Mittel beeinflusst werden, und es sollte keine Zeit verschwendet werden, diese Behandlungsform auszuprobieren.

Die Frage einer operativen Entfernung stellt sich in Fällen, in denen Grund zu der Annahme besteht, dass der Tumor nahe der Gehirnoberfläche liegt, umschrieben und mittelgroß ist. Leider liegen diese Erkrankungen nur in einem kleinen Teil der Fälle vor und können bereits vor der Eröffnung des Schädels erkannt werden.

In vielen Fällen, in denen keine Hoffnung mehr auf eine Entfernung des Tumors besteht, empfiehlt es sich, die durch eine übermäßige intrakranielle Anspannung bedingten Symptome wie Blindheit, starke Kopfschmerzen und anhaltendes Erbrechen durch eine „Dekompressionsoperation" zu lindern (*Operative Chirurgie* , S. 108). Die Erleichterung, die solche Operationen mit sich bringen, ist oft bemerkenswert.

Auch die häufig wiederholte Lumbalpunktion wird zur Entspannung bei inoperablen Fällen durchgeführt, ist jedoch nicht ungefährlich und nicht als Ersatz für eine Dekompressionsoperation anzusehen.

Wenn eine chirurgische Behandlung kontraindiziert ist, können die Symptome lediglich durch Bromide, Opium, Phenacetin, Koffein und andere Medikamente gelindert werden.

Tumoren des Hypophysenkörpers oder **der Hypophyse cerebri** . – Die am häufigsten im Hypophysenkörper vorkommenden Tumoren sind Adenome mit Hyperplasie und zystischer Degeneration; Karzinome und Sarkome kommen ebenfalls vor. Sie entwickeln sich langsam und führen zu einer vergleichsweise geringen Erhöhung der intrakraniellen Spannung. Bei Befall des Vorderlappens und einer pathologischen Steigerung der funktionellen Aktivität der Drüse (*Hyperpituitarismus*) können Anzeichen einer Akromegalie auftreten. Eine Funktionsminderung (*Hypopituitarismus*) geht mit Infantilismus, einer schnellen Fettablagerung im Unterhautgewebe und einer Abnahme oder einem Verlust der Genitalfunktionen einher. Bei Frauen ist Amenorrhoe ein frühes und anhaltendes Symptom. In einigen Fällen ist starke Schläfrigkeit ein ausgeprägtes Merkmal.

Von ihrer Position nahe der Rückseite des Sehnervenkreuzes aus wirken sich diese Wucherungen auf die Fasern aus, die zur Nasenhälfte jeder Netzhaut verlaufen, und führen so zu einer bilateralen temporalen Hemianopsie. Auch wenn keine verstopfte Bandscheibe vorliegt, erleiden die Sehnerven durch Druck eine primäre Atrophie , und es besteht eine Sehstörung.

Nach der Verabreichung von Schilddrüsenextrakt war ein deutlicher vorübergehender Nutzen zu verzeichnen. Die operative Behandlung war in einer Reihe von Fällen erfolgreich. Da der Vorderlappen jedoch lebenswichtig ist, dient die Operation lediglich der Druckentlastung des Chiasma opticum, um einen Verlust des Sehvermögens zu verhindern. Wir haben eine deutliche Erleichterung nach einer vorübergehenden Dekompressionsoperation gesehen.

Epilepsie. – Die chirurgischen Aspekte der Jackson-Epilepsie nach Kopfverletzungen wurden bereits berücksichtigt (S. 358). Für die Heilung derjenigen Formen der Epilepsie, bei denen keine grobe Schädigung des Gehirns vorliegt, wurden zahlreiche chirurgische Eingriffe vorgeschlagen, aber bei keinem davon waren die Ergebnisse ermutigend.

Hernia cerebri. —Dieser Begriff wird auf einen Vorsprung von Gehirnsubstanz durch eine erworbene Öffnung im Schädel und in der Dura mater angewendet, wie er beispielsweise durch einen komplizierten Bruch oder eine Schusswunde entstehen kann. Die Protrusion ist auf eine erhöhte intrakranielle Spannung zurückzuführen und geht fast immer mit einer Infektion des Gehirns und seiner Membranen sowie mit dem Vorhandensein eines Fremdkörpers oder von Knochenfragmenten einher. Unter sonst gleichen Bedingungen entsteht ein Leistenbruch eher durch eine kleine als durch eine große Öffnung im Schädel.

Solange der herausgedrückte Teil der Gehirnmasse klein ist, pulsiert er. Wenn er jedoch größer wird und von den Rändern der Öffnung, durch die er austritt, auf ihn gedrückt wird, hört das Pulsieren auf und der hernierte Teil kann stranguliert werden und eine Nekrose erleiden .

Bei komplizierten Frakturen und anderen Erkrankungen, die mit einer Knochennekrose einhergehen, können Massen überschüssigen Granulationsgewebes, die aus den Weichteilen außerhalb des Schädels wachsen, eine Hernia cerebri vortäuschen.

Die *Behandlung* besteht darin, der septischen Infektion durch Reinigung der hervorstehenden Masse entgegenzuwirken und gegebenenfalls die Öffnung im Schädel mit einer Rongeur-Zange zu erweitern, um die Entfernung von Fremdkörpern oder Knochenfragmenten zu ermöglichen und die interkranielle Spannung zu lösen. Es müssen auch Maßnahmen zur Vorbeugung einer Meningitis ergriffen werden, die, wenn sie auftritt, in der Regel tödlich endet. Druck auf die Hernie mit dem Ziel, sie in den Schädel zurückzuführen, ist zu vermeiden, und der hernierte Teil sollte nicht weggeschnitten werden, es sei denn, er löst sich ab oder ist gestielt. Es kann durch Anstreichen mit 40 Prozent entfernt werden. Formalin, das die Bildung einer trockenen Hornkruste auf der Oberfläche verursacht; Dieses wird abgenommen und das Formalin erneut aufgetragen.

Nachdem die Hernie verschwunden ist und die Wunde aseptisch ist, sollten Schritte unternommen werden, um die Lücke im Schädel zu schließen. Dies kann durch eine osteoplastische Operation erfolgen, bei der ein Lappen, der ein Segment des äußeren Tisches umfasst, von einem angrenzenden Teil des Schädels angehoben und in den Spalt gelegt wird; oder durch Transplantation eines Teils des mit Periost bedeckten Knochens aus dem Schulterblatt, dem Schienbein oder einer anderen geeigneten Quelle. Eine alternative Methode besteht darin, eine Platte aus Zelluloid, Silber oder einem anderen Metall oder einen Teil der Fascia lata in den Spalt zu implantieren. Wenn ein dauerhaftes Loch im Knochen verbleibt, sollte der Patient zum Schutz des Gehirns einen Leder- oder Metallschutz darüber tragen.

Die Vorwölbung des Gehirns, die nach einer Dekompressionsoperation zur Linderung intrakranieller Spannungen entsteht, hat, sofern es sich nicht um eine Infektion handelt, nichts mit einer Hernia cerebri zu tun.

CHIRURGISCHE ERKRANKUNGEN DES HIRNNERVS

Eine Reizung oder Lähmung eines oder mehrerer Hirnnerven kann durch Läsionen verursacht werden, die ihre Zentren oder Stämme betreffen.

Wenn der Nervenstamm betroffen ist, liegt die Lähmung auf derselben Seite wie die Läsion und ist vom unteren Neuronentyp; Wenn das kortikale Zentrum oder die oberen Axone betroffen sind, befindet es sich auf der gegenüberliegenden Seite und ist vom oberen Neuronentyp (S. 334). Die Läsionen der Gehirnzentren, mit denen Nervensymptome am häufigsten einhergehen, sind: Hirnriss, Blutung, Meningitis, Tumor und syphilitisches Gumma.

Die Nervenstämme können gequetscht oder zerrissen werden, insbesondere bei basalen Frakturen, die ihre Austrittsforamina durchziehen; Infolge von Verletzungen, die nicht mit einem Bruch einhergehen, kann Blut in die Scheidenwand gelangen. oder sie können durch einen entzündlichen Erguss, einen Tumor, ein Gumma oder ein Aneurysma belastet sein, das in die Schädelbasis eindringt. Wenn der Nerv lediglich gequetscht oder durch ein Blutgerinnsel gedrückt wird, verschwindet die Lähmung im Laufe einiger Tage. Wenn es durch ein neues Wachstum zerrissen oder zusammengedrückt wird, ist die Lähmung dauerhaft. In einigen traumatischen Fällen tritt die Lähmung erst einige Tage nach der Verletzung auf und ist dann entweder auf den allmählich zunehmenden Druck durch ein Blutgerinnsel oder, was wahrscheinlicher ist, auf das Einsetzen einer Meningitis oder einer aufsteigenden Neuritis zurückzuführen.

I. Bei Frakturen, die die *vordere Schädelgrube* betreffen, können die Äste des Riechnervs reißen, wenn sie durch die Lamellenplatte verlaufen, was zu einem vollständigen und dauerhaften Verlust des Geruchssinns führt (*Anosmie*). Eine Blutung in die Nervenscheide oder eine Quetschung des Nervs kann zu einem vorübergehenden Verlust des Geruchssinns führen. Der Nervenstamm kann auch an Tumoren und Meningitis in der vorderen Schädelgrube beteiligt sein. In allen Fällen, in denen eine Anosmie auftritt, kommt es auch zu einer Beeinträchtigung der Wahrnehmung verschiedener Geschmacksrichtungen und damit zu einer starken Beeinträchtigung des Geschmackssinns.

II. *Sehnerv.* – Eine vorübergehende Lähmung eines oder beider Sehnerven ist eine vergleichsweise häufige Folge traumatischer Blutergüsse in deren Hüllen; Die daraus resultierende Blindheit kann innerhalb weniger Tage verschwinden oder einige Wochen anhalten. Wenn ein großer Erguss auftritt, kann der anhaltende Druck auf den Nerv zu einer Optikusatrophie und dauerhafter Blindheit führen. Eine vollständige Durchtrennung des Nervs durch eine Kugel, die Spitze eines scharfen Instruments oder ein Knochenfragment führt zum Verlust des Sehvermögens auf der gleichen Seite des Auges. Bei Zellulitis der Orbita, intraorbitalen Tumoren, Gumma und Aneurysma im Bereich des Sinus cavernosus kann auch der Sehnerv betroffen sein.

Läsionen, die das kortikale Sehzentrum im Hinterhauptslappen beeinträchtigen, führen zu Hemianopsie, d .

Eine doppelte Optikusneuritis, gefolgt von einer Optikusatrophie, ist eine der beständigsten Folgen des Wachstums eines Tumors im Schädel und kommt bei Hirnabszessen und Meningitis nicht selten vor. Druck auf das Chiasma opticum, beispielsweise durch einen Tumor der Hypophyse, ist mit einer bilateralen temporalen Hemianopsie verbunden.

III. *Augenmotorischer Nerv.* – Einer oder mehrere Äste dieses Nervs können durch austretendes Blut komprimiert oder bei Frakturen im Bereich der Keilbeinspalte gequetscht und zerrissen werden. Eine dauerhafte Erweiterung einer Pupille kann durch den Druck eines Blutgerinnsels verursacht werden, ohne dass eine andere Funktionsstörung des Nervs vorliegt. Ein in dieser Region wachsender Tumor oder ein Aneurysma kann ebenfalls auf den Nerv drücken. Manchmal sind beide Nerven beteiligt – zum Beispiel bei Frakturen, die beide Seiten der vorderen Schädelgrube betreffen, und bei Tumoren, insbesondere Gumma, die im Bereich des Bodens des dritten Ventrikels wachsen. Bei Läsionen der Großhirnhemisphären kommt es häufig zu einer Lähmung des dritten Nervs. Sein kortikales Zentrum liegt in unmittelbarer Nähe des Gesichtszentrums (Abb. 179).

Die auffälligsten Symptome einer vollständigen Lähmung sind Ptosis oder Herabhängen des oberen Augenlids, seitliches Schielen und eine leichte Abwärtsrotation des Auges mit Diplopie. Es kommt auch zu einer Erweiterung der Pupille aufgrund einer Lähmung der kreisförmigen Fasern der Iris und zu einem Verlust der Akkommodation und Reaktion auf Licht aufgrund einer Lähmung des Ziliarmuskels.

Eine Lähmung des vom dritten Nerv versorgten Muskels geht häufig mit einer Lähmung anderer Augenmuskeln einher. Wenn alle Augenmuskeln gelähmt sind, spricht man von „Ophthalmoplegia externa"; Die Ursache liegt meist in einer syphilitischen Erkrankung im Boden des dritten Ventrikels.

IV. Der Nervus *trochlearis* oder *der Nervus patheticus* , der den oberen schrägen Muskel versorgt, können auf die gleiche Weise leiden wie der Nervus oculomotorius. Bei einer Lähmung kommt es zu einer fehlerhaften Bewegung des Auges nach unten und medial, und der Patient kann über Diplopie klagen, wenn er nach unten schaut.

V. *Trigeminusnerv.* – Die wichtigste chirurgische Erkrankung dieses Nervs ist die „Trigeminusneuralgie", die bereits beschrieben wurde (Band I, S. 373). Bei Frakturen der Schädelbasis kann der eine oder andere Teil des Nervs gerissen werden, was zu einer Anästhesie in dem von ihm versorgten Bereich führt. Bei Frakturen, die die Spitze des Felsenbeinanteils des Schläfenbeins überqueren, können die großen und kleinen oberflächlichen Felsenbeinnerven rupturiert werden, und der weiche Gaumen und das Zäpfchen sind gelähmt und es kommt zu Schluckbeschwerden; es gibt auch schmerzhafte Empfindungen im Ohr. Wenn die ophthalmologische Abteilung betroffen ist, wird die Bindehaut unempfindlich gemacht, und eine Bindehautentzündung, die zu einer Geschwürbildung der Hornhaut führen kann, ist die Folge der Einwirkung von Staub und anderen Fremdkörpern, die aufgrund des anästhetischen Zustands des Auges zulässig sind bleiben und Irritationen hervorrufen.

VI. *Nervus abducens.* – Dieser Nerv, der den M. rectus lateralis versorgt, hat von allen Hirnnerven den längsten Verlauf innerhalb des Schädels. Trotzdem kommt es bei Basalfrakturen vergleichsweise selten zu einem Riss; Es besteht jedoch die Gefahr, dass es durch Tumoren, Gummas oder Aneurysmen im Bereich der Gehirnbasis unter Druck gesetzt wird. Bei einer Lähmung kommt es zum medialen Schielen.

VII. *Gesichtsnerv.* – Eine mehr oder weniger vollständige Lähmung der Gesichtsmuskeln ist das charakteristischste Symptom von Läsionen dieses Nervs.

Lähmung vom zerebralen Typ. – Wenn die Fasern des Nervs an irgendeinem Teil ihres Verlaufs zwischen dem kortikalen Zentrum und dem Kern im unteren Teil der Pons beteiligt sind, handelt es sich um eine Lähmung vom Typ des oberen Neurons (Zerebral). Sie betrifft die Seite des Gesichts, die der Läsion gegenüberliegt, und die Bewegungsstörung ist in der unteren Gesichtshälfte ausgeprägter als in der oberen Gesichtshälfte.

Diese Form der Gesichtslähmung kann auf den Druck eines intrakraniellen Tumors, eines Abszesses oder einer Blutung oder auf degenerative Prozesse im Gehirngewebe zurückzuführen sein, in der Regel sind auch andere Hirnnerven betroffen. Seine Erkennung ist vor allem von diagnostischer und lokalisierender Bedeutung.

Lähmung vom peripheren Typ. – Wenn der Nervenstamm zwischen dem Brückenkern und seiner peripheren Verteilung liegt, handelt es sich um eine Lähmung vom Typ des unteren Neurons (peripher), wobei die Muskeln auf der Seite der Läsion schlaff und atrophisch sind.

Bei den meisten Fällen handelt es sich um sogenannte „rheumatische" Erkrankungen, die auf Kälteeinwirkung zurückgeführt werden. Andere resultieren aus Frakturen, die die mittlere Schädelgrube betreffen, oder sind mit chronischer Eiterung im Mittelohr verbunden.

Bei Frakturen, die über die Schläfenbeinhöhle verlaufen, kann der Nerv zum Zeitpunkt der Verletzung gerissen sein oder später durch einen traumatischen Erguss oder Kallus unter Druck geraten, aber angesichts der Häufigkeit dieser Frakturen wird er vergleichsweise selten geschädigt.

Eine häufigere Ursache für eine Gesichtslähmung ist eine eitrige Erkrankung des Mittelohrs. Der Nerv kann beim Durchqueren des Gesichtskanals (Aqueductus Fallopii) durch entzündliche Ergüsse oder Granulationen unter Druck geraten oder durch den Eiterungsprozess zerstört werden, insbesondere bei kleinen Kindern, da bei ihnen die knöcherne Wand des Aquädukts sehr dünn ist . Es kann auch bei tuberkulösen und bösartigen Erkrankungen des Mittelohrs eine Rolle spielen.

Auch bei Operationen am Mastoid oder Mittelohr oder bei der Entfernung von Tumoren oder Drüsen im Bereich der Ohrspeicheldrüse kann der Nerv verletzt werden. Da der Nerv kurz nach dem Verlassen des Foramen stylomastoideus in zahlreiche Äste zerfällt, kann die Lähmung auf einen oder mehrere seiner Äste beschränkt sein.

Eine vorübergehende Lähmung kann durch entzündliche Erkrankungen wie Parotitis oder durch Schläge oder Druck auf den Nerv, beispielsweise durch die Pinzette bei der Entbindung, verursacht werden.

Symptome. – Bei einer vollständigen einseitigen *Gesichtslähmung* (Bell-Lähmung) ist die betroffene Gesichtsseite ausdruckslos und ohne willkürliche oder emotionale Bewegung. Die Muskeln sind schlaff, die Wange ist abgeflacht und glatt, alle Falten und Runzeln sind verschwunden. Wenn der Patient spricht oder lächelt, wird das Gesicht zur gesunden Seite gezogen (Abb. 201). Das Auge auf der betroffenen Seite lässt sich nicht schließen und beim Versuch rollt der Augapfel nach oben und außen. Das Unterlid hängt herab, der Patient kann nicht blinzeln, die Bindehaut wird dadurch trocken und durch Kälte und Staub gereizt. Die Tränen laufen über die Wange. Durch die Lähmung des Musculus buccinator ist es nicht mehr möglich zu pfeifen oder die Wangen aufzublähen, und Essensreste sammeln sich zwischen der Wange und dem Zahnfleisch an. Da auch der Orbicularis oris gelähmt ist, kann der Patient seine oberen Zähne nicht zeigen und die Lippenkonsonanten werden undeutlich ausgesprochen. Der Geschmackssinn ist häufig durch die Beteiligung des Nervus chorda tympani beeinträchtigt.

ABB. 201. – Patient mit linksseitiger Gesichtslähmung. Beachten Sie die Glätte der linken Gesichtshälfte, den unvollständigen Verschluss des linken Auges und die Abweichung des Gesichts zur rechten Seite.

(Aus einem von Dr. Edwin Bramwell geliehenen Foto.)

Wenn es sich um eine beidseitige Lähmung handelt, besteht aufgrund der symmetrischen Erscheinung des Gesichts die Gefahr, dass der Zustand übersehen wird.

Behandlung. – Zusätzlich zur Beseitigung der Ursache kann, wenn dies möglich ist, die Wiederherstellung der Funktion durch die Verabreichung von Arzneimitteln wie Kaliumiodid, Strychnin oder Eisen, durch die Anwendung von Blasen oder durch Massage und Elektrizität gefördert werden. Am sinnvollsten sind diese Maßnahmen bei Schlägen oder Kälteeinwirkung. Wenn der Nerv im Zuge einer Operation im Gesicht versehentlich durchtrennt wird, sollte er sofort genäht werden. Solange die elektrischen Reaktionen der betroffenen Muskeln auf eine unvollständige Läsion hinweisen, kann mit Sicherheit eine Genesung erwartet werden (Sherren). Wenn die Degenerationsreaktion vorhanden ist und die Lähmung länger als sechs Monate gedauert hat, besteht wenig Hoffnung auf Genesung, und es sollte auf eine Operation zurückgegriffen werden, um die Funktion des Nervs durch Transplantation seines distalen Endes auf den Stamm des Nervs wiederherzustellen der Nervus hypoglossus. Um eine Lähmung der Zunge zu verhindern, kann der Nervus lingualis durchtrennt und sein proximales Ende mit dem distalen Ende des Hypoglossus anastomosiert werden.

Die Gesichtsbehandlung kann auf den akzessorischen Nerv übertragen werden, aber die damit verbundenen Bewegungen des Gesichts, die dann mit den Bewegungen der Schulter einhergehen, erweisen sich oft als unbequem.

Gesichtskrampf. – Eine klonische Kontraktion der Gesichtsmuskeln (histrionischer Spasmus) ist gelegentlich die Folge von Reizläsionen in der Hirnrinde oder der Pons. Manchmal sind alle Muskeln betroffen, manchmal nur einer, zum Beispiel der Augenwinkel (Palpebrarum) – Blepharospasmus. Dieser Zustand kann reflektorisch durch die Spülung des Trigeminusnervs hervorgerufen werden, insbesondere der Äste, die die Nasenhöhlen und die Zähne versorgen.

Die *Behandlung* besteht in der Beseitigung eventuell vorhandener peripherer Reizquellen, der Anwendung einer Massage sowie der Verabreichung von Nervenstärkungsmitteln, Bromiden und anderen Medikamenten. In schweren Fällen kann der Gesichtsnerv entweder an seinem Austritt aus dem Foramen stylo-mastoideus oder im Gesicht gedehnt werden.

VIII. *Akustischer* oder *auditorischer Nerv*: Bei Tumoren des Kleinhirn-Brücke-Winkels und bei Frakturen, die den inneren Gehörgang durchqueren, besteht die Gefahr, dass der akustische Nerv zusammen mit dem Gesichtsnerv geschädigt wird. Bei schweren Hirnverletzungen, abgesehen von Frakturen, können auch beide Nerven kurz vor ihrem Eintritt in den Gehörgang gerissen werden. Vollständige und dauerhafte Taubheitsergebnisse. Ein Blutaustritt in die Nervenscheide oder in das Innen- oder Mittelohr führt zu vorübergehender Taubheit und der Patient leidet unter Ohrgeräuschen, Schwindelgefühlen und Gleichgewichtsstörungen.

IX. Der *Nervus Glossopharyngeus* wird vergleichsweise selten verletzt. Wenn sie durch einen Tumor im Markbereich komprimiert wird, kommt es zu Störungen beim Sprechen und Schlucken, es bilden sich Geschwüre auf der Zunge und es kann zu einem Ödem der Stimmritze kommen.

X. Der *Vagus* oder *Pneumogastricus-Nerv* wird in der Schädelhöhle selten verletzt.

Am Hals kann es im Zuge von Operationen zur Entfernung bösartiger oder tuberkulöser Drüsen, bei Kropfbildung oder zur Unterbindung der Halsschlagader durchtrennt oder abgebunden werden. Die Durchtrennung des Nervs auf einer Seite oder sogar die Entfernung eines Teils davon führt in der Regel nicht zu einer Veränderung des Pulses oder der Atmung. Bei einer Reizung hingegen, zum Beispiel durch Fassen mit einer Arterienzange, kommt es zu einer Hemmung des Herzens, bei einer versehentlichen Unterbindung kann es zu anhaltendem Erbrechen kommen.

Die Teilung des Hauptstamms oder seines wiederkehrenden Astes auf einer Seite führt zu einer Lähmung des entsprechenden Musculus crico-arytænoideus posterior – des Muskels, der die Stimmritze öffnet. Dieser Zustand wird als einseitige *Abduktorenparalyse* bezeichnet und geht mit Störungen der Inspiration und Phonation einher. Wenn beide Nerven durchtrennt sind, kommt es zu einer bilateralen Abduktorenlähmung: Die Stimmbänder schlagen zusammen, erzeugen beim Einatmen ein krähendes Geräusch und Atembeschwerden. Um eine Erstickung zu verhindern, kann eine Tracheotomie erforderlich sein.

Der Vagus und der Nervus recurrens konnten erfolgreich genäht werden, nachdem sie versehentlich durchtrennt worden waren.

XI. *Akzessorischer* oder *spinaler akzessorischer Nerv* . – Dieser Nerv wird im Schädel selten beschädigt. Es versorgt den Sternomastoideus und den Trapezius; Da diese Muskeln jedoch normalerweise über eine zusätzliche Nervenversorgung durch den Plexus cervicalis verfügen, kann das Accessoire durchtrennt oder ein beträchtlicher Teil davon reseziert werden, wie zum Beispiel bei der Behandlung von spasmodischem Torticollis, ohne dass es zu einer ernsthaften Behinderung kommt. Es besteht die Gefahr, dass es bei der Entfernung bösartiger oder tuberkulöser Drüsen im Nacken versehentlich geteilt wird. Wenn jedoch das Zubehörteil die einzige Versorgungsquelle für diese Muskeln ist, führt seine Teilung zu einer erheblichen Behinderung, die anscheinend fast ausschließlich auf der *Lähmung des Trapezius beruht* . Der Kopf ist leicht nach vorne geneigt, die Schulter ist abgesenkt, der Arm hängt stark an der Seite und ist leicht nach vorne gedreht, das Schulterblatt ist von der Wirbelsäule weggezogen und um seine horizontale Achse gedreht, und es besteht eine leichte Halsskoliose mit der Konkavität nach vorne der betroffenen Seite. Der Trapezius ist deutlich erschöpft und daher im Nacken weniger ausgeprägt als normalerweise, und die Funktionen von Arm und Schulter sind beeinträchtigt, insbesondere bei Überkopfbewegungen. Mit der Zeit kompensieren andere Muskeln den Verlust des Trapezius teilweise.

Bei einer versehentlichen Durchtrennung sollte der Nerv sofort genäht werden. Auch wenn die Lähmung schon länger anhält, sollte eine Sekundärnaht versucht werden; Ist dies nicht möglich, sollte das periphere Ende mit den vorderen Primärabschnitten des dritten und vierten Halsnervs (Tubby) anastomosiert werden. Indiziert sind auch Massage, Strom und die Gabe von Stärkungsmitteln.

XII. *Hypoglossusnerv.* – Dieser Nerv wurde bei Frakturen durch den Canalis hypoglossi (Foramen condylaris anterior) gerissen. Es besteht auch die Gefahr, dass es bei Wunden im Unterkieferbereich durchtrennt wird, zum Beispiel bei einer Halsdurchtrennung oder bei einer Operation zur Unterbindung der Zungenschlagader oder der Entfernung erkrankter Lymphdrüsen.

Die gelähmte Zungenhälfte verkümmert. Wenn die Zunge herausgestreckt wird, weicht sie zur gelähmten Seite ab und wird von den aktiven Muskeln der gegenüberliegenden Seite umgedrückt. Sprechen und Kauen sind beeinträchtigt, die Zunge fühlt sich zu groß für den Mund an; Mit der Zeit wird diese Behinderung weitgehend überwunden.

Der zervikale Sympathikus. – Der zervikale Sympathikus und seine Ganglien können im Nacken durch Stich- oder Schussverletzungen oder im Verlauf tiefer Präparationen im Nacken verletzt werden; und bei Verletzungen des unteren Teils der zervikalen Erweiterung des Rückenmarks (S. 417) oder der ersten dorsalen Nervenwurzel.

Eine Lähmung des zervikalen Sympathikus ist durch eine Verkleinerung der Pupille auf der betroffenen Seite gekennzeichnet. Die Pupille weitet sich nicht, wenn sie beschattet wird oder wenn die Haut am Hals eingeklemmt wird – „Verlust des cilio-spinalen Reflexes". Die Lidspalte ist kleiner als ihre Gegenspalte und der Augapfel sinkt in die Augenhöhle. Es kommt zu Anidrose oder Schweißverlust auf der Seite des Gesichts, des Halses und des oberen Teils des Brustkorbs sowie an der gesamten oberen Extremität der betroffenen Seite.

Kapitel XV
Krankheiten der Schädelknochen

-

-

-

-

Suppurative Periostitis und Osteomyelitis. – Diese Zustände können die Folge einer Infektion über den Blutkreislauf sein, in der Regel sind sie jedoch die Folge einer Verletzung der Oberfläche, die durch eine Wunde, eine schwere Verbrennung wie bei Epileptikern, ein tertiäres syphilitisches Geschwür oder einen komplizierten Bruch verursacht wurde infiziert. Manchmal folgen sie einer Eiterung im Mittelohr und Mastoid oder in der Stirnhöhle sowie einem Epitheliom und Nagetierkrebs, der geschwürig geworden ist und sich infiziert hat, nachdem er sich vom Gesicht zum Scheitel hin ausgebreitet hat. Gelegentlich gehen sie mit einer akuten Cellulitis der Kopfhaut einher. Wenn die Infektion durch Blut übertragen wird, kommt es auf beiden Seiten des Knochens zu einer Eiterung – ein wichtiger Punkt bei der Behandlung.

Die Krankheit wird normalerweise durch einen Schüttelfrost eingeleitet, dem bald weitere Anzeichen von Eiterung folgen – hohe Temperatur, Schmerzen und Druckempfindlichkeit sowie die Bildung einer schwankenden Schwellung im Bereich des Knochens. Wenn sich Eiter zwischen dem Knochen und der Dura bildet, kommt es zu einem charakteristischen Ödem im darüber liegenden Bereich der Kopfhaut – man spricht von einem *Pottgeschwollenen Tumor* –, der als Hinweis auf das Ausmaß der Erkrankung im Knochen und die Ansammlung von Eiter wertvoll ist Eiter zwischen ihm und der Dura. Wenn unter dem Perikranium eine Eiterung auftritt, führt ein Einschnitt dazu, dass eine Menge Eiter austritt und ein Bereich mit bloßem Knochen freigelegt wird. Wenn der Schnitt früh gemacht wird, kann dieser Knochen bald von Granulationen bedeckt sein und seine Vitalität wiedererlangen; Wenn sich die Operation jedoch verzögert, kommt es normalerweise zu einer Nekrose. Der sich bildende Sequester umfasst in der Regel nur den äußeren Tisch, in manchen Fällen erleidet die Nekrose jedoch auch die gesamte Dicke des Knochens. In beiden Fällen ist die Ablösung des Sequestrums ein äußerst langsamer Prozess und geht nicht mit der Bildung von neuem Knochen einher. Wenn die gesamte Dicke des Schädels verloren geht, kann es zu einer Vorwölbung des Schädelinhalts kommen – Hernia cerebri; Sollte der Patient überleben, wird die Lücke durch eine dichte Fasermembran ausgefüllt, die mit der Dura mater verschmolzen ist.

Zu jeder Zeit während des Fortschreitens der Infektion besteht die Gefahr, dass sich ernste Komplikationen in Form von Meningitis, Hirnabszess, Sinusvenenentzündung und allgemeiner Pyämie entwickeln, und wir haben beobachtet, wie sich eine Pyämie entwickelte, nachdem die Eiterung im Schädel überwunden worden war.

Behandlung. – Zur Desinfektion des betroffenen Bereichs und zur Herstellung einer Drainage sind frühzeitige, freie und ggf. mehrfache Schnitte indiziert. Wenn die Symptome auf eine Eiterung zwischen Knochen und Dura hindeuten, sollte der Schädel trepaniert und bei Bedarf mit der Rongeurzange weiterer Knochen entfernt werden.

Sie können Zeit sparen, indem Sie den Sequester mit Hilfe eines Elevatoriums oder eines scharfen Löffels abtrennen oder den toten Teil abmeißeln, bis ein gesunder Gefäßknochen erreicht ist.

Eine Tuberkulose des Schädelgewölbes tritt meist bei Kindern auf. Die Krankheit beginnt im Diploë und führt zur Bildung eines zentralen Sequesters, um und unter dem sich der tuberkulöse Prozess ausbreitet. Zwischen dem Schädel und der Dura sowie an der Außenseite bilden sich Granulationen, die das Perikranium anheben. Der Sequester wird langsam abgeworfen, ist nach dem Abtrennen kreisförmig wie eine Münze und weist wurmstichige Kanten auf.

Es bildet sich eine umschriebene, zarte Schwellung, die zunächst ein undeutliches Schwankungsgefühl hervorruft, aber später, wenn der Eiter nicht mehr unter dem Perikranium eingeschlossen ist, den Charakter eines kalten Abszesses annimmt, der allmählich oberflächlich wird und schließlich durch die Kopfhaut platzt. Bildung eines oder mehrerer Nebenhöhlen.

Der Abszess sollte offen gelegt, alle tuberkulösen Granulationen abgekratzt und der Sequester mit Hilfe des Meißels entfernt werden, sofern er sich nicht bereits gelöst hat. Beim Einführen des Fingers durch die Öffnung scheint dieser in besorgniserregendem Ausmaß einzudringen; Dies ist auf die Ansammlung von tuberkulösem Material zwischen dem Schädel und der Dura mater zurückzuführen, wodurch letztere gedrückt wird. Nach Abschluss der Heilung bleibt eine Vertiefung oder Lücke im Knochen zurück.

Syphilis. – Syphilitische Affektionen treten im Tertiärstadium der Krankheit auf und befallen meist die Stirn- und Scheitelknochen (Abb. 202). Sie sind in Band I., S. 15 beschrieben. 462.

ABB. 202. – Schädel einer Frau, der das Auftreten einer tertiären Syphilis des Stirnbeins – Corona Veneris – im geheilten Zustand veranschaulicht.

Tumore. — *Osteome* des Schädels wurden zusammen mit Knochenerkrankungen beschrieben (Band I, S. 481).

Sarkom. – Es kommen alle Formen von Sarkomen vor, die die Schädelknochen betreffen. Sie können im Perikranium, im Diploë oder in der Dura mater entstehen und betreffen in der Regel die Knochen des Gewölbes. Sie kommen manchmal bei Kindern vor (Abb. 203).

ABB. 203. – Sarkom der Orbitalplatte des Stirnbeins bei einem Kind im Alter von 11 Monaten und 18 Monaten.

(Der Fall von Herrn DM Greig.)

Der Tumor wächst hauptsächlich zur Oberfläche hin, neigt aber auch dazu, in die Schädelhöhle einzudringen und kann dabei die Form einer Hantel annehmen. Sein Wachstum erfolgt normalerweise schnell und führt zur Bildung einer diffusen weichen Schwellung, die manchmal pulsiert und früher oder später durch die Haut pilzt. Aufgrund seines schnellen Wachstums besteht die Gefahr, dass der Tumor mit einem Abszess verwechselt wird, und in manchen Fällen wird die Art der Erkrankung erst entdeckt, nachdem man einen explorativen Schnitt vorgenommen und festgestellt hat, dass der Finger durch einen erweichten Bereich im Knochen gelangt.

Bei Eingriffen in die Schädelhöhle kommt es zu Kompressionserscheinungen. Nach der Pilzbildung des Tumors kann es zu infektiösen Komplikationen im Schädel kommen. In allen Fällen ist die Prognose äußerst ungünstig.

Bei rechtzeitiger Diagnose kann versucht werden, den Tumor zu entfernen, doch oft muss die Operation abgebrochen werden, entweder wegen der damit einhergehenden Blutung oder wegen des Ausmaßes der Erkrankung.

Die Schädelknochen können durch die direkte Ausbreitung von Krebs aus den Weichteilen, z. B. Nagetierkrebs (Abb. 204), oder durch Metastasierung von Krebs oder Sarkomen aus entfernten Körperteilen oder von Schilddrüsentumoren zum Sitz *sekundärer Wucherungen werden* . Metastasierter Krebs scheint durch den Blutkreislauf übertragen zu werden; es kann in einer diffusen Form auftreten – krebsartige Osteomalazie – und die Schädeldecke erweichen, so dass sie bei der Obduktion mit dem Messer statt mit der Säge entfernt werden kann; oder es kommt in einer diskreten oder verstreuten Form vor, und dann weist der mazerierte Schädel eine Reihe kreisförmiger und ovaler Perforationen auf.

ABB. 204. – Zerstörung der Knochen der linken Augenhöhle, verursacht durch Nagetierkrebs. Der Patient starb an einer septischen Meningitis.

(Der Fall von Herrn DM Greig.)

- Chirurgische Anatomie

- — Verletzungen des Rückenmarks :

- *Gehirnerschütterung* ;

- *Traumatische Hämatorrachis* ;

- *Traumatische Hämatomyelie* ;

- *Totale transversale Läsionen auf verschiedenen Ebenen* ;

- *Teilläsionen* ;

- *„ Eisenbahnrückgrat "*

- — Verletzungen der Wirbelsäule :

- *Verstauchung* ;

- *Isolierte Luxation der Gelenkfortsätze* ;

- *Isolierte Fraktur von Bögen und Dornfortsätzen* ;

- *Kompressionsfraktur von Körpern*

- — Traumatische Spondylitis

- — Fraktur-Luxation

- – Penetrierende Wunden .

Chirurgische Anatomie. – Die Wirbelsäule ist die Mittelachse des Skeletts und bietet eine schützende Hülle für das Rückenmark.

Die Wirbelsäule ist in alle Richtungen beweglich – Beugung, Streckung, seitliche Beugung und Drehung um die Längsachse der Säule. Die Flexion geht mit einer Kompression der Bandscheiben und einer leichten Vorwärtsbewegung jedes Wirbels des darunter liegenden Wirbels einher. Diese Vorwärtsbewegung wird durch die Spannung der Ligamenta flava, die sich zwischen den Laminae erstrecken, gehemmt.

Beim Säugling ist die Wirbelsäule entweder gerade oder weist eine lange antero-posteriore Kurve mit einer Konvexität nach hinten auf. Mit der Einnahme der aufrechten Haltung entwickelt sich die normale S-förmige Kurve, wobei sich die Hals- und Lendensegmente nach vorne wölben, während sich die Brust- und Kreuzbeinsegmente nach hinten wölben.

Durch die Haut ist es oft schwierig, die einzelnen Dornfortsätze sicher zu identifizieren. Die Wirbelsäule des siebten Halswirbels (Vertebra prominens) und die des ersten Brustwirbels sind diejenigen, die am leichtesten zu spüren sind. Während der Arm seitlich herabhängt, liegt die Wurzel der Schulterblattwirbelsäule der dritten Brustwirbelsäule gegenüber und der untere Winkel des Schulterblatts liegt auf der gleichen Höhe wie der siebte. Den zwölften Brustwirbel erkennt man, wenn man die letzte Rippe auf ihn zurückführt. Eine Linie, die die höchsten Punkte der Beckenkämme verbindet, kreuzt die vierte Lendenwirbelsäule; und die zweite Kreuzbeinwirbelsäule befindet sich auf der gleichen Höhe wie die hintere obere Beckenwirbelsäule. Die Körper der oberen Halswirbel können durch die hintere Wand des Pharynx ertastet werden. Der Ringknorpel entspricht in seiner Höhe dem unteren Rand des sechsten Halswirbels und seines Querfortsatzes.

Für chirurgische Zwecke ist es wichtig zu berücksichtigen, dass die meisten Dornfortsätze nicht auf der gleichen Höhe wie ihre entsprechenden Körper liegen. Die Spitzen der Stacheln der Halswirbelsäule und der ersten zwei oder drei Brustwirbel liegen grob gesagt dem unteren Rand ihres jeweiligen Körpers gegenüber; die der übrigen Brustwirbel liegen dem Körper der darunter liegenden Wirbel gegenüber; während die Stacheln der Lendenwirbel der Mitte ihrer entsprechenden Körper gegenüber liegen.

Der *Wirbelkanal* enthält das Rückenmark, das so in seinen Membranen aufgehängt ist, dass es die Knochen nicht berührt und nicht durch die Bewegungen der Wirbelsäule gestört wird.

Die *Membranen* des Rückenmarks sind mit denen des Gehirns verbunden. Die Arachno-Pia umhüllt das Rückenmark und versorgt jeden der Spinalnerven mit einer Hülle, wenn dieser durch das Foramen intervertebrale austritt. Der Arachno-Pia-Raum ist mit Gehirn-Rückenmarks-Flüssigkeit gefüllt, die ein Wasserbett für das Rückenmark bildet, das mit dem an der Basis des Gehirns verbunden ist. Die Dura mater bildet die umhüllende Hülle des Rückenmarks. Es hängt als röhrenförmiger Sack am Rand des Foramen magnum und ist nur gegenüber den Foramina intervertebralis mit den Knochen verbunden, wo es sich als Teil seiner Hülle bis zu jedem Spinalnerv erstreckt. Zwischen der Dura und der knöchernen Wand des Kanals befindet sich ein Raum, der mit lockerem Warzenhofgewebe gefüllt ist und von großen venösen Nebenhöhlen durchzogen ist. Die Dura reicht bis zum oberen Rand des Kreuzbeins.

Das *Rückenmark* erstreckt sich vom Foramen magnum bis zur Höhe der Bandscheibe zwischen dem ersten und zweiten Lendenwirbel. Die Halswirbelsäulenvergrößerung, die die unteren vier Halswirbelsäulen- und die oberen beiden Brustwirbelsäulensegmente umfasst, endet gegenüber der siebten Halswirbelsäule. Die Lendenvergrößerung liegt den letzten drei Bruststacheln gegenüber.

Ein Spinalnervenpaar verlässt jedes „Segment" des Rückenmarks. Beim Verlassen des Rückenmarks neigen sich die Nerven leicht nach unten in Richtung der Foramina, durch die sie aus dem Kanal austreten. Die Schrägstellung der Nerven nimmt allmählich zu, bis sie im unteren Teil des Kanals – ab dem zweiten Lendenwirbel – parallel zum Filum terminale verlaufen und zusammen die Cauda equina bilden.

Es ist zu berücksichtigen, dass aufgrund der Tatsache, dass das Rückenmark relativ kürzer ist als der Kanal, die Spitzen der Dornfortsätze einen beträchtlichen Abstand tiefer liegen als die Segmente des Rückenmarks, denen sie zahlenmäßig entsprechen. Um die Höhe des verletzten Segments des Rückenmarks abzuschätzen, addiere im Halsbereich eins zur Anzahl der Wirbel, die von den Stacheln gezählt werden. Fügen Sie im oberen Brustbereich zwei hinzu, im unteren Brustbereich drei, und dies ergibt das entsprechende Segment. Der untere Teil des elften Brustwirbelfortsatzes und der Raum darunter liegen den unteren drei Lendensegmenten gegenüber. Der zwölfte Brustwirbelsäulenfortsatz und der Raum darunter liegen den Sakralsegmenten gegenüber (Chipault).

Funktionen. —Die wesentliche Funktion des Rückenmarks besteht darin, motorische und sensorische Impulse zwischen dem Gehirn und dem Rest des Körpers zu übertragen. Der allgemeine Verlauf der Fasern, durch die diese Impulse wandern, wurde bereits beschrieben (S. 331).

In der grauen Substanz gibt es Gruppen von Nervenzellen – „Zentren" – die bestimmte Reflexbewegungen steuern. Die wichtigsten davon – die Zentren für den Rektum-, den Blasen- und den Patellareflex – liegen in der Lumbalvergrößerung.

In der großen Mehrheit der Fälle von Wirbelsäulenerkrankungen oder -verletzungen, die dem Chirurgen auffallen, sind die Symptome bilateral, d Lähmung. Läsionen, die nur eine Hälfte des Rückenmarks betreffen, sind selten und führen zu äußerst komplizierten Symptomen. Wenn die Läsion nur die Nervenwurzeln betrifft, beschränken sich die Symptome auf den Bereich, der von den betroffenen Nerven versorgt wird.

VERLETZUNGEN DES RÜCKENMARKS ODER DES RÜCKENMARKS

Da die klinische Bedeutung einer Wirbelsäulenverletzung fast ausschließlich vom Grad der Schädigung des Rückenmarks abhängt, betrachten wir Verletzungen des Rückenmarks vor denen der Wirbelsäule. Sie werden unter den Überschriften beschrieben: Gehirnerschütterung; Traumatische

Wirbelsäulenblutung; Totale transversale Läsionen; Teilläsionen des Rückenmarks und der Nervenwurzeln; und „Railway Spine".

Gehirnerschütterung des Rückenmarks. – Eine Gehirnerschütterung wird heute als eindeutige Entität angesehen, die einer Gehirnerschütterung sehr ähnlich ist. In einigen Fällen ist die zugrunde liegende Läsion vorübergehender Natur, meist in Form einer Gefäßstörung wie Ödem oder Gefäßverstopfung und möglicherweise einer arteriellen Anämie; In anderen Fällen gibt es eindeutige Hinweise auf eine Verletzung, auf die Art einer Prellung, auf geringfügige Blutungen und auf eine Blutverfärbung der Gehirn-Rückenmarks-Flüssigkeit. Es muss klar gesagt werden, dass eine Gehirnerschütterung mit einem sofortigen Stillstand aller seiner Funktionen einhergehen kann, was dem Zustand sehr ähnlich ist, der auf eine vollständige Quetschung des Rückenmarks folgt – totale Querläsion – und es möglicherweise unmöglich ist, zwischen den beiden Zuständen zu unterscheiden bis zwei oder mehr Tage nach dem Unfall vergangen sind; Bei einer Gehirnerschütterung ist es jedoch im Gegensatz zur Quetschung des Rückenmarks üblich, dass die motorische Leitung zwar vollständig aufgehoben sein kann, die Empfindung jedoch nur beeinträchtigt ist und in der Regel Anzeichen einer sensorischen Leitung hervorgerufen werden können. Handelt es sich bei der Läsion lediglich um eine Gehirnerschütterung, werden die Funktionen des Rückenmarks innerhalb von ein oder zwei Tagen wiederhergestellt, zunächst mit voller Sensibilität und dann mit voller motorischer Kraft.

Ein klassisches Beispiel ist das eines verstorbenen Generalgouverneurs von Indien, der, als er auf das Jagdgebiet geworfen wurde, an allen vier Extremitäten gelähmt war; Paget diagnostizierte eine totale transversale Läsion des Halsmarks mit der notwendigen Schlussfolgerung, dass diese unweigerlich tödlich enden würde. Die Tatsache, dass sich der Patient vollständig erholte und später in der Lage war, zwei Vizekönige zu füllen, bewies, dass es sich bei der Läsion um eine Gehirnerschütterung gehandelt haben musste.

Die *Behandlung* besteht darin, die gleichen Maßnahmen zu ergreifen wie bei der Quetschung der Nabelschnur, wobei sorgfältig auf Anzeichen einer Wiederherstellung der Erregungsleitung geachtet wird. Die übliche Reihenfolge der Wiederherstellung besteht zunächst aus den Reflexen, dann aus der Empfindung und schließlich aus den motorischen Funktionen.

Traumatische Wirbelsäulenblutung. – Eine Blutung in den Wirbelkanal ist eine häufige Begleiterscheinung aller Formen von Verletzungen der Wirbelsäule, aber der untere Halsbereich ist der häufigste Sitz schwerer Blutungen, die aus einer akuten Beugung der Wirbelsäule resultieren, wie sie insbesondere bei einem Sturz auf die Wirbelsäule auftritt Kopf von einem

Pferd oder einem fahrenden Fahrzeug. Das Blut kann um das Rückenmark herum – zwischen ihm und der Dura – (extramedullär) oder in seine Substanz (intramedullär) fließen.

Extramedulläre Blutung – Hæmatorrachis. – Die mit einer extramedullären Blutung einhergehenden Symptome sind zunächst irritierender Art: Muskelkrämpfe und -zuckungen, ausstrahlende Schmerzen im Verlauf der eingedrückten Nerven und Hyperästhesie. Erst wenn sich das Blut in ausreichender Menge ansammelt, um einen deutlichen Druck auf das Rückenmark auszuüben, treten Lähmungssymptome auf, und es ist charakteristisch für extramedulläre Blutungen, dass die Lähmung allmählich auftritt. Wenn der Erguss im Halsbereich auftritt – was am häufigsten vorkommt – sind die Arme stärker betroffen als die Beine. Die Lähmung der Arme ist vom Typ der unteren Neuronen und die Muskeln sind schlaff und verkümmern; Die Beine können einen vollständigeren Grad der Lähmung des oberen Neuronentyps aufweisen, mit einer Verstärkung der Kniereflexe. Blut kann durch den Kanal tropfen und sich auf einer Ebene ansammeln, die niedriger ist als die der Läsion, die die Blutung verursacht, und eine Lähmung hervorrufen, die sich langsam von unten nach oben ausbreitet – *Gravitationsquerschnittslähmung* (Thorburn). In der Gehirn-Rückenmarks-Flüssigkeit befindet sich Blut.

Die *Behandlung* erfolgt nach den gleichen Grundsätzen wie bei totalen Querläsionen. Wenn es Anzeichen für einen fortschreitenden Druck auf das Rückenmark gibt, wird das Blut, wenn möglich, durch eine Punktion der Wirbelsäule oder durch eine Laminektomie in dem durch die Symptome angezeigten Ausmaß entfernt. Eine Operation ist jedoch selten erforderlich.

Intramedulläre Blutung – Hämatomyelie. – Traumatische Blutungen in die Substanz des Rückenmarks treten fast ausnahmslos im unteren Halsbereich auf und sind die Folge einer gewaltsamen Dehnung des Rückenmarks durch starke Beugung des Halses. Das Blut ergießt sich normalerweise in die vordere Hornhaut der grauen Substanz und in den zentralen Kanal, und es kommt zu einer mehr oder weniger starken Verletzung des Nervengewebes, zusätzlich zu dem Druck, der durch das austretende Blut ausgeübt wird.

Der Schweregrad der *klinischen Symptome* hängt vom Ausmaß der Läsion ab. Im Gegensatz zu den Folgen einer extramedullären Blutung sind die Symptome von Anfang an paralytisch.

Wenn die Blutung nur ausreicht, um *Druck* auf das Rückenmark auszuüben, ist die Lähmung normalerweise in den unteren Extremitäten am ausgeprägtesten, weil auf die leitenden Fasern Druck ausgeübt wird. Dies ist mit einer evaneszenten Anästhesie von Temperatur und Schmerz verbunden, während die taktile Sensibilität erhalten bleibt. Es kommt zu Urin- und Stuhlretention und bei jungen Männern zu Priapismus. Da die Fasern, die

die Dilatatorpupillen versorgen, betroffen sind, kommt es zu einer Kontraktion der Pupillen. Die Symptome klingen allmählich ab, wenn das extravasierte Blut wieder absorbiert wird, wobei das Gefühl vor der Bewegung wiederhergestellt wird und die Genesung vergleichsweise schnell erfolgen kann.

Wenn das in die Nabelschnur austretende Blut zum Zerfall ihrer Substanz führt, kommt es zu einer vollständigen Lähmung mit Atrophie und Anästhesie in dem Bereich, der von den direkt betroffenen Segmenten der Nabelschnur versorgt wird. Die Lähmung in den Teilen unterhalb der Läsion nimmt die spastische Form an. Da sich die Läsion meist im oberen Teil des Rückenmarks befindet, sind die Arme am häufigsten betroffen. Bei weniger schweren Schädigungen kann die Lähmung der am weitesten entfernten Teile, *z. B. der Füße, vorübergehend sein.* Selbst in Fällen, in denen der Funktionsverlust unterhalb der Läsionsebene vollständig ist, kann eine Erholung stattfinden, diese kann jedoch durch einen spastischen Zustand der betroffenen Muskeln aufgrund sklerotischer Veränderungen im Rückenmark beeinträchtigt werden.

Abgesehen davon, dass eine operative Behandlung kontraindiziert ist, ist die *Behandlung* dieselbe wie bei einer extramedullären Blutung, und zu einem späteren Zeitpunkt können Maßnahmen zur Linderung des spastischen Zustands der Muskeln ergriffen werden.

Totale transversale Läsionen. – Totale Querläsionen, das heißt solche, bei denen das Rückenmark vollständig gequetscht oder quergerissen ist, kommen viel häufiger vor als Teilläsionen und sind eine fast ausnahmslose Begleiterscheinung einer vollständigen Luxation oder einer Fraktur-Luxation der Wirbelsäule. Selbst wenn die Verschiebung der Wirbel nur teilweise und vorübergehend ist, kann es zu einem vollständigen Querriss des Rückenmarks kommen. Ähnliche Verletzungen können durch Stich- oder Schusswunden entstehen.

Aus den Aufzeichnungen von Fällen geht hervor, bei denen die Wirbel durch moderne Gewehrgeschosse verletzt wurden, obwohl die knöchernen Wände des Wirbelkanals nicht gebrochen waren und keine Blutung im Wirbelkanal aufgetreten war, war das Rückenmark in der Nähe zu einer „Vanillepudding" degeneriert „ähnliches Material", das keinerlei Leitfähigkeit besitzt (Makins). Laut Stevenson „muss dies auf die Vibrationserschütterung zurückzuführen sein, die durch den Durchgang des Geschosses mit hoher Geschwindigkeit übertragen wurde." Die Bedeutung dieser Beobachtung liegt in der Tatsache, dass in solchen Fällen kein Nutzen aus einem operativen Eingriff resultieren kann.

Die *klinischen Merkmale* variieren je nach Ausmaß der Verletzung des Rückenmarks, und die Diagnose hinsichtlich der Art und des Ortes der

Läsion muss durch eine sorgfältige Analyse der Symptome gestellt werden. Durch sanftes Führen der Finger unter dem Rücken des Patienten, während dieser liegt , können Unregelmäßigkeiten in den Dornfortsätzen oder Laminae entdeckt werden. Eine Bewegung des Patienten, um eine direktere Untersuchung der Wirbelsäule zu ermöglichen, ist jedoch mit einem erheblichen Risiko verbunden und sollte auch so sein vermieden. Skiagramme sind unverzichtbar, da sie den genauen Ort und die Art der Läsion zeigen.

Sofortige Symptome. – Unabhängig davon, auf welcher Ebene das Rückenmark beschädigt ist, kommt es unterhalb des Verletzungsherdes zu einer sofortigen und vollständigen Bewegungs- und Empfindungslähmung (Paraplegie), und die gelähmten Gliedmaßen werden sofort schlaff. Bei sorgfältiger Untersuchung lässt sich möglicherweise eine schmale Hyperästhesiezone über dem Anästhesiebereich erkennen, und der Patient kann über ausstrahlende Schmerzen in die Nervenlinien klagen, die von den direkt betroffenen Segmenten des Rückenmarks ausgehen. Bei kompletten Querläsionen sind die paralytischen Symptome symmetrisch; Jeder deutliche Unterschied auf beiden Seiten weist auf eine unvollständige Läsion hin.

Harnverhalt und Stuhlretention bzw. Stuhlinkontinenz sind ständige Symptome. Bei jungen Männern kommt Priapismus häufig vor – der Schwellkörper des Penis ist mit Blut gefüllt, ohne dass es zu einer Erektion kommt. Es gibt weitere Hinweise auf eine vasomotorische Lähmung in Form einer Erweiterung der subkutanen Gefäße und einer lokalen Temperaturerhöhung in den gelähmten Teilen. Die Tiefenreflexe, darunter auch die Sehnenreflexe, gehen dauerhaft verloren.

Wenn die Blase nicht regelmäßig durch den Katheter entleert wird, dehnt sie sich aus und es kommt zum Tropfen von Urin – dem Überlaufen der vollen Blase. Da sich die Blase nicht selbst entleeren kann und die Versorgung des trophischen Nervs beeinträchtigt ist, birgt die Verwendung des Katheters ein erhebliches Infektionsrisiko, sofern nicht strengste Vorsichtsmaßnahmen getroffen werden. Es besteht die Gefahr einer hypostatischen Pneumonie . Bei der Pflege ist große Sorgfalt erforderlich, um zu verhindern, dass trophische Wunden an Teilen entstehen, die Druck ausgesetzt sind, wie z. B. dem Kreuzbein, den Schulterblättern, den Fersen und den Ellenbogen.

Spätere Symptome sind das Ergebnis einer absteigenden Degeneration in den anterolateralen Säulen des Rückenmarks. Es kommt oft zu heftigen und schmerzhaften Zuckungen der Muskeln der Gliedmaßen; Die Muskeln werden steif und die Gliedmaßen gebeugt.

Behandlung. – Wenn das Rückenmark vollständig durchtrennt ist, kann ein operativer Eingriff keinen Nutzen bringen, und die Behandlung zielt auf die Vorbeugung infektiöser Komplikationen durch Zystitis und Wundliegen ab.

Verletzungen des Rückenmarks auf verschiedenen Ebenen. – *Halsregion.* – Vollständige Läsionen der *ersten vier Halssegmente* – das heißt oberhalb der Höhe der Bandscheibe zwischen dem dritten und vierten Halswirbel – sind immer schnell, wenn nicht sogar augenblicklich, tödlich, da die Atmung durch die Zerstörung der Fasern sofort angehalten wird Gehen Sie, um den Nervus phrenicus zu bilden. Aus diesem Grund führt der Tod zur richterlichen Erhängung.

Bei Läsionen zwischen dem *fünften Hals- und dem ersten Brustsegment einschließlich* sind alle vier Gliedmaßen gelähmt. Unterhalb des zweiten Interkostalraums geht die Empfindung verloren. Die Teile oberhalb dieser Ebene behalten die Sensibilität, da sie von den supraklavikulären Nerven versorgt werden, die vom vierten Halssegment ausgehen (Abb. 205). Eine Rezession der Augäpfel, eine Verengung der Lidspalten und eine Kontraktion der Pupillen sind die Folge einer Lähmung des zervikalen Sympathikus. Die Atmung erfolgt fast ausschließlich über das Zwerchfell und der Schluckauf bleibt oft bestehen. Zunächst kommt es zu einer Urinretention, gefolgt von Tröpfeln durch Überlaufen, und manchmal wird Zucker im Urin gefunden. Priapismus ist häufig. Der Puls ist langsam (40 bis 50) und voll; und die Temperatur steigt oft sehr stark an – ein Symptom, das immer ein ernstes Omen ist.

ABB. 205. – Verteilung der Segmente des Rückenmarks.

(Nach Kocher.)

GRÖSSERES BILD ANZEIGEN

Wenn die Läsion auf das *sechste Halssegment beschränkt ist* , nehmen die Arme aufgrund der Kontraktion der von den höheren Segmenten versorgten Muskeln eine charakteristische Haltung ein. Der Oberarm wird abduziert und nach außen rotiert, der Ellenbogen stark gebeugt und die Hand supiniert und gebeugt (Abb. 206). Die Empfindung bleibt entlang der radialen Seite der Extremität erhalten.

ABB. 206. – Haltung der oberen Extremitäten bei traumatischen Läsionen des sechsten Halssegments. Die Vorwölbung des Abdomens ist auf die gasförmige Ausdehnung des Darms zurückzuführen.

Totale Läsionen der unteren Halssegmente enden in der Regel innerhalb von zwei bis drei Tagen bis zu mehreren Wochen aufgrund von Atembeschwerden und hypostatischer Pneumonie tödlich.

Wenn die Läsion auf *das erste Brustsegment beschränkt* ist, ist die Haltung der Arme normalerweise eine leichte Abduktion an der Schulter und eine Beugung am Ellenbogen, die Unterarme liegen halb proniert auf der Brust oder dem Bauch und es kommt zu einer leichten Beugung der Arme Finger. Es besteht eine vollständige Anästhesie bis zur Höhe des zweiten Zwischenraums und entlang der Verteilung des Nervus ulnaris (Abb. 205); die Atmung erfolgt vollständig über das Zwerchfell; und es liegen Augenveränderungen in Abhängigkeit von einer Lähmung des zervikalen Sympathikus vor.

Thoraxregion. – Bei Verletzungen der Brustregion – einschließlich des zweiten bis elften Brustsegments – ist die Anästhesie unterhalb der Ebene der Läsion vollständig und ihre Obergrenze verläuft horizontal um den Körper und nicht parallel zu den Interkostalnerven. Oberhalb des Anästhesiebereichs entsteht eine Zone der Hyperästhesie, und der Patient klagt über ein Gefühl, als ob ein Band fest um den Körper gebunden wäre – „Gürtelschmerzen".

Die motorische Lähmung und die Anästhesie gehen Hand in Hand. Die Interkostalmuskulatur unterhalb des Läsionsherdes und die Bauchmuskulatur sind gelähmt. Dadurch werden die Atembewegungen behindert, und da der Patient nicht husten kann, sammelt sich Schleim in den Atemwegen und es besteht die Gefahr einer Bronchopneumonie. Da der

Patient nicht in der Lage ist, den Stuhlgang zu unterstützen oder Blähungen durch Pressen auszutreiben, besteht die Gefahr, dass sich der Darm mit Kot und Gas aufbläht, und der daraus resultierende Meteorismus erschwert die Atmung zusätzlich, indem er auf das Zwerchfell drückt. Es kommt zu einer Urinretention, gefolgt von einem Tropfen aus dem Überlauf. Da der Reflexbogen intakt ist, kann es beim Füllen der Blase zu einer unwillkürlichen und unbewussten Miktion kommen.

Wenn eine Blasenentzündung und die Bildung von Wundliegen verhindert werden, kann der Patient noch Monate oder sogar Jahre leben. Es kann jedoch jederzeit eine Infektion der Blase auftreten, die sich auf die Nieren ausbreitet und eine Pyelo-Nephritis auslöst. oder der Patient kann eine aufsteigende Myelitis entwickeln, und diese Erkrankungen sind die häufigsten Todesursachen.

Lumbo-sakrale Region. – Alle Wirbelsäulensegmente, die die Lenden-, Sakral- und Steißbeinnerven darstellen, liegen zwischen der Höhe des elften Brustwirbels und des ersten Lendenwirbels. Verletzungen der unteren Brust- und oberen Lendenwirbel können daher zu einer vollständigen Lähmung im Verteilungsbereich des Plexus lumbalis und sacralis führen. Die Anästhesie reicht etwa bis zur Höhe des Nabels. Von Anfang an besteht Harn- und Stuhlinkontinenz. Priapismus fehlt. Dekubitus und andere trophische Veränderungen sind häufig und es besteht das übliche Risiko von Komplikationen im Zusammenhang mit den Harnwegen.

Conus medullaris. —Eine auf den Conus medullaris beschränkte Läsion kann durch einen Sturz im Sitzen entstehen. Sie geht einher mit einer leichten Schwäche der Beine und einer Anästhesie in einem sattelförmigen Bereich über dem Gesäß und der Rückseite der Oberschenkel, dem Damm, dem Hodensack und dem Penis. Die Harnröhre und der Analkanal sind unempfindlich, es kommt zu einer Lähmung des M. levatores ani, des Rektal- und des Blasensphinkters. Die Hoden behalten ihre Empfindung.

Cauda Equina. – Da das Rückenmark gegenüber dem unteren Rand des ersten Lendenwirbels endet, betreffen Verletzungen unterhalb dieser Höhe die Cauda equina. Das Ausmaß der motorischen und sensorischen Lähmung variiert je nach Ausmaß der Läsion und je nach verletzten Nerven. Manchmal ist es vollständig, manchmal selektiv. In der Regel sind alle Muskeln der unteren Extremität gelähmt, mit Ausnahme derjenigen, die von den N. femoralis (anterior cruralis), dem N. obturatorius und dem N. gluteus superior versorgt werden. Auch die Damm- und Penismuskulatur ist betroffen. Es erfolgt eine Anästhesie des Penis, des Hodensacks, des Perineums, der unteren Hälfte des Gesäßes und der gesamten unteren Extremität, mit Ausnahme der vorderen und seitlichen Teile des Oberschenkels, die vom Nervus cutaneus lateralis und den Hautästen des

Oberschenkelknochens (anterior) versorgt werden krural). Es liegt Inkontinenz von Urin und Stuhl vor. Die Prognose ist günstiger als bei Läsionen, die das Rückenmark selbst betreffen, und das einzige Lebensrisiko besteht im Auftreten infektiöser Komplikationen.

Partielle Läsionen des Rückenmarks und der Nervenwurzeln. – Partielle Läsionen wie Prellungen, Schnittwunden oder unvollständige Rupturen gehen immer mit Blutungen in die Substanz des Rückenmarks einher und resultieren meist aus Verzerrungen oder unvollständigen Frakturen und Luxationen der Wirbelsäule oder aus Schusswunden. Sie sind vergleichsweise selten.

Wenn nur die *Nervenwurzeln* verletzt sind, überwiegen sensorische Phänomene. Im Verteilungsbereich der betroffenen Nerven treten Kribbeln, ausstrahlende Schmerzen und Neuralgien auf. Es liegt eine motorische Parese oder Lähmung vor, die plötzlich oder allmählich verschwinden kann oder bestehen bleiben und von einer Atrophie der betroffenen Muskeln gefolgt werden kann. Im Gegensatz zu dem, was bei Druck durch Tumore und Entzündungsprodukte beobachtet wird, sind Zuckungen und Krämpfe selten.

Bei *Teilläsionen des Rückenmarks* überwiegen die motorischen Phänomene. Die Parese erstreckt sich auf den gesamten motorischen Bereich unterhalb des Läsionsherdes, die Schwäche ist jedoch auf einer Körperseite stärker ausgeprägt. Die distalen Teile – Füße und Beine – leiden stärker als die proximalen Teile – Arme und Hände, und die Strecker mehr als die Beuger. Die Parese entwickelt sich langsam, variiert in Ausmaß und Grad und kann sich bald bessern. Vasomotorische Störungen begleiten die motorischen Symptome. Später können Reizerscheinungen wie Zuckungen oder Kontrakturen auftreten.

Die tiefen Reflexe, insbesondere die Kniereflexe, können zunächst fehlen, kehren aber bald wieder zurück und sind meist übertrieben; Eine deutliche Babinski-Reaktion kann später auftreten. Das Abklingen der Reflexe bedeutet daher nicht notwendigerweise eine vollständige Zerstörung des Rückenmarks, aber ihre Rückkehr ist ein schlüssiger Beweis dafür, dass es sich um eine Teilläsion handelt. Es ist daher notwendig, die Beurteilung aufzuschieben, bis festgestellt ist, ob die Aufhebung der Reflexe vorübergehend oder dauerhaft ist.

Sensibilitätsstörungen können gänzlich fehlen. Wenn sie vorhanden sind, sind sie unvollständig und haben hauptsächlich reizenden Charakter. Sie erreichen möglicherweise nicht das gleiche Ausmaß wie die motorischen Phänomene und die verschiedenen Sinnesfunktionen sind in den Bereichen, die den verschiedenen Nervenwurzeln entsprechen, unterschiedlich gestört.

Manchmal liegt eine Kombination aus Hyperästhesie auf der einen Seite und Anästhesie auf der anderen Seite vor.

Selbst bei vollständiger Lähmung der Gliedmaßen kommt es nicht immer zu einer Urinretention, da die Fasern einer Seite des Rückenmarks ausreichen, um die Funktionen der Blase aufrechtzuerhalten. Der Patient merkt möglicherweise, dass die Blase voll ist, obwohl er sie nicht entleeren kann. Ebenso kann die Empfindung im Rektum und Anus erhalten bleiben, obwohl die Kontrolle über die Schließmuskeln verloren geht. Priapismus kann vorhanden sein, verschwindet jedoch tendenziell.

Bei partiellen Läsionen werden die Diagnoseschwierigkeiten manchmal durch das Auftreten von Blutungen in die Substanz des Rückenmarks erhöht, so dass Symptome eines generalisierten Drucks zu denen der partiellen Läsion hinzukommen. Mit der Zeit verschwinden die durch die intramedulläre Blutung verursachten Symptome, die durch das Reißen des Rückenmarks verursachten Symptome bleiben jedoch bestehen.

Die *Prognose* ist im Allgemeinen günstig, muss jedoch vorsichtig sein, da es zu dauerhaften organischen Veränderungen im Rückenmark kommen kann, die zu einem spastischen Zustand der Muskulatur führen können. Wenn die Genesung eintritt, sind die ersten Anzeichen die Rückkehr der Kniezuckungen und eine allmähliche Veränderung der Gliedmaßen vom schlaffen in den spastischen Zustand. Die Sensibilität kehrt in der Reihenfolge zurück – Berührung, Schmerz, Temperatur – und die von den untersten Sakralsegmenten versorgten Teile werden normalerweise zuerst empfindungsfähig. Die freiwillige Kraft kehrt bei den Beugern früher zurück als bei den Streckern, und die Beugung der Zehen ist fast ausnahmslos die frühestmögliche willkürliche Bewegung. Infektionen durch Wundliegen oder über die Harnwege sind die häufigste Todesursache und enden tödlich.

Die *Behandlung* erfolgt nach den gleichen Grundsätzen wie bei Totalläsionen. Eine Laminektomie ist jedoch angezeigt, wenn Grund zu der Annahme besteht, dass der Druck auf eine Ursache zurückzuführen ist, beispielsweise auf ein Blutgerinnsel oder ein verschobenes Knochenfragment, das entfernt werden kann.

Wenn eine Person infolge eines Unfalls die Kraft der unteren Extremitäten verloren hat, gibt es in der Praxis drei Zustände, die letztendlich unterschieden werden müssen: eine Gehirnerschütterung allein, eine vollständige Querläsion und eine Teilläsion der Wirbelsäule zusammen mit einer Gehirnerschütterung. Es muss noch einmal betont werden, dass eine Unterscheidung unmittelbar nach dem Unfall möglicherweise nicht möglich ist. Es können zwei bis drei Tage vergehen, bis eine endgültige Stellungnahme abgegeben werden kann.

„**Eisenbahnrücken**. „– Dieser Begriff wird verwendet, um auf eine Störung des Nervensystems hinzuweisen, die sich bei Personen entwickeln kann, die einen Eisenbahnunfall erlitten haben, aber eine ähnliche Gruppe von Symptomen trifft man bei Männern an, die mühsame Berufe ausüben, wie z. B. Bergleute, die danach ... B. einer Rückenverletzung, Symptome des Nervensystems entwickeln, aufgrund derer sie nicht selten Schadensersatz vor Gericht fordern. Bemerkenswert ist, dass es bei Bahnangestellten oder bei Fahrgästen, die schwere Verletzungen wie Brüche oder Schnittwunden erleiden, selten vorkommt.

Klinische Merkmale. — Der Patient gibt in der Regel an, zum Zeitpunkt des Unfalls gewaltsam über den Wagen hin und her geschleudert worden zu sein. Er ist für einen Moment benommen und erleidet einen Schock, oder es geht ihm gerade nicht so schlecht, und er kann seine Reise fortsetzen. Am Ziel angekommen fühlt er sich jedoch schwach und nervös und klagt über Rücken- und Gliederschmerzen. Es gibt selten Anzeichen einer lokalen Verletzung. Für ein paar Tage kann er sich zwar noch um seine Geschäfte kümmern, aber irgendwann fühlt er sich unfähig und muss es aufgeben.

Die Symptome, die sich später entwickeln, sind größtenteils subjektiv und daher schwer zu bestätigen oder zu widerlegen; Es ist zu beobachten, dass sich einige von ihnen zwar auf das Rückenmark beziehen, die größere Anzahl jedoch auf das Gehirn. Dazu gehören in der Regel ein Gefühl allgemeiner Schwäche, Nervosität und die Unfähigkeit, sich auf die Arbeit oder geschäftliche Angelegenheiten zu konzentrieren. Der Patient ist schlaflos oder sein Schlaf wird durch schreckliche Träume gestört. Sein Gedächtnis ist mangelhaft oder vielmehr selektiv, da er sich normalerweise klar und genau an die Umstände des Unfalls erinnern kann. Er wird reizbar und emotional, klagt über Schwere- oder Völlegefühl im Kopf, über vorübergehendes Schwindelgefühl, reagiert überempfindlich auf Geräusche und klagt manchmal über Geräusche in den Ohren. Es bestehen Sehschwäche und Photophobie, jedoch keine ophthalmoskopischen Veränderungen. Er hat Schmerzen im Rücken, wenn er jede Bewegung ausführt, und es besteht eine diffuse Druckempfindlichkeit oder Hyperästhesie entlang der Wirbelsäule. Es besteht eine Schwäche der Gliedmaßen, die manchmal mit Taubheitsgefühl einhergeht, und beim Gehen ermüdet er leicht. Es kann zu einem Verlust der sexuellen Leistungsfähigkeit und einer Reizbarkeit der Blase kommen, es kommt jedoch selten zu Schwierigkeiten beim Wasserlassen. Der Patient neigt dazu, Gewicht zu verlieren, kann einen ängstlichen, besorgten Gesichtsausdruck annehmen und wirkt vorzeitig gealtert. Besonderes Augenmerk sollte auf den Zustand der Tiefenreflexe und den Zustand der Muskeln gelegt werden, da jede Veränderung der Reflexe oder Atrophie der Muskeln darauf hindeutet, dass eine eindeutige organische Schädigung vorliegt.

Da die Symptome völlig subjektiv sind, ist es oft äußerst schwierig, die Möglichkeit einer Vortäuschung auszuschließen; Es ist wichtig, dass der Patient in regelmäßigen Abständen mit größter Genauigkeit untersucht und zu Vergleichszwecken sorgfältige Notizen gemacht werden. Außerdem muss der Arzt eine unparteiische Haltung bewahren und keine Voreingenommenheit entwickeln, weder für noch gegen den Schadensersatzanspruch des Patienten .

Solange ein Rechtsstreit anhängig ist, hat der Patient kaum Nutzen aus der Behandlung, aber nachdem sein Geist durch die Begleichung seines Anspruchs – ob günstig oder nicht – erleichtert ist, wird seine Gesundheit normalerweise durch die allgemeine tonische Behandlung der Neurasthenie wiederhergestellt.

VERLETZUNGEN DER WIRBELSÄULE

den Teilläsionen zählen Verdrehungen oder Verstauchungen, isolierte Luxationen der Gelenkfortsätze, isolierte Frakturen der Bögen und Dornfortsätze sowie isolierte Frakturen der Wirbelkörper. Die wichtigsten *Komplettläsionen* sind Totalluxationen und Frakturluxationen.

Bei partiellen Läsionen ist die Kontinuität der Säule als Ganzes nicht unterbrochen und das Rückenmark erleidet kaum Schaden oder kann ganz austreten; Bei kompletten Läsionen hingegen ist die Säule gebrochen und das Rückenmark immer schwer und oft irreparabel beschädigt.

Verdrehungen und Luxationen treten am häufigsten im Halsbereich auf, also in dem Teil der Wirbelsäule, in dem der Bewegungsbereich nach vorne – die Beugung – am größten ist. Frakturen treten am häufigsten im Lendenbereich auf, wo die Beugung am stärksten eingeschränkt ist. Luxationsfrakturen treten meist dort auf, wo der Flexionsbereich mittelmäßig ist, also im Brustbereich.

Bei allen mit einer Verschiebung einhergehenden Läsionen kommt es zu einer Verschiebung des oberen Wirbelsäulensegments nach vorne.

Verdrehungen oder **Verstauchungen** werden durch Bewegungen hervorgerufen, die die Band- und Muskelstrukturen der Wirbelsäule plötzlich auf Dehnung bringen – mit anderen Worten, in geringerem Maße durch die gleichen Formen von Gewalt, die zu einer Luxation führen. Wenn nur die interspinösen und muskulären Befestigungen gerissen sind, bleiben die Auswirkungen auf die Stelle dieser Strukturen beschränkt. Wenn jedoch die Ligamenta flava betroffen sind, kann Blut austreten und in den Raum zwischen der Dura und dem Knochen eindringen und Drucksymptome hervorrufen an der Schnur. Die in Bezug auf die betroffenen Wirbel austretenden Nervenwurzeln können gedehnt oder zerrissen sein, so dass in deren Ausbreitungsbereich ausstrahlende Schmerzen auftreten können.

Im *Halsbereich* kommt es in der Regel entweder durch eine gewaltsame Streckung des Halses – beispielsweise durch einen heftigen Schlag oder Sturz auf die Stirn, wodurch der Kopf nach hinten gedrückt wird – oder durch eine gewaltsame Beugung des Halses. Der Patient klagt über starke Schmerzen im Nacken und die Unfähigkeit, den Kopf zu bewegen, der oft starr in der Schiefhalshaltung gehalten wird. Beim Versuch, passive Bewegungen auszuführen und Druck auf die betroffenen Wirbel oder auf die Oberseite des Kopfes auszuüben, besteht eine ausgeprägte Empfindlichkeit. Der höchste Druckschmerzpunkt zeigt den Wirbel an, der am stärksten betroffen ist. Bei der Diagnose werden Frakturen und Luxationen ausgeschlossen, da sich die relativen Positionen der Knochenpunkte nicht verändern und passive Bewegungen zwar schmerzhaft, aber in alle Richtungen möglich sind.

Im *Lendenwirbelbereich* entstehen Verstauchungen meist durch Überanstrengung beim Heben schwerer Gewichte oder dadurch, dass der Patient bei einem Eisenbahnunfall plötzlich hin und her geschleudert wurde. Die Ansätze der Lendenmuskulatur sind wahrscheinlich die am stärksten betroffenen Teile. Der Rücken bleibt steif und es kommt zu Schmerzen bei Bewegungen, insbesondere beim Aufstehen aus der gebückten Haltung.

Behandlung. – Ohne sorgfältige Behandlung kann eine Verstauchung der Wirbelsäule zu einer längeren Behinderung führen. Der Patient sollte im Bett ruhig gehalten werden, und wenn die Verletzung im Halsbereich auftritt, sollte der Kopf gestreckt werden, wobei der Nacken auf einem Rollkissen gestützt wird. Es sollte frühzeitig auf eine Massage zurückgegriffen werden, aktive Bewegungen sind jedoch verboten, bis alle akuten Symptome verschwunden sind. Bei Patienten mit einer Prädisposition für Tuberkulose sollte die Ruhephase deutlich verlängert werden.

Isolierte Luxation von Gelenkfortsätzen. – Diese Verletzung, die am häufigsten im Halsbereich auftritt und fast immer einseitig auftritt, wird häufig dadurch verursacht, dass der Patient aus einem plötzlich anfahrenden Fahrzeug fällt und so auf dem Kopf oder den Schultern landet, dass der Hals stark belastet wird gebeugt und verdreht. Der Gelenkfortsatz des oberen Wirbels verläuft nach vorne, so dass er vor dem unteren zu liegen kommt.

Der Schmerz und Druckschmerz ist deutlich geringer als bei einer einfachen Drehung, da die Bänder vollständig gerissen sind und sich somit nicht in einem Spannungszustand befinden. Der Patient denkt zum Zeitpunkt des Unfalls häufig nur geringschätzig über seinen Zustand nach und bittet aufgrund der Deformität möglicherweise erst einige Zeit später um Rat. Der Kopf ist gebeugt und das Gesicht auf die der Luxation gegenüberliegende Seite gedreht. Die Haltung ähnelt stark der Haltung eines gewöhnlichen Schiefhalses, nur dass der gegenüberliegende Sternomastoideus angespannt ist. Die knöcherne Verschiebung lässt sich am besten durch Abtasten des

Querfortsatzes des ausgerenkten Wirbels erkennen. Bei den oberen Wirbeln geschieht dies vom Pharynx aus, bei den unteren zwischen dem Sternomastoideus und der Trachea. Es treten Schmerzen bei Bewegungsversuchen und Druckempfindlichkeit auf, insbesondere auf der Seite, die nicht verschoben ist, da die Bänder dort gedehnt sind. Oft treten ausstrahlende Schmerzen entlang der Nervenlinie auf, die zwischen den betroffenen Wirbeln austritt. Da die Körper nicht getrennt sind, kommt es nur in Ausnahmefällen zu Schäden an der Schnur. Die Läsion kann normalerweise im Röntgenbild erkannt werden.

Behandlung. — Eine Reposition sollte sofort versucht werden, bevor die Wirbel in ihrer abnormalen Position fixiert werden. Unter Narkose wird der Kopf von einem Assistenten sanft gestreckt und die abnormale Haltung zunächst leicht übertrieben, um die Bänder zu entspannen und die Beweglichkeit der blockierten Gelenkfortsätze wiederherzustellen. Der Kopf wird dann gewaltsam zur Gegenseite gebeugt und kann anschließend in seine normale Haltung gedreht werden (Kocher). Willkürliche Bewegungen zur Erzielung einer Reposition bergen das Risiko einer Beschädigung des Rückenmarks. Nach erfolgter Reposition erfolgt die Behandlung wie bei einer Verstauchung.

Isolierte Frakturen der Bögen, Dornfortsätze und Querfortsätze. — Frakturen der Bögen und Dornfortsätze resultieren meist aus direkter Gewalteinwirkung, etwa durch einen Schlag oder eine Schusswunde, und gehen mit Blutergüssen der darüber liegenden Weichteile, Unregelmäßigkeiten in der Linie der Dornfortsätze und den üblichen Bruchzeichen einher. Skiagramme sind hilfreich, um die genaue Art der Läsion darzustellen. Diese Frakturen treten am häufigsten im unteren Hals- und Brustbereich auf, wo die Wirbelsäule am stärksten hervortritt und daher am stärksten Verletzungen ausgesetzt ist.

ABB. 207. – Kompressionsfraktur der Körper des dritten und vierten Lendenwirbels. Frau, æt. 28, der drei Stockwerke stürzte und auf dem Gesäß landete.

In vielen Fällen treten keine Symptome einer Schädigung des Rückenmarks oder der Spinalnerven auf. Wenn jedoch beide Lamellen nachgeben, kann der hintere Teil des Bogens eingedrückt werden und einen direkten Druck auf das Rückenmark ausüben, oder es kann Blut zwischen Knochen und Rückenmark austreten dura. In solchen Fällen ist eine sofortige Operation angezeigt. Wenn keine Nabelschnursymptome vorliegen, besteht die Behandlung darin, für mehrere Wochen Ruhe zu sichern, ggf. mit Hilfe einer Streckung, bis die Knochen wieder vereint sind.

Die Verwendung der Röntgenstrahlen hat gezeigt, dass einer oder mehrere *Querfortsätze der Lendenwirbel* durch direkte Gewalteinwirkung abgesplittert werden können. Die Symptome sind Schmerzen und Druckempfindlichkeit im Bereich der Fraktur sowie eine deutliche Bewegungseinschränkung, insbesondere in Beugerichtung. Diese Läsion könnte einige der Fälle anhaltender Rückenschmerzen nach Verletzungen bei Arbeitern erklären. Es ist jedoch wichtig zu bedenken, dass eine nicht verbundene Epiphyse im Röntgenbild eine Fraktur vortäuschen kann.

Isolierter Bruch der Körper – „Kompressionsbruch". – Die „Kompressionsfraktur" besteht in einer Quetschung der Körper – und nur der Körper – eines oder mehrerer Wirbel von oben nach unten. Dies ist darauf zurückzuführen, dass der Patient aus großer Höhe stürzt und auf dem Kopf, dem Gesäß oder den Füßen landet, sodass die Kraft entlang der Wirbelkörper übertragen wird, während die Wirbelsäule gebeugt ist.

Landet der Patient auf dem Kopf, betrifft die Kompressionsfraktur meist die unteren Hals- oder oberen Brustwirbel. Wenn er auf dem Gesäß oder auf den Füßen landet, sind es meist die Lendenwirbel oder die unteren Brustwirbel, die gebrochen sind (Abb. 207).

Im Bereich der Wirbelsäule sind in der Regel keine äußerlichen Verletzungszeichen zu erkennen. Das Brustbein ist jedoch oft gebrochen und bei der Untersuchung der Vorderseite des Brustkorbs können Unregelmäßigkeiten und Verfärbungen festgestellt werden. Das Erkennen einer Fraktur des Brustbeins sollte immer den Verdacht auf eine Fraktur der Wirbelsäule aufkommen lassen. Bei der Untersuchung des Rückens kann man eine mehr oder weniger deutliche Projektion der Dornfortsätze der geschädigten Wirbel erkennen. Im Hals- und Lendenbereich kann diese Projektion lediglich die normale Konkavität verdecken. Der Dornfortsatz, der die Spitze des Vorsprungs bildet, gehört zu dem Wirbel oberhalb des gequetschten Wirbels. Normalerweise entweicht das Rückenmark, aber die Nerven, die in Verbindung mit den geschädigten Wirbeln austreten, können gequetscht sein, was zu Gürtelschmerzen führt.

Beim Drücken auf die betroffenen Wirbel entsteht ein lokaler Druckschmerz. Wie aufgrund der Art des Unfalls, der zu dieser Läsion geführt hat, zu erwarten ist, geht sie häufig mit schweren Verletzungen des Kopfes, der Gliedmaßen oder inneren Organe einher, die die Prognose erheblich beeinträchtigen.

Die *Behandlung* besteht darin, den verletzten Wirbel zu entlasten, damit das Reparaturmaterial so aufgetragen werden kann, dass die Integrität der Wirbelsäule wiederhergestellt wird. Im Halsbereich wird der Kopf gestreckt und ein Rollkissen unter den Nacken gelegt. Im Lendenbereich wird die Extension durch die unteren Gliedmaßen geführt und das Kissen unter die Lenden gelegt. Der Patient bleibt für sechs bis acht Wochen bettlägerig, bevor er aufsteht, wird ihm eine Poroplastik- oder Gipsjacke angelegt. Dies wird einen Monat oder sechs Wochen lang getragen.

ABB. 208. – Fraktur – Luxation des neunten Brustwirbels, mit Verschiebung des oberen Segments nach unten und vorne und Kompression des Rückenmarks durch die Oberkante des unteren Segments.

(Anatomisches Museum, Universität Edinburgh.)

Traumatische Spondylitis. —Diese Erkrankung kann sich bei Patienten entwickeln, die eine schwere Rückenverletzung erlitten haben. Es wird angenommen, dass es sich um einen Kompressionsbruch handelt, der nicht erkannt wurde, und wahrscheinlich darauf zurückzuführen ist, dass der zur Reparatur des Bruchs herausgeworfene Kallus zu früh Belastung und Druck ausgesetzt wurde, oder dass der verletzte Wirbel zunehmend weicher wird die Körper derer, die daneben stehen. Dabei kommt es zu einer Formveränderung der betroffenen Knochen, die anhand der Röntgenaufnahmen nachgewiesen werden kann. Die übliche Anamnese ist, dass der Patient einige Zeit nach der Wiederaufnahme der Arbeit unter Schmerzen im Rücken und ausstrahlenden Schmerzen in den ganzen Körper und in die Beine leidet. Er wird immer arbeitsunfähiger und es entsteht ein ausgeprägter Vorsprung im Rücken, der mehrere Wirbel befallen kann. Während die Erkrankung fortschreitet, sind die hervorstehenden Wirbel schmerzhaft und empfindlich. Im Laufe der Zeit wird der Erweichungsprozess gestoppt und die betroffenen Knochen verschmelzen, so dass der betroffene Bereich der Wirbelsäule steif wird und eine bleibende Deformation entsteht. Solange die Erkrankung fortschreitet, sollte der Patient in liegender und überstreckter Position über einem Rollkissen gehalten werden und beim Aufstehen sollte die Wirbelsäule durch eine Jacke gestützt werden.

Luxation und Fraktur-Luxation. —Am Krankenbett ist es selten möglich, zwischen einer vollständigen Luxation der Wirbelsäule und einer Frakturluxation zu unterscheiden. *Eine Luxationsfraktur* ist die bei weitem häufigere Läsion und wird im Volksmund auch „Rückenbruch" genannt. Es kann in jedem Teil der Wirbelsäule auftreten, am häufigsten kommt es jedoch im Brust- und Brust-Lendenbereich vor. Meistens entsteht sie durch eine gewaltsame Beugung der Wirbelsäule, etwa wenn ein Bergmann bei der Arbeit in gebückter Haltung von einer schweren herabfallenden Kohle an den Schultern getroffen wird. Die Wirbelsäule ist stark gebeugt und bricht im *Beugewinkel und nicht an der getroffenen Stelle* . Die Läsion besteht in einer vollständigen beidseitigen Luxation der Gelenkfortsätze, zusammen mit einer Fraktur durch einen oder mehrere Gelenkkörper. Dieser Bruch verläuft meist schräg und verläuft nach unten und vorne. Das obere Fragment mit dem darüber liegenden Wirbelsäulensegment wird nach unten und vorne verschoben und die Schnur wird zwischen der Hinterkante des gebrochenen Körpers und dem darüber liegenden Wirbelbogen gequetscht (Abb. 208). In fast allen Fällen ist das Kabel irreparabel beschädigt.

Eine totale Luxation , bei der die Gelenkfortsätze auf beiden Seiten verschoben und die angrenzende Bandscheibe abgetrennt werden, ist selten und tritt hauptsächlich im unteren Halsbereich auf.

Klinische Merkmale. – Die herausragenden Symptome totaler Läsionen sind auf die Schädigung des Rückenmarks zurückzuführen. Die Diagnose sollte immer unter Berücksichtigung des Verletzungsmechanismus und des Zustands der Nervenfunktionen unterhalb der Läsion gestellt werden. Auf keinen Fall sollte der Patient bewegt werden, um die Untersuchung des Rückens zu ermöglichen, da dies mit der Gefahr einer Vergrößerung der Verschiebung und einer weiteren Schädigung des Rückenmarks verbunden ist. Wenn man beim Liegen des Patienten die Finger unter den Rücken führt, stellt man gewöhnlich fest, dass es zu einer gewissen Rückwärtsprojektion der Dornfortsätze kommt, wobei die des gebrochenen Wirbels am auffälligsten ist. Der Dornfortsatz direkt darüber ist eingedrückt, da das obere Segment nach vorne gerutscht ist. Über den verletzten Wirbeln können Schmerzen, Druckempfindlichkeit, Schwellungen und Verfärbungen auftreten. In der Regel ist es möglich, Skiagramme anfertigen zu lassen, ohne dass das Risiko einer weiteren Schädigung der Wirbelsäule besteht. Unterhalb des Sitzes der Läsion kommt es zu einem vollständigen Bewegungs- und Gefühlsverlust. Die Symptome totaler transversaler Läsionen des Rückenmarks auf verschiedenen Ebenen wurden bereits beschrieben (S. 416).

Behandlung. – Es kann versucht werden, die Verschiebung unter Narkose zu reduzieren, indem Assistenten einen sanften Zug in der Längsachse der Wirbelsäule ausüben, während der Chirurg versucht, die Knochen in ihre richtige Position zu bringen. Es sind keine besonderen Eingriffe erforderlich, da die Bänder weitgehend gerissen sind und die Knochen in der Regel leicht ersetzt werden können. Unter der Frakturstelle wird ein Rollkissen platziert, damit das Gewicht des Körpers oben und unten einen sanften Zug ausüben und so den Druck auf das Rückenmark verringern kann. Eine operative Behandlung nützt fast nie, da die Nabelschnur nicht nur gedrückt, sondern stark gequetscht oder sogar komplett gerissen wird. Selbst wenn die Nabelschnur nur teilweise gerissen ist, ist es unwahrscheinlich, dass eine operative Behandlung zu besseren Ergebnissen führt als durch Reposition und Extension. Zur Vorbeugung von Blasenentzündungen und Wundliegen müssen die üblichen Vorsichtsmaßnahmen getroffen werden.

Eine vollständige Frakturluxation zwischen *Atlas* und *Epistropheus* (Achse) ist, wenn sie mit einer Verschiebung einhergeht, sofort tödlich (Abb. 209). Dabei handelt es sich um die knöcherne Verletzung, die bei gerichtlichen Hinrichtungen auftritt. Es kann jedoch zu einem Bruch des Zahnfortsatzes ohne Verschiebung kommen, da das Querband das Fragment in Position hält und das Rückenmark vor Verletzungen schützt. Der Patient klagt über einen steifen Nacken und Schmerzen, und die Läsion ist möglicherweise auf einem Röntgenbild zu erkennen. Es gibt eine Reihe von Fällen, in denen Wochen oder Monate nach einer solchen Verletzung plötzlich der Tod eintrat, und zwar durch eine Erweichung des Querbandes und eine Verschiebung der Knochen.

ABB. 209. – Bruch des Odontoidfortsatzes des Achsenwirbels.

Durchdringende Wunden. – Sie entstehen durch Stich- oder Schussunfälle und sind praktisch mit komplizierten Brüchen der Wirbelsäule gleichzusetzen; Ihr Schweregrad hängt vom Ausmaß der Schädigung der Nabelschnur ab und davon, ob die Wunde infiziert ist oder nicht. In vielen Fällen wird der Zustand durch Verletzungen der Pleura- oder Peritonealhöhlen und der darin enthaltenen Eingeweide oder durch Verletzungen der Luftröhre, der Speiseröhre oder großer Gefäße und Nerven des Halses kompliziert. Wenn die Membranen des Rückenmarks geöffnet sind, kann der reichliche und anhaltende Austritt von Liquor cerebrospinalis eine ernsthafte Komplikation darstellen.

Behandlung. —Die Wunde der Weichteile wird nach den üblichen Methoden behandelt. Wenn die Dornfortsätze und Laminae auf das Rückenmark getrieben werden, müssen sie sofort durch eine Operation angehoben werden. Bei Verletzungen im lumbosakralen Bereich ist es manchmal ratsam, eine Laminektomie durchzuführen, um geteilte Nervenstränge zu vernähen.

Wenn Hinweise auf eine vollständige Durchtrennung des Rückenmarks vorliegen, ist eine Operation kontraindiziert. Es wurden Versuche unternommen, die beiden Enden des geteilten Rückenmarks durch Nähte zu

verbinden, es gibt jedoch noch keine authentischen Aufzeichnungen über die
Wiederherstellung der Funktion nach der Operation.

KAPITEL XVII
ERKRANKUNGEN DER WIRBELSÄULE UND DES RÜCKENMARKS

- Morbus Pott : *Pathologie* ;

- *Klinische Merkmale*

- — Pott-Krankheit, da sie verschiedene Regionen der Wirbelsäule betrifft

- — Erkrankung des Iliosakralgelenks ;

- Syphilitische Erkrankung der Wirbelsäule ;

- Tumoren der Wirbel ;

- Hysterische Wirbelsäule ;

- Akute Osteomyelitis ;

- Rheumatische Spondylitis ;

- Arthritis deformans ;

- Kokzydynie ;

- Tumoren der Nabelschnur und der Membranen

- — spinale Meningitis ;

- Spinale Myelitis

- — Angeborene Missbildungen :

- *Spina bifida* ;

- *Angeborene Kreuzbeintumoren* .

- Angeborene Nebenhöhlen und Fisteln des Steißbeins .

TUBERKULOSE ERKRANKUNG DER WIRBELSÄULE – MORBUS POTT

Percival Pott beschrieb 1779 erstmals eine Erkrankung der Wirbelsäule, die durch Erosion und Zerstörung der Wirbelkörper gekennzeichnet ist. Es besteht die Gefahr, dass es zu einer Winkelverformung der Wirbelsäule kommt und dass es zu Abszessbildung und nervösen Symptomen kommt, die auf einen Druck auf das Rückenmark zurückzuführen sind. Es ist mittlerweile bekannt, dass diese Krankheit tuberkulös ist. Sie kann in jedem Lebensabschnitt auftreten, jedoch bei mindestens 50 Prozent. In den meisten

Fällen befällt es Kinder unter zehn Jahren und beginnt selten nach dem mittleren Lebensalter.

Krankhafte Anatomie. – Der tuberkulöse Prozess kann jeden Teil der Wirbelsäule betreffen und ist in der Regel auf eine Region beschränkt; Meist sind mehrere Wirbel gleichzeitig betroffen. Die Krankheit kann entweder im Inneren der Wirbelkörper beginnen (tuberkulöse Osteomyelitis) oder in der tieferen Schicht des Periostes auf der Vorderfläche der Knochen (tuberkulöse Periostitis).

ABB. 210. – Tuberkulöse Osteomyelitis, die mehrere Wirbel am thorakal-lumbalen Übergang betrifft.

Osteomyelitis ist die bei Kindern am häufigsten vorkommende Form. Die Krankheit beginnt als tuberkulöse Infiltration des Knochenmarks, die zu einer Erweichung der Körper der betroffenen Wirbel, insbesondere in ihren vorderen Teilen, führt. Mit fortschreitender Krankheit kommt es zu Verkäsung und Eiterung, und der zerstörerische Prozess breitet sich auf die angrenzenden Zwischenwirbel aus Scheiben. In manchen Fällen bildet sich ein Sequester, entweder auf der Oberfläche oder im Inneren eines Wirbels. Der Eiter dringt normalerweise zur Vorderseite und zu den Seiten der Knochen vor und gräbt sich unter dem vorderen Längsband (gemeinsames Band) ein. Seltener breitet es sich in Richtung des Wirbelkanals aus und sammelt sich um die Dura herum, wodurch Druck auf das Rückenmark entsteht.

Die Kompression der erkrankten Wirbel durch das Gewicht des Kopfes und Rumpfes über dem Sitz der Läsion und durch die Zugkraft der darüber verlaufenden Muskeln führt zu einer Abwinkelung der Wirbelsäule. Die stärker zerstörten vorderen Teile der Körper sinken ein, während die weniger beschädigten hinteren Teile und die intakten Gelenkfortsätze eine vollständige Luxation verhindern. Auf diese Weise bleibt die Unversehrtheit des Kanals erhalten, und auf die Schnur wird in der Regel kein Druck ausgeübt. Die Dornfortsätze der betroffenen Wirbel ragen hervor und bilden einen Vorsprung in der Mittellinie des Rückens. Wenn, wie es normalerweise der Fall ist, nur zwei oder drei Wirbel betroffen sind, nimmt dieser Vorsprung die Form einer scharfen, eckigen Projektion an, während, wenn eine Reihe von Wirbeln betroffen sind, die Deformität die Art einer sanften Rückwärtskurve hat (Abb. 210).

Die *periostale Form* der Wirbeltuberkulose kommt am häufigsten bei Erwachsenen vor. Die Krankheit beginnt in der tieferen Schicht des Periosts an der Vorderseite der Wirbel und breitet sich entlang der Knochenoberfläche aus, was zu ausgedehnter oberflächlicher Karies führt. Es kann die Bandscheiben an ihren Rändern angreifen und sich nach innen zwischen den Bandscheiben und den angrenzenden Wirbeln ausbreiten. Aufgrund des verhältnismäßig breiten Bereichs der Wirbelsäule geht diese Form der Erkrankung nicht mit einer Winkeldeformität einher, sondern mit einer starken Rückwärtskrümmung, deren Ausmaß der Anzahl der betroffenen Wirbel entspricht. Die Ansammlung von tuberkulösem Eiter unter dem Periost und dem vorderen Längsband ist das erste Stadium der Bildung großer Abszesse, mit denen diese Form der Wirbelsäulentuberkulose so häufig einhergeht.

Auswirkungen auf das Rückenmark und die Nervenwurzeln. – In einigen Fällen werden die Rückenmarks- und Nervenwurzeln durch eine ödematöse Schwellung der Membranen belastet; in anderen Fällen greift der tuberkulöse Prozess die Dura mater an und führt zur Bildung von Granulationsgewebe an ihrer Außenseite – *tuberkulöse Pachymeningitis* . Weniger häufig bildet sich zwischen Knochen und Dura eine Eiteransammlung, die das Rückenmark gegen die Laminae drückt. Das Rückenmark wird nur selten durch die Krümmung der Wirbelsäule einem Druck ausgesetzt, aber gelegentlich, insbesondere im Halsbereich, wird ein Sequester nach hinten verschoben und übt Druck auf es aus, und es kommt manchmal vor, auch im Halsbereich, dass die Das Rückenmark wird durch die plötzliche Verschiebung erkrankter Wirbel eingeklemmt – ein Zustand, der mit einer Fraktur-Luxation der Wirbelsäule vergleichbar ist.

Die Schwere der Symptome wird durch das Auftreten einer Entzündung des Rückenmarks – *Myelitis* – verschlimmert, die nicht auf eine

Tuberkuloseerkrankung, sondern auf eine Störung der Blutversorgung durch die damit verbundene Meningitis zurückzuführen ist.

Reparatur. – Wenn das Fortschreiten der Krankheit aufgehalten wird, erfolgt die natürliche Heilung des Zustands dadurch, dass die Körper der betroffenen Wirbel durch knöcherne Ankylose verwachsen (Abb. 211). Während dieser reparative Prozess voranschreitet, wird die Winkeldeformität durch die Narbenkontraktion akuter und kann weiter zunehmen, bis die Knochen vollständig ankylosiert sind; Dieser Reparaturprozess kann in aufeinanderfolgenden Skiagrammen verfolgt werden. Eine Vergrößerung der Projektion im Rücken ist daher nicht unbedingt ein ungünstiges Symptom, obwohl sie natürlich unerwünscht ist.

ABB. 211. – Knochenankylose der Körper (a) der Rückenwirbel, (b) der Lendenwirbel nach Morbus Pott. Es besteht eine ausgeprägte Kyphose am Krankheitsherd und eine kompensatorische Lordose oben und unten.

(Museum des Royal College of Surgeons, Edinburgh.)

ABB. 212. – Radiogramm eines Museumsexemplars der Pott-Krankheit bei einem Kind; Die Erkrankung ist am thorakal-lumbalen Übergang lokalisiert.

(Dr. Hope Fowler.)

In seltenen Fällen betrifft die Krankheit nur die Gelenk- oder Dornfortsätze und führt zu oberflächlicher Karies und einem lokalisierten Abszess.

Klinische Merkmale. —Die klinischen Merkmale des Morbus Pott variieren in den verschiedenen Regionen der Wirbelsäule so stark, dass jede Region separat betrachtet werden muss. Um Wiederholungen zu vermeiden, können jedoch zunächst bestimmte allgemeine Merkmale beschrieben werden.

Schmerz. —Im Anfangsstadium klagt der Patient über ein Müdigkeitsgefühl, das ihn daran hindert, lange zu gehen oder längere Zeit zu stehen. Später kommt es zu einem ständigen, dumpfen, nagenden Schmerz im Rücken, der durch jede Art von Bewegung verstärkt wird, insbesondere durch Erschütterungen oder Beugungen der Wirbelsäule. Wenn es sich bei dem

Patienten um ein Kind handelt, fällt auf, dass er aufhört, mit seinen Gefährten zu spielen, und dazu neigt, herumzusitzen oder zu liegen, wobei er normalerweise eine Haltung einnimmt, die dazu neigt, das Gewicht von dem betroffenen Wirbelsäulensegment zu nehmen (Abb. 214, 217).). Wenn er herumläuft, nehmen die Schmerzen im Laufe des Tages zu, können aber in der Nacht nachlassen. Sie breitet sich häufig entlang der Nerven aus, die zwischen den erkrankten Wirbeln austreten, und äußert sich je nach Sitz der Läsion in Form von Kopfschmerzen, neuralgischen Schmerzen in den Armen oder der Seite, Gürtelschmerzen oder Bauchschmerzen. Druckempfindlichkeit kann durch Drücken auf die Dorn- oder Querfortsätze der erkrankten Wirbel oder durch Druck auf die Längsachse der Wirbelsäule hervorgerufen werden. Diese Tests haben jedoch keinen großen diagnostischen Wert und sollten unterlassen werden, da sie unnötiges Leiden verursachen. Es ist zu bedenken, dass die Erkrankung in manchen Fällen mit keinerlei Schmerzen einhergeht.

Steifigkeit. – Der Schmerz, der durch die Bewegung des erkrankten Teils der Wirbelsäule entsteht, verursacht eine reflektorische Kontraktion der darüber verlaufenden Muskeln, und das betroffene Segment der Wirbelsäule wird dadurch steif. Wenn der Patient die Handfläche über den schmerzenden Bereich legt, während er versucht, sich zu bücken, zu nicken oder sich zur Seite zu drehen, wird festgestellt, dass sich die betroffenen Wirbel im *Block bewegen* , anstatt aneinander zu gleiten. Diese Steifheit des erkrankten Teils der Wirbelsäule mit „Einklemmen" der Rückenmuskulatur ist eines der frühesten und wertvollsten diagnostischen Anzeichen eines Morbus Pott.

Deformität. —Die häufigste und charakteristischste Deformität ist eine abnormale antero-posteriore Krümmung mit Konvexität nach hinten. Die Situation, das Ausmaß und die Schärfe der Krümmung variieren je nach der betroffenen Wirbelsäulenregion, der Lage der Erkrankung im Knochen und der Anzahl der betroffenen Wirbel. Wenn die Krankheit die Körper eines oder zweier Wirbel zerstört hat, entsteht eine kurze, scharfe, eckige Deformation; wenn es die Oberfläche mehrerer Knochen betrifft, eine lange, weite Krümmung.

In den frühen Stadien der Erkrankung kommt es gelegentlich zu einer seitlichen Abweichung als Folge einer ungleichmäßigen Muskelkontraktion und in den späteren Stadien durch übermäßige Zerstörung einer Seite eines Wirbels oder durch teilweise Luxation zwischen zwei erkrankten Wirbeln.

Abszessbildung. —Wirbelsäulenabszesse treten bei Erwachsenen häufiger und in einem früheren Stadium auf als bei Kindern, da die Krankheit bei Erwachsenen meist an der Oberfläche der Wirbel beginnt. Eine pyogene Infektion solcher Abszesse, nachdem sie äußerlich geplatzt sind, stellt eine der Hauptrisiken für das Leben bei Morbus Pott dar.

Röntgenbilder. – Wenn diese zusammen mit den klinischen Symptomen betrachtet werden, liefern sie normalerweise wertvolle Informationen über den genauen Sitz und die Art der Läsion sowie die Anzahl der betroffenen Wirbel. Es empfiehlt sich, das Skiagramm mit dem der normalen Wirbelsäule aus derselben Region und einem etwa gleichaltrigen Patienten zu vergleichen. Die Umrisse der Körper sind wollig oder verschwommen; Im Frühstadium können klare Bereiche vorhanden sein, die käsigen Herden entsprechen. In fortschreitenden Fällen können sich die Körper in Form und Größe verändern, und durch die Zerstörung und den Zusammenbruch der Knochen kommt es zu veränderten Abständen sowohl der Körper als auch der Rippen. Bei der Interpretation von Skiagrammen hilft oft eine Veränderung der Körperachse, eine Winkelabweichung, die oft die Aufmerksamkeit auf die Läsion lenkt, die sich im „Winkel" befindet. Bei Kindern (Abb. 213) findet sich oft ein spindelförmiger Schatten, der sich von der Wirbelsäule abhebt und auf einen kalten Abszess zurückzuführen ist, der sich oberhalb und unterhalb der tatsächlich am Tuberkuloseprozess beteiligten Körper erstreckt. Die Verschmelzung der Körper durch neuen Knochen, die mit der Reparatur einhergeht, kann in regelmäßigen Skiagrammen verfolgt werden.

ABB. 213. – Röntgenbild des Brustkorbs eines Kindes, das einen spindelförmigen Schatten an der Stelle des Morbus Pott am vierten, fünften und sechsten Brustwirbel zeigt.

Nabelschnur- und Nervensymptome. – Wenn auf das Rückenmark Druck ausgeübt wird, werden zunächst die motorischen Fasern beeinträchtigt, da diese oberflächlich an der anterolateralen Seite des Rückenmarks liegen und empfindlicher auf Druck reagieren. Zunächst kommt es zu einer Schwäche oder Parese der Muskeln, die von dem Teil des Rückenmarks versorgt werden, der unterhalb der Druckstelle liegt. Die Kniereflexe und Plantarreflexe sind übertrieben und es besteht ein ausgeprägter Knöchelklonus. Später kommt es zu Lähmungserscheinungen spastischen Typs, die unterschiedlich stark ausgeprägt sind und manchmal bis zur völligen Querschnittslähmung reichen können, und die allmählich oder ganz plötzlich auftreten können. Es kommt zu einem Muskelschwund durch Nichtbeanspruchung, später kommt es zu einer Kontrakturneigung und der Entwicklung von Deformationen als Folge von Sklerose oder absteigender Degeneration des Rückenmarks.

Normalerweise entweichen die Sinnesfasern, in einigen Fällen kommt es jedoch zu einer Teilanästhesie und einer Perversion der Empfindungen. Wenn zusätzlich eine Myelitis vorliegt, ist der Verlust der Schmerzempfindlichkeit (Analgesie) unterhalb der Läsionsebene eines der charakteristischsten Symptome. In schweren Fällen kommt es zu Harn- und Stuhlinkontinenz, da der Patient die Kontrolle über die Schließmuskeln verliert. Akute Wundliegen sind keine Seltenheit.

Die Symptome, die auf Druck auf die *Nervenwurzeln* an ihren Austrittsstellen zurückzuführen sind, sind Schmerzen und Hyperästhesie im Verlauf der Nerven, auf die Druck ausgeübt wird, und gelegentlich Schwäche und Schwächung der von ihnen versorgten Muskeln; Gürtelschmerzen sind bei Erwachsenen häufig ein auffälliges Symptom.

Bei der **Diagnose** der Pott-Krankheit bei kleinen Kindern wird der Schwerpunkt auf den Nachweis einer Steifheit des betroffenen Teils der Wirbelsäule gelegt; Das Kind liegt auf dem Bauch und wird an den Beinen und Füßen hochgehoben, um die Wirbelsäule zu stark zu strecken. Bei der Pott-Krankheit bleibt die Wirbelsäule starr, während bei der Wackeligkeit und anderen ähnlichen Erkrankungen die Bewegungen normal sind.

Behandlung der Pott-Krankheit. – Neben der allgemeinen Behandlung der Tuberkulose besteht der wesentliche Faktor in *der Ruhigstellung der Wirbelsäule in der Liegeposition und in der Haltung der Hyperextension* ; Dies muss so lange aufrechterhalten werden, bis die erkrankten Wirbel miteinander verwachsen oder durch neuen Knochen ankylosiert sind, ein Ergebnis, das teilweise durch das Verschwinden aller Symptome und genauer durch die Beobachtung der Bildung des neuen Knochens in aufeinanderfolgenden Skiagrammen geschätzt werden kann.

Unter konservativen Maßstäben wird geschätzt, dass dieser Wiederherstellungsprozess eine Immobilisierung der Wirbelsäule für ein bis drei Jahre mit sich bringt; Die *von Albe und Hibbs eingeführten operativen Verfahren* führen innerhalb weniger Monate zu einer knöchernen Ankylose der Wirbel und können als eine Verkürzung der Dauer der Wirbelsäulenimmobilisierung in liegender Haltung auf höchstens ein Jahr angesehen werden.

Die Ruhigstellung der liegenden Wirbelsäule in der Haltung der Hyperextension wird am effizientesten durch einen Apparat nach dem Vorbild des *Bradford-Rahmens durchgeführt* ; Dieser besteht aus mit Segeltuch überzogenen Gasrohren und lässt sich leicht biegen, wenn es im Verlauf des Falles zur Genesung erforderlich sein kann. Der Rahmen beeinträchtigt nicht die eventuell erforderliche *Streckung* zum Kopf, zum Beispiel bei frischer Karies am Gebärmutterhals, oder zu den unteren Extremitäten, wo die Beugung der Hüfte aufgrund der krampfhaften Kontraktion des Psoas-Muskels durch Gewichtsstreckung wirksam gelindert werden kann .

Gauvains „Schubkarren"-Schiene und die *Doppel-Thomas-Schiene* (Abb. 215) sind wirksame Ersatzschienen, die *Phelps-Schiene* wurde jedoch verworfen, da sie die Immobilisierung der Wirbelsäule nicht sicherstellt.

Wenn das Stadium der *Genesung* erreicht ist und das Liegen nicht länger notwendig ist, darf das Kind sitzen, stehen und umhergehen, allerdings mit der Zurückhaltung durch einen Apparat, der die Bewegung der Wirbelsäule verhindert, mit Ausnahme von a limitierten Bereich. Die *Gipsjacke* , die über einem Wolljersey getragen wird, wie sie von Sayre aus New York eingeführt wurde, ist wahrscheinlich die beste; Die Jacke passt sich genau dem Rumpf an, während das Kind teilweise mit einem Stativ und den notwendigen Schnüren unter Kinn, Hinterkopf und Achseln aufgehängt wird. Poroplastischer Filz, Zelluloid, Pappmaché und andere Materialien, verstärkt durch Metallstreifen, können den Gips ersetzen. Bei Kindern mit Gebärmutterhalskaries wurden verschiedene Arten von *Halsstützen* und *Halsbändern* verwendet, um das Gewicht des Kopfes zu verringern, wurden jedoch zu Recht verworfen, da sie nicht die von ihnen erwartete Funktion erfüllten.

Korrektur der Winkelprojektion. – In Fällen, in denen der Winkelvorsprung oder Gibbus, wie er von kontinentalen Autoren genannt wird, neueren Ursprungs ist, kann er mit der von Calot aus Berck-sur-Mer so erfolgreich angewandten Methode korrigiert werden – ein Gipsmantel wird genau an ihn angepasst der Rumpf, und in der Jacke gegenüber dem Gibbus ist ein rautenförmiges Fenster eingeschnitten; Dann wird eine Reihe von Lagen Watte übereinander aufgetragen, um einen festen Druck auf den Gibbus auszuüben, wobei ein Gips oder eine elastische Binde verwendet wird, um sie festzuhalten und den Druck zu verstärken. Die Polsterung wird im Abstand von drei Wochen bzw. einem Monat erneuert; In erfolgreichen Fällen kann der Vorsprung schließlich durch eine Mulde ersetzt werden.

Behandlung von Abszessen. —Wenn ein Wirbelsäulenabszess Symptome verursacht oder sich der Oberfläche nähert und die Gefahr einer Mischinfektion besteht, sollte der Abszess abgesaugt und eine Jodoformemulsion injiziert werden.

Behandlung von Nabelschnurkomplikationen. – Die Streckung erfolgt zunächst am Kopf oder an den unteren Gliedmaßen oder an beiden, während am Krankheitsherd eine Art Kissen eingesetzt wird; Handelt es sich lediglich um ein Ödem, klingen die Symptome meist mit bemerkenswerter Geschwindigkeit ab; Bleiben sie trotz Verlängerung drei bis sechs Wochen bestehen, sollte Abhilfe geschaffen werden *Laminektomie* ; Gewöhnlich finden sich Hinweise auf mechanischen Druck durch Granulationsgewebe, Eiter oder verlagerten Knochen, dessen Linderung mit dem Verschwinden der Nervensymptome einhergeht. Einige Autoren befürworten diese

Operation zurückhaltend, wir können jedoch eine Reihe von Fällen anführen, bei denen nach einer Laminektomie eine scheinbar aussichtslose Querschnittslähmung vollständig beseitigt werden konnte.

Prognose. – Was das *Überleben von Personen betrifft, die an der Pott-Krankheit gelitten haben* , und da sie einen wichtigen Einfluss auf die Prognose haben, kann darauf hingewiesen werden, dass chirurgische Museen viele Präparate enthalten, die das „geheilte" Stadium der Krankheit veranschaulichen, in dem sich die Körper der Wirbel befinden , früher Sitz der tuberkulösen Zerstörung oder Karies, werden durch eine kammförmige Masse neuen Knochens dargestellt, die eine feste Verbindung zwischen den Segmenten oben und unten bildet (Abb. 211), oder die Überreste der ursprünglichen Körper können noch identifizierbar sein, obwohl sie von neuem Knochen umgeben und miteinander verwachsen sind. Der letztere Zustand ist umso anfälliger für ein erneutes Auftreten der tuberkulösen Infektion. Darüber hinaus kann aus der Zahl der „geheilten" Fälle von Morbus Pott im Alltag geschlossen werden, dass es sich um eine Krankheit handelt, bei der eine Genesung zu erwarten ist.

Die zervikalen Fälle erkennt man an der „Teleskopbewegung" des Halses, wobei Kopf und Brustkorb unangemessen angenähert sind; die Rückenfälle durch den bekannten *Buckel* oder *Buckel* , bei dem die Dornfortsätze der kollabierten Wirbel die Spitze des Buckels bilden; Der Brustkorb ist von oben nach unten teleskopisch gestreckt, die Rippen sind zusammengedrängt, die unteren möglicherweise innerhalb der Beckenkämme, und das Brustbein ragt nach vorne. Der Bucklige, der an der Pott-Krankheit erkrankt ist, ist oft ein bemerkenswert leistungsfähiger Mensch, sowohl körperlich als auch geistig.

POTT-KRANKHEIT, DA SIE VERSCHIEDENE REGIONEN DER WIRBELSÄULE BETRIFFT

Oberer Halsbereich, einschließlich Atloaxoid-Krankheit. – Wenn die Krankheit den ersten und zweiten Halswirbel betrifft, wird das Atloaxoidgelenk in Mitleidenschaft gezogen, und infolge der Zerstörung seiner Knochen- und Bänderbestandteile neigt der Atlas dazu, nach vorne zu verrutschen. Wenn dies plötzlich geschieht, kann der Zahnfortsatz das Mark und den oberen Teil des Rückenmarks beeinträchtigen und zum plötzlichen Tod führen. Wenn die Verschiebung allmählich erfolgt, können sich Atlas und Axis zu einem beträchtlichen Ausmaß trennen, ohne dass auf die Schnur gedrückt wird, und es kann zu einer Erholung mit Ankylose kommen. Wenn der dritte, vierte und fünfte Wirbel betroffen sind, ist die Tendenz zur Luxation und Kompression des Rückenmarks nicht so groß, aber ein Teil des Knochens kann nach hinten verschoben werden und Druck auf das Rückenmark ausüben.

Der Patient klagt über einen anhaltenden Schmerz im Nacken und über ausstrahlende Schmerzen entlang des subokzipitalen und anderer Halsnerven. Der Hals wird steif gehalten und der Patient dreht seinen ganzen Körper um, um zur Seite zu schauen. Mit fortschreitender Krankheit kann der Kopf wie beim Schiefhals zur Seite geneigt werden oder er kann zurückgezogen werden und das Kinn hervorstehen. Um das Gewicht des Kopfes von den erkrankten Wirbeln zu entlasten, stützt der Patient häufig das Kinn auf die Hände (Abb. 214).

ABB. 214. – Haltung eines Patienten, der an einer tuberkulösen Erkrankung der Halswirbelsäule leidet. Die Schwellung auf der linken Halsseite ist auf einen retropharyngealen Abszess zurückzuführen.

Zwischen den Wirbeln und der Rachenwand kann sich ein Abszess bilden – ein *retropharyngealer Abszess* –, bei dem sich Eiter zwischen den erkrankten Knochen und der prävertebralen Schicht der Halsfaszie ansammelt. Der Abszess kann sich als sanfte, schwankende Schwellung in Richtung Rachenraum erstrecken und Schluck- und Atembeschwerden sowie Schnarchen im Schlaf verursachen. Wenn es im Inneren platzt, kann es zum

Ersticken kommen. Der Abszess kann sich zu einer oder beiden Seiten des Halses hin ausdehnen und hinter dem hinteren Rand des M. sternomastoideus an die Oberfläche gelangen (Abb. 214). In einigen Fällen tritt es im subokzipitalen Bereich an die Oberfläche.

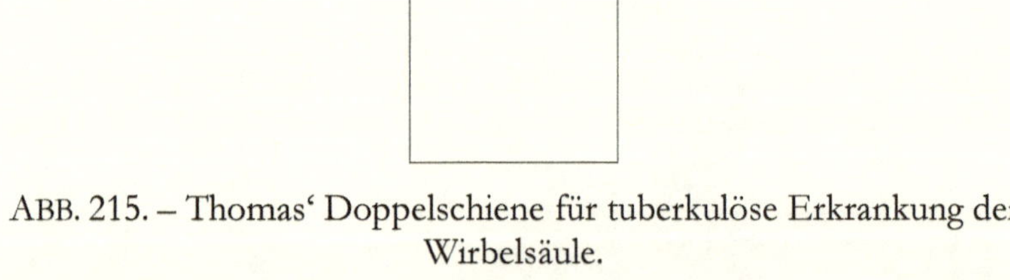

ABB. 215. – Thomas' Doppelschiene für tuberkulöse Erkrankung der Wirbelsäule.

Wenn entzündliche Produkte auf das Rückenmark drücken, kommt es zu Muskelschwäche, beginnend in den Armen und bis zu den Beinen, und manchmal gefolgt von einer vollständigen Lähmung. Im Frühstadium kommt es zu Harnverhalt und Verstopfung; später sind Blase und Mastdarm gelähmt und es kommt zur Inkontinenz.

Bei einer Luxation des Atlo-Axoideus-Gelenks kann es zum plötzlichen Tod kommen.

Die Diagnose einer Zervixkaries muss aufgrund eines rheumatischen Torticollis und aufgrund der Folgen von Verletzungen wie einer Verstauchung oder Verdrehung der Wirbelsäule gestellt werden. Wenn ein retropharyngealer Abszess hinter den Sternomastoideus zeigt, besteht die Gefahr, dass er mit einem kalten Abszess verwechselt wird, der von tuberkulösen Halsdrüsen ausgeht. Bei Erkrankungen des Rachenraums wird ein retropharyngealer Abszess anderer Ursache beschrieben.

Behandlung. – Die Verlängerung erfolgt am Kopf, vorzugsweise mittels eines elastischen Bandes, das an der Oberseite des Bettes befestigt ist, und das Kopfende des Bettes wird auf Blöcken angehoben, damit das Gewicht des Körpers für die notwendige Gegenverlängerung sorgen kann. Seitliche Bewegungen des Kopfes werden durch Sandsäcke verhindert. Nachdem die akuten Symptome abgeklungen sind, sollte die Wirbelsäule durch einen starren Apparat fixiert werden, beispielsweise durch eine doppelte Thomasschiene, die so verlängert ist, dass sie den Hinterkopf stützt (Abb. 215).

Wenn es als ratsam erachtet wird, einen retropharyngealen Abszess zu eröffnen, sollte dies von der Seite des Halses aus durch einen Einschnitt entlang der hinteren Grenze des Sterno-Mastoideus erfolgen, wie erstmals von John Chiene empfohlen. Der Abszess wird evakuiert, die Höhle mit Jodoformemulsion gefüllt und ohne Drainage verschlossen. Eine Öffnung durch den Mund birgt die Gefahr, dass Eiter in die Atemwege eingeatmet wird und eine pyogene Infektion entsteht.

Wenn der Patient aufstehen darf, muss bis zum Abschluss der Heilung ein poroplastischer Kragen und eine Jacke vom Typ Minerva getragen werden, die den Kopf stützt und die Bewegung der Hals- und Brustwirbel kontrolliert.

ABB. 216. – Bucklige Deformität nach Morbus Pott der Brustwirbel.

(Foto geliehen von Sir George T. Beatson.)

Zerviko-thorakale Region. – Wenn die unteren Hals- und oberen Brustwirbel betroffen sind, klagt der Patient zusätzlich zu den anhaltenden Schmerzen in den erkrankten Knochen über Schmerzen, die entlang der Verteilung der oberflächlichen Halsnerven und in die Arme ausstrahlen. Oft kommt es zu einer ausgeprägten Winkeldeformität. Wenn sich ein Abszess bildet, kann dieser im unteren Teil des hinteren Dreiecks an die Oberfläche gelangen oder sich in das hintere Mediastinum oder in die Achselhöhle ausbreiten. Manchmal vergräbt sich der Eiter hinter der Speiseröhre und der Luftröhre und kann so in die Pleurahöhle gelangen. Auf die Schnur wird nicht oft gedrückt; Wenn dies der Fall ist, ist der zervikale Sympathikus beteiligt.

Brust- oder Rückenregion. —Wenn die Krankheit auf den Brustbereich beschränkt ist, sind Steifheit des Rückens und Verhärtung der

Wirbelmuskulatur auffällige Merkmale. Wenn der Patient aufgefordert wird, einen Gegenstand vom Boden aufzuheben, erreicht er ihn durch Beugen seiner Knie und Hüften, während er seinen Rücken steif hält. Er weigert sich, Bewegungen auszuführen, die eine Erschütterung der Wirbelsäule mit sich bringen, wie zum Beispiel das Springen von einem Stuhl auf den Boden. Kinder versuchen oft, die erkrankten Wirbel zu entlasten, indem sie ihre Handflächen auf die Kante eines Stuhls legen, sodass das Gewicht von den Armen getragen wird.

Eine Winkeldeformität ist oft deutlich ausgeprägt und kann mehrere Wirbel betreffen. Um den Kopf aufrecht zu halten, wird die Wirbelsäule über und unter dem Krankheitsherd übermäßig nach vorne gewölbt – eine kompensatorische Lordose. In fortgeschrittenen Fällen werden die Rippen angenähert und das untere Ende des Brustbeins wird nach vorne projiziert. Der antero-posteriore Durchmesser des Brustkorbs wird dadurch vergrößert, während sein vertikaler Durchmesser verringert wird. Diese Veränderungen führen zusammen mit der Teleskopierung der Wirbelkörper zu der für den tuberkulösen Buckel charakteristischen Deformität (Abb. 216). Die Veränderungen der Brustform können zu Funktionsstörungen des Herzens und der Lunge führen.

Dorsaler Abszess. — Wie bereits erwähnt, ist das früheste Stadium eines Abszesses in Skiagrammen gut zu erkennen (Abb. 213), insbesondere bei Kindern. Bei einer Ausdehnung des Eiterfortsatzes kann der Eiter direkt nach hinten entlang der hinteren Äste der Interkostalgefäße und -nerven wandern und hinter den Querfortsätzen an die Oberfläche gelangen, oder er kann zwischen der Pleura und den Rippen vorwärts wandern Sie verlaufen entlang der seitlichen Hautäste der Interkostalen und kommen gegenüber der Rippenmitte an die Oberfläche. Im letzteren Fall besteht die Gefahr, dass der Abszess mit einer Tuberkuloseerkrankung der Rippe verwechselt wird, zumal die Rippe meist frei ist. In seltenen Fällen gelangt der Eiter in die Pleura und führt zu einem Empyem. Wenn sich die Erkrankung auf der Vorderfläche der Körper der unteren Brustwirbel befindet, kann sich der Eiter durch die Säulen des Zwerchfells nach unten ausbreiten und die Hülle des Psoas-Muskels erreichen.

Die Behandlung erfolgt nach den üblichen Grundsätzen.

ABB. 217. – Haltung bei Morbus Pott im thorakal-lumbalen Bereich der Wirbelsäule.

Brust-lumbale Region. — Die Symptome ähneln denen einer Erkrankung im Brustbereich. Im Stehen nehmen Kinder oft eine charakteristische Haltung ein: Hüfte und Knie sind leicht gebeugt und die Hände umfassen die Oberschenkel knapp über den Knien (Abb. 217). Auf diese Weise wird das Gewicht teilweise von den betroffenen Wirbeln genommen und von den Armen getragen. Wird das Kind auf den Rücken gelegt und an den Fersen hochgehoben, bleibt die Wirbelsäule steif. Durch diesen Test kann eine Projektion aufgrund einer Tuberkuloseerkrankung von einer Projektion aufgrund einer Rachitis unterschieden werden, da im letzteren Fall die Projektion verschwindet.

Der Patient klagt oft über Bauchschmerzen – die bei Kindern mit einfachen „Bauchschmerzen" verwechselt werden können – und über Schmerzen, die bis ins Gesäß und in die Beine schießen. Wenn auf der Höhe der Lendenwirbelvergrößerung auf die Schnur gedrückt wird, sind die Anal- und Blasenschließmuskeln gelähmt und die Reflexe sind übertrieben.

Psoas-Abszess. — Wenn sich ein Abszess bildet, nimmt er normalerweise die Hülle des Psoas-Muskels ein, in der er sich nach unten in Richtung der Beckengrube und in den Oberschenkel ausbreitet, wobei er unter dem Poupart-Band hinter und seitlich der Oberschenkelgefäße verläuft. Die Verbindung zwischen Becken und Oberschenkel ist oft sehr eng, so dass die Abszesshöhle gewissermaßen die Form einer Sanduhr hat. Der Eiter kann im Bereich der Saphena-Öffnung an die Oberfläche gelangen oder sich unter der Abdeckung der tiefen Faszie weiter am Oberschenkel entlang ausbreiten. In einigen Fällen besteht die Gefahr einer Verwechslung mit einem Oberschenkelbruch, da die Schwellung kleiner wird, wenn sich der Patient hinlegt und ein Hustenreiz auftritt.

Lumbaler Abszess. — Manchmal wandert der Eiter entlang der hinteren Äste der Lendengefäße und -nerven zum seitlichen Rand des Sacro-spinalis (Erector spinæ) und kommt im Raum zwischen den Rändern des Latissimus dorsi und den äußeren schrägen Muskeln – dem Dreieck – an die Oberfläche von Petit.

In seltenen Fällen passiert es das Foramen sacro-ischiadicus und bildet eine Schwellung im Gesäß (*subglutealer Abszess*); oder es kann durch das Foramen obturatorium verlaufen und die Adduktorenregion des Oberschenkels oder sogar den Damm erreichen.

Lumbo-sakrale Region. —Morbus Pott im lumbosakralen Bereich betrifft meist Erwachsene und geht aufgrund der Breite der Wirbelkörper und der eingeschränkten Beweglichkeit in diesem Wirbelsäulenabschnitt selten mit ausgeprägten Symptomen oder Deformitäten einher. Die Diagnose ist daher oft schwierig, sofern keine guten Skiagramme verfügbar sind. Die Krankheit kann mit Schmerzen in der Verteilung des Ischiasnervs einhergehen, die leicht mit Ischias verwechselt werden können. Häufig bildet sich ein einzelner oder doppelter *Beckenabszess* , ohne dass der Patient charakteristische Anzeichen einer Wirbelsäulenerkrankung zeigt. Wenn die Krankheit im Kindesalter beginnt, kann sie zu einer dauerhaften Verformung des Beckens führen, wobei der konjugierte Durchmesser am Rand zunimmt, während der Querdurchmesser am Auslass abnimmt – kyphotisches Becken. Bei Frauen kann dies zu Komplikationen bei der Geburt führen .

Tuberkulose Erkrankung des Iliosakralgelenks. — Dieser Zustand kann als primäre Erkrankung auftreten, ist jedoch viel häufiger sekundär zu einer Erkrankung des Darmbeins, des Kreuzbeins oder der unteren Lendenwirbel und tritt am häufigsten bei Jugendlichen und jungen Erwachsenen des männlichen Geschlechts auf. Sie geht mit Schmerzen im Lendenbereich einher, manchmal auch im Gesäß und im Verlauf des Ischiasnervs. Der Schmerz wird durch Bewegungen verstärkt, insbesondere durch plötzliche und heftige Kontraktionen der Lenden- und Bauchmuskulatur, zum Beispiel durch Husten, Niesen oder Pressen beim Stuhlgang. Druckschmerz entsteht, wenn Druck auf das Gelenk ausgeübt wird, wenn die Beckenknochen zusammengedrückt werden oder wenn versucht wird, die Extremität abzuspreizen, während das Becken fixiert ist. Die Gesäß- und Oberschenkelmuskulatur wird geschädigt. Da jeder Versuch, das betroffene Glied zu belasten, Schmerzen verursacht, hinkt der Patient und nimmt zur Schonung des Gelenks eine charakteristische Haltung ein: Er wirft sein Gewicht auf das gesunde Glied, beugt sich nach vorne und stützt sich dabei auf einen Stock , kippt die betroffene Seite des Beckens nach unten und beugt die Hüft- und Kniegelenke der erkrankten Extremität. Die vordere obere Wirbelsäule ist auf der betroffenen Seite übermäßig ausgeprägt und die Extremität scheint verlängert zu sein. Früher oder später bildet sich in den meisten Fällen ein Abszess, und der Eiter kann über den hinteren Teil des Gelenks an die Oberfläche gelangen. Wenn sich der Eiter vor dem Gelenk bildet, kann er sich seitlich in der Beckengrube als *Beckenabszess ausbreiten* oder in der Kreuzbeinhöhle nach unten wandern und durch das Foramen sacro-ischiadicum am Gesäß austreten – *subglutealer Abszess* . Manchmal gelangt es in die Fossa ischiorectalis oder in das Perineum. Das Vorhandensein eines Abszesses im Becken kann manchmal bei einer rektalen Untersuchung erkannt werden. Das Auftreten eines Abszesses ist manchmal das erste, was auf die Erkrankung aufmerksam macht.

Da Schmerzen im Kreuzbereich und entlang des Ischiasnervs zu den frühen Symptomen einer Iliosakralerkrankung gehören können, besteht die Gefahr, dass die Erkrankung mit Hexenschuss oder Ischias verwechselt wird. Eine Hüfterkrankung erkennt man daran, dass die Bewegungen des Hüftgelenks nicht eingeschränkt sind. Ohne die Hilfe von Skiagrammen ist es nicht immer möglich, eine Iliosakralerkrankung von einer Erkrankung der Lendenwirbelsäule zu unterscheiden, und manchmal treten beide Erkrankungen gleichzeitig auf.

Die *Prognose* ist ungünstig, insbesondere bei komplizierten Fällen durch eine ausgedehnte Erkrankung des Darmbeins mit Abszessbildung und Mischinfektion.

Behandlung. —In frühen Fällen sollte der Patient Krücken benutzen und am Fuß der gesunden Seite eine Schiene tragen; In fortgeschritteneren Fällen muss er ans Bett gefesselt werden und absolute Gelenkruhe haben, die durch Streckung an beiden Beinen oder durch andere Geräte gesichert wird. Bei Kindern ist eine doppelte Thomas-Schiene oder ein Stiles-Abduktionsrahmen ein praktisches Hilfsmittel. In trockenen Fällen, in denen der Schmerz im Vordergrund steht, kann auf eine Gegenreizung durch Blasen oder die eigentliche Kauterisation zurückgegriffen werden. Wenn eine operative Behandlung erforderlich ist, beispielsweise zur Entfernung eines Sequesters, wird der Zugang zum Krankheitsherd durch Entfernung des hinteren Teils des Beckenknochens hergestellt. Kalte Abszesse werden nach den üblichen Methoden behandelt.

Syphilitische Erkrankung der Wirbel. – Alle klinischen Merkmale des Morbus Pott können durch eine gummiartige Erkrankung der Wirbel vorgetäuscht werden. Dies trifft normalerweise bei Erwachsenen zu, die an erworbener Syphilis gelitten haben; Am häufigsten kommt es an den oberen Halswirbeln vor und beginnt an der Vorderfläche der Körper. Der Beginn ist plötzlicher als bei tuberkulöser Karies und der Verlauf ist schneller. Der Knochen wird früh und großflächig zerstört, eine Abszessbildung ist jedoch selten. Es wird über starke nächtliche Schmerzen geklagt und es kann zu einer gewissen Winkelverformung kommen. In fast allen Fällen liegen weitere Hinweise auf eine tertiäre Syphilis vor, die zusammen mit der Vorgeschichte und den Auswirkungen einer antisyphilitischen Behandlung bei der Diagnose hilfreich sind. Die lokale Behandlung erfolgt nach den gleichen Grundsätzen wie bei Tuberkuloseerkrankungen.

Bösartige Erkrankung der Wirbel. — *Das Sarkom* ist der wichtigste Primärtumor der Wirbelsäule. Es führt zu Symptomen, die leicht mit denen des Morbus Pott oder der Arthritis deformans verwechselt werden können. Allerdings sind die Schmerzen stärker und die Erkrankung schreitet kontinuierlicher voran und wird durch die Behandlung nicht beeinflusst. Die Veränderungen an den Wirbeln, wie sie in Skiagrammen zu sehen sind, sind hilfreich für die Diagnose. Das Wachstum kann in den Wirbelkanal eindringen und Druck auf das Rückenmark ausüben (S. 451). Im Kreuzbein – der häufigsten Lokalisation – befällt der Tumor die Sakralnerven und verursacht Symptome eines hartnäckigen Ischias; und die wahre Natur der Krankheit wird oft erst bei einer rektalen Untersuchung erkannt.

Sekundärkrebs ist eine häufige Erkrankung, insbesondere bei fortgeschrittenem Brustkrebs. Es kommt zu einer starken Erweichung der Wirbelkörper, so dass diese unter dem Gewicht des Körpers nachgeben, wie beim Morbus Pott. Klinisch geht es mit starken Schmerzen im Bereich der betroffenen Wirbel und im Verlauf der in der Nachbarschaft austretenden Nerven einher. Kommt es zu einer Lähmung durch den Druck der Krebskörperchen auf das Rückenmark (*Paraplegia dolorosa*), verläuft die Lähmung schnell und ist oft innerhalb weniger Stunden abgeschlossen. Wenn die Halswirbelsäule zusammengedrückt wird, sind alle vier Gliedmaßen gelähmt, und aufgrund der Behinderung der Atmung führt der Zustand innerhalb weniger Tage zum Tod.

Aktinomykose , **Blastomykose** und **Hydatidenzysten** kommen auch in den Wirbeln vor und sind bei einer Tuberkuloseerkrankung schwer zu diagnostizieren.

Typhus-Wirbelsäule. – Während der Rekonvaleszenz vom Typhus kommt es gelegentlich zu einer akuten Infektion der Wirbel, Bandscheiben und Bänder der Wirbelsäule. Am häufigsten ist die Lendengegend betroffen, und die Röntgenaufnahmen zeigen entzündliche Veränderungen in den Knochen, das Verschwinden der Bandscheiben und in späteren Stadien Ablagerungen von neuem Knochen, die zu einer Synostose benachbarter Wirbel führen. Der Beginn, der schleichend oder plötzlich erfolgen kann, geht mit starken Schmerzen und Druckempfindlichkeit an den betroffenen Wirbeln einher. Die Temperatur ist erhöht und es liegen weitere Anzeichen eines akuten Infektionsprozesses vor. In einigen Fällen kommt es zu Symptomen einer Beteiligung der Membranen und des Rückenmarks. Bei längerer Ruhe und Ruhigstellung der Wirbelsäule lässt die Entzündung meist nach, manchmal kommt es aber auch zur Eiterung.

Hysterische Wirbelsäule. – Dieser Begriff wird auf eine funktionelle Erkrankung der Wirbelsäule angewendet, die gelegentlich bei neurotischen Frauen im Alter zwischen siebzehn und dreißig Jahren auftritt und leicht mit Morbus Pott verwechselt werden kann. Der Patient klagt über Schmerzen in einem Teil der Wirbelsäule – normalerweise im zerviko-thorakalen oder thorakal-lumbalen Bereich – und es besteht eine ausgeprägte Hyperästhesie, selbst wenn sanfter Druck auf die Dornfortsätze ausgeübt wird. Da die Patienten normalerweise dünn sind, kann der Druck des Korsetts die Haut über den stärker hervortretenden Wirbeln röten und ein Erscheinungsbild hervorrufen, das auf den ersten Blick mit einer Projektion verwechselt werden kann. Der Allgemeinzustand des Patienten, die Bewegungsfreiheit der Wirbelsäule und das völlige Fehlen von Steifheit reichen aus, um eine Tuberkulose auszuschließen. Der Zustand wird auf die gleiche Weise behandelt wie andere hysterische Affektionen.

ABB. 218. – Arthritis Deformans der Wirbelsäule. Die Wirbel sind durch Knochenauswüchse, die die Zwischenwirbelräume überbrücken, aneinander befestigt, und im mittleren Rückenbereich gibt es eine leichte seitliche Abweichung nach links.

(Anatomisches Museum, Universität Edinburgh.)

Akute Osteomyelitis der Wirbel ist eine seltene Erkrankung und tritt bei jungen Menschen auf. Es befällt die beweglicheren Teile der Wirbelsäule – Hals- und Lendenwirbelsäule – und kann entweder im Körper oder in den Bögen beginnen. Sie geht einher mit extremer Bewegungsempfindlichkeit, starken lokalen Schmerzen im Bereich der angegriffenen Wirbel und einem ausgeprägten Fieber. Normalerweise bildet sich Eiter schnell, aber da er tief sitzt, ist er nicht leicht zu erkennen, es sei denn, er zeigt zur Oberfläche. Die Infektion kann sich auf die Hirnhäute des Rückenmarks ausbreiten und eine Meningitis hervorrufen, insbesondere wenn die Krankheit in den Bögen beginnt. Es kommt zu einer milderen Form, bei der das Periost hauptsächlich betroffen ist; Die Symptome sind weniger schwerwiegend, es neigt nicht zur Eiterung und es kommt in der Regel zu einer Besserung. Die Behandlung besteht darin, die Wirbelsäule zu strecken und eventuell entdeckte Abszesse zu öffnen. Die eitrige Form verläuft in der Regel tödlich und wird tatsächlich oft erst bei der Obduktion diagnostiziert.

Arthritis Deformans. – Diese Krankheit beginnt normalerweise im Alter zwischen 35 und 40 Jahren und befällt Männer, die einer anstrengenden Beschäftigung nachgehen, bei der sie Kälte und Nässe ausgesetzt sind. Es tritt jedoch bei Frauen auf, die einen sitzenden Lebensstil führen. Manchmal gibt es in der jüngeren Vorgeschichte Gonorrhoe, Rheuma oder andere toxische Erkrankungen, und gelegentlich ist die Erkrankung die Folge einer Verletzung. Die Bandscheiben verschwinden, an den Rändern der Körper und in Verbindung mit den Querfortsätzen entwickeln sich osteophytische Auswüchse, die den Raum zwischen benachbarten Wirbeln überbrücken (Abb. 218). Die Gelenke zwischen den Rippen und den Wirbeln zeigen ähnliche Veränderungen, und die Bänder der einzelnen Gelenke neigen zur Verknöcherung, so dass die Knochen miteinander verwachsen.

Im Anfangsstadium klagt der Patient über Schmerzen und Steifheit im Rücken; später wird die Wirbelsäule steif und entwickelt allmählich eine kyphotische Krümmung, manchmal begleitet von einer seitlichen Abweichung. In einigen Fällen nimmt die Krümmung der Wirbelsäule einen extremen Typ an, die Schultern sind abgerundet und der Kopf gesenkt, das Gesicht nähert sich dem Brustbein, so dass der Patient den Rücken drehen muss, um einen Gegenstand wie ein Bild an der Wand zu sehen dazu. Der Brustkorb ist abgeflacht und in seinen Bewegungen eingeschränkt, was zur Folge hat, dass die Atmung gestört ist und fast ausschließlich auf den Bauch beschränkt ist. Die Rücken-, Schulter- und Hüftmuskulatur verkümmert, es kann zu Zittern kommen und die Tiefenreflexe sind übertrieben. Beim Durchgang durch die Foramina intervertebralis besteht die Gefahr, dass auf die Nerven Druck ausgeübt wird, was zu Schmerzen und anderen Empfindungsstörungen in ihrem Verbreitungsgebiet führt. Diese Schmerzen können denen ähneln, die mit Nieren- oder Magen-Darm-Beschwerden einhergehen.

Die Krankheit kann eine tuberkulöse Karies oder eine bösartige Erkrankung vortäuschen. Mithilfe der Röntgenaufnahmen werden die Veränderungen der Knochen nachgewiesen.

Die Behandlung erfolgt nach allgemeinen Grundsätzen (Band I, S. 530), es ist jedoch selten möglich, mehr zu erreichen, als das Fortschreiten der Krankheit aufzuhalten.

Als Kokzydynie bezeichnet man eine Erkrankung, bei der der Patient beim Sitzen, Gehen und beim Stuhlgang starke Schmerzen im Bereich des Steißbeins verspürt. Die Pathologie ist ungewiss. In einigen Fällen gibt es eine eindeutige Vorgeschichte von Verletzungen, wie z. B. einem Tritt oder

Schlag, die zu einem Bruch des Steißbeins oder einer Luxation des Kreuz-Steißbein-Gelenks führten. Diese Läsionen sind auch während der Wehen entstanden. In anderen Fällen scheint der Schmerz neuralgischen Charakters zu sein und ist auf den V. Sakralnerv und den Steißbeinnerv oder auf die in dieser Region verteilten Endäste des Plexus sacralis zurückzuführen. Die Erkrankung ist fast ausschließlich auf Frauen beschränkt und die Patienten sind meist neurotischer Natur. Bei der rektalen Untersuchung ist das Steißbein außerordentlich empfindlich, manchmal ist es weniger beweglich als normal und übermäßig nach vorne gewölbt. Wenn die medikamentöse Behandlung keine Linderung bringt, kann das Steißbein entfernt werden.

Tumoren des Rückenmarks und der Membranen. – Tumoren können sich in der Substanz des Rückenmarks (*intramedullär*), in den Membranen (*meningeal*) oder im Gewebe zwischen der Dura und dem Knochen (*extradural*) entwickeln; oder ein Tumor, der von den Wirbeln ausgeht, drückt auf das Rückenmark. Es ist selten möglich, die Art eines Tumors vor der Operation zu diagnostizieren, und es ist oft schwierig festzustellen, in welcher der oben genannten Situationen er entstanden ist.

Tumoren, die *in der Substanz des Rückenmarks wachsen,* sind fast so häufig wie extramedulläre Wucherungen, und da es sich bei dem Wachstum meist um ein Sarkom, Gliom, Tuberkulom oder Gumma handelt und das Rückenmark infiltriert, ist eine operative Entfernung selten möglich.

Bei der großen Mehrheit der *Hirntumoren* handelt es sich um Primärsarkome, und zwar in etwa 25 Prozent. In den meisten Fällen handelt es sich um mehrere Fälle. In dieser Situation treten auch Blasenzysten und Fibrome auf, die ebenfalls mehrfach auftreten können.

Extradurale Wucherungen sind vergleichsweise selten. Die am häufigsten anzutreffenden Formen sind Sarkome und Lipome.

Diese extramedullären Tumoren infiltrieren selten das Rückenmark; Sie komprimieren es lediglich und sollten einer operativen Behandlung unterzogen werden, bevor sekundäre Veränderungen im Rückenmark entstehen.

Die *Symptome* variieren je nachdem, wie der Tumor auf die Nervenwurzeln, auf eine Hälfte oder auf beide Hälften des Rückenmarks drückt. Druck auf Nervenwurzeln ist ein charakteristisches Zeichen bei extramedullären Wucherungen. Es entsteht ein Schmerz, der je nach Ausmaß des Tumors um den Rumpf herum verläuft (Gürtelschmerz) oder entlang der Nervenstämme der oberen oder unteren Gliedmaßen schießt.

Wenn auf das Rückenmark gedrückt wird, sind starke neuralgische Schmerzen im zuerst betroffenen Segment eines der frühesten Symptome, insbesondere bei extramedullären Tumoren. Der Schmerz ist zunächst einseitig, wird aber später beidseitig – ein wichtiger Punkt für die Diagnose. Die schmerzenden Bereiche werden betäubt, die Betäubung reicht jedoch nicht immer bis zur Läsion. An der Obergrenze der Anästhesie oder in dem Bereich, der den Wurzeln entspricht, an denen sich der Tumor befindet, kann eine Hyperästhesiezone vorhanden sein, es liegt jedoch niemals eine diffuse Hyperästhesie vor (V. Horsley). Bei intramedullären Tumoren sind die Schmerzen weniger stark, selten ein Erstsymptom und selten auf einzelne Nervenwurzeln zurückzuführen.

Als nächstes Symptom tritt eine motorische Parese auf, gefolgt von einer vollständigen Lähmung und später einer Kontraktur der gelähmten Muskulatur – einer *spastischen Paraplegie*. Bei intramedullären Tumoren ist die Paraplegie meist weniger vollständig als bei extramedullären Tumoren. Wenn nur auf eine seitliche Hälfte des Rückenmarks gedrückt wird, liegen die motorische Lähmung und der Verlust der normalen Empfindung auf der gleichen Seite wie der Tumor, und der Verlust des Schmerzempfindens und des Temperaturgefühls liegt auf der gegenüberliegenden Seite. Mit dem Beginn der Lähmung geht eine Urinretention einher, die später zur Inkontinenz führt. Der Enddarm wird gelähmt und es kommt zu Blasenentzündungen und Druckgeschwüren.

Zunächst sollte eine antisyphilitische Behandlung eingesetzt werden, um die Möglichkeit auszuschließen, dass es sich bei der Läsion um ein Gumma handelt. Eine radikale operative Behandlung ist bei intramedullären und metastasierten Wucherungen kontraindiziert, zur Schmerzlinderung können jedoch dekompressive Maßnahmen eingesetzt werden. Bei meningealen und extraduralen Tumoren kann jedoch angesichts der aussichtslosen Prognose im Verlauf der Erkrankung versucht werden, den Tumor operativ zu entfernen. Es ist zu bedenken, dass die Läsion zwei oder drei Segmente höher sein kann, als die vollständige Anästhesie vermuten lässt; Der Wirbelkanal sollte daher etwa 10 cm über der Narkoseebene geöffnet werden.

Wenn der Tumor nicht entfernbar ist, kann das Leiden des Patienten manchmal gelindert werden, indem die hinteren Wurzeln der Nerven, die in der Nähe der Läsion austreten, entfernt werden.

Chronische spinale Meningitis. – Victor Horsley (1909) beschrieb unter diesem Namen einen Zustand, der Symptome hervorruft, die denen eines Tumors des Rückenmarks sehr ähnlich sind. Er glaubt, dass es sich um eine Pachymeningitis in Kombination mit einem gewissen Grad an Sklerogliose der Peripherie des Rückenmarks handelt. Die Theka ist über eine unterschiedliche Ausdehnung des Rückenmarks stark ausgedehnt; die Gehirn-Rückenmarks-Flüssigkeit ist mengenmäßig erhöht und steht unter erheblicher Spannung; und die Schnur selbst sieht geschrumpft aus.

Manchmal kommt es zu einer Verdickung der Arachno-Pia und einer Verfilzung der Nervenwurzeln. Der Zustand scheint im unteren Teil des Rückenmarks zu beginnen und sich dann auszubreiten, meist bis in die mittlere Brustregion. Häufig liegt eine Syphilis-Anamnese vor, manchmal auch eine kürzlich aufgetretene Gonorrhö, in manchen Fällen kann jedoch keine Ursache für die Läsion festgestellt werden.

Klinische Merkmale. – Diese Erkrankung tritt fast immer bei Erwachsenen auf und die ersten Symptome sind Schmerzen und Schwäche in den Beinen und manchmal eine leichte kyphotische Projektion der Dornfortsätze. Der Kraftverlust, der manchmal mit einer Spastik einhergeht, äußert sich meist zuerst in einem Bein und betrifft später das andere; Sie verläuft fortschreitend und endet schließlich in einer vollständigen Querschnittlähmung. Der Schmerz ist nicht auf die Region beschränkt, die von einer Nervenwurzel versorgt wird, sondern betrifft einen diffusen Bereich, und der Patient klagt auch über ein Spannungsgefühl in den Gliedmaßen. Es gibt nie eine absolute Anästhesie, wohl aber eine relative Anästhesie für alle Empfindungsformen, die in der Regel bis zur sechsten oder achten Brustwurzel reicht.

Es treten keine vasomotorischen Phänomene und keine Neigung zur Dekubitusbildung auf. Manchmal klagt der Patient über Schmerzen in der Wirbelsäule, die sich jedoch durch Bewegung nicht verschlimmern.

Behandlung. – Die von Horsley empfohlene Behandlung besteht in der Durchführung einer Laminektomie, dem Öffnen der Theka und dem Auswaschen mit 1:1000 Quecksilberlotion. Nachdem die Wunde verheilt ist, wird eine quecksilberhaltige Salbe auf die Wirbelsäule aufgetragen, um die Aufnahme von Entzündungsprodukten zu beschleunigen. Die Gabe antisyphilitischer Medikamente hat sich nicht als vorteilhaft erwiesen.

Akute spinale Meningitis. —Bei einer akuten intrakraniellen Leptomeningitis können die Spinalmembranen durch direkte Ausbreitung betroffen sein oder von außen infiziert werden, beispielsweise bei Schussverletzungen oder bei Spina bifida.

Wenn sich die Infektion von der Schädelhöhle aus ausbreitet, dominieren die zerebralen Symptome das klinische Bild, es können jedoch Hinweise auf eine Beteiligung der Membranen des Rückenmarks in Form einer Steifheit der Halsmuskulatur mit Zurückziehung des Halses vorliegen; Tief sitzender Schmerz im Rücken, der um den Körper herum (Gürtelschmerz) und die Gliedmaßen hinunterschießt; schmerzhafte krampfartige Krämpfe in den Rücken- und Gliedmaßenmuskeln mit erhöhter Reflexerregbarkeit, manchmal so stark, dass sie die Krämpfe von Tetanus vortäuschen.

Wenn die Theka des Rückenmarks direkt infiziert ist, überwiegen zunächst die spinalen Symptome, doch mit fortschreitender Erkrankung befällt sie auch die Hirnhäute und es kommt zu Symptomen einer akuten allgemeinen Leptomeningitis.

Sobald die Erkrankung einmal begonnen hat, kann wenig getan werden, um ihr Fortschreiten aufzuhalten, aber die Symptome können durch wiederholte Lumbalpunktion gelindert werden.

Spinale Myelitis. —Der Begriff „Myelitis" wird für bestimmte Veränderungen verwendet, die im Rückenmark auftreten, beispielsweise als Folge einer Einblutung in dessen Substanz (*hämorrhagische Myelitis*); oder durch Druck, der durch Knochenfragmente, Blutgerinnsel, tuberkulöses Material oder neue Wucherungen darauf ausgeübt wird (*Kompressionsmyelitis*).

In einer anderen Gruppe von Fällen ist Myelitis eine Folge der Wirkung von Organismen oder deren Toxinen. Syphilis ist eine häufige Ursache, die Erkrankung kann jedoch auch auf Infektionen mit gewöhnlichen pyogenen Kokken, Pneumokokken, dem Influenza-Bazillus oder dem Bacillus coli folgen.

Zusätzlich zum Einsatz antisyphilitischer Mittel oder von Seren zur Neutralisierung der Giftstoffe des Erregers muss die Aufmerksamkeit auf die Blase gerichtet werden und Maßnahmen zur Vorbeugung von Zystitis und der Bildung von Wundliegen ergriffen werden.

ANGEBORENE DEFORMITÄTEN DER WIRBELSÄULE

Spina bifida. —Spina bifida ist ein angeborener Defekt in bestimmten Wirbelbögen, der ein Vorstehen des Inhalts des Wirbelkanals ermöglicht. Dies ist auf einen Entwicklungsstopp zurückzuführen, bei dem der Verschluss der primären Markfurche und das Einwachsen des Mesoblasten zur Bildung der Stacheln und Schichten nicht stattfinden. Die Spalte kann nur die Dornfortsätze betreffen, in der Regel sind aber auch die Blattlamellen mangelhaft. Der Defekt erstreckt sich meist über mehrere Wirbel (Abb. 219). Während die Größe der Vorwölbung stark variiert, gibt es kein konstantes Verhältnis zwischen der Größe der Schwellung und dem Ausmaß des Defekts in den Neuralbögen.

ABB. 219. – Meningo-Myelozele
der thorakal-lumbalen Region.

ABB. 220. – Meningo-Myelozele
der Halswirbelsäule.

Die Erkrankung kommt vergleichsweise häufig vor und tritt bei etwa einer von tausend Geburten auf. Sie kommt am häufigsten im Lenden- und Sakralbereich vor (Abb. 219), kommt aber auch im Hals- (Abb. 220) und Brustbereich vor. Es ist nicht ungewöhnlich, dass Spina bifida mit anderen angeborenen Deformitäten wie Hydrozephalus, Klumpfuß und Extroversion der Blase einhergeht.

Sorten. —Vier Sorten werden normalerweise entsprechend der Art des Vorsprungs beschrieben. Sie ähneln bis zu einem gewissen Grad den Formen der Cephalozele (S. 387). (1) *Spinale Meningozele* , bei der nur die mit Liquor gefüllten Membranen hervorstehen. (2) *Meningo-Myelozele* , die klinisch am häufigsten vorkommende Form, bei der das Rückenmark und einige der Spinalnerven hervorstehen und sich über die Innenseite des Sacks ausbreiten (Abb. 219 , 220). (3) *Syringo-Myelozele* , bei der es zu einer Erweiterung des Zentralkanals im hervorstehenden Teil des Rückenmarks kommt. Bei diesen drei Formen kann der Vorsprung von gesunder Haut oder von einer dünnen, glatten, durchscheinenden Membran bedeckt sein, durch die der Inhalt sichtbar ist. Häufig löst sich diese dünne Hülle ab oder bildet Geschwüre, sodass die Gehirn-Rückenmarks-Flüssigkeit abfließen kann. (4) Bei der *Myelozele* fehlt diese Haut sowie die Wirbelbögen und Membranen und das Rückenmark liegt frei an der Oberfläche. Diese Form ist vergleichsweise häufig, aber da die Säuglinge entweder tot geboren werden oder innerhalb weniger Tage nach der Geburt sterben, fällt der Chirurg selten darauf.

Klinische Merkmale. – Das Vorhandensein einer seit der Geburt bestehenden Schwellung in der Mittellinie des Rückens, die Flüssigkeit enthält und beim Weinen des Kindes an Größe und Spannung zunimmt, erleichtert die Diagnose einer Spina bifida. Der Defekt im Knochen kann in Skiagrammen gesehen werden. Die Schwellung ist meist sitzend, kann aber auch gestielt sein; Normalerweise ist es möglich, die Ränder der Knochenlücke zu ertasten. Durch sanften Druck kann die Größe verkleinert werden, was bei kleinen Kindern zu einer Vorwölbung der Fontanellen führen kann. Dieser Test muss jedoch mit Vorsicht durchgeführt werden, da er leicht zu Krämpfen führen kann. Da eine Meningozele keine Nervenelemente enthält, kann sie durchscheinend sein. Bei einer Meningo-Myelozele kann man die Schatten der im Beutel ausgestreckten Rückenmarks- und Nervenstränge erkennen. Das Vorhandensein der Nabelschnur wird manchmal durch eine Mittelfurche angezeigt, und nach Entnahme eines Teils der Flüssigkeit kann die Nabelschnur manchmal ertastet werden. Allerdings ist es oft schwierig, zwischen einer Meningozele und einer Meningo-Myelozele zu unterscheiden.

ABB. 221. – Meningo-Myelozele im Thoraxbereich.

Manchmal liegen keine Nervenstörungen vor, und dies ist insbesondere dann der Fall, wenn der Defekt im unteren Lenden- und Sakralbereich unterhalb des Endes des Rückenmarks liegt. In den meisten Fällen kommt es jedoch zu paralytischen Symptomen, die sich auf die unteren Extremitäten, die Blase und das Rektum beziehen, und es können auch trophische Störungen in den darunter liegenden Teilen vorliegen. Paralytische Symptome können im Säuglingsalter fehlen und sich im Kindes- oder Jugendalter entwickeln.

Prognose. —Vergleichsweise wenige mit Spina bifida geborene Kinder überleben länger als vier oder fünf Jahre. Die große Mehrheit stirbt innerhalb weniger Wochen nach der Geburt, wobei der Tod auf den Austritt von Liquor cerebrospinalis oder auf eine spinale Meningitis infolge einer Infektion zurückzuführen ist. Der Zustand bleibt in manchen Fällen über Jahre stationär, ein spontanes Verschwinden ist jedoch selten.

Behandlung. —Die schwereren Formen der Spina bifida erfordern lediglich eine palliative Behandlung, die darin besteht, den Vorsprung vor Infektionen zu schützen und einen sterilisierten Verband und einen Stützverband anzulegen. Eine Meningozele kann mit einer feinen Nadel angestochen werden, die durch gesunde Haut geführt wird, und der leere Beutel kann mit einem Wattebausch und einem elastischen Verband zusammengedrückt werden.

Eine operative Behandlung ist bei einem kleinen Kind selten zu empfehlen, es sei denn, sie ist ansonsten machbar, die Schwellung nimmt schnell zu und droht zu platzen, und es besteht Grund zu der Annahme, dass die Lähmung auf Druck zurückzuführen ist. Die unmittelbaren Ergebnisse der Operation sind in der Regel zufriedenstellend, doch in einem Großteil der Fälle entwickelt das Kind anschließend einen Hydrozephalus, dem es schließlich erliegt. Die Hoffnung auf eine Besserung der motorischen Symptome nach der Operation hängt von der Lage der Spina bifida ab; oberhalb des zwölften Brustwirbels besteht keine Aussicht auf Besserung; Unterhalb dieses Niveaus kann es, sofern die Spitze des Konus oder die Cauda equina betroffen ist, zu einer Regeneration der Nervenfasern und einer Wiederherstellung der Kraft in den unteren Extremitäten kommen und die Kontrolle über die Schließmuskeln kann wiedererlangt werden. Murphy hat die Resektion vernarbter oder verkümmerter Teile des Schwanzes mit End-to-End-Naht durchgeführt.

Der Begriff **Spina bifida occulta** wird auf einen Zustand angewendet, bei dem der Inhalt des Wirbelkanals nicht hervorsteht, obwohl die Wirbelbögen mangelhaft sind. Die Haut über der Lücke ist oft runzlig und festhaftend und häufig mit grobem Haarwuchs bedeckt.

Eine Fettmasse kann an die Oberfläche ragen und, wenn sie sich im lumbosakralen Bereich befindet, auf ein kaudales Anhängsel oder einen Schwanz hindeuten (Abb. 222).

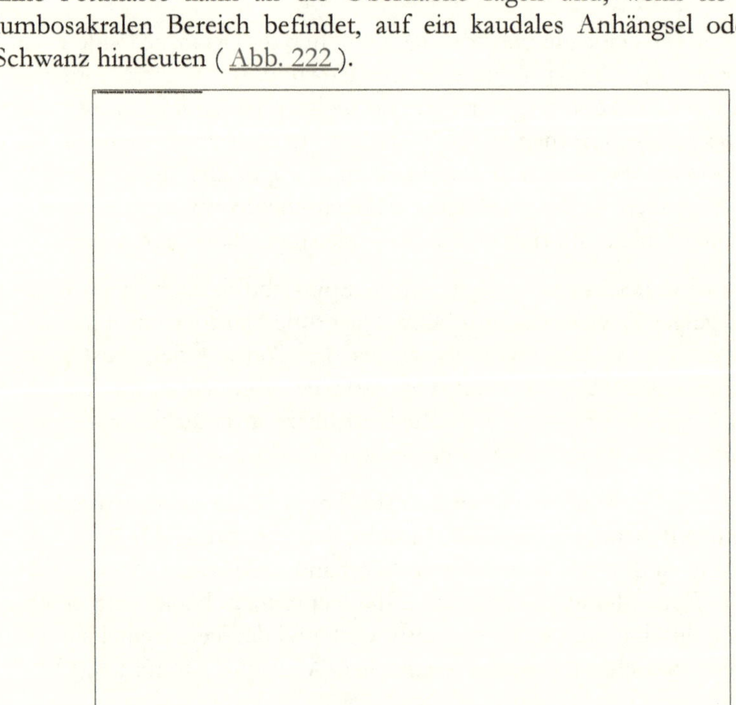

ABB. 222. – Schwanzähnlicher Anhang über Spina Bifida Occulta bei einem Jungen æt. 5 und mit Harninkontinenz verbunden. Nach der Operation folgte die vorübergehende Aufbewahrung.

Die klinische Bedeutung der Spina bifida occulta liegt in der Tatsache, dass sie manchmal mit einem angeborenen Klumpfuß und mit Nervensymptomen in Form von sensorischen, motorischen und trophischen Störungen, die sich auf die unteren Gliedmaßen beziehen, wie perforierendes Ulkus, einhergeht zu den Schließmuskeln. Diese Nervensymptome sind in der Regel auf das Vorhandensein eines harten Rückenmarks zurückzuführen, der aus Bindegewebe, Fett und Muskeln besteht und sich von der Haut durch den Wirbelkanal bis zum unteren Ende des Rückenmarks erstreckt. Da dieser Gewebestrang nicht proportional zum Körper wächst, zieht er das Rückenmark im Laufe der Jahre gegen den unteren Rand der Membrana reuniens, die sich im hinteren Teil des Wirbelkanals verschließt. Diese Symptome können durch die Entfernung dieses Gewebestrangs aus der Lücke in den Wirbelbögen oder durch einen Einschnitt in die Membrana reuniens gelindert werden.

Angeborene Kreuzbeintumoren – Teratom. —Im Bereich des Kreuzbeins und des Steißbeins kommen viele Arten angeborener Tumoren vor. Die meisten werden im Zusammenhang mit der Kommunikation entwickelt, die im Embryo zwischen dem Neuralkanal und dem Verdauungstrakt – dem postanalen Darm oder Neurenterialkanal – besteht. Einige sind offensichtlich bigerminalen Ursprungs und enthalten Teile von Organen wie teilweise oder vollständig geformte Gliedmaßen, Nerven, Teile von Augen, Brust-, Nieren- und anderen Geweben.

Unter anderen Tumoren, die in dieser Region vorkommen, können erwähnt werden: das kongenitale *Lipom* – ein kleiner, runder Fetttumor, der oft auf ein Schwanzfortsatz hindeutet (Abb. 222); das *Sakralhygrom , das einen sessilen zystischen Tumor bildet, der über die Rückseite des Kreuzbeins wächst und vermutlich eine Meningozele ist, die in der Gebärmutter* durch das anhaltende Wachstum des Wirbelbogens abgeschnitten wurde ; Dermoide, Sarkome und Lymphangiome.

ABB. 223. – Angeborener Kreuzbeintumor.

(Foto geliehen von Sir George T. Beatson.)

Die *Behandlung* besteht in der Entfernung des Tumors, da er aufgrund seiner Lage einer Verletzung ausgesetzt ist, die möglicherweise zu einer Infektion führt. Aufgrund der Lage der Wunde und der Tatsache, dass viele dieser Tumoren bis in die Kreuzbeinhöhle reichen und daher eine umfangreiche Präparation erforderlich machen, besteht insbesondere bei kleinen Kindern ein erhebliches Infektionsrisiko. Das Risiko erhöht sich, wenn der Tumor mit dem Wirbelkanal kommuniziert.

Angeborene Nebenhöhlen und Fisteln des Steißbeins. – Das *postanale Grübchen* , eine flache Vertiefung, die häufig über der Spitze des Steißbeins beobachtet wird, kann auf einen Zug zurückzuführen sein, der an dieser Stelle auf die Haut durch die Reste des Canalis neurentericus oder durch das kaudale Luschka-Band ausgeübt wird. Manchmal ist die Haut so weit zurückgezogen, dass sich eine oder mehrere *Nebenhöhlen* bilden, die mit Haut ausgekleidet sind, die mit Haaren, Schweiß und Talgdrüsen versehen ist. Das Platzen eines Dermoids oder sein irrtümlicher Einschnitt mit einem Abszess kann zur Bildung eines solchen Sinus führen, der nicht heilt und jahrelang bestehen bleiben kann.

In manchen Fällen kommuniziert die Vertiefung mit dem Wirbelkanal und bildet eine vollständige *Steißbeinfistel* , die mit zylindrischem oder Flimmerepithel ausgekleidet sein kann.

Aufgrund der Ansammlung von Sekreten und der anschließenden Infektion können diese Zustände mit einem anhaltenden, unangenehmen Ausfluss einhergehen und leicht mit anorektalen Fisteln verwechselt werden. Sie lassen sich am besten durch vollständige Exzision behandeln. Da eine primäre Heilung nicht zu erwarten ist, sollte die Wunde mit der offenen Methode behandelt werden.

Kapitel XVIII
Abweichungen der Wirbelsäule

- <u>LORDOSE</u>

- — <u>KYPHOSE</u>

- - <u>SKOLIOSE</u>

Es werden drei Hauptabweichungen der Wirbelsäule beschrieben: *Lordose* , bei der sie übermäßig nach vorne gewölbt ist; *Kyphose* , bei der es übermäßig nach hinten gewölbt ist; und *Skoliose* oder seitliche Abweichungen, bei denen die Wirbelsäule auf eine Seite der Mittellinie abweicht.

Lordose oder *vordere Krümmung der Wirbelsäule* mit der Konvexität nach vorne tritt hauptsächlich im Lendenbereich als Übertreibung der natürlichen Krümmung auf. Ein geringer Grad an Lordose tritt manchmal als Besonderheit im Körperbau des Individuums auf und kann bei mehreren Mitgliedern derselben Familie vorhanden sein; auch bei Straßenhändlern und anderen, die Gewichte vor sich herhängen lassen; bei sehr fettleibigen Personen; bei Personen, die an großen Bauchtumoren wie Myomen leiden; und bei schwangeren Frauen. In ihren ausgeprägteren und typischeren Formen tritt sie als kompensatorische Abweichung auf, wenn das Becken in Verbindung mit der Beugung eines oder beider Hüftgelenke nach vorne geneigt wird. Beispiele für diesen Zusammenhang finden sich bei einer angeborenen Hüftluxation, insbesondere wenn diese bilateral ist, bei einer tuberkulösen Erkrankung der Hüfte, wenn eine Genesung mit Ankylose in der Beugestellung eingetreten ist, und bei der Charcot-Krankheit der Hüfte. Die Wiederaufnahme der aufrechten Position mit Neigung des Beckens aus der Beugung der Hüfte geht zwangsläufig mit einer übertriebenen Vorwärtskrümmung der Lendenwirbelsäule einher. Sein Zusammenhang mit der aufrechten Körperhaltung lässt sich leicht daran erkennen, dass er beim Sitzen des Patienten teilweise oder vollständig verschwindet und die Beckenneigung dadurch beseitigt wird.

Eine Lordose anderswo als im Lendensegment wird als kompensatorische Abweichung zur Kyphosierung oder Rückwärtskrümmung der Wirbelsäule angesehen: In <u>Abb. 211</u> beispielsweise hat eine kyphotische Projektion im mittleren Brustbereich zu einer Lordose im Hals-Brust-Bereich geführt Segment oben und im thorakal-lumbalen Segment unten, wobei die Vorwärtskrümmung wiederum ein notwendiges Ergebnis der Wiederaufnahme der aufrechten Haltung ist. Das Fehlen einer kompensatorischen Lordose in einem solchen Zustand würde den Schluss rechtfertigen, dass der Patient bettlägerig war.

Kyphose oder *hintere Krümmung der Wirbelsäule* mit der Konvexität nach hinten kommt in allen Lebensphasen vor und ist die Folge einer Vielzahl von Erkrankungen.

Im Säuglingsalter ist es eine häufige Folge *allgemeiner Schwäche* . Das Kind muss nicht schlecht ernährt erscheinen, es kann sogar dick sein und gut aussehen, aber es mangelt an Muskelkraft, die es ihm ermöglichen sollte, sich in der Sitzhaltung aufrecht zu halten. Es ist zu beachten, dass ein beträchtlicher Grad an Kyphose vorhanden sein kann, ohne die normale Haltung in der aufrechten Haltung zu beeinträchtigen, und dass sich daher die Frage einer kompensatorischen Krümmung nicht stellt. Bei Jugendlichen kommt es häufig zu einer Kyphose im Hals-Brust-Bereich, die als „runde Schultern" bezeichnet wird; Es handelt sich größtenteils um eine Gewohnheitssache, die einer Korrektur durch die Gouvernante oder Krankenschwester bedarf. Bei Landarbeitern und Gärtnern ab dem mittleren Lebensalter sowie bei älteren Menschen kommt diese Art der Krümmung häufig vor und hängt offensichtlich mit ihrem Beruf zusammen. Eine übertriebene Form der gleichen zerviko-thorakalen Kyphose findet man bei Patienten, die an fortschreitender Muskelatrophie, Poliomyelitis, Paget-Osteitis deformans, Akromegalie und vielen verwandten Erkrankungen leiden, bei denen entweder die Muskel- oder die Geisteskraft mangelhaft ist, und der Patient nimmt an die zerviko-thorakale Kyphose als Ruhehaltung.

Eine weitere Form der diffusen Kyphose ohne kompensatorische Krümmung findet sich bei der *Arthritis deformans* , bei der die Kyphose mit dem Verschwinden der Bandscheiben und einer Ankylose der Wirbelkörper durch Brücken aus neuem Knochen an der Stelle des vorderen gemeinsamen Bandes einhergeht.

Eine partielle oder lokalisierte Kyphose hingegen ist das Ergebnis organischer Veränderungen in den Wirbelkörpern des betroffenen Wirbelsäulensegments. Sie tritt am häufigsten bei der Pott-Krankheit auf, bei der das Ausmaß der Kurve von der Anzahl der betroffenen Körper und ihr Ausmaß vom Ausmaß der Zerstörung abhängt, die die Körper erlitten haben. Mit der Wiederaufnahme der aufrechten Haltung und damit die Augen direkt nach vorne blicken, wird oberhalb und unterhalb des Segments, das den Sitz der Kyphose darstellt, eine kompensatorische Lordose erworben (Abb. 211). Eine ähnliche, aber weniger ausgeprägte Form der Kyphose kann nach einer Kompressionsfraktur der Wirbelsäule auftreten – bei der sogenannten traumatischen Spondylitis; und als Folge anderer Läsionen wie Osteomalazie oder einer bösartigen Erkrankung, bei der die Körper erweichen und nachgeben, so dass die Dornfortsätze nach hinten vorstehen.

SKOLIOSE

Skoliose oder *seitliche Krümmung* ist mit Abstand die häufigste und wichtigste Abweichung der Wirbelsäule. Der Student erhält eine klarere Vorstellung von der Natur dieser Deformität, wenn er zunächst diejenigen Typen betrachtet, für die es eine offensichtliche Erklärung gibt.

Statische Skoliose , zum Beispiel, wenn ein Bein kürzer ist als das andere, das Becken auf der kurzen Seite nach unten geneigt ist, die Brust-Lendenwirbelsäule seitlich zur normalen Seite abweicht und zur Wiederherstellung des Gleichgewichts des Rumpfes die Hals-Brustwirbelsäule weicht wieder in die entgegengesetzte Richtung ab. Die Ursachen dafür, dass ein Bein kürzer ist als das andere, sind zahlreich und vielfältig. Dazu gehören Erkrankungen wie einseitige angeborene Luxation der Hüfte, Frakturen mit Überlagerung der Fragmente, Erkrankungen der Gelenke, z. B. Hüfterkrankungen, oder der Knochen, insbesondere solche, die die Funktion der verknöcherten Verbindungen beeinträchtigen; und erworbene Deformitäten wie einseitiger Plattfuß, X-Bein oder O-Bein. Klinisch wird diese Art von Skoliose dadurch erkannt, dass die Abweichung der Wirbelsäule verschwindet, wenn sich der Patient hinsetzt. Sie wird gelindert oder beseitigt, indem die Sohle und der Absatz des Stiefels an der kurzen Seite angehoben werden und bei Bedarf ein „Heber" im Inneren des Stiefels angebracht wird.

Bei einer *Verkürzung der Muskeln auf einer Seite des Rumpfes* entsteht eine seitliche Krümmung der Wirbelsäule mit ihrer Konvexität zur normalen Seite; Ein gutes Beispiel dafür liefern Fälle von infantiler Hemiplegie (Abb. 224), bei der die Abweichung die gesamte Säule betrifft: Eine lokalisierte Form findet sich beim angeborenen Wendehals, bei dem die Konvexität der zerviko-dorsalen Kurve auf der anderen Seite liegt Seite des normalen Sterno-Mastoideus mit einer kompensatorischen Abweichung zur gegenüberliegenden Seite in der Wirbelsäule unten (Abb. 272). *Eine einseitige Lähmung* der auf den Rumpf wirkenden *Muskulatur* kann auch zu einer seitlichen Abweichung der Wirbelsäule führen, wie man es bei der Paralyse des Trapezius gut sieht, die zu einer Halsskoliose mit Konvexität zur nicht gelähmten Seite führt.

ABB. 224. – Skoliose nach Poliomyelitis, die den rechten Arm und das rechte Bein betrifft.

(Der Fall von Herrn DM Greig.)

Eine Asymmetrie des Brustkorbs , wie sie bei einem Empyem mit fehlerhafter Lungenausdehnung auftreten kann, führt zu einer seitlichen Abweichung der Rückenwirbelsäule mit der Konvexität zur normalen Seite.

Haltungen zur Linderung von Schmerzen, wie sie beispielsweise bei Ischias-, Iliosakral- oder Hüfterkrankungen auftreten und bei denen das Körpergewicht auf die normale Seite verlagert wird, führen zu einer Skoliose, die der Skoliose ähnelt, die durch eine Unregelmäßigkeit in der Länge der unteren Extremitäten entsteht und verschwindet ebenfalls, wenn der Patient auf einer ebenen Fläche sitzt.

Fehlbildungen oder *Erkrankungen der Wirbel* selbst sind eine bekannte Ursache für Skoliose; Am bekanntesten, aber möglicherweise auch am schwersten und hartnäckigsten, ist die Rachitis, unter der sie bereits beschrieben wurde

(<u>Abb. 225</u>). In einigen Fällen konnte im Röntgenbild ein rudimentärer Keilwirbel festgestellt werden.

ABB. 225. – wackelige Skoliose bei einem Kind æt. 2.

Bei all diesen Formen oder Typen der Skoliose muss nach der primären Ursache gesucht werden, und wenn sie gefunden ist, muss sie zum ersten Behandlungsgegenstand gemacht werden; Die Behandlung der Skoliose als solche erfolgt nach den gleichen Grundsätzen wie bei der nun zu beschreibenden Haltungsvariante.

Gewohnheits- oder Haltungsskoliose. —Diese Namen wurden der Form der Skoliose gegeben, die sich bei jungen Mädchen entwickelt und für die es keine mechanische Erklärung gibt.

ABB. 226. – Wirbel bei Skoliose, die eine Veränderung der Knochenform zeigen.

Sie tritt am häufigsten bei schnell wachsenden Mädchen mit schwachem Körperbau auf, die in der Schule oder im Unterricht überarbeitet sind oder eine Ausbildung beginnen, für die sie körperlich nicht geeignet sind. In einigen Fällen kommt es zu einer Verstopfung der Nase durch Adenoide, in anderen Fällen werden die Entwicklung und das freie Spiel der Brust durch enge und schlecht sitzende Kleidungsstücke beeinträchtigt; Bei allen ist die Muskulatur schwach und die Rumpfmuskulatur trägt nicht ausreichend zur Aufrechterhaltung der aufrechten Haltung bei. Der wichtigste Bestimmungsfaktor dürfte die gewohnheitsmäßige oder wiederholte Annahme von Fehlhaltungen sein, teilweise aus Unachtsamkeit, größtenteils aus Müdigkeit, um das Müdigkeitsgefühl im Rücken zu lindern. Soweit bekannt, kommt die Erkrankung nicht in Gemeinschaften vor, die unter den Bedingungen der Ureinwohner leben. In manchen Fällen besteht eine erbliche Neigung zur Skoliose; wir haben es zum Beispiel bei einem Vater und seinen Töchtern gesehen.

Der übermäßige Gebrauch eines Arms beim Tragen von Gewichten, die Gewohnheit, mehr auf einem Bein als auf dem anderen zu ruhen, oder die Annahme einer falschen Haltung beim Schreiben oder beim Klavier- oder Geigenspiel bestimmen zweifellos den Sitz und die Richtung des Gewichtes Krümmung, und wenn sie einmal begonnen hat, neigen sie dazu, sie zu verschlimmern und aufrechtzuerhalten.

Es ist wahrscheinlich, dass die größere Häufigkeit der primären Krümmung nach rechts mit der allgemeineren Verwendung der rechten Hand und des rechten Arms zusammenhängt, obwohl primäre Krümmungen nach links nicht auf Linkshänder beschränkt sind.

Krankhafte Anatomie. – Die ursprüngliche Abweichung oder „Primärkurve" liegt normalerweise im Brustbereich und ist mit ihrer Konvexität nach rechts gerichtet. Um das Gleichgewicht der Säule wiederherzustellen, entwickeln sich in den Bereichen oberhalb und unterhalb der Primärkurve „sekundäre" oder „kompensatorische" Kurven mit ihren Konvexitäten nach links. Es wurde experimentell nachgewiesen, dass eine seitliche Abweichung der Wirbelsäule unweigerlich mit einer Drehung der Wirbel um eine vertikale Achse einhergeht, und zwar so, dass ihre Körper zur Konvexität der Kurve schauen, während ihre Stacheln, Laminae und Gelenkfortsätze gerichtet sind in Richtung der Konkavität (Abb. 226).

Mit zunehmender Deformität verformen sich die einzelnen Wirbel, die Körper werden von einer Seite zur anderen keilförmig, wobei die Basis des Keils zur Konvexität der Kurve zeigt, während das schmale Ende zur Konkavität zeigt (Abb. 228). Da sich auch die Wirbelsäule, die Laminae und die Gelenkfortsätze in ihrer Form verändern, liefert eine Linie, die die Spitzen der Dornfortsätze verbindet, keinen genauen Hinweis auf den Grad der seitlichen Abweichung, minimiert diese jedoch erheblich. Die Länge der Muskeln und Bänder verändert sich entsprechend der Form- und Lageveränderung der Knochen.

Im Brustbereich begleiten die Rippen notwendigerweise die Querfortsätze, so dass sie auf der Seite der Konvexität einen unangemessenen Vorsprung dahinter bilden – den „Rippenbuckel" (Abb. 227), während sie auf der Seite der Konkavität die Brust bilden abgeflacht und die Rippen zusammengedrängt, so dass die Interkostalräume verkleinert oder sogar ausgelöscht werden. Das Gegenteil – eine Abflachung an der Seite der Konkavität – ist auf der Vorderseite der Brust zu sehen.

ABB. 227. – Skoliose bei Jugendlichen bei einem Mädchen æt. 23.

Die allgemeine Form des Brustkorbs ist verändert: Auf der Seite der Konvexität ist er länger und schmaler als normal und seine Kapazität verringert, während er auf der Seite der Konkavität kürzer und breiter ist und seine Kapazität erhöht.

Die Eingeweide werden entsprechend der veränderten Form der Brust- und Bauchhöhle verformt und verschoben. Durch die Verdrehung der Wirbelsäule verliert der Patient an Statur und die Gliedmaßen erscheinen unverhältnismäßig lang. In fortgeschrittenen Fällen kommt es zu einer schrägen Kontraktion des Beckens – eine Deformation, die als *skoliotisches Becken bezeichnet wird*.

ABB. 228. – Skoliose mit Primärkrümmung im Brustbereich.

Trotz der ausgeprägten Deformität wird das Rückenmark nie komprimiert.

Klinische Merkmale. —Die Entwicklung einer Skoliose verläuft immer langsam und schleichend. In der Regel fällt die Fehlstellung erst etwa im Pubertätsalter auf, in den meisten Fällen besteht sie jedoch bereits seit geraumer Zeit, bevor sie beobachtet wird. Die Patientin – in der Regel ein Mädchen, obwohl es auch bei Jungen vorkommt – ist leicht ermüdbar, hat Schwierigkeiten, sich aufrecht zu halten, und klagt oft über Schmerzen im Rücken und in den Schultern sowie entlang der Interkostalräume auf der Seite der Konvexität. Um die Rückenmuskulatur zu entlasten, neigt sie dazu, lockere und unbeholfene Haltungen einzunehmen.

Die häufigste Form der Skoliose bei Jugendlichen ist eine *primäre Brustkrümmung* mit einer Konvexität nach rechts (Abb. 227) und mehr oder weniger ausgeprägten kompensatorischen Krümmungen nach links im Lenden- und Halsbereich. Die Bruststacheln liegen rechts von der Mittellinie. Aufgrund der Hervorhebung der Rippen ist das rechte Schulterblatt nach hinten projiziert und sein unterer Winkel liegt höher und weiter von der Mittellinie entfernt als der des linken Schulterblatts. Die rechte Schulter scheint höher zu sein als die linke und es wird allgemein gesagt, dass sie

„herauswächst“ – ein Punkt, der oft zuerst von der Schneiderin beobachtet wird. Die rechte Seite des Rückens ist übermäßig ausgeprägt, während die linke Seite abgeflacht ist. In der linken Flanke unterhalb des Rippenrandes bildet sich ein tiefer Sulcus, und der Raum zwischen Arm und Brustwand – das „brachio-thorakale Dreieck“ – ist auf der linken Seite viel ausgeprägter als auf der rechten Seite; und der linke Beckenkamm ragt normalerweise nach oben und hinten. Von vorne gesehen ist die rechte Seite der Brust abgeflacht, während die linke Seite ungewöhnlich hervorsteht, die Brüste asymmetrisch sind und die rechte Brustwarze höher liegt als die linke.

ABB. 229. – Skoliose mit Rotation der Wirbelkörper und Erweiterung der Interkostalräume auf der Seite der Konvexität.

In schlimmeren Fällen kann der Patient unter Atemnot bei Anstrengung leiden, und die Atembeschwerden können sich auf das Herz auswirken und zu einer Erweiterung der rechten Seite, Herzklopfen und präkordialen Schmerzen führen.

Manchmal, insbesondere bei Männern, liegt die primäre Krümmung im Lendenbereich und die Konvexität verläuft nach links. Die Abweichung der Lendenwirbel führt zu einem Vorsprung in der linken Flanke, der den Umriss des Beckenkamms auf dieser Seite verdeckt, während die rechte Flanke eine tiefe Furche aufweist und die rechte Beckenhälfte übermäßig hervorsteht. Im Brustbereich gibt es eine leichte Ausgleichskrümmung nach rechts und die rechte Brustseite ragt nach hinten. Das brachio-thorakale Dreieck ist auf der rechten Seite viel stärker ausgeprägt als auf der linken Seite.

Diagnose der Skoliose bei Jugendlichen. – In vielen Fällen wird der Patient wegen Schmerzen und Schwäche im Rücken zum Chirurgen gebracht, bevor sich eine deutliche Abweichung entwickelt hat, und ohne sorgfältige Untersuchung besteht die Gefahr, dass die wahre Ursache der Symptome übersehen wird.

Der Patient sollte ausgezogen und in verschiedenen Haltungen bei gutem Licht untersucht werden; Zum Beispiel in einer bequemen Position stehen, so gerade wie möglich stehen und auf einem flachen Hocker sitzen. Sie sollte auch gebeten werden, aus einem Buch vorzulesen und zu schreiben, um ihre gewohnte Haltung zu zeigen. In frühen Fällen ist eine Ungleichheit der Winkelhöhe der Schulterblätter oft das einzige erkennbare körperliche Zeichen. Es sollte auch beobachtet werden, ob sich die Linie der Wirbelsäule verändert, wenn der Patient an einer Reckstange oder einem Trapez hängt. Ein einseitiges Vorstehen der Rippen nach hinten wird deutlicher, wenn der Patient die Arme vor der Brust verschränkt und sich weit nach vorne beugt, während der Chirurg von hinten über den Rücken blickt.

Durch das Fehlen einer Rigidität kann ein Morbus Pott ausgeschlossen werden. Es muss nach jeder mechanischen Ursache für eine Abweichung der Wirbelsäule gesucht werden, wie z. B. einer ungleichmäßigen Länge der Gliedmaßen oder einer Kontraktion der Brust nach einem Empyem. Skoliose, die auf einer ungleichmäßigen Länge der Gliedmaßen oder einer Neigung des Beckens beruht, verschwindet beim Sitzen.

Behandlung. —Die Behandlung der Haltungsskoliose erfordert ein umfassendes Programm, das die Aufmerksamkeit auf den allgemeinen Gesundheitszustand, Gewohnheiten und Übungen im Freien und in der Turnhalle, Kleidung usw. umfasst und allesamt eine Überwachung über einen Zeitraum von Monaten oder sogar Jahren erfordert. Ziel der Behandlung ist es, die Deformität zu korrigieren, bevor die Position durch Drehung der Wirbel und Veränderung ihrer Form fixiert wird. Das Kind darf beim Lesen, Schreiben oder Klavierspielen keine unangenehmen Haltungen einnehmen; Sie muss auf einem niedrigen Stuhl sitzen, dessen Sitzfläche leicht nach unten und hinten geneigt ist, dessen Rückenlehne bis zu den Schultern reicht und einen Winkel von 100°–110° mit der Sitzfläche bildet. Die Füße sollten auf einem schrägen Hocker ruhen, und wenn das Kind liest oder schreibt, sollte ein Schreibtisch mit einer Neigung von 45° verwendet werden. Bei geschwächten Mädchen, die sich der Pubertät nähern, sollte besonders darauf geachtet werden, eine Kompression des Rumpfes durch enge Korsetts zu vermeiden. Adenoide oder andere Quellen einer Atemwegsobstruktion müssen entfernt werden; und wenn die Patientin kurzsichtig ist, sollte ihr eine geeignete Brille zur Verfügung gestellt werden. Stehen sollte vermieden werden, da die Tendenz groß ist, das Gewicht auf ein Bein zu verlagern; Gehen, Laufen und andere Übungen, die beide Körperseiten gleichermaßen beanspruchen, sind jedoch unter Aufsicht erlaubt. Reiten ist eine geeignete Form der körperlichen Betätigung, aber Mädchen müssen rittlings reiten; Radfahren ist nicht zu empfehlen.

In milden Fällen, also solchen, bei denen die Krümmung beim Aufhängen des Patienten verschwindet, müssen die oben genannten prophylaktischen Maßnahmen konsequent durchgeführt und gymnastische Übungen verordnet werden. Mit den Übungen sollte jedoch erst dann begonnen werden, wenn nach einer Ruhephase im Bett sämtliche Schmerzen und Müdigkeitsgefühle im Rücken verschwunden sind.

In Fällen, in denen die Krümmung durch die Aufhängung nicht beeinträchtigt wird, ist die Deformität normalerweise dauerhaft, aber durch geeignete Übungen kann verhindert werden, dass sie sich verschlimmert, und der Patient kann dazu erzogen werden, sie weitgehend zu verbergen. Das Training zielt auch auf *die Wiedererlangung des Muskelsinns ab* ; Mit geschlossenen Augen vor einem Spiegel sollte das Kind versuchen, die richtige Haltung einzunehmen. Beim Öffnen der Augen wird die fehlerhafte Einstellung erkannt und korrigiert. Die gewaltsame Korrektur mittels aufeinanderfolgender Gipshüllen, die in *gebeugter Position angelegt wurden* , etwa nach dem Vorbild, das Calot bei der Pott-Krankheit anwandte, hat zu Ergebnissen geführt, die man als ermutigend bezeichnen kann. Nur in sehr fortgeschrittenen Fällen sollte dem Patienten das Tragen einer Stützjacke gestattet werden; Solche Geräte haben keine heilende Wirkung, es ist lediglich eine Linderung der Symptome zu erwarten.

ABB. 230. – Diagramm der Haltungen bei Klapps Vierfüßlerübungen für Skoliose.

Übungen zur seitlichen Krümmung. - Die einzelnen Übungen müssen sorgfältig ausgewählt werden, um den jeweiligen Indikationen gerecht zu werden. Die vorgeschriebenen Bewegungen sollen darauf abzielen, die schwachen Muskeln und Bänder zu stärken, die Beweglichkeit der gesamten Wirbelsäule zu erhöhen und die vorhandene Abweichung zu korrigieren. Die Übungen sollten zweimal täglich durchgeführt werden, vorzugsweise morgens und nachmittags, und nach jeder Übung sollte der Patient eine Stunde lang flach auf dem Rücken liegen. Während der Übungen sollte die Atmung sorgfältig reguliert werden und am Ende jeder Bewegung ein oder zwei tiefe Atemzüge gemacht werden. Jede Bewegung sollte langsam ausgeführt werden, wobei die Anzahl der Wiederholungen je nach Art der Übung und Stärke des Patienten zwischen vier und zwölf oder mehr variieren kann. Die Übungen sollten abgebrochen werden, wenn sich der Patient müde fühlt. Warmluftbäder und Massagen sind sinnvolle Ergänzungen zu allen sportlichen Aktivitäten.

Spezielle Übungen zur Brustkrümmung mit Konvexität nach rechts. —1. *Stehen Sie* mit den Armen nebeneinander; Handflächen nach vorne gerichtet; Schultern nach hinten gestreckt. Dies wird als „ *beste Standposition* " oder *Ausgangsposition* bezeichnet . 2. Heben Sie die Arme langsam seitlich an, bis sie auf Schulterhöhe sind, wobei die Handflächen nach vorne gerichtet sind. Tragen Sie den linken Arm gerade nach oben – „ *die Grundposition* ".

Dann senken Sie den linken Arm langsam auf Schulterhöhe ab; Senken Sie beide Arme in die ursprüngliche Position. 3. *Nehmen Sie die Grundposition ein* : Beugen Sie den Körper an den Hüften langsam nach vorne, bis Sie eine gebeugte Position erreicht haben, wobei die Beine ganz gerade bleiben, der Kopf leicht nach hinten geneigt ist und der Blick nach vorne gerichtet ist. Kehren Sie nach und nach zu den Grund- und Ausgangspositionen zurück. 4. *Grundposition* : Beugen Sie die gesamte Wirbelsäule langsam nach rechts; Keynote- und Originalpositionen wieder aufnehmen. 5. *Grundposition* : Körper seitlich nach vorne drehen. 6. *Grundposition* : Stehen Sie auf den Zehenspitzen. 7. *Grundposition* : Stehen Sie auf den Zehenballen; Knie beugen; in umgekehrter Reihenfolge wieder in die Ausgangsposition zurück. 8. *Der Patient hängt an einer Stange oder an Ringen, wobei das linke Ende der Stange oder des linken Rings drei Zoll höher ist als das rechte.* (*a*) Ziehen Sie das rechte Knie gegen den Widerstand nach oben und vorne. (*b*) Beine gegen Widerstand auseinanderziehen. (*c*) Beine gegen Widerstand zusammenziehen. 9. *Auf dem Rücken liegender Patient.* (*a*) Rechtes Knie- und Hüftgelenk gegen Widerstand beugen. (*b*) Strecken Sie das rechte Knie und die Hüfte gegen den Widerstand. (*c*) Drehen Sie die rechte Hüfte gegen den Widerstand. 10. *Auf dem Gesicht liegender Patient mit Kissen unter der Brust* ; Heben Sie die Arme langsam in die Grundposition. Während die Gliedmaßen von einer Krankenschwester festgehalten werden, heben Sie den Körper nach hinten und nach rechts. 11. *Gleiche Position* : Schwimmbewegungen machen. 12. *Der Patient sitzt rittlings auf einem schmalen Tisch oder Stuhl ohne Rückenlehne.* (*a*) Wiederholen Sie die Übungen 3, 4, 5 und 11. (*b*) Beugen Sie den Körper nach vorne und hinten; und gegen den leichten Widerstand der Krankenschwester, die die Schultern des Patienten ergreift, nach rechts und links drehen.

Klapps „Vierfüßler"-Übungen. —Rudolf Klapp hat eine Reihe von Übungen entwickelt, die darauf abzielen, die Muskeln und Bänder der Wirbelsäule zu stärken und die Beweglichkeit der Wirbelsäule zu erhöhen. Um das Gewicht des Körpers von der Wirbelsäule zu nehmen und beide Enden der Säule beweglich zu machen, werden diese Übungen in der Haltung „auf allen Vieren" ausgeführt, wobei der Patient in der Nachahmung eines Vierbeiners kriecht, d. h. in einer solchen Haltung So werden Hand und Knie der einen Seite angenähert, während die der anderen Seite getrennt werden. mit anderen Worten, die Hand und das Knie einer Seite sollten sich nicht gleichzeitig nach vorne bewegen (Abb. 230). Bei jedem Schritt wird die Wirbelsäule seitlich gekrümmt, wobei die Konkavität der Kurve zu der Seite zeigt, auf der Hand und Knie angenähert werden. Die Übungen, beispielsweise für den Fall einer Rückenkrümmung mit der Konvexität nach rechts, sind wie folgt abgestuft: (1) Das Kind krabbelt in einer geraden Linie, bis es den „Vierbeinergang" erlangt hat; (2) Bei jedem Schritt nach vorne wird der Kopf zu der Seite geneigt, auf der Hand und Knie angenähert sind.

(3) Bei jedem Schritt werden Hand und Knie, die weit auseinander liegen, nach vorne gebracht und kreuzen die Gliedmaßen auf der anderen Seite. (4) Um die konkave linke Seite zu öffnen, kriecht er im Kreis nach rechts. Die Übungen werden morgens und nachmittags für jeweils fünfzehn bis sechzig Minuten geübt. Liegt eine ausgeprägte *Doppelkrümmung* vor, lässt sich diese am besten neutralisieren, indem man die „Schritt- und Trittbewegung" eines Vierbeiners nachahmt, *also* die Gliedmaßen derselben Seite, die sich gemeinsam vorwärts bewegen. Hände, Knie und Zehen sollten durch geeignete Handschuhe und Lederpolster geschützt werden. Warmluftbäder und Massagen ergänzen die Übungen sinnvoll.

Abbott hat eine Behandlungsmethode eingeführt, die auf Fälle anwendbar ist, in denen die Deformität dauerhaft geworden ist. Unter Vollnarkose wird der Patient mit gebeugter Wirbelsäule in einen Klammerrahmen geschleudert, die Krümmung wird überkorrigiert und anschließend wird ein Gips angelegt, um die Haltung aufrechtzuerhalten; Der Gipsverband wird im Abstand von zwei bis drei Monaten erneuert.

KAPITEL XIX
DAS GESICHT, DIE ORBIT UND DIE LIPPEN

- _LIPPEN_

- – _Risse_ ;

- _Chronische Verhärtung_ ;

- _Tuberkulöse Geschwüre_ ;

- _Syphilitische Läsionen_

- — Tumoren: _Nævi_ ;

- _Lymphangiom_ ;

- _Zysten_ ;

- _Epitheliom_ .

DAS GESICHT

ANGEBORENE FEHLBILDUNGEN. —Die Beschreibung der verschiedenen angeborenen Fehlbildungen des Gesichts wird durch eine kurze Betrachtung seiner Entwicklung vereinfacht.

Entwicklung. – Ungefähr in der Mitte des ersten Monats des intrauterinen Lebens beugt sich das Prosencephalon scharf nach vorne über das Ende der Chorda dorsalis und sendet von seiner Basis eine Reihe von Fortsätzen aus, die schließlich zum Gesicht verschmelzen (Abb. 231). Diese Prozesse umgeben eine sternförmige Vertiefung, die primitive Mundhöhle oder das Stomatodæum, aus der sich die Mund- und Nasenhöhlen entwickeln. Die Mundhöhle wird oben durch den frontonasalen Fortsatz begrenzt, der durch einen Spalt – die Nasenspalte oder Riechgrube – in einen seitlichen Nasenfortsatz und einen mesialen Nasenfortsatz unterteilt ist, an dessen äußerem Winkel eine kugelförmige Erhebung erscheint. der kugelförmige Prozess.

ABB. 231. – Kopf eines etwa 29 Tage alten menschlichen Embryos, der die Teilung des unteren Teils des mesialen Frontalfortsatzes in die beiden Kugelfortsätze, das Eingreifen der Nasenspalten zwischen den mesialen und lateralen Nasenfortsätzen und die Annäherung zeigt die oberen und seitlichen Nasenfortsätze, die jedoch durch die Nasen-Orbital-Spalte getrennt sind. (Nach seinem.)

Aus den mesialen Nasen- und Kugelfortsätzen entwickeln sich das Septum der Nase, der mesiale Abschnitt des Prämaxillarknochens und der mittlere Teil der Oberlippe; während der laterale Nasenfortsatz das Dach der Nasenhöhle, den Ala nasi und den angrenzenden Teil der Wange sowie den lateralen Abschnitt des Os incisivum oder des Prämaxillarknochens bildet. Jedes Segment des Os incisivum trägt einen der Schneidezähne, und jedes der mesialen Segmente kann zusätzlich einen Nebenzahn enthalten. Die Nasenspalte wird letztendlich zu den vorderen Nasenlöchern.

Die ursprüngliche Mundhöhle wird unten durch den Unterkieferbogen begrenzt, der den Meckelschen Knorpel enthält und aus dem sich der Unterkiefer, die Unterlippe und der Mundboden entwickeln.

Aus dem seitlichen und hinteren Teil des Unterkieferbogens entspringt der Processus maxillaris, der nach oben wächst und über die Naso-Orbital-Spalte in den lateralen Nasenfortsatz übergeht – dessen tieferer Teil als Nasengang bestehen bleibt. Aus dem Oberkieferfortsatz entwickeln sich die Wangen, bestimmte Gesichtsknochen, die seitlichen Teile der Oberlippe sowie der weiche und harte Gaumen (mit Ausnahme des Os incisivum). Die

Entwicklung des Gesichts ist gegen Ende des zweiten Monats des intrauterinen Lebens abgeschlossen.

HASENSCHARTE UND GAUMENSPALTE

Bei der Hasenscharte handelt es sich um eine angeborene Kerbe oder einen Riss in der Substanz der Oberlippe, bei der Gaumenspalte um einen angeborenen Defekt im Gaumen. Jede dieser Bedingungen kann einzeln vorliegen, sie treten jedoch so häufig in Kombination auf, dass es sinnvoll ist, sie zusammen zu betrachten.

Bei der Hasenscharte kann die Spalte median oder lateral sein und mit einer Gaumenspalte einhergehen oder auch nicht. Die Ähnlichkeit mit der Y-förmigen Spalte in der Oberlippe des Hasen, wie der Name schon vermuten lässt, ist in den meisten Fällen nur oberflächlich.

Mittlere Hasenscharte ist äußerst selten. Es kommt in zwei Formen vor: Bei der einen handelt es sich um eine einfache Spalte in der Mitte der Lippe, die das Ergebnis einer Nichtvereinigung der beiden Kugelfortsätze ist; bei einem anderen gibt es eine große Lücke, weil die Teile, die sich aus dem mesialen Nasenfortsatz entwickelt haben, völlig fehlen – der zentrale Teil der Lippe, der mesiale Abschnitt des Os incisivum und das Septum der Nase. Die zweite Form geht meist mit einer Gaumenspalte einher.

Viel häufiger kommt **die seitliche Hasenscharte vor.** Dies ist auf eine unvollständige Verschmelzung des Kugelfortsatzes mit den Labialplatten des Oberkieferfortsatzes zurückzuführen. Es kann sein, dass nur auf einer Seite der Lippe eine Spalte vorhanden ist oder die Erkrankung beidseitig vorliegt. In einigen Fällen erstreckt sich die Spalte lediglich bis in die weichen Teile der Lippe – *einfache Hasenscharte* (Abb. 232) – und bildet eine Kerbe mit abgerundeten Rändern, an der der rote Rand der Lippe fast bis zur Spitze sichtbar ist. In anderen Fällen geht die Spalte in die Alveole des Kiefers über – *alveoläre Hasenscharte* – und trennt die mesialen und lateralen Segmente des Prämaxillarknochens teilweise oder vollständig (Abb. 233). Diese Fälle gehen meist mit einer Gaumenspalte einher (Abb. 236).

ABB. 232. – Einfache Hasenlippe.

ABB. 233. – Einseitige Hasenscharte mit gespaltener Alveole.

beidseitigen Hasenscharte können die beiden Spalten ungleich sein, wobei die eine eine einfache Kerbe in der Lippe bildet und die andere in das Nasenloch übergeht. In den meisten Fällen sind jedoch beide Spalten vollständig und der mesiale Teil der Lippe ist vollständig von den lateralen Teilen getrennt. Der zentrale Teil oder Prolabium ist normalerweise kleiner als normal und haftet eng am Os incisivum. Dieser Knochen kann seine normale Position in Übereinstimmung mit den Alveolarfortsätzen des Oberkiefers beibehalten (

Abb. 234) oder nach vorne geneigt sein, sodass die Schneidezähne, sofern vorhanden, über die Höhe des Prolabiums hinausragen (Abb. 235). In schlimmeren Fällen verwachsen das Os incisivum und das Prolabium mit der Nasenspitze. In diesen Fällen liegt eine Y-förmige Spalte im Gaumen vor.

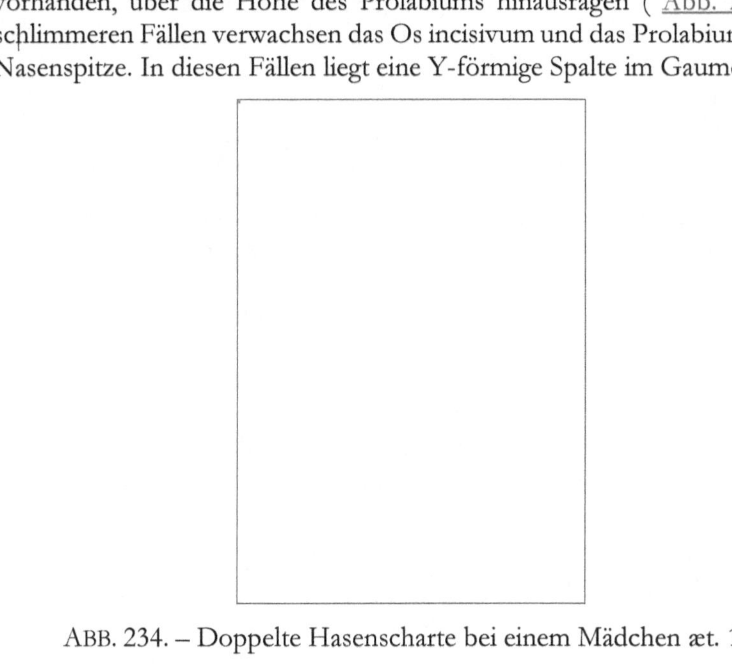

ABB. 234. – Doppelte Hasenscharte bei einem Mädchen æt. 17.

ABB. 235. – Doppelte Hasenscharte mit Projektion des Os incisivum, bei einem Säugling vor dem ersten Gebiss.

Gaumenspalte. – Es wurde bereits erwähnt, dass der Gaumen durch die Verschmelzung der beiden Gaumenplatten der Oberkieferfortsätze mit den vier Segmenten des Os incisivum entsteht, die von den Nasenfortsätzen abgeleitet sind. Das Foramen incisivum (Foramen palatina anterior) markiert den Punkt, an dem sich diese Elemente des Gaumens vereinen. Der Verschmelzungsprozess beginnt vorne und breitet sich nach hinten aus, wobei die beiden Hälften des Zäpfchens der letzte Teil sind, der sich vereint.

Da die Entwicklung jederzeit gestoppt werden kann, gibt es verschiedene Arten von Gaumenspalten. Beispielsweise kann das Zäpfchen gespalten sein oder die Spalte kann sich über den gesamten weichen Gaumen erstrecken. In schwereren Fällen reicht es in den harten Gaumen bis zum Foramen incisivum. Bei diesen Sorten liegt die gesamte Spalte mesial. In noch schlimmeren Fällen verläuft die Spalte weiter nach vorne und weicht in den Spalten zwischen den mesialen und lateralen Segmenten des Os incisivum oder zwischen den lateralen Segmenten und den Oberkiefern nach einer oder beiden Seiten ab. Diese Hüllen werden mit doppelter Hasenscharte kombiniert.

Die Breite der Spalte variiert erheblich. Sie kann so breit sein, dass die unvollständig entwickelte Nasenscheidewand zwischen ihren Rändern zu sehen ist und der Spalte den Anschein verleiht, doppelt zu sein, oder die Nasenscheidewand haftet an einer Kante des Gaumens – normalerweise der rechten – und die Spalte scheint so breit zu sein links von der Mittellinie. In den meisten Fällen ist der Gaumen übermäßig gewölbt und schmaler als normal (Abb. 236).

ABB. 236. – Asymmetrische Gaumenspalte, die sich durch den
Alveolarfortsatz auf der linken Seite erstreckt.

Klinische Merkmale. — *Die einzelne Hasenscharte* kommt auf der linken Seite etwa
doppelt so häufig vor wie auf der rechten Seite und kommt bei Jungen
häufiger vor als bei Mädchen. In einem erheblichen Teil der Fälle liegt eine
ausgeprägte erbliche Tendenz zu diesen Missbildungen vor, und sie treten
häufig bei mehreren Familienmitgliedern auf.

Die Nase ist charakteristisch breit und abgeflacht, wobei der Nasenflügel
durch faseriges Gewebe an den Alveolarrand des Oberkiefers gebunden ist.
Auch die Ränder der Lippenspalte sind durch feste Widerspiegelungen der
Schleimhaut mit der Alveole verbunden. Da der Orbicularis oris und andere
Ausdrucksmuskeln rund um den Mund defekt sind, wird die Deformation
verstärkt, wenn das Kind weint oder lacht. Bei einer einfachen Hasenscharte
kann das Kind Schwierigkeiten beim Saugen haben, diese können jedoch
normalerweise durch eine mechanische Vorrichtung zum Verschließen der
Spalte überwunden werden.

Wenn die *Hasenscharte gedoppelt ist und mit einer Gaumenspalte einhergeht* , ist das
Kind nicht in der Lage zu saugen und die in den Mund eingeführte Nahrung
neigt dazu, durch die Nase auszustoßen. Die Ernährung kann nur durch
Löffelfütterung aufrechterhalten werden, und beim Füttern des Kindes ist es
notwendig, den Kopf weit nach hinten zu werfen und die Nahrung direkt in
den hinteren Rachenraum einzuführen. Viele dieser Säuglinge sind jedoch

von so geringer Vitalität, dass sie trotz sorgfältigster Ernährung abmagern und sterben.

Bei den Überlebenden hat die Stimme einen besonderen nasalen Klang, da bei der Phonation die Luft durch die Nase statt durch den Mund ausgestoßen wird und die Artikulation, insbesondere bestimmter Konsonanten, sehr undeutlich ist. Geschmack und Geruch sind mangelhaft. Die ständige Belastung der Nasen- und Rachenschleimhaut macht sie anfällig für katarrhalische Entzündungen und granuläre Pharyngitis.

Behandlung. - Die einzige Möglichkeit, diese Missbildungen zu korrigieren, ist die Operation, und allgemein kann man sagen, dass die Operation umso besser ist, je früher sie durchgeführt wird, vorausgesetzt, dass der Allgemeinzustand des Kindes der Belastung entspricht. Bei der einfachen Hasenscharte liegt der beste Zeitpunkt zwischen der sechsten und zwölften Woche. Bei gleichzeitiger Gaumenspalte und Hasenscharte sollte zunächst die Lippe operiert werden, da der Lippenverschluss oft einen positiven Einfluss auf die Gaumenspalte hat und diese dadurch enger wird.

Es bestehen erhebliche Meinungsverschiedenheiten darüber, wann eine Gaumenspalte behandelt werden sollte. Einige Chirurgen, insbesondere Arbuthnot Lane, empfehlen, die Operation im frühen Säuglingsalter durchzuführen, sobald die Lebensfähigkeit des Kindes gesichert ist. Wir stimmen mit RW Murray, James Berry und anderen darin überein, lieber zu warten, bis das Kind zwischen zweieinhalb und drei Jahren alt ist. Es sollte nicht länger hinausgezögert werden, denn selbst wenn die Gaumenspalte repariert wird, bleibt der nasale Charakter der Stimme bestehen, da der Patient die Angewohnheit, die Luft durch die Nase auszustoßen, nicht überwinden kann.

Vor der Operation muss das Kind in den bestmöglichen Zustand gebracht werden; Es müssen Vorkehrungen für die ständige Überwachung durch eine kompetente Krankenschwester getroffen werden. Der Erfolg hängt weitgehend von der Vermeidung infektiöser Komplikationen und der Abwesenheit von Spannungen zwischen den zur Apposition gebrachten rauen Oberflächen ab. Manchmal ist mehr als eine Operation erforderlich, um den Spalt vollständig zu schließen.

Stimmtraining. —Die Behandlung einer Gaumenspalte endet nicht mit einer erfolgreichen Operation; Die Bedeutung der Stimmbildung muss den Eltern erklärt werden. Dem Kind muss beim Sprechen beigebracht werden, den Luftstrom durch den Mund statt durch die Nase zu leiten. Wenn der weiche Gaumen nicht groß genug und beweglich ist, um den Mund von der Nasenhöhle abzugrenzen, ist kaum eine Verbesserung beim Sprechen zu erwarten.

bei *Jugendlichen* und *Erwachsenen* die Spalte weit ist und die Weichteile des Gaumens dünn und verkümmert sind, können durch die Verwendung eines künstlichen Obturators oder Gaumensegels bessere physiologische Ergebnisse erzielt werden. Mit Hilfe des Zahnarztes wird eine Platte aus Vulkanit oder Gold an den Zähnen befestigt und durch Ansaugen in Position gehalten.

Andere angeborene Deformitäten des Gesichts. — *Makrostom* ist eine abnormale Vergrößerung des Mundquerdurchmessers aufgrund einer unvollständigen Verschmelzung der Ober- und Unterkieferfortsätze.

Ein Mikrostom ist auf eine übermäßige Verschmelzung der Ober- und Unterkieferfortsätze zurückzuführen. In manchen Fällen ist die Mundöffnung so klein, dass nur eine Sonde hineinpasst.

Eine Gesichtsspalte ist darauf zurückzuführen, dass der Spalt zwischen Nasen- und Oberkieferfortsatz nicht geschlossen wird. Es verläuft nach oben durch die Lippe und Wange zum lateralen Winkelfortsatz des Stirnbeins.

Eine Unterkieferspalte entsteht in der Mittellinie der Unterlippe und kann sich bis zum Kinn oder sogar darüber hinaus erstrecken; Die Ursache liegt in der fehlenden Vereinigung der beiden seitlichen Hälften des Unterkieferbogens.

Diese verschiedenen Deformitäten werden durch plastische Operationen behandelt, die nach den gleichen Prinzipien wie bei der Hasenscharte durchgeführt werden.

Fisteln der Unterlippe. — Am freien Rand der Unterlippe, nahe der Mittellinie, findet man gelegentlich zwei kleine Öffnungen von etwa der Größe eines Stecknadelkopfes. Beim Passieren einer Sonde stellt sich heraus, dass jeder in eine schmale Sackgasse führt, die etwa einen Zoll seitlich und nach hinten unter der Schleimhaut verläuft. Durch die Öffnungen tritt wässrige, speichelartige Flüssigkeit aus. Diese Fisteln kommen häufig bei mehreren Mitgliedern derselben Familie vor und gehen meist mit Hasenscharte einher. Die Behandlung besteht darin, sie herauszupräparieren.

Verletzungen der Weichteile des Gesichts. —Dank der freien Blutversorgung verfügt die Gesichtshaut über eine große Vitalität, und selbst bei schwerer Verletzung überlebt sie nicht nur, sondern zeigt auch eine solche Resistenz gegen bakterielle Infektionen, dass es häufig zu einer Primärheilung kommt. Auch bei plastischen Operationen entzünden sich selbst große Lappenlappen nur selten und heilen so schnell ab, dass die Nähte in zwei bis drei Tagen entfernt werden können.

Bei *eingeschnittenen* Wunden ist die Blutung normalerweise zunächst gering, doch wenn nicht eine der größeren Arterien, etwa die äußere Oberkieferarterie (Gesichtsarterie) oder die Schläfenarterie, verletzt wird, hört sie bald auf. Bei einer Verletzung des Gesichtsnervs kann es zu einer Lähmung der Ausdrucksmuskulatur kommen; und ein Gefühlsverlust kann durch eine Verletzung der supraorbitalen oder infraorbitalen Nerven verursacht werden. Wenn die Ohrspeicheldrüse betroffen ist, kann Speichel aus der Wunde austreten, dieser hört jedoch normalerweise nach ein paar Tagen auf; Bei Beteiligung des Ganges kann sich eine persistierende Speichelfistel bilden.

Punktierte Wunden können die Augenhöhle, die Schädelhöhle oder die Kieferhöhle perforieren und zu infektiösen Komplikationen führen, insbesondere wenn die Spitze des Instruments abbricht und in der Wunde verbleibt.

Quetsch- und Schnittwunden entstehen durch Explosionen und Verletzungen durch Schusswaffen, und Fremdkörper wie Stein- oder Kohlepartikel oder Schießpulverkörner und kleine Schrotkörner können sich im Gewebe festsetzen. Es sollten alle Anstrengungen unternommen werden, solche Fremdkörper zu entfernen, da sie, wenn sie eingebettet bleiben, eine unschöne Pigmentierung der Haut verursachen. Ligaturen sind selten notwendig, um eine Blutung zu stillen, es sei denn, die größeren Äste sind verletzt, da die Blutung aus kleineren Zweigen durch die Nähte gestillt wird. Die Ränder der Wunde werden mit Michels Klammern oder durch eine Reihe unterbrochener Rosshaarstiche angenähert. Zu diesem Zweck ist eine feine Hagedorn-Nadel zu bevorzugen, da sie weniger Spuren hinterlässt als die gewöhnliche bajonettförmige Nadel. Wenn die Schleimhaut des Mundes oder des Augenlids betroffen ist, sollten deren Ränder durch eine separate Reihe von Catgut-Nähten angenähert werden.

Eine Narbenkontraktion nach schweren Verbrennungen kann zu deutlichen Deformationen der Augenlider (Ektropium), des Mundes und der Nase führen. Wenn die Verbrennung den Hals befallen hat, kann das Kinn zur Brust gezogen werden und die Bewegungen des Unterkiefers und des Kopfes werden dadurch erheblich beeinträchtigt.

Bakterielle Erkrankung. — *Furunkel*, *Karbunkel* und *Milzbrandpusteln* treten häufig im Gesicht auf und können, wenn sie sich in der Nähe der Mittellinie und insbesondere auf der Oberlippe befinden, zu allgemeinen Infektionen und intrakraniellen Komplikationen führen, die tödlich sein können. Die Primärinfektion von *Rotz* und *Aktinomykose* kann auch im Gesicht auftreten.

Die verschiedenen Formen des *tuberkulösen Lupus* kommen im Gesicht häufiger vor als in jeder anderen Situation (Abb. 237). *Tuberkulose Erkrankungen der Gesichtsknochen* , insbesondere der seitlichen Hälfte des Augenhöhlenrandes an der Verbindung des Jochbeins (Malar) mit dem Oberkiefer, sind bei Kindern keine Seltenheit.

ABB. 237. – Veranschaulichung der durch Lupus vulgaris verursachten Deformitäten, die aus der Jugend stammen.

(Der Fall von Herrn DM Greig.)

Die primäre Läsion der *Syphilis* und die verschiedenen Formen der sekundären und tertiären Syphiliden können tuberkulösen Lupus, Krebs und andere ulzerative Erkrankungen vortäuschen.

Tumore. – Zu den einfachen Tumoren im Gesicht gehören Talg- und Dermoidzysten, Nävus, plexiforme Neurome und Adenome; Zu den bösartigen Formen gehören das Plattenepithelkarzinom sowie Nagetier-, Paraffin- und melanotische Krebsarten.

Epitheliome treten am häufigsten bei Männern über dem 40. Lebensjahr auf. Der Befall beginnt meist am Rand der Lippe, am Rand des Nasenlochs oder im Augenwinkel. In der Regel besteht in der Vorgeschichte eine anhaltende oder wiederholte Reizung, oder die Erkrankung kann sich im Zusammenhang mit einer Narbe, einer Warze, einem Hauthorn oder einer ulzerierenden Talgdrüsenzyste entwickeln. Es kann als harter Knoten oder als papilläres Wachstum beginnen, das an der Oberfläche abbricht und ein tiefes Geschwür mit einer charakteristisch verhärteten Basis hinterlässt – das *krateriforme Geschwür*. Die benachbarten Lymphdrüsen werden früh infiziert, Metastasen in andere Organe sind jedoch selten. Die Behandlung besteht darin, das Wachstum und die damit verbundenen Lymphdrüsen so früh und frei wie möglich zu entfernen. Wenn eine Exzision nicht durchführbar ist, kann die Verwendung von Radium oder Röntgenstrahlen von Nutzen sein.

Das Gesicht ist der häufigste Sitz von *Nagetierkrebs* (Band I., S. 395).

DIE ORBIT

Verletzungen. — *Wunden an den Augenlidern* können durch eine Schädigung des Tränenapparates kompliziert werden, was zu einer Stenose der Tränenkanäle und anhaltender Tränenfluss im Auge führen kann. Wenn die Wand des Tränensacks oder des Nasengangs gerissen ist, sollte der Patient gewarnt werden, sich einige Tage lang nicht die Nase zu putzen, damit sonst Luft in das Gewebe gepresst wird und ein Emphysem entsteht. Beim Nähen von Lidwunden muss darauf geachtet werden, eine genaue Apposition an den freien Rändern sicherzustellen und eine Verengung der Canaliculi zu vermeiden.

Eine Prellung der Augenlider und des Augenhöhlenbereichs – das gewöhnliche „blaue Auge" – geht mit einem Austritt von Blut in das lockere Zellgewebe dieser Teile einher und führt innerhalb weniger Stunden nach der Verletzung zu einer deutlichen Ekchymose. Die Lider können so stark anschwellen, dass das Auge vollständig geschlossen ist. In einigen Fällen zerreißt das auftreffende Objekt die Gefäße der Bindehaut und erzeugt eine subkonjunktivale Ekchymose, die sich unter der Lidbindehaut des Unterlids oder nahe dem Hornhautrand an der Vorderseite des Augapfels befinden kann. Das unter der Bindehaut austretende Blut bleibt leuchtend rot, da es durch die atmosphärische Luft belüftet wird. Das charakteristische Farbenspiel, das mit dem Verschwinden des Blutausflusses einhergeht, wird innerhalb einer Woche oder zehn Tagen nach der Verletzung beobachtet.

Ein fester Druck mit einem Wattebausch und einem elastischen Verband kann bei frühzeitiger Anwendung den Blutaustritt begrenzen; und eine Massage beschleunigt die Absorption.

Ein blaues Auge ist von dem Erguss, der manchmal auf Verletzungen wie einen Bruch der vorderen Schädelgrube, einen Bruch der Augenhöhlenleisten oder einen Bluterguss im vorderen Bereich der Kopfhaut folgt, zu unterscheiden, und zwar hauptsächlich durch die Tatsachen, dass im ersteren Fall ein blaues Auge auftritt Die Verfärbung tritt innerhalb sehr kurzer Zeit nach der Verletzung auf, die Schwellung tritt gleichzeitig in beiden Lidern auf und die subkonjunktivale Ekchymose, sofern vorhanden, tritt zeitgleich mit der Ekchymose der Lider auf. Bei Frakturen der Augenhöhlenplatte und Prellungen an der Stirn tritt die Ekchymose dagegen mehrere Tage lang nicht in den Augenlidern auf, und die unter der Bindehaut gelegene Stelle liegt meist als dreieckiger Fleck auf dem Augapfel zum seitlichen Augenwinkel hin.

Verletzungen der Augenhöhle entstehen durch das Einführen spitzer Gegenstände wie Stricknadeln, Bleistifte oder Zaunfolien oder durch Stein- oder Metallsplitter oder kleine Schrote. Sie gehen mit einer erheblichen Blutextravasation einher, die sich im gesamten Zellgewebe der Augenhöhle ausbreiten oder ein definiertes Hämatom bilden kann. In beiden Fällen ragt der Augapfel hervor und die Hornhaut wird gereizt und kann sich entzünden und geschwürig werden. Der Sehnerv kann verletzt werden, was zu einem vollständigen und dauerhaften Verlust des Sehvermögens führen kann. Manchmal werden die Augenmuskeln und -nerven geschädigt, was zu einer Abweichung des Auges oder einem Bewegungsverlust in die eine oder andere Richtung führt. Der Globus selbst könnte verletzt werden. Fremdkörper, die sich in der Augenhöhle festsetzen, können, solange sie aseptisch sind, kaum oder gar keine Störungen hervorrufen und werden leicht übersehen. Die Röntgenstrahlen sind nützlich, um das Vorhandensein und die Position eines Fremdkörpers zu bestimmen.

Infektiöse Komplikationen können auf Verletzungen durch Kugeln oder Granatenfragmente folgen und gefährden nicht nur den Augapfel, sondern können auch mit eitrigen Zuständen in den angrenzenden Nebenhöhlen – Stirnhöhlen, Oberkieferhöhlen und Siebbeinhöhlen – oder in der Schädelhöhle einhergehen. Bei der Reinigung von Augenhöhlenwunden und der Entfernung von Fremdkörpern ist große Vorsicht geboten, um Verletzungen des Augapfels, seiner Muskeln oder Nerven zu vermeiden.

Ein Bruch des Augenhöhlenrandes resultiert aus einem direkten Schlag, gefolgt von einer zirkumorbitalen und subkonjunktivalen Ekchymose und ist manchmal mit einer Lähmung des Sehnervs oder anderer Augennerven verbunden. Bei Befall der Stirnhöhle kann es zu einem Emphysem der Orbita und der Lider kommen, bei einer Infektion zu suppurativen Komplikationen.

Das *Dach* der Augenhöhle ist an vielen Frakturen der vorderen Schädelgrube beteiligt, die durch indirekte Gewalteinwirkung verursacht werden. Es besteht auch die Gefahr eines Bruchs durch spitze Instrumente, die durch die Augenhöhle geschoben werden. In diesem Fall kann es leicht zu intrakraniellen Komplikationen kommen, die in einem großen Teil der Fälle tödlich verlaufen. Wenn die mediale Wand gebrochen und die Nasengrube geöffnet ist, sind Nasenbluten und Emphysem der Augenhöhle ständige Symptome. Fast immer sind eine subkonjunktivale Ekchymose und ein gewisser Grad an Exophthalmus vorhanden. Die Behandlung richtet sich nach den Komplikationen. Wenn die Nasenhöhlen oder die Nebenhöhlen geöffnet werden, sollte der Patient davor gewarnt werden, sich die Nase zu putzen, da dies zu einem Emphysem der Augenhöhle oder der Lider führen oder dieses verstärken kann.

Verletzungen des Augapfels. – Diese Verletzungen können in zwei Gruppen eingeteilt werden – (1) solche, bei denen der Bulbus gequetscht wird, ohne dass seine äußere Hülle gerissen ist, und (2) solche, bei denen die äußere Hülle gerissen ist.

In den zur ersten Gruppe gehörenden Fällen bleibt die sklerotische Hülle und die Hornhaut zwar intakt, die Iris kann jedoch teilweise von ihrem Ziliar-Ursprung abgerissen werden und das austretende Blut sammelt sich im unteren Teil der Vorderkammer; oder der Pupillenrand der Iris kann an mehreren Stellen reißen, was zu einer scheinbaren Erweiterung der Pupille führt. Die Linse kann teilweise oder vollständig disloziert sein und im letzteren Fall nach vorne in die Vorderkammer oder nach hinten in den Glaskörper wandern . Unter anderen Verletzungen, die durch eine Prellung des Auges verursacht werden, können Blutungen in den Glaskörper, Ruptur der Aderhaut und Ablösung der Netzhaut genannt werden.

Verletzungen, bei denen die äußere Hülle des Augapfels gerissen ist, können weiter in zwei Gruppen unterteilt werden, je nachdem, ob sich ein Fremdkörper im Augapfel befindet oder nicht.

Ein Bruch der äußeren Hülle, insbesondere wenn er durch eine punktierte Wunde verursacht wird, erhöht das Verletzungsrisiko erheblich, indem er einen Weg öffnet, über den infektiöses Material in den Augapfel gelangen kann. Dieses Risiko erhöht sich erheblich, wenn ein Fremdkörper zurückgehalten wird in der Höhle des Augapfels.

Wenn der Bulbus durch einen Schlag mit einem stumpfen Gegenstand geplatzt wird, gibt die Sklerose in der Regel nach, und da die Ruptur von innen nach außen erfolgt, besteht ein geringeres Infektionsrisiko als bei punktierten Wunden. Die Linse kann durch die Wunde extrudiert werden und die Iris kann prolabieren. Wenn die Ruptur groß ist, die Bindehaut gerissen ist und der Augapfel aufgrund des Verlusts des Glaskörpers kollabiert ist, sollte das Auge unverzüglich entfernt werden. Wenn das Sehvermögen nicht vollständig verloren geht und der Globus nicht deutlich zusammenbricht, sollte versucht werden, das Auge zu retten.

Durch Stiche oder Punktionen verursachte Wunden können zu infektiösen Komplikationen führen, die in einer Panophthalmitis enden. Wenn dies droht, ist die Entfernung des Auges angezeigt, nicht nur, weil das betroffene Auge so zerstört ist, dass keine Hoffnung mehr auf Heilung besteht, sondern auch, um das Risiko einer „sympathischen Ophthalmie" zu vermeiden, die das andere Auge betrifft.

Orbitale Cellulitis. — Eine Infektion des Zellgewebes der Augenhöhle durch eitrige Bakterien kann besonders häufig auf punktierte Wunden und zusammengesetzte Frakturen folgen, wenn sich ein Fremdkörper in der Augenhöhle eingenistet hat. Es kann auch durch die Ausbreitung eines eitrigen Prozesses vom Augapfel, der Bindehaut oder den Nasenhöhlen oder ihren Nebenhöhlen herrühren. Beide Umlaufbahnen können gleichzeitig betroffen sein.

Klinische Merkmale. —Die Krankheit wird durch Schüttelfrost, hohe Temperatur und starke Schmerzen eingeleitet, die über die gesamte betroffene Seite des Kopfes ausstrahlen. Es kommt zu Exophthalmus und Fixierung des Augapfels mit Rötung, Schwellung und Empfindlichkeit der Augenlider sowie Stauung und Ekchymose der Bindehaut. Die Pupille ist normalerweise erweitert, die Hornhaut wird undurchsichtig und kann ulzerieren, außerdem kommt es zu Photophobie und manchmal zu Diplopie. Normalerweise kommt es zur Eiterung, und der Eiter gräbt sich in alle Richtungen und kann schließlich durch die Augenlider oder die Bindehaut gelangen. Manchmal breitet sich die Infektion auf die Hirnhäute und die Augenvene aus, und die Venenentzündung kann sich dann auf den Sinus cavernosus ausbreiten. Der Augapfel kann infiziert sein und eine destruktive Panophthalmitis zur Folge haben. Die Prognose ist daher immer ernst.

Die *Behandlung* besteht darin, einen oder mehrere Einschnitte in das Zellgewebe vorzunehmen, um den Eiter zu entfernen und eine Drainage herzustellen. Parallel zur Wand der Orbita wird ein schmales Bistourium passiert, wobei darauf geachtet wird, den Globus nicht zu verletzen. Wenn möglich, sollte der Schnitt durch die Spiegelung der Bindehaut erfolgen, in manchen Fällen kann eine wirksame Drainage jedoch nur durch einen Schnitt durch das Lid erreicht werden. Wenn das Auge durch Panophthalmitis zerstört wird, muss über die Angemessenheit einer Ausweidung oder Entkernung nachgedacht werden.

Tumoren der Orbita. – Tumoren können ihren Ursprung in der Orbita haben oder durch Ausbreitung aus benachbarten Hohlräumen in diese eindringen. Diejenigen, die aus der Orbita stammen, können solide oder zystisch sein. Unter den soliden Tumoren sind Gliome und Sarkome am häufigsten, und wenn sie aus den pigmentierten Strukturen des Bulbus stammen, weisen sie den Charakter melanotischer Wucherungen auf. Das primäre Karzinom beginnt in der Tränendrüse. Osteome – in der Regel elfenbeinfarbene – können von der Augenhöhlenwand ausgehen oder sich von den angrenzenden Nebenhöhlen ausbreiten.

Klinische Merkmale. —Bei Kindern handelt es sich meist um ein Gliom, das häufig beidseitig auftritt. Sie tritt im Allgemeinen vor dem vierten Lebensjahr auf, ist mit einem erhöhten Augeninnendruck, einem Vorstehen des

Augapfels und einer Erweiterung der Pupille verbunden und führt bald zur Erblindung. Der Tumor pilzt und blutet, dringt schnell in benachbarte Strukturen ein und breitet sich entlang des Sehnervs bis zum Gehirn aus. Es ist hochgradig bösartig und es kommt in der Regel zu Rezidiven, selbst wenn der Tumor frühzeitig entfernt wird.

Bei Erwachsenen kommt das melanotische Sarkom am häufigsten vor. Sie tritt im Alter zwischen vierzig und sechzig Jahren auf und ist fast immer einseitig; Auch wenn die Tendenz, in das Gehirn einzudringen, gering ist, werden die angrenzenden Lymphdrüsen frühzeitig infiziert und die Ausbreitung führt in der Regel zum Tod.

Bei allen Formen intraorbitaler Tumoren ist der Exophthalmus ein hervorstechendes Merkmal (Abb. 238 , 239), und wenn die Vorwölbung des Augapfels deutlich zu erkennen ist, werden die Lider geschwollen, ödematös und trüb. Das Auge wird selten direkt nach vorne gedrückt, außer wenn der Tumor im Sehnerv oder seiner Hülle wächst. Wenn der Tumor fest ist, kann das Auge nicht in die Augenhöhle zurückgedrückt werden, bei zystischen Tumoren jedoch in gewissem Maße. Die Bewegungen des Augapfels sind in unterschiedlichem Maße eingeschränkt und eine Ptosis resultiert häufig aus einer Lähmung des Levator palpebræ superioris. In fast allen Fällen kommt es auch zu mehr oder weniger starken Sehstörungen . Wenn die Hornhaut übermäßig freigelegt wird, kann es zu Entzündungen oder sogar Geschwüren kommen. Schmerz ist ein veränderliches Symptom; Wenn es vorhanden ist, strahlt es normalerweise entlang der Äste des ersten und zweiten Abschnitts des Trigeminusnervs aus. Druckempfindlichkeit ist nicht immer vorhanden. Es ist vergleichsweise selten, dass ein Orbitatumor direkt in den Bulbus eindringt.

ABB. 238. – Sarkom der Orbita, das Exophthalmus und eine Verschiebung des Auges nach unten verursacht und in den Schläfenbereich ragt.

ABB. 239. – Sarkom des Augenlids bei einem Kind.

(Der Fall von Herrn DM Greig.)

Behandlung. —Wenn möglich, ist die Entfernung des Tumors die einzige Behandlungsmethode, und bei bösartigen Tumoren ist es oft notwendig, das Auge zu opfern, um eine vollständige Entfernung sicherzustellen. Wenn der Tumor sekundär in die Augenhöhle eingedrungen ist, ist seine Entfernung möglicherweise nicht möglich, zur Schmerzlinderung kann jedoch eine Entfernung des Auges erforderlich sein.

Das *orbitale Dermoid* entsteht meist am lateralen Ende der supraorbitalen Leiste (Abb. 240). Eine weniger häufige Situation ist der vordere Teil der Orbita, nahe der Nasenwand, und diese Variante kann aufgrund ihrer Position und der Tatsache, dass sie normalerweise bei Kindern auftritt, leicht mit der orbitalen Meningozele oder Enzephalozele verwechselt werden. Die Behandlung besteht in der Entfernung durch sorgfältige Dissektion, die in der Regel unter örtlicher Betäubung durchgeführt werden kann.

ABB. 240. – Dermoidzyste am äußeren Winkel des Orbitalrandes.

Orbitale Aneurysmen wurden bereits beschrieben, Band I., S. 317.

DIE LIPPEN

Lippenherpes aufgrund einer leichten Staphylokokkeninfektion kommt häufig bei empfindlichen Kindern und im Frühstadium einer Lungenentzündung vor. Es bilden sich Bläschen, die nach dem Aufplatzen trockene Krusten hinterlassen.

Eine schwerere Staphylokokkeninfektion kann zu einer Karbunkelschwellung mit großem Ödem führen und zu einer infektiösen Venenentzündung der Gesichtsvene und allgemeiner Septikämie führen. Eine Exzision des Herdes ist angezeigt.

Die Lippe ist manchmal der Sitz der bösartigen Milzbrandpustel.

schmerzhafte *Risse und Risse* in der Mittellinie der Lippe und im Mundwinkel auf. Sie entstehen meist bei frostigem Wetter und sind aufgrund der fortwährenden Bewegung des Mundes nur schwer zu heilen. Wenn lokale Anwendungen fehlschlagen, kann es notwendig sein, die Fissur zu kokainisieren und mit einem scharfen Löffel auszukratzen.

Chronische Verhärtung der Lippen (Strumous Lippe). – Eine chronische ödematöse Infiltration, wahrscheinlich von der Art einer Lymphangitis, befällt manchmal das Unterschleimgewebe der Lippen zarter Kinder. Sie tritt am häufigsten an der Oberlippe auf und kann mit einer Fissur oder einem chronischen Schnupfen einhergehen. Die Lippe ist umgestülpt und ihre Schleimhaut tritt übermäßig hervor. Die Halsdrüsen sind häufig vergrößert.

Die *Behandlung* besteht darin, die Ursache zu beseitigen und den Allgemeinzustand zu verbessern. Bei längerem Stehen kann es erforderlich sein, von der Innenseite der Lippe einen horizontalen Gewebestreifen in Form eines Orangensegments zu entfernen.

Unter dem Begriff „ *Doppellippe* " versteht man eine gelegentlich bei jungen Männern anzutreffende Erkrankung, bei der es zu einer Hypertrophie der Schamlippendrüsen in der Schleimhaut der Oberlippe kommt. Es wächst langsam und bildet eine längliche Schwellung auf jeder Seite des Frenums, die die Zähne bedeckt und die Lippe hervorragt. Es fühlt sich schäbig an und der einzige Kritikpunkt ist die Entstellung. Die Behandlung besteht in der Entfernung der überschüssigen Schleimhautfalte, einschließlich der vergrößerten Schleimdrüsen.

Tuberkuloseerkrankungen können in Form von Lupus oder Geschwüren auftreten. Die *Geschwüre* treten im Allgemeinen bei Patienten auf, die an einer fortgeschrittenen Lungen- oder Kehlkopfphthise leiden. Sie sind meist oberflächlich, können einzeln oder mehrfach auftreten und sind äußerst schmerzhaft.

Syphilitische Läsionen. —Die Oberlippe ist der häufigste Sitz des extragenitalen Schankers. Der *Schanker der Lippe* beginnt auf der Schleimhautoberfläche als kleiner Riss oder Blase, die zum Sitz einer runden, verhärteten Schwellung mit einem Durchmesser von etwa einem Viertel Zoll wird. Die Oberfläche ist glatt, von gräulicher Farbe und sondert eine kleine Menge sero-eitriger Flüssigkeit ab. Die Lippe ist geschwollen und nach außen gerichtet, und rundherum ist eine beträchtliche Verhärtung vorhanden. Die submentalen und submaxillären Lymphdrüsen auf einer oder beiden Seiten vergrößern sich bald und können die Größe eines Taubeneis erreichen. Sie sind zunächst fest, können später aber weicher werden und schmerzhaft werden. In einigen Fällen ist die Wunde viel weniger charakteristisch und ähnelt einem gewöhnlichen Riss oder Spalt, und ihre wahre Natur offenbart sich erst, wenn die sekundären Manifestationen der Syphilis auftreten.

Schleimflecken und *oberflächliche Geschwüre* auf der Schleimoberfläche der Lippen und an den Mundwinkeln auf. Bei der erblichen Form der Krankheit bilden sich tiefe Risse und Risse, die oft charakteristische Narben hinterlassen, die strahlenförmig von den Mundwinkeln ausgehen.

An den Lippen treten gummiartige Läsionen auf, die leicht mit einem Epitheliom verwechselt werden können.

Tumore. — *Nævi* sind auf den Lippen keine Seltenheit. Wenn sie auf die Schleimhautoberfläche beschränkt sind, können sie herauspräpariert werden, wenn sie jedoch in die Haut eindringen, werden sie am besten durch Elektrolyse behandelt.

Lymphangiom. — Unter *Makrocheilie* versteht man eine angeborene Hypertrophie der Lippe (Abb. 241), die wahrscheinlich den Charakter eines Lymphangioms (Middeldorpf) hat. Eine oder beide Lippen können betroffen sein. Die Lippe ist vorgewölbt, die Schleimhaut ist umgestülpt, und wenn die Unterlippe betroffen ist, hängt sie herab und neigt zur Geschwürbildung. Die Substanz der Lippe ist gleichmäßig fest und starr, so dass sie sich in einem Stück bewegt und das Saugen, Kauen und Sprechen behindert wird.

ABB. 241. – Macrocheilia.

(Aus einem von Sir HJ Stiles geliehenen Foto.)

Die *Behandlung* besteht darin, einen keilförmigen Teil der Schwellung entlang der gleichen Linien wie bei der „Strumous Lippe" zu entfernen oder eine Elektrolyse anzuwenden.

Schleimzysten treten als kleine, abgerundete Tumoren auf, die von der Innenseite der Lippe hervorstehen. Sie haben eine bläuliche Farbe und enthalten eine glitzernde Flüssigkeit. Sie werden durch Entfernung der Zystenwand zusammen mit dem darüber liegenden Schleimhautanteil behandelt.

Das Epitheliom der Lippe ist ein Plattenepithelkarzinom und tritt entweder als verpilzter, warzenartiger Vorsprung oder als verhärtetes Geschwür auf. Sie kommt fast ausschließlich an der Unterlippe von Männern über 40 Jahren vor. Das Wachstum beginnt etwa in der Mitte zwischen der Mittellinie und dem Mundwinkel, entweder als verhornte epidermale Verdickung oder als warziger Auswuchs, der leicht blutet und bald ulzeriert. Die Erkrankung soll besonders häufig bei Rauchern kurzer Tonpfeifen auftreten, und es ist ein Hinweis darauf, dass Epitheliome der Lippe bei Frauen zwar selten vorkommen, die meisten Betroffenen jedoch Raucher sind.

Die Ulzeration breitet sich entlang der Lippe aus, hauptsächlich zum Mundwinkel und nach unten zum Kinn, und die Substanz der Lippe schwillt an und verhärtet sich (Abb. 242 , 243). Die Kanten sind charakteristischerweise erhaben und hart, und die raue Oberfläche ist äußerst schmerzhaft, insbesondere wenn sie durch heiße Speisen oder Flüssigkeiten gereizt wird. Das Wachstum kann sich auf die Schleimhaut und das Zahnfleisch ausbreiten und in den Unterkiefer eindringen. Die Krankheit breitet sich früh auf die Unterkiefer- und Unterkieferdrüsen aus, die am besten mit einem Finger innerhalb des Mundes, unter der Zunge, und einem anderen außerhalb, hinter dem Unterkiefer, ertastet werden können. Die infizierten Drüsen neigen dazu, sich am Knochen festzusetzen, und obwohl sie zunächst extrem hart sind, sodass sie einen knöchernen Tumor des Kiefers simulieren, werden sie später weicher, verflüssigen sich und bilden Pilze (Abb. 244). Metastasen in innere Organe sind selten. Sofern die Krankheit nicht durch eine Operation entfernt wird, endet sie in der Regel innerhalb von drei bis dreieinhalb Jahren tödlich.

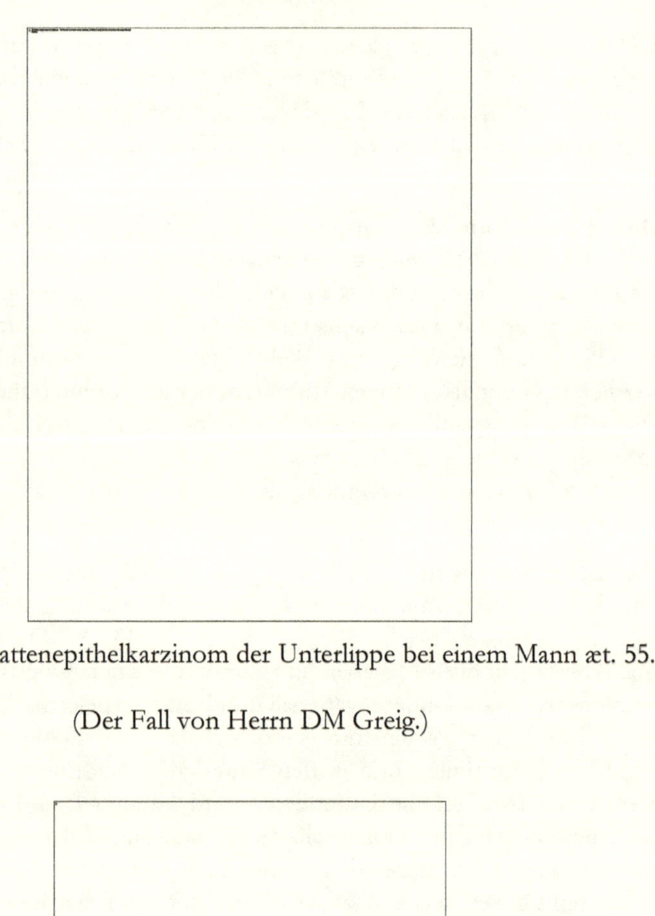

ABB. 242. – Plattenepithelkarzinom der Unterlippe bei einem Mann æt. 55.

(Der Fall von Herrn DM Greig.)

ABB. 243. – Fortgeschrittenes Epitheliom der Unterlippe.

ABB. 244. – Rezidivierendes Epitheliom in den Halsdrüsen, das am Unterkiefer haftet.

Die *Behandlung* besteht in der frühzeitigen und schonenden Entfernung des betroffenen Lippenbereichs sowie aller Lymphverbindungen im Unterkieferbereich und im Halsbereich. Ein Wiederauftreten der Narbe ist selten; es befindet sich fast immer in den Drüsen.

Die Reinigung der Drüsen unterhalb des Unterkiefers auf beiden Seiten bei Männern im fortgeschrittenen Alter ist nicht frei von Lebensgefahr, insbesondere von Atemwegskomplikationen, die möglicherweise auf das Anästhetikum zurückzuführen sind oder auch nicht.

In inoperablen Fällen kann der Einsatz von Röntgenstrahlen oder Radium von Nutzen sein.

Epitheliome der Oberlippe sind seltener. Sie tritt bei beiden Geschlechtern gleich häufig auf, verläuft langsamer und ist insgesamt weniger bösartig. Manchmal scheint es auf eine Kontaktinfektion der Unterlippe zurückzuführen zu sein. Die Behandlung erfolgt nach den gleichen Grundsätzen wie Unterlippenkrebs.

Kapitel XX
: Mund, Rachen und Rachen

- <u>Stomatitis</u>

- — <u>Gaumen</u> :

- *<u>Abszess</u>* ;

- *<u>Gumma</u>* ;

- *<u>Tuberkulosekrankheit</u>* ;

- *<u>Tumore</u>*

- — <u>Verlängerung der Uvula</u>

- — <u>Epitheliom des Mundbodens</u>

- — <u>Mandelentzündung</u>: *<u>Sorten</u>*

- — <u>Hypertrophie der Mandeln</u>

- - <u>Infinitesimalrechnung</u>

- — <u>Syphilis</u> und <u>Tuberkulose</u>

- — <u>Tumore</u>

- — <u>Retropharyngealer Abszess</u> .

DER MUND

Stomatitis. —Als Stomatitis bezeichnet man jede Entzündung der Mundschleimhaut. Die *katarrhalische* Form geht oft mit kariösen Zähnen oder einer infizierten Wunde einher; Die Schleimhaut ist hyperämisch und geschwollen und sondert übermäßig viel zähes Schleimsekret ab. Das Epithel schuppt fleckenweise ab und hinterlässt kleine oberflächliche Erosionen oder Geschwüre, die sehr empfindlich sind. Die *aphthöse* Form, die bei ungesunden, unterernährten Kindern auftritt, ist durch das Auftreten von fibrinösen Exsudatflecken in den oberflächlichen Schichten der Schleimhaut gekennzeichnet; Das Epithel wird abgestoßen und hinterlässt eine Reihe weißlicher Flecken, die von einer roten hyperämischen Zone umgeben sind, die konfluieren und kleine Geschwüre bilden können. Der als *Soor* bekannte Zustand , der einer aphthösen Stomatitis sehr ähnlich ist, tritt bei Säuglingen während der Zeit des Zahnens auf und ist auf *Oïdium albicans zurückzuführen* , einen Pilz, der in saurer Milch vorkommt. Die Flecken, die am häufigsten auf den Lippen, der Zunge und dem Hals vorkommen, sehen aus wie geronnene Milch.

Die *Behandlung* dieser Formen besteht in der Verbesserung des allgemeinen Zustands des Patienten und in der Anwendung einer Mundspülung, wie Wasserstoffperoxid, Condy-Flüssigkeit, Kalichlorat oder Boroglycerid. Die oberflächlichen Geschwüre können mit Silbernitrat oder mit einer 1-Prozent-Lösung behandelt werden. Lösung von Chromsäure.

Eine ulzerative Stomatitis tritt häufig bei geschwächten Personen mit verfallenen Zähnen auf und tritt besonders häufig im Verlauf akuter fieberhafter Erkrankungen auf, bei denen sich Wunden an Zähnen und Zahnfleisch ansammeln. Es tritt auch bei syphilitischen Patienten während der Behandlung mit Quecksilber auf – *Quecksilberstomatitis*. Manche Patienten reagieren besonders empfindlich auf Quecksilber, und eines der ersten Anzeichen einer Unverträglichkeit des Arzneimittels ist eine gewisse Stomatitis, die nach der Verabreichung einer vergleichsweise geringen Menge auftreten kann. Sie beginnt im Zahnfleisch, das anschwillt und schwammig wird und über die Zähne bis in die Zahnzwischenräume hineinwächst. Das Zahnfleisch nimmt eine bläulich-rote Farbe an und blutet leicht, und die Zähne können sich lockern und ausfallen. Die Zunge kann an der Schwellung beteiligt sein – Quecksilberglossitis. Außerdem kommt es zu starkem Speichelfluss und der Atem hat einen charakteristischen unangenehmen Geruch. In schweren Fällen kommt es zu einer Nekrose des Alveolarrandes des Kiefers. Ein ähnlicher Zustand tritt bei Blei- und Phosphorvergiftungen sowie bei Patienten auf, die an Skorbut leiden.

Die *Behandlung* besteht in der Beseitigung der Ursache und der Anwendung antiseptischer und adstringierender Mundspülungen. Auch die innerliche Gabe von Kalichlorat ist angezeigt, da dieser Wirkstoff über den Speichel ausgeschieden wird. Lockere Zähne sollten nicht entfernt werden, da sie nach dem Abklingen der Stomatitis wieder fest werden.

Gangränöse Stomatitis oder Cancrum oris (Abb. 245) wurde bereits beschrieben (Band I., S. 102).

ABB. 245. – Cancrum Oris.

(Der Fall von Herrn DM Greig.)

Gaumen. — *Die Eiterung* im Schleimhautperiost des Gaumens ist in der Regel eine Folge der Eiterung an der Wurzel eines kariösen Zahns. Es kann auch durch Exkoriationen entstehen, die durch eine schlecht sitzende Zahnplatte oder durch das Einklemmen eines Fremdkörpers, wie z. B. eines Fisch- oder Wildknochens, in die Schleimhaut verursacht werden. Die Entzündung beginnt in der Nähe der Alveole und kann sich entlang des Gaumens ausbreiten. Das Schleimhautperiost schwillt an, wird rot und äußerst empfindlich. Wenn sich Eiter bildet, steigt es aus dem Knochen und bildet eine markante, feste, längliche Schwellung, die beim Platzen oder Einschneiden übelriechenden Eiter austritt.

Das *syphilitische Gumma* , das als abgerundete, träge Schwellung beginnt, liegt meist in der Mittellinie nahe der Hinterkante des harten Gaumens. Die Schwellung wird allmählich weicher und ulzeriert, und ein Sequester kann sich ablösen und eine Perforation im Gaumen hinterlassen (Abb. 246). Die Behandlung besteht in der Anwendung der üblichen Mittel gegen tertiäre Syphilis. Wenn die Perforation bestehen bleibt und Probleme verursacht, indem Nahrung in die Nase gelangt oder die Stimme einen nasalen Ton erhält, kann sie durch eine Operation nach dem gleichen Prinzip wie bei einer Gaumenspalte geschlossen oder ein Obturator eingesetzt werden um die Öffnung zu verschließen.

ABB. 246. – Perforation des Gaumens, das Ergebnis von Syphilis und Gumma des rechten Stirnbeins.

(Aus Dr. Byrom Bramwells Atlas der klinischen Medizin.)

Tuberkuloseerkrankungen treten vor allem in Form von Lupus auf, der sich von der Nase oder den Lippen ausgebreitet hat und zu einer ausgedehnten Zerstörung der Weichteile oder sogar zu einer Perforation des knöchernen Gaumens führen kann.

Gelegentlich kommen Schleimzysten, Dermoide, Adenome, Lipome und Fibrome vor. Manchmal kommt es in Verbindung mit einer Leukoplakie *zu einer papillomatösen Verdickung* der Schleimhaut. Es widersteht einer antisyphilitischen Behandlung, lässt sich aber mit dem scharfen Löffel abkratzen. *Endotheliome* oder *gemischte Tumoren* , ähnlich denen, die man in der Ohrspeicheldrüse findet, kommen auch bei jungen Menschen vor und wachsen im submukösen Gewebe des weichen Gaumens, normalerweise auf einer Seite der Mittellinie. In ihren frühen Stadien wachsen sie langsam und verursachen außer ihrer Größe keine Unannehmlichkeiten. Sie lassen sich leicht entfernen und neigen nicht zu einem erneuten Auftreten. Später wachsen sie schneller, neigen dazu, in ihre Umgebung einzudringen und einen bösartigen Charakter anzunehmen, sodass eine vollständige Entfernung schwierig oder unmöglich wird.

Epitheliome können aufgrund lokaler Reizungen im harten Gaumen entstehen oder sich von angrenzenden Teilen ausbreiten. Wenn es auf den Gaumen beschränkt ist, wird es durch die Entfernung der Gaumen- und Alveolaranteile des Oberkiefers behandelt.

Die Verlängerung der Uvula ist in der Regel auf eine chronisch entzündliche Anschwellung in Kombination mit einer Drüsenhypertrophie der Schleimhaut zurückzuführen. Es tritt häufig bei Kindern auf und geht mit einem ständigen, krampfartigen Husten einher, der normalerweise am schlimmsten ist, wenn der Patient liegt. Durch Kitzeln auf der Rückseite der Zunge und des Rachens kann es zu Erbrechen nach dem Essen kommen. Die Behandlung besteht darin, den überflüssigen Teil mit einer Schere abzuschneiden.

Epitheliome des Mundbodens entstehen häufig in der Schleimhaut zwischen dem Zungenbändchen und der Innenseite des Zahnfleisches. Sie entwickelt sich schleichend, wächst langsam und breitet sich allmählich auf den Unterkiefer und die Zungensubstanz aus, wobei sie diese so festklemmt, dass sie nicht mehr hervorstehen kann. Die Drüsen sind früh befallen und ihre Vergrößerung macht nicht selten zuerst auf die Erkrankung aufmerksam. Sie ist als besonders ungünstiger Standort anzusehen, da es häufig zu Lokalrezidiven kommt. Um die Krankheit vollständig zu beseitigen, ist es notwendig, das Gewebe am Mundboden und in verschiedenen Teilen der Zunge und des Unterkiefers zu entfernen und die Drüsen und das Fett aus den Unterkiefer- und Unterhirnregionen zu entfernen.

DIE MANDELN UND DER PHARYNX

Infektiöse Bedingungen. – Die meisten infektiösen Erkrankungen, die unter dem populären Begriff „Halsschmerzen" zusammengefasst werden, haben ihren Ursprung in den Mandeln und sind auf die Wirkung von Bakterien zurückzuführen, die unter normalen Bedingungen in den Krypten der Mandeln und der Schleimhaut der Nase vorhanden sind. Rachen. Die wichtigsten dieser Organismen sind Streptokokken, verschiedene Formen von Staphylokokken und Pneumobakterien sowie Diphtherit- und Pseudodiphtheritbakterien. Solange die Gesundheit gut ist, sind diese Organismen harmlos, aber wenn die Vitalität abnimmt, werden sie virulent und führen zu verschiedenen Formen von Infektionen.

Eine katarrhalische Mandelentzündung – die von Laien üblicherweise auf eine „Erkältung" zurückgeführt wird – ist durch Hyperämie und Verstopfung der Mandeln und der Schleimhaut des Rachens, des weichen Gaumens und des Zäpfchens gekennzeichnet. Sie tritt häufig bei Personen auf, die stark der mit Organismen kontaminierten Luft ausgesetzt sind – zum Beispiel bei Patienten, die schon lange im Krankenhaus sind, oder beim Assistenzpersonal von Krankenhäusern (*Septik-* oder *Krankenhaushalskrankenhäuser*) und insbesondere bei Personen mit „rheumatischen" Symptomen. Tendenz. Beim Schlucken treten leichte Schmerzen auf und ein kitzelndes Gefühl breitet sich entlang der Eustachischen Röhre bis zum Ohr aus; Der Hals fühlt sich trocken an und der Patient verspürt ständig den Drang, sich zu räuspern. In der Regel kommt es zu einem Temperaturanstieg auf 101–102 °F. In der Regel klingen die Symptome nach drei oder vier Tagen ab, der Zustand kann sich jedoch ausbreiten entlang der Eustachischen Röhre zum Ohr wandern und das Gehör beeinträchtigen oder eine chronische Eiterung des Mittelohrs verursachen kann.

Ein ähnlicher Zustand des Rachenraums ist häufig eines der ersten Symptome bei akuten fieberhaften Erkrankungen wie Scharlach, Masern, Grippe oder akutem Rheuma.

Die *Behandlung* der Halserkrankung besteht in der Anwendung antiseptischer und beruhigender Gurgelmittel, Inhalationen mit Ammoniumchlorid oder einem Spray aus Wasserstoffperoxid, Menthol oder Eukalyptol. Es können Lutschtabletten oder Pastillen verwendet werden, die Ammoniumchlorid, Kalichlorat und Kubeben enthalten. Bei rheumatischen Erkrankungen sind Salicin, Aspirin und Salicylatnatron indiziert.

Bei der *follikulären Mandelentzündung* befällt die Infektion zunächst die Lymphfollikel. Die Krypten sind mit gelblich-weißen Pfropfen gefüllt, die aus entzündlichem Exsudat, Leukozyten und abgeschupptem Epithel bestehen. Diese können aus den Öffnungen herausragen und der Tonsille ein fleckiges Aussehen verleihen. Manchmal sammelt sich das Exsudat auf der Oberfläche der Mandeln und des Rachens und bildet einen dünnen, grauweißen Film, der leicht mit der falschen Membran der Diphtherie verwechselt werden kann. Er lässt sich jedoch meist abwischen und enthält bei mikroskopischer Untersuchung nicht den typischen Löffler-Bazillus.

Die Mandeln sind vergrößert und ragen so weit hervor, dass sie den Isthmus des Rachens blockieren und manchmal sogar in der Mittellinie zusammentreffen. Es treten Schmerzen beim Schlucken auf, die Atmung ist im Schlaf behindert und laut. Normalerweise besteht ein gewisses Maß an Fieber, und die Drüsen hinter dem Kieferwinkel sind vergrößert und empfindlich und können eitern und eine Zellulitis hervorrufen. Die akuten

Symptome klingen in der Regel innerhalb von vier bis fünf Tagen ab, aber wenn die tieferen Krypten mit Exsudatpfropfen gefüllt sind, kann sich der Zustand als hartnäckig erweisen. Der Patient ist anfällig für periodische Anfälle, insbesondere wenn die Mandeln chronisch vergrößert sind.

Die *Behandlung* erfolgt nach dem gleichen Schema wie bei der katarrhalischen Form. In wiederkehrenden Fällen sollten die Mandeln entfernt werden.

Akute suppurative Tonsillitis und Peritonsillitis – Quinsy. – Hierbei handelt es sich um eine akute eitrige Entzündung der Mandeln und des Peritonsillengewebes, die auf eine Infektion mit pyogenen Bakterien zurückzuführen ist. Es betrifft die gesamte Substanz der Mandeln und das Zellgewebe der Rachensäulen, des weichen Gaumens und des Rachens.

Klinische Merkmale. – Der Beginn erfolgt meist plötzlich und die Erkrankung wird durch Schüttelfrost, hohes Fieber und ein Gefühl des Unwohlseins eingeleitet. Es bestehen anhaltender Durst und Trockenheit im Hals, und der Patient hat das Gefühl, dass sich ein Fremdkörper im Rachenraum befindet, mit einem ständigen Schluckbedürfnis. Das Schlucken ist äußerst schmerzhaft, der Schmerz schießt bis zu den Ohren und der Patient hat Schwierigkeiten bei der Nahrungsaufnahme. Der Speichel sammelt sich im Mund; die Stimme ist dick und nasal; und die Atmung war behindert und laut. Wenn der Patient den Mund so weit öffnen kann, dass er den Blick auf die Rückseite des Rachens freigibt (was jedoch selten der Fall ist), sind die entzündeten Stellen von einer matten rötlich-violetten Farbe. Oft ist eine Tonsille stärker geschwollen als die andere und der entsprechende vordere Rachenpfeiler ist stärker ausgeprägt. Das Zäpfchen ist geschwollen und ödematös und neigt sich zu der Seite hin, auf der die Schwellung am geringsten ist. Die Eiterung erfolgt innerhalb von drei bis sieben Tagen; Bei Erwachsenen befindet es sich meist im Peritonsillargewebe der vorderen Rachensäule und erstreckt sich bis in den weichen Gaumen. Bei Kindern bildet sich der Eiter manchmal in der Substanz der Mandeln. Wenn man ihn platzen lässt, entleert sich der Abszess in den Mund und der Patient verspürt sofortige Linderung. Der Eiter ist immer unangenehm, und wenn der Abszess im Schlaf platzt, kann er in die Atemwege gelangen und eine septische Lungenentzündung verursachen. Die Lymphdrüsen im Nacken sind meist vergrößert und empfindlich, manchmal eitern sie und führen zu einer diffusen Cellulitis. Es kann zu einer allgemeinen Blutinfektion kommen, die zu einer Metastasierung verschiedener Gewebe und Organe führt, insbesondere in das eine oder andere der großen Gelenke.

Behandlung. —Im Anfangsstadium sind beruhigende antiseptische Gurgelungen angezeigt. Später, wenn der Patient nicht mehr in der Lage ist zu gurgeln, kann die Inhalation von Dampf, der mit dem Dampf von Karbolsäure oder Mönchsbalsam imprägniert ist, und die Anwendung von heißen Fomentationen oder einem großen Leinsamenumschlag auf den Hals Linderung verschaffen. Wenn sich ein Abszess gebildet hat, sollte er mit einer feinspitzen Sinuspinzette geöffnet werden, die durch den weichen Gaumen an einer Stelle gegenüber der Basis des Zäpfchens und in der Linie des vorderen Rachenpfeilers eingeführt wird. Da es bei Angina pectoris-Patienten häufig zu Anfällen kommt, sollten die Mandeln zwischen den Anfällen entfernt werden, wenn sie dauerhaft vergrößert bleiben.

Eine Hypertrophie der Mandeln tritt am häufigsten bei Kindern im Alter zwischen fünf und zehn Jahren auf und geht häufig mit adenoiden Vegetationen im Nasopharynx und einer chronischen Verdickung der Rachenschleimhaut einher.

Die gesamte Mandel ist vergrößert, die Schleimhaut verdickt und das Bindegewebe mehr oder weniger verödet. Die Krypten erscheinen an der Oberfläche als tiefe Spalten oder Risse und die Lymphfollikel sind vergrößert und hervorstehend. In den Krypten sammelt sich Sekret an und durch die Ablagerung von Kalksalzen kann sich ein Zahnstein bilden. Manchmal lagern sich Speisereste in den Krypten ab, sammeln sich dort an und bilden Ansammlungen von beträchtlicher Größe, die den Einsatz einer Schaufel erfordern, um sie zu entfernen.

Klinische Merkmale. —Die Hypertrophie ist beidseitig, aber nicht immer symmetrisch. Manchmal ragen die Mandeln so weit hervor, dass sie sich fast in der Mittellinie treffen; manchmal reichen sie kaum über die Höhe der Schlundsäulen hinaus. Sie sind normalerweise sitzend, aber manchmal ist die Basis so schmal, dass sie fast einen Stiel bildet. Während der Kindheit sind sie normalerweise weich und schwammig, aber wenn sie bis in die Jugend oder das Erwachsenenalter bestehen bleiben, werden sie fest und verhärtet. Diese sklerotische Veränderung ist auf die wiederholten Anfälle einer katarrhalischen oder eitrigen Mandelentzündung zurückzuführen, unter der der Patient leidet. Häufig sind die Lymphdrüsen hinter dem Kieferwinkel vergrößert. Das Schlucken wird manchmal beeinträchtigt und der Patient neigt zu Übelkeits- und Erbrechensanfällen. Die Atmung ist immer mehr oder weniger behindert; der Patient atmet durch den offenen Mund und schnarcht im Schlaf laut; und die Behinderung der Atmung beeinträchtigt die Entwicklung der Brust. In manchen Fällen treten während des Schlafs gelegentlich besorgniserregende Erstickungsanfälle auf, die Atembeschwerden verschwinden jedoch, sobald das Kind geweckt wird. Die Stimme ist charakteristischerweise dick und nasal, insbesondere wenn Adenoide vorhanden sind, und in vielen Fällen hat der Patient einen leeren und dummen Gesichtsausdruck. Das Gehör ist häufig durch eine Verstopfung der Eustachischen Röhre beeinträchtigt.

Behandlung. – In frühen und milden Fällen sollten die Mandeln mit Glycerin aus Gerbsäure oder einem anderen adstringierenden Mittel bestrichen werden und mehrmals täglich eine antiseptische Mundspülung oder ein Spray mit Wasserstoffperoxid verwendet werden. Wenn die Erkrankung den allgemeinen Gesundheitszustand oder die Entwicklung der Brust beeinträchtigt oder wenn Taubheit oder Schlafstörungen vorliegen, sollten die Mandeln entfernt werden.

Steine aus Phosphat oder Kalkkarbonat; Sie sind in der Regel etwa erbsengroß, können aber auch deutlich größer sein. Sie verursachen einen scharfen, stechenden Schmerz beim Schlucken und manchmal einen anhaltenden, krampfartigen Husten. Durch einen kleinen Einschnitt in die Mandel lassen sie sich leicht ausschälen.

Syphilis. — Der Rachen und die Mandeln sind gelegentlich der Sitz eines harten Schankers, und der Zustand kann eine bösartige Erkrankung vortäuschen. Die Unterkieferdrüsen vergrößern sich jedoch schneller und wachsen schneller als bei Krebs und sind empfindlich. Die sekundären Manifestationen der Krankheit treten normalerweise auf, bevor der Schanker abgeheilt ist.

Im Frühstadium der sekundären Syphilis kommt es häufig zu Schleimflecken und oberflächlichen Geschwüren. Später kommt es manchmal zu schweren phagedänischen Ulzerationen, insbesondere bei Alkoholikern, die sich schnell durch den weichen Gaumen fressen und zu einer deutlichen Deformation durch Kontraktion führen können, wenn es zur Narbenbildung kommt.

Im Tertiärstadium kommt es zu einer diffusen gummiartigen Infiltration, auf die leicht eine Ulzeration folgt, die sich auf die Rachenwand und den weichen Gaumen ausbreitet und durch Narbenkontraktion und Verwachsungen zu einer Verengung oder sogar zum vollständigen Verschluss der Kommunikation führen kann zwischen Rachen und Nasopharynx.

Tuberkulöse Läsionen des Rachens und der Tonsillen sind fast immer Folge eines Tuberkels des Kehlkopfes oder der Lunge oder eines Lupus im Gesicht oder im Nasopharynx. Sie sind mit mehr Schmerzen verbunden als syphilitische Läsionen; neigen weniger dazu, sich auf den Gaumen auszubreiten und eine Perforation zu verursachen; wenn jedoch eine Vernarbung stattfindet, sind sie gleichermaßen anfällig für Kontraktion und Deformität.

Tumore. — *Unschuldige Tumoren* – Fibrome, Lipome, Myome – sind vergleichsweise selten. Wenn sie sitzen, verursachen sie nur durch ihre Größe Unannehmlichkeiten; Wenn sie gestielt sind, können sie in den Rachenraum herabhängen und das Schlucken und Atmen behindern. Je nach den

Umständen können sie ausgeschält oder an der Basis abgebunden und abgeschnitten werden.

Bösartige Krankheit. – Die *Tonsille* ist häufig der Hauptsitz des *Lymphosarkoms*, einer sehr bösartigen Form des rundzelligen Sarkoms. Der Tumor ist zunächst auf die Tonsille beschränkt, die sich im Aussehen von der einfachen Hypertrophie nur dadurch unterscheidet, dass sie blasser und knotiger ist. Das Wachstum infiltriert schnell das peritonsilläre Bindegewebe und die angrenzende Gaumenschleimhaut, die blass und ödematös wird, und der Zustand kann in diesem Stadium eine eitrige Mandelentzündung vortäuschen. Mit zunehmender Größe dringt der Tumor in die Rachenhöhle ein und verursacht Störungen beim Schlucken und Atmen; Die Schleimhaut gibt bald nach und es kommt zu großflächigen Ulzerationen und Ablösungen der Tumorsubstanz, die manchmal zu schweren und sogar tödlichen Blutungen führen. Der Patient magert schnell ab. Die angrenzenden Lymphdrüsen werden frühzeitig infiziert.

Eine operative Entfernung ist selten praktikabel, in einigen Fällen hat sich jedoch die mehrtägige Einführung einer radiumhaltigen Röhre als vorteilhaft erwiesen.

Karzinome kommen häufiger vor als Sarkome. Es kann die Form eines *Plattenepithelkarzinoms* oder eines *Markkrebses annehmen* und seinen Ursprung in der Mandel, in der Furche zwischen Mandel und Zunge oder im weichen Gaumen haben. Wenn der Patient Rat sucht, sind in der Regel der Rachen, der weiche Gaumen, die Rachenwand und die Mandeln befallen.

Männer leiden häufiger als Frauen. Die Krankheit kann über einen längeren Zeitraum bestehen, bevor sie deutliche Symptome hervorruft, und die Aufmerksamkeit kann zunächst durch Schmerzen und Schluckbeschwerden oder durch in Richtung Ohr schießende Schmerzen gelenkt werden. In manchen Fällen ist eine Vergrößerung der Drüsen hinter dem Kieferwinkel das erste, was die Aufmerksamkeit des Patienten auf sich zieht. Die anderen Symptome sind denen von Zungenkrebs sehr ähnlich: Schmerzen beim Essen oder Trinken, Speichelfluss und stinkender Atem. Manchmal erbrechen Flüssigkeiten durch die Nase und die Stimme kann nasal und undeutlich werden. Da der Patient normalerweise nicht in der Lage ist, den Mund weit zu öffnen, ist es selten möglich, durch Inspektion viel zu erfahren, aber eine digitale Untersuchung kann ein unregelmäßiges, hartes und ulzeriertes Wachstum aufdecken. Die Schwellung ist manchmal von außen tastbar und füllt die Mulde hinter dem Kieferwinkel aus. In dieser Situation können auch die vergrößerten Lymphdrüsen tastbar sein. Diese sind oft überproportional zur Größe des Primärwachstums vergrößert. Die Krankheit breitet sich tendenziell lokal aus und führt zu zunehmenden Schwierigkeiten beim Schlucken und Atmen. Der Patient verliert allmählich an Kraft und kann an Erschöpfung aufgrund von Schmerzen und Schlaflosigkeit, an Blutungen oder an septischer Lungenentzündung sterben.

In frühen Fällen kann versucht werden, die Krankheit durch eine Operation zu beseitigen. Nach unserer Erfahrung hat sich Radium bei Krebs als weniger wirksam erwiesen als bei Sarkomen.

In fortgeschrittenen Fällen ist eine Linderung des Leidens des Patienten nur durch palliative Maßnahmen möglich. Antiseptische Mundspülungen werden verwendet, um Atembeschwerden und das Risiko einer Lungenentzündung zu verringern, und Heroin oder Morphin, um Schmerzen zu lindern. Die Verwendung einer Nasensonde oder sogar eine Gastrostomie kann erforderlich sein, um dem Patienten die ausreichende Nahrungsaufnahme zu ermöglichen, und eine Tracheotomie kann erforderlich sein, um Atemnot zu lindern.

Retropharyngealer Abszess. – Der *chronische* retropharyngeale Abszess bei tuberkulöser Erkrankung der Halswirbel, bei dem sich der Eiter hinter der prävertebralen Faszie ansammelt, wurde bereits beschrieben (S. 441).

Der *akute* Abszess entsteht im Raum zwischen der prävertebralen Faszie und der Rachenwand. Die Infektion beginnt meist in einer der Lymphdrüsen, die diesen Raum belegen, und endet schnell mit einer Eiterung, die sich auf das umgebende Zellgewebe ausbreitet. Sie tritt am häufigsten bei Kindern im ersten und zweiten Lebensjahr auf, und der Patient kann sich nach einem der Eruptionsfieber, das mit einer Entzündung der Mund-Rachen-Schleimhaut einhergeht – wie etwa Scharlach, Masern oder Windpocken –, in der Genesung befinden unter Schnupfen oder Schnupfen leiden. In manchen Fällen ist die Reizung des Gebisses die einzige erkennbare Ursache.

Bei Säuglingen ist die Erkrankung meist sehr akut und geht mit Fieber, Schüttelfrost, Erbrechen und oft auch mit Krämpfen einher. Der Kopf wird starr gehalten und meist zur Seite gedreht, und beim Versuch, ihn zu bewegen, treten Schmerzen auf. Das Kind hat große Schmerzen beim Schlucken, es kommt zum Aufstoßen der Nahrung und der Speichel tropft aus dem Mund. Es kommt zu ausgeprägter Atemnot und einem kurzen, trockenen Husten. Die Rückseite des Rachens ist rot und geschwollen, und bei der digitalen Untersuchung kann ein lokaler Vorsprung erkannt werden, der weich und schwankend und meist asymmetrisch ist. Manchmal geht die Stimme verloren und der Patient leidet unter schweren Erstickungsanfällen – Symptome, die dazu geführt haben, dass die Krankheit mit einer membranösen Laryngitis verwechselt wird. In manchen Fällen ist eine leichte Schwellung auf einer oder beiden Seiten des Halses spürbar. Wird der Abszess nicht umgehend geöffnet, verläuft die Erkrankung meist tödlich. Der Mund wird mit einem Knebel geöffnet, der Kopf lässt man über das Ende des Tisches hängen und der Abszess wird mit einer vorsichtigen

Bistour durch die Wand des Rachens eingeschnitten. Die Gefahren, die mit der Öffnung des Abszesses aus dem Mund verbunden sind, scheinen übertrieben worden zu sein.

Eine *weniger akute* Form eines retropharyngealen Abszesses entwickelt sich manchmal im Verlauf einer chronischen Mittelohrerkrankung, wobei sich der Entzündungsprozess entlang der Eustachischen Röhre ausbreitet, in deren Wand sich ein Abszess bildet und sich in den retropharyngealen Raum eingräbt.

KAPITEL XXI
DIE KIEFER, EINSCHLIESSLICH ZÄHNE UND ZAHNFLEISCH

- ZÄHNE : Zahnkaries
- — Impaktierter Weisheitszahn .
- ZAHNFLEISCH : Gingivitis;
- Pyorrhoea alveolaris ;
- Hypertrophie ;
- Epitheliom .
- KIEFER :
- Pyogene Erkrankungen: *Periostitis* ;
- *Osteomyelitis* ;
- Tuberkulose ;
- Syphilis ;
- Aktinomykose
- — Tumoren: *Alveolarfortsatz* ;
- *Vom Oberkiefer* ;
- *Von Unterkiefer*
- — Bruch des Oberkiefers
- — Bruch des Unterkiefers
- — Erkrankungen des Kiefergelenks :
- *Luxation des Unterkiefers* ;
- *Akute Arthritis* ;
- *Tuberkulöse Arthritis* ;
- *Arthritis deformans* ;
- *Schließung der Kiefer* .

Zahnkaries ist ein Zerfallsprozess, der im Zahnschmelz eines Zahns beginnt – normalerweise im Bereich seines Halses – und sich allmählich durch das Dentin bis zur Pulpahöhle ausbreitet.

Eine Infektion der freigelegten Pulpahöhle kann zu einer akuten eitrigen *Pulpitis führen* . Dies geht mit starken Schmerzen einher, die sich nicht auf den erkrankten Zahn beschränken, sondern sich auf benachbarte Zähne und manchmal auf alle Äste des Trigeminusnervs auf derselben Gesichtsseite ausbreiten können.

Die Infektion kann sich vom Zahn auf das alveolodentale Periost ausbreiten und eine *Parodontitis auslösen* . Im betroffenen Zahn entsteht zunächst ein Unbehagen, das durch den Gegenbiss des Patienten gelindert wird. Später kommt es zu starken stechenden oder pochenden Schmerzen. Der betroffene Zahn ragt meist über seine Nachbarzähne hinaus und ist übermäßig empfindlich, wenn der Gegenzahn beim Kauen mit ihm in Kontakt kommt. Das Zahnfleisch wird rot und schwillt an und die Wange ist ödematös.

Auf eine Parodontitis folgt meist die Bildung eines *Alveolarabszesses* . Der Eiter, der sich an der Zahnwurzel bildet, dringt in den meisten Fällen durch den Knochen in das Zahnfleisch ein und bildet dort ein „Zahnfleischgeschwür". Der Eiter kann dann durch das Zahnfleisch platzen oder sich unter der äußeren Knochenhaut des Kiefers ausbreiten und zu einer Nekrose führen.

In einigen Fällen verklebt die Wange mit dem Zahnfleisch und dem Kiefer, bevor der Abszess platzt, und der Eiter entweicht durch die Haut und hinterlässt einen Sinus, der zum fehlerhaften Zahn führt und langsam heilt, normalerweise weil ein Abszess vorhanden ist kleiner Sequester am Boden. Die Öffnung des Sinus liegt am häufigsten am Unterrand des Unterkiefers, etwas vor dem Kaumuskel. Ein tief im Oberkiefer sitzender Alveolarabszess kann in die Kieferhöhle münden und in dieser Höhle eine Eiterung bewirken. Um eine Narbe im Gesicht zu vermeiden, sollte der Abszess vom Mund aus eröffnet werden. Ein parodontaler Abszess an einem der oberen mittleren Schneidezähne breitet sich nach hinten zwischen dem Schleimhautperiost und dem knöchernen Gaumen aus und verursacht eine längliche Schwellung im Gaumen.

In allen Fällen ist die Extraktion des kariösen Zahns notwendig, bevor der Abszess aufhört zu sprudeln und die Nebenhöhlen abheilen. Wenn ein Sequester vorhanden ist, muss dieser entfernt und der Knochen mit einem scharfen Löffel abgekratzt werden. Zu den weiteren Auswirkungen von Zahnkaries zählen eine lokalisierte Nekrose des Alveolarrandes, eine Cellulitis des Halses und eine Vergrößerung der Halslymphdrüsen.

Eine *Zyste* findet sich häufig an der Wurzel eines kariösen Zahns. Es ist mit Epithel ausgekleidet und stammt wahrscheinlich aus einem verspäteten Teil des Schmelzorgans, der durch infektiöse Prozesse in der Pulpahöhle zu aktivem Wachstum angeregt wurde. Es ist selten größer als eine Erbse und enthält eine breiartige Masse wie eingesickerter Eiter. Es verursacht keine Symptome und wird erst nach der Extraktion der Wurzel erkannt.

Odontome wurden bereits beschrieben (Band I., S. 192).

Eine lokalisierte Schwellung des Unterkiefers, verbunden mit Schmerzen im Ohr und Nacken und in einigen Fällen mit krampfhafter Kontraktion der Kaumuskulatur, kann auf eine *Einklemmung des Weisheitszahns* (unterer dritter Molar) zurückzuführen sein. Wenn der Zahn lediglich im Zahnfleisch verankert ist, kann ein Schnitt dazu führen, dass er durchbricht; Wenn die Röntgenaufnahmen zeigen, dass er unter dem zweiten Backenzahn eingeklemmt ist, muss er entfernt werden, was sich als schwierige zahnärztliche Operation erweisen kann.

Erkrankungen des Zahnfleisches. – Zahnfleischentzündung – *Gingivitis* – tritt meist in Verbindung mit einer allgemeinen Stomatitis auf. Das Zahnfleisch ist geschwollen und schwammig und kann oberflächliche Geschwüre aufweisen, die mit Blutungen und extremen Atemnot einhergehen. Die Zähne werden locker, ragen aus den Alveolen hervor und fallen manchmal aus. Diese Symptome treten besonders bei Skorbut und chronischer Quecksilbervergiftung auf. Bei einer chronischen Bleivergiftung ist eine charakteristische blaue Linie am Zahnfleisch in der Nähe des Zahnrandes zu sehen. Die *Behandlung* besteht darin, die Ursache zu beseitigen, die hygienischen und diätetischen Bedingungen des Patienten zu verbessern und je nach Ursache Limettensaft, Kalijodid, Chinin oder Lebertran zu verabreichen. Auch antiseptische Mundspülungen und Zahnputzmittel sind angezeigt. Besonders nützlich ist Chlorkali, das über den Speichel ausgeschieden wird.

Pyorrhoea alveolaris ist eine chronische Form der Gingivitis, die nach dem mittleren Lebensalter auftritt und im Bereich der Zahnhälse und des alveolodentalen Periosts beginnt. Sie ist auf eine bakterielle Infektion zurückzuführen und geht mit einer Ansammlung von Zahnstein zwischen Zahnfleisch und Zähnen einher. Aus dem freien Rand des Zahnfleisches und der Alveole tritt ein schleimig-eitriger Ausfluss aus. Anschließend kommt es zu einer Atrophie der Alveolarränder und des Zahnfleisches, so dass die Wurzeln freigelegt werden und die Gefahr besteht, dass sich die Zähne lockern und schließlich ausfallen. Die Erkrankung kann nur wenige Zähne betreffen oder sich auf alle Zähne ausbreiten. In diesem Fall kann der Patient im Laufe einiger Jahre zahnlos werden. Magen-Darm-Störungen, chronische Gelenkbeschwerden wie Arthritis deformans, eine Form der perniziösen Anämie und andere allgemeine Erkrankungen wurden auf die Aufnahme toxischer Produkte zurückgeführt. Die *Behandlung* besteht darin, den Zahnstein von den Zähnen zu entfernen, starke Antiseptika auf die Zahnzwischenräume und das Zahnfleisch aufzutragen und Mundspülungen und Zahnputzmittel zu verwenden. Eine Massage des Zahnfleisches abends und morgens und das Einreiben einer Paste aus Kalichlorat und Menthol ist oft von großem Nutzen. Der Einsatz von Impfstoffen und die Verbesserung des allgemeinen Gesundheitszustands führten zu guten Ergebnissen.

Gelegentlich kommt es bei Kindern und jungen Erwachsenen mit einer geistigen Behinderung zu einer *Zahnfleischhypertrophie , bei der die Zähne früh erscheinen und ungewöhnlich groß sind.* Das Zahnfleisch vergräbt die Zähne fast und es bilden sich große polypoide Massen, die zur Pilzbildung neigen. Die Behandlung besteht darin, nicht nur das hypertrophierte Zahnfleisch, sondern auch die betroffene Alveole (Heath) zu entfernen.

Eine lokalisierte Hypertrophie – *ein Polyp des Zahnfleisches* – entsteht manchmal durch die Reizung eines kariösen Zahns oder durch den Druck einer künstlichen Prothese und kann eine Epulis vortäuschen (S. 513). Die Schwellung ist in der Regel gestielt und neigt nicht zu einem erneuten Auftreten, wenn sie in der Nähe des Alveolarrandes abgeschnitten wird.

Epitheliome entstehen manchmal im Zahnfleisch im Zusammenhang mit einem kariösen Zahn oder einer künstlichen Zahnplatte. Die Wucherung neigt dazu, in den Knochen einzudringen und sich auf die Wangen- oder Mundschleimhaut oder auf die Kieferhöhle auszubreiten. Ihre bösartige Natur lässt sich dadurch vermuten, dass sie auch nach Beseitigung der Reizung bestehen bleibt. Die einzige Behandlung besteht in der frühzeitigen und vollständigen Entfernung der Wucherung und des angrenzenden Knochensegments.

Andere Zahnfleischtumoren wie Angiome und Papillome sind selten.

DIE KIEFER

Pyogene Infektionen. – Der Kiefer kann durch Frakturen infiziert werden, die mit dem Mund in Verbindung stehen, oder durch unsachgemäßes Ziehen von Zähnen, aber die meisten pyogenen Infektionen haben ihren Ursprung im Zusammenhang mit kariösen Zähnen und beginnen als Parodontitis, gefolgt von einer diffusen Periostitis, die zu ... führen kann Nekrose erheblicher Knochenanteile. Bei Arbeitern, die den Dämpfen von gelbem Phosphor ausgesetzt sind, kann der Knochen so devitalisiert sein, dass er leicht mit pyogenen Organismen infiziert wird und einen Prozess der Karionekrose durchläuft – die *Phosphornekrose* der älteren Autoren.

ABB. 247. – Cario-Nekrose des Unterkiefers.

Akute Osteomyelitis befällt gelegentlich den Unterkiefer, seltener den Oberkiefer. Unter dem Periost bildet sich schnell Eiter, und ein beträchtlicher Bereich des Knochens kann nekrotisch werden.

beim *Cancrum oris* werden die Knochen häufig angegriffen und können eine Nekrose erleiden.

Die *Behandlung* besteht darin, den Eiter abzulassen, und dies sollte nach Möglichkeit aus dem Mund erfolgen, um eine Narbenbildung im Gesicht zu vermeiden. Wenn der Winkel oder der aufsteigende Ast des Unterkiefers oder der Gesichtsteil des Oberkiefers betroffen sind, kommt man nicht umhin, eine äußere Öffnung zu schaffen. Durch die häufige Anwendung antiseptischer Waschmittel wird die Drainage sichergestellt und der Mund bleibt frisch. Wenn die Erkrankung auf einen kariösen Stumpf oder einen nicht durchgebrochenen Zahn zurückzuführen ist, sollte dieser gleichzeitig mit der Öffnung des Abszesses entfernt werden.

Die Ablösung eines Sequesters erfolgt in der Regel langsam und dauert je nach Schwere der Infektion und Ausmaß der Nekrose zwei bis vier Monate. Im Unterkiefer wird das Sequester von einer Hülle aus neuem

Periostknochen umgeben, so dass der Bogen auch dann reproduziert wird, wenn der größere Teil des Kiefers eine Nekrose erleidet, und nach der Entfernung des Sequesters nur eine geringe oder keine Deformierung entsteht. Der Sequester kann normalerweise entfernt werden, nachdem die Schleimhaut durchtrennt und ein Teil der Außenseite der neuen Hülle entfernt wurde. Der Hohlraum wird mit Jodoform oder Wismutgaze gefüllt. Wenn der aufsteigende Ast betroffen ist, müssen Vorkehrungen getroffen werden, um eine Fixierung des Kiefers während des Heilungsprozesses zu verhindern. Im Oberkiefer kommt es zu keiner Neubildung und Deformierung entsteht durch das Einsinken der Wange, es sei denn, dies wird durch das Tragen einer vom Zahnarzt angefertigten Platte verhindert.

Tuberkuloseerkrankungen sind vergleichsweise selten. Gelegentlich findet man sie am Augenhöhlenrand des Oberkiefers und im Bereich des Jochbeins. Im Unterkiefer kommt es meist in der Nähe des Kieferwinkels vor. Stockman isolierte den Tuberkelbazillus aus einer Reihe von von ihm untersuchten Fällen von „Phosphornekrose". Die Nebenhöhlen, die sich bilden, wenn ein kalter Abszess an der Oberfläche platzt, sind besonders hartnäckig und heilen erst, nachdem der erkrankte Knochen entfernt wurde, und hinterlassen eine charakteristische eingedrückte Narbe, die am Knochen haftet.

syphilitische Erkrankungen sind selten. In der Nähe des Unterkieferwinkels kann sich ein lokalisiertes Gumma entwickeln, oder der gesamte Körper dieses Knochens kann der Sitz einer diffusen gummiartigen Infiltration sein (Abb. 248). In beiden Fällen liegt die klinische Bedeutung der Erkrankung darin, dass sie leicht mit einer Neubildung, etwa einem Osteosarkom, oder einer Aktinomykose verwechselt werden kann.

ABB. 248. – diffuse syphilitische Erkrankung des Unterkiefers.

Aktinomykose. – Dieser Zustand kommt im Kiefer häufiger vor als an jedem anderen Teil, und der Unterkiefer wird häufiger befallen als der Oberkiefer. Die Aktinomyces gelangen über einen kariösen Zahn oder über das Zahnfleisch in den Knochen.

Zu Beginn klagt der Patient über Schmerzen und Druckempfindlichkeit im Zusammenhang mit einem oder mehreren kariösen Zähnen. Innerhalb weniger Wochen bildet sich eine Schwellung – in der Regel im Unterkiefer in der Nähe des Winkels und im Oberkiefer in einigen Teilen der Wange. Die in ihrer Konsistenz unterschiedlich ausgeprägte Schwellung umschließt den Knochen und lässt sich nicht von diesem lösen. Die Haut darüber wird rot, es kommt zur Eiterung und es bilden sich Nebenhöhlen, aus denen eine serös-eitrige Flüssigkeit austritt, in der die charakteristischen gelben „Schwefelkörner" zu erkennen sind. Das umliegende Weichgewebe wird infiltriert und der Teil wird mit Nebenhöhlen übersät, die bis zum bloßen Knochen reichen. Die Krankheit verläuft meist chronisch, dauert ein bis zwei Jahre und geht, sofern nicht noch eine pyogene Infektion hinzukommt, nicht mit Fieber einher.

Fehlen die charakteristischen gelben Körnchen, kann die Aktinomykose leicht mit einer tuberkulösen oder syphilitischen Erkrankung oder mit einem Sarkom verwechselt werden.

Die *Behandlung* besteht in der Entfernung des erkrankten Gewebes mit dem Messer oder einem scharfen Löffel und der Verabreichung großer Dosen

Kaliumiodid. Das Einsetzen von Radiumröhren hat eine wohltuende Wirkung.

Tumoren des Alveolarfortsatzes. – Epulis. – Die Tumoren, die aus den Alveolarfortsätzen des Kiefers wachsen, scheinen auf den ersten Blick aus dem Zahnfleisch zu entspringen, weshalb sie im Allgemeinen als *Epulis* bezeichnet werden. Sie entstehen eigentlich im Periost der Alveole oder in der Parodontalmembran und haben im Wesentlichen den Charakter eines Fibrosarkoms. In einigen Fällen überwiegt das fibröse Element, aber die Häufigkeit, mit der sie nach der Entfernung erneut auftreten, sofern nicht auch das Knochensegment, aus dem sie stammen, entfernt wird, weist auf ihre bösartige Tendenz hin. In den meisten Fällen ist der Tumor vom myeloischen Typ – Myelom; in anderen Fällen wird neuer Knochen in seiner Substanz gebildet – Osteosarkom.

Eine Epulis beginnt normalerweise in der Lücke zwischen zwei Zähnen und wächst langsam, entweder in Richtung der Mundhöhle oder häufiger in Richtung der Lippe oder Wange, wo sie als leuchtend rote, glatte, feste, abgerundete Schwellung erscheint, die anhaftet bis zum Kiefer und kann sitzend oder gestielt sein (Abb. 249). Es verursacht kaum Schmerzen, kann jedoch das Kauen beeinträchtigen. Mit zunehmender Größe breitet es sich über die Alveolen mehrerer Zähne aus, wird weicher und nimmt eine dunkelviolette Farbe an. Bei Druck oder Reizung kann es zu Geschwüren und Blutungen kommen.

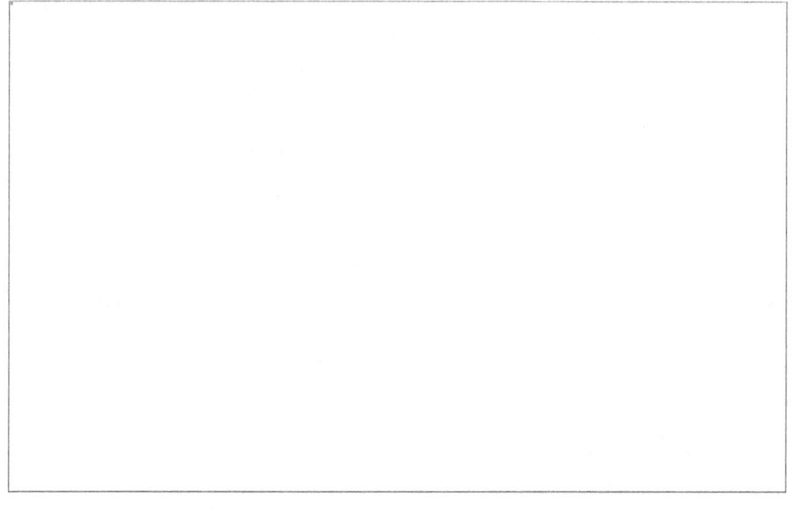

ABB. 249. – Epulis des Unterkiefers.

(Anatomisches Museum, Universität Edinburgh.)

Der echte Alveolartumor ist anhand einer Anhäufung redundanter Granulationen zu diagnostizieren, wie sie sich bei einem kariösen Zahn, einem Polypen oder Epitheliom des Zahnfleisches, einem Tumor des Kieferkörpers oder einem Angiom bilden können.

Die *Behandlung* besteht in der Entfernung des Tumors zusammen mit einem keilförmigen oder vierseitigen Teil des Alveolarfortsatzes, aus dem er wächst. Um die Lücke in der Alveole zu füllen, sollte eine Zahnplatte eingesetzt werden. Nach einer solchen freien Entfernung zeigen diese Tumoren eine geringe Neigung zu Rezidiven und Metastasen sind selten.

Bösartige Tumoren des Oberkiefers. – Es kommen alle Arten von *Sarkomen* und *Karzinomen* vor; Von den ersteren sind die runden und spindelzelligen am häufigsten. Karzinome kommen hauptsächlich in zwei Formen vor, seltener als Zylinderepitheliom, das aus dem Drüsenepithel entsteht, viel häufiger als Plattenepithelepitheliom, das entweder im Antrum entsteht und dessen Ausdehnung verursacht oder sich von der Schleimhaut der Nase oder des Mundes auf den Oberkiefer ausbreitet. Klinisch ist es praktisch unmöglich, ein Sarkom von einem Karzinom zu unterscheiden; In den späteren Stadien ist die Infektion der Drüsen unterhalb des Unterkiefers beim Karzinom stärker ausgeprägt. Ein wichtiger Punkt, der festgestellt werden muss, ist, ob das Wachstum im Oberkiefer entsteht oder sich von angrenzenden Teilen wie der Schädelbasis, der Nase oder dem Gaumen auf diesen ausgebreitet hat. Dabei sind die Röntgenaufnahmen hilfreich. Ihre Bösartigkeit wird durch die Geschwindigkeit ihres Wachstums, die Art und Weise, wie sie benachbarte Teile infiltrieren, und die Häufigkeit, mit der sie nach der Entfernung erneut auftreten, nachgewiesen. Sie treten in jedem Alter auf und wurden sogar bei Kindern beobachtet.

Die *klinischen Merkmale* variieren je nachdem, ob der Tumor an der Vorderseite des Knochens, in der Kieferhöhle oder an der Rückseite entsteht.

Wenn der Tumor im Periost entsteht, das die Vorderseite des Knochens bedeckt, bildet er eine Schwellung unter der Wange, meist in der Nähe des Jochbeins, und wächst sowohl zum Mund als auch zur Oberfläche hin. Die Wange wird allmählich befallen, und in einigen Fällen erstreckt sich das Wachstum bis in die Kieferhöhle.

Der typische bösartige Tumor des Oberkiefers hat seinen Ursprung in der Schleimhaut der Kieferhöhle; Es füllt zuerst die Höhle aus und wölbt dann seine Wände in alle Richtungen, so dass, wenn Druck auf die Schwellung ausgeübt wird, die knöcherne Hülle der Nebenhöhlen Grübchen bildet und unter dem Finger knistert. Bei Durchleuchtung ist der Sinus dunkel. Der Tumor kann das Nasenloch auf derselben Seite verstopfen und durch Druck auf den Tränenkanal dazu führen, dass die Tränen über die Wange fließen.

Es kann durch die vorderen Nasenlöcher gesehen werden und kann mit
einem gesundheitsschädlichen Ausfluss aus der Nase einhergehen. Der
Augapfel neigt dazu, nach oben verschoben zu werden, und wenn die
Siebbeinzellen befallen sind, wird er auch nach außen gedrückt; Der Gaumen
kann eingedrückt und die Wange hervorstehen (Abb. 250 , 251).

ABB. 250. – Sarkom des Oberkiefers.

ABB. 251. – Bösartige Erkrankung des linken Oberkiefers, die den Augapfel
verlagerte und Doppelbilder verursachte.

Wenn der Tumor aus dem Periost des hinteren Teils des Knochens wächst
und sich in die Fossa spheno-maxillaris oder pterygo-maxillaris ausdehnt,
wird der Augapfel normalerweise durch das Eindringen in die Augenhöhle
von hinten hervorgedrückt und es kommt zu einer Schwellung im
Schläfenbereich . Wenn der Sinus befallen ist, breitet sich der Tumor in die
verschiedenen bereits angegebenen Richtungen aus. Nicht selten handelt es
sich bei einem Tumor, der seinen Sitz im Oberkiefer zu haben scheint, in
Wirklichkeit um eine nach unten gerichtete Verlängerung einer Wucherung,
die ihren Ursprung in der Schädelbasis hat, einem Punkt, über den die
Röntgenaufnahmen wertvolle Informationen liefern können.

In allen Fällen neigt der Tumor dazu, das umliegende Gewebe wahllos zu
infiltrieren. Es treten starke Schmerzen auf, die sich auf die Ausbreitung des
Oberkieferabschnitts des Trigeminusnervs beziehen. Es besteht die Gefahr
einer Blutung, wenn freiliegende Teile des Tumors ulzerieren –
beispielsweise in den Nasenhöhlen. Das Sarkom ist von den soliden und
zystischen Formen des Odontoms zu unterscheiden, die auch den Knochen
aufblähen, den harten Gaumen vorwölben und ins Gesicht ragen können.

Behandlung bösartiger Erkrankungen. „Ohne die Hilfe der Strahlung sind die
Ergebnisse der operativen Behandlung bösartiger Erkrankungen des
Oberkiefers alles andere als ermutigend. Die wahrscheinlich beste
Vorgehensweise besteht darin, mehrere Radiumröhrchen mehrere Tage lang

in verschiedenen Teilen des Tumors einzubetten. Wenn die daraus resultierende Schrumpfung des Wachstums ihre Grenzen erreicht zu haben scheint, sollte der Oberkiefer herausgeschnitten werden. Wenn sich bei der mikroskopischen Untersuchung herausstellt, dass es sich um ein Karzinom handelt, sollten die Drüsen auf derselben Seite des Halses in einer zweiten Operation entfernt werden, ähnlich wie bei Butlins Operation bei Zungenkrebs. Für die Anfertigung einer Prothese, die zumindest den harten Gaumen und den Alveolarrand wiederherstellt, ist die Hilfe des Zahnarztes erforderlich. Die Entfernung des Oberkiefers ist ungefährlich, insbesondere wenn das Risiko einer Bronchopneumonie durch die intratracheale Verabreichung von Äther minimiert wird. Die letzte Erkrankung bei naturbedingt bösartigen Erkrankungen des Oberkiefers oder wenn sie nach einer Operation wieder aufgetreten sind, ist schrecklich; Das Wachstum verdrängt und zerstört den Augapfel, verstopft die Nase und verpilzt das Gesicht, was zu schrecklichen Entstellungen führt.

Einfache Tumoren sind selten. *Fibrome* können im Periost oder in der Schleimhaut der Kieferhöhle entstehen. Es neigt normalerweise dazu, den Charakter eines Sarkoms anzunehmen. *Chondrom* beginnt normalerweise entweder an der Nasenoberfläche des Knochens oder in der Kieferhöhle. *Osteome* treten in zwei Formen auf: als Exostose, die aus ausgelöschtem oder kompaktem Gewebe bestehen kann, und als diffuses Osteom oder Leontiasis ossea (Band I, S. 485). Alle Zwischenformen kommen vor, und wenn sie auf den Oberkiefer beschränkt sind, kann die daraus resultierende Entstellung durch eine Operation verbessert oder behoben werden; Die Wange wird angehoben oder reflektiert und der Knochen mit einem starken Messer oder Osteotom abrasiert.

Tumoren des Unterkiefers. — Es kommen die gleichen Varietäten vor wie im Oberkiefer. Die nicht-malignen Formen – Osteom, Chondrom und Fibrom – sind selten.

Eine *Zahnzyste* erscheint als glatte, runde und schmerzlose Schwellung, meist im Bereich der Backenzähne. Der Knochen dehnt sich allmählich aus und knistert bei Druck. Die Zyste ist mit einer schleimigen Schleimflüssigkeit gefüllt und kann einen oder mehrere durchgebrochene Zähne enthalten (Abb. 252). Charakteristisch sind die Röntgenbilder. Die Behandlung besteht darin, die Vorderwand der Zyste zu entfernen, das Innere abzukratzen und die Höhle mit Jodoform oder Wismutgaze zu füllen.

ABB. 252. – Zahnzyste des Unterkiefers mit rudimentärem Zahn.

(Aus der Sammlung von Sir Patrick Heron Watson.)

Vergleichsweise häufig kommt der myeloische Tumor bzw. *das Myelom vor.* Es entwickelt sich im Inneren des Knochens und erweitert das betroffene Segment (Abb. 253). Es wächst langsam, ist mehr oder weniger eingekapselt und dringt daher nicht in das umliegende Gewebe ein. Manchmal wird der Knochen so geschwächt, dass es zu einem pathologischen Bruch kommt. Es liegt keine Drüsenbeteiligung vor und der Tumor weist kaum Anzeichen einer Malignität auf.

ABB. 253. – Knochenschale des Myeloms des Unterkiefers.

(Aus der Sammlung von Professor Annandale.)

Das *Periostsarkom* ist die bösartigste Form. Es wächst schnell und infiltriert das umliegende Gewebe. In der Regel sind die submaxillären Speicheldrüsen und die Halslymphdrüsen betroffen, und die Krankheit neigt dazu, sich durch Metastasierung in entfernte Teile auszubreiten.

Das Epitheliom ist die häufigste Neubildung im Unterkiefer. Meist betrifft es den zentralen Teil des Knochens und geht direkt von der Unterlippe, der Zunge oder dem Mundboden aus. Wenn es in den Säulen des Rachens entsteht, impliziert es den aufsteigenden Ramus. In allen Fällen ist die Infektion der Halslymphdrüsen ein schwerwiegender Faktor sowohl für die Prognose als auch für die Behandlung.

Behandlung. — *Eine teilweise Entfernung* des Unterkiefers kann bei Myelomen sowie in Fällen von Sarkomen und Epitheliomen durchgeführt werden, bei denen der Tumor auf einen kleinen Bereich des Knochens beschränkt ist — zum Beispiel auf den Alveolarfortsatz, den Alveolarwinkel, den horizontalen

Ast oder den Alveolarfortsatz Symphyse; in anderen Fällen muss der gesamte Knochen entfernt werden.

<h2 style="text-align:center">VERLETZUNGEN DER KIEFER</h2>

Bruch des Oberkiefers. —Frakturen des Oberkiefers sind fast immer auf direkte Gewalteinwirkung zurückzuführen, beispielsweise auf einen Schlag ins Gesicht, einen Stich oder eine Schusswunde. Sie werden häufig dadurch verstärkt, dass sie in den Mund, in die Kieferhöhle oder auf die Wangenhaut gelangen. Der Alveolarfortsatz kann durch einen schweren Schlag, beispielsweise durch den Tritt eines Pferdes, ganz oder teilweise vom Knochenkörper abgetrennt werden, und wenn die gesamte Alveole abgetrennt wird, kann sie den harten Gaumen mitreißen. Bei der Zahnextraktion werden häufig begrenzte Teile der Alveole gebrochen. Das Hauptproblem nach schweren Alveolarfrakturen besteht darin, dass die oberen Zähne nicht genau gegenüber den unteren liegen und dadurch das Kauen beeinträchtigt wird.

Wenn der vordere (nasale) Teil des Oberkiefers gebrochen ist, können der Tränensack und der Nasengang beschädigt werden und der Tränenfluss behindert werden. In solchen Fällen besteht auch die Gefahr, dass sich ein Emphysem entwickelt. Frakturen des Gesichtsteils werden häufig durch Blutungen aus den Infraorbitalgefäßen und eine Anästhesie des vom Nervus Infraorbitalis versorgten Bereichs kompliziert. Es kann zu einer Eiterung im Sinus maxillaris kommen. In einigen Fällen wird der Oberkiefer als Ganzes eingetrieben, in anderen Fällen strahlt die Fraktur bis zur Schädelbasis aus und es entwickeln sich zerebrale Symptome.

Die *Behandlung* besteht darin, eventuell vorhandene Deformitäten zu reduzieren, eine effiziente Drainage sicherzustellen und den Mund so aseptisch wie möglich zu halten. Die Vereinigung erfolgt schnell und aufgrund der Vaskularität der Teile ist eine Nekrose selten, selbst wenn es zu einer Eiterung kommt. Wenn der Alveolaranteil zerkleinert ist, können die Fragmente in Position gehalten werden, indem der Unterkiefer mit einem vierseitigen Verband am Oberkiefer fixiert wird (Abb. 255) oder indem eine geformte Schiene oder eine Guttapercha-Schiene an die Alveole angepasst wird Gaumen.

Das *Jochbein (Malar)* wird manchmal zusammen mit dem angrenzenden Teil des Oberkiefers durch direkte Gewalteinwirkung gebrochen. Es kann möglich sein, die verschobenen Fragmente mit den Fingern, die zwischen Wange und Zahnfleisch eingeführt werden, in Position zu bringen ; Wenn dies fehlschlägt, sollte ein kleiner Einschnitt in die Schleimhaut vor dem Kaumuskel gemacht und der Knochen mit einem Elevatorium in Position gebracht werden.

der *Jochbogen* durch einen direkten Schlag gebrochen. Da die abgesenkten Fragmente die Bewegung des Unterkiefers beeinträchtigen können, sollten sie entweder durch Manipulation oder durch einen Einschnitt angehoben werden.

Frakturen des Unterkiefers. – Die häufigste Situation für einen Bruch des Unterkiefers ist der Bruch des *Knochenkörpers* in der Nähe des Eckzahns (Abb. 254). Die Tiefe der Zahnhöhle dieses Zahns und die verhältnismäßige Enge des Kiefers auf dieser Höhe machen ihn zum schwächsten Teil des Zahnbogens. Der Bruch entsteht meist durch direkte Gewalteinwirkung, etwa durch einen Schlag mit der Faust, einen Tritt eines Pferdes oder einen Sturz aus großer Höhe. Es ist manchmal beidseitig, wobei der Knochen auf der einen Seite an der Eckzahngrube nachgibt und auf der anderen direkt vor dem Masseter; oder beide Frakturen können an den Eckzahngruben liegen. Die Fraktur verläuft meist schräg von oben nach unten und außen und wird fast immer durch Einreißen der Mundschleimhaut verschlimmert.

ABB. 254. – Mehrfache Fraktur des Unterkiefers.

(Aus der Sammlung von Sir Patrick Heron Watson.)

Wenn nur eine Seite gebrochen ist, wird das kleinere Fragment normalerweise durch die Kaumuskeln und Schläfenmuskeln nach außen und vorne verschoben, sodass es das größere Fragment überlappt. Bei beidseitigen Frakturen wird das zentrale lose Segment durch die Kraft, die die Fraktur verursacht, nach unten und hinten in Richtung des Zungenbeins getrieben und von den am Kinn befestigten Muskeln in dieser Position gehalten, während beide seitlichen Fragmente durch die Kaumuskeln nach außen und vorne geneigt werden zeitlich. Das Ausmaß der Verschiebung lässt sich am besten anhand des Grads der Unregelmäßigkeit in der Zahnreihe erkennen. Eine abnormale Beweglichkeit und Krepitation werden leicht hervorgerufen, und es kommt zu starken Schmerzen, insbesondere wenn der untere Zahnnerv gedehnt oder gequetscht wird. Charakteristisch ist die Haltung des Patienten; Er stützt den gebrochenen Kiefer mit seinen Händen und hält ihn so ruhig wie möglich, wenn er versucht zu sprechen oder zu schlucken. Speichel tropft aus dem offenen Mund und die Sprache ist undeutlich.

Symphyse durch seitliche Kompression des Kiefers, beispielsweise durch Zusammendrücken der Kieferwinkel, gebrochen werden . Die allgemeinen Merkmale der Fraktur sind die gleichen wie bei einer Körperfraktur, die Verschiebung ist jedoch unbedeutend.

Frakturen des *Winkels* und durch den *Ramus* kommen seltener vor und gehen nicht mit Deformitäten einher, da die Fragmente durch den Kaumuskel und die inneren Pterygoideusmuskeln in ihrer Position gehalten werden. Eine Fraktur des *Processus coronoideus* ist selten.

Der *Kondylus* bricht meist direkt unterhalb des Ansatzes des Musculus pterygoideus externus (Abb. 254) durch einen Sturz auf das Kinn oder durch einen heftigen Schlag auf die Gesichtsseite. Bei einer einseitigen Fraktur wird der gebrochene Kondylus durch den äußeren Pterygoideus nach innen und vorne gekippt und kann vom Mund aus ertastet werden, während der Rest des Kiefers *zur* betroffenen Seite hin verschoben ist und nicht von ihr weg, wie es bei einer einseitigen Fraktur der Fall ist Luxation. Bei einer beidseitigen Fraktur fällt der Unterkiefer nach hinten, sodass die unteren Zähne hinter denen des Oberkiefers liegen.

In einigen Fällen wurde der Kondylus durch den Boden der Gelenkpfanne getrieben, was zu einem Bruch der Schädelbasis führte. Die Diagnose kann anhand der Röntgenaufnahmen gestellt werden.

Komplikationen. – Da es sich bei den meisten dieser Frakturen um komplizierte Frakturen handelt, kommt es während des Heilungsprozesses vergleichsweise häufig zu einer Eiterung. Wenn jedoch Maßnahmen ergriffen werden, um den Mund sauber zu halten, kann sie normalerweise unter Kontrolle gehalten werden und führt selten zu einer Nekrose. Die an die Fraktur angrenzenden Zähne können sich lockern oder verschieben. Wenn sie lediglich gelöst werden, sollten sie an Ort und Stelle belassen werden, da sie in der Regel innerhalb weniger Tage festsitzen. Es muss darauf geachtet werden, dass kein verschobener Zahn zwischen die Fragmente gelangt, da dies zu Schwierigkeiten bei der Reposition einer Fraktur und zu deren fehlender Verbindung geführt hat. Eine unregelmäßige Verbindung führt durch die Zerstörung der Ausrichtung der Zähne zu Störungen beim Kauen. Der Knochen vereint sich normalerweise innerhalb von vier bis sechs Wochen. Mangel an Gewerkschaft ist ein seltenes Ereignis.

Behandlung. —In den meisten Fällen einer einseitigen Fraktur nach der Reposition können die Fragmente in Apposition gehalten werden, indem man den Mund schließt und den Unterkiefer mit einem vierschwänzigen Verband gegen den Oberkiefer fixiert (Abb. 255). Es muss darauf geachtet werden, dass die hinteren Enden der Bandage den Unterkiefer nicht nach hinten ziehen. Zusätzliche Sicherheit kann durch eine leichte Schiene aus Poroplast oder Guttapercha am Kinn gegeben werden, deren vertikaler Teil weit über den Kieferknochen verläuft. Nach einigen Tagen wird der Apparat entfernt, der Patient wird aufgefordert, den Kiefer zu bewegen, und es erfolgt eine Massage. Der Mund muss regelmäßig mit einer antiseptischen Mundspülung oder einem Wasserstoffperoxidspray gereinigt werden.

ABB. 255. – Vierschwänziger Verband für Bruch des Unterkiefers.

Bei bestimmten Frakturen, die den Kieferkörper betreffen, und insbesondere bei bilateralen Frakturen, ist die Mitarbeit des Zahnarztes notwendig, um die besten Ergebnisse zu erzielen. Nach dem Zusammenfügen der Fragmente wird ein Gipsabdruck des Kiefers und der Zähne genommen und daraus ein Silberrahmen gegossen, der die Zähne umschließt, aber nicht umhüllt. Dieser Rahmen wird dann am gebrochenen Kiefer angebracht und hemmt die Bewegung der Fragmente, ohne die Funktion des Kiefers zu beeinträchtigen (W. Guy). Durch die Verwendung eines intraoralen Rahmens entfällt die Notwendigkeit, die Fragmente zu verdrahten.

Selbst bei schlecht verheilten Brüchen wird die ursprüngliche Kontur des Knochens schließlich durch die Bewegungen der Zunge wiederhergestellt, die ihn in seine Form bringen.

ERKRANKUNGEN DES KIEFERGELENKS

Luxation des Unterkiefers. —Die Luxation des Unterkiefers kann einseitig oder beidseitig sein. Die bilaterale Form ist die häufigere und tritt am häufigsten im mittleren Lebensalter und bei Frauen auf. Die Anfälligkeit für eine Luxation ist am größten, wenn der Mund weit geöffnet ist – zum Beispiel beim Gähnen, Lachen oder Erbrechen –, da unter diesen Bedingungen der Kondylus zusammen mit dem Meniskus nach vorne aus der Glenoidhöhle austritt und auf der Spitze des Glenoids aufliegt artikuläre Eminenz. Wenn, während sich der Knochen in dieser Position befindet, der Musculus pterygoideus externus in eine Kontraktion versetzt wird, zieht er den Kondylus nach vorne über die Eminentia in die Mulde unter der Wurzel des Jochbeins, und die Kontraktion der Masseter- und Schläfenmuskeln hält ihn dort fest. Die Muskelkontraktion ist daher ein wichtiger Faktor bei seiner Entstehung.

Eine Luxation kann auch durch einen nach unten gerichteten Schlag auf das Kinn, durch die ungeschickte Einführung eines Mundknebels, insbesondere während der Narkose des Patienten, oder sogar durch den Versuch, einen großen Bissen, beispielsweise einen Apfel, zu nehmen, hervorgerufen werden. Die aus solchen Ursachen resultierende Luxation ist meist einseitig.

Bei manchen Personen sind die Bänder des Gelenks unnatürlich schlaff, und es besteht die Gefahr, dass es aus vergleichsweise geringfügigen Gründen wiederholt zu Luxationen kommt – *wiederkehrende Luxationen* .

Klinische Merkmale. —Das Erscheinungsbild eines Patienten mit *beidseitiger* Luxation ist charakteristisch. Der Mund ist geöffnet, der Kiefer fest und das Kinn so vorgestreckt, dass die unteren Zähne über die oberen hinausragen. Der Patient hat Schwierigkeiten beim Schlucken und der Speichel tropft aus dem Mund. Da die Lippen nicht angenähert werden können, ist die Sprache undeutlich und guttural. Direkt vor dem Gehörgang ist eine tiefe Vertiefung zu spüren, davor bildet der Kondylus einen unzulässigen Vorsprung. Der Processus coronoideus ist unterhalb und hinter dem Jochbein (Malar) verlagert und kann durch den Mund ertastet werden. Der kontrahierte Schläfenmuskel bildet einen Vorsprung über dem Jochbein.

Bei *einseitiger* Luxation hat die Deformität den gleichen Charakter, ist jedoch weniger ausgeprägt, und in milden Fällen kann die Ursache leicht übersehen werden. In den meisten Fällen weicht das Kinn zur gesunden Seite hin ab.

Behandlung. —In neueren Fällen ist die Reduktion meist leicht herbeizuführen. Der Patient sollte auf einem niedrigen Stuhl oder Hocker sitzen und ein Assistent den Kopf von hinten stützen. Der vorne stehende Chirurg legt seine Daumen, gut geschützt durch eine Flusenrolle, weit hinten auf die Backenzähne und umfasst mit den anderen Fingern den Kieferkörper. Nun wird Druck nach unten und hinten ausgeübt, um die Kondylen von der Gelenkhöhe zu lösen und die Spannung der Schläfen- und Kaumuskeln zu überwinden. Dabei wird die Kinnspitze nach oben getragen, während der gesamte Kiefer direkt nach hinten gedrückt wird . Der Kondylus gleitet in seine Position, manchmal mit einem deutlichen Knacken. Wenn es schwierig ist, den Kondylus aus seiner abnormalen Position zu hebeln, kann ein Korken zwischen den Backenzähnen auf beiden Seiten platziert werden, der als Drehpunkt dient. Nach der Reposition wird der Kiefer für einige Tage mit einem Vierschwanzverband fixiert. Der Patient wird gewarnt, einige Wochen lang ein weites Öffnen des Mundes zu vermeiden.

Altbewährte Luxation. – Es kommt manchmal vor, dass die Luxation nicht reduziert wird, weil sie übersehen oder vernachlässigt wurde. In solchen Fällen wird die Bewegung des Kiefers mit der Zeit teilweise wiederhergestellt, und der Patient erlangt eine ausreichende Kontrolle über die Lippen, um verständlich zu artikulieren und Speicheltropfen zu verhindern. Die Kaukraft der Nahrung bleibt jedoch beeinträchtigt. Die Mulde hinter dem Kondylus und der Kinnvorsprung bleiben bestehen. Eine Reposition durch Manipulation ist selten möglich, nachdem die Luxation länger als drei Monate bestanden hat, sie ist jedoch bereits zehn Monate nach dem Unfall erfolgt. Im Abstand von zwei bis drei Tagen sollten mehrere Reduktionsversuche unternommen werden, und wenn diese fehlschlagen, kann auf eine Operation zurückgegriffen werden. Da der Musculus masseter und der Musculus pterygoideus internus eine vertikale Position eingenommen und sich verkürzt haben, stellen sie ein Hindernis für die Reposition dar. Um ihre Wirkung zu überwinden, ist es notwendig, sie durch einen rundherum durchgeführten Einschnitt von ihrem Ansatz zum aufsteigenden Ramus des Knochens zu trennen Winkel. Werden die Verwachsungen um den dislozierten Kondylus anschließend gelöst, kann eine Reposition erfolgen (Samter). In manchen Fällen ist es notwendig, den Kondylus herauszuschneiden, um die Bewegung wiederherzustellen.

Innere Störungen des Kiefergelenks. – Der intraartikuläre Knorpel neigt dazu, durch übermäßigen Zug verschoben zu werden, den der Musculus pterygoideus externus bei einer plötzlichen Bewegung des Gelenks, insbesondere beim Schließen des Mundes, auf ihn ausübt. Es bestehen akute Schmerzen im Gelenkbereich, die Zähne auf der betroffenen Seite können nicht in Apposition gebracht werden, so dass die Kaufunktion beeinträchtigt ist und der Patient spürt, dass etwas im Gelenk blockiert. Das Gelenk fühlt sich empfindlich an, aber es gibt keine äußere Schwellung. Der Austausch erfolgt, indem man bei geöffnetem Mund einen festen Druck auf die Rückseite des Kondylus ausübt und den Kiefer langsam schließt. Bei wiederholten Rezidiven kann die Bandscheibe mit dem Periost vernäht (Annandale) oder herausgeschnitten (Hogarth Pringle) werden.

Arthritis des Kiefergelenks tritt in zwei Formen auf: nicht-eitrige und eitrige.

Die *nicht eitrige* Form ist meist auf eine Gonorrhoe-Infektion zurückzuführen und tritt in der Regel beidseitig auf. Der Patient klagt über neuralgische Schmerzen, die in Richtung Ohren und Schläfen schießen, sowie über Schmerzen im Gelenk bei Bewegung. Der Kiefer bleibt daher fixiert, meist mit leicht geöffnetem Mund und hervorstehendem Kinn. Kauen ist unmöglich und die Sprache ist undeutlich. Es kommt zu einem Gelenkerguss und vor dem Ohr kann eine Schwellung festgestellt werden. Die Entzündung kann nachlassen und die Bewegung kann wiederhergestellt werden, oder es kann zu einer fibrösen Ankylose kommen.

Die *eitrige* Form kann entweder auf eine direkte Ausbreitung der Infektion aus benachbarten Teilen zurückzuführen sein, wie zum Beispiel bei einer Mittelohrerkrankung, einer eitrigen Parotitis oder pyogenen Erkrankungen des Unterkiefers, oder sie kann Teil einer allgemeinen pyämischen Infektion sein, wie sie manchmal auftritt nach exanthematischen Fiebern und bei Gonorrhoe. Die klinischen Merkmale ähneln denen der nicht-eitrigen Form, die auf das Gelenk bezogenen Symptome werden jedoch häufig von denen der primären Läsion verdeckt. Wenn der Eiter aus dem Gelenk stammt, kann er entweder zur Haut oder durch die petro-tympanische (Glaser-)Fissur in den äußeren Gehörgang gelangen. Das Gelenk ist in der Regel völlig desorganisiert und es kommt zu einer Ankylose.

Tuberkulöse Arthritis ist selten und entsteht meist als Folge einer Erkrankung des Unterkiefers, des Schläfenbeins oder des Mittelohrs. Es kommt zur Zerstörung des Gelenks und zur Ankylose. Die Behandlung erfolgt durch Einschneiden und Schaben oder durch Herausschneiden des Kondylus.

Arthritis deformans ist eine vergleichsweise häufige Erkrankung und tritt im Allgemeinen beidseitig auf. In den früheren Stadien ist der Kondylus normalerweise hypertrophiert und verformt, und die Glenoidhöhle ist entsprechend verbreitert und abgeflacht und kann mit der Zeit durch neuen Knochen aufgefüllt werden. Um das Gelenk herum bilden sich osteophytische Auswüchse, die zu einer Fixierung oder Blockierung führen. Der vergrößerte Kondylus kann vor dem Ohr spürbar sein und bei Bewegung treten Schmerzen und Knacken auf; Die Schmerzen sind nachts und bei nassem Wetter am schlimmsten. Der Kiefer ist normalerweise gedrückt und das Kinn steht hervor. Die Krankheit verläuft chronisch mit gelegentlichen akuten Exazerbationen. Eine Entfernung des Kondylus kann ratsam sein, wenn nichtoperative Maßnahmen keine Linderung bringen. In späteren Stadien kann der Kondylus zusammen mit dem Meniskus abgenutzt sein und vollständig verschwinden.

Verschluss oder Fixierung des Unterkiefers. — *Die vorübergehende Fixierung* ist auf die krampfartige Kontraktion der Kaumuskulatur, insbesondere des Kaumuskels, zurückzuführen. Dies kann symptomatisch für eine entzündliche Erkrankung in der Umgebung sein, beispielsweise für eine eitrige Erkrankung des Unterkiefers, beispielsweise im Zusammenhang mit einer kariösen Wurzel oder einem nicht durchgebrochenen Weisheitszahn, oder mit Parotitis oder Mandelentzündung. In solchen Fällen verschwindet der Krampf nach Beseitigung der Ursache. Es ist gelegentlich eine Manifestation von Hysterie. Die Verabreichung einer Vollnarkose und das Einführen eines Keils oder Separators ist in der Regel notwendig, um die Diagnose zu bestätigen und möglicherweise operative Maßnahmen, wie die Entfernung eines Weisheitszahns, zu ermöglichen.

Eine Muskelfixierung kann auf eine rheumatische oder syphilitische Myositis zurückzuführen sein. Darauf folgt manchmal eine Myomdegeneration der Muskeln, die die Fixierung dauerhaft macht.

Eine dauerhafte Fixierung kann verschiedene Ursachen haben. Myomische Degeneration der Muskulatur nach Myositis wurde bereits erwähnt. Viel häufiger entsteht sie durch eine narbige Kontraktion der Weichteile des Gesichts oder des Mundes infolge von Erkrankungen wie Cancrum oris, Geschwüren oder Verbrennungen. Eine Fixierung nach längerer Immobilisierung nach einer Fraktur oder Luxation oder einer anderen Form von Arthritis oder einer eitrigen oder tuberkulösen Erkrankung der angrenzenden Teile des Unterkiefers ist ebenfalls möglich. Die Ankylose kann faserig oder knöcherner Natur sein und kann intra- oder extraartikulär auftreten.

Die *klinischen Merkmale* variieren mit dem Grad der Kiefertrennung. Es gibt immer eine gewisse Deformation und mehr oder weniger Störungen beim

Kauen und Sprechen. Der Patient ernährt sich normalerweise selbst, indem er kleine Portionen Brot oder Fleisch mit den Fingern durch eine Lücke zwischen den schlecht gegenüberliegenden und schlecht geformten und erhaltenen Zähnen schiebt. Da der Patient nicht in der Lage ist, den Mund sauber zu halten, lagern sich Speisereste dort ab und zersetzen sich dort, was zu Reizungen der Schleimhäute, Karies an den Zähnen und Mundgeruch im Speichel und in der Atemluft führt. Wenn im Kindesalter eine knöcherne Ankylose auftritt, führt dies zu *einem Entwicklungsstopp des Unterkiefers* , der klein ist und sich stark zurückzieht, so dass die Zähne nicht denen des Oberkiefers gegenüberstehen (Abb. 256).

ABB. 256. – Defekte Entwicklung des Unterkiefers aufgrund der Kieferfixierung aufgrund einer tuberkulösen Osteomyelitis im Säuglingsalter.

Behandlung. —Wenn die Ursache der Fixierung im Gelenk selbst liegt, ist die beste Behandlung die Resektion eines oder beider Kondylen.

Wenn die Fixierung auf einer narbenbedingten Kontraktion der Weichteile beruht, lässt sich die Beweglichkeit am besten durch die Bildung eines

künstlichen Gelenks weit vor dem Narbengewebe wiederherstellen, wie von
Esmarch vorgeschlagen.

KAPITEL XXII
DIE ZUNGE

- *Atrophie*

- – <u>Nervöse Affektionen</u> .

Chirurgische Anatomie. – Die Zunge besteht aus ineinander verschlungenen, gestreiften Muskelfasern, die teilweise aus den Enden der äußeren Muskeln und teilweise aus den inneren Muskeln bestehen. Ein mittleres fibröses Septum teilt es so vollständig in zwei seitliche Hälften, dass nur wenig Kommunikation zwischen den Blutgefäßen und Lymphgefäßen der beiden Seiten stattfindet. Es ist von geschichtetem Plattenepithel bedeckt. Aus praktischen Gründen wird es so beschrieben, dass es aus einem *vorderen* oder *oralen* Teil und einem *hinteren* oder *pharyngealen* Teil besteht.

Der *orale Teil* , der die vorderen zwei Drittel des Organs umfasst, ist beweglich, und das Epithel auf seiner dorsalen Seite ist so verändert, dass es verschiedene Arten von Papillen bildet. Auf dem Rücken ist bis zu den vallaten (circumvallaten) Papillen, die die Grenze zwischen Mund- und Rachenteil markieren, eine leichte mediane Vertiefung erkennbar. Eine doppelte Schleimhautfalte – das *Frenum* – verbindet die Unterseite der Spitze mit dem Mundboden und dem Unterkiefer. Auf jeder Seite des Frenums, unter der Schleimhaut der Spitze, befinden sich Schleimdrüsen – *Apikaldrüsen* –, in denen sich manchmal Zysten bilden. Am seitlichen Rand der Zunge, direkt vor dem vorderen Gaumenbogen, befinden sich mehrere vertikale Schleimhautfalten – die *Folia linguæ* oder *Blattpapillen* .

Der *Rachenteil* oder Zungengrund bildet die Vorderwand des Rachens und ist am Zungenbein befestigt. Seine Schleimhaut ist frei von Papillen, enthält aber zahlreiche Lymphfollikel – die *Zungenmandel* . Das *Foramen caecum* liegt direkt hinter der Spitze der Papillen vallatae in der Mittellinie.

Die Hauptarterie, die *Lingualarterie* , ein Zweig der äußeren Halsschlagader, verläuft nach vorne unter dem Musculus hyoglossus und setzt sich bis zur Spitze als Ranine fort, wobei sie näher an der Unterseite als an der Oberseite der Zunge liegt. Der pharyngeale Teil wird vom Zweig dorsalis linguæ versorgt. Die Rückführung des Blutes in die Vena jugularis interna erfolgt über die Vena ranina, die unter der Schleimhaut auf der unteren Seite in der Nähe des Frenums zu sehen ist, sowie über die Venae comites der Arteria lingualis und ihrer Äste.

Der *Hypoglossus* ist der motorische Nerv der Zunge. Der *linguale* Ast des Unterkiefers (unterer Oberkiefer) versorgt die vorderen zwei Drittel mit gemeinsamer Empfindung. Begleitet wird es vom *Chorda tympani*- Zweig des Facialis, der vermutlich die Geschmacksfasern trägt. Der *Glossopharynx* versorgt das hintere Drittel der Zunge sowohl mit der allgemeinen als auch mit der Geschmacksempfindung.

Die *Lymphgefäße* der vorderen zwei Drittel der Zunge münden in die Drüsen submentalis und submaxillaris, und diese wiederum in die tiefe Halsgruppe, die die Vena jugularis interna begleitet. Die Gefäße der Basis laufen in mehreren großen Stämmen zusammen, die hinter den Mandeln austreten und direkt in die tiefen Halsdrüsen münden. Eine davon, die im Winkel zwischen den Vena jugularis interna und der Vena facialis communis liegt, ist bei Zungenkrebs häufig infiziert.

Wunden entstehen häufig durch die Zähne, etwa wenn ein Kind mit herausgestreckter Zunge auf das Kinn fällt oder wenn sich ein Epileptiker bei einem Anfall auf die Zunge beißt. Seltener wird ein Fremdkörper, etwa ein Pfeifenstiel, eine Kugel oder ein verschobener Zahn, in die Zunge getrieben. Das unmittelbare Risiko besteht in einer Blutung, insbesondere wenn der hintere Teil der Zunge betroffen ist und die Wunde tief eindringt. Von den späteren Komplikationen sind Infektionen und Sekundärblutungen die schwerwiegendsten und treten am häufigsten auf, wenn ein Fremdkörper in die Zunge gelangt.

Behandlung. – Bei oberflächlichen Wunden in der Nähe der Spitze wird das Nässen wirksam durch Nähte gestoppt, bei tieferen Wunden muss jedoch eine Ligatur am blutenden Gefäß angebracht werden. Eine Sekundärblutung ist aufgrund des brüchigen Zustands des Gewebes viel schwieriger zu stillen, und es kann erforderlich sein, die Lingual- oder sogar die äußere Halsschlagader im Nacken zu unterbinden.

Um infektiöse Komplikationen zu vermeiden, müssen alle Fremdkörper entfernt und regelmäßig eine antiseptische Mundspülung angewendet werden.

Es wurden Fälle berichtet, in denen ein Fremdkörper wie eine Kugel, eine Nadel oder ein Stück eines Pfeifenstiels über einen längeren Zeitraum in der Zungensubstanz verblieben war und eine feste, träge Schwellung verursachte, die zu einer Schwellung führen konnte mit einem neuen Wachstum verwechselt.

Zahngeschwür. – Die ständige Reibung eines gezackten Zahns oder einer schlecht sitzenden Zahnplatte kann zu Schwellungen und Abschürfungen an der Seite der Zunge führen. Es bildet sich ein schmerzhaftes oberflächliches Geschwür, und wenn die Reizung anhält und eine Infektion auftritt, verhärten sich die umliegenden Teile, das Geschwür nimmt ein kraterartiges Aussehen an, das dem eines beginnenden Epithelioms nicht unähnlich ist. Wenn ein solches Geschwür nach der Entfernung des Reizstoffs nicht sofort abheilt, sollte ein Teil des Randes entfernt und einer mikroskopischen Untersuchung unterzogen werden, um sicherzustellen, dass es sich nicht um Krebs handelt.

Entzündliche Erkrankungen. — *Akute parenchymatöse Glossitis* ist in der Regel auf die Wirkung von Streptokokken zurückzuführen. Obwohl hauptsächlich die Schleimhaut und das Untergewebe betroffen sind, kommt es zu einer diffusen ödematösen Schwellung des gesamten Organs, die sich auf die ary-epiglottischen Falten ausbreiten und zu einem Ödem der Glottis führen kann. In der Regel kommt es nicht zur Eiterung.

Der Beginn erfolgt plötzlich und ist durch Schmerzen und Steifheit der Zunge gekennzeichnet, insbesondere wenn der Patient versucht zu kauen oder zu sprechen. Die Zunge schwillt schnell an und kann im Laufe von 24 bis 48 Stunden den Mund füllen und über die Zähne hinausragen. Es kommt zu starkem Speichelfluss und zusätzlich zu den Schwierigkeiten beim Schlucken und Sprechen kann es zu erheblichen Atemstörungen kommen. Die Speichel- und Lymphdrüsen im Unterkieferraum sind vergrößert und empfindlich. Die Symptome beginnen nach drei bis vier Tagen abzuklingen, sofern keine Eiterung auftritt.

Die *Behandlung* besteht in der Verabreichung einer scharfen Spülung und der Anwendung einer Mundspülung; Blutegel können mit Nutzen im Unterkieferbereich angewendet werden. Bei übermäßiger Schwellung kann es erforderlich sein, Längsschnitte in die Zungensubstanz vorzunehmen, und Atemnot kann eine Laryngotomie erforderlich machen. Wenn sich ein Abszess bildet, muss dieser geöffnet werden.

Eine ähnliche Erkrankung trat bei Patienten auf, die sich mit der *Maul- und Klauenseuche* bei Rindern infiziert hatten. Auf der Schleimhaut bilden sich Bläschen, die nach dem Platzen ulzerieren und es kommt zu einer Mischinfektion mit Streptokokken, die zu einem diffusen Ödem führt. Teile der Zunge können brandig werden, und die Infektion kann sich auf das Halsgewebe ausbreiten und eine Form der Angina Ludovici hervorrufen. Der Zustand verläuft in der Regel tödlich.

Akute Hemiglossitis. — Gelegentlich kommt es zu einer akuten, vorübergehenden Schwellung, die auf eine Hälfte der Zunge im Bereich des Nervus lingualis beschränkt ist. Sie geht mit starken Schmerzen und hoher Temperatur einher und ähnelt vermutlich dem Herpes zoster (Güterbock).

Mercuriale Glossitis kann mit Mercurial-Stomatitis einhergehen (S. 496).

Chronische oberflächliche Glossitis. — Es gibt verschiedene Formen chronischer oberflächlicher Glossitis. Die wichtigste Erkrankung, die häufig mit der Entwicklung eines Epithelioms einhergeht, ist die sogenannte *Leukoplakie* oder *Leukokeratose* .

Die Zunge ist mit weißen Flecken übersät, die durch Überwucherung und Verhornung des Oberflächenepithels entstehen, wodurch es sich verdickt und über die Oberfläche hinausragt und es gleichzeitig zu einer kleinzelligen

Infiltration des Unterschleimgewebes kommt. Die Flecken sind unregelmäßig rautenförmig und wirken zusammengedrängt wie ein Mosaik (Abb. 257). Ähnliche Flecken finden sich häufig auf der Wangenschleimhaut.

ABB. 257. – Leukoplakie der Zunge.

Die Krankheit tritt fast ausnahmslos bei Männern im Alter zwischen vierzig und fünfzig Jahren auf. Syphilis scheint ein prädisponierender Faktor zu sein, und jede Form von Reizung – zum Beispiel das Kauen oder Rauchen von Tabak, das Trinken roher Spirituosen, Reibung durch einen rauen Zahn oder eine raue Zahnplatte – spielt eine wichtige Rolle bei der Auslösung oder Verschlimmerung Zustand.

Die milderen Formen verursachen keine Beschwerden, aber wenn die Erkrankung fortgeschritten ist, klagt der Patient über Trockenheit und Härte der Zunge, mit Beeinträchtigung des Geschmackssinns und anhaltendem Durst. Wenn Risse, Schrunden oder Warzen entstehen, kommt es zu Schmerzen beim Kauen oder Sprechen oder beim Verzehr heißer oder reizender Speisen. Die Drüsen unterhalb des Kiefers können vergrößert sein.

Die Krankheit ist äußerst hartnäckig und hartnäckig und kann auch nach längerem Verschwinden leicht wiederkehren. Nach einer unterschiedlichen Anzahl von Jahren kann sich ein Epitheliom entwickeln, meist in der einen oder anderen der mit der Erkrankung einhergehenden Risse.

Die *Behandlung* besteht in der Beseitigung aller Reizquellen, insbesondere des Rauchens, und der Anwendung von Mundspülungen. Butlin empfiehlt, vor dem Schlafengehen antiseptische Salben aufzutragen. In manchen Fällen ist es hilfreich, die Stellen mit Chromsäure (10 Gran pro Unze) oder Milchsäure (20 Prozent) zu bemalen, um überschüssiges Epithel zu entfernen, stärkere Ätzmittel sollten jedoch vermieden werden. Selbst wenn der Patient an Syphilis erkrankt ist, nützt eine konstitutionelle Behandlung wenig. Die besten Ergebnisse wurden durch die Verwendung von Radium erzielt.

Das „ *Raucherpflaster* " besteht aus einem kleinen ovalen Bereich auf der Vorderseite der Zunge, aus dem die Papillen verschwunden sind. Es ist leicht erhaben, glatt und rot und kann mit einer gelblich-braunen oder gelblich-weißen Kruste bedeckt sein. Es verursacht keine Beschwerden, es sei denn, die Kruste wird entfernt, wenn eine raue, empfindliche Oberfläche freigelegt wird. Wenn der Patient weiterhin raucht, kann sich die Erkrankung auf die Zunge ausbreiten. Es kann schließlich den Charakter einer Leukoplakie annehmen. Die *Behandlung* besteht darin, den Tabakkonsum einzustellen, die Stellen mit Chromsäure, Gerbsäure oder Alaun zu bemalen und ein chlorhaltiges Kali-Mundwasser anzuwenden.

Tuberkulosekrankheit. —Die Zunge ist selten der Hauptherd der Tuberkulose. Die meisten Fälle treten bei erwachsenen Männern auf, die an einer fortgeschrittenen Lungen- oder Kehlkopfphthise leiden, wobei die Zunge durch Bakterien aus dem Auswurf oder über die Blutbahn infiziert wird. In anderen Fällen ist die Infektion auf eine direkte Ausbreitung des Lupus aus dem Gesicht oder der Nase zurückzuführen.

Der Zustand kann als fester, schmerzloser Knoten, selten größer als eine Haselnuss, auf einer Seite der Zunge oder in der Nähe ihrer Spitze beginnen. Die Schwellung wird zunächst von Epithel bedeckt; Mit der Zeit kommt es zur Verkäsung, das Epithel gibt nach und es bildet sich eine offene Wunde.

Das *tuberkulöse Geschwür* ist die am häufigsten vorkommende Form. Die Oberfläche des Geschwürs ist uneben, blass und schlaff und mit einem gelblich-grauen Ausfluss bedeckt, durch den hier und da schwache Körnchen hervorscheinen. Die Kanten sind zerfetzt, haben einen gewundenen Umriss und weisen kaum oder keine Verhärtung auf. Die umgebenden Teile sind leicht geschwollen und können mit kleinen Tuberkuloseherden übersät sein. Das Geschwür kann ganz oberflächlich sein oder sich bis in die Muskelsubstanz erstrecken, und die Zungenspitze kann vollständig weggefressen sein, so dass es aussieht, als wäre sie mit einem Messer abgeschnitten worden. Mit fortschreitender Krankheit kommt es zu starken Schmerzen und meist zu starkem Speichelfluss. Die Unterkieferdrüsen können, aber nicht immer, vergrößert sein. Das Geschwür kann heilen, neigt aber dazu, wieder zusammenzubrechen.

Sofern keine fortgeschrittene Lungenerkrankung oder eine andere Kontraindikation für eine Operation vorliegt, sollte das Geschwür unter örtlicher Betäubung entfernt werden. Es muss darauf geachtet werden, eine erneute Infektion der rohen Oberfläche zu vermeiden. Wenn eine Entfernung nicht durchführbar ist, ist es nur möglich, die Symptome durch Bestäuben mit Orthoform oder die Anwendung örtlicher Betäubungsmittel zu lindern, und indem man auf die Mundhygiene achtet und alle Reizquellen beseitigt.

Syphilitische Affektionen. – Eine *primäre Läsion* auf der Zunge geht mit einer deutlichen Vergrößerung und Druckempfindlichkeit der submaxillären Lymphdrüsen auf einer oder beiden Seiten einher. Sie kommt am häufigsten bei Männern vor, wobei die Ansteckung meist über Tabakpfeifen oder Hilfsmittel wie die Blasrohre von Glasbläsern erfolgt.

Im *Sekundärstadium* – insbesondere in den späteren Phasen – treten häufig schleimige Flecken und Geschwüre auf, die ein kondylomatöses oder warziges Aussehen annehmen können.

Die *tertiären* Manifestationen in der Zunge sind sklerosierende Glossitis, Gummas und Zahnfleischgeschwüre.

Als sklerosierende Glossitis bezeichnet Fournier einen Zustand, bei dem es zu einer reichlichen Neubildung von Granulationsgewebe in der Zungensubstanz kommt, was zum Auftreten knollenförmiger Massen auf dem Zungenrücken führt. Diese neigen dazu, einen ovalen Umriss zu haben, liegen über die normale Schleimhaut hinaus und weisen eine mattrote, gelappte oder gelappte Oberfläche auf, vergleichbar mit der Oberfläche einer Leber mit Leberzirrhose. Sie sind fest, elastisch und unempfindlich.

Ein *Gumma* befindet sich meist auf dem Rücken und häufiger zur Mitte hin als an den Rändern. Da selten der Mundboden oder der Zungengrund betroffen sind, kann die Zunge meist frei herausragen. Es bildet sich eine träge Schwellung, die dazu neigt, langsam abzubauen und zu ulzerieren. Solange es intakt bleibt, verursacht es keine Schmerzen und es kommt zu keiner Vergrößerung der angrenzenden Lymphdrüsen. Es gibt zwei Formen: die oberflächliche und die tiefe oder parenchymatöse.

Ein *oberflächliches* Gumma erscheint als kleiner harter Knoten unter der Schleimhaut, dessen Größe vom Stecknadelkopf bis zur Erbse variiert. Die Schleimhaut darüber ist rötlicher als normal und behält im Anfangsstadium ihre Papillen, wird aber später glatt. Es neigt dazu, früh zusammenzubrechen und ein oberflächliches Geschwür zu bilden. Oberflächliche Gummen sind oft mehrfach vorhanden.

Die *tiefe* oder parenchymatöse Form variiert in der Größe von Haselnuss bis Walnuss und fühlt sich wie ein harter Körper in der Substanz der Zunge an. Die Schleimhaut über der Schwellung hat eine normale Farbe, weist jedoch normalerweise keine Papillen auf. Das Zahnfleisch kann monatelang unverändert bleiben oder sich der Oberfläche nähern, weich werden und zerfallen, wodurch ein tiefes, zackiges Geschwür zurückbleibt.

Syphilitische Geschwüre und Risse sind fast immer auf die Erweichung und Auflösung des Gummis zurückzuführen. Die Geschwüre haben selten den typischen runden oder schlangenförmigen Umriss von Zahnfleischgeschwüren an anderen Körperstellen. Die Basis ist zerlumpt und ungesund, und darauf ist ein gelblich-grauer Belag zu sehen, der an Waschleder erinnert. Die Kanten sind steil, ausgefranst und oft untergraben, und die umgebenden Teile sind verdickt und verhärtet. Die benachbarten Drüsen sind normalerweise nicht vergrößert. Das Geschwür ist äußerst schmerzhaft, wenn es durch Nahrungsmittel, heiße Flüssigkeiten oder Spirituosen gereizt wird. Wenn die Wunde nicht behandelt wird, kann sie träge bleiben und monatelang keine Anzeichen einer Ausbreitung oder Heilung zeigen. Sie kann aber jederzeit zum Krebsherd werden.

Bei syphilitischen Rissen handelt es sich um lange, schmale, tiefe Spalten oder um sternförmige oder sinusförmige Risse in der Substanz der Zunge. Nach der Abheilung dieser Geschwüre und Risse bleiben bleibende Furchen und eingesunkene Narben zurück.

Behandlung. – Die tertiären Manifestationen der Syphilis in der Zunge werden auf die gleiche Weise behandelt wie andere tertiäre Läsionen. Lokal ist die Verwendung von Mundspülungen, wie z. B. mit Kalkwasser verdünntem Kalichlorat oder Schwarzwasser, das Einblasen von pulverisiertem Jodoform und Borax mit einer kleinen Menge Morphin oder die Anwendung von Quecksilbersalbe sinnvoll. Vor der Anwendung dieser Mittel muss die Wunde gründlich gereinigt werden.

NEUES WACHSTUM

Das Karzinom ist bei weitem die häufigste Neubildungsform der Zunge und fast immer ein Plattenepithelkarzinom.

Epitheliome treten im Allgemeinen im Alter zwischen vierzig und sechzig Jahren auf und befallen Männer häufiger als Frauen, und zwar im Verhältnis von etwa sechs zu eins. Begünstigt wird die Entwicklung durch jede länger andauernde Reizung, wie etwa das Reiben der Zunge an einem kariösen Zahn, einer schlecht sitzenden Zahnplatte oder dem rauen Ende einer kurzen Tonpfeife, insbesondere wenn eine solche Reizung zur Bildung von

Reizungen führt ein Geschwür. Chronische oberflächliche Glossitis in Verbindung mit Leukoplakie sowie syphilitische Fissuren, Geschwüre oder Narben wirken ebenfalls als prädisponierende Faktoren. Die wiederholte Anwendung starker Ätzmittel bei chronisch entzündlichen Erkrankungen ist laut Butlin eine entscheidende Ursache für Krebs. Der Grad der Bösartigkeit scheint von Fall zu Fall unterschiedlich zu sein und ist wahrscheinlich am niedrigsten, wenn die Krankheit ihren Ursprung in einem Fleck mit Leukoplakie oder einer anderen präkanzerösen Läsion hat.

Die Erkrankung ist meist in der vorderen Zungenhälfte lokalisiert und häufiger am Rand als am Zungenrücken. Es kann als Exkoriation, Geschwür oder Riss oder als Warzenwucherung beginnen, insbesondere in Verbindung mit einem Leukoplakiefleck. In allen Fällen beginnt die Ulzeration früh und die Basis des Ulkus und die umliegenden Teile verhärten sich. Die Lymphdrüsen sind in der Regel früh infiziert.

Klinische Merkmale. —Das klinische Erscheinungsbild ist sehr unterschiedlich. Manchmal weist die Oberfläche einen warzigen Bewuchs auf; manchmal ist es ausgehöhlt und bildet ein tiefes Geschwür mit erhabenen Knotenrändern; in anderen Fällen ist das Geschwür glatt und seine Ränder ebenmäßig und abgerundet. Charakteristisch ist immer eine extreme Härte der Ulkusränder und -basis. Die Zunge neigt dazu, festzusitzen, insbesondere wenn sich die Krankheit auf den Mundboden ausbreitet, so dass sie nicht mehr herausgestreckt werden kann, und die Einschränkung ihrer Bewegung führt zu einer charakteristischen Beeinträchtigung der Artikulation, wobei bestimmte Wörter undeutlich sind, und wenn die Fixierung extrem ist es kann das Kauen und Schlucken beeinträchtigen. Der Patient klagt über einen ständigen nagenden Schmerz in der Zunge und über starke Schmerzen, die entlang der Äste des Trigeminusnervs und insbesondere in Richtung Ohr schießen. Im fortgeschrittenen Stadium kommt es zu Speichelfluss und Atemnot.

Wenn sich die Krankheit am Rand der Zunge befindet, breitet sie sich tendenziell auf den Mundboden und die Schleimhaut des Unterkiefers aus. Wenn es sich weit hinten auf dem Rücken befindet, breitet es sich auf die Epiglottis, die Rachensäulen und die Tonsillen aus.

Die benachbarten Lymphdrüsen – insbesondere die unter dem Kiefer und entlang der Halsschlagader – entzünden sich bald und sind tastbar. Auch die Unterkieferspeicheldrüse und die Unterzungenspeicheldrüse können betroffen sein. Die vergrößerten Halsdrüsen erweichen später oder eitern und platzen auf der Hautoberfläche, wodurch sich Pilzgeschwüre bilden. Metastasen in Leber, Lunge und anderen Eingeweiden sind die Ausnahme. Lässt man die Krankheit ihren Lauf nehmen, stirbt der Patient in der Regel innerhalb von zwölf bis achtzehn Monaten an den Folgen wiederholter kleiner Blutungen, Toxinabsorption oder septischer Bronchopneumonie.

Differenzialdiagnose. — Zungenkrebs muss bei syphilitischen und tuberkulösen Erkrankungen, bei Papillomen sowie bei einfachen Geschwüren und Rissen diagnostiziert werden. Es ist zu bedenken, dass jede dieser Erkrankungen einen bösartigen Charakter annehmen und sich zu einem Epitheliom entwickeln kann. Die mikroskopische Untersuchung eines Teils der Wucherung, der unter örtlicher Betäubung von der Basis des Geschwürs in einiger Entfernung von seinem Epithelkern entfernt wurde, ist oft das einzig sichere Mittel zur Feststellung der Diagnose und sollte so früh wie möglich in Anspruch genommen werden. Wenn immer noch Zweifel an der Art der Wucherung bestehen, sollte sie wie eine Krebserkrankung behandelt werden.

Ein intaktes Gumma kann nur mit der seltenen Form des Epithelioms verwechselt werden, das als Knoten unter der Schleimhaut beginnt. Gumma sind jedoch oft mehrfach vorhanden und die Zunge weist alte Narben oder andere Anzeichen einer Syphilis auf.

Zahnfleischgeschwüre befinden sich meist auf dem Rücken, treten häufig mehrfach auf und haben schorfige, unterminierte Ränder; die umliegenden Teile sind zwar verhärtet, aber nicht so dicht wie bei Krebs; Es besteht nicht unbedingt eine Beteiligung der Lymphdrüsen. Das Krebsgeschwür ist meist einzeln und liegt am Zungenrand; seine Ränder sind hart, erhaben und knotig; und die Drüsen sind normalerweise vergrößert und hart. Auf die therapeutischen Wirkungen antisyphilitischer Medikamente sollte bei der Differenzialdiagnose wenig Wert gelegt werden, da diese oft nicht eindeutig sind und ihre Anwendung mit Zeitverlust verbunden ist.

Tuberkulose Geschwüre treten meist in Verbindung mit anderen und eindeutigen Anzeichen einer Tuberkulose auf. Ein Papillom kann, wenn es sessil ist, Krebs vortäuschen; Diese Tumoren zeigen eine ausgeprägte Tendenz, bösartig zu werden. Einfache Geschwüre und Fissuren erkennt man in der Regel an der Vorgeschichte, dem Fehlen einer Verhärtung und einer Drüsenbeteiligung sowie daran, dass sie nach Beseitigung der Ursache schnell abheilen.

Behandlung. „Die einzige Behandlung, die Hoffnung auf Heilung bietet, ist die kostenlose Beseitigung der Krankheit, und die Erfahrung hat gezeigt, dass die Aussicht auf eine radikale Heilung unwahrscheinlich ist, wenn dies nicht frühzeitig erfolgt. Es muss nicht nur der Abschnitt der Zunge, auf dem sich die Wucherung befindet, weiträumig herausgeschnitten werden, sondern auch alle Lymphverbindungen müssen entfernt werden, unabhängig davon, ob die Drüsen tastbar vergrößert sind oder nicht.

Das Hauptrisiko nach der Operation ist eine Lungenentzündung, die durch das Einatmen von Blut und Infektionsprodukten entsteht. Daher ist es wichtig, den Mund vor der Operation so trocken und süß wie möglich zu halten, den Zähnen besondere Aufmerksamkeit zu widmen und bei der Operation Vorsichtsmaßnahmen zu treffen um den Blutdurchgang durch die Luftröhre zu verhindern. Der Patient kann in der Regel am zweiten oder dritten Tag das Bett verlassen und ist nach zwei Wochen oder drei Wochen wieder gesund. Die Operation verlängert in der Regel das Leben um sechs bis acht Monate, selbst wenn es zu einem erneuten Auftreten kommt, und sorgt dafür, dass sich der Patient durch die Entfernung des faulen Geschwürs im Mund wohler fühlt. Die Sprache ist zwar durch das Entfernen der Hälfte oder sogar eines größeren Teils der Zunge beeinträchtigt, für gewöhnliche Zwecke ist sie jedoch deutlich genug. Wenn ein Rückfall auftritt, geschieht dieser meist in den Drüsen und kann mit großem Leiden einhergehen.

Behandlung inoperabler Fälle. —Der Mund muss so süß wie möglich gehalten werden. Eine gewisse Schmerzlinderung kann durch Kokain oder Orthoform erfolgen, in der Regel ist jedoch die kostenlose Gabe von Morphin erforderlich. Bis zum Ohr schießende Schmerzen können durch Resektion des Zungennervs oder die Injektion von Alkohol in seine Substanz gelindert werden. Wenn eine Blutung an der ulzerierten Oberfläche auftritt und nicht durch Adrenalin oder andere lokale Styptika kontrolliert werden kann, kann es erforderlich sein, die Lingualarterie oder sogar die äußere Halsschlagader zu unterbinden. Eine Störung der Atmung kann eine Tracheotomie erforderlich machen. Wenn der Patient Schwierigkeiten bei der Nahrungsaufnahme hat, sollte auf die Verwendung einer Magensonde oder eine Gastrostomie zurückgegriffen werden. Die Verwendung von Radium oder Röntgenstrahlen scheint einen hemmenden Einfluss auf die Erkrankung der Drüsen zu haben, hat sich jedoch nicht als heilend erwiesen.

Sarkome der Zunge sind selten und kommen manchmal bei Kindern vor. Der Rundzelltyp ist am häufigsten; Es wächst schnell und neigt zur Bildung von Geschwüren und Pilzen, wobei die Schmerzen stark werden, wenn das Wachstum nachlässt. Die Diagnose ist immer schwierig und wird selten gestellt, bevor ein Teil der Wucherung entfernt und mikroskopisch untersucht wurde. Die langsamer wachsenden Formen zeigen, wenn sie entfernt werden, bevor die Ulzeration stattgefunden hat, eine geringe Neigung zu Rezidiven, während diejenigen, die schnell wachsen und zusammenbrechen, nicht nur lokal wiederkehren, sondern auch leicht zur Bildung von Metastasen führen können. Die Behandlung ist die gleiche wie bei Krebs; Die Verwendung von Radium ist wahrscheinlicher als bei Epitheliomen.

Unschuldiger Tumor und Zysten. — Gelegentlich trifft man auf *Lipome*, *Fibrome* und verschiedene Formen von *Angiomen* (Abb. 258). Sie wachsen

alle langsam und verursachen vor allem aufgrund ihrer Größe
Unannehmlichkeiten. Sie sollten entfernt werden.

ABB. 258. – Papillomatöses Angiom der linken Zungenseite bei einer 26-
jährigen Frau.

Papillome können an jedem Teil der Zunge und in jedem Alter auftreten. Es
kann einzeln oder mehrfach, gestielt oder sitzend sein und neigt dazu,
bösartig zu werden, insbesondere wenn es mit Leukoplakie einhergeht. Es
sollte frei entfernt werden, indem ein keilförmiger Teil der Zunge
herausgeschnitten wird.

Dermoidzysten findet man unterhalb der Zunge, in der Mittellinie, zwischen
den Genio-glossi (Genio-hyoglossi) und auf der Oberseite der Mylo-
hyoglossi-Muskeln. Es kann schon bald nach der Geburt auffallen oder erst
im Erwachsenenalter auffallen. Die Zyste ragt meist unter das Kinn und
bildet eine weiche Schwellung von kittartiger Konsistenz, deren Größe von
der eines Tauben- bis zum Truthahnei variiert (Abb. 259). Wenn sie sich
zum Mund hin auswölbt, besteht die Gefahr, dass sie mit einer
Retentionszyste einer Speicheldrüse verwechselt wird. Sie zeichnet sich

durch ihre mediale Lage, ihre gelbe Farbe und ihre Undurchsichtigkeit aus, wobei die Retentionszyste auf einer Seite der Mittellinie liegt, violett gefärbt, durchscheinend und schwankend ist. Die Zyste sollte je nach den Umständen entweder aus dem Mund oder unter dem Kinn herauspräpariert werden.

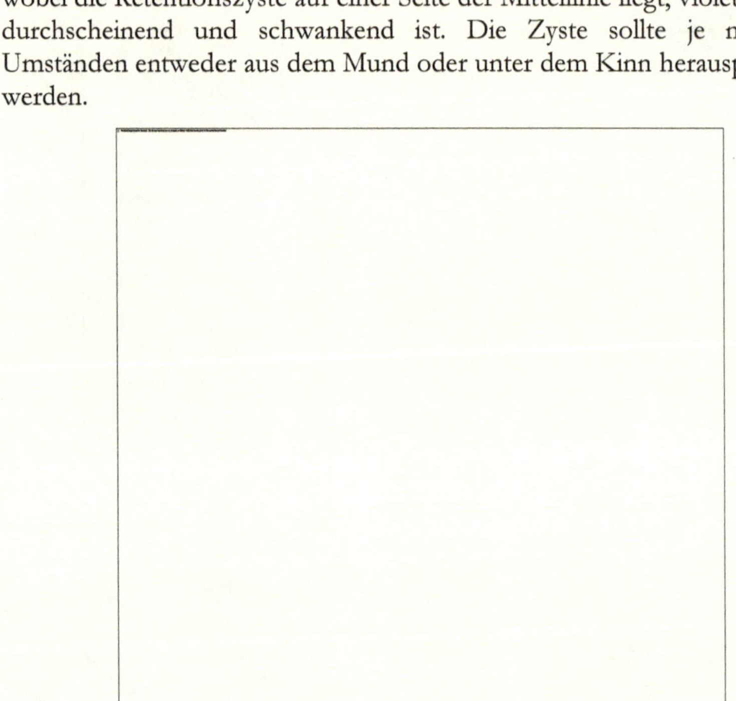

ABB. 259. – Dermoidzyste in der Mittellinie des Halses.

(Der Fall von Herrn JW Struthers.)

Eine *Talgdrüsenzyste* kann solche Ausmaße annehmen, dass sie einer Dermoid- oder Thyreoglossuszyste vortäuscht.

Blasenzysten und Zystizerken beobachtet.

Thyreoglossale Tumoren und Zysten. – Tumoren können sich im Embryonaltrakt entwickeln, der vom Isthmus der Schilddrüse zum Foramen caecum am Zungengrund verläuft – dem Tractus thyreo-glossus. Sie haben die gleiche Struktur wie die Schilddrüse und besetzen den Zungenrücken, erstrecken sich vom Foramen caecum nach hinten in Richtung der Epiglottis und erreichen in einigen Fällen eine beträchtliche Größe. Sie haben eine bläulich-braune oder dunkelrote Farbe und neigen zu wiederholten Blutungsanfällen. Diese Tumoren entwickeln sich manchmal zu Zysten, wobei die Zysten mit Flimmerepithel ausgekleidet sind und kolloidales Material enthalten. Es kann zu einer Blutung in eine Zyste kommen, die zu einer plötzlichen Vergrößerung führt, oder die Zyste kann platzen und das Blut in den Mund austreten. Diese Größenunterschiede und wiederholten Blutungsanfälle helfen dabei, Thyreoglossuszysten von anderen Zungenschwellungen zu unterscheiden. Eine Behandlung ist nur dann erforderlich, wenn die Schwellung das Sprechen oder Schlucken beeinträchtigt; Es besteht darin, den Tumor durch Dissektion zu entfernen.

Wenn das untere Ende des Trakts zystisch wird, bildet sich eine Schwellung im Nacken (S. 583).

Fehlbildungen. — Das vollständige oder teilweise *Fehlen* der Zunge ist äußerst selten.

Gelegentlich ist der vordere Teil der Zunge *gespalten* . Die Funktion des Organs wird dadurch nicht beeinträchtigt und die Operation des Schneidens und Nähens der beiden Hälften ist nur aufgrund der Entstellung erforderlich.

Angeborenes Zungenband ist ein Zustand, bei dem die Zungenspitze durch ein ungewöhnlich kurzes und schmales Zungenbändchen oder durch Schleimhautfalten auf beiden Seiten des Zungenbändchens am Mundboden festgebunden ist, so dass die Zunge nicht festsitzen kann hervorstand. Obwohl diese Deformität selten vorkommt, ist es für Eltern üblich, einem eingebildeten Zungenbruch die Schuld zu geben, wenn ein Kind langsam sprechen lernt, undeutlich spricht oder stottert, und der Arzt wird unter solchen Umständen häufig gebeten, das Zungenbändchen zu durchtrennen. In den allermeisten Fällen wird kein Defekt am Bändchen festgestellt. In den seltenen Fällen einer echten Zungenbindung sollten die Ränder der gekürzten Bänder dicht hinter den Schneidezähnen mit einer Schere abgeschnitten und dann mit dem Fingernagel abgerissen werden.

einer übermäßigen Länge des Zungenbändchens, die bei Kindern dazu führen kann, dass die Zunge in den Rachen zurückfällt und plötzliche Erstickungsanfälle verursacht, von denen einer tödlich sein kann. In einigen Fällen ist der Patient in der Lage, die Zunge freiwillig hinter den weichen Gaumen zurückzuklappen.

Unter Makroglossie versteht man eine Reihe von Erkrankungen, bei denen die Zunge übermäßig groß wird, so dass sie dazu neigt, aus dem Mund herauszuragen und von den Zähnen eingekerbt zu werden. Die typische Form – die lymphangiomatöse Makroglossie – beruht auf einer Erweiterung der Lymphräume der Zunge. Sie ist häufig angeboren und kann die gesamte

Zunge oder nur einen Teil davon betreffen. Die Vergrößerung kann von Anfang an fortschreitend sein oder jahrelang stationär bleiben und sich dann etwas plötzlich entwickeln, manchmal nach einer Verletzung oder als Folge einer Infektionskrankheit. Die Behandlung besteht in der Entfernung eines keilförmigen Teils der Zunge.

In bestimmten Fällen von Makroglossie bei Kindern wurde festgestellt, dass es sich bei der Läsion um eine Fibromatose der Zungennerven handelt, analog zum plexiformen Neurom.

Als angeborene Erkrankung ist *eine Atrophie der Zunge selten*. Eine Hemi-Atrophie tritt bei verschiedenen Erkrankungen des Zentralnervensystems sowie nach Verletzungen und Erkrankungen des Nervus hypoglossus auf.

Nervöse Affektionen der Zunge. — *Neuralgien,* die auf die Verteilung des Nervus lingualis beschränkt sind, sind vergleichsweise selten. In der Regel ist eine medikamentöse Behandlung erforderlich, in schwerwiegenden Fällen ist es jedoch manchmal erforderlich, den Nerv zu resezieren.

Häufiger kommt es vor, dass der Patient über starke brennende oder schmerzende Schmerzen im Bereich der Blattpapille klagt, die sich am Zungenrand direkt vor dem vorderen Rachenpfeiler befindet. Bei der Patientin handelt es sich meist um eine neurotische Frau mittleren Alters, die häufig zu Gicht oder Rheuma neigt. Der Schmerz, dessen Ursache selten festgestellt werden kann, ist meist nachts am schlimmsten und kann Monate oder sogar Jahre anhalten. Die praktische Bedeutung des Zustands besteht darin, dass die Blattpapille hervorsteht und rot ist und bei oberflächlicher Untersuchung leicht mit einem beginnenden Epitheliom verwechselt werden kann. Eine Untersuchung der gegenüberliegenden Seite der Zunge zeigt jedoch einen genau ähnlichen Zustand, der jedoch nicht schmerzhaft ist. Der erste und wichtigste Schritt bei der Behandlung besteht darin, dem Patienten zu versichern, dass die Erkrankung nicht krebsartig ist. Ätzmittel und andere reizende Anwendungen sind zu vermeiden.

Zungenspasmus kommt es manchmal nach Verletzungen des Kopfes, die entweder das Zentrum oder den Stamm des Nervus hypoglossus betreffen. Es kann auch als Reflexzustand bei infektiösen Erkrankungen der Zähne und des Zahnfleisches oder als Manifestation einer allgemeinen Erkrankung des Zentralnervensystems auftreten.

Eine Lähmung der Zunge – einseitig oder beidseitig – kann auf eine Verletzung oder Erkrankung der Nervenzentren des Nervus hypoglossus zurückzuführen sein, häufiger auf eine Verletzung oder einen Druck auf den Nervenstamm. Bei Operationen zur Entfernung von Tuberkulosedrüsen oder anderen Tumoren im Nacken kann der Nerv gequetscht oder durchtrennt werden. Wenn die Zunge herausgestreckt wird, weicht sie zur gelähmten Seite hin ab und wird von den aktiven Muskeln der gegenüberliegenden Seite nach unten gedrückt (Abb. 260), wodurch das Sprechen und Kauen beeinträchtigt werden kann. Anschließend kommt es zu einer Atrophie der gelähmten Zungenhälfte , die Funktionsbehinderung verschwindet jedoch weitgehend.

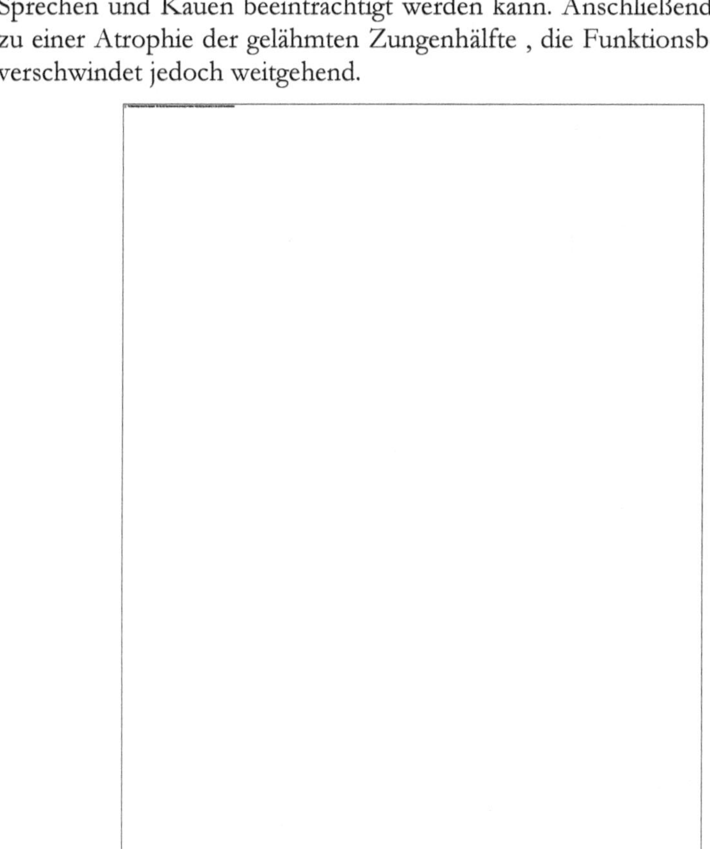

ABB. 260. – Vorübergehende einseitige Lähmung der Zunge aufgrund einer Quetschung des Nervus hypoglossus während einer Operation wegen tuberkulöser Halsdrüsen.

Kapitel XXIII
Die Speicheldrüsen

- <u>Chirurgische Anatomie</u>

- – <u>Verletzungen</u>

- — <u>Speichelfisteln</u>

- — <u>Speichelsteine</u>

- — <u>Infektiöse Zustände</u> :

- *Parotitis* ;

- *Entzündung der Unterkieferdrüse* ;

- *Angina Ludovici* ;

- *Entzündung der Unterzungendrüse* ;

- *Tuberkulosekrankheit*

- — <u>Tumoren</u> :

- *Ranula* ;

- *Gemischte Tumoren der Ohrspeicheldrüse* ;

- *Sarkom* ;

- *Karzinom* ;

- *Tumoren der Unterkiefer- und Unterzungendrüsen* .

Chirurgische Anatomie. — *Die Ohrspeicheldrüse* liegt auf der Seite des Gesichts unterhalb und vor dem Ohr und erstreckt sich tief hinter dem Unterkiefer und reicht fast bis zur Seitenwand des Rachens. Sein tieferer Teil steht in enger Verbindung mit der A. carotis interna, der V. jugularis interna sowie den N. vagus, glossopharyngeal, akzessorisch und hypoglossus. Die A. carotis externa verläuft durch die Substanz der Parotis und gabelt sich gegenüber dem Hals des Kondylus in die A. temporalis und A. maxillaris interna. Es wird vom Venenstamm begleitet, der durch die Verbindung der Vena temporalis und der Vena maxillaris interna gebildet wird. Der Gesichtsnerv und seine Äste durchziehen das untere Drittel der Drüse von hinten nach vorne. Der faziale Teil der Drüse liegt auf der Oberfläche des Kaumuskels, und an seinem vorderen Rand entspringt der *Ductus parotis (Stenson-Gang)* . Nach der Durchquerung des Kaumuskels durchdringt der Gang schräg den M. buccinator und die Schleimhaut und mündet gegenüber dem zweiten oberen Backenzahn in den Mund. Sein Verlauf wird durch eine

Linie angezeigt, die vom oberen Teil des Ohrläppchens bis zu einem Punkt in der Mitte zwischen dem Nasenflügel und dem Rand der Oberlippe verläuft – also auf einer höheren Ebene als der Gesichtsnerv. Mehrere Lymphdrüsen – präaurikulär – liegen in der Ohrspeicheldrüsenkapsel direkt vor dem Ohr.

Die *Unterkieferdrüse* liegt unter der Haut und der Faszie im Dreieck, das vom Unterkiefer und den beiden Bäuchen des Musculus digastricus gebildet wird. Sein vorderer Teil wird von den Gesichtsgefäßen durchzogen und in seiner Kapsel liegen mehrere Lymphdrüsen. Der *Ductus submaxillaris (Wharton-Gang)* mündet neben dem Zungenbändchen in den Mund.

Die *Unterzungendrüse* liegt im Mundboden direkt unter der Schleimhaut. Es verfügt über zahlreiche Gänge, von denen einige direkt in den Mund münden, andere in den Ductus submaxillaris.

Verletzungen. —Die *Ohrspeicheldrüse* wird häufig durch unfallbedingte Wunden und im Rahmen von Operationen verletzt. Wenn die Blutgefäße, die die Drüse durchqueren, durchtrennt sind, besteht die Gefahr, dass solche Wunden stark bluten, und wenn die Gesichts- und Ohrmuschelnerven geschädigt sind, kommt es zu einer motorischen und sensorischen Lähmung der von ihnen versorgten Teile. Wunden der Ohrspeicheldrüse heilen schnell und ohne Komplikationen, solange eine Infektion verhindert wird. Kommt es jedoch zu einer Eiterung, kann es zu einem Speichelaustritt kommen, der wochenlang anhalten kann. in manchen Fällen entsteht so eine Speichelfistel.

Der Ductus parotis kann durchtrennt werden und eine Speichelfistel entstehen. Wenn die äußere Wunde schnell heilt, kann sich in der Wangensubstanz eine Speichelzyste entwickeln, die eine Schwellung bildet, die sich bei den Mahlzeiten füllt und durch äußeren Druck entleert werden kann, wobei der Speichel in den Mund entweicht.

Bei einer Wunde, die sich über die gesamte Dicke der Wange erstreckt, sollte die Haut sorgfältig genäht werden, wobei darauf zu achten ist, dass die Nähte den Gang nicht mit einschließen. Damit der Speichel jedoch leicht in den Mund gelangen kann, sollte die Schleimhaut nicht genäht werden.

ABB. 261. – Reihe von Speichelsteinen.

Speichelfisteln. —Eine Speichelfistel kann in Bezug auf die Drüsensubstanz der Ohrspeicheldrüse oder in Bezug auf den Gang auftreten. Fistel im Zusammenhang mit der Drüsensubstanz – *Parotisfistel* – resultiert selten aus einer Wunde, die beispielsweise bei der Entfernung eines Tumors oder bei einer Operation am Kieferast entstanden ist, solange sie aseptisch ist; aber als Folge einer Eiterung in der Drüse und insbesondere eines Abszesses, der sich um eine Konkretion herum entwickelt, ist es nicht ungewöhnlich. Die Fistelöffnung ist normalerweise klein und kann an jeder Stelle über der Drüse auftreten. Zwischen den Mahlzeiten kann die Fistel trocken sein oder der Speichel kann in kleinen durchsichtigen Tropfen austreten, die Menge wird jedoch bei der Nahrungsaufnahme immer stark erhöht. Eine Ohrspeicheldrüsenfistel schließt sich normalerweise spontan, auch wenn sie wochen- oder sogar monatelang weiter austreten kann.

In hartnäckigen Fällen können die Ränder der Fistel abgeschnitten und mit Nähten zusammengeführt werden, oder es kann eine eigentliche

Kauterisierung durchgeführt werden, um eine Narbenkontraktion herbeizuführen.

Eine Fistel des Ductus parotis ist schwerwiegender. Die Ursache liegt meist in einer Wunde, seltener in einem Abszess oder impaktierten Zahnstein. Aus der winzigen Öffnung, die sich am häufigsten über dem Buccinatormuskel befindet, fließt fast kontinuierlich klarer, klarer Speichel, dessen Menge während des Essens des Patienten stark zunimmt. Diese Fisteln neigen kaum dazu, sich spontan zu schließen. Versuche, die Öffnung durch äußerliche Anwendung von Kollodium, durch Kauterisieren der Ränder oder sogar durch Schälen der Ränder und Anbringen von Nähten zu verschließen, schlagen in der Regel fehl. Es ist notwendig, eine Öffnung in den Mund zu schaffen, indem entweder der ursprüngliche Gang geöffnet oder eine innere Fistel anstelle der äußeren angelegt wird.

Speichelkalküle. – Speichelsteine kommen am häufigsten *in der Unterkieferspeicheldrüse oder ihrem Ausführungsgang vor* . Sie bestehen aus Phosphat und Kalkkarbonat mit einem geringen Anteil organischer Substanz und entstehen durch die chemische Einwirkung von Bakterien auf den Speichel. In seltenen Fällen bildet ein Fremdkörper, beispielsweise ein Stück Stroh, ein Fruchtsamen oder eine Fischgräte, den Kern der Konkremente. Sie variieren in der Größe von einer Erbse bis zu einer Walnuss, sind hart, weißlich oder grau und haben eine raue Oberfläche. Diejenigen, die sich in der Drüse selbst bilden, sind normalerweise unregelmäßig, während diejenigen, die im Gang vorkommen, rund oder spindelförmig sind (Abb. 261).

Ein Zahnstein im Gang führt zu stechenden, stechenden Schmerzen, die sich bei der Nahrungsaufnahme verstärken. Der Gang ist selten vollständig verstopft, der Speichelfluss ist jedoch meist so stark behindert, dass die Drüse während der Mahlzeiten stark anschwillt. Die Schwellung lässt zwischen den Mahlzeiten allmählich nach oder kann durch äußeren Druck zum Verschwinden gebracht werden. Der Zahnstein kann normalerweise mit einer Sonde, die entlang des Milchgangs geführt wird, oder durch Einstechen der Schwellung mit einer Nadel ertastet werden; oder wenn man einen Finger im Mund und einen anderen unter dem Kiefer hält, kann man einen harten Knoten unter der Schleimhaut des Mundbodens erkennen. Es kann durch die Röntgenstrahlen aufgedeckt werden. Wenn die Obstruktion vollständig ist, bildet sich eine Retentionszyste, in der es zu einer Eiterung kommen kann, die zu einer deutlichen Verschlimmerung der Symptome führt. In manchen Fällen kommt es zu einer Verdickung und Verhärtung der Wand des Ganges und des umgebenden Gewebes, wodurch eine Schwellung entsteht, die leicht mit einem bösartigen Wachstum verwechselt werden kann. Die Behandlung besteht darin, einen Einschnitt durch die Schleimhaut über dem Zahnstein zu machen und ihn mit einer Schaufel oder Pinzette zu extrahieren.

Infektiöse Bedingungen. — **Parotitis.** – Eine Entzündung der Ohrspeicheldrüse kann nicht-eitrig oder eitrig sein.

Unter den *nicht eitrigen Formen ist die* als *Mumps bekannte epidemische Form* die häufigste . Hierbei handelt es sich um eine akute Infektionserkrankung, die meist kleine Kinder befällt und beide Drüsen gleichzeitig oder nacheinander befällt. Es verläuft in einem bestimmten Verlauf, der ein bis zwei Wochen dauert und fast immer mit einer Auflösung endet. Die Ohrspeicheldrüse ist geschwollen und schmerzempfindlich, es kommt zu Schmerzen beim Versuch, den Mund zu öffnen, Schwierigkeiten beim Schlucken und Speicheltropfen. Das chirurgische Interesse dieser Krankheit liegt in der Tatsache, dass sie häufig durch Schmerzen und Schwellung des Hodens, ein Ödem des Hodensacks und gelegentlich durch einen Harnröhrenausfluss kompliziert wird und nach einem solchen Anfall eine Atrophie des Hodens beobachtet wurde. Bei Frauen treten manchmal Schmerzen im Eierstock, Druckempfindlichkeit und Schwellung der Brust sowie vaginaler Ausfluss auf.

ABB. 262. – Akute suppurative Parotitis.

Bei Patienten, die große Dosen Quecksilber einnehmen, bei Gichtpatienten oder bei Patienten, die an infektiösen Erkrankungen der Urogenitalorgane wie Orchitis, Ovaritis, Urethritis usw. leiden, kann die Ohrspeicheldrüse auf einer oder beiden Seiten plötzlich anschwellen und empfindlich werden Zystitis. Der Zustand ist in der Regel vorübergehend und führt zu keinen Komplikationen.

Wiederkehrende Vergrößerungen der Ohrspeicheldrüse und der Unterkieferspeicheldrüse sowie der Tränendrüsen treten gelegentlich bei Erwachsenen auf und wurden erstmals von Mikulicz beschrieben. Es kann mit Speichellithiasis, Xerostomie oder organischer Verengung der Speichelgänge einhergehen, in den meisten Fällen kann jedoch keine solche Ursache entdeckt werden (DM Greig). Wenn die Ohrspeicheldrüse betroffen ist, ist die Erkrankung meist beidseitig und es liegt eine gewisse Konstitutionsstörung vor. Die submaxilläre Form ist meist einseitig und die Symptome sind rein lokal. Die betroffene Drüse schwillt schnell an, schmerzt und fühlt sich empfindlich an, und die Schwellung nimmt deutlich zu, während der Patient isst. Jeder Anfall dauert einige Stunden bis ein bis zwei Wochen und klingt dann spontan ab. Die Abstände zwischen den Anfällen variieren zwischen einigen Wochen und einem Jahr oder mehr. Im Laufe einiger Jahre kommt es zu erheblichen Deformationen und manchmal zu einem Mangel an Drüsensekretion, aber die Krankheit geht nicht mit anderen Unannehmlichkeiten einher. Der Nutzen folgte der Verabreichung von Arsen und Jodiden sowie der Verwendung von Radium und Röntgenstrahlen.

Die Behandlung dieser nicht eitrigen Formen der Parotitis besteht in der Linderung der Symptome.

Eine suppurative Parotitis kann auf eine direkte Ausbreitung der Infektion vom Mund entlang des Parotisgangs oder auf die Ausbreitung suppurativer Prozesse vom Kiefergelenk, dem Kiefer oder einer Lymphdrüse zurückzuführen sein. Es kann auch im Verlauf jeder Krankheit auftreten, bei der eine Infektion des Blutes mit pyogenen Bakterien vorliegt, und wurde bei Diphtherie, Typhus, Scharlach, Masern und anderen Eruptionsfieber beobachtet.

Die *postoperative* Form der Parotitis tritt am häufigsten nach einer Laparotomie bei Erkrankungen wie eitriger Blinddarmentzündung, perforiertem Magengeschwür, Ovarialzyste und Pyosalpinx auf.

Diese sekundären Formen sind wahrscheinlich auf eine Infektion aus dem Mund zurückzuführen, bei der die Speichelsekretion gestoppt oder der Austritt aus der Drüse behindert wird.

Die frühen Symptome können von denen der Allgemeinerkrankung, an der der Patient leidet, überschattet werden. Zuerst ist die Drüse geschwollen, hart und empfindlich und der Sitz ständiger, dumpfer, bohrender Schmerzen; später kommt es zu Rötungen, Ödemen und Schwankungen. Die Bewegungen des Kiefers sind eingeschränkt und schmerzhaft, der Patient kann den Mund nicht öffnen und hat Schwierigkeiten beim Schlucken. Am dritten oder vierten Tag erreicht die Entzündung ihren Höhepunkt und endet meist mit Eiterung. Der Eiter ist in zahlreichen Herden über die Drüse verstreut und manchmal bilden sich große Schorfschichten. Die dichte Kapsel der Drüse verhindert, dass der Eiter an die Oberfläche gelangt und führt dazu, dass er sich im Halsgewebe eingräbt, was zu Atemnot und Schluckbeschwerden führt. Es kann seinen Weg nach unten zum Mediastinum, nach innen zum Rachen (wo es eine Form eines retropharyngealen Abszesses darstellt) oder nach oben zur Schädelbasis finden. Nicht selten gräbt es sich in das Kiefergelenk ein oder entkommt, indem es in den äußeren Gehörgang eindringt. Durch Erosion der Gefäße, die die Drüse oder die Vena jugularis interna durchqueren, kann es zu schweren Blutungen oder zu einer Venenthrombose kommen. Nach der

Zerstörung des Gesichtsnervs kann es zu einer anhaltenden Lähmung kommen; und es können sich Speichelfisteln bilden. Der Tod kann durch Toxämie eintreten, noch bevor sich Eiter bildet.

Behandlung. – Während der ersten zwei bis drei Tage wird Hyperämie durch Umschläge, heiße Fomentationen oder Klapp-Saugglocken induziert, und der Mund wird häufig mit einem Antiseptikum ausgewaschen. Sobald Grund zu der Annahme besteht, dass sich Eiter gebildet hat, wird hinter dem Kieferwinkel parallel zu den Ästen des Gesichtsnervs ein Schnitt gemacht, der Abszess nach Hiltons Methode geöffnet, ein Finger in die Drüse eingeführt und alle Septen gebrochen nach unten und Entwässerung gesichert.

Eine akute Infektion der **Unterkieferspeicheldrüse** tritt unter den gleichen Bedingungen auf wie die der Ohrspeicheldrüse. Gelegentlich werden beide Drüsen gleichzeitig befallen.

Die akute phlegmonöse Periadenitis der Unterkieferspeicheldrüse, bekannt als *Angina Ludovici* , wird auf S. 597 .

Die *Behandlung* besteht darin, Schnitte durch die tiefe Faszie zu machen, um die Spannung zu lösen bzw. Eiter abzulassen, falls sich dieser gebildet hat.

Eine akute eitrige Entzündung der **Unterzungendrüse** kann unter den gleichen Bedingungen wie in der Ohrspeicheldrüse auftreten und geht mit der Bildung einer überaus schmerzhaften und empfindlichen Schwellung unter der Zunge einher. Die Zunge wird allmählich gegen den Gaumen gedrückt, so dass das Schlucken erschwert wird und die Atmung ernsthaft behindert werden kann. Es liegt eine ausgeprägte Verfassungsstörung vor. Ein Schnitt in die Schwellung führt unmittelbar zu einer Linderung der Beschwerden.

Tuberkulose Erkrankungen der Speicheldrüsen sind selten. Sie beginnt normalerweise in den Lymphdrüsen innerhalb der Ohrspeicheldrüsen- oder Unterkieferkapsel und breitet sich von dort auf das Speicheldrüsengewebe aus.

TUMORE. — **Zystische Tumoren – Ranula.** —Der Begriff Ranula wird für jeden zystischen Tumor verwendet, der im Zusammenhang mit den Drüsen im Mundboden entsteht. Früher glaubte man, dass es sich bei diesen Tumoren um Retentionszysten aufgrund einer Verstopfung der Speicheldrüsen handelte. Mittlerweile weiß man, dass sie das Ergebnis einer zystischen Degeneration der einen oder anderen Sekretdrüse im Mundboden sind. Sie enthalten eine dicke Schleimflüssigkeit, die sich vom Speichel dadurch unterscheidet, dass sie eine beträchtliche Menge Mucin und Albumin enthält, während sie frei von jeglichem amylolytischen Ferment oder Sulfocyankalium ist. In der Flüssigkeit finden sich zahlreiche degenerierte Epithelzellen.

Die *sublinguale Ranula* ist die häufigste Sorte. Es erscheint als schmerzlose, glatte, spannungsreiche, kugelige Schwellung von bläulicher Farbe. Es liegt normalerweise auf einer Seite des Frenums und darüber bewegt sich die Schleimhaut frei. Mit zunehmender Größe drückt es die Zunge allmählich in Richtung Gaumen und verursacht so Störungen beim Sprechen, Kauen und Schlucken. Von einer Retentionszyste der Glandula submaxillaris ist sie dadurch zu unterscheiden , dass eine Sonde in der Regel entlang der Schwellung durch den Ductus submaxillaris geführt werden kann, und vom sublingualen Dermoid (S. 539).

Die *Behandlung* besteht darin, einen Einschnitt durch die Schleimhaut über der Schwellung zu machen, wenn möglich die gesamte Zystenwand abzutrennen und, wenn irgendein Teil nicht entfernt werden kann, ihn mit einer Lösung von Zinkchlorid (40 Grain pro Unze) abzutupfen), danach wird der Hohlraum mit Wismutgaze gefüllt und durch Granulierung verschlossen. Manchmal erweist es sich als zufriedenstellender, die Zyste durch einen Schnitt unterhalb des Kiefers herauszuschneiden, und im Falle eines erneuten Auftretens sollte dies durchgeführt werden.

Zystische Tumoren, ähnlich der sublingualen Ranula, bilden sich in den anderen Drüsen am Mundboden, zum Beispiel in der Schneidedrüse, die direkt hinter der Symphysis menti liegt, sowie in der Apikaldrüse an der Unterseite der Mundspitze der Zunge. Letzteres zeichnet sich dadurch aus, dass es sich mit der Zunge bewegt. In seltenen Fällen werden Kinder mit einer zystischen Schwellung im Mundboden geboren – der sogenannten *angeborenen Ranula* . Die Ursache liegt meist in einer unvollständigen Entwicklung des Ausführungsgangs der Unterkiefer- oder Unterzungenspeicheldrüse.

Solide Tumoren – gemischte Tumoren der Ohrspeicheldrüse. - Der wichtigste der in den Speicheldrüsen vorkommenden soliden Tumoren ist der sogenannte „Mischtumor der Ohrspeicheldrüse". Früher ging man davon aus, dass es sich hierbei um ein Endotheliom handelt, das aus einer Proliferation der Endothelzellen entsteht, die die Lymphräume und Blutgefäße der Drüse auskleiden. Eine wahrscheinlichere Ansicht ist, dass es sich aus Resten entwickelt, die vom ersten Kiemenbogen und nicht von der Ohrspeicheldrüse stammen. Die Tumormatrix besteht aus knorpeligem, myxomatösem, sarkomatösem oder angiomatösem Gewebe, wobei der Anteil dieser verschiedenen Elemente in den einzelnen Proben variiert und einige adenomatöse Anteile enthalten können. In den Interzellularräumen des Tumors bildet sich eine gallertartige Substanz, die sich in ausreichender Menge ansammeln kann, um Zysten unterschiedlicher Größe entstehen zu lassen. Es besteht Grund zu der Annahme, dass die zuvor als Adenome, Chondrome, Angiome, Myxome und viele Fälle von Sarkomen beschriebenen Tumoren der Ohrspeicheldrüse in Wirklichkeit gemischte Tumoren waren, in denen das eine oder andere dieser Gewebe vorherrschte.

Der Tumor entwickelt sich meist in der Nähe der Ohrspeicheldrüse und drückt auf das Speichelgewebe, wodurch es dünner wird und zu einer Atrophie führt.

Klinische Merkmale. — Der Mischtumor wird meist erstmals im Alter zwischen 20 und 30 Jahren beobachtet. Es wächst langsam, ist schmerzlos und bildet eine rundliche, knotige Schwellung, deren Konsistenz je nach Struktur variiert. Die Haut über der Schwellung sieht normal aus und ist nicht mit dem Tumor verbunden (Abb. 263 , 264). Nur in seltenen Fällen entsteht eine Lähmung durch Druck auf den Gesichtsnerv.

ABB. 263. – Gemischter Tumor der Ohrspeicheldrüse.

ABB. 264. – Gemischter Tumor der Ohrspeicheldrüse mit einer Dauer von
über zwanzig Jahren.

Obwohl diese Tumoren normalerweise gutartig sind, können sie nach jahrelangem Bestehen einen bösartigen Charakter annehmen, schnell wachsen, benachbarte Lymphdrüsen befallen und nach der Entfernung eine deutliche Tendenz zum Wiederauftreten zeigen.

Die *Behandlung* besteht darin, den Tumor auszuschälen, wobei darauf zu achten ist, dass der Gesichtsnerv oder der Ohrspeicheldrüsengang nicht verletzt werden, indem der Schnitt und die anschließenden Schnitte der Präparation parallel dazu erfolgen. Wird der Tumor frühzeitig und vollständig entfernt, ist ein Rezidiv die Ausnahme.

Sarkome und Karzinome sind selten. Sie sind sehr bösartig, wachsen schnell, infiltrieren umliegende Teile, einschließlich der Haut, und infizieren die angrenzenden Lymphdrüsen. Es treten starke neuralgische Schmerzen auf und eine Lähmung durch die Beteiligung des Gesichtsnervs ist ein frühes Symptom.

Die *Behandlung* besteht in der Entfernung der gesamten Ohrspeicheldrüse mit dem Tumor, wobei kein Versuch unternommen wird, den Gesichtsnerv oder andere ihn durchziehende Strukturen zu schonen. Sowohl vor als auch nach der Operation sollte auf den Einsatz von Radium zurückgegriffen werden, da sonst ein erneutes Auftreten nahezu unvermeidlich ist.

Die *Unterkiefer- und Unterzungendrüsen* können Sitz der gleichen Tumorarten sein wie die Ohrspeicheldrüse. Diese Drüsen neigen besonders dazu, zusammen mit den benachbarten Lymphdrüsen bei Epitheliomen der Zunge und des Mundbodens befallen zu werden.

KAPITEL XXIV
DAS OHR [5]

[5] An dieser Stelle möchten wir uns bei Dr. Logan Turner für die erneute Überarbeitung dieses Kapitels bedanken.

Chirurgische Anatomie. – Die anatomische Unterteilung des Ohrs in drei Teile – das Außen-, Mittel- und Innenohr – bildet eine zufriedenstellende Grundlage für die Untersuchung von Ohrläsionen. Das Außenohr besteht aus der Ohrmuschel und dem äußeren Gehörgang, wobei letzterer aus einem äußeren knorpeligen Teil von einem halben Zoll Länge und einem tieferen knöchernen Teil von dreiviertel Zoll Länge besteht. Der Gehörgang bildet ein gebogenes Rohr, das zu Untersuchungszwecken durch Hoch- und Zurückziehen der Ohrmuschel weitestgehend gestreckt werden kann. Es ist innen durch das Trommelfell verschlossen, das es von der Paukenhöhle bzw. dem Mittelohr trennt. Das Mittelohr umfasst das eigentliche Trommelfell, das von der Kette der Gehörknöchelchen – Hammer, Amboss und Steigbügel – durchzogen ist, die Eustachische Röhre, die mit dem Nasopharynx kommuniziert, sowie das Trommelfell und die Mastoidzellen. Da diese Hohlräume in enger Beziehung zu den mittleren und hinteren Schädelgruben liegen, besteht die Gefahr, dass sich infektiöse Zustände im Trommelfell und in den Mastoidzellen auf das Innere des Schädels ausbreiten. Das Innenohr oder Labyrinth liegt im Felsenbein des Schläfenbeins, seine äußere Grenze bildet die Innenwand des Mittelohrs.

Physiologisch können die verschiedenen Teile des Hörmechanismus unterteilt werden in (1) den *schallleitenden Apparat* , der das Außen- und Mittelohr umfasst; und (2) der *Schallwahrnehmungsapparat* – das Innenohr und die zentralen Nervenbahnen. Eine Hörbeeinträchtigung kann auf Ursachen zurückzuführen sein, die in einem oder anderen oder beiden dieser Unterbereiche vorliegen. Der Zustand des Schallleitungsapparates kann durch direkte Inspektion durch das Spekulum und durch Aufblasen der Eustachischen Röhre und des Trommelfells untersucht werden, während der Zustand des Schallwahrnehmungsapparates teils durch Prüfung des Gehörs, teils durch Ausschluss von Affektionen festgestellt wird das Außen- und Mittelohr. Bei einer Störung des Schallleitungsapparates spricht man von einer „obstruktiven" Taubheit; Bei Beeinträchtigung des Schallwahrnehmungsapparates spricht man von „Nervenschwerhörigkeit". Die Bogengänge sind periphere Organe, die an der Aufrechterhaltung des Gleichgewichts beteiligt sind und einen Teil des Innenohrapparats bilden.

KARDINALSYMPTOME EINER OHRENKRANKHEIT. —Das wichtigste Symptom einer Ohrenerkrankung ist *eine Beeinträchtigung des Hörvermögens* , die in unterschiedlichem Ausmaß auftreten kann und auf Schäden entweder im schallleitenden oder im schallwahrnehmenden Apparat zurückzuführen sein kann. Der plötzliche Beginn der Taubheit kann auf eine Wachsansammlung im äußeren Gehörgang oder auf eine Blutung oder einen Erguss in das Labyrinth zurückzuführen sein. Ein allmählicher Beginn ist häufiger. Bei Kindern besteht eine große Tendenz, dass im Zusammenhang mit den Exanthemen und in Verbindung mit Adenoiden akute entzündliche

Erkrankungen des Mittelohrs auftreten. Im Erwachsenenalter sind chronische katarrhalische Prozesse häufiger Ursache einer allmählich zunehmenden Taubheit, während im fortgeschrittenen Alter eine Tendenz zur Beeinträchtigung des Hörnervs besteht. Gelegentlich treten bestimmte anomale Hörzustände auf, wie zum Beispiel die „Parakusis von Willis" – ein Zustand, bei dem der Patient in einem Lärm besser hört; „Diplakusis" oder Doppelhörigkeit; und „Hyperæsthesia acustica" oder schmerzhafte Klangeindrücke.

Tinnitus aurium oder subjektive Ohrgeräusche können ein sehr lästiges und anhaltendes Symptom darstellen. Diese Geräusche variieren in ihrem Charakter und können vom Patienten als Klingeln, Zischen oder Singen beschrieben werden oder mit dem Geräusch von fließendem Wasser oder einem Zug verglichen werden. Sie werden normalerweise mit einem Geräusch verglichen, das der Patient aufgrund seines Berufes oder aus anderen Gründen zu hören gewohnt ist. Sie können rein akustischen Ursprungs sein und beispielsweise auf einen erhöhten Druck auf die Hörnervenenden zurückzuführen sein, der im Labyrinth selbst oder im Mittel- oder Außenohr liegt; oder sie können auf bestimmte reflektorische Ursachen zurückzuführen sein, wie z. B. einen Nasopharynxkatarrh oder eine Magenreizung. Gefäßveränderungen, wie sie bei Anämie, Bright-Krankheit und Herzerkrankungen auftreten, können ebenfalls an ihrer Entstehung beteiligt sein.

Schmerzen oder *Ohrenschmerzen* können in ihrem Ausmaß variieren und reichen von einem bloßen Unbehagen bis hin zu akuten Qualen. Der mit einem Furunkel im äußeren Gehörgang verbundene Schmerz wird normalerweise durch Bewegungen des Kiefers, durch Ziehen an der Ohrmuschel und durch Druck auf den Tragus verstärkt. Der Schmerz einer akuten Mittelohrentzündung sitzt tief, tritt sporadisch auf und verschlimmert sich nachts. Er wird durch Naseputzen, Husten und Niesen verstärkt – Handlungen, die die Spannung im Mittelohr erhöhen, indem Luft durch die Eustachische Röhre gedrückt wird. Mastoidschmerzen und Empfindlichkeit weisen auf eine Entzündung im Antrum oder in den Zellen hin, und wenn diese Symptome im Verlauf einer chronischen Eiterung im Mittelohr auftreten, sollten sie immer als schwerwiegend angesehen werden. Eine schwere Neuralgie des Ohrs kann den Schmerz einer akuten Mastoiditis vortäuschen, und es darf nicht vergessen werden, dass Ohrenschmerzen auf einen erkrankten Zahn zurückzuführen sein können. Daher sollte bei allen Ohrenschmerzen eine sorgfältige Untersuchung nicht nur des Ohrs, sondern auch des Rachens und der Zähne erfolgen.

Schwindel oder *Schwindel* können durch Ursachen hervorgerufen werden, die die Spannung der Labyrinthflüssigkeit verändern, beispielsweise durch den Druck von Wachs auf das Trommelfell oder durch Exsudation in das

Mittelohr oder in das Labyrinth. Schwindel, der im Verlauf einer chronischen Eiterung des Mittelohrs auftritt, kann ein Hinweis auf labyrinthische oder intrakranielle Störungen sein, muss aber nicht unbedingt der Fall sein. Schwindelgefühle, denen Übelkeit vorausgeht, weisen auf eine Magenursache hin; Wenn danach Übelkeit auftritt, deutet dies auf einen akustischen Ursprung hin. Bei Verdacht auf Hörschwindel sollte das „statische Gefühl" des Patienten sorgfältig geprüft werden. Er sollte aufgefordert werden, (1) mit geschlossenen Augen mit beiden Füßen nebeneinander zu stehen, (2) mit geschlossenen Augen auf dem einen oder anderen Fuß zu stehen, (3) in einer geraden Linie zu gehen, (4) vor und zurück zu hüpfen von beiden Füßen. Erwähnenswert ist seine Unfähigkeit, solche Bewegungen auszuführen. Da Nystagmus mit einer Gleichgewichtsstörung aufgrund einer Ohrenerkrankung einhergehen kann, müssen die Bewegungen der Augäpfel sorgfältig geprüft werden.

Der Labyrinthnystagmus hat einen rhythmischen Charakter und besteht aus einer langsamen und einer schnellen Bewegung. Physiologischer Nystagmus kann durch Stimulierung der Bewegung der Endolymphe in den Bogengängen, durch Spritzen des Ohrs mit heißem und kaltem Wasser (Kalorientest), durch Drehen des Individuums (Rotationstest) und durch den galvanischen Strom induziert werden. Jede Abweichung von den normalen Reaktionen, die diese Tests hervorrufen können, sollte den Verdacht auf einen pathologischen Zustand der Bogengänge erwecken.

Ausfluss aus dem Ohr oder *Otorrhoe* ist gelegentlich auf einen ekzematösen Zustand der Haut zurückzuführen, die den äußeren Gehörgang auskleidet. Es hat dann meist einen dünnen, wässrigen Charakter und enthält Epithelflocken und Trümmer. Eine Gehörentladung hat jedoch am häufigsten ihren Ursprung im Mittelohr. Es kann schleimig-eitrig und fadenförmig oder eitrig und von dickerer Konsistenz sein. Ein eigenartiger, übler Geruch ist charakteristisch für die chronische Eiterung des Mittelohrs. In Verdachtsfällen sollte der Chirurg am Spekulum riechen. Er sollte niemals die Aussage des Patienten über das Ausbleiben eines Ausflusses akzeptieren, sondern sich durch Inspektion und durch die Einführung eines Wattestäbchens überzeugen.

Die Hörtests. – Bei der Prüfung des Gehörs sollte eine eindeutige Routinemethode angewendet werden, wobei die Uhr-, Flüster-, Stimm- und Stimmgabeltests systematisch eingesetzt werden sollten. Obwohl der Patient nur über ein Ohr klagt, müssen beide untersucht werden. Jedes Ohr sollte separat untersucht werden und der Patient sollte so platziert werden, dass er die Lippen des Untersuchers nicht sehen kann. Während ein Ohr getestet wird, sollte das andere mit dem Finger verschlossen werden und jeder Test sollte außerhalb des wahrscheinlichen normalen Hörbereichs begonnen werden. Alle Ergebnisse sollten sofort niedergeschrieben und das Datum des

Tests aufgezeichnet werden, da dies für die Verfolgung des Fortgangs des Falles von entscheidender Bedeutung ist.

Stimmgabeltests. —Um zwischen einer Taubheit aufgrund einer Schädigung des Schallleitungsapparates und einer Taubheit aufgrund labyrinthischer Ursachen zu unterscheiden, ist es notwendig, etwas näher darauf einzugehen. Der von einer vibrierenden Stimmgabel erzeugte Ton wird sowohl durch die Luftsäule im äußeren Gehörgang (Luftleitung) als auch durch die Schädelknochen (Knochenleitung) zu den Nervenenden im Labyrinth geleitet. Wenn bei einem tauben Ohr die Schwingungen einer Stimmgabel, die in Kontakt mit dem Warzenfortsatz gehalten wird, besser zu hören sind, als wenn die Stimmgabel gegenüber dem Gehörgang gehalten wird, liegt die Läsion im Schallleitungsapparat. Wenn andererseits die Schwingungen durch Luftleitung besser gehört werden, liegt die Schädigung im Schallwahrnehmungsapparat. Zusätzlich zu diesen Tatsachen stellen wir auch fest, dass bei obstruktiver Taubheit die tiefen Töne zuerst verloren gehen, während bei Nerventaubheit die höheren Töne zuerst verloren gehen. Dies kann mit Stimmgabeln unterschiedlicher Tonhöhe oder mit Hilfe einer Galton-Pfeife untersucht werden. Auch bei Mittelohrschwerhörigkeit kann das Hören an einem lauten Ort besser sein und durch Aufblähen des Trommelfells verbessert werden; Bei labyrinthischer Taubheit kann das Hören in einem ruhigen Raum besser sein und durch Inflation schlechter werden.

Inspektion des Ohrs. – Dies sollte mit Hilfe von reflektiertem Licht durchgeführt werden, wobei das zu untersuchende Ohr vom Fenster, der Lampe oder einer anderen Lichtquelle, die möglicherweise verwendet wird, abgewandt ist. Benötigt werden ein kleiner Ohrreflektor, der entweder in der Hand gehalten oder an einem Stirnband befestigt wird, sowie ein Satz Hörspekula. Vor dem Einführen des Spekulums sollten das Außenohr und die angrenzenden Teile untersucht und das Vorhandensein von Rötungen, Schwellungen, Nebenhöhlen oder Narben über dem Mastoid, einer Verschiebung der Ohrmuschel oder einer entzündlichen Erkrankung des Außenohrs beobachtet werden. Zur Inspektion des Trommelfells wird ein mittelgroßes Spekulum, das zwischen Daumen und Zeigefinger gehalten wird, in den knorpeligen Gehörgang eingeführt, wobei gleichzeitig die Ohrmuschel von Mittel- und Ringfinger nach oben und hinten gezogen wird, um den Gehörgang zu begradigen. Anschließend wird das Trommelfell gesucht und sein Aussehen notiert.

Die *normale Membran* ist auf ihrer fleischigen Seite insgesamt konkav; Es nimmt eine doppelt schräge Ebene ein und ist so platziert, dass sein oberer und hinterer Teil näher am Auge des Untersuchers liegen als der vordere und untere Teil. Obwohl es in Farbe, Glanz und Transparenz teilweise variiert, weist es ein bläulich-graues Aussehen auf. Der Griff des Hammers durchquert die Membran als weißlich-gelber Grat, der von seinem oberen und vorderen Teil nach unten und hinten bis zu einem Punkt etwas unterhalb der Mitte zu verlaufen scheint. Am unteren Ende des Hammergriffs verläuft ein heller dreieckiger Lichtkegel nach unten und vorne zur Peripherie der Membran. Am oberen Ende des Griffs befindet sich ein weißer, knaufartiger Vorsprung, der kurze Fortsatz des Hammers. Von hier aus verlaufen die vorderen und hinteren Falten vorwärts und rückwärts. Der über dem kurzen Fortsatz liegende Teil der Membran wird als Membrana flaccida oder Shrapnell-Membran bezeichnet. Hinter dem Hammer kann der lange Ambossfortsatz durch die Membran sichtbar sein. Die Beweglichkeit der Membrana tympani sollte durch Aufblasen des Trommelfells oder mittels Siegles pneumatischem Spekulum getestet werden.

Es können verschiedene Abweichungen vom Normalzustand beobachtet werden. *Die Atrophie* der Membran ist durch eine extreme Transparenz der gesamten Bandscheibe gekennzeichnet. Umschriebene atrophische Flecken erscheinen als dunkle, transparente Bereiche, die eine beträchtliche Beweglichkeit aufweisen und sich beim Aufblasen deutlich ausbeulen. Eine *Narbe* in der Membran weist auf eine verheilte Perforation hin und ist ebenfalls durchsichtig, unterscheidet sich jedoch von einem atrophischen Fleck dadurch, dass sie sich schärfer von der umgebenden Membran abgrenzt. Eine *verdickte Membran* weist ein undurchsichtiges weißes Aussehen auf. *Kalk-* oder *kalkhaltige Flecken* sind deutlich weiß und fühlen sich beim Sondieren schwer an; Sie sind oft ein Beweis für eine vergangene Eiterung. Eine *eingezogene* oder zurückgezogene Membran, die aus einer Eustachischen Obstruktion resultiert, ist durch eine erhöhte Konkavität, eine übermäßige Hervorhebung des lateralen kurzen Processus des Malleus und der vorderen und hinteren Falten sowie dadurch gekennzeichnet, dass der Griff des Malleus eine horizontalere Position einnimmt. Eine *entzündete* Ein Befall der Membran, der eine Verstopfung der Gefäße um den Hammer oder eine allgemeine diffuse Rötung zeigt, weist auf eine Mittelohrentzündung hin. Ein gelbes Erscheinungsbild des unteren Teils der Membran, der oben durch eine dunkle Linie begrenzt wird, die sich über das Trommelfell erstreckt, weist auf eine sero-eitrige Exsudation in das Trommelfell hin. Die Membran kann durch die Flüssigkeit nach außen in den Gehörgang gewölbt werden und somit näher am Auge des Beobachters liegen als normalerweise. Eine *Perforation* ist in der Regel einzeln und variiert in der Größe von einem kleinen Stecknadelkopf bis hin zur vollständigen Zerstörung der Membran. Die labyrinthartige (innere) Wand des Trommelfells kann durch die Perforation sichtbar sein und ist daran zu erkennen, dass sie sich auf einer tieferen Ebene als die Membran befindet und an ihrer harten knöchernen Konsistenz, wenn sie mit der Sonde berührt wird. Die Diagnose einer Perforation im Zusammenhang mit Ausfluss aus dem Mittelohr kann durch eine Untersuchung während des Aufpumpens weiter unterstützt werden, wenn

Luft- und Sekretblasen sichtbar sind. Wenn die Perforation unsichtbar ist, kann auf ihre Existenz geschlossen werden, wenn durch das Spekulum ein kleiner pulsierender Lichtfleck erkennbar ist. *Granulationen* im Trommelfell erscheinen als rote, fleischige Massen unterschiedlicher Größe. Wenn sie groß sind, stellen sie *Ohrpolypen dar* , die man an ihrer Nähe zum äußeren Ende des Gehörgangs, ihrer weichen Konsistenz und Beweglichkeit und der Tatsache erkennt, dass die Sonde um sie herumgeführt werden kann. Granulationen und Polypen weisen in der Regel auf das Vorliegen einer Eiterung im Mittelohr hin.

Inflation des Mittelohrs. – Bevor mit dem Aufblasen des Mittelohrs begonnen wird, sollte der Untersucher die Nase, den Nasopharynx und den Rachenraum inspizieren. Dies sollte bei allen Ohrenerkrankungen zu einem routinemäßigen Bestandteil der Untersuchung werden. Da das Aufblasen nicht nur eine Hilfe bei der Diagnose ist, sondern auch eine große Hilfe bei der Prognose darstellt, ist es notwendig, dass das Gehör vor dem Aufblasen des Ohrs getestet und festgestellt wird. Es gibt drei Methoden zum Aufblasen des Trommelfells: die Valsalva-Methode, die Politzer-Methode und den Eustachischen Katheter.

Bei *der Valsalva-Inflation* drückt der Patient selbst Luft in seine Eustachischen Röhren, indem er sich die Nase zuhält, den Mund schließt und gewaltsam ausatmet. Diese Inflationsmethode hat nur eine begrenzte Anwendung und einen geringen therapeutischen Wert.

Politzers Methode. - Hierzu sind ein Politzer-Airbag und ein Auskultationsschlauch erforderlich, dessen eines Ende in das Ohr des Patienten und das andere Ende in das Ohr des Untersuchers eingeführt wird. Das Nasenende des Beutels sollte mit einem Stück Gummischlauch geschützt oder mit einer Düse versehen werden. Der Patient behält eine kleine Menge Wasser im Mund, bis er zum Schlucken aufgefordert wird. Die Düse des Beutels wird in ein Nasenloch eingeführt und das andere wird mit den Fingern des Chirurgen verschlossen. Dann wird das Signal zum Schlucken gegeben und gleichzeitig mit der Bewegung des Kehlkopfes während dieses Vorgangs wird der Beutel kräftig und kräftig zusammengedrückt. Holts Modifikation dieser Methode besteht darin, den Patienten anzuweisen, seine Wangen aufzublähen, während die Lippen fest geschlossen bleiben.

Inflation durch den Eustachischen Katheter. —Für diese Methode ist zusätzlich zum Politzer-Beutel und der Auskultationssonde ein Eustachischer Katheter aus Silber oder Vulkanit erforderlich. Das Silberinstrument hat den Vorteil, dass es durch Auskochen sterilisierbar ist. Der Patient sitzt dem Licht zugewandt, während der Chirurg vor ihm steht und, nachdem er den Auskultationsschlauch in Position gebracht hat, mit seinem linken Daumen die Nasenspitze des Patienten nach oben neigt. Der Schnabel des Katheters wird nun mit der Spitze nach unten in den unteren Gehörgang eingeführt und horizontal nach hinten am Nasenboden entlang geführt, bis die Wölbung der Kurve die hintere Wand des Nasopharynx berührt. Wenn die hintere Rachenwand ertastet wird, wird die Spitze des Instruments um einen Viertelkreis nach innen gedreht; Die Position des Punktes wird durch den Metallring am äußeren Ende des Katheters angezeigt. Finger und Daumen der linken Hand sollten nun den Schaft des Katheters direkt hinter der Nasenspitze fassen, um ihn zu stabilisieren. Nun wird er vorsichtig zurückgezogen, bis die Konkavität des Schnabels gegen den hinteren Rand des Septum nasi gelangt. Mit der rechten Hand wird dann die Spitze des Instruments um etwas mehr als einen halben Kreis nach unten und außen gedreht, so dass die Spitze in die Eustachische Öffnung gleitet und der Metallring nach außen und oben in Richtung des äußeren Augenwinkels des Auges schaut gleiche Seite. Während das Instrument mit der linken Hand in dieser Position gehalten wird, wird die Düse des Politzer-Beutels in das trichterförmige äußere Ende des Katheters eingeführt und das Aufblasen erfolgt sanft und mit möglichst geringem Rucken. Vor dem Herausziehen des Katheters muss dessen Spitze aus der Eustachischen Öffnung gelöst werden, indem man ihn leicht nach unten dreht. Schwierigkeiten beim Einführen des Katheters können durch das Vorhandensein von Stacheln und Graten auf dem Septum sowie durch Abweichungen davon entstehen, und es kann erforderlich sein, das Instrument unter der Führung von Spiegel und Spekulum zu führen.

Durch die Verwendung des Katheters werden genauere Informationen gewonnen als durch das Aufpumpen nach Politzer, und es ist die sicherere Methode, wenn eine Narbe oder ein verkümmerter Fleck im Trommelfell vorhanden ist, da es bei letzterer Methode zu einem Bruch dieser Bereiche kommen kann. Darüber hinaus hat der Katheter den Vorteil, dass er nur ein Ohr aufbläst und so eine übermäßige Belastung des anderen Ohrs verhindert. Bei Kindern kann der Katheter wegen der Schwierigkeit, ihn zu führen, selten angewendet werden.

Aus der Inflation können erhebliche Informationen abgeleitet werden. Wenn die Eustachische Röhre durchgängig ist, ist durch die Auskultationsröhre ein klarer Ton in der Nähe des Ohrs des Untersuchers zu hören. Wenn die Eustachische Röhre verstopft ist, ist der Schall schwächer und weiter entfernt. Wenn sich Flüssigkeit im Trommelfell befindet, kann ein feines, feuchtes Geräusch wahrgenommen werden, das nicht mit dem gröberen und weiter entfernten Gurgelgeräusch verwechselt werden darf, das mit Feuchtigkeit an der Rachenöffnung des Tubus einhergeht. Wenn im Trommelfell eine kleine trockene Perforation vorhanden ist, kann man die Luft durch das Trommelfell pfeifen hören, während bei einer großen

Perforation ein fast schmerzhaftes Gefühl im Ohr des Untersuchers entstehen kann. Wenn mit der Perforation Flüssigkeit verbunden ist, können diese Geräusche von einem sprudelnden Geräusch begleitet sein. Die Auswirkungen der Inflation auf die Anhörung müssen sorgfältig geprüft und aufgezeichnet werden.

ERKRANKUNGEN DES AUßENOHRS

Deformitäten. —Die Ohrmuschel kann zusammen mit dem äußeren Gehörgang *angeboren* auf einer oder beiden Seiten fehlen. Der Zustand ist einer chirurgischen Behandlung nicht zugänglich. Gelegentlich trifft man auf *doppelte Ohrmuscheln* ; häufiger treten rudimentäre, etwa erbsengroße *Ohranhangsgebilde* aus Haut, Unterhautbindegewebe und Knorpelknötchen vor dem Tragus, am Läppchen oder im Nacken auf. Diese Anhängsel sollten mit einer Schere abgeschnitten werden. Diese angeborenen Deformitäten sind auf Fehler in der Entwicklung des Unterkieferbogens zurückzuführen und gehen häufig mit Makrostomen, Gesichtsspalten und anderen Fehlbildungen des Gesichts einher.

Abstehende Ohren können behandelt werden, indem ein dreieckiger oder elliptischer Teil der Haut und des Knorpels von der hinteren Oberfläche der Ohrmuschel herausgeschnitten und die Schnittkanten mit Nähten verbunden werden. Ungewöhnlich *große Ohren* können durch die Entfernung eines V-förmigen Teils aus dem oberen Teil der Ohrmuschel verkleinert werden.

Als **Hämatom auris** bezeichnet man einen subperichondrialen Bluterguss, der entweder als Folge einer Verletzung der Ohrmuschel, beispielsweise bei Fußballspielern, oder als Folge trophischer Veränderungen im Knorpel und Perichondrium auftreten kann. Die letztere Form ist unter Geisteskranken keine Seltenheit. An der Vorderfläche der Ohrmuschel bildet sich eine mehr oder weniger starke, schwankende Schwellung, die teilweise eine deutlich bläuliche Färbung aufweist. Es kann zu Entzündungen und in manchen Fällen zu Eiterung und sogar Knorpelnekrose kommen.

Die *Behandlung* in einem aktuellen Fall besteht in der Anwendung von Kälte- oder elastischem Druck mit Watte und einem Verband oder in der Entnahme des austretenden Blutes mittels einer Hohlnadel. Bei einsetzender Eiterung muss eine Inzision und Drainage durchgeführt werden.

Epitheliome können die Ohrmuschel befallen und sich entlang des äußeren Gehörgangs ausbreiten. Es beginnt mit einer kleinen Abschürfung, die nicht heilen will und mit einem ständigen stinkenden Ausfluss und starken Schmerzen einhergeht. Die Krankheit kann sich auf das Mittelohr ausbreiten und das Schläfenbein befallen, was dann zu einer Gesichtslähmung führt. Die angrenzenden Lymphdrüsen werden frühzeitig infiziert. Die Behandlung besteht darin, das Wachstum frei zu entfernen und die damit verbundenen Lymphdrüsen in einem frühen Stadium der Krankheit zu entfernen. In inoperablen Fällen können Radium oder Röntgenstrahlen eingesetzt werden.

Nagetierkrebs kann auch das Außenohr befallen.

Einwirkung von Wachs oder Cerumen. — Eine übermäßige Sekretion kann unbekannte Ursachen haben oder mit dem Ausfluss einer chronischen Eiterung im Mittelohr einhergehen oder dadurch induziert werden. Der Zusammenhang dieser beiden Bedingungen sollte berücksichtigt werden. Eine Ansammlung von Ohrenschmalz kann durch zu eifrige Versuche des Patienten verursacht werden, das Ohr sauber zu halten, wobei das Ohrenschmalz in den schmalen, tieferen Teil des Gehörgangs gedrückt wird.

Das Hauptsymptom *einer* Wachsläsion ist Taubheit, die oft plötzlich einsetzt. Die Einwirkung von Wachs führt nur dann zu Taubheit, wenn das Lumen des Gehörgangs vollständig durch den Pfropfen verschlossen wird. Manchmal treten Tinnitus aurium und Schwindel auf, die störend sein können, wenn das Ohrenschmalz auf dem Trommelfell ruht. Gelegentlich wird über Schmerzen geklagt, die meist auf den Druck des Pfropfens auf einen entzündeten Hautbereich zurückzuführen sind. Bestimmte Reflexsymptome wie Husten und Niesen wurden beobachtet.

Nur durch eine objektive Untersuchung des Ohres kann die Diagnose gestellt werden. Der Pfropfen variiert in Farbe und Konsistenz und kann gelb, braun oder schwarz aussehen. Manchmal hat es durch die Beimischung einer größeren Menge Epithel eine fast weiße Farbe.

Behandlung. —Das Ohr sollte mit einer warmen antiseptischen oder sterilisierten Lösung bespritzt werden. Die Lotion hat eine geeignete Temperatur, wenn der Finger bequem darin gehalten werden kann. Das Ohr sollte dem Licht zugewandt sein, ein Handtuch über das Kleid des Patienten gelegt und ein Nierenbecken unter die Ohrmuschel und nahe an die Wange gehalten werden. Eine Spritze mit Metallringen für die Finger und einer feinen Ohrdüse sollte so gehalten werden, dass die Spitze genau in die Öffnung des äußeren Gehörgangs eingeführt wird und Kontakt mit der Decke des Kanals hat. Es muss darauf geachtet werden, dass zunächst die gesamte Luft aus der Spritze entfernt wird. Um den Kanal zu begradigen, sollte die Ohrmuschel mit der linken Hand nach oben und hinten gezogen werden. Möglicherweise muss ein erheblicher Kraftaufwand ausgeübt werden, bevor sich der Stecker löst, dies muss jedoch mit Vorsicht erfolgen. Anschließend sollte das Ohr mit Watte ausgetrocknet und für einige Stunden ein kleiner Wattebausch eingeführt werden. Wenn über Schmerzen geklagt wird oder wenn das Wachs hart ist und sich nicht leicht entfernen lässt, sollte das Spritzen beendet und Maßnahmen ergriffen werden, um es durch das Einträufeln einiger Tropfen einer Lösung von Natron (10 Grain pro Unze) zu erweichen Wasser oder Glycerin) oder Wasserstoffperoxid, mehrmals täglich.

Ein Ekzem des äußeren Gehörgangs geht häufig mit einem Ekzem der Ohrmuschel und der umliegenden Teile einher. Nicht selten liegt auch eine chronische Mittelohreiterung vor, die die Ursache des Ekzems sein kann. Starkes Jucken ist das charakteristischste Symptom, außerdem kann über einen wässrigen Ausfluss geklagt werden. Taubheit und Tinnitus hängen von der Ansammlung von Epithel und Ablagerungen ab. Nach der Spritze am Ohr kann die Haut ein trockenes, schuppiges Aussehen aufweisen, während manchmal Risse und ein verhärteter Zustand des äußeren Endes des Gehörgangs zu beobachten sind. Selten ist die äußere Oberfläche des Trommelfells selbst betroffen.

Die Behandlung besteht darin, das Ohr durch Ausspritzen und sorgfältiges Trocknen sauber zu halten. Die wahrscheinlich beste lokale Anwendung ist Silbernitrat (10 Grain pro Unze Spiritus ætheris nitrosi). Die Anwendung erfolgt mit einer gerillten Sonde, die mit einem kleinen Stück Watte umwickelt ist. Es ist darauf zu achten, dass keine Flüssigkeit auf die Wange austritt, da es sonst zu Verfärbungen der Haut kommt. Ein Wattebausch wird eingesetzt und die Lösung nach Ablauf einer Woche erneut aufgetragen. Manchmal ist der Zustand sehr hartnäckig.

Gelegentlich ist der pflanzliche Parasit *Aspergillus* im äußeren Gehörgang vorhanden und führt zu einer Erkrankung, die leicht mit einem Ekzem verwechselt werden kann. Um den Pilz abzutöten, sind starke antiseptische Lotionen erforderlich.

Furunkulose oder **Furunkel** . – Furunkel im Ohr können einzeln oder in Gruppen auftreten und mit einem Ekzem des Gehörgangs oder mit chronischer Eiterung des Mittelohrs einhergehen. Schmerzen sind das Hauptsymptom, über das geklagt wird, und sie können sehr akut sein. Taubheit entsteht, wenn der Gehörgang durch die Schwellung vollständig verstopft ist. Das Furunkel tritt im knorpeligen Gehörgang auf, und es ist zu bedenken, dass die Haut auch nach erfolgter Eiterung ein normales Aussehen aufweisen kann. Das Abtasten des betroffenen Bereichs mit der Sonde verursacht starke Schmerzen. Manchmal tritt ein Ödem über dem Warzenfortsatz mit Verschiebung der Ohrmuschel nach vorn auf und täuscht eine akute Entzündung des Warzenfortsatzes vor.

Behandlung. – Wenn es in den frühesten Stadien auftritt, kann versucht werden, die Schmerzen durch die Anwendung von 20 % zu lindern. Menthol und Parolein-Lösung, oder durch die Verwendung von Karbolsäure und Kokain, jeweils 5 Gran auf einen Schluck Glycerin. Wenn eine Eiterung aufgetreten ist, besteht die beste Behandlung in einer frühzeitigen Inzision, wobei die Basis der Schwellung mit einem schmalen Messer durchbohrt und in den Gehörgang geschnitten wird. Wenn die Neigung zu Furunkeln bestehen bleibt, kann eine Staphylokokken-Impfung sinnvoll sein.

Fremdkörper. – Es ist unnötig, alle Arten von Fremdkörpern aufzuzählen, die man im Ohr antreffen kann. Sie können bequem in die Kategorien Lebewesen eingeteilt werden – zum Beispiel Maden, Larven und Insekten; und das Unbelebte – zum Beispiel Perlen, Knöpfe und Erbsen. Es können Schmerzen, Taubheit, Tinnitus und Schwindelgefühle auftreten, und es kommt zu Reflexsymptomen wie Husten und Erbrechen.

Der wichtigste praktische Punkt besteht in der Identifizierung der Leiche durch Inspektion. Die bloße Geschichte seiner Einführung sollte nicht als Beweis für seine Präsenz angesehen werden. Bei Kindern empfiehlt sich eine Vollnarkose, um bei guter Beleuchtung eine gründliche Untersuchung durchführen zu können. Wenn frühere Versuche, den Körper zu entfernen, zu Ödemen an den Fleischwänden geführt haben und die Symptome nicht dringend sind, sollte kein weiterer Versuch unternommen werden, bis die Schwellung durch Spritzen mit warmer Borsäurelotion und Auftragen eines oder mehrerer Blutegel gelindert wurde der Tragus. Es sollte immer zunächst versucht werden, den Körper durch eine Spritze zu entfernen. Es kommt selten vor, dass diese Methode fehlschlägt. Sollte dies der Fall sein, sollte ein kleiner Haken verwendet werden, je nach Körperbeschaffenheit scharf oder stumpf. Maden, Larven und Insekten sollten zunächst durch Alkoholeinträufeln abgetötet und anschließend herausgespritzt werden.

ERKRANKUNGEN DES TROMMELFELLS UND DES MITTELOHRS

Traumatischer Bruch des Trommelfells. —Perforierende Wunden können durch direkte Gewalteinwirkung des Patienten entstehen, beispielsweise durch den Versuch, Wachs oder Fremdkörper zu entfernen, oder durch Ungeschicklichkeit des Chirurgen. Es handelt sich außerdem um eine vergleichsweise häufige Komplikation einer Fraktur der mittleren Schädelbasisgrube. Häufiger ist es vielleicht, dass die Membran durch indirekte Gewalt reißt, die auf eine starke Kondensation der Luft im äußeren Gehörgang, nach Schlägen auf das Ohr, schweren Artilleriefeuern oder einem Sturz aus großer Höhe zurückzuführen ist. Nach der Verletzung kommt es zu Schmerzen im Ohr, oft auch zu erheblicher Taubheit und Tinnitus, außerdem werden häufig Blutungen beobachtet. Bei frühzeitiger Untersuchung des Ohrs kann geronnenes Blut im Gehörgang oder auf der Membran gefunden werden, oder es kann eine Ekchymose auf letzterer sichtbar sein. Ein Membranriss nach indirekter Gewalteinwirkung verläuft meist rautenförmig. Während des Aufblasens nach der Valsalva-Methode kann man hören, wie die Luft durch die Perforation pfeift. Bei allen solchen Verletzungen sollte das Gehör sorgfältig geprüft und die Möglichkeit einer Verletzung des Labyrinths mittels Stimmgabeltest abgeklärt werden. Die

Prognose hinsichtlich des Gehörs sollte zunächst vorsichtig sein. In der Regel heilt die Ruptur schnell und es ist keine Behandlung erforderlich, außer der Einführung eines Wattestücks in den Gehörgang. Das Spritzen sollte vermieden werden, es sei denn, es ist bereits eine Eiterung aufgetreten. In diesem Fall muss eine Behandlung dieser Erkrankung eingeleitet werden. Da diese Verletzungen häufig einen medizinisch-rechtlichen Bezug haben, sollten sorgfältige Notizen gemacht werden.

Akute Mittelohrentzündung. – Dies tritt meist im Zusammenhang mit infektiösen Erkrankungen des Rachens und des Nasopharynx auf. Der Schweregrad ist sehr unterschiedlich und kann leicht oder schwer verlaufen. Es ist durch Schmerzen im Ohr, Taubheit und ein gewisses Maß an Fieber gekennzeichnet. Bei Kindern können die Symptome denen einer Meningitis ähneln. Wenn das Trommelfell bei milden Formen der Erkrankung oder in frühen Stadien schwererer Formen untersucht wird, werden die Gefäße rund um den Hammergriff und die Peripherie des Trommelfells injiziert, und möglicherweise sind mehrere injizierte Gefäße zu sehen über die Oberfläche der Membran strömen. In den späteren Stadien weist die gesamte Membran eine rote Oberfläche auf, die anatomischen Orientierungspunkte sind nicht mehr zu unterscheiden, die Membran wölbt sich nach außen in den Gehörgang hinein, und wenn ein Abszess zeigt, kann ein gelblicher Bereich darauf sichtbar sein. Das plötzliche Aufhören der Schmerzen und das Auftreten eines Ausflusses aus dem Gehörgang deuten auf eine Perforation der Trommelfellmembran hin.

Die *Behandlung* einer akuten Mittelohrentzündung variiert je nach Schwere des Anfalls. Der Patient sollte an das Haus oder das Bett gefesselt werden, Alkohol und Tabak sollten verboten sein und der Darm muss frei geöffnet werden. Schmerzen können durch wiederholte Instillationen von Kokain und Karbolsäure (jeweils 5 Gran pro Schluck Glycerin) gelindert werden. Ein paar Tropfen Laudanum, heiße Borsäure-Instillationen oder die Anwendung eines trockenen, heißen Schwamms können sich als beruhigend erweisen. Es können zwei oder drei Blutegel über dem Warzenfortsatz angebracht werden. Sollten die Schmerzen jedoch anhalten oder ein Blasensprung droht, muss eine Parazentese durchgeführt werden. Nach einer spontanen Perforation oder Punktion muss der Gehörgang sauber gehalten werden. Es ist wahrscheinlich sicherer, im akuten Stadium nicht über die Eustachische Röhre aufzublasen. Auf eventuell vorhandene Erkrankungen der Nase oder des Rachens muss geachtet werden.

Chronische Eiterung im Mittelohr. – Die akute Eiterung kann in die chronische Variante übergehen, die durch eine Perforation des Trommelfells, einen anhaltenden eitrigen oder schleimig-eitrigen Ausfluss aus dem Mittelohr und ein gewisses Maß an Taubheit gekennzeichnet ist.

Im Verlauf einer chronischen Mittelohrerkrankung können *verschiedene Komplikationen auftreten, und solange eine Person an einer chronischen Otorrhoe leidet, ist sie für eine oder mehrere dieser Komplikationen anfällig.* Die Komplikationen können extrakraniell oder intrakraniell sein. Zu den Erkrankungen, die das Mittelohr selbst betreffen, gehören Granulationen, Polypen, Cholesteatome, Karies und Nekrosen des Schläfenbeins, Zerstörung und Verlust eines oder mehrerer Gehörknöchelchen, Gesichtslähmung, Blutungen aus der Halsschlagader oder der Halsvene sowie bösartige Erkrankungen. Als mastoide Komplikationen sind zu nennen: suppurative Mastoiditis, die zur Zerstörung des Knochens führt, Mastoidfistel und subperiostaler Mastoidabszess. Die intrakraniellen Komplikationen, die auftreten können, sind: extraduraler Abszess, subduraler Abszess, Meningitis, zerebraler und zerebellärer Abszess und laterale Sinusvenenentzündung mit allgemeiner Septikämie und Pyämie.

Die *Behandlung* der chronischen Eiterung des Mittelohrs besteht darin, die Teile durch das Spritzen mit antiseptischen Lotionen sauber zu halten. Die Anwendung von Wasserstoffperoxid, das anschließende Spritzen mit abgekochtem Wasser oder Borsäurelotion und das Aufblasen durch die Eustachische Röhre ein-, zweimal oder dreimal täglich, je nach den Erfordernissen des Einzelfalls, stellen eine Routinemethode dar. Es kann sinnvoll sein, den Gehörgang nach dem Auswaschen mit antiseptischer Gaze abzudichten .

Eiterung im Trommelfell und in den Mastoidzellen oder *akute suppurative Mastoiditis* . – Akute Eiterung kann in den Mastoidzellen im Verlauf eines Anfalls einer akuten Mittelohrentzündung oder als Folge einer Störung der Drainage bei chronischer Eiterung im Antrum und in der Mitte auftreten Ohr. Da die Außenwand des Warzenfortsatzes durch Karionekrose leicht perforiert werden kann, kann der Eiter seinen Weg nach außen finden und einen Abszess über dem Warzenfortsatz hinter dem Ohr bilden. In einigen Fällen entweicht der Eiter in den äußeren Gehörgang, indem er dessen hintere Wand durchdringt; in anderen Fällen bildet sich ein Sinus an der Innenseite der Spitze des Mastoids, und der Eiter gräbt sich in die Fossa digastricus unter dem Sterno-Mastoid – *Bezold-Mastoiditis* . Wenn die hintere Wand oder das Dach des Antrums zerstört ist, kann es zu intrakraniellen Komplikationen kommen.

Die *klinischen Merkmale* sind Schmerzen hinter dem Ohr, Druck- oder Schlagempfindlichkeit über dem Mastoid, Rötung und ödematöse Schwellung der Haut, und wenn sich Eiter unter dem Periost bildet, kann das Ödem so groß sein, dass die Ohrmuschel nach unten und vorne verschoben wird (Abb. 265). Der tiefere Teil der hinteren Knochenwand des Gehörgangs kann so geschwollen sein, dass er den oberen und hinteren Teil der Membran verdeckt.

ABB. 265. – Akute Mastoiderkrankung mit Ödem und Vorwölbung der Ohrmuschel.

Behandlung. – Wenn sie im Zusammenhang mit einer akuten Otitis auftreten, kann die Anwendung mehrerer Blutegel hinter dem Ohr, ein freier Einschnitt in die Membran und das Einspritzen mit heißer Borsäurelotion ausreichend sein. In der Regel ist es jedoch notwendig, das Innere des Antrums durch Öffnung durch die Mastoidzellen freizulegen – *Operation nach Schwartze* . Wenn eine mastoide Eiterung mit einer chronischen Mittelohrerkrankung einhergeht, ist in der Regel die Durchführung einer kompletten radikalen Operation – der *Stacke-Schwartze-Operation* – erforderlich . Die Operationen sind in „*Operative Chirurgie*", *S. 14* , beschrieben . 98.

KAPITEL XXV
DIE NASE UND DER NASO-PHARYNX [6]

- • — Reflexsymptome nasalen Ursprungs

- • — Postnasale Obstruktion :

- • *Polypen*

- • — Tumoren des Nasopharynx .

[6] Überarbeitet von Dr. Logan Turner.

Bruch der Nasenknochen und Verschiebung der Knorpel. —Diese Verletzungen sind immer die Folge direkter Gewalteinwirkung, wie etwa eines Schlags oder eines Sturzes gegen einen hervorstehenden Gegenstand, und trotz der Tatsache, dass die Fraktur normalerweise durch einen Riss der Schleimhaut verschlimmert wird, sind infektiöse Komplikationen selten. Die Fraktur verläuft gewöhnlich quer über beide Nasenbeine in der Nähe ihres unteren Randes, manchmal ist sie jedoch zersplittert und betrifft auch die Frontalfortsätze der Oberkieferknochen. In fast allen Fällen ist der Knorpel des Septums verbogen oder verschoben, so dass er sich in das eine oder andere Nasenloch vorwölbt, und nicht selten bildet sich ein Hämatom im Septum (S. 573). Manchmal ist auch die senkrechte Platte des Siebbeins betroffen, so dass die Fraktur auf diese Weise auch die Schädelbasis in Mitleidenschaft zieht. Die Nasengänge können verletzt werden, wodurch der Tränenfluss behindert wird und sich schließlich ein Tränenabszess und eine Tränenfistel bilden.

Die *klinischen Merkmale* sind Schmerzen, Nasenbluten, Verfärbung und Schwellung. Crepitation kann normalerweise durch Drücken auf die Nasenbeine hervorgerufen werden. Die Deformität besteht manchmal in einer seitlichen Abweichung der Nase, häufiger jedoch in einer Abflachung des Nasenrückens – *traumatische Sattelnase* . Innerhalb weniger Stunden nach der Verletzung ist die Schwellung oft so groß, dass die Art der Deformität nicht mehr erkennbar ist und die Diagnose erschwert wird. Ein subkutanes Emphysem ist kein häufiges Symptom; Wenn es auftritt, ist es meist darauf zurückzuführen, dass der Patient beim Naseputzen Luft in das Bindegewebe drückt. Die seitlichen Knorpel können sich von den Nasenknochen lösen und klinische Erscheinungen hervorrufen, die denen einer Fraktur ähneln. Manchmal wird das Septum seitlich verschoben, ohne dass der Knochen gebrochen wird, was zu Symptomen einer verstopften Nase führt.

Behandlung. – Da sich die Knochen schnell verbinden, ist es von großer Bedeutung, dass jede Verschiebung unverzüglich reduziert wird. Um dies zu erleichtern, sollte eine Vollnarkose verabreicht oder die Nasenhöhle mit Kokain besprüht werden. Die Knochen können normalerweise mit Hilfe einer in die Nasenlöcher eingeführten Verbandszange in Position gebracht werden, wobei die Klingen durch Gummischläuche geschützt sind. Nachdem die Fragmente ersetzt und in Position gebracht wurden, ist es selten notwendig, einen Halteapparat zu verwenden, aber der Patient muss davor gewarnt werden, sich die Nase zu putzen oder auf andere Weise damit umzugehen. Wenn die Nasenscheidewand beschädigt ist und der Nasenrücken dazu neigt, einzusinken, können zur Unterstützung Gummischläuche in die Nasenlöcher gelegt werden. Wenn dies nicht ausreicht, sollte eine weiche Blei- oder Guttapercha-Schiene über die Nase geformt werden , und die Schiene und die Fragmente werden mit einer oder mehreren Hasenlippenstiften durchbohrt. Diese können am vierten oder fünften Tag entfernt werden. In die Nasenlöcher eingeführte starre Geräte sollten nach Möglichkeit vermieden werden, da sie unbequem sind und die ordnungsgemäße Reinigung und Entwässerung der Nase beeinträchtigen. Die Innenseite der Nase sollte mit Vaseline bestrichen werden, um Blutkrusten zu vermeiden, und die Nasenhöhlen sollten häufig gespült werden.

Deformationen der Nase. – Die häufigste Deformität ist die sogenannte *Senkrücken-* oder *Sattelnase* (Band I, S. 174). Am häufigsten ist es eine Folge einer erblichen Syphilis, bei der die Nasenknochen unvollständig entwickelt sind und die Knorpel einsinken, so dass die Nasenspitze nach oben zeigt und die Nasenlöcher direkt nach vorne schauen. Der Nasenrücken kann auch aufgrund einer Nekrose der Nasenknochen einsinken, insbesondere bei tertiärer Syphilis und seltener bei Tuberkuloseerkrankungen. Eine ähnliche, aber in der Regel weniger ausgeprägte Deformität kann durch einen Bruch der Nasenbeine oder durch eine Verschiebung der Knorpel entstehen.

Wenn der Zustand auf eine Fehlheilung einer Fraktur zurückzuführen ist, kann die Kontur der Nase durch eine Operation wiederhergestellt werden. Ein schmales Messer wird am Nasenloch eingeführt und die Haut frei vom Knochen getrennt; Anschließend wird der Knochen mit einer Nekrosezange in mehrere Stücke zerbrochen und die Fragmente in Form gebracht. Ein in jedes Nasenloch eingeführter Gummidrainageschlauch behält die Kontur der Nase bei, bis die Verbindung stattgefunden hat.

Wenn sie auf eine Krankheit zurückzuführen ist, ist sie viel weniger behandelbar. Die heutige Tendenz besteht darin, auf die subkutane Paraffininjektion zu verzichten und auf Knorpel- oder Knochentransplantate zu setzen. Eine künstliche Brücke wurde hergestellt, indem man einen Lappen von der Stirn herabschlug, einschließlich des Periosts und einer Rasur der äußeren Schädeldecke, oder indem man Knochenteile oder Platten aus Gold, Aluminium oder Zelluloid implantierte.

Teile des Alæ nasi können durch Verletzungen oder durch Lupus, Syphilis oder Nagetierkrebs verloren gehen. Nachdem der destruktive Prozess gestoppt wurde, kann die Lücke durch einen Lappen aus der Wange oder einem angrenzenden Teil der Nase gefüllt werden. Wenn die Nasenspitze verloren geht, kann sie durch die Syme-Operation ersetzt werden, die darin besteht, die Wangenlappen anzuheben und sie in der Mittellinie zusammenzuführen.

Die gesamte Nase, einschließlich Knorpel und Knochen, kann durch syphilitische Geschwüre oder Lupus zerstört werden. In Teilen Indiens wird die Nase manchmal böswillig oder als Strafe für bestimmte Verbrechen abgeschnitten.

Bei der Rekonstruktion der Nase ist es notwendig, Haut, eine Stützstruktur in Form von Knorpel oder Knochen und eine Epithelauskleidung bereitzustellen. Bei der „Indischen Operation" wird ein schlägerförmiger Lappen inklusive Haut und Periost von der Stirn herabgestülpt und in seiner Position fixiert, wobei die Kanten des Lappens nach innen gedreht werden, um eine Auskleidung für den Durchgang zu schaffen. Um die Hautlappen zu stützen und eine spätere Kontraktion zu verhindern, kann ein Implantat aus freiem Knorpel erforderlich sein. Mit der Röhren-Pedikel-Methode von Gillies können Hautlappen von der Wange, der Stirn oder dem Hals geformt und zur Bildung der Nasenbedeckung verwendet werden. Wenn die Deformität nicht durch eine Operation korrigiert werden kann, kann das Erscheinungsbild durch das Tragen einer künstlichen Nase, die durch eine Brille fixiert wird, erheblich verbessert werden.

Der Begriff **Rhinophyma** wurde von Hebra auf einen Zustand angewendet, bei dem die Haut der Nasenspitze und der Nasenflügel dick und rau wird und große, unregelmäßige, knollige Massen aufweist, auf denen die Öffnungen der Talgdrüsenfollikel übermäßig deutlich sichtbar sind – *Kartoffel* oder *Hammernase* (Abb. 266). Die Kapillaren der Haut sind erweitert und gewunden, die Nase nimmt eine bläulich-rote Farbe an und ihre Oberfläche ist weich und fettig. Die Erkrankung tritt bei älteren Männern auf und die Massen scheinen hauptsächlich aus Talgdrüsenadenomen zu bestehen. Der früher gebräuchliche Begriff *Lipoma nasi* ist daher irreführend.

ABB. 266. – Rhinophyma oder Lipoma Nasi beim Menschen æt. 65.

Die Behandlung besteht darin, die hervorstehenden Massen abzuschneiden, bis die normale Größe und Kontur der Nase wiederhergestellt ist, wobei darauf zu achten ist, dass die Knorpel oder die Nasenlöcher nicht beeinträchtigt werden. Die Blutung ist vergleichsweise gering und die rohe Oberfläche wird schnell mit Epidermis bedeckt.

Untersuchung der Nasenhöhlen. —Für die Untersuchung des Naseninneren sind folgende Geräte erforderlich: Ein Reflektor, wie er in der Laryngoskopie verwendet wird, befestigt an einem Stirnband oder Brillengestell; eine der verschiedenen Formen des Nasenspekulums; eine lange, biegsame Sonde; ein Zungenspatel; und ein kleiner Spiegel. Als zusätzliche Hilfen werden 10 % gewährt. Eine Kokainlösung, eine gerillte Sonde als Wattehalter und ein Gaumenspreizer sollten bereitliegen. Eine gute Beleuchtung ist wichtig und kann mit elektrischem Licht oder einem Welsbach- oder Argand-Brenner erreicht werden. Das Licht sollte nahe am linken Ohr des Patienten und auf gleicher Höhe mit diesem platziert werden. Sowohl die vordere als auch die hintere Nasenhöhle sollten untersucht werden.

Vordere Rhinoskopie. —Vor dem Einführen des Spekulums sollte die Nasenspitze nach oben gekippt und das Innere des Vestibüls sowie der vordere Teil des Septums untersucht werden. Auf diese Weise können das

Vorhandensein von Ekzemen oder kleinen Furunkeln, das Vorhandensein erweiterter oder blutender Gefäße am vorderen Teil des Septums oder eine Perforation desselben festgestellt und das allgemeine Erscheinungsbild beobachtet werden. Nachdem das Spekulum in das Vestibulum eingeführt und erweitert wurde, sollten die folgenden Teile gesucht und untersucht werden: - Nahe am Boden und an der Außenwand der Nasenhöhle befestigt, befindet sich das vordere Ende der unteren Concha oder des Muschelkörpers (Abb. 267), der über den unteren Gehörgang hinausragt. Es hat ein rosafarbenes Aussehen und seine Größe variiert bei verschiedenen Personen. Auf einer höheren Ebene und auf einer hinteren Ebene befindet sich das vordere Ende der mittleren Muschel oder des Muschelkörpers, das eine blassere Farbe als die untere hat und nur sichtbar ist, wenn der Kopf nach hinten geneigt ist. Zwischen ihm und dem unteren Nasenmuschelkörper befindet sich der mittlere Gehörgang, mit dem die Öffnungen des Sinus maxillaris, des Sinus frontalis und der vorderen Siebbeinzellen kommunizieren. Ein beträchtlicher Bereich des vorderen Teils der Nasenscheidewand ist auch bei der vorderen Rhinoskopie sichtbar, und zwischen diesem und der mittleren Nasenmuschel befindet sich ein schmaler Spalt – der Sulcus olfactorius.

ABB. 267. – Die Außenwand der linken Nasenkammer, nach Entfernung des mittleren Muschelkörpers. (Nach Logan Turner.)

Hintere Rhinoskopie. – Die Untersuchung der hinteren Nasenhöhle und des Nasopharynx ist häufig mit Schwierigkeiten verbunden. Der Patient wird angewiesen, durch die Nase zu atmen, die Zunge wird mit einem Spatel heruntergedrückt und ein kleiner, angenehm erwärmter Kehlkopfspiegel mit nach oben gerichteter reflektierender Oberfläche wird hinter den weichen

Gaumen eingeführt. Bei einer guten Untersuchung des Nasopharynx können im Spiegel folgende Teile reflektiert werden: die hintere Oberfläche des Zäpfchens und des weichen Gaumens sowie darüber, in der mesialen Ebene, der hintere freie Rand des Septum nasi ; Auf jeder Seite des Septums befinden sich die Öffnungen der hinteren Nasenlöcher, in denen der obere Teil des hinteren Endes der unteren Nasenmuschel, der mittlere Nasengang, das hintere Ende der mittleren Nasenmuschel, der obere Nasengang und gelegentlich ein Teil davon zu sehen sind der oberen Turbine. An der Seitenwand des Nasopharynx sind die Eustachische Öffnung und das Kissen zu sehen, während durch Neigen des Spiegels nach hinten die Wölbung des Nasopharynx inspiziert werden kann.

eine digitale Untersuchung des Nasopharynx erforderlich sein. Der Untersucher legt seinen linken Arm und seine Hand um den Hinterkopf des Kindes und drückt mit einem seiner Finger die Wange nach innen, zwischen die Kiefer. Sein rechter Zeigefinger wird über den Zungenrücken geführt, hinter den weichen Gaumen geführt und eine schnelle Untersuchung des Raums hinter der Nase durchgeführt.

KARDINALSYMPTOME VON NASENERKRANKUNGEN. —Die Hauptsymptome einer Nasenerkrankung sind: verstopfte Nase, Nasenausfluss, Geruchs- und Geschmacksstörungen sowie bestimmte Reflexphänomene.

Nasale Obstruktion. – Dies kann teilweise oder vollständig, intermittierend oder konstant sein und die Ursache für Symptome wie Veränderung des Tons der Stimme, Katarrh der Atemwege, Schnarchen, Husten, Kopfschmerzen, Unfähigkeit, die Aufmerksamkeit zu konzentrieren, Veränderung der Atmung sein Physiognomie oder Deformität der Brust. Der halb geöffnete Mund, der herabhängende Kiefer, das verlängerte Gesicht, die schmalen Nasenlöcher und der leere Gesichtsausdruck sind charakteristische Anzeichen einer verstopften Nase.

Eine Verstopfung der Nase kann *intranasale* oder *postnasale* (nasopharyngeale) Ursachen haben. Zu den ersteren gehören die häufiger auftretende erektile Schwellung und Hypertrophie der Schleimhaut, die die unteren Nasenmuscheln bedeckt, sowie Nasenpolypen, die aus der mittleren Nasenmuschel- und mittleren Meatusregion wachsen. Zu den Ursachen, die ihren Ursprung im Septum haben, gehören Abweichungen, Stacheln und Grate sowie Septumhämatome und Abszesse. Eine Verstopfung kann auch auf das Vorhandensein eines Fremdkörpers in der Nasenhöhle, auf einen Rhinolithen oder auf eine unvollständige Entwicklung der Nasenkammern zurückzuführen sein. Darüber hinaus können sowohl einfache als auch bösartige Tumoren sowie Erkrankungen wie Tuberkel, Lupus, Syphilis und Rotz die Nasenatmung mehr oder weniger beeinträchtigen. Die häufigste

Ursache für eine postnasale Obstruktion ist das Vorhandensein von Adenoiden; seltener kommt es zu fibroschleimigen Polypen, fibrösen Tumoren, bösartigen Erkrankungen sowie narbenartigen Kontraktionen und Verwachsungen infolge von Syphilis.

Eine erektile Schwellung der unteren Nasenmuscheln ist auf eine Anschwellung der in der Schleimhaut enthaltenen Venenräume zurückzuführen. Die Obstruktion aufgrund dieser Ursache ist in der Regel intermittierender Natur und kann einseitig oder beidseitig auftreten. Sie wird durch die Körperhaltung beeinflusst, wobei sie sich verschlimmert, wenn sich der Patient in horizontaler Position befindet, sowie durch Veränderungen der atmosphärischen Bedingungen und der Temperatur. Es ist objektiv durch eine Schwellung der Schleimhaut gekennzeichnet, die rosa oder rot aussieht und von weicher Konsistenz ist, bei Berührung mit der Sonde Lochfraß bildet und bei Anwendung von 5 Prozent schrumpft. Lösung von Kokain. Seine weiche Konsistenz und die Tatsache, dass es beim Bemalen mit Kokain kleiner wird, unterscheiden es von einer echten Schleimhauthypertrophie. Seine Lage und Unbeweglichkeit, seine rosa Farbe und die Schrumpfung unter Kokain unterscheiden ihn vom Schleimpolypen der Nase. Die Turgeszenz kann die gesamte Schleimhaut der unteren Nasenmuscheln einschließlich ihrer hinteren Enden betreffen. Nach der Anästhesie mit Kokain kann zur Linderung des Zustands ein Elektrokauter oder eine auf eine Sonde aufgetragene geschmolzene Chromsäure eingesetzt werden. Liegt eine echte Hypertrophie vor, ist es besser, diese mit einer Nasenschlinge zu entfernen.

Nasenpolypen entspringen der Schleimhaut, die die mittlere Muschel bedeckt, und den angrenzenden Teilen des mittleren Gehörgangs, seltener jedoch dem Septum. Sie bestehen aus ödematösen Schleimhautmassen und sind in der Regel multipel. Sie sind normalerweise gestielt und hängen mit zunehmender Größe in der Nasenhöhle. Sie sind glatt, haben einen abgerundeten Umriss, eine durchscheinende bläulich-graue Farbe, eine weiche Konsistenz und sind frei beweglich. Diese Merkmale und die Tatsache, dass die Sonde um den größten Teil des Polypen herumgeführt werden kann, dienen dazu, diese Erkrankung von der erektilen Schwellung zu unterscheiden. Es darf nicht vergessen werden, dass Nasenpolypen mit einer Eiterung in einer oder mehreren Nebenhöhlen einhergehen können. Sie sind auch bei bösartigen Erkrankungen häufig vorhanden und bluten in diesen Fällen leicht. Sie lassen sich am besten mit der Kaltschlinge, mit Hilfe des Spekulums und gutem Licht entfernen. In der Regel sind mehrere Sitzungen erforderlich.

Karzinome und *Sarkome* wachsen manchmal aus dem Schleimhautperiost im Bereich des Siebbeins. Sie neigen dazu, in benachbarte Teile einzudringen, was zu Blutungen und Symptomen einer verstopften Nase führt, und wenn sie größer werden, können sie zu erheblichen Deformationen im Gesicht führen. Bei frühzeitiger Diagnose sollte versucht werden, die Wucherung zu entfernen.

Abweichungen, Stacheln und Grate des Septums können zu einem teilweisen oder vollständigen Verschluss der vorderen Nasenhöhlen führen. In Abweichung vom Septum ist das verstopfte Nasenloch mehr oder weniger durch eine glatte, abgerundete Schwellung knorpeliger oder knöcherner Härte verschlossen, die mit normaler Schleimhaut bedeckt ist, während das gegenüberliegende Nasenloch eine entsprechende Konkavität oder Aushöhlung des Septums aufweist. Manchmal ist die konvexe Seite kammförmig verdickt. Ein einfacher Dorn des Septums befindet sich normalerweise anterior und weist ein zugespitztes Aussehen auf, das oft gegen den unteren Nasenmuschelkörper drückt. es fühlt sich schwer an. Grate und Stacheln können abgeschnitten, abgesägt oder mit dem Meißel entfernt werden. Es wurden viele Methoden zum Umgang mit einer Septumdeviation vorgeschlagen, wie z. B. die gewaltsame Fraktur oder Entfernung eines Teils des Knorpels. Eine submuköse Resektion des abgelenkten Anteils ist zu bevorzugen.

Hämatome des Septums sind in der Regel traumatischen Ursprungs. Als Folge eines Schlages kommt es zu einem Blutaustritt unterhalb des Perichondriums auf beiden Seiten des Septums, und unmittelbar in den vorderen Nasenlöchern ist eine beidseitige, symmetrische Schwellung mit glattem Umriss und mit Schleimhaut bedeckt sichtbar. Das Blut wird normalerweise absorbiert und sollte nicht beeinträchtigt werden. Kommt es jedoch zu einer Eiterung, wird die Schwellung weicher, Schwankungen sind erkennbar und das Unbehagen des Patienten nimmt zu. Anschließend muss der Abszess eingeschnitten und die Höhle entleert werden. Manchmal kommt es zu einer Nekrose eines Teils des Knorpels, was zu einer Perforation des Septums führt.

Der Nasenausfluss kann schleimig, schleimig-eitrig oder eitrig sein. Wenn es klarer, wässriger Natur ist, geht es normalerweise mit einer erektilen Schwellung der unteren Nasenmuscheln einher. Es kann über eitrigen Ausfluss aus einem oder beiden Nasenlöchern geklagt werden. Wenn es einseitig ist, sollte es bei Kindern auf das Vorhandensein eines Fremdkörpers hinweisen; bei Erwachsenen besteht die Möglichkeit einer Eiterung in einer oder mehreren Nebenhöhlen. Bei Säuglingen kann ein eitriger Ausfluss aus beiden Nasenlöchern auf eine Gonorrhoe-Infektion oder eine erbliche Syphilis zurückzuführen sein. Der Nasenausfluss kann konstant oder intermittierend sein. Manchmal wird es durch Haltungsänderungen beeinflusst; Beispielsweise kann es hauptsächlich im hinteren Teil der Nase und im Rachen auftreten, wenn der Patient die horizontale Position einnimmt, oder es kann aus dem Nasenloch fließen, wenn er seinen Kopf nach vorne oder zur Seite neigt. Der Ausfluss kann intranasalen Ursprungs sein oder insgesamt auf einen Nasopharynxkatarrh zurückzuführen sein. Es variiert etwas in Farbe und Konsistenz und kann mit intranasalen Erkrankungen wie eitriger Rhinitis nach Scharlach und anderen Exanthemen oder Ulzerationen im Zusammenhang mit bösartigen Erkrankungen, Syphilis oder Tuberkulose verbunden sein. Manchmal enthält es Fetzen falscher Membranen, zum Beispiel bei Nasendiphtherie; oder weiße käsige Massen wie bei Coryza Cascosa. Die Bildung von Krusten ist bei fötider atrophischer Rhinitis (ozäna) und Syphilis von Bedeutung, und bei diesen Erkrankungen ist der Ausfluss mit einem äußerst unangenehmen und auffälligen Fötor verbunden. Eiter aus der Kieferhöhle ist oft übelriechend und der Geruch wird vom Patienten wahrgenommen; während der Geruch von Ozæna vom Patienten nicht wahrgenommen wird, obwohl er für andere sehr offensichtlich ist.

Insbesondere bei Kindern wurden in der Nasenhöhle **Fremdkörper unterschiedlicher Art gefunden.** Sie führen zur Eiterung und zu einem einseitigen Ausfluss, der oft beleidigenden Charakter hat. Der Chirurg darf sich nicht mit der Anamnese der Eltern zufrieden geben, sondern sollte mit Hilfe einer guten Beleuchtung und bei kleinen Kindern unter Vollnarkose die Nase sorgfältig untersuchen und sondieren. Bei starker Schwellung ist die Einführung einer 5-Prozent-Lösung sinnvoll. Eine Kokainlösung erleichtert die Untersuchung, indem sie die Verstopfung der Schleimhaut verringert. Es sollte nicht versucht werden, einen Fremdkörper mit einer Spritze aus der Nase zu entfernen. Wenn Flüssigkeit in das verstopfte Nasenloch injiziert wird, ist es wahrscheinlich, dass sie den Körper weiter nach hinten drängt, während sie, wenn sie in das freie Nasenloch injiziert wird, dazu neigt, sich im Nasophharynx anzusammeln und in die Eustachischen Röhren zu gelangen. Ein feiner Haken sollte hinter den Körper geführt und darauf gezogen werden, es kann auch eine Sinuszange oder eine Schlinge verwendet werden. Es muss darauf geachtet werden, dass der Körper nicht noch tiefer in die Höhle gedrückt wird. Pilze und Parasiten sollten zunächst durch Injektionen von Chloroformwasser abgetötet werden oder indem der Patient Chloroformdampf einatmen lässt.

Rhinolithen. — Manchmal bilden sich in der Nase Konkremente mit einem Pfropfen eingesickerten Schleims oder einem kleinen Fremdkörper als Kern. Sie bestehen aus Phosphat und Kalkkarbonat und sind mit verdicktem Nasensekret bedeckt. Sie haben eine raue Oberfläche, eine dunkle Farbe und liegen meist im unteren Gehörgang. Sie verursachen die gleichen Symptome wie ein Fremdkörper und werden auf die gleiche Weise behandelt. Der Stein, der normalerweise einzeln ist, kann so groß und hart sein, dass er zerkleinert werden muss, bevor er entfernt werden kann.

Ozæna oder **fœtide atrophische Rhinitis** ist durch eine Atrophie der Nasenschleimhaut und manchmal sogar der Nasenmuscheln gekennzeichnet und wird von einem schleimig-eitrigen Ausfluss und der Bildung von Krusten mit einem charakteristischen unangenehmen Geruch begleitet, der nicht erkannt wird der Patient. Sie ist meist beidseitig und die Nasenkammern sind aufgrund der Atrophie sehr geräumig. Sie kann von einer tertiären syphilitischen Erkrankung durch das Fehlen von Geschwürbildung und Knochennekrose, durch den Geruch und durch die Tatsache unterschieden werden, dass sie durch eine antisyphilitische Behandlung nicht beeinflusst wird.

Verschiedene Behandlungsmethoden liegen im Trend, das A und O ist jedoch die gründliche Sauberkeit, die am besten durch regelmäßiges Spülen sichergestellt wird. Das Verstopfen der Nasenlöcher mit Watte für eine halbe Stunde vor dem Auswaschen der Nase erleichtert das Ablösen der Krusten erheblich. Dann wird ein halbes Liter lauwarme Lösung, die einen Teelöffel Natron oder Kochsalz enthält, mit einer Higginson-Spritze verwendet, wobei der Patient sich über ein Becken beugt und schnell durch den offenen Mund ein- und ausatmet. Der Patient sollte dann jedes Nasenloch der Reihe nach mit Gewalt ausblasen, wobei das andere mit dem Finger verschlossen wird, so dass das infektiöse Material auf diese Weise ausgeblasen werden kann, ohne dass die Gefahr besteht, dass es in die Eustachischen Röhren gelangt, wie es beim normalen Gebrauch des Taschentuchs der Fall sein kann Weg. Nach der Reinigung können antiseptische Sprays wie Wasserstoffperoxid und Salben auf die Schleimhaut aufgetragen werden.

Epistaxis. – Nasenbluten kann lokale oder allgemeine Ursachen haben. Zu den ersteren zählen Verletzungen, die durch das Einführen von Fremdkörpern, Schläge ins Gesicht und Frakturen der vorderen Schädelgrube sowie die Geschwürbildung bei syphilitischen, tuberkulösen oder bösartigen Erkrankungen entstehen. Zu den allgemeinen Erkrankungen, bei denen eine Nasenblutung auftreten kann, gehören Typhus, Anämie und Purpura, Herz- und Nierenerkrankungen, Leberzirrhose und Keuchhusten. Länger anhaltendes Austreten von Blut kann ein Hinweis auf Hämophilie sein. Eine Nasenblutung erfolgt normalerweise aus einer oder mehreren erweiterten Kapillaren, die sich im vorderen unteren Teil des Septums in der Nähe des Vestibulums befinden, und in solchen Fällen ist der Blutungspunkt leicht zu erkennen. Gelegentlich kommt es zu Blutungen aus einer der vorderen Siebbeinvenen, und unter diesen Umständen fließt das Blut zwischen der mittleren Nasenmuschel und dem Septum nach unten. Bevor Maßnahmen zur Blutstillung ergriffen werden, sollte nach Möglichkeit das Innere der Nase untersucht und die Blutungsstelle gesucht werden. Vor der Anwendung lokaler Anwendungen sollte die Nase mit Borsäurelotion oder Salzlösung ausgewaschen werden, um alle Blutgerinnsel aus der Höhle zu entfernen. In vielen Fällen reicht dies aus, um die Blutung zu stoppen. Wenn die Blutung nicht sehr stark ist, kann sie durch Fassen der Alæ nasi zwischen Finger und Daumen oder durch Besprühen der Nasenhöhle mit Adrenalin gestillt werden. Wenn das Blut offensichtlich aus dem Sulcus olfactorius fließt, sollte ein mit Adrenalin, Terpentin oder einem anderen Styptikum getränkter Streifen Gaze zwischen Septum und mittlerer Nasenmuschel geklebt werden. Kommt es zu wiederkehrenden Blutungen aus dem vorderen und unteren Teil des Septums, ist die Anwendung des Elektrokauters bei trüber roter Hitze oder die Anwendung der auf einer Sonde geschmolzenen Chromsäureperle die beste Behandlungsmethode. Das Verstopfen der hinteren Nasenlöcher ist selten notwendig, da in den meisten Fällen ein vorderer Nasenstopfen ausreicht. Bei Blutenden hat sich die Verabreichung von Schafserum über den Mund als wirksam erwiesen.

Eiterung in den Nebenhöhlen der Nase. – Wie bereits erwähnt, sollte das Vorhandensein von Eiter in der Nase immer auf seinen möglichen Ursprung in einer oder mehreren Nebenhöhlen hinweisen, insbesondere wenn der Ausfluss einseitig erfolgt. Der Zustand ist in der Regel chronisch und kann über Monate oder sogar Jahre bestehen, ohne dass der Patient große Unannehmlichkeiten erleidet, abgesehen von der Entlassung.

Wenn bei der Untersuchung durch eine vordere Rhinoskopie Eiter im mittleren Gehörgang entdeckt wird, sollte der Verdacht geweckt werden, dass er aus der Kieferhöhle, der Stirnhöhle oder den vorderen Siebbeinzellen stammt, da alle diese Hohlräume mit diesem Kanal kommunizieren. Wird der Eiter dagegen im Sulcus olfactorius nachgewiesen, muss die Aufmerksamkeit auf die hinteren Siebbeinzellen und die Keilbeinhöhle gerichtet werden (Abb. 267). Ein weiterer Beweis für seine Quelle in den letztgenannten Hohlräumen kann durch den Nachweis von Eiter im oberen Gehörgang oberhalb der mittleren Nasenmuschel bei der Untersuchung mittels posteriorer Rhinoskopie erbracht werden.

Da die vordere Gruppe der Nebenhöhlen am häufigsten betroffen ist und von diesen am häufigsten die *Kieferhöhle* , sollte die Aufmerksamkeit zunächst auf diesen Hohlraum gerichtet werden. Schmerzen, Druckempfindlichkeit beim Drücken auf die Eckzahngrube oder beim Klopfen auf die Zähne des Oberkiefers sowie eine Schwellung der Wange treten selten auf, außer bei akuten Entzündungen. Die Beschwerde über einen schlechten Geruch oder Geschmack, das Wiederauftreten von Eiter im mittleren Gehörgang nach dem Wegwischen und der Anweisung an den Patienten, den Kopf weit nach vorne zu beugen, und eine Trübung bei Durchleuchtung der vermuteten Höhle sind Anzeichen, die stark auf eine Erkrankung hindeuten der Kieferhöhle. Die Eiterentnahme durch eine Punktion durch die dünne

Außenwand des unteren Nasengangs mit einem feinen Trokar und einer Kanüle sichert die Diagnose.

Die *Behandlung* besteht in der Eröffnung und Entleerung der Nebenhöhlen. Wenn die Infektion auf einen kariösen Zahn zurückzuführen ist, sollte dieser entfernt, die Alveole geöffnet und in neueren Fällen eine Drainage durch sie hergestellt werden. Wenn die Zähne gesund sind und der Fall von längerer Dauer ist, wird der Sinus durch die Eckzahngrube eröffnet und seine Wände kürettiert. Um das Risiko einer erneuten Infektion der Höhle vom Mund aus zu vermeiden, kann eine Öffnung in die Nase geschaffen werden, indem ein Teil der Nasennebenhöhlenwand und ein Teil der unteren Nasenmuschel entfernt werden. Anschließend wird der Einschnitt in der Mundschleimhaut verschlossen mit Nähten.

Die Eiterung in der *Stirnhöhle* geht mit Stirnkopfschmerzen, Schwindel, insbesondere beim Bücken, und Druckempfindlichkeit, insbesondere im inneren Augenhöhlenwinkel, oder bei Schlägen im Stirnbereich einher. Eiter tritt in den mittleren Nasengang aus und tritt nach dem Abwischen wieder auf, wenn der Kopf einige Minuten lang aufrecht gehalten wird. Nach der Entfernung des vorderen Endes der mittleren Muschel kann es möglich sein, den Sinus zu katheterisieren und Eiter aus seinem Inneren auszuwaschen. Bei Durchleuchtung oder auf einem Röntgenbild kann die erkrankte Nebenhöhle einen dunkleren Schatten aufweisen als die gesunde.

Die *Behandlung* besteht darin, die vordere Wand der Nasennebenhöhlen freizulegen, ausreichend Knochen abzumeißeln, um eine freie Entfernung des gesamten infizierten Gewebes zu ermöglichen, und eine effiziente Drainage durch das Infundibulum (Abb. 267) in die Nase zu schaffen.

Die *vorderen Siebbeinzellen* (Abb. 267) sind häufig in Verbindung mit der Stirnhöhle und manchmal auch mit der Kieferhöhle betroffen. Das Vorhandensein von Polypen und Granulationen, zwischen denen Eiter austritt und nach dem Herausziehen der Sonde zunimmt, sowie der Nachweis von kariösem Knochen sind für eine Siebbeinvereiterung von Bedeutung.

Die *Behandlung* besteht darin, die Operation auf die Stirn- oder Kieferhöhle auszudehnen, um eine Drainage der Siebbeinzellen sicherzustellen.

Die Eiterung in der Keilbeinhöhle (Abb. 267) ist in vielen Fällen durch das Vorliegen von Augensymptomen gekennzeichnet. Eiter im Sulcus olfactorius, auf der Oberseite der mittleren Nasenmuschel hinten und auf dem Gewölbe des Nasopharynx deutet auf eine Eiterung des Keilbeins hin. Die Entfernung der mittleren Muschel ermöglicht die Inspektion des Ostium sphenoidale durch eine vordere Rhinoskopie, und es kann beobachtet werden, wie Eiter aus der Öffnung austritt. Anschließend wird eine Sonde in das Ostium eingeführt und die vordere Wand des Sinus mit einer Kürette oder einer Rongeurzange entfernt.

Neben der Keilbeinhöhle sind häufig auch die *hinteren Siebbeinzellen* (<u>Abb. 267) betroffen.</u> Die gerade erwähnten Nasenerscheinungen sind vorhanden, und wenn die Keilbeinhöhle ausgewaschen und ihr Ostium vorübergehend verstopft werden kann und der Eiter schnell wieder auftritt, ist sein Ursprung wahrscheinlich aus diesen Zellen. Die Operation zur Drainage der Keilbeinhöhle wird durch die Entfernung der Innenwand der hinteren Siebbeinzellen erweitert.

Geruchs- und Geschmacksanomalien. — *Anosmie* oder Verlust des Geruchssinns und Beeinträchtigung oder Verlust des Sinnes für die Wahrnehmung von Aromen können auf einen Bruch der vorderen Schädelgrube folgen, der mit einer Verletzung der Riechnerven einhergeht, und sind eine häufige Folge einer Grippe. Jede Läsion, die den Durchgang der Geruchspartikel in den Riechbereich der Nase verhindert, beeinträchtigt den Geruchssinn. Bei ozæna geht auch der Geruchssinn verloren. *Parosmie* oder das Gefühl eines schlechten Geruchs kann funktionellen Ursprungs sein; es tritt manchmal nach einer Grippe auf. Es kann auch mit einer Eiterung im Oberkiefer einhergehen.

Reflexsymptome nasalen Ursprungs. – Es ist hier nur notwendig, die Aufmerksamkeit auf den Zusammenhang zu lenken, der zwischen Nasenerkrankungen und Asthma besteht. Wenn bei Asthmatikern Nasenpolypen, erektile Schwellungen der unteren Nasenmuscheln, Stacheln des Septums in Kontakt mit den unteren Nasenmuscheln oder Bereiche auf der Schleimhaut, die bei Sondierung Husten hervorrufen, auftreten, ist eine Behandlung mit dem Ziel der Modifizierung erforderlich das Asthma.

Postnasale Obstruktion – adenoide Vegetation. – Die häufigste Ursache für eine postnasale Obstruktion ist eine Hypertrophie des normalen Lymphgewebes, das den Nasopharynx oder die Luschka-Mandel darstellt. *Adenoide* bilden eine weiche, samtige Masse, die aus dem Gewölbe des Nasopharynx herausragt und sich über dessen hintere und seitliche Wände erstreckt und in einigen Fällen die Rosenmüller-Fossae hinter den Eustachischen Kissen ausfüllt. Sie wachsen nicht aus den Rändern der hinteren Nasenlöcher. Adenoide gehen häufig mit einer Hypertrophie der Gesichtstonsillen einher und der Patient leidet häufig an granulärer Pharyngitis und chronischem Nasenkatarrh.

Diese Wucherungen treten manchmal bei Säuglingen auf, am häufigsten treten sie jedoch im Alter zwischen fünf und fünfzehn Jahren auf, danach neigen sie zur Atrophie. Sie können jedoch bis ins Erwachsenenleben bestehen bleiben.

Klinische Merkmale. —Das auffälligste Symptom ist in den meisten Fällen eine Störung der Nasenatmung, so dass der Patient gezwungen ist, durch den Mund zu atmen. Das Gesicht der Adenoiden ist charakteristisch: Der Mund ist teilweise offen gehalten, das Gesicht erscheint verlängert, die Nase ist durch das Herunterfallen der Alæ nasi abgeflacht, die Innenwinkel der Augen sind nach unten gezogen und die Augenlider hängen herab, während das Ganze Der Gesichtsausdruck ist langweilig und dumm. Da die Atembeschwerden im Schlaf zunehmen, schnarcht der Patient laut und sein Schlaf wird häufig durch plötzliche Nachtangst unterbrochen. Durch den gestörten Schlaf, die mangelhafte Sauerstoffversorgung des Blutes und die häufigen Anfälle von Nasen- und Bronchialkatarrhen ist die Ernährung des Kindes beeinträchtigt, es wird träge und rückständig im Unterricht.

Wenn die Adenoide in die Eustachischen Polster eindringen, leidet der Patient unter Taubheit, häufigen Anfällen von Ohrenschmerzen und manchmal unter einer eitrigen Mittelohrentzündung mit Ausfluss aus dem Ohr.

Zu den selteneren Erkrankungen, die auf Polypen zurückzuführen sind, gehören Asthma, inspiratorischer Kehlkopfstridor, anhaltender Husten, Chorea und nächtliche Enuresis.

Eine *Diagnose* sollte niemals allein aufgrund der Symptome gestellt werden; Es muss versucht werden, den Nasopharynx durch eine hintere Rhinoskopie und eine digitale Untersuchung zu untersuchen. Es muss immer das Innere der Nase untersucht und jede weitere Ursache für eine Verstopfung ausgeschlossen werden.

Behandlung. —Eine gründliche Entfernung ist die einzig zufriedenstellende Behandlungsmethode und sollte unter Vollnarkose erfolgen. Die folgenden Instrumente sind erforderlich: zwei Gottsteinsche Adenoidküretten, eine mit Halterung und Haken, die andere ohne, ein seitliches Ringmesser von Hartmann und ein Paar Adenoidzangen – Kuhns oder Löwenbergs – ein Zungenspatel, ein Knebel und ein oder mehrere zwei Halsschwämme auf Halterungen. Nachdem der Patient betäubt wurde, sollte sein Kopf über das Ende des Tisches gezogen werden. Ein auf der linken Seite stehender Assistent führt den Knebel ein und hält ihn in Position. Der Bediener, der sich auf der rechten Seite des Patienten befindet, drückt die Zunge nieder, führt die mit den Haken versehene Kürette hinter den weichen Gaumen ein und trägt sie zum Dach des Nasopharynx zwischen der Wucherung und dem hinteren freien Rand der Nasenscheidewand. Anschließend wird fester Druck gegen die Wölbung des Nasopharynx ausgeübt, die Kürette in der mesialen Ebene nach hinten und unten bewegt und zurückgezogen, wobei der Großteil der Adenoide in den Haken gefangen ist. Anschließend wird die ungeschützte Kürette eingeführt und mehrere Striche damit ausgeführt, wobei das Instrument auf beiden Seiten der mesialen Ebene getragen wird. Mit dem lateralen Ringmesser von Hartmann werden die hintere Nasopharynxwand und die Rosenmüller-Fossae kürettiert. Die Kürette sollte nicht an der seitlichen Rachenwand verwendet werden, wenn die Eustachischen Öffnungen und Kissen beschädigt sind. Die Blutung hört bald auf, wenn der Kopf wieder angehoben wird, und der Patient sollte sofort gut auf die Seite gelegt werden, damit das Blut aus dem Mund entweichen kann.

Eine örtliche Nachbehandlung ist nicht erforderlich und das Besprühen oder Spritzen kann schädlich sein. Der Patient sollte fünf bis sechs Tage im Haus bleiben. Wenn eine verstopfte Nase das herausragende Symptom war, sollten über einen längeren Zeitraum Atemübungen durch die Nase durchgeführt werden; Wenn andererseits Eustachische Obstruktion und Taubheit die Hauptmerkmale des Falles waren, sollte nach der Wundheilung eine Politzer-Inflation durchgeführt werden.

Tumoren des Naso-Pharynx. – Gelegentlich trifft man auf Tumoren, die aus dem Schleimhautperiost des Basi-Sphenoids und des Basi-Occipitals wachsen und aus dem Gewölbe des Nasopharynx hervorstehen – *Nasopharyngealtumor* oder Retropharyngealpolyp. Dies tritt normalerweise im Alter zwischen fünfzehn und zwanzig Jahren auf und obwohl es sich ursprünglich um ein Fibrom handeln kann, neigt es dazu, den Charakter eines Fibrosarkoms anzunehmen und bösartige Tendenzen zu zeigen. Zunächst ist der Tumor fest, rundlich und von langsamem Wachstum, später wird er jedoch weicher, gefäßreicher und wächst schneller, wobei er sich nach vorne in Richtung der Nasenhöhle und nach unten in Richtung Rachenraum ausbreitet.

Klinische Merkmale. - Während seines Wachstums verstopft der Tumor die Nasenlöcher, behindert so die Nasenatmung und führt zu lautem Schnarchen des Patienten, insbesondere im Schlaf. Es kann auch dazu führen, dass der weiche Gaumen zum Mund hin vorgewölbt wird und das Schlucken beeinträchtigt wird. In einigen Fällen wird das Gesicht abgeflacht und erweitert und die Augen werden nach außen gedrückt, was zu der als *Froschgesicht* bekannten Deformation führt . Taubheit kann durch eine Verstopfung der Eustachischen Röhre entstehen. Der Patient leidet unter starken Stirnkopfschmerzen und einem anhaltenden und unangenehmen Schleimausfluss aus der Nase. Starke, wiederkehrende Nasenbluten sind ein häufiges Symptom und der Patient wird stark anämisch. Der Tumor kann normalerweise bei der Untersuchung mit dem Nasenspekulum oder durch eine hintere Rhinoskopie erkannt werden, und seine Größe und Grenzen können durch eine digitale Untersuchung erkannt werden.

Sofern sie nicht durch eine Operation entfernt werden, erweisen sich diese Tumoren als tödlich, da sie Blutungen verursachen, die Atmung behindern oder die Schädelbasis perforieren und zu intrakraniellen Komplikationen führen.

Behandlung. – Diese Wucherungen werden selten erkannt, bevor sie beträchtliche Ausmaße erreicht haben, und da sie von zahlreichen großen, dünnwandigen venösen Nebenhöhlen durchzogen sind, ist ihre Entfernung mit erheblichen Blutungen verbunden. Versuche, sie durch die galvanische Schlinge zu entfernen, sind selten zufriedenstellend, da die Basis des Tumors zurückbleibt und ein Wiederauftreten wahrscheinlich ist. Die operative Behandlung ist in *Operative Chirurgie* , S. 153.

- *Osteom* ;

- *Sarkom* ;

- *Karzinom*

- — Die Thymusdrüse

- — Die Halsschlagader .

Chirurgische Anatomie. —In der Mittellinie sind beim Abtasten folgende Strukturen zu erkennen: (1) das *Zungenbein* , das unterhalb und hinter dem Unterkieferkörper liegt, auf Höhe des vierten Halswirbels; (2) die *Membrana thyreoidea* , hinter der die Basis der Epiglottis und die obere Öffnung des Kehlkopfes liegen; (3) der *Schildknorpel* , an dessen Winkel etwa in der Mitte die Stimmbänder befestigt sind; (4) die *Cricothyreoidea-* Membran, über die quer die Cricothyreoidea-Äste der oberen Schilddrüsenarterien verlaufen; (5) der *Ringknorpel* , einer der wichtigsten Orientierungspunkte im Nacken. Sie liegt gegenüber der Bandscheibe zwischen dem fünften und sechsten Halswirbel, und auf dieser Höhe kann die Arteria carotis communis gegen den *Tuberculum carotis* am Querfortsatz des sechsten Halswirbels gedrückt werden. Der Krikoid markiert auch die Verbindung des Kehlkopfes mit der Luftröhre und des Pharynx mit der Speiseröhre; An dieser Stelle kommt es zu einer Verengung des Nahrungsdurchgangs, häufig werden hier auch Fremdkörper eingedrungen. Auf der Höhe des Ringknorpels kreuzt das Omo-hyoid die Halsschlagader – ein wichtiger Punkt im Zusammenhang mit der Unterbindung dieses Gefäßes. Das mittlere Halsganglion des Sympathikus liegt gegenüber der Höhe des Ringbeins. (6) Sieben oder acht Luftröhrenringe liegen über der Höhe des Brustbeins, können aber nicht einzeln ertastet werden . Der *Isthmus* der Schilddrüse bedeckt den zweiten, dritten und vierten Trachealring. Während die Luftröhre am Hals entlang verläuft, weicht sie allmählich von der Oberfläche zurück, bis sie auf der Höhe des Brustbeins etwa anderthalb Zoll von der Haut entfernt ist. Die Arterie *thyreoidea ima* – ein instabiler Zweig der Anonyma (innominat) oder der Aorta – verläuft vor der Luftröhre bis zum Isthmus der Schilddrüse. Auch der Venenplexus thyreoidea inferior liegt vor der Luftröhre. In der oberflächlichen Faszie kreuzen Queräste zwischen den vorderen Jugularvenen die Mittellinie.

Bei Kindern unter zwei Jahren kann sich die *Thymusdrüse* über eine gewisse Strecke in den Hals vor der Luftröhre und den Halsschlagadern erstrecken und dabei von den Depressoren des Zungenbeins verdeckt werden.

Zervikale Faszie. – Diese Faszie umhüllt den Hals vollständig, und von ihrer tiefen Seite verlaufen zwei starke Fortsätze – die prävertebrale und die prätracheale Schicht – quer über den Hals und unterteilen ihn in drei Hauptkompartimente. Das hintere oder *vertebrale Kompartiment* enthält die

Nackenmuskulatur, die Wirbelsäule und ihren Inhalt sowie die prävertebralen Muskeln. Dieses Kompartiment wird oben durch die Schädelbasis begrenzt und setzt sich unten bis in das hintere Mediastinum fort. Das mittlere oder *viszerale Kompartiment* enthält den Rachen und die Speiseröhre, den Kehlkopf und die Luftröhre mit der Schilddrüse sowie die Halsschlagader und ihren Inhalt. Diese unterschiedlichen Strukturen erhalten ihre spezielle Faszienhülle von den Fortsätzen, die dieses Kompartiment begrenzen. Das mittlere Kompartiment reicht bis zur Schädelbasis und geht in das vordere Mediastinum bis zum Perikard über. Der Bindegewebsraum um die Schlüsselbeingefäße setzt sich bis in die Achselhöhle fort. Das vordere oder *muskuläre Kompartiment* enthält den M. sterno-mastoideus und die Depressormuskeln des Zungenbeins. Es erstreckt sich nach oben bis zum Zungenbein und der Basis des Unterkiefers und nach unten bis zum Brustbein und Schlüsselbein. Die Anordnung und Grenzen der verschiedenen Schichten der Halsfaszie erklären den Verlauf von Entzündungsprodukten und Neubildungen im Nacken.

Fehlbildungen des Halses. —Verschiedene angeborene Missbildungen resultieren aus Eingriffen in die Entwicklungsprozesse, die im und um den Vorderdarm ablaufen. Diese Missbildungen sind hauptsächlich mit einer unvollständigen Entwicklung der Eingeweide- oder Kiemenbögen und -spalten oder der hypoblastischen Divertikel verbunden, aus denen die Schilddrüse und die Thymusdrüse gebildet werden.

Der Begriff „*zervikale Ohrmuscheln*" wird für kleine Auswüchse verwendet, die aus Haut, Bindegewebe und gelbem elastischem Knorpel bestehen und sich normalerweise am vorderen Rand des Sterno-Mastoids befinden. Diese Anhängsel sind normalerweise einseitig und stammen aus dem zweiten Eingeweidebogen. Manchmal liegen sie in der Nähe der Mündung einer Seitenfistel. Wenn sie aufgrund ihrer Größe oder ihrer Lage an einer freiliegenden Stelle des Halses zu einer Entstellung führen, sollten sie entfernt werden.

Thyreoglossale Zysten und Fisteln. – *Die* Thyreoglossuszyste entwickelt sich im Zusammenhang mit dem Tractus thyreoglossus des His, der sich im frühen Embryonalleben vom Foramen caecum am Zungengrund bis zum Isthmus der Schilddrüse erstreckt. Diejenigen, die sich im oberen Teil des Trakts, bezogen auf den Zungengrund, bilden, wurden bereits beschrieben (<u>S. 538</u>). Diejenigen, die vom unteren Teil ausgehen, bilden eine Schwellung in der Mittellinie des Halses, meist oberhalb, manchmal aber auch unterhalb des Zungenbeins. Sie müssen aufgrund anderer Formen von Zysten diagnostiziert werden, die in der Mittellinie des Halses auftreten – Talg- und Dermoidzysten – und wenn sie zu einer Entstellung führen, sollten sie entfernt werden.

Thyreoglossus- oder *Medianfistel des Halses* führen . In der Regel liegt die äußere Öffnung der Fistel oberhalb des Zungenbeins, nur der obere Teil des Ganges ist durchlässig geblieben. Wenn die gesamte Länge des Ganges bestehen bleibt, erstreckt sich die Fistel von der Haut bis zum Foramen caecum und verläuft normalerweise vor, manchmal aber auch durch die Substanz des Zungenbeins. Gelegentlich reicht die Fistel nur bis zum Zungenbein.

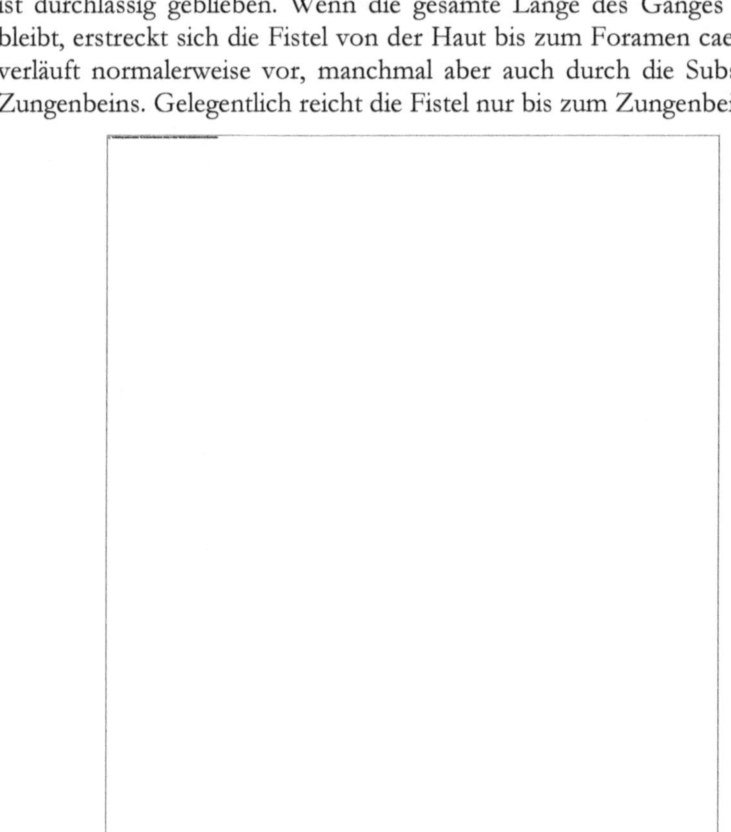

ABB. 268. – Angeborene Branchialzyste bei einer Frau æt. 33.

(Mikroskopisch war die Zyste mit Plattenepithel ausgekleidet und die Wand enthielt rudimentäres Speicheldrüsengewebe.)

Der Teil des Trakts in der Nähe der Zunge ist mit Plattenepithel ausgekleidet ; der untere Teil besteht aus Zylinderepithel, das unterhalb des Zungenbeins normalerweise bewimpert ist. In seiner Wand befinden sich Lymphgewebe und Schleimdrüsen.

Die *Behandlung* besteht in der Entfernung des Ganges und der Verbindungen. In der Regel ist es erforderlich, den zentralen Teil des Zungenbeins zu resezieren, um eine vollständige Entfernung sicherzustellen.

Die *laterale Halsfistel* – früher Kiemenfistel genannt – geht nach Weglowski meist auf Reste des hypoblastischen Divertikels zurück, das aus dem pharyngealen Teil des dritten Eingeweidespalts entspringt und sich nach unten zur Thymusdrüse erstreckt. Die innere Öffnung befindet sich in der Seitenwand des Pharynx im Bereich des hinteren Gaumenbogens nahe der Tonsille, und die Fistel verläuft oberhalb des Nervus hypoglossus und verläuft nach unten und seitlich zwischen den Halsschlagadern und entlang der medialen Grenze des Gaumens Sterno-Mastoid-Muskel. Wenn die Fistel fertig ist, liegt die äußere Öffnung etwas oberhalb des Sterno-Klavikular-Gelenks. Da der untere Teil des Thymuskanals am häufigsten bestehen bleibt, ist eine unvollständige äußere Fistel die häufigste Form. Es ist mit Flimmerepithel ausgekleidet.

Die Fistel kann bereits bei der Geburt vorhanden sein oder durch den Riss einer zystischen Schwellung entstehen, die sich infiziert hat. Daraus tritt eine klare, viskose Flüssigkeit aus, und wenn die Fistel vollständig ist und das Lumen ausreichend weit ist, können Speisereste austreten. Da die Spur gewunden ist, ist es selten möglich, eine Sonde daran entlang zu führen, aber ihr Ausmaß und ihr Verlauf können durch Einspritzen einer Wismutemulsion und Anfertigen einer Röntgenaufnahme erkannt werden.

Die *Behandlung* besteht darin, die Fistel in ihrer gesamten Länge herauszuschneiden, aber aufgrund ihres langen und gewundenen Verlaufs und ihrer Beziehungen zu wichtigen Strukturen ist die Operation langwierig und schwierig. Weniger radikale Maßnahmen wie Schaben mit dem scharfen Löffel, Kauterisieren oder Packen sind selten erfolgreich.

Halsrippen. – Überzählige Rippen kommen nicht selten im Zusammenhang mit dem siebten Halswirbel vor, und in der Mehrzahl der Fälle handelt es sich um eine beidseitige Erkrankung. Die zusätzliche Rippe kann dünn und spitz sein und direkt aus dem Querfortsatz herausragen und in einem freien Ende enden. In diesem Fall verursacht sie keine Probleme, wenn sie über der Arteria subclavia und dem Plexus brachialis verläuft. In anderen Fällen wölbt es sich nach unten und vorne und ist durch dichtes Fasergewebe an der ersten Brustrippe etwa auf der Höhe des Tuberculum Scaleni oder durch Knorpel wie eine gewöhnliche Rippe am Brustbein befestigt. Wenn es in das hintere Dreieck vordringt, sind die Skalenusmuskeln daran befestigt, und die Arteria subclavia sowie der untere Rumpf und der mediale Strang des Plexus brachialis verlaufen in einer Rille hinter dem Scalenus anterior darüber. Die Pleura kann bis zum medialen Rand der Rippe reichen.

Klinische Merkmale. – Die Erkrankung, die häufiger bei Frauen als bei Männern auftritt, wird selten vor dem zwanzigsten Lebensjahr erkannt und oft zufällig entdeckt, beispielsweise nach einer abmagernden Krankheit oder durch einen zu engen Kragen, der Schmerzen verursacht. Die Diagnose wird durch die Röntgenaufnahmen gestellt.

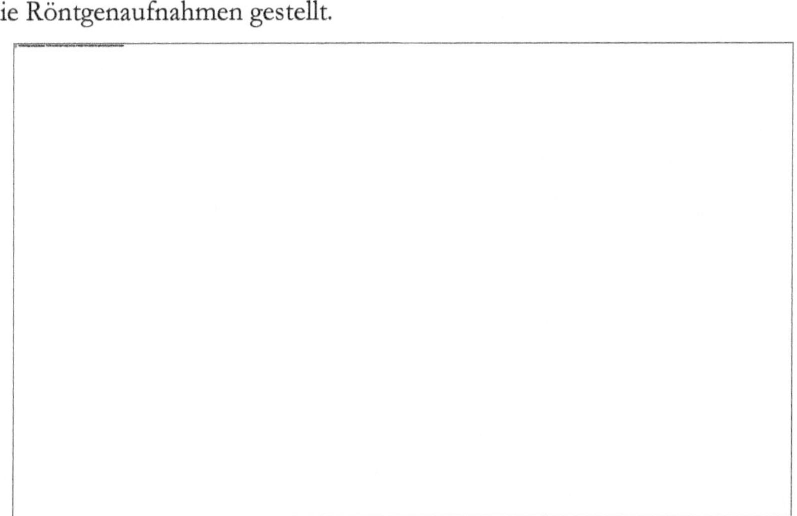

ABB. 269. – Bilaterale Halsrippen; der linke ist der besser entwickelte.

Wenn Symptome auftreten, können diese entweder auf einen Druck auf die Arterie oder auf die Nervenwurzeln zurückzuführen sein. Wenn die Arteria subclavia nach oben verlagert ist, kann dies als markante pulsierende Schwellung erkennbar sein, und da der Teil des Gefäßes distal der Rippe manchmal erweitert ist und ein systolisches Geräusch erzeugt, kann dies ein Aneurysma vortäuschen (Sir William Turner). Der darüber hinausgehende Puls wird abgeschwächt, während der Arm seitlich herabhängt, kann aber wiederhergestellt werden, indem die Hand über den Kopf gehoben wird. In seltenen Fällen wurde eine Gangrän an den Fingerspitzen beobachtet, die jedoch wahrscheinlich eher nervösen als vaskulären Ursprungs ist.

Symptome, die auf Druck auf die Nervenwurzeln zurückzuführen sind, betreffen meist den rechten Arm und können entweder neuralgischen oder paralytischen Charakter haben (Wm. Thorburn). In der neuralgischen Gruppe kommt es zu kribbelnden Schmerzen, einem Taubheitsgefühl und Kälteempfindungen in den Gliedmaßen, am deutlichsten am ulnaren Rand des Unterarms; Der Arm ist schwach und anfällig für Kälte. Dieser Zustand kann mit einer Brachialneuritis verwechselt werden; Es wird jedoch gelindert, wenn man zum Beispiel im Schlaf den Arm über den Kopf hält.

Bei der paralytischen Gruppe beziehen sich die Drucksymptome auf die erste Rückenwurzel bzw. auf die erste Rückenwurzel und die achte Halswurzel. Die Lähmung ist in den Muskeln des Daumens am ausgeprägtesten und nimmt zur Ulnarseite hin ab; Die betroffenen Muskeln verkümmern, insbesondere die Daumenballen, und die feineren Bewegungen von Daumen und Fingern sind beeinträchtigt.

Wenn Drucksymptome vorliegen, sollte die zusätzliche Rippe durch einen Einschnitt entfernt werden, der das hintere Dreieck so weit freilegt, dass der Knochen und sein Periost herausgeschnitten werden können, ohne dass der Plexus brachialis, die Arteria subclavia oder die Pleura beschädigt werden.

Ähnliche klinische Merkmale wie bei der Halsrippe können durch einen prominenten Querfortsatz des ersten Brustwirbels verursacht und durch dessen Entfernung ebenfalls beseitigt werden.

Kiemenzysten und Kiementumoren werden bei Tumoren des Halses beschrieben (S. 598).

SCHIEFHALS ODER TORTICOLLIS. —Der Begriff Schiefhals oder Torticollis wird für einen Zustand verwendet, bei dem der Kopf eine abnormale Haltung einnimmt, bei der es sich normalerweise um eine kombinierte seitliche Beugung und Rotation handelt.

Die wichtigste Form ist auf eine fehlerhafte Funktion der Halsmuskulatur zurückzuführen, und es werden drei Arten von muskulärem Schiefhals unterschieden: (1) die akute oder vorübergehende; (2) chronisch oder dauerhaft; und (3) das krampfartige.

Ein akuter oder **vorübergehender Schiefhals** – der sogenannte „rheumatische Schiefhals" – tritt plötzlich auf, meist nachdem der Patient einem kalten Luftzug oder Feuchtigkeit ausgesetzt war. Die Erkrankung wird im Volksmund „Nackensteifheit" genannt und ist wahrscheinlich mit einer Fibrositis der betroffenen Muskeln verbunden. Der Sternomastoideus und oft auch der Trapezius sind zusammengezogen und ziehen den Kopf zur Seite, wodurch das Gesicht leicht zur gegenüberliegenden Seite gedreht wird (Abb. 270). Beim Drücken auf die betroffenen Muskeln und manchmal auch auf die Wirbelsäule und in den Linien der Halsnerven kommt es zu einem Druckschmerz, und es kommt zu starken Schmerzen beim Versuch, den Kopf zu bewegen. Normalerweise verschwindet der Zustand innerhalb weniger Tage so plötzlich, wie er aufgetreten ist, in manchen Fällen kommt es jedoch auch zu einem gewissen Schwund der betroffenen Muskeln.

ABB. 270. – Vorübergehender Schiefhals, der plötzlich nach dem Sitzen im Luftzug auftrat und innerhalb weniger Tage vollständig verschwand.

Bei der *Diagnose* dieser Form von Schiefhals müssen Erkrankungen wie Cellulitis, Entzündungen der Halsdrüsen und Erkrankungen der Halswirbelsäule ausgeschlossen werden, bei denen der Kopf eine abnormale Haltung einnehmen kann, wobei die Position diejenige ist, die das verursacht Patienten größtmöglichen Komfort.

Die *Behandlung* besteht darin, die freie Funktion des Darms und der Nieren sicherzustellen, durch Wärme eine Hyperämie hervorzurufen und eine sanfte Massage anzuwenden. Salicylate und ähnliche Medikamente lindern die Schmerzen.

Permanenter oder **echter Schiefhals** ist auf eine organische Verkürzung des M. sterno-mastoideus zurückzuführen. Auch der M. trapezius, der M. splenius, der M. Scaleni und der M. levator scapulæ können sich verkürzen, ebenso wie ihre Ummantelungshüllen, die von der Halsfaszie ausgehen.

Der Sternalkopf des M. sterno-mastoideus ist immer deutlich verkürzt und steht als straffer Strang hervor; manchmal ist auch der Schlüsselbeinkopf hervorstehend.

Es gibt Hinweise darauf, dass die Deformität in den meisten Fällen auf eine Beeinträchtigung der Muskelentwicklung während des intrauterinen Lebens zurückzuführen ist. Dies ist wahrscheinlich die Folge übermäßigen Drucks auf den Fötus, der die arterielle Versorgung des zentralen Teils des Muskels verringert, was zu einer Degeneration der Muskelfasern mit anschließender Sklerose und Kontraktion führt. Es kann auch durch eine narbige Kontraktion des Muskels infolge eines Muskelfaserrisses während der Entbindung verursacht werden. In solchen Fällen gibt es eine Anamnese, dass die Geburt schwierig war und das Erscheinungsbild abnormal war; und dass kurz nach der Geburt eine Schwellung im Sterno-Mastoid beobachtet wurde. Diese Schwellung – *ein Hämatom des Sterno-Mastoideus* – ist zunächst weich, wird später kleiner und verschwindet schließlich. Im Laufe der Zeit, manchmal Monate, manchmal Jahre nach dem Verschwinden der Schwellung, kommt es zu einer Verkürzung des Muskels und zur Entstehung der Deformität.

Klinische Merkmale. —Obwohl die Erkrankung üblicherweise als „angeboren" beschrieben wird, ist es in der Praxis üblich, dass das Kind das Alter von sieben bis zehn Jahren erreicht hat, bevor Rat eingeholt wird. Charakteristisch ist das Erscheinungsbild des Patienten (Abb. 271). Durch die Verkürzung des M. sterno-mastoideus wird der Kopf zur betroffenen Seite, meist nach rechts, gezogen, sodass das Ohr der Schulter angenähert wird. Gleichzeitig wird der Kopf zur Gegenseite gedreht und leicht nach hinten geneigt, so dass das Kinn zur Gegenseite zeigt und etwas angehoben wird. Das verkürzte Brustbein ragt deutlich hervor und ist bei jedem Versuch, den Kopf zu strecken, als festes, faseriges Band zu spüren. Die Haut der betroffenen Halsseite kann in Querfalten geworfen werden. Der Patient ist nicht in der Lage, die Deformität zu korrigieren, es ist jedoch in der Regel möglich, sie durch Manipulation zu verringern.

ABB. 271. – Angeborener Wendehals bei einem Jungen æt. 14.

Wird der Zustand nicht korrigiert, kommt es zu einer organischen Verkürzung aller Strukturen auf der betroffenen Halsseite, was zu einer Verstärkung der Deformität führt. In fortgeschrittenen Fällen kommt es im Halsbereich zu einer seitlichen Krümmung mit der Konvexität zur Normalseite hin, wobei die Wirbel von einer Seite zur anderen keilförmig werden, und im Brustbereich kann sich eine kompensatorische Krümmung entwickeln (Abb. 272).

ABB. 272. – Angeborener Schiefhals, von hinten gesehen, zeigt Skoliose.

Außerdem besteht eine Asymmetrie von Kopf und Gesicht, wobei die betroffene Seite kleiner ist. Das Auge auf dieser Seite liegt tiefer und ist schräger als das Nachbarauge, die Wange ist abgeflacht und der Mund asymmetrisch. Anstatt dass Augenbrauen und Lippen parallele Linien bilden, laufen ihre Achsen zur Seite der kontrahierten Muskeln und Faszien hin zusammen.

Behandlung. —Während es bei Erkennung der Erkrankung im Säuglingsalter möglich sein kann, der Kontraktions- und Deformitätstendenz allein durch Manipulationen, Massagen und Übungen entgegenzuwirken, ist es in der Regel notwendig, die verkürzten Strukturen im Vorfeld orthopädischer Maßnahmen zu durchtrennen.

Die subkutane Tenotomie – einst die beliebteste Behandlungsmethode – wurde vollständig durch die *offene Operation ersetzt* , bei der alle betroffenen Strukturen, einschließlich der Halsfaszie, gründlich durchtrennt werden können, ohne dass die Gefahr einer Verletzung anderer Strukturen im Nacken besteht. Das Ergebnis der Teilung des verkürzten Gewebes zeigt sich sofort in einer deutlichen Vergrößerung des Abstands zwischen dem Sterno-Klavikulargelenk und dem Warzenfortsatz. Wie bei anderen Deformitäten ist die Operation nur eine vorbereitende, wenn auch wesentliche, Behandlung durch Massage, Bewegung und Übungen, die über Monate, manchmal sogar Jahre, durchgeführt werden muss. Wenn die Torticollis-Haltung im Kindesalter korrigiert wurde, verschwindet die Asymmetrie des Schädels.

Als krampfhafter Schiefhals bezeichnet man einen Zustand, bei dem klonische Kontraktionen bestimmter Muskeln zu Zuckungen des Kopfes führen. Die am häufigsten betroffenen Muskeln sind der Sternomastoideus und der Trapezius auf der einen Seite und die hinteren Rotatoren auf der gegenüberliegenden Seite. Durch diese Muskeln wird der Kopf in die Schiefhalsstellung gezogen und gleichzeitig zurückgezogen, wobei es zu einem mehr oder weniger ständigen Nicken oder Zucken des Kopfes kommt.

Die Erkrankung tritt normalerweise bei Erwachsenen mit neurotischer Veranlagung auf, die sich in einem depressiven Gesundheitszustand befinden, und ist auf eine noch unentdeckte Läsion im Nervenmechanismus der betroffenen Muskeln zurückzuführen – höchstwahrscheinlich in ihren kortikalen Zentren. Es scheint, dass die krampfartigen Zuckungen in einigen Fällen durch bestimmte Bewegungen verursacht werden, die der Patient im Laufe seiner Arbeit gewohnheitsmäßig ausführt. In anderen Fällen hat sich der Patient aufgrund von Astigmatismus und anderen Brechungsfehlern die Gewohnheit angeeignet, den Kopf wiederholt zu neigen, um klar sehen zu können, und diese Bewegungen sind kontinuierlich und unkontrollierbar geworden.

Die Erkrankung verschlimmert sich tendenziell zunehmend, bis der Patient nicht mehr arbeiten oder sich vergnügen kann. Es kann sogar zu Schlafstörungen kommen.

Behandlung. —In deutlich ausgeprägten Fällen führt der Einsatz von Medikamenten, Elektrizität oder Fesselgeräten nie zu einer Heilung, in milderen Fällen waren diese Maßnahmen in Kombination mit einer Massage jedoch vorübergehend hilfreich.

Von den operativen Eingriffen scheint die Resektion von Anteilen des N. accessorius auf der einen Seite und der hinteren Primärabschnitte der ersten fünf Halsnerven auf der gegenüberliegenden Seite die beste Aussicht auf Heilung zu bieten. Eine einfache Durchtrennung dieser Nerven oder die Resektion des Zubehörteils allein hat sich nicht als dauerhaft heilend erwiesen. Eine offene Durchtrennung der betroffenen Muskeln ohne Beeinträchtigung der Nerven hat zu guten Ergebnissen geführt und ist eine viel einfachere Operation (Kocher).

Der krampfhafte Schiefhals muss von der **hysterischen** Variante unterschieden werden, die nach wochen- oder sogar monatelangem Anhalten völlig abklingen kann, aber wie andere hysterische Affektionen leicht wiederkehrt.

Bei zervikaler Karies und einseitiger Luxation der Wirbelsäule können Deformationen des Halses auftreten, die einen Schiefhals vortäuschen.

Die **narbige Kontraktion** der Halshaut, die aus ausgedehnten Verbrennungen, Abszessen oder Geschwüren resultiert, kann zu unschönen Deformationen und einer Fixierung des Kopfes in einer abnormalen Haltung führen und eine chirurgische Behandlung erforderlich machen. Die Kontraktion, die auf das Verschwinden eines Gumma des Sternomastoideus folgt, kann auch eine Deformation hervorrufen, die einem Wendehals ähnelt.

VERLETZUNGEN

Eine Prellung des Halses kann durch einen Schlag oder eine Quetschung verursacht werden, beispielsweise wenn ein Rad über den Hals fährt, oder durch Würgen, Würgen oder Hängen. In medizinisch-rechtlichen Fällen sollte die Verteilung der Verfärbung sorgfältig beobachtet werden. Aufgrund der Drosselung können Fingerabdrücke erkennbar sein und es können Nagelabdrücke vorhanden sein. Beim Erwürgen verläuft die Markierung der Nabelschnur gerade um den Hals, während sie beim selbstmörderischen Erhängen mehr oder weniger schräg verläuft und hinten höher liegt als vorne. Bei einem direkten Schlag, beispielsweise mit der Faust, ist die Verfärbung begrenzt, während sie sich normalerweise über den Hals verteilt, wenn ein Rad über das Teil fährt.

Die klinische Bedeutung dieser Verletzungen hängt von den daraus resultierenden Komplikationen ab; Beispielsweise kann ein Blutaustritt unter der Halsfaszie so stark auf die Atemwege und die Speiseröhre drücken, dass es zu Störungen beim Atmen und Schlucken kommt. Der Kehlkopf oder die Luftröhre können so stark geschädigt sein, dass der Tod sofort durch Ersticken oder später durch ein allmählich zunehmendes Ödem, das zu einer Verstopfung der Stimmritze führt, führt. Wenn die Schleimhaut der Atemwege oder der Lungenspitze und der sie umgebenden Pleura gerissen ist, kann es zu einem Emphysem des Bindegewebes kommen, das sich weit über den Körper ausbreitet. Bei Prellungen im unteren Teil des Halses können die Stränge des Plexus brachialis verletzt werden.

Frakturen des Zungenbeins, des Kehlkopfes und der Luftröhre. – Das *Zungenbein* wird aufgrund seiner Beweglichkeit und des Schutzes, den es durch den Unterkieferkörper erhält, selten gebrochen, außer bei alten Menschen, bei denen das große Horn am Knochenkörper verknöchert ist. Es wird normalerweise entweder durch einen direkten Schlag oder durch

Querdruck, wie beim Garrottieren, gebrochen. Die Fraktur befindet sich fast immer an der Verbindung des großen Cornu mit dem Körper, und es kommt zu einer deutlichen Verschiebung der Fragmente, die die Rachenschleimhaut verletzen kann.

die *Schilddrüsen- und Ringknorpel* können bei Überfahrunfällen brechen, insbesondere bei alten Menschen, nachdem eine Verkalkung oder Verknöcherung stattgefunden hat.

Die *Luftröhre* kann durch dieselben Verletzungen, die zu einem Bruch des Kehlkopfknorpels führen, zerrissen oder sogar vollständig vom Kehlkopf abgerissen werden.

Die *klinischen Merkmale* , die allen diesen Verletzungen gemeinsam sind, sind Schwellungen und Verfärbungen; und wenn die Schleimhaut gerissen ist, kann Luft in das Gewebe entweichen und ein Emphysem verursachen. Es kommt immer zu mehr oder weniger starken Atembeschwerden, die bis zur tatsächlichen Erstickung führen können, und dies kann sofort oder im Laufe einiger Stunden aufgrund eines Glottisödems auftreten. Blut kann in die Lunge gelangen und abgehustet werden. Das Schlucken ist in der Regel schwierig und schmerzhaft, insbesondere bei einem Bruch des Zungenbeins. Außerdem treten Schmerzen beim Sprechen auf, die Stimme ist heiser und undeutlich und krampfhafter Husten kommt häufig vor. Wenn Blut in die Atemwege gelangt ist, besteht ein erhebliches Risiko einer septischen Lungenentzündung.

Behandlung. —Da die unmittelbare Lebensgefahr durch Ersticken besteht, ist in der Regel eine sofortige Tracheotomie erforderlich. Bei einer Fraktur des Zungenbeins können die Fragmente durch Manipulation durch den Mund ersetzt werden, wonach Kopf und Hals durch einen poroplastischen Kragen ruhiggestellt werden.

Wunden – Halsabschneider. – Die häufigste Art von Halswunde, mit der man in der Zivilpraxis konfrontiert wird, ist die sogenannte „Halsabschneiderei" – eine Verletzung, die meist in suizidaler, seltener in mörderischer Absicht zugefügt wird.

Suizidale Wunden verlaufen meist von links nach rechts (bei Rechtshändern) und verlaufen mehr oder weniger schräg von unten nach oben über den Hals; Die Wunde ist am linken Ende am tiefsten, dort, wo die Waffe eindringt, und wird nach rechts hin allmählich kleiner. In den meisten Fällen wirft der Möchtegern-Selbstmörder im Moment der Wundzufügung seinen Kopf so weit nach hinten, dass die Hauptgefäße unter dem Schutz der angespannten Brust-Mastoid-Muskeln nach hinten gezogen werden und so einer Verletzung entgehen. Das Messer kann sogar bis zur Wirbelsäule vordringen, ohne den Inhalt der Halsschlagader zu beschädigen.

Tödliche Wunden verlaufen meist direkter quer und sind durchgehend gleich tief. Im Allgemeinen werden die Hauptgefäße durchtrennt, die Speiseröhre und die Luftröhre eröffnet, in manchen Fällen wird auch der Wirbelkanal eröffnet und das Rückenmark und seine Membranen verletzt.

Klinische Merkmale. —Die klinischen Merkmale variieren je nach Höhe der Wunde und ihrer Tiefe. In allen Fällen führt die Kontraktion des Platysmas dazu, dass die Wunde weit aufklafft und ihre Ränder tendenziell nach innen gestülpt werden.

Bei einem Großteil der Suizidversuche gelingt es dem Patienten lediglich, eine oder mehrere vergleichsweise oberflächliche Wunden an der Vorderseite des Halses zuzufügen. In vielen Fällen ist die Blutung hiervon unbedeutend, aber wenn die äußere Halsschlagader und andere große oberflächliche Venen durchtrennt werden, kann sie ziemlich stark sein, obwohl sie selten sofort tödlich endet, es sei denn, das Blut wird in den verletzten Luftweg eingesaugt.

Gelegentlich, aber selten, entsteht die Wunde *oberhalb des Zungenbeins* und mündet direkt in den Mund. Dann kann es zu einer starken Blutung am Zungengrund oder an den lingualen und äußeren Oberkieferarterien (Gesichtsarterien) oder ihren Ästen im Unterkieferbereich kommen, und es kann zu Erstickung kommen, weil der Zungengrund und die Epiglottis zurückfallen und den Kehlkopf verstopfen .

die *Membrana hyo-thyreoidea* durchtrennt und dadurch der Pharynx geöffnet. Da die Depressormuskeln des Zungenbeins geteilt sind, kommt es zu einer Beeinträchtigung des Schluckens und der Phonation, die Atmung wird jedoch nicht beeinträchtigt. In solchen Fällen wird häufig der obere Teil der Epiglottis abgeschnitten und der Zungengrund, die Mandel oder der weiche Gaumen können verletzt werden. Die Lingualarterie, die äußere Oberkieferarterie und die obere Schilddrüsenarterie sowie der N. hypoglossus neigen ebenfalls dazu, auf dieser Ebene durchtrennt zu werden, die Hauptgefäße des Halses entgehen jedoch normalerweise. Es kommt zu Schmerzen und Schluckbeschwerden, außerdem besteht die Tendenz, dass Nahrung und Speichel durch die Wunde austreten. Speisereste können in die Atemwege gelangen und heftige Hustenanfälle verursachen.

In schwereren Fällen dringt das Messer in den *Kehlkopf* oder die *Luftröhre ein* . Manchmal ist der Schildknorpel gespalten – in der Regel nur teilweise – und die Stimmbänder sind verletzt; in anderen Fällen wird die Luftröhre eröffnet oder sie kann vollständig durchtrennt werden. Die Blutung ist schwerwiegend, da meist die oberen Schilddrüsenarterien geschädigt sind. Wenn auch die Halsschlagader und die Vena jugularis interna verletzt sind, verläuft die Blutung meist tödlich. Das tödliche Problem kann dadurch verursacht werden, dass Blut in die Atemwege gelangt und Erstickung verursacht, oder dass Luft in die offenen Venen gesaugt wird und eine Luftembolie verursacht. Die Kehlkopfäste des Vagus können durchtrennt werden und es kann zu einer Lähmung des Kehlkopfes kommen.

In allen Fällen besteht mehr oder weniger Atemnot und anhaltender Husten. Die Stimme ist heiser und der Patient kann sich nur mit einem heiseren Flüstern ausdrücken. Es kommt zu Schluckbeschwerden und die Nahrung kann in die Luftröhre gelangen. Wenn die äußere Wunde klein ist, kann es zu einem erheblichen Emphysem des Zellgewebes kommen.

Die *Prognose* hängt maßgeblich vom Allgemeinzustand des Patienten ab. Die meisten Menschen, die versuchen, sich das Leben zu nehmen, befinden sich aufgrund von Alkoholexzessen, seelischer Sorge, Entbehrungen oder aus anderen Gründen in einem schlechten Gesundheitszustand, und viele erliegen selbst dann, wenn die Wunde am Hals vergleichsweise gering ist. Schock, Blutverlust, Erstickung durch in die Atemwege eindringendes Blut und Ödeme der Stimmritze sind die häufigsten Todesursachen kurz nach der Verletzung. Cellulitis, Inhalation, Lungenentzündung und Delirium tremens sind spätere Komplikationen, die tödlich sein können.

Behandlung. – Die erste Indikation besteht darin, eine Blutung zu stillen. Dies kann durch Anwenden einer digitalen Kompression auf die Blutungspunkte erreicht werden. Anschließend werden die blutenden Gefäße gesucht und abgebunden, gegebenenfalls wird die Wunde vergrößert.

Wenn die Nahrungs- und Luftwege intakt sind, sollten alle durchtrennten Muskeln genäht werden.

Wenn die Epiglottis bei Wunden, die in den Rachenraum münden, durchtrennt wird, sollte sie vorzugsweise mit feinen Seidennähten verbunden werden, da Katgut absorbiert wird, bevor die Heilung stattfinden kann. Anschließend sollten die Rachenwand und die Muskulatur Schicht für Schicht vernäht werden.

Wenn der Luftdurchgang geöffnet ist, ist es in der Regel ratsam, eine Tracheotomiekanüle einzuführen (Abb. 273) und sie mit Gaze zu umwickeln, um das Risiko einer Schwellung der Glottis zu vermeiden und das Eindringen von Blut in die Lunge zu verhindern. Anschließend können die Weichteile Schicht für Schicht zusammengeführt werden.

ABB. 273. – Genesung von suizidaler Halsabschneiderei nach tiefer Tracheotomie und Gastrostomie.

(Der Fall von Herrn JM Graham.)

In allen Fällen sollte der oberflächliche Teil der Wunde entwässert werden, und beim Anlegen des Verbandes sollte der Kopf auf der Brust gebeugt werden, um jegliche Spannung von den Nähten zu nehmen. Der Patient muss unter ständiger Aufsicht gehalten werden, damit er nicht in die Verbände eingreift oder einen weiteren Versuch in seinem Leben verübt. In manchen Fällen ist es notwendig, ihn über einen Schlauch zu ernähren, der entweder durch den Mund oder durch die Nase in den Magen eingeführt wird; Wenn dies nicht möglich ist, muss die Ernährung über das Rektum oder eine Gastrostomiesonde erfolgen (Abb. 273).

Wunden des Ductus thoracicus mit Befall der Lymphgefäße beschrieben (Band I., S. 324) und *Wunden des Plexus brachialis* mit Verletzungen einzelner Nerven (Band I., S. 360).

INFEKTIÖSE BEDINGUNGEN

Cellulitis kann in allen Zellebenen des Halses auftreten, wobei die wichtigste Form diejenige ist, die unter der Halsfaszie auftritt, beispielsweise im Verlauf akuter Infektionskrankheiten wie Scharlach, Masern oder Pyhämie. Der Eiter neigt dazu, sich weit über den Hals auszubreiten und in die Bindegewebsräume um die Blutgefäße, die Luftwege und die Speiseröhre einzudringen. Die Dichte und Spannung der Halsfaszie führt dazu, dass sich der Eiter nach unten in die Mediastinalräume des Brustkorbs gräbt, wo es zu Komplikationen wie Empyem, infektiöser Perikarditis oder Lungengangrän kommen kann. Durch Ausbreitung der Infektion entlang der Schlüsselbeingefäße kann der Eiter auch in die Achselhöhle gelangen.

Eine akute phlegmonöse Periadenitis tritt manchmal im lockeren Zellgewebe um die Unterkieferdrüse auf und breitet sich mit großer Geschwindigkeit über die Zellebenen des Halses aus. Die Erkrankung, die unter dem Namen *Angina Ludovici bekannt ist* , tritt meist bei Erwachsenen auf und scheint ihren Ursprung in einem Infektionsherd im Mund zu haben.

Klinische Merkmale. — Bei allen Formen breitet sich der Prozess schnell aus und der Hals wird geschwollen, muskulös und von einer dunkelroten Farbe. Der Kopf ist zur betroffenen Seite gebeugt und es treten Schmerzen bei Bewegung und beim Abtasten der Schwellung auf. Eiter bildet sich früh, da er jedoch unter großer Spannung steht, sind Fluktuationen selten zu erkennen. Die Atmung kann durch Druck auf die Atemwege oder durch das Auftreten eines Glottisödems beeinträchtigt sein und eine Tracheotomie kann dringend erforderlich sein. Auch das Schlucken kann durch Druck auf Rachen und Speiseröhre beeinträchtigt werden. Druck auf die wichtigen Nerven, die den Hals durchziehen, kann zu Reiz- oder Lähmungssymptomen führen. Die Hauptgefäße können thrombosieren oder erodieren — insbesondere wenn die Cellulitis mit Scharlach einhergeht — und im letzteren Fall kann es nach der Inzision des Abszesses zu starken Blutungen kommen.

Es liegt immer eine ausgeprägte konstitutionelle Störung vor, die sich in Schüttelfrost, hoher Temperatur, einem kleinen, schnellen Puls und Delirium äußert. und der Tod kann innerhalb weniger Tage durch Vergiftung eintreten.

Behandlung. — In den frühesten Stadien sollten heiße Fomentationen oder Ichthyol und Glycerin angewendet werden. Wenn der Prozess jedoch nicht innerhalb von 24 Stunden nachlässt und die Schwellung einen muskulösen Charakter annimmt, sollten ein oder mehrere Einschnitte durch die tiefe Faszie vorgenommen werden Dort sind die Entzündungszeichen am stärksten und die tieferen Ebenen des Halses wurden durch die Dissektion geöffnet. Die Drainage wird durch Schläuche oder Streifen aus Gummigewebe gesichert. Wenn eine starke Blutung auftritt, kann es notwendig sein, die Hauptschlagader weiter unten im Nacken zu unterbinden.

Die Aktinomykose äußert sich am Hals als diffuse, schmerzlose Schwellung, die langsam in die oberflächlichen Strukturen eindringt, an manchen Stellen muskulös wird, an anderen zusammenbricht und Nebenhöhlen bildet, aus denen der Strahlenpilz mit dem Ausfluss austritt.

Furunkel und Karbunkel treten häufig im Nacken auf, wo die Haut dick und rau ist und am Kragen gerieben wird.

Die Erkrankungen der *Halslymphdrüsen* wurden bereits beschrieben (Band I, S. 330).

TUMORE

Zystische Tumoren. – Am Hals kommt eine große Vielfalt zystischer Tumoren vor.

Kiemenzysten entstehen durch die Ausdehnung eines isolierten und nicht ausgelöschten Teils einer der Kiemenspalten. Sie entstehen meist im Zusammenhang mit der dritten Spalte und kommen im Bereich des großen Horns des Zungenbeins vor, an dem die Wand der Cyste fast immer befestigt ist. Seltener haben sie ihren Ursprung in der zweiten Spalte und liegen unterhalb des Warzenfortsatzes. In diesem Fall ist die Zyste entweder am Mastoidfortsatz oder am Styloidfortsatz verwachsen. In einigen Fällen ragen diese Zysten in Richtung Mundboden. In der Nähe der Haut ähneln sie *Dermoidzysten* , da sie mit Plattenepithel ausgekleidet und mit Talgdrüsenmaterial gefüllt sind. Bei tiefer Platzierung sind sie mit zylindrischem oder Flimmerepithel ausgekleidet und enthalten eine schleimige Schleimflüssigkeit.

Obwohl diese Zysten angeborenen Ursprungs sind, fallen sie normalerweise erst etwa im Pubertätsalter auf, wenn sie als kleine, weiche, schwankende Tumoren auffallen, über die sich die Haut frei bewegen kann. Sie wachsen langsam, können aber große Ausmaße erreichen. Die einzige Behandlung, die zufriedenstellende Ergebnisse liefert, ist die vollständige Entfernung.

Das *zystische Lymphangiom* , *Hygrom* oder *Hydrozele des Halses* (Abb. 274) wurde bei Erkrankungen der Lymphgefäße beschrieben (Band I, S. 327); und *Thyreoglossuszysten im Nacken* bei p. 583 .

ABB. 274. – Hygroma des Halses.

(Foto geliehen von Herrn JW Dowden.)

Blutzysten. —Diese können ihren Ursprung in einem Divertikel einer isolierten Vene oder in einem kavernösen Angiom haben; oder sie können auf eine Blutung in eine Kiemen- oder Thyreoglossuszyste zurückzuführen sein. Die Diagnose ist oft nur durch eine Sondierungspunktion möglich; und die Behandlung besteht in einer vollständigen Entfernung.

Zystische Schleimbeutel. – Zystische Degeneration kann in den Schleimbeuteln suprahyoideus und thyreohyoideus auftreten und zu einer runden Schwellung führen, die sich beim Schlucken mit der Schilddrüse bewegt und nur durch die dadurch verursachte Entstellung störend ist. Die Behandlung erfolgt durch Exzision.

Solide Tumoren kommen, abgesehen von den üblichen Vergrößerungen der Lymphdrüsen und den verschiedenen Formen von Kropf, nicht oft am Hals vor.

Das *umschriebene Lipom* tritt meist über dem Nacken oder im supraklavikulären Bereich auf. Es kann eine beträchtliche Größe erreichen, durch sein Gewicht gestielt werden und über den Rücken oder die Schulter herabhängen.

Die diffuse Lipomatose beginnt meist über dem Nacken und breitet sich mehr oder weniger symmetrisch aus, bis sie den Hals vollständig umgibt. Da das neugebildete Fett nicht eingekapselt ist, ist eine Entfernung der Masse schwierig und nur selten erforderlich.

ABB. 275. – Lymphsarkom des Halses.

(Der Fall von Herrn DM Greig.)

Fibrome , die im Ligamentum nuchæ oder dem Periost der Wirbelfortsätze entstehen, wachsen langsam, können jedoch eine beträchtliche Größe erreichen, und aufgrund ihrer tiefen Anhaftungen kann die Operation zu ihrer Entfernung schwierig sein.

Gemischte Tumoren, wie sie beschrieben wurden und die in der Nähe der Ohrspeicheldrüse auftreten und ihren Ursprung in Kiemenresten haben, kommen manchmal im oberen Teil des vorderen Dreiecks vor.

knöcherne und *knorpelige Tumoren* im Zusammenhang mit den Querfortsätzen der unteren Halswirbel.

Sarkome und *Fibrosarkome* vom langsam wachsenden Typ können sich aus allen Faszienstrukturen im Hals oder aus dem die Blutgefäße umgebenden Bindegewebe entwickeln. Bei solchen, die ihren Ursprung unterhalb des Brustbeinmastoids haben, ist es aufgrund ihrer tiefen Anhaftungen schwierig, sie vollständig zu entfernen, und wenn sich herausstellt, dass sie das umliegende Gewebe infiltrieren, sollte der Versuch abgebrochen werden. Diese Regel kann im Hinblick auf die Hilfe gelockert werden, die das Einsetzen einer Radiumröhre bieten kann, die in der Lage ist, solche Teile des Wachstums inaktiv zu machen, die nicht entfernt werden können. Die Tötung der Arteria carotis communis birgt das Risiko einer Hemiplegie und einer Erweichung des Gehirns, insbesondere bei Personen über fünfzig; Die Resektion eines Teils des Vagus ist weniger lebensgefährlich als die Reizung seiner Fasern; Die Resektion der V. jugularis interna und des Halssympathikus sind Faktoren, die den Schock der Operation verstärken, aber kein besonderes Risiko mit sich bringen.

Karzinom. – Die häufigste Form des Primärkrebses ist das *Kiemenkarzinom* , ein Plattenepithelkarzinom, das im Zusammenhang mit der zweiten Eingeweidespalte entsteht (Abb. 276). Es erscheint in der Regel unter dem Sternomastoideus auf der Höhe des Zungenbeins und erstreckt sich in die Unterkieferregion, wobei es die Muskeln und die Gefäßscheide infiltriert.

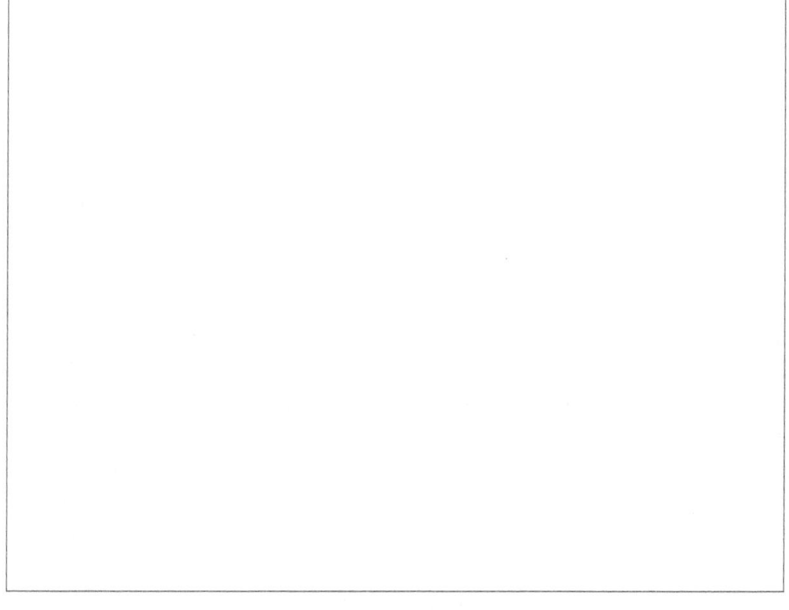

ABB. 276. – Branchialkarzinom – anschließend operativ entfernt.

Es kommt häufiger bei Männern als bei Frauen vor und oft besteht schon seit vielen Jahren oder sogar seit der Geburt eine kleine Schwellung in der Vorgeschichte. Etwa im mittleren Lebensalter beginnt ein aktiveres Wachstum, die Schwellung wird fester und schmerzt, und sobald sie zu wachsen beginnt, nimmt sie schnell zu und kann innerhalb von ein oder zwei Monaten die Größe eines Kinderkopfes erreichen. Trotz seiner Größe stört es jedoch selten die Atmung oder das Schlucken und hat vergleichsweise geringe Auswirkungen auf die allgemeine Gesundheit. Klinisch lassen die Verhärtung und Fixierung des Tumors auf seinen epitheliomatösen Charakter schließen, aber das Fehlen eines primären Wachstums im Mund oder Rachen schließt aus, dass es sich um eine Metastasierung in den Lymphdrüsen handelt.

Sofern die Erkrankung nicht in einem frühen Stadium vollständig entfernt wird, kommt es unweigerlich zu einem erneuten Auftreten.

Primäre Karzinome können auch in einer überzähligen Schilddrüse und in den Nebenschilddrüsen auftreten.

Paraffinepitheliom am Hals kennengelernt , und eine ähnliche Art von Epitheliom kann bei einem Lupus oder einer seit langem bestehenden Verbrennung auftreten.

Die Thymusdrüse. – Gegen Ende des zweiten Lebensjahres beginnt die Thymusdrüse kleiner zu werden und bis zur Pubertät ist sie vollständig verschwunden. In einigen Fällen findet der Rückbildungsprozess jedoch nicht statt, und die Drüse kann sogar eine Hyperplasie erleiden und Druck auf die Luftröhre, die großen Blutgefäße oder den linken Vagusnerv und seinen wiederkehrenden Ast ausüben. Die Vergrößerung der Thymusdrüse kann Teil einer allgemeinen lymphatischen Hyperplasie sein, die als *Status Lymphaticus bezeichnet wird* .

Die Druckeffekte können vollständig auf die Luftröhre zurückzuführen sein – *Thymusstenose der Luftröhre* –, was zu fortschreitender Dyspnoe mit Stridor und paroxysmalen Exazerbationen führt, bei denen das Kind erstickt. Lediglich die Ausatmung wird behindert, da die Drüse bei jeder Einatmung in Richtung Mediastinum angesaugt wird und so die Luftwege freigibt, während sie bei der Ausatmung wieder ansteigt und in der oberen Öffnung des Brustkorbs verklemmt wird Druck auf die Luftröhre, und während der Ausatmung ist manchmal eine leichte Schwellung in der episternalen Kerbe erkennbar. Die Anfälle treten in unregelmäßigen Abständen auf und jeder einzelne von ihnen kann tödlich sein. In einigen Fällen scheinen die Symptome eher mit einem Druck auf die Blutgefäße und Nerven als auf die Atemwege einherzugehen, und in diesen Fällen kommt es zu einer Ausdehnung der Venen und einer Neigung zu Synkopenanfällen.

Die einzige Möglichkeit, Linderung zu verschaffen, besteht darin, die Drüse freizulegen und sie durch Zug an ihrer Kapsel hinter dem Brustbein herauszuziehen. Sollte sich dadurch die Atmung nicht verbessern, sollte die Kapsel geöffnet und die Drüse herausgeschält werden.

Der Begriff *Thymusasthma* wurde für eine andere Form der Atmungsstörung aufgrund einer großen Thymusdrüse verwendet, die bei scheinbar gesunden Säuglingen plötzlich auftritt. Ohne Vorwarnung scheint das Kind zu ersticken, hat große Schwierigkeiten beim Atmen, mit inspiratorischem Stridor und Einziehen des Epigastriums; Er erkrankt schnell an Zyanose und stirbt in den meisten Fällen innerhalb weniger Minuten – *Thymustod*. Es gibt keine zufriedenstellende Erklärung für das plötzliche Auftreten der Symptome, aber es scheint mit etwas zusammenzuhängen, das den Mediastinalraum plötzlich verengt, wie z. B. einer Rückwärtsbeugung des Kopfes oder einer venösen Schwellung der Thymusdrüse. Es werden Fälle registriert, in denen es während der Verabreichung eines Vollnarkosemittels zu einem Anfall kam; in einigen Fällen litt der Patient unter dem generalisierten Status lymphaticus.

Tumoren der Halsschlagader oder Glomus carotica (*kartoffelähnlicher Tumor des Halses*). – Die Halsschlagader hat unter normalen Bedingungen etwa die Größe eines Maiskorns und liegt an der hinteren Seite der Gabelung der Halsschlagader. Es ist manchmal der Sitz eines *Endothelioms*. Der Tumor hat eine ausgeprägte Kapsel, ist mäßig fest und elastisch, nimmt zeitweise langsam und allmählich an Größe zu und kann dann schneller wachsen. Seine Beziehung zu den Gefäßen ist charakteristisch: Während er wächst, umhüllt er die Halsschlagader und ihre Äste und verklebt mit der Vena jugularis interna; und es kann dazu kommen, dass die Nerven im Nacken in Mitleidenschaft gezogen werden, insbesondere der Vagus und sein wiederkehrender Ast sowie der Halssympathikus.

Es treten nur wenige Symptome auf, und in den meisten Fällen wird der Chirurg wegen der durch die Schwellung im Nacken verursachten Entstellung konsultiert. Diese Schwellung ist eiförmig, glatt oder leicht gelappt; es liegt auf der Höhe der Bifurkation der Halsschlagader und neigt dazu, eher nach oben als nach unten zu wachsen; es ist von einer Seite zur anderen beweglich, aber nicht auf und ab; Es liegt unter dem Sternomastoideus und die Haut ist nicht betroffen. Es kommt zu einer übertragenen Pulsation im Tumor, aber zu keiner Expansion.

Die Diagnose muss anhand von Lymphomen, Adenomen, tuberkulösen Drüsen, Sarkomen und Karzinomen gestellt werden.

In einem großen Teil der operierten Fälle war es notwendig, die Halsschlagader zu unterbinden und Teile der Vena jugularis interna herauszuschneiden, und da schwere zerebrale Symptome auftreten können, war die Sterblichkeit bisher hoch. Eine Operation ist daher nur dann zu empfehlen, wenn das Wachstum schnell voranschreitet oder die Beschwerden dringend sind.

Kapitel XXVII
Die Schilddrüse

- <u>Chirurgische Anatomie</u>

- — <u>Physiologische Hyperämie</u>

- — <u>Akute Thyreoiditis</u>

- – <u>KROPF</u>

- — <u>Sorten: *Parenchymatös*</u> ;

- *Adenomatös* ;

- *Zystisch* ;

- *Bösartig* ;

- *Giftig* .

Chirurgische Anatomie. – Die *Schilddrüse* besteht aus zwei Seitenlappen, die durch einen Isthmus verbunden sind. Die Seitenlappen berühren die Seite des Kehlkopfes bis zur Mitte des Schildknorpels und die Seiten der ersten fünf oder sechs Ringe der Luftröhre. Der Isthmus liegt vor dem zweiten, dritten und vierten Ring der Luftröhre, und von ihm verläuft ein Drüsengewebefortsatz – der *Pyramidenlappen* – in der Mittellinie nach oben zum Zungenbein.

Die Drüse liegt unter der Abdeckung der oberflächlichen Nackenmuskulatur und ist von einem Fortsatz der Halsfaszie – der äußeren Schilddrüsenkapsel nach Kocher – umgeben, der sie mit dem Kehlkopf, der Luftröhre und der Speiseröhre verbindet, sodass sie sich mit diesen Strukturen bewegt beim Schlucken. In dieser Kapsel befinden sich zahlreiche Venen; und in der Rinne zwischen Speiseröhre und Luftröhre verläuft der N. recurrens (Kehlkopfnerv). Die Drüsensubstanz wird von der eigentlichen Kapsel umschlossen, die Fortsätze zur Bildung ihres faserigen Stromas aussendet. Die Versorgungsarterien – die oberen und unteren Schilddrüsen – sind für die Größe der Drüse sehr groß und münden an ihren vier Ecken in die Drüse. Die Thyreoidea ima gelangt, sofern vorhanden, zum Isthmus. Isolierte Knötchen aus Schilddrüsengewebe – *akzessorische Schilddrüsen* – kommen manchmal an verschiedenen Stellen des Halses vor; sie sind anfällig für die gleichen Krankheiten wie die Hauptdrüse.

Das Sekret der Drüse wird über die Venen in den allgemeinen Kreislauf aufgenommen; Es besteht aus einer komplexen kolloidalen Substanz, die ein Jodalbumin – Jodthyrin – enthält und eine wichtige Rolle bei der

Aufrechterhaltung des normalen Stoffwechsels des Körpers spielt, insbesondere des Zentralnerven- und Hautgewebes bei Erwachsenen und der Knochen bei Kindern. Eine Funktionsstörung der Schilddrüse spielt eine Rolle bei der Entstehung der für Myxoödem, Kretinismus und Kropf charakteristischen Symptome.

Die *Nebenschilddrüsen* – normalerweise zwei auf jeder Seite – liegen in der äußeren Kapsel am hinteren Rand der Schilddrüsenlappen. Es handelt sich um abgeflachte, elliptische Körper mit einer durchschnittlichen Länge von einem Viertel Zoll und einer Breite von einem Achtel Zoll, einer hellbraunen Farbe, einer glatten und glitzernden Oberfläche und einer weichen, schlaffen Konsistenz (WG MacCallum). Wenn nach einer Operation wegen einer Struma eine Tetanie auftritt, ist dies auf die Entfernung dieser Drüsen zurückzuführen.

Physiologische Hyperämie. – Die Größe der Schilddrüse variiert selbst innerhalb normaler Grenzen stark und kann aus physiologischen Gründen, insbesondere bei Frauen, verstopfen und anschwellen . Vor dem Einsetzen der Menstruation in der Pubertät kommt es beispielsweise häufig zu einer Schwellung der Schilddrüse, und die Vergrößerung kann bei jeder Periode über Monate oder sogar Jahre hinweg erneut auftreten. Während der Schwangerschaft kann es auch zu einer Schwellung der Drüse kommen.

Eine akute Thyreoiditis kann bei einer gesunden Schilddrüse oder bei einer Schilddrüse auftreten, die den Sitz des Kropfes darstellt, und kann innerhalb weniger Tage mit einer Abheilung enden oder zur Eiterung übergehen. Die Ursache liegt in einer Infektion mit pyogenen Bakterien, die meist über die Blutbahn in die Drüse gelangen, wie zum Beispiel bei Typhus, Pyämie, Influenza und anderen akuten Infektionskrankheiten. Eine direkte Infektion erfolgt manchmal durch einen Abszess, eine Zellulitis oder eine infizierte Wunde im Nacken; Es ist auch darauf zurückzuführen, dass ein Fremdkörper in die Speiseröhre eingedrungen ist, der die Drüse durchdringt und perforiert.

Normalerweise ist ein Lappen stärker betroffen als der andere, die Erkrankung kann jedoch auch diffuser Natur sein. Wenn sich Eiter bildet, kann er in das Stroma der Drüse eindringen oder sich in mehreren kleinen Herden sammeln.

Klinische Merkmale. —Die üblichen Entzündungszeichen sind vorhanden; Es gibt starke Kopfschmerzen kongestiver Natur und manchmal auch Schwindel. Die Schwellung nimmt die Form der Schilddrüse an, und obwohl die Haut möglicherweise nicht gerötet ist, sind die Unterhautvenen erweitert. In schweren Fällen kommt es zu Schmerzen, Schluckbeschwerden und Atemnot.

Wenn es zur Eiterung kommt, verschlimmern sich alle Symptome und es kommt zu wiederholtem Schüttelfrost. Der Eiter kann in das Zellgewebe des Halses oder in die Atemwege oder die Speiseröhre eindringen.

Behandlung. – Im nicht-eitrigen Stadium wird die gewöhnliche Behandlung akuter entzündlicher Zustände angewendet; Bei Eiterbildung sollte der Abszess geöffnet und entleert werden.

Tuberkulöse und syphilitische Erkrankungen der Schilddrüse sind sehr selten.

PARENCHYMATÖSER KROPF ODER BRONCHOZELE

Der Begriff Kropf wird klinisch für jede nicht entzündliche Vergrößerung der Schilddrüse verwendet.

Ätiologie. – Parenchymatöser Kropf, manchmal auch einfacher oder ungiftiger Kropf genannt, ist in bestimmten Hügelgebieten Englands – insbesondere Derbyshire und Gloucestershire – und in verschiedenen Teilen Schottlands endemisch. In bestimmten Tälern der Schweiz kommt sie außerordentlich häufig vor. Sie kommt bei Männern seltener vor als bei Frauen und tritt hauptsächlich während der gebärfähigen Lebensphase auf. Der giftige Stoff, der Kropf verursacht, wurde auf bestimmte Bergquellen in Kropfgebieten zurückgeführt; Es wurde beobachtet, dass ein Patient mit Kropf offenbar durch fäkale Kontamination die Wasserversorgung infizieren kann, und dass Wehrpflichtige, um dem Militärdienst zu entgehen, mit Erfolg aus Kropfquellen getrunken haben. Kinder, die in einem kropfreichen Bezirk geboren werden, neigen dazu, Kretins zu sein, während kropfkranke Eltern in einen gesunden Bezirk ziehen, werden die Kinder gesund geboren. Wenn die Wasserversorgung eines kropfreichen Tals auf eine gesunde Quelle umgestellt wird, verschwinden Kropf und Kretinismus. Durch gründliches Abkochen des Wassers werden seine giftigen Eigenschaften beseitigt.

ABB. 277. – Parenchymatöser Kropf bei einem Mädchen æt. 15.

(Der Fall von Herrn DM Greig.)

Krankhafte Anatomie. - An der Hyperplasie sind sowohl die sezernierenden als auch die fibrösen Elemente beteiligt, und die Drüse als Ganzes vergrößert sich und bildet eine hufeisenförmige Schwellung von mäßiger Größe am Hals. Diese Schwellung ist an der Oberfläche weich und glatt und selten ganz symmetrisch. In einigen Fällen betrifft die Hypertrophie hauptsächlich den Isthmus. In anderen Fällen macht ein äußerer akzessorischer Läppchen aus Schilddrüsengewebe den Großteil der Schwellung aus, und dieser kann sich über eine beträchtliche Entfernung von der Position der normalen Schilddrüse erstrecken und sogar hinter das Brustbein bis in den Brustkorb reichen – *infrathorakaler* oder *retrosternaler Kropf*.

ABB. 278. – Kehlkopf und Luftröhre umgeben von Kropf.

ABB. 279. – Abschnitt des Kropfes in <u>Abb. 278</u>, um die Kompression der Luftröhre zu veranschaulichen.

Wenn die sezernierenden Elemente überproportional zum Stroma zunehmen, bilden sich in der Substanz des Kropfes zahlreiche runde oder unregelmäßige Räume, die mit einem dicken gelben Kolloidmaterial gefüllt sind – *Kolloidstruma*. Die meisten dieser Räume sind nicht größer als eine Erbse, aber einer oder mehrere können sich vergrößern und Zysten von beträchtlicher Größe bilden – *Zystenstruma*. Diese Formen, insbesondere die zystische Form, erreichen größere Ausmaße als jede andere Kropfform.

Wenn das fibröse Stroma stark im Überschuss vorhanden ist – *fibröser Kropf* –, ist die Schwellung kleiner, fester und zeigt eine größere Tendenz, die Luftröhre zusammenzuziehen und zu komprimieren. Wenn die Sklerose extrem ist und das sekretorische Gewebe verkümmert, kann es zu einem Myxoödem kommen.

In einigen Fällen betrifft die Hyperplasie hauptsächlich die Blutgefäße der Schilddrüse – *Gefäßstruma*. Die Kapillaren, Venen und Arterien nehmen an Größe und Anzahl zu; Die Schwellung pulsiert und nimmt bei jeder Muskelanstrengung des Patienten zu. In der Substanz dieser Struma können sich auch hämorrhagische Zysten entwickeln.

Auswirkungen auf die Luftröhre. – Die Luftröhre kann *seitlich verschoben sein*, wenn die Vergrößerung der Drüse einen Lappen stärker betrifft als den anderen; oder sie kann von einer Seite zur anderen *zusammengedrückt und verengt sein* – *die Scheidenröhre* –, wenn beide Lappen etwa gleich stark betroffen sind und sich die Vergrößerung nach hinten ausdehnt, so dass sie fast den Luftdurchgang umschließt (<u>Abb. 278</u>, <u>279</u>). Der dritte Effekt besteht in der *Erweichung der Knorpelringe* der Luftröhre, so dass der Luftschlauch nicht über ein beträchtliches Maß an elastischer Elastizität verfügt, sondern weich und schlaff ist und dem Druck leicht nachgibt. Unter diesen Bedingungen scheint eine Änderung der Haltung des Patienten von der aufrechten oder sitzenden zur liegenden Position ausreichend zu sein, um eine Kompression der Luftröhre zu ermöglichen.

Weitere Veränderungen der Luftröhre bestehen in Katarrh und Schwellung der Blutgefäße ihrer Schleimhaut, begleitet von einer reichlichen Schleimsekretion, die, wenn sie sich hinter einem verengten Abschnitt der Luftröhre ansammelt, noch weiter in das Lumen eindringen kann.

Druck auf andere Strukturen. – Der *Nervus recurrens* kann zeitweise zu Krämpfen und Ersticken führen oder andauernd zu Abduktorenlähmung und Heiserkeit führen.

Die Speiseröhre wird selten komprimiert; Wenn sich ausgeprägte Schluckbeschwerden entwickeln, sollte ein zusätzlicher Faktor vermutet werden, insbesondere ein Karzinom an der Verbindung des Rachens mit der Speiseröhre. Die Halsschlagadern werden ohne Schaden seitlich unter die Sternomastoidea verschoben; Die oberflächlichen Venen – vordere und äußere Halsschlagader – sind in den Fällen, in denen der Kropf hinter dem Brustbein nach unten wächst, stark ausgedehnt.

Klinische Merkmale. —Die Symptome sind in den einzelnen Fällen sehr unterschiedlich und ihre Schwere steht in keinem Verhältnis zur Größe des Kropfes. Die durch die Schwellung verursachte Entstellung ist oft der einzige Grund für Beschwerden. In einigen Fällen sind die Symptome auf den Druck der vergrößerten Schilddrüse auf umliegende Strukturen zurückzuführen. In anderen Fällen überwiegen toxische Wirkungen in Form von Herz-, Nerven-, Muskel- und allgemeinen Stoffwechselstörungen, die auf die Absorption übermäßiger oder abnormaler Schilddrüsensekretion zurückzuführen sind. Diese Schilddrüsentoxämie variiert im Ausmaß; in den milderen Fällen handelt es sich lediglich um eine Nervosität oder Erregbarkeit , die den Patienten für eine Beschäftigung ungeeignet machen kann; Sie erreicht ihr Maximum im Zustand der Hyperthyreose, die für exophthalmische Struma oder Morbus Basedow charakteristisch ist (S. 614).

Die Haut über dem Kropf ist frei beweglich, und der Tumor selbst kann unter Mitnahme von Kehlkopf und Luftröhre transversal bewegt werden, vertikal kann er jedoch nicht bewegt werden. Beim Schlucken bewegt es sich mit dem Kehlkopf auf und ab – ein Punkt von großem diagnostischem Wert. Von den mechanischen Symptomen ist Dyspnoe das beständigste. Es kann sein, dass es sich nur um Kurzatmigkeit bei Anstrengung handelt, oder der Patient kann unter plötzlichen und schweren Atemnotanfällen leiden, insbesondere wenn er während des Schlafs auf dem Rücken liegt, und ein solcher Anfall kann tödlich sein. Dies kann auf das Gewicht des Tumors zurückzuführen sein, der auf die Luftröhre drückt, die durch den Kropf aufgeweicht und verformt wurde, oder auf eine vorübergehende Verstopfung und Anschwellung der Schleimhaut der Luftwege. In diesen Fällen besteht sowohl beim Ein- als auch beim Ausatmen ein deutlicher Stridor, aber keine Aphonie. In seltenen Fällen drückt der Kropf auf den Nervus recurrens und verursacht krampfartige Dyspnoe, Heiserkeit und Aphonie aufgrund eingeschränkter Bewegung der Stimmbänder. Diese Symptome, insbesondere wenn sie mit Schmerzen einhergehen, lassen den Verdacht auf eine bösartige Erkrankung aufkommen. Eine Störung der Herztätigkeit kann zu Herzklopfen und plötzlichen Synkopenanfällen führen; und Druck auf die Blutgefäße kann ein Völlegefühl im Kopf und Schwindelgefühle hervorrufen.

Das Auftreten einer Blutung in die Substanz des Kropfes oder in eine Zyste führt zu einer plötzlichen Verschlimmerung der Symptome.

Bei der *intrathorakalen* oder *retrosternalen* Struma verdrängt und komprimiert der Tumor die Luftröhre und verursacht Dyspnoe. Gelegentlich kommt es zu paroxysmalen Anfällen von Atemnot, die mit Asthma verwechselt werden können, zumal der Patient in der Regel auch an Bronchitis und Emphysem leidet. In einigen Fällen kann der Patient durch eine heftige Ausatmungsanstrengung, beispielsweise durch Husten, den Kropf nach oben in den Hals projizieren. Wenn der Kropf im Brustkorb fixiert ist, ähneln die klinischen Merkmale einem Mediastinaltumor mit seitlicher Verschiebung der Luftröhre und Schwellung der Halsvenen.

Behandlung. —Der Patient sollte seinen Wohnsitz in ein kropffreies Viertel verlegen. Die Beweise für den Nutzen, der sich aus der internen Verabreichung von Schilddrüsenextrakt oder von Phosphor- oder Jodpräparaten ergibt, sind widersprüchlich.

Eine operative Behandlung ist angezeigt bei Symptomen, die auf einen Druck auf die Atemwege zurückzuführen sind, und bei Kropf, der stetig an Größe zunimmt. Kocher hält eine Operation für ratsam, wenn der Patient durch seitlichen Druck auf den Kropf außer Atem gerät. Auch der Verdacht, dass ein Kropf bösartig wird, ist ein Grund, ihn operativ zu entfernen.

Die Operation – *Thyreoidektomie* – besteht in der Entfernung des Teils der Schilddrüse, der Drucksymptome verursacht. Dabei wird in der Regel eine Hälfte der Schilddrüse entfernt. Die Hauptgefahr bei Kropfoperationen ist eine Herzinsuffizienz, die sich durch einen gestörten Herzrhythmus, einen Blutdruckabfall oder eine Erweiterung der Herzhöhlen äußert (Kocher).

Manchmal ist es ratsam, die Operation unter örtlicher Betäubung durchzuführen. Hierzulande wird jedoch eine Vollnarkose bevorzugt. Die Injektion von 1/6 Körnchen Morphin und 1/120 Körnchen Atropin eine halbe Stunde vor der Operation sowie die Verabreichung von Äther durch die offene Methode oder durch intratracheale Insufflation sind sicher und zufriedenstellend.

Es gibt Grund zu der Annahme, dass die Absorption von Schilddrüsensekret, das aus den geteilten Oberflächen herausgedrückt wird, in den ersten Stunden nach der Operation zu einem Zustand führt, der als *akuter Thyreoidismus bekannt ist.* Die Symptome sind erhöhte Temperatur, Anstieg der Pulsfrequenz (150–200), schnelle Atmung mit Atemnot, Gesichtsrötung, Muskelzuckungen und geistige Erregung. Durch die schonende Behandlung des Tumors und die Verwendung eines Drainageschlauchs in den ersten 48 Stunden wird dieses Risiko verringert.

Tetanie , erkennbar an krampfartigen Kontraktionen des Daumens und der Finger, kann innerhalb weniger Tage nach der Operation auftreten, wenn einer oder mehrere der Nebenschilddrüsen versehentlich entfernt wurden. Es kann durch große Dosen Calciumlactat kontrolliert werden. Auf keinen Fall darf die gesamte Schilddrüse entfernt werden, da es sonst zur Entwicklung von Symptomen kommt, die denen eines Myxödems sehr ähneln – *operatives Myxödem* oder *Cachexia strumipriva* .

Behandlung von plötzlicher Dyspnoe. – Wenn plötzlich Dyspnoe auftritt und lebensbedrohlich ist, ist es manchmal möglich, den Druck auf die Luftröhre durch offene Durchtrennung der Haut, der oberflächlichen Faszie, des Platysmas und der tiefen Faszie in der Mittellinie des Halses zu lindern, um so die Spannung auf der Luftröhre zu lockern Kropf. Reicht dies nicht aus, kann der Isthmus geteilt werden. Sollte keine Linderung eintreten, muss eine Tracheotomie durchgeführt und ein langer Schlauch oder ein großer gummielastischer Katheter mit einer Endöffnung entlang der Luftröhre über die Stelle der Obstruktion hinaus geführt werden.

Adenom der Schilddrüse. – In diesem Zustand ist die Schwellung der Schilddrüse auf das Wachstum eines oder mehrerer Adenome unterschiedlicher Größe in ihrer Substanz zurückzuführen, die von einer Kapsel umgeben sind. Der Rest der Drüse kann normal sein oder einen gewissen Grad an Hyperplasie aufweisen. Einige sind fest, andere unterliegen einer zystischen Degeneration, wobei das Drüsengewebe durch eine Menge klarer oder gelblicher Flüssigkeit, manchmal mit Blut vermischt, ersetzt wird. Die so gebildeten Zysten können ein- oder mehrlokular sein, und aus ihren Wänden wachsen häufig intrazystische papilläre Vegetationen. Die Wände der Zysten können dünn, weich und schlaff oder dick und fest sein oder sogar verkalkt sein.

Die Schilddrüse ist vergrößert, aber anstelle der gleichmäßigen Vergrößerung, die den parenchymatösen Kropf charakterisiert, neigt sie dazu, uneben zu sein, mit hügeligen Vorsprüngen, die den einzelnen Zysten entsprechen (Abb. 280), und in diesen können Schwankungen festgestellt werden. Es ist zu beachten, dass beim zystischen Adenom keine toxischen Symptome auftreten.

ABB. 280. – Multiple Adenome der Schilddrüse bei einer Frau æt. 50.

(Der Fall von Herrn DM Greig.)

ABB. 281. – Zyste des linken Schilddrüsenlappens.

(Der Fall von Herrn DM Greig.)

Die Behandlung ist notwendigerweise operativ; Zystische Tumoren können angezapft und mit Jod injiziert werden. Das zufriedenstellendere Verfahren besteht jedoch sowohl bei soliden als auch bei zystischen Formen darin, das darüber liegende Schilddrüsengewebe frei einzuschneiden und den Tumor zu entkernen.

Bösartige Erkrankung der Schilddrüse. – Dies entwickelt sich, ob in Form eines *Karzinoms* oder *Sarkoms* , normalerweise in einer Drüse, die seit mehreren Jahren der Sitz des Kropfes ist, obwohl es auch in einer zuvor gesunden Drüse beginnen kann.

Klinische Merkmale. – Beide Geschlechter sind ab dem 50. Lebensjahr etwa zu gleichen Teilen betroffen. Die charakteristischen Merkmale sind, dass der Tumor eine fortschreitende Größenzunahme erfährt, dass er sich an seine Umgebung anpasst, dass seine Oberfläche zur Unebenheit und Knotenbildung neigt und dass seine Konsistenz dicht und hart ist. Die Stimme wird oft heiser durch eine Abduktorenlähmung aufgrund der Infiltration durch das Wachstum, meist des linken N. recurrens. Die Auswirkungen auf die Luftröhre sind entschiedener und progressiver als bei der parenchymatösen Struma; Es verdrängt und drückt die Luftröhre zusammen und überlappt sie häufig, so dass der Luftdurchgang vollständig verschüttet wird. Ist das Tumorgewebe tatsächlich in die Luftröhre eingedrungen, ist der Auswurf blutig gefärbt. Dysphagie ist selten ein auffälliges Symptom. Die Lymphdrüsen vergrößern sich, nachdem der Tumor die Kapsel durchbrochen hat; und Metastasen in der Lunge und in den Knochen, insbesondere im Schädel, Brustbein und Unterkiefer, sind häufig. Wenn sich der Kropf hinter das Brustbein ausdehnt – die *bösartige Form des retrosternalen Kropfes* – sind die Drucksymptome auf den Eingriff in die eingeschränkte Akkommodation der oberen Öffnung des Brustkorbs zurückzuführen; Besonders die Luftröhre leidet und der Druck auf die Venen führt zu einer Dehnung der vorderen und äußeren Halsschlagader und ihrer Nebenflüsse. Der Patient kann sich nicht hinlegen; es kommt zu heftigen Hustenanfällen und reichlich schaumigem Auswurf. Der Tod kann plötzlich durch Erstickung, Herzversagen oder durch die Verschiebung eines Thrombus aus einer der Halsvenen eintreten.

Behandlung. —Nur im Anfangsstadium kann ein bösartiger Kropf erfolgreich entfernt werden. In späteren Stadien sollte keine vollständige Exstirpation angestrebt werden, da dabei meist ein Teil der Luft- oder Speiseröhre entfernt wird und die Operation mit großer Lebensgefahr verbunden ist.

Zur Linderung von Atembeschwerden ist jedoch häufig ein operativer Eingriff erforderlich. *Die Tracheotomie* kann sich als schwieriger und gefährlicher Eingriff erweisen, da die Luftröhre unter dem Kropf vergraben und dadurch verschoben oder verengt wird, so dass es nicht einfach ist, sie zu erreichen oder einen effizienten Schlauch über die Verstopfungsstelle hinaus einzuführen. Eine sicherere Methode besteht darin, den Kropf durch einen Einschnitt freizulegen, wie bei der Thyreoidektomie, wobei schnell genug von der Wucherung entfernt wird, um die Luftröhre freizulegen und die Einführung eines Schlauchs zu ermöglichen. Wenn es zu einer retrosternalen Verlängerung kommt, die die Luftröhre im Thorax komprimiert, muss möglicherweise ein langer flexibler Schlauch über die Kompressionsstelle hinausgeführt werden, bevor die Atemnot gelindert wird. Der Nutzen ist unmittelbar und entschieden; Das angesammelte Sekret wird abgehustet und nach einigen tiefen Atemzügen kann sich der Patient hinlegen und schläft in der Regel ein. Der Stridor verschwindet. Leider ist die Linderung nur vorübergehend und der Patient erliegt bald einer Bronchopneumonie oder einer sekundären Blutung aus der Luftröhre.

Toxischer Kropf – Exophthalmischer Kropf – Morbus Basedow oder **Basedow-Krankheit** . – Diese Begriffe werden auf eine Vielzahl von Kropfformen angewendet, bei denen die Symptome aufgrund der Absorption von Schilddrüsensekret – *Thyreotoxikose* – vorherrschen. Der Name „exophthalmischer Kropf" ist irreführend, da in einigen Fällen die Vergrößerung der Schilddrüse, in anderen Fällen die Augensymptome kaum wahrnehmbar sind, während die Allgemeinsymptome deutlich ausgeprägt sind. Der von CH Mayo vorgeschlagene Begriff toxischer Kropf oder *Hyperthyreoidismus* ist vorzuziehen, da die Manifestationen der Krankheit von einer übermäßigen oder abnormalen Wirkung des Schilddrüsengewebes abhängen.

ABB. 282. – Exophthalmischer Kropf.

Die Erkrankung tritt hauptsächlich bei jungen erwachsenen Frauen auf und kann sich plötzlich nach einem Schock im Nervensystem entwickeln. Die Vergiftung beeinträchtigt die höheren Gehirnfunktionen und verursacht Nervosität, Reizbarkeit und Zittern; die Herz- und Gefäßmotorikzentren, was zu Tachykardie und Blässe der Haut führt; Die sympathischen Fasern des Auges führen zu einem Vorstehen der Augäpfel , einem Starren der Augen ohne zu zwinkern, einer Verengung der Lidspalte, einer Erweiterung der Pupille und einem Zurückbleiben des Oberlids und manchmal auch des Unterlids – von Graefe-Syndrom Symptom. Es kann zu Durchfall und Erbrechen, Gewichtsverlust und im schlimmsten Fall zu nächtlichem Delirium kommen. Im Laufe der Zeit entwickelt sich eine Herzinsuffizienz mit Myokarddegeneration. Die Gerinnung des Blutes ist verzögert, es kommt zu einer deutlichen Abnahme der Leukozytenzahl, insbesondere der Neutrophilen, und einer Zunahme der Lymphozyten (Kocher).

In den frühen Stadien ist die Schilddrüse vergrößert und pulsiert, und es können Geräusche darüber zu hören sein; Später verschwinden diese

Gefäßsymptome und es bleibt nur eine feste, diffuse, gleichmäßige Schwellung, die alle Teile der Drüse betrifft.

Prognose. – Die Lebenserwartung ist ungewiss, da der Patient gegen zwischenzeitliche Erkrankungen wie Grippe und Lungenentzündung wenig Widerstand leistet. Stellt man den durchschnittlichen Krankheitsverlauf als Kurve dar, so wird die größte Höhe in der zweiten Hälfte des ersten Jahres erreicht und fällt dann wieder ab. In den nächsten zwei bis vier Jahren schwankt es mit gelegentlichen Verschlimmerungen der Symptome aufgrund von Angst oder Sorge.

Behandlung. – Medizinische Maßnahmen, dazu die äußerliche Anwendung von Radium, die strikte Einhaltung der Bettruhe unter Ausschluss aller Formen von Erregung und Sorge, die Gabe von Bromiden, Heroin oder anderen Beruhigungsmitteln sowie von Digitalis oder anderen Herzstärkungsmitteln in erster Linie und in jedem Fall als wünschenswerte Vorbereitung auf die Operation verordnet werden.

Operative Maßnahmen bestehen in der *Unterbindung* der Gefäße und Nerven am einen oder anderen Pol der Drüse – meist am oberen auf einer Seite – und gegebenenfalls gefolgt von einer partiellen *Thyreoidektomie* .

Crile of Cleveland hat seine Klinik so organisiert, dass die Operation durchgeführt werden soll, ohne dass der Patient weiß, dass sie stattfinden soll – was er „Stehlen des Kropfes" nennt – die gründliche Vorbereitung des Patienten auf die Operation, die Minimierung das Risiko durch das Anästhetikum durch die Kombination von Novocain lokal und von Lachgas und Sauerstoff; und das Risiko der Absorption von Schilddrüsensekret zu verringern, indem die (offene) Wunde mit aus einer Flavinlösung ausgewrungener Gaze verschlossen wird.

Auf Operationen am Hals-Sympathikus wurde verzichtet.

Das Vorhandensein einer toxischen Struma kann die Frage der Operation bei der Behandlung anderer chirurgischer Erkrankungen beeinflussen und die Wahl der einen oder anderen Anästhesieform beeinflussen.

KAPITEL XXVIII
DER ŒSOPHAGUS

Chirurgische Anatomie. – Die Speiseröhre erstreckt sich von der Höhe des Ringknorpels bis etwa zur Höhe des unteren Endes des Brustbeins. Der Abstand von den oberen Schneidezähnen bis zum Beginn der Speiseröhre beträgt etwa 5 bis 6 Zoll, und die Œspeiseröhre misst 9 bis 10 Zoll. Die gesamte Entfernung von den Zähnen bis zum Magen beträgt daher 14 bis 16 Zoll.

Der zervikale Teil der Speiseröhre erstreckt sich vom Ringknorpel bis zum oberen Rand des Brustbeins und misst etwa 5 cm. Er liegt hinter und links von der Luftröhre und in der Rille dazwischen verläuft auf beiden Seiten der Nervus recurrens. Der Brustabschnitt ist etwa 7 Zoll lang und verläuft leicht links von der Mittellinie liegend durch das hintere Mediastinum. Es wird vom linken Bronchus durchquert und unterhalb dieser Ebene liegt unmittelbar davor das Perikard. Die linke Pleura ist durchgehend eng mit der Vorderfläche der Speiseröhre verbunden, während die rechte Pleura in ihrem unteren Teil dahinter verläuft. Dies erklärt die Häufigkeit, mit der Wucherungen in der Speiseröhre in die Pleura eindringen. Die Speiseröhre verläuft durch das Zwerchfell etwa einen Zoll über der Herzöffnung des Magens.

Es gibt drei Punkte, an denen die Speiseröhre eine Verengung des Lumens aufweist: (1) am unteren Rand des Krikoids – der „Mündung der Speiseröhre"; (2) dort, wo es vom linken Bronchus gekreuzt wird; und (3) wo es durch das Zwerchfell verläuft. An diesen Stellen kommt es häufig zum Einschlag von Fremdkörpern. Die Schleimhaut der Speiseröhre ist unempfindlich gegenüber taktilen und schmerzhaften Reizen, reagiert jedoch empfindlich auf Hitze und Kälte sowie auf übertriebene peristaltische Kontraktionen.

Untersuchungsmethoden. — Manchmal ist es möglich, durch *Abtasten* einen eingeklemmten Fremdkörper, ein aufgeblähtes Divertikel oder eine neue Wucherung im zervikalen Teil der Speiseröhre zu erkennen .

Die Auskultation , während der Patient trinkt, hilft manchmal bei der Diagnose einer Striktur; Das Stethoskop wird an verschiedenen Stellen entlang der linken Seite der Rückenwirbelsäule platziert und es können abnormale Geräusche zu hören sein, wenn die Flüssigkeit auf die Verengung trifft oder durch sie hindurch rinnt.

Einführung von Bougies. —Ösophagus-Bougies oder Sonden werden zu diagnostischen Zwecken bei Verdacht auf Strikturen und zur Unterstützung bei der Erkennung von Fremdkörpern verwendet. Es werden verschiedene Formen verwendet, von denen die am allgemeinsten nützlichen die rundspitzige, gummielastische oder seidengewebte Bougie und die metallene Bougie mit Olivenkopf sind, die aus einem flexiblen Fischbeinstiel besteht, an den eine abgestufte Reihe von Aluminium- oder Metalllegierungen angeschlossen ist Stahlbirnen sind verschraubt. Für manche Zwecke, wie zum Beispiel das Vorschieben eines aufgeprallten Nahrungsbolus, ist der Schwamm-Probang – der aus einem kleinen runden Schwamm besteht, der an einem Fischbeinstiel befestigt ist – zu bevorzugen.

Vor dem Einbringen von Bougies muss sichergestellt werden, dass die Symptome nicht auf den Druck eines Aneurysmas auf die Speiseröhre zurückzuführen sind, da es Fälle gibt, in denen ein dünnwandiges Aneurysma durch eine Bougie perforiert wurde. Auch das Vorliegen einer Geschwürbildung oder eines auf die Speiseröhre drückenden Abszesses ist ein Kontraindikator für die Verwendung von Bougés.

Beim Durchführen einer Bougie sollte der Patient mit nach hinten geneigtem Kopf auf einem Stuhl sitzen und von einem Assistenten von hinten gestützt werden. Er wird angewiesen, schnell und tief durchzuatmen. Der mit Butter oder Glyzerin geschmierte und wie ein Stift gehaltene Bougie wird mit dem linken Zeigefinger geführt. Sobald das Instrument in die Öffnung der Speiseröhre eingreift, wird das Kinn in Richtung Brust gesenkt und wenn der Patient nun zum Schlucken aufgefordert wird, kann das Instrument durch die Speiseröhre hinuntergeführt oder durch leichten Druck weitergegeben werden. Dabei ist große Vorsicht geboten und es darf nicht versucht werden, das Instrument mit Gewalt an einem Hindernis vorbeizuschieben. Das Instrument könnte am Zungenbein hängenbleiben und dies könnte mit einer Obstruktion verwechselt werden.

Es ist zu bedenken, dass der Durchgang einer Bougie in einigen Fällen mit einem erheblichen Schock verbunden sein kann, und es liegen Fälle vor, in denen sich dies als tödlich erwies, ohne dass nach dem Tod grobe Verletzungen festgestellt wurden.

Auf die Intubation oder den Durchgang einer Kanüle durch eine Verengung wird später eingegangen.

Ösophagoskopie. —Das *Ösophagoskop* – eine Art Spekulum, das die Beleuchtung der Speiseröhre mit einer elektrischen Lampe ermöglicht – wird zum Aufspüren und Entfernen von Fremdkörpern, zur Untersuchung von Geschwüren, Divertikeln und Verengungen der Röhre und mit ihrer Hilfe eingesetzt Es ist möglich, einen Teil eines Wachstums zur mikroskopischen Untersuchung zu entfernen. Nachdem Mund, Rachen und Speiseröhreneingang gereinigt und kokainisiert wurden, wird der Patient in die liegende oder sitzende Haltung gebracht und der Schlauch eingeführt. Bei längeren Untersuchungen wird eine Vollnarkose bevorzugt.

Die Öffnung der Speiseröhre wird durch die sphinkterartige Wirkung der unteren Fasern des Musculus constrictor inferior verschlossen, und der zervikale Teil der Röhre erscheint aufgrund des Rückwärtsdrucks der Luftröhre als Querschlitz. Der Brustbereich ist offener und kann Luft enthalten, so dass man bis zum unteren Ende sehen kann, wobei die geschlossene Herzöffnung als schräger Spalt erscheint, der von einem rosettenartigen Schleimhautkissen umgeben ist. Das Pulsieren der Aorta ist direkt über dem Vorsprung des linken Bronchus zu erkennen.

Radiographie. —Undurchsichtige Fremdkörper können auf dem Bildschirm oder im Röntgenbild erkannt werden; und die Position einer Striktur, indem der Patient Wismut-haltige Kapseln schlucken lässt und mit dem Bildschirm untersucht wird. Um die Position und Größe eines Divertikels zu bestimmen, wird ein Röntgenbild angefertigt, nachdem der Patient etwas Nahrung, beispielsweise mit Wismut vermischten Brei, geschluckt hat.

Wunden der Speiseröhre, zum Beispiel Stich-, Hals- oder Schussverletzungen, sind selten und gehen fast immer mit Verletzungen anderer wichtiger Strukturen im Nacken einher, die schnell tödlich enden können. Häufiger kommt es zu Wunden, die von innen zugefügt werden, beispielsweise durch das Verschlucken grober und unregelmäßig geformter Fremdkörper oder durch ungeschickte Versuche, solche Körper zu entfernen oder Bougies entlang der Speiseröhre einzuführen. Der Schweregrad der Läsion reicht von einem Kratzer der Schleimhaut bis hin zu einer Perforation des Tubus. Die weniger schweren Verletzungen gehen mit Schmerzen beim Schlucken und dem Gefühl einer, als ob sich etwas in der Speiseröhre festgesetzt hätte. In schwereren Fällen kommt es zu Blutungen, gefolgt von Hustenanfällen und dem Auswurf von blutigem Schleim. Bei einer Perforation der Speiseröhre kann es zu einer diffusen Cellulitis des Halses oder des hinteren Mediastinums kommen. Bei der Behandlung dieser Verletzungen geht es vor allem darum, der Speiseröhre Ruhe zu verschaffen, indem man den Patienten ausschließlich über das Rektum oder durch eine im Magen angebrachte Öffnung ernährt – Gastrostomie.

einem Bruch der Speiseröhre. Der Riss verläuft in Längsrichtung und befindet sich normalerweise in der Nähe der Herzöffnung. Dies ist wahrscheinlich auf einen erhöhten Druck in der Speiseröhre zurückzuführen. Der Unfall trat normalerweise bei Alkoholikern auf und erwies sich als tödlich, da es zu einem linksseitigen Empyem oder einer Zellulitis kam.

Verschlucken ätzender Stoffe. – Die Speiseröhre wird durch das Verschlucken starker Chemikalien wie Schwefelsäure, Salpetersäure, Karbolsäure oder Kalilauge geschädigt. Die schlimmsten Auswirkungen haben diese Substanzen an den beiden Enden der Speiseröhre, in manchen Fällen ist aber auch die gesamte Länge der Speiseröhre betroffen. Es kann nur die Schleimhaut zerstört sein, aber auch die Muskel- und sogar die Faserhülle können betroffen sein. Das geschädigte Gewebe unterliegt einer Nekrose, und wenn sich die Ablagerungen lösen, bleiben rohe Oberflächen zurück, die nur sehr langsam heilen.

Wenn diese Verletzungen nicht schnell durch Schock und Ödem der Stimmritze tödlich verlaufen, gehen sie meist mit starken Schmerzen, starkem Durst und Erbrechen einher, wobei das Erbrochene

Schleimhautfetzen und Blut enthält. Komplikationen wie Cellulitis, Perforation der Speiseröhre oder periösophagealer Abszess können die Folge sein. Später kommt es an den verletzten Stellen zu einer Narbenkontraktion, wodurch die hartnäckigste Form der fibrösen Striktur entsteht.

Die *Behandlung* besteht in der Verabreichung von Lösungen von kohlensäurehaltigem Kali, Natron oder Magnesia, wenn eine Säure verschluckt wurde, oder mit Wasser verdünntem Essig, wenn ein Alkali verschluckt wurde. Wenn Karbolsäure verschluckt wurde, sollte eine große Menge Olivenöl verabreicht werden. Der Magen sollte mit Wasser ausgespült werden, wobei der Schlauch möglichst vorsichtig eingeführt werden sollte, um eine Perforation der erweichten Speiseröhrenwand zu vermeiden. Anschließend sollte der Patient über das Rektum ernährt werden. In den meisten Fällen ist jedoch eine Gastrostomie erforderlich, um dem Patienten die Nahrungsaufnahme zu ermöglichen und die Speiseröhre zu beruhigen.

Sobald die Speiseröhre verheilt ist, etwa in drei bis vier Wochen, sollten alle drei bis vier Tage Bougierungen verabreicht werden, um eine Narbenkontraktion zu verhindern. Wenn das Kaliber des Schlauchs wiederhergestellt ist, werden die Instrumente möglicherweise seltener eingeführt , aber für einige Jahre – möglicherweise für den Rest des Lebens des Patienten – sollte mindestens einmal im Monat eine Bougie in voller Größe eingeführt werden.

Impaktierung von Fremdkörpern im Rachen und Speiseröhre. „Es ist eine interessante Tatsache, dass Fremdkörper, sogar so groß wie eine Menügabel, beim absichtlichen Verschlucken ohne erkennbare Schwierigkeiten durch den Rachen und die Speiseröhre gelangen und in den Magen gelangen können." Wenn der Körper versehentlich verschluckt wird, kommt es eher zu einer Stauung, wahrscheinlich aufgrund der Krämpfe, die durch Angst und unkoordinierte Auswurfversuche hervorgerufen werden. Aus offensichtlichen Gründen ereignen sich Unfälle am häufigsten bei Kindern, bei Epileptikern und bei Personen, die unter Alkoholeinfluss stehen. Dies geschieht auch während der Anästhesie zur Zahnextraktion oder wenn der Patient feste Substanzen erbricht. Die klinischen Aspekte variieren je nachdem, ob das Objekt im Rachenraum oder in der Speiseröhre eingeklemmt wird.

Im Pharynx. - Wenn ein großer Bolus nicht gekauter Nahrung in den Rachenraum gelangt, verstopft er die Öffnungen sowohl der Speiseröhre als auch des Kehlkopfes, und der Patient kann, ohne die üblichen Erstickungserscheinungen zu zeigen, plötzlich tot zurückfallen, und wenn er es tatsächlich tut Wer zum Zeitpunkt des Unfalls allein war, kann die Todesursache übersehen, es sei denn, bei der Obduktion wird der

Rachenraum untersucht. In den meisten chirurgischen Museen gibt es Präparate, die den Einschlag eines Fleischbolus im Rachenraum veranschaulichen; Dieser tödliche Unfall ereignete sich insbesondere bei Männern im Zustand einer Alkoholvergiftung.

Auch ein unregelmäßig geformter Gegenstand, zum Beispiel eine große Prothese, kann sich höchstwahrscheinlich im Rachenraum festsetzen, die Öffnungen sowohl der Speiseröhre als auch des Kehlkopfes verstopfen und zum Ersticken führen. Das Gesicht wird sofort blau und geschwollen, der Patient ist sprachlos und es werden heftige Versuche unternommen, den Gegenstand durch Würgen und Husten auszuwerfen. Es kann vom Mund aus gesehen und mit dem Finger berührt werden.

Bei kleinen spitzen Körpern wie Fisch-, Wild- und Hammelknochen besteht nicht die gleiche Dringlichkeit und es wird eine methodische Suche nach dem Fremdkörper durchgeführt. Auch nachdem der Fremdkörper entfernt wurde, kann der Patient das Gefühl haben, dass er noch vorhanden ist. Dies kann auf ein Kratzen der Schleimhaut oder auf einen Krampf zurückzuführen sein. In diesem Fall verschwindet das Gefühl durch das Schlucken einiger Tropfen Kokainlösung.

Behandlung. – Bei drohender Erstickung muss der Mund durch einen improvisierten Knebel geöffnet, der Finger in den Rachen gesteckt und der Körper herausgehakt werden. Ist dies nicht möglich und steht keine geeignete Pinzette zur Verfügung, kann es notwendig sein, sofort eine Laryngotomie mit anschließender künstlicher Beatmung durchzuführen, da der Patient zwar leblos erscheint, das Herz aber nach Atemstillstand weiterschlägt. Anschließend sollte der Fremdkörper mit einer Pinzette entfernt werden. Eine subhyoidale Pharyngotomie, die darin besteht, den Pharynx durch einen mesialen vertikalen Einschnitt durch die Membrana hyo-thyreoidea zu öffnen, kann erforderlich sein, wie im Fall einer Prothese, deren Haken die Wand des Pharynx durchdrungen haben.

In der Speiseröhre. – Kleinere Körper wie Münzen, Knochen oder Nadeln gelangen normalerweise in die Speiseröhre, und die große Mehrheit wird oberhalb der Höhe des Manubrium sterni eingeklemmt. Diejenigen, die weiter nach unten dringen, neigen dazu, dort zu stecken, wo der Schlauch am Übergang zum Bronchus oder an der Öffnung durch das Zwerchfell verengt ist. Bei Kindern überwiegen Münzen, die fast immer in Höhe des oberen Endes des Brustbeins angehalten werden; Bei Erwachsenen sind Zahnprothesen die häufigsten Fremdkörper und können überall beschädigt werden.

Im Moment der Impaktion kommt es zu Schmerzen, die durch Krämpfe der Muskelschicht den Charakter eines Krampfes annehmen und sich bei Schluckversuchen verstärken; es kommt zu heftigem Würgen und Husten;

In vielen Fällen, etwa wenn Körper im Rachenraum betroffen sind, ist wiederum Atemnot das vorherrschende Symptom. Wenn die Passage vollständig verstopft ist, werden Nahrung und Speichel – manchmal blutverschmiert – kurz nach dem Verschlucken wieder ausgespuckt und müssen würgen. Wenn die Obstruktion unvollständig ist, kann Flüssigkeit in den Magen gelangen, während feste Nahrung wieder ausgespuckt wird.

Bei einer Verletzung der Schleimhaut kommt es teilweise auch nach dem Tod des Körpers zu starken stechenden Schmerzen und Erstickungsanfällen, beides bedingt durch Krämpfe, und die Schmerzen werden nicht immer auf den Ort der Verletzung übertragen.

Die *Diagnose* wird anhand der Anamnese und mithilfe des Fluoreszenzschirms oder Röntgenaufnahmen gestellt (Abb. 283 , 284). Auch das Ösophagoskop ist sowohl für diagnostische Zwecke als auch als Hilfsmittel bei der Entfernung des betroffenen Körpers von großem Wert. Bougierungen müssen mit großer Vorsicht angewendet werden, da die Gefahr besteht, den Fremdkörper weiter nach unten zu drücken oder fester in der Speiseröhre einzuklemmen, und die erhaltenen Informationen oft irreführend sind.

ABB. 283. – Röntgenbild einer Sicherheitsnadel, die in die Speiseröhre eingedrungen ist und den Kehlkopf perforiert hat.

(Der Fall von Professor Annandale. Radiogramm von Dr. Dawson Turner.)

ABB. 284. – Prothese im Ösophagus eingeklemmt.

(Der Fall von Professor FM Caird.)

Es ist zu bedenken, dass Betrunkene an einer Art Speiseröhrenkrampf leiden können, der den Einschlag eines Fremdkörpers vortäuscht; Aus Krankenhausunterlagen geht auch hervor, dass der Patient möglicherweise nur geträumt hat, dass er einen Fremdkörper, meist eine Zahnprothese, verschluckt hat. Diese Möglichkeiten sollten stets ausgeschlossen werden, bevor weitere Eingriffe vorgenommen werden.

Behandlung. – Da keine Dringlichkeit besteht, wird eine sorgfältige Untersuchung durchgeführt, um nicht nur die Einklemmung eines Fremdkörpers, sondern auch seinen Standort und seine Beziehung zur Speiseröhrenwand zu bestätigen. In geübten Händen ist die Entfernung eingeklemmter Fremdkörper mit Hilfe des Ösophagoskops die sicherste und sicherste Methode. Steht dieses Gerät nicht zur Verfügung, müssen andere Maßnahmen ergriffen werden, die von der Art des Körpers, seiner Lage und der Art seiner Einwirkung abhängen.

Beispielsweise kann ein Nahrungsbolus oder ein kleiner glatter Gegenstand, der wahrscheinlich sicher durch den Verdauungskanal verläuft, wenn er nicht mit einer Pinzette herausgezogen werden kann, mit Hilfe einer Knollen- oder Schwammsonde in den Magen geschoben werden . Dies muss behutsam erfolgen, insbesondere wenn der Körper schon länger belastet ist, da die entzündliche Erweichung der Speiseröhrenwand zu einem Bruch führen kann.

Kleine, scharfe oder unregelmäßige Gegenstände wie Fischgräten, Reißzwecken oder Nadeln können durch den „Umbrella Probang" entfernt werden – ein Instrument, das sich, nachdem es über den Fremdkörper geführt wurde, in die Form einer kreisförmigen Bürste ausdehnt Beim Herausziehen befördert es den Fremdkörper zwischen seinen Borsten heraus.

Münzen bleiben normalerweise hochkant in der Speiseröhre hängen und werden am besten mit einem sogenannten „Münzfänger" entfernt, der über die Münze hinausgeführt wird und sie beim Herausziehen in einem aufklappbaren Flansch auffängt. In Notfällen ist eine Schlaufe aus stabilem Silberdraht, die so gebogen ist, dass sie einen Haken bildet, ein hervorragender Ersatz für einen Münzfänger.

In schwierigen Fällen wird die Entfernung fester Gegenstände durch die Durchführung der Manipulationen in der Dunkelkammer mit Hilfe der Röntgenstrahlen und des Fluoreszenzschirms erleichtert.

Unregelmäßige Körper mit hervorstehenden Kanten oder Haken, wie z. B. Zahnplatten, neigen dazu, sich in der Schleimhaut zu verfangen, und Versuche, sie mit einer Pinzette oder anderen Instrumenten herauszuziehen, können leicht zu Rissen in der Wand führen. Wenn sie sich im zervikalen Teil der Speiseröhre befinden, sollten diese durch die Operation einer *Ösophagostomie entfernt werden* (*Operative Chirurgie* , S. 195).

Wenn sich der Fremdkörper in der Nähe des unteren Endes der Speiseröhre festsetzt, muss möglicherweise *eine Gastrostomie durchgeführt werden* (*Operative Chirurgie* , S. 291), wobei in der Vorderwand des Magens eine Öffnung geschaffen wird, die groß genug ist, um eine geeignete Pinzette aufzunehmen notwendig, die ganze Hand, damit der Körper auf diesem Weg extrahiert werden kann; Die Erfahrung zeigt, dass ein betroffener Körper leichter von unten, also aus dem Magen, herausgezogen werden kann als von oben.

Gelingt es dem Chirurgen nicht, den Körper auf einem dieser Wege zu entfernen, muss *eine Gastrostomie* durchgeführt werden, um sowohl den Patienten zu ernähren als auch die Speiseröhre zu beruhigen. Glatte Körper können längere Zeit latent bleiben, aber solche mit Spitzen oder Haken schädigen die Schleimhaut, verursachen Geschwüre und Perforationen mit der Gefahr von Gefäßerosion und sekundären Blutungen oder einer Cellulitis des Halses oder Mediastinums und eines Empyems.

Weitere Komplikationen sind eine septische Bronchopneumonie aufgrund einer Schädigung der Atemwege und eine eitrige Thyreoiditis.

Infektionskrankheiten aufgrund einer pyogenen Infektion (*Ösophagitis* und *Periösophagitis*) sind selten.

eine *chronische Form der Ösophagitis* auf, die zu Symptomen führt, die denen eines eingeklemmten Fremdkörpers oder einer Striktur ähneln.

Bei *tuberkulösen* Läsionen sind die Symptome Schmerzen, Dysphagie und Aufstoßen von mit Blut vermischter Nahrung, und es besteht die Gefahr, dass der Zustand mit einem Magengeschwür oder Speiseröhrenkrebs verwechselt wird.

Syphilitische Erkrankungen der Speiseröhre sind selten.

Krampfadern am unteren Ende der Speiseröhre können zu Hämatemesis führen und mit einem Magengeschwür verwechselt werden. Nach der Anwendung von Bougés oder des Ösophagoskops kann es zu Blutungen aus den erweiterten Venen kommen.

ERKRANKUNGEN, DIE ZU SCHLUCKBESCHWERDEN FÜHREN

Schluckbeschwerden können eine Vielzahl von Ursachen haben, die es sinnvoll ist, gemeinsam zu betrachten.

Die Einwirkung von Fremdkörpern wurde bereits besprochen, und es wurde auf die Bedeutung der vom Patienten angegebenen Anamnese und auf die verschiedenen Quellen von Trugschlüssen oder Täuschungen hingewiesen – bei Kindern kann es sich um kunstvolle Zurückhaltung oder Falschdarstellung handeln, bei Erwachsenen um die Möglichkeit dazu Albtraum und Träume.

Kompression der Speiseröhre von außen. – Jede der zahlreichen Strukturen in Bezug auf die Speiseröhre kann, wenn sie infolge einer Krankheit vergrößert ist, zu einer Verengung ihres Lumens führen, zum Beispiel zu einem Lymphsarkom an der Lungenwurzel oder zu einer Vergrößerung der Schilddrüse der mediastinalen Lymphdrüsen. Die Möglichkeit eines Aneurysmas muss immer im Auge behalten werden, da das Risiko bei der Passage von Instrumenten zu Diagnosezwecken besteht.

Spasmus des Muskelmantels. – Wie bei anderen röhrenförmigen Strukturen, die kreisförmige Muskelfasern enthalten, kann es in der Speiseröhre zu plötzlichen Kontraktionen oder Krämpfen kommen, die eine Verengung des Lumens verursachen und mit Schluckbeschwerden einhergehen. Zu dieser krampfartigen Dysphagie gehören so unterschiedliche Erkrankungen wie der „Globus hystericus" bei neurasthenischen Frauen, der Krampf bei chronischen Alkoholikern und die als *Kardiospasmus* oder „Hiatusösophagismus" bekannte Erkrankung.

Im Gegensatz zu anderen Erkrankungen, die zu Schluckbeschwerden führen, setzt die krampfartige Dysphagie meist plötzlich und ungeklärt ein, der Verlauf der Symptome ist unregelmäßig und unregelmäßig, während die bei allen Erkrankungen der Speiseröhre übliche Remission der Symptome und der Einfluss geistiger Eindrücke, wie z B. Aufregung, Eile in Gegenwart von Fremden, werden übertrieben.

Beim Testen des Kalibers der Speiseröhre wurde festgestellt, dass ein Bougie in voller Größe in einem Fall leicht passieren und in einem anderen Fall vollständig zum Stillstand kommen kann.

Neben der Behandlung der der Dysphagie zugrunde liegenden Neurose wird auf die Erweiterung des betroffenen Teils der Speiseröhre gesetzt.

Als Kardiospasmus bezeichnet man „eine wiederkehrende Störung des Schluckvorgangs durch krampfhafte Kontraktion des unteren Endes der Speiseröhre". Da es am kardialen Ende der Speiseröhre keinen Muskel- oder Nervenmechanismus gibt, der einen echten Schließmuskel bildet, wäre der Begriff „Ösophagospasmus" zutreffender (DM Greig).

Laut HS Plummer, der über 130 Fälle verfügt, gibt es drei Stadien in der Entwicklung dieser Erkrankung. Im Anfangsstadium erfolgt der erste Anfall plötzlich und unerwartet; Irgendwann in der Speiseröhre, meist am unteren Ende, ist ein Erstickungsgefühl zu spüren. Erstickungsanfälle mit Schluckbeschwerden treten vor allem beim Essen auf, sind aber auch abseits der Nahrungsaufnahme bekannt. In diesem Stadium reicht die Peristaltik der Speiseröhre aus, um die Nahrung durch die Kardia zu drücken.

Im zweiten Stadium, in dem die Peristaltik der Speiseröhre nicht mehr in der Lage ist, die Kontraktion zu überwinden, kommt es zum Aufstoßen der Nahrung, die zunächst sofort nach dem Schlucken in den Mund zurückgeleitet wird, aber mit zunehmender Erweiterung der Speiseröhre dort zurückgehalten wird längere Zeiträume.

Im dritten Stadium weitet sich die Speiseröhre immer weiter, die Nahrung sammelt sich darin und wird in unregelmäßigen Abständen wieder ausgespuckt. Der Patient klagt über ein Schweregefühl und Unbehagen im unteren Teil der Brust und manchmal über das Aufstoßen von Nahrung in die Nasengänge während des Schlafs.

Kardiospasmus sollte als Ursache für Schluckbeschwerden vermutet werden, wenn ein Gummischlauch nicht in den Magen eingeführt werden kann, ein fester hingegen schon. Wenn es unmöglich ist, ein solides Instrument auf herkömmliche Weise zu führen, kann man es immer an einem Seidenfaden als Führung weitergeben. Der Patient wird angewiesen, 6 Meter Seidenfaden zu schlucken, die Hälfte am Nachmittag und den Rest am nächsten Morgen. Die erste Portion bildet einen Klumpen in der Speiseröhre oder im Magen, der in der Nacht in den Darm gelangt; Das proximale Ende wird mit einem Pflasterstreifen an der Wange befestigt. Die Olivenköpfe der Bougies sind zum Auffädeln von der Spitze auf eine Seite der Basis gebohrt.

Die *Behandlung* besteht in der Erweiterung der kontrahierten Segmente durch eine Bougie. Die Ergebnisse treten sofort ein und sind äußerst auffällig: Die Patienten sind fast ausnahmslos in der Lage, bei der folgenden Mahlzeit jede Art von Nahrung zu sich zu nehmen, und die Gewichts- und Kraftzunahme erfolgt schnell. In einem kleinen Teil der Fälle bringt die Dilatation keine Linderung, und es wurde auf eine Anastomosierung des unteren Endes der erweiterten und ausgesackten Speiseröhre mit dem Magen zurückgegriffen.

Lähmung der Speiseröhre. – Da der Durchgang der Nahrung entlang der Speiseröhre vollständig von der Muskelperistaltik abhängt, ist der Patient bei einer Lähmung der Muskelschicht, wie es beispielsweise nach Diphtherie der Fall sein kann, nicht in der Lage zu schlucken und die Nahrungsbestandteile werden erbrochen, was zu einem Verlust führt aus Fleisch und Stärke. Die Schwierigkeit kann durch die Ernährung durch einen Gummischlauch eine Zeit lang überbrückt werden, es ist jedoch zu bedenken, dass bei Kindern der Widerstand gegen den Durchgang des Schlauchs das Herz, das bereits durch die Giftstoffe der Diphtherie bedroht ist, ernsthaft belasten kann.

Divertikel oder Beutel der Speiseröhre. – Ein Divertikel besteht aus dem Vorstehen der Schleim- und Unterschleimhäute durch einen Defekt oder eine schwache Stelle in der Muskeltunika; Es handelt sich also um eine Hernie und nicht um eine lokalisierte Erweiterung des Tubus als Ganzes. Anatomisch gesehen gibt es in der hinteren Wand gegenüber dem Ringknorpel eine solche Schwachstelle, das sogenannte *Rachengrübchen* , zwischen den kreisförmigen und schrägen Fasern des Musculus crico-pharyngeus. Da sich der Beutel durch Druck von innen vergrößert, dehnt er sich normalerweise nach unten und links aus. Dieser Beutel wird als *Druck- oder Schubdivertikel bezeichnet* , da die Hernienvorwölbung auf einen erhöhten Druck im Rachenraum zurückzuführen ist, nicht nur auf den normalen Anstieg durch den Schluckvorgang, sondern auch auf einen abnormalen Druck durch zu schnelles Schlucken oder Herausschleudern unvollständig gekauter Nahrung Materialien.

ABB. 285. – Röntgenbild nach dem Verschlucken einer undurchsichtigen Mahlzeit bei einem Mann, der an einer bösartigen Striktur am unteren Ende der Speiseröhre leidet.

Die *klinischen Merkmale* sind nicht so charakteristisch für Schluckbeschwerden wie erwartet. Der Patient, meist ein Mann über 40 Jahre, klagt über Trockenheit im Hals und ein Fremdkörpergefühl; später kommt es zum Aufstoßen von Speichel und Nahrung mit gelegentlichem Ersticken. In etwa einem Drittel der Fälle liegt ein Völlegefühl oder ein tastbarer Tumor im Nacken vor, etwa dreimal häufiger auf der linken als auf der rechten Seite, der nach einer Mahlzeit an Größe zunehmen und Druck ausüben kann verursachen ein gurgelndes Geräusch und möglicherweise ein Aufstoßen von Nahrung.

Es deutet auf einen Beutel hin, wenn der Patient Nahrungsbestandteile wieder erbricht, die nachweislich mehrere Tage zuvor verschluckt wurden, wobei Johannisbeeren vielleicht am leichtesten zu erkennen und zu merken sind.

Divertikel kommen auch auf einer tieferen Ebene vor und entspringen der Speiseröhre an oder unterhalb der oberen Öffnung des Brustkorbs. Die Aufblähung des Beutels mit Nahrungsmitteln übt einen stärkeren Druck auf die Speiseröhre aus, der sogar zu einer völligen Verstopfung und einer daraus resultierenden schnellen Abmagerung führt. Bei Männern über fünfzig kann die Ähnlichkeit mit einem Karzinom sehr groß sein.

In diesem Fall, wie in allen Fällen von Schluckbeschwerden, sollte das Hauptaugenmerk auf das Röntgenbild nach der Verabreichung einer undurchsichtigen Mahlzeit gelegt werden; Ein Beutel zeigt sich als gleichmäßiger, kugelförmiger Schatten mit einem Umfang von 2,5 bis 5 cm.

Die Behandlung wird durch die Art und Weise beeinflusst, in der der Patient möglicherweise gelernt hat, die Schwierigkeit zu überwinden, Nahrung in seinen Magen zu bekommen – Lord Jeffrey, der den in <u>Abb. 286</u> *gezeigten Rachenbeutel besaß ,* pflegte ihn danach zu entleeren eine Mahlzeit, mit einem langen silbernen Löffel. Manche Patienten lernen, sich durch einen weichen Gummischlauch zu ernähren.

ABB. 286. – Divertikel des Ösophagus an seiner Verbindung mit dem
Pharynx.

(Anatomisches Museum, Universität Edinburgh.)

man sich für eine *Operation* und ist es hierfür unerlässlich, dass der Beutel
vom Hals aus zugänglich ist, verbessert sich das Allgemeinbefinden durch
die Ernährung über eine Magensonde sowie durch rektale und subkutane
Kochsalzlösung. Die Operation besteht darin, den Beutel durch eine
Dissektion auf der linken Seite des Halses freizulegen und zu isolieren und
ihn entweder wie einen Tumor oder eine Zyste herauszuschneiden, oder
wenn das Risiko einer Infektion der tieferen Ebenen des Zellgewebes mit
Besorgnis betrachtet wird Der Beutel kann in das Lumen der Speiseröhre
eingefaltet werden oder die Exzision kann in zwei Schritten durchgeführt werden .
Im ersten Stadium wird der Beutel isoliert und auf seinem Stiel gedreht, in
diesem Zustand wird er durch Nähte fixiert; nach einem Zeitraum von zehn
bis vierzehn Tagen wird es herausgeschnitten.

Sollte das Divertikel vom Hals aus nicht zugänglich sein und die
Schluckbeschwerden mit fortschreitender Abmagerung einhergehen, kann
eine Gastrostomie erforderlich sein, um den Tod durch Hunger abzuwenden.

Traktionsdivertikel sind auf die Kontraktion von Narbengewebe außerhalb der
Speiseröhre zurückzuführen, wie sie beispielsweise bei tuberkulösen Drüsen
im hinteren Mediastinum auftritt; Sie gehen selten mit Symptomen einher
und sind eher von pathologischem als von chirurgischem Interesse.

Unschuldige Striktur oder Narbenstenose der Speiseröhre. – Die
harmlose oder fibröse Striktur entsteht beim Verschlucken ätzender
Substanzen, meist aus Versehen, manchmal mit selbstmörderischer Absicht.
Nachdem sich der Patient von der anfänglichen Wirkung des ätzenden
Mittels erholt hat, leidet er unter allmählich zunehmenden
Schluckbeschwerden, zunächst bei festen Nahrungsmitteln und später bei
Flüssigkeiten. Bei allen Erkrankungen, die zu Schluckbeschwerden führen,
kommt es zu den üblichen Variationen oder Unterbrechungen der
Symptome. Die Exazerbationen sind auf zusätzlich auftretende Krämpfe der
Muskelschicht und eine Verstopfung aller Schichten zurückzuführen. Da
sich die Speiseröhre über die Verengung hinaus erweitert, kommt es zu einer
zunehmenden Ansammlung von verschlucktem Essen, und der Patient
erbricht von Zeit zu Zeit wieder; Dies wird normalerweise als „Erbrechen"
beschrieben, aber das ausgeworfene Material zeigt keine Anzeichen einer
Magenverdauung. Es treten Schmerzen auf, die auf das Epigastrium oder
zwischen den Schulterblättern übertragen werden, der Patient leidet unter
Hunger und Durst und kann eine extreme Abmagerung aufweisen.

Die *Diagnose* wird anhand der Anamnese gestellt und durch das Ösophagoskop oder durch Röntgenaufnahmen nach einer undurchsichtigen Mahlzeit bestätigt. Die Verwendung von Bougies hat seit der Einführung dieser Untersuchungsmethoden einen untergeordneten Platz eingenommen, aber wenn andere Mittel nicht zur Verfügung stehen, kann die Passage von Bougies mit einem Schaft aus Fischbein und einer Reihe von Metallköpfen in Form einer Olive nützliche Informationen liefern hinsichtlich der Lage, Anzahl und Größe der zu behandelnden Strikturen.

Behandlung. —Befindet sich der Patient aufgrund von Hunger in einem kritischen Zustand, muss eine Gastrostomie durchgeführt werden, um eine Ernährung zu ermöglichen; Andernfalls ist er auf die Behandlung der Striktur durch Bettruhe, Beruhigungsmittel und geeignete flüssige oder feste Nahrung vorbereitet, um seinen Allgemeinzustand zu verbessern und die bereits erwähnten Muskelkrämpfe und -stauungen zu beseitigen. Wenn der Durchgang von Bougés mit dem Ziel, die Verengung zu erweitern, schwierig oder unmöglich ist, kann dies erleichtert oder ermöglicht werden, indem ein Seidenfaden durch die Verengung geführt wird. Der Patient schluckt ein oder zwei Tage vor der geplanten Dilatation mehrere Meter eines zuverlässigen Seidenfadens; Es wird erwartet, dass der Faden durch die Verengung des Magens verläuft und über eine gewisse Strecke in den Dünndarm eindringt. Der Metallkopf der Bougie, der in seiner Längsachse kanalisiert ist, wird auf die Seide „gefädelt", wobei diese als Führung dient und die Bougie sicher und sicher durch die Verengung geführt wird. Größere olivförmige Köpfe werden in Abständen vorbeigeführt, bis das normale Kaliber der Speiseröhre überschritten wird. Danach ist es normalerweise einfach, in Abständen von etwa einem Monat ein gewöhnliches Instrument in voller Größe weiterzuführen.

Im Falle eines Misserfolgs muss auf eine Gastrostomie zurückgegriffen werden, und über den Magen kann die Striktur möglicherweise auf dem „retrograden" Weg erweitert werden. In schweren Fällen muss die Gastrostomieöffnung erhalten bleiben, um einen Hungertod zu verhindern.

Bösartige Striktur – Karzinom der Speiseröhre. – Dies tritt in zwei Formen auf, die sehr unterschiedliche pathologische und klinische Merkmale aufweisen.

Krebs des *Gebärmutterhalses* befällt die Speiseröhre an ihrer Verbindung zum Rachen und kommt aus ungeklärten Gründen viel häufiger bei Frauen vor, und zwar im vergleichsweise frühen Alter zwischen dreißig und fünfzig. Brustkrebs betrifft das äußerste untere Ende der Speiseröhre und kommt fast ausschließlich bei Männern über fünfzig vor .

Krebs des Gebärmutterhalses. —Schluckbeschwerden können plötzlich auftreten; häufiger verläuft sie langsam und fortschreitend über einen

Zeitraum von Monaten und in manchen Fällen sogar von Jahren. Schmerzen beim Schlucken sind kein konstantes oder auffälliges Merkmal; es kann sich auf die Stelle der Läsion oder auf ein oder beide Ohren beziehen. In einer beträchtlichen Anzahl von Fällen werden die Beschwerden des Patienten auf den Kehlkopf übertragen; Husten mit starkem Schleimauswurf, der die Nachtruhe stört, Heiserkeit oder sogar Stimmverlust, wobei die Symptome entweder auf eine direkte Invasion des Kehlkopfes oder auf die Beeinträchtigung des einen oder anderen wiederkehrenden Nervs zurückzuführen sind; Aus der gleichen Ursache können Atembeschwerden auftreten, die manchmal so groß sind, dass eine Tracheotomie zwingend erforderlich ist. Gelegentlich wird ein gurgelndes Geräusch beim Schlucken und Aufstoßen von Nahrung beobachtet.

In allen Fällen, in denen die beschriebenen Symptome auftreten, sollte eine Palpation des Halses, insbesondere des Kehlkopfes und der Luftröhre, durchgeführt werden; und im Zusammenhang mit der Frage der Operation sollte nach einer Vergrößerung der Halslymphdrüsen und der Schilddrüse gesucht werden; Schilddrüsenkrebs entsteht manchmal als Folge einer Erkrankung am pharyngo-ösophagealen Übergang.

Anschließend erfolgt eine direkte und indirekte laryngoskopische Untersuchung; Wenn der Kehlkopfspiegel keine Auffälligkeiten erkennen lässt, kann eine Suspensionslaryngoskopie eingesetzt werden, die einen umfassenderen Blick auf den hinter dem Kehlkopf liegenden Teil des Rachenraums ermöglicht, oder das Ösophagoskop kann bevorzugt werden. Ein Teil des Wachstums kann zur mikroskopischen Untersuchung entfernt werden.

Die Verwendung der Ösophagus-Bougie als diagnostisches Mittel muss abgelehnt werden; Es gibt keine zufriedenstellende Erklärung für die Ursache der Obstruktion und sein Einsatz bei Vorliegen bösartiger Ulzerationen ist nicht frei von ernsthaften Risiken für den Patienten (Logan Turner).

Behandlung. —Der Chirurg ist auf die Hilfe des Laryngologen nicht nur für die Diagnose der Erkrankung im frühestmöglichen Stadium, sondern auch für Informationen über deren Ausmaß, insbesondere im Hinblick auf die Beteiligung des Kehlkopfes, angewiesen.

Eine Ösophagektomie oder Resektion des krebsartigen Abschnitts der Speiseröhre verlängert in geeigneten Fällen, auch wenn sie keine dauerhafte Heilung bringt, nicht nur das Leben, sondern lindert die Patientin auch von ihren belastendsten Symptomen. Es ist selten möglich, eine End-zu-End-Anastomose sicherzustellen, aber die Ernährung mittels eines Schlauchs, der in das offene Ende der Speiseröhre eingeführt wird, ist zufriedenstellender und die Kehlkopfbeschwerden werden wirksamer gelindert als bei beiden rein palliativen Operationen . In den meisten Fällen können jedoch nur die palliativen Maßnahmen der *Ösophagostomie* oder *Gastrostomie* ergriffen werden. Die Ösophagostomie bietet den Vorteil, dass der Operateur durch die Freilegung des zervikalen Teils der Speiseröhre das Ausmaß der Erkrankung untersuchen und gegebenenfalls seine Meinung über die Machbarkeit einer Entfernung revidieren kann. In fortgeschrittenen Fällen, wenn sich die Krankheit weit im Nacken ausgebreitet hat und möglicherweise auch die Schilddrüse und den Kehlkopf befallen hat, ist es möglicherweise nur möglich, die dringenden Beschwerden des Patienten durch eine Gastrostomie zu lindern. Auch *eine Tracheotomie* kann aufgrund der Ausbreitung des Krebses in das Innere des Kehlkopfes notwendig werden.

Krebs des unteren Endes der Speiseröhre. —Auf die bemerkenswerte Bevorzugung dieser Lokalisation des Speiseröhrenkrebses gegenüber dem männlichen Geschlecht wurde bereits hingewiesen; Betroffen sind die gleichen männlichen Patienten, die auch an anderen Körperstellen an Plattenepithelkarzinomen leiden. Soweit wir beobachtet haben, konnte kein Zusammenhang mit einer chronischen Reizung der Schleimhaut, in der es entsteht, oder mit einer Krebsvorstufe nachgewiesen werden.

Die *klinischen Merkmale* ähneln denen einer Narbenstriktur; Die Schluckbeschwerden treten normalerweise schleichend auf und betreffen zunächst feste Nahrung, dann halbfeste Nahrung wie Brei oder Brot und Milch und schließlich Flüssigkeiten. Wie bei anderen Formen der Speiseröhrenobstruktion schwankt die Schluckbeschwerde von Zeit zu Zeit ganz erheblich, vermutlich aufgrund von Schwankungen im Grad der Verstopfung der Schleimhaut und des Muskelkrampfs, aber auch aufgrund bloßer Nervosität, da der Patient stärker ist Schwierigkeiten, wenn man in Eile ist, wie in einer Erfrischungsstube im Zug, oder wenn man sich durch die Anwesenheit von Fremden schämt.

Wenn sich das Lumen der Speiseröhre verengt, sammeln sich die Nahrungsbestandteile über der Obstruktion an, und die daraus resultierende Erweiterung der Speiseröhre über der Verengung ist der Grund für die große Menge, die möglicherweise erbrochen wird, und dafür, dass der Patient dies als Erbrechen beschreibt. Neben den Nahrungsmaterialien gibt es reichlich Speichel und, wenn der Krebs geschwürig ist, Eiter und Blut. Im Gegensatz zu dem, was man erwarten könnte, gibt es kaum oder gar keine Beschwerden über Hunger, trotz der fortschreitenden Hungersnot und Abmagerung, die unweigerlich eintreten wird.

Der Tod tritt innerhalb etwa eines Jahres nach Auftreten der Symptome ein, normalerweise durch Hungern, aber der tödliche Ausgang kann durch Geschwürbildung und Perforation der Speiseröhre in ein großes Blutgefäß oder in den linken Pleurasack beschleunigt werden; Im letzteren Fall entsteht ein Basalempyem , das Gas und Nahrungsbestandteile enthalten kann.

Diagnose. —In den meisten Fällen ist die Anamnese so charakteristisch, dass kaum Zweifel an der Diagnose bestehen; Die zuverlässigste Bestätigung mit dem geringsten Risiko und Stress für den Patienten erhält man durch eine Röntgenuntersuchung nach einer undurchsichtigen Mahlzeit. Die erweiterte Speiseröhre hat das Aussehen einer länglichen Wurst, die parallel zur Wirbelsäule verläuft und abrupt an der Stelle der Striktur endet (Abb. 285). Ein fadenförmiger, gewundener Schatten des Wismuts kann sich nach unten fortsetzen und das Lumen der Striktur sichtbar machen. Die Verwendung des Ösophagoskops und von Bougierungen ist als nicht risikofrei abzulehnen.

Behandlung. – Das untere Ende der Speiseröhre ist einer der unzugänglichsten Teile des Körpers, und obwohl es durch eine Operation entfernt wurde, sind die Erfolgsaussichten so gering, dass es derzeit nicht als vertretbar angesehen wird.

Zu *den palliativen Maßnahmen* gehört *die Intubation* der Striktur mit dem Ziel, die Menge an Nahrung, die geschluckt werden kann, zu erhöhen; Ein trichterförmiger Schlauch, ähnlich dem von Symonds oder Hill, wird mittels einer Bougie oder mit Hilfe des Ösophagoskops in das Lumen der Striktur eingeführt. Der Schlauch wird an einer Prothese oder mittels eines Seidenfadens mittels Heftpflaster an der Wange verankert. Unsere Erfahrung mit der Intubation zeigt, dass sie lediglich dazu dient, den Patienten über eine kritische Hungerperiode hinweg zu überbrücken, sodass er für jeden anderen indizierten Eingriff wieder zu Kräften kommen kann.

Der Wert der Anlage einer Magenfistel – *Gastrostomie* – zur Ernährung des Patienten ist eine Frage, über die sowohl unter Patienten als auch unter Chirurgen sehr unterschiedliche Meinungen vertreten werden. Viele Patienten geben an, dass sie lieber sterben würden, als ihre prekäre Existenz durch eine Sondenernährung zu verlängern; Einige Chirurgen betrachten die Operation mit Missfallen, weil sie bezweifeln, dass sie überhaupt das Leben verlängert, und oft folgt daraus eine Lungenentzündung, die sich schnell als tödlich erweist. Die von verschiedenen Chirurgen beobachteten unterschiedlichen Ergebnisse der Gastrostomie sind teilweise auf Unterschiede im Krankheitsstadium zurückzuführen, in dem die Operation durchgeführt wird, und wahrscheinlich in größerem Maße auf die Verwechslung zwischen Fällen langsam wachsender Plattenepitheliome des unteren Endes der Gastrostomie Speiseröhre und Fälle von Drüsenkarzinomen des kardialen Endes des Magens, die unter der klinischen Überschrift „bösartige Striktur des unteren Endes der Speiseröhre" zusammengefasst werden. Nach unserer Erfahrung profitieren Fälle von

Epitheliomen der Speiseröhre (im engeren Sinne des Wortes) erheblich davon, wenn sie einer Gastrostomie unterzogen werden, sobald die Erkrankung erkannt wird. In einem von Thomas Annandale operierten Fall überlebte der Patient die Operation drei Jahre und einige Monate.

Strahlung. – Das Einführen einer Radiumröhre in die Verengung und deren Verbleib dort, wobei der an der Röhre befestigte Seidenfaden durch einen Pflasterstreifen an der Wange befestigt wird, wird von Hill und Finzi als die wertvollste Linderungsmaßnahme beschrieben, die es bisher gab wurde bei Speiseröhrenkrebs eingesetzt; Die Schluckfähigkeit kann weitgehend wiederhergestellt werden. Der Einsatz von Radium wird einfacher und effizienter, wenn ihm eine Gastrostomie vorausgeht.

Die Roux-Operation. – Dies besteht darin, eine neue Speiseröhre zu schaffen, um die verstopfte Speiseröhre zu ersetzen; der Bauch wird geöffnet und eine Jejunumschlinge isoliert; sein unteres Ende ist anastomosiert – Ende an Seite – mit dem Magen; Der Darm wird durch einen dafür geschaffenen Tunnel zwischen der Haut und dem Brustbein nach oben geführt, und das obere Ende wird herausgeführt und in der suprasternalen Kerbe an der Haut befestigt. Es ist kaum über das experimentelle Stadium hinausgekommen.

KAPITEL XXIX
DER Kehlkopf, die Luftröhre und die Bronchien [7]

- Untersuchung des Kehlkopfes

- — KARDINALSYMPTOME BEI KEHLKOPFBESCHWERDEN :

- (1) Störung der Stimme :

- *Heiserkeit* ;

- *Aphonie*

- — (2) Dysphagie

- — (3) Beeinträchtigung der Atmung :

- *Diphtherische Laryngitis* ;

- *Akutes Kehlkopfödem* ;

- *Intubation des Kehlkopfes* ;

- *Tracheotomie* ;

- *Bilaterale Abduktorenlähmung* ;

- *Syphilitische Affektionen* ;

- *Tuberkulose*

- — Tumoren :

- *Papillom* ;

- *Epitheliom* ;

- *Sarkom*

- — Fremdkörper in den Luftwegen :

- *Im Rachen* , *Kehlkopf* , *Luftröhre* , *Bronchien* .

[7] Überarbeitet von Dr. Logan Turner.

Untersuchung des Kehlkopfes. —Zu diesem Zweck benötigt der Untersucher einen Kehlkopfreflektor mit Stirnbefestigung, einen Kehlkopfspiegel in einer oder zwei Größen, ein Zungentuch und Mittel zur Erzielung einer guten Beleuchtung. Die Lichtquelle sollte vorzugsweise gegenüber dem linken Ohr des Patienten und auf derselben horizontalen Ebene wie dieses platziert werden. Der Stirnreflektor wird über dem rechten Auge des Beobachters platziert, so dass er durch die zentrale Öffnung schauen kann und gleichzeitig einen guten Lichtkreis in den Mund des Patienten wirft. Der Patient sollte mit leicht nach hinten geneigtem Kopf sitzen; Die Zunge wird herausgestreckt und mit dem Tuch bedeckt und leicht, aber fest zwischen Finger und Daumen der linken Hand gehalten. Ein normalgroßer Spiegel, der erwärmt ist, um die Kondensation des Atems darauf zu verhindern, wird mit der reflektierenden Oberfläche nach unten eingesetzt und sanft gegen den weichen Gaumen gedrückt, um diese Struktur nach oben zu drücken. Der Griff des Instruments wird in Richtung des linken Mundwinkels geführt, und durch leichtes Verändern der Ebene der reflektierenden Oberfläche des Spiegels werden die verschiedenen Teile des Kehlkopfes sichtbar. Die Bewegungen der Stimmbänder sollten sowohl während der Atmung als auch während der Phonation beobachtet werden. Zu diesem Zweck sollte der Patient angewiesen werden, den Vokal „eh" zu phonieren.

Im oberen Teil des Spiegels fällt meist zuerst die Epiglottis ins Auge: Sie ist von rosa-gelber Farbe und weist einen dünnen, scharf begrenzten freien Rand auf. Vor der Epiglottis befinden sich die mittleren und seitlichen Glossoepiglottisfalten, die nach vorne zur Zungenbasis verlaufen und die beiden Valleculæ umschließen. Von den seitlichen Rändern der Epiglottis erstrecken sich die beiden aryknorpeligen Falten nach hinten und unten, die nach hinten bis zu den Aryknorpeln reichen. Zwischen den beiden Schleimhautschichten, aus denen die ary-epiglottischen Falten bestehen, befinden sich die Knorpel von Wrisberg und Santorini. Im Zwischenraum zwischen den beiden Aryknorpeln befindet sich die Schleimhautfalte zwischen den Aryknorpeln, die den oberen Rand der hinteren Kehlkopfwand bildet. Die obere Öffnung des Kehlkopfes wird vorne von der Epiglottis, seitlich von den Aryepiglottisfalten und hinten von der Interarytenoidfalte begrenzt. Im Inneren des Kehlkopfes bilden die Stimmlippen (echte Stimmbänder) die auffälligsten Merkmale und fallen als zwei flache weiße Bänder auf, die die Grenze der Rima glottidis oder Stimmritze bilden. Über jedem echten Strang und parallel dazu ist die Ventrikelfalte oder der falsche Strang als rosafarbene Schleimhautfalte erkennbar. Zwischen der Ventrikelfalte und der Stimmlippe auf jeder Seite befindet sich ein linearer Abstand, der den Eingang zum Ventrikel des Kehlkopfes anzeigt.

Direkte Laryngoskopie. — Der Kehlkopf kann auch direkt mit Jacksons oder Killians Spateln untersucht werden. Nach der Kokainisierung der Zungenbasis, des weichen Gaumens und der hinteren Oberfläche der Epiglottis sitzt der Patient auf einem niedrigen Hocker und sein Kopf wird von einem Assistenten gestützt. Das Licht wird von einer kleinen Lampe im Griff des Instruments erzeugt oder von einem Stirnspiegel reflektiert. Der Spatel wird erwärmt und unter Führung des Auges eingeführt, wobei sein Ende über die Epiglottis geführt und Druck ausgeübt wird, um diese Struktur nach vorne zu ziehen. Bei Kindern ist eine Vollnarkose erforderlich und die Untersuchung erfolgt mit über dem Tischende hängendem Kopf. Die „Suspensionslaryngoskopie" nach Killian bietet die beste Methode zur Untersuchung des Kehlkopfes bei kleinen Kindern.

Tracheoskopie und Bronchoskopie. – Eine direkte Untersuchung der Luftröhre und der größeren Bronchien kann auf ähnliche Weise durchgeführt werden, indem nach der von Killian entwickelten Methode durch den Mund und den Kehlkopf Metallröhren eingeführt werden. Dieses Verfahren wird als direkte obere Tracheoskopie und Bronchoskopie bezeichnet. Die Untersuchung kann auch durch eine Tracheotomiewunde durchgeführt werden – direkte Tracheoskopie des unteren Teils. Diese Verfahren haben sich bei der Erkennung von Fremdkörpern in den unteren Luftwegen und bei deren Entfernung als sehr nützlich erwiesen; bei der Diagnose einer Stenose der Luftröhre und eines auf die Luftröhre drückenden Aneurysmas.

KARDINALSYMPTOME BEI KEHLKOPFERKRANKUNGEN

Die Hauptsymptome von Kehlkopfbeschwerden sind Störungen der Stimme und der Atmung sowie Schmerzen beim Schlucken. Es kann ein Kehlkopfhusten kruppigen oder bellenden Charakters vorliegen, der meist mit einer Läsion der hinteren Wand oder der interarytenoidalen Falte einhergeht. Hämoptysen sind selten laryngealen Ursprungs, und wenn die Blutungsstelle nicht im Spiegel sichtbar ist, liegt die Blutungsquelle mit größerer Wahrscheinlichkeit in den Bronchien oder der Lunge.

Störung der Stimme. — *Heiserkeit* resultiert aus einer Beeinträchtigung der Stimmbänder: Es kann sich um eine einfache Kehlkopfentzündung, eine bestimmte Ursache wie Tuberkulose oder Syphilis oder einen Zustand handeln, der die richtige Annäherung der Stimmbänder verhindert, wie bei Tumoren und bestimmten Formen von Lähmungen. Eine heisere Stimme, die bei einer Person mittleren Alters auftritt, über einen längeren Zeitraum anhält und von keinem anderen lokalen oder konstitutionellen Symptom begleitet wird, sollte immer den Verdacht auf eine bösartige Erkrankung erwecken und erfordert eine Untersuchung des Kehlkopfes. Sollte sich dabei eine Verstopfung einer Stimmlippe mit einer gewissen Infiltration ergeben und die Beweglichkeit der Stimmlippe beeinträchtigt sein, wird der Verdacht auf den bösartigen Charakter der Erkrankung noch verstärkt. Die Heiserkeit ist in diesen Fällen manchmal größer, als das lokale Erscheinungsbild vermuten lässt.

Aphonie oder Stimmverlust, der plötzlich auftritt und manchmal vorübergehend ist, tritt häufiger bei Frauen auf und ist meist funktioneller oder hysterischer Natur. Obwohl die Patientin nicht sprechen kann, ist sie durchaus in der Lage zu husten. In diesen Fällen kommt es zu einer beidseitigen Lähmung der Adduktorenmuskulatur, so dass sich die

Stimmbänder bei Phonationsversuchen nicht annähern; oder die internen Tensoren können paretisch sein und beim Phonationsversuch einen elliptischen Raum zwischen den Strängen hinterlassen. Wenn nur der Musculus arytenoideus gelähmt ist, verbleibt hinten ein dreieckiger Abstand zwischen den Strängen. Es liegen keine Entzündungen oder andere Hinweise auf eine lokale Erkrankung vor.

Die *Behandlung* der funktionellen Aphonie sollte allgemein und lokal erfolgen; Stärkungsmittel wie Strychnin, Eisen und Arsen sollten verabreicht werden; Die intralaryngeale Anwendung von Elektrizität bewirkt normalerweise eine plötzliche Heilung. In hartnäckigen Fällen kann der Einsatz von Duschbädern und Kaltspülungen, die Gabe von Chloroform und sogar Hypnose versucht werden.

Eine Untersuchung der Lunge sollte in allen Fällen einer Adduktorenlähmung erfolgen, da dieser Funktionszustand bei einer frühen Lungentuberkulose auftreten kann.

Dysphagie. – Schmerzen beim Schlucken, die ihren Ursprung im Kehlkopf haben, gehen gewöhnlich mit Geschwüren der Schleimhaut einher, die die Epiglottis, die Aryknorpelfalten oder die Aryknorpel bedeckt, d. h. in Verbindung mit den Teilen, mit denen die Nahrung aufgenommen wird direkten Kontakt.

Die häufigsten Ursachen für solche Geschwüre sind Tuberkulose, Syphilis und bösartige Erkrankungen. Die Differenzialdiagnose allein durch die lokale Untersuchung ist oft schwierig. Der Wasserman-Test, die Vorgeschichte, der Zustand der Lunge und des Auswurfs sowie die Ergebnisse der antisyphilitischen Behandlung können Klarheit schaffen.

Die *Behandlung* der Dysphagie, abgesehen von der Behandlung der damit verbundenen Krankheit, besteht in der Verwendung lokaler sedierender Anwendungen, wie z. B. einem schwachen Kokain- oder Eucainspray vor den Mahlzeiten, Insufflationen von Morphinacetat und Borsäure sowie der Verwendung von a Mentholspray. Eine der besten Anästhesieanwendungen ist Orthoform-Pulver, das mit dem gewöhnlichen Kehlkopf-Insufflator eingeführt wird. Seine Wirkung ist länger als die aller anderen und dauert oft 24 bis 48 Stunden.

Injektion des Nervus laryngeus superior mit einer 60-prozentigen Injektion. Eine Alkohollösung hat sich als zufriedenstellend erwiesen, wo andere Mittel versagt haben.

Beeinträchtigung der Atmung. – Es ist hier nur notwendig, auf solche Ursachen für Atembehinderungen hinzuweisen, die eine chirurgische Behandlung erfordern könnten.

Die wichtigsten Formen der *Laryngitis* , die im Zusammenhang mit der Entstehung von Dyspnoe in Betracht gezogen werden, sind die membranöse oder diphtherische Laryngitis und das akute entzündliche Ödem.

Die Diphtherie des Kehlkopfes wird auf S. 110, Band I.

Akutes Ödem des Kehlkopfes. – Ödeme des Kehlkopfes können entzündlichen oder nicht entzündlichen Ursprungs sein. Ersteres kommt häufiger vor und kann im Zusammenhang mit Erkrankungen des Kehlkopfes wie Tuberkulose oder Syphilis auftreten, oder es kann sekundär zu akuten Infektionszuständen am Zungengrund, im Rachen oder im Rachenraum sein; seltener ist die Ursache eine Infektion des Zellgewebes oder der Halsdrüsen. Die nicht entzündliche Form kann eine lokale Wassersucht bei Nieren- oder Herzerkrankungen sein, kann durch Druck auf die großen Halsvenen hervorgerufen werden und scheint in einigen Fällen auf die Verabreichung von Kaliumiodid bei der Behandlung von Kehlkopfbeschwerden zurückzuführen zu sein.

Das Ödem besteht aus einer Exsudation in das lockere submuköse Warzenhofgewebe, die einfachen serösen Charakter haben oder sero-eitrig werden kann. Dabei handelt es sich hauptsächlich um die glosso-epiglottischen Gruben zwischen Zungengrund und Epiglottis, die ary-epiglottischen Falten (Abb. 287) und die falschen Zungenstränge. Wenn der Infektionsprozess vor der Epiglottis beginnt, wird diese Struktur geschwollen und starr und hat oft eine livide Farbe – Punkte, die bei der Untersuchung mit dem Spiegel, in manchen Fällen sogar ohne dessen Hilfe, leicht zu erkennen sind. Der Patient klagt über starke Schmerzen beim Schlucken und hat das Gefühl, einen Fremdkörper im Hals zu haben. Sollte sich das Ödem entweder vom Inneren des Kehlkopfes oder vom Rachen und Rachen auf die ary-epiglottischen Falten ausbreiten, wird Dyspnoe zu einem auffälligen und schwerwiegenden Symptom. Der Patient kann schnell an Zyanose erkranken, die Eingebungen nehmen einen lauten, schreienden Charakter an und es kommt zu großem Kummer und drohender Erstickung. Wenn eine laryngoskopische Untersuchung möglich ist, können die ary-epiglottischen Falten stark geschwollen und die obere Kehlkopföffnung teilweise verschlossen sein. Eine digitale Untersuchung kann den geschwollenen Zustand der Teile aufdecken. Der Urin sollte auf Albumin und Röhrenabdrücke untersucht werden.

ABB. 287. – Kehlkopf nach plötzlichem Tod aufgrund eines Ödems der ary-epiglottischen Falten, a, a.

(Aus einer von Dr. Logan Turner geliehenen Zeichnung.)

Behandlung. – Bei milderen Formen können das Lutschen von Eis, das Einatmen von medizinischem Dampf oder das Besprühen mit einer Adrenalinlösung und das Anlegen von Umschlägen auf den Hals ausreichen, um den Zustand zu lindern. Eine Skarifizierung der Epiglottis und der Ary-Epiglottis-Falten mit einem Messer und anschließende freie Blutung können zu völliger Linderung führen. Eine schweißtreibende und abführende Behandlung sollte nicht vernachlässigt werden. Bei drohender Erstickungsgefahr ist eine Tracheotomie oder Intubation erforderlich.

Bei der Durchführung **einer Tracheotomie** wird ein Rollkissen unter den Hals gelegt, um die Teile zu dehnen, und ein Einschnitt wird vom unteren Rand des Ringknorpels etwa 5 cm nach unten durchgeführt. Die Sternohyoiden und Sternothyreoiden sind getrennt; Der Querast zwischen den vorderen Jugularvenen und allen anderen getroffenen Venen wird vor der Durchtrennung mit einer Pinzette gesichert; und die Luftröhre wird freigelegt, indem die Schicht der tiefen Faszie, die vom Krikoid zum Isthmus der Schilddrüse verläuft, quer geteilt wird. Lässt sich der Isthmus nicht ausreichend nach unten ziehen, kann er in der Mittellinie geteilt werden.

Nachdem alle aktiven Blutungen gestillt sind, wird der Kehlkopf durch Einführen eines scharfen Hakens in den unteren Rand des Ringknorpels stabilisiert und die Luftröhre geöffnet, indem ein kurzes Messer mit breiter Klinge durch die freigelegten Ringe gestoßen wird. Die Rückseite des Messers sollte nach unten gerichtet sein und die Öffnung in der Luftröhre sollte nach oben weit genug erweitert sein, um die Tracheotomiekanüle aufzunehmen. Bei Kindern ist es manchmal notwendig, zu diesem Zweck den Ringknorpel zu durchtrennen (*Laryngo-Tracheotomie*). Anschließend wird der Schlitz in der Luftröhre mit einem Trachealdilatator geöffnet, der Außenschlauch eingeführt und mit Klebebändern fixiert. Der Innenschlauch ist nicht fixiert, so dass er bei Verstopfung ausgehustet werden kann und häufig von der Krankenschwester entfernt und gereinigt werden kann. Der Schlauch sollte entsorgt werden, sobald der Patient über den natürlichen Kanal atmen kann.

Intubation des Kehlkopfes. —Dieses Verfahren wird als Ersatz für die Tracheotomie eingesetzt, insbesondere bei Kindern, die an membranösen und ödematösen Formen der Kehlkopfentzündung leiden. Da für die erfolgreiche Durchführung der Eingriffe Erfahrung erforderlich ist und die Anwendung mit gewissen Risiken verbunden ist, die eine ständige Erreichbarkeit des Chirurgen erforderlich machen, eignet sich die Operation eher für ein Krankenhaus als für eine Privatpraxis. Der Apparat von O'Dwyer wird am häufigsten verwendet. Die Operation besteht darin, durch die Stimmritze mittels einer speziell konstruierten Führung ein kleines Metall- oder Vulkanitrohr einzuführen, das mit einer Schulter versehen ist, die an den falschen Stimmbändern anliegt. Der Teil der Röhre, der über die eigentlichen Stimmbänder hinausgeht, ist ausgebeult, um ein Aushusten zu verhindern.

Im Notfall kann ein gummielastischer Katheter mit Endöffnung eingeführt werden, wie von Macewen und Annandale empfohlen.

Bilaterale Abduktorenlähmung. – Beide Recurrensnerven können durch Erkrankungen wie eine Vergrößerung der Schilddrüse, einen Tumor der Speiseröhre oder einen intrathorakalen Tumor oder durch Verletzungen im Verlauf von Kropfoperationen beeinträchtigt werden. Es entwickelt sich eine allmählich zunehmende Atemnot, die sich zunächst nur bei Anstrengung bemerkbar macht, wenn das Verlangen nach Luft zunimmt; später wird es dauerhaft und sogar während des Schlafs kann der Stridor ausgeprägt sein. Es droht Erstickungsgefahr. Wenn man den Kehlkopf mit dem Spiegel untersucht, sieht man, dass die Stimmbänder nahe beieinander liegen und beim Einatmen noch stärker aneinander angenähert werden.

Die *Behandlung* zielt darauf ab, die Ursache für den Druck auf die Nerven zu beseitigen. In den meisten Fällen ist eine Tracheotomie erforderlich und der Tubus muss dauerhaft getragen werden.

Syphilitische Erkrankungen des Kehlkopfes. — *Sekundäre syphilitische* Manifestationen in Form von Schleimhautstauungen, Schleimflecken oder Kondylomata treten gelegentlich auf und führen zu einer heiseren Stimme. Unter einer antisyphilitischen Behandlung verschwinden diese Beschwerden in der Regel schnell.

Bei der *tertiären Syphilis* , ob vererbt oder erworben, ist die häufigste Läsion eine diffuse gummiartige Infiltration, die zu Ulzerationen und weitreichender Gewebezerstörung neigt. Es befällt normalerweise die Epiglottis, die Aryknorpel und die Aryepiglottisfalten, kann sich jedoch ausbreiten und alle Strukturen des Kehlkopfes befallen. Syphilitische Geschwüre sind normalerweise einzeln, tief und kraterförmig; Die Basis ist mit einem schmutzigen weißen Sekret bedeckt und die umgebende Schleimhaut weist ein wütend rotes Aussehen auf. Wenn das Perichondrium befallen wird, kann es zu einer Knorpelnekrose kommen.

Heiserkeit, Atemnot und, wenn die Epiglottis betroffen ist, Dysphagie sind die häufigsten Symptome.

Es kann zu einer Narbenkontraktion kommen, die zu einer Stenose führt und anhaltende Dyspnoe verursacht.

Die übliche *Behandlung* der tertiären Syphilis wird angewendet, aber wegen der Tendenz von Kaliumjodid, das Ödem des Kehlkopfes zu verstärken, muss dieses Medikament zunächst mit Vorsicht angewendet werden. Bei plötzlicher akuter Dyspnoe oder zunehmender Stenose kann eine Intubation oder Tracheotomie erforderlich sein. Die Stenose wird anschließend durch allmähliche Dilatation mit Bougés behandelt, die, wenn eine Tracheotomie durchgeführt wurde, bequem von unten nach oben eingeführt werden können. Eine ringförmige Striktur, die einen Verschluss verursacht, kann entfernt und die Enden der Luftröhre vernäht werden.

Tuberkulose. – Der Kehlkopf ist selten der Hauptsitz des Tuberkels. In den meisten Fällen leidet der Patient an einer Lungenentzündung und die Kehlkopfschleimhaut wird durch den Auswurf infiziert. Die Erkrankung kann sich in Form isolierter Knötchen in der Umgebung des Aryknorpels, oberflächlicher Ulzeration der Stimmbänder und angrenzender Teile oder einer diffusen tuberkulösen Infiltration aller die obere Kehlkopföffnung begrenzenden Strukturen äußern. Die Schleimhaut wird ödematös und halbdurchscheinend. Die Knötchen verschmelzen und lösen sich auf, was zur Bildung mehrerer oberflächlicher Geschwüre führt. Die an die Geschwüre angrenzenden Teile sind blass gefärbt. Es kann zu einer

Perichondritis kommen, gefolgt von einer Knorpelnekrose und der Bildung von Abszessen im submukösen Gewebe des Kehlkopfes oder im Zellgewebe des Halses.

Die Stimme wird heiser oder kann verloren gehen, es kommt zu anhaltendem und hartnäckigem Husten und in manchen Fällen kommt es zu Atemnot. Wenn die Epiglottis betroffen ist, kommt es zu Schmerzen und Schluckbeschwerden.

Bei fortgeschrittener pulmonaler Schwindsucht ist die Behandlung hauptsächlich palliativ, wenn die Lungenerkrankung jedoch behandelbar ist und die Kehlkopfläsion begrenzt ist, kann die Elektrokauterisation eingesetzt werden. Bei dringender Dyspnoe kann eine Tracheotomie erforderlich sein.

Tumore. – Die häufigste Form eines einfachen Tumors im Kehlkopf ist das *Papillom* . Sie kann in jedem Alter auftreten und kommt vergleichsweise häufig bei Kindern vor. Am häufigsten entspringt es den Stimmbändern und angrenzenden Teilen und bildet eine weiche, gestielte, blumenkohlartige Masse von rosa oder roter Farbe, die einen vom Rand der Stimmbänder herabhängenden Rand bilden kann (Abb. 288) oder sich ausbreiten kann bis es fast den Kehlkopf ausfüllt. Bei Kindern sind die Wucherungen häufig multipel und weisen nach der Entfernung eine deutliche Tendenz zu erneuten Neubildungen auf. Sie verschwinden manchmal spontan mit der Pubertät.

ABB. 288. – Papilloma des Kehlkopfes.

(Aus einer von Dr. Logan Turner geliehenen Zeichnung.)

Die auffälligsten Symptome sind Heiserkeit, Aphonie und Atemnot, die bei Kindern paroxysmal auftreten können.

Die *Behandlung* besteht in der Entfernung der Wucherung mittels Kehlkopfzange oder Schlinge unter Kokain- und Adrenalin-Anästhesie. Bei der Entfernung multipler Papillome hat bei Kindern inzwischen die Entfernung der Wucherungen durch Killian-Röhren oder die Suspensionslaryngoskopie an die Stelle der äußerlichen Operation getreten. In einer bestimmten Anzahl von Fällen wurde festgestellt, dass der Tumor verschwindet, nachdem der Kehlkopf durch die Tracheotomie-Operation zur Ruhe gebracht wurde.

Krebs. — *Das Epitheliom* des Kehlkopfes ist fast immer primär und tritt meist bei Männern im Alter zwischen 40 und 70 Jahren auf. Es ist wichtig, zwischen den Fällen zu unterscheiden, in denen die Wucherung zuerst im Inneren des Kehlkopfes auftritt – an den Stimmbändern, den Ventrikelbändern oder in der Unterglottishöhle (*intrinsischer Krebs*) – und solchen, in denen sie die Epiglottis befällt , die ary-epiglottischen Falten oder die hintere Oberfläche des Ringknorpels (*extrinsischer Krebs*).

Klinische Merkmale. – In der großen Mehrheit der Fälle von *intrinsischem* Krebs ist das erste und viele Monate lang einzige Symptom eine Heiserkeit der Stimme, die sich bis zur völligen Aphonie entwickeln kann, bevor andere Symptome auftreten. Wenn der Kehlkopf in einem frühen Stadium untersucht wird, sollte das Vorhandensein einer kleinen warzigen Wucherung am hinteren Teil einer Stimmlippe oder eines Papillensaums, der sich entlang der freien Kante der Stimmlippe erstreckt, den Verdacht auf eine bösartige Erkrankung erwecken, insbesondere wenn die betroffene Person betroffen ist Das Kabel ist verstopft und bewegt sich weniger frei als sein Gegenstück. Eine frühzeitige Diagnose ist bei intrinsischem Krebs unerlässlich, und das Fehlen einer Vergrößerung der Lymphdrüsen oder von Fötor und Kachexie darf den Chirurgen in keiner Weise davon abhalten, die Diagnose einer bösartigen Erkrankung zu stellen. Die eingeschränkte Beweglichkeit des betroffenen Rückenmarks ist ein wichtiger Punkt bei der Bestimmung der bösartigen Natur des Wachstums.

Intrinsischer Krebs kann sich über die oberen Grenzen des Kehlkopfes ausbreiten und *extrinsisch werden* , oder die Krankheit kann von Anfang an extrinsisch sein.

Bei *extrinsischem* Krebs sind die Frühsymptome viel ausgeprägter; Schmerzen und Schluckbeschwerden sowie die Sekretion von schaumigem, blutigem Schleim gehören zu den frühesten Manifestationen. Die Halsdrüsen werden früh infiziert, manchmal sogar bevor Symptome einer Kehlkopferkrankung auftreten. Atembeschwerden sind ebenfalls ein frühes Symptom, da das Wachstum den Lufteintritt behindert. Daher kann eine Tracheotomie erforderlich sein. Ansonsten ähneln der Verlauf und die Beendigungen denen des intrinsischen Krebses.

Wenn sich das Wachstum auf das Halsgewebe ausbreitet, verstärken sich die Leiden des Patienten erheblich. Die Speiseröhre kann befallen sein, was zu Dysphagie führen kann; auf die Nervenstämme kann Druck ausgeübt werden, was zu starken neuralgischen Schmerzen führen kann; Die Lymphdrüsen werden infiziert und zerfallen, und das Wachstum breitet sich durch die Haut aus. Der allgemeine Gesundheitszustand verschlechtert sich und es kommt zum Tod, meist durch eine septische Lungenentzündung, die durch das Eindringen von Nahrungspartikeln in die Atemwege, durch die Aufnahme von Giftstoffen oder durch Blutungen entsteht. Die Dauer dieser Krankheitsform variiert zwischen einem und drei Jahren.

Die *Behandlung* besteht in der Entfernung des Wachstums. Bei frühen und begrenzten Formen von intrinsischem Krebs führt eine Laryngospalte (Thyreotomie) zu guten Ergebnissen; In fortgeschritteneren Fällen muss der gesamte Kehlkopf entfernt werden – *vollständige Laryngektomie* – und gleichzeitig oder nach einer gewissen Zeit die zugehörigen Lymphdrüsen aus dem vorderen Halsdreieck auf beiden Seiten entfernt werden.

In Fällen, in denen eine Entfernung nicht durchführbar ist, können die Leiden des Patienten durch eine tiefe Tracheotomie und durch Ernährung über die Magensonde oder durch Nährstoffeinläufe gelindert werden. In einigen Fällen kann die schwierige Ernährung des Patienten eine Gastrostomie erforderlich machen.

Kehlkopfsarkom verursacht die gleichen Symptome wie Krebs und kann selten vor einer Operation diagnostiziert werden.

Fremdkörper in den Luftkanälen. —Im *Rachenraum* eingedrungene Fremdkörper bestehen meist aus nicht gekauten Fleischstücken oder großen Zahnplatten und verstopfen sowohl die Nahrungs- als auch die Luftwege, was häufig zum plötzlichen Tod führt. Sie werden bei Erkrankungen des Pharynx in Betracht gezogen.

Die am häufigsten betroffenen Körper *im Kehlkopf* sind bei Erwachsenen kleine Zahnplättchen und bei Kindern Knöpfe, Perlen, Süßigkeiten, Münzen und Spielzeugteile. Diese werden bei einer plötzlichen Inspirationsanstrengung, beispielsweise beim Lachen oder Niesen, aus dem Mund in die Atemwege gesaugt . Bei einer vollständigen Verstopfung der Stimmritze kommt es schnell zu einer tödlichen Erstickung. Wenn die Obstruktion unvollständig ist, verspürt der Patient starke Schmerzen, Atembeschwerden und ein schreckliches Gefühl, erstickt zu sein. Die Reizung des Fremdkörpers führt zu krampfartigem Husten und Würgen und kann zu einem Spasmus der Stimmritze mit Erstickungsgefahr führen.

Kleine runde Körper können sich in der oberen Öffnung oder in einem der Ventrikel festsetzen und zu Heiserkeit und wiederholten Anfällen von

Atemnot und krampfartigem Husten führen. Wo auch immer sich der Körper befindet, können die Symptome durch die Verlagerung in die Stimmritze oder durch das Einsetzen eines Ödems plötzlich dringlich werden. Die Position des Körpers lässt sich häufig mithilfe von Röntgenstrahlen feststellen.

Behandlung. - Bei dringenden Symptomen muss sofort eine Laryngotomie, die darin besteht, den Kehlkopf unterhalb der Glottis durch Durchtrennung der Crico-thyreoidea-Membran zu öffnen, oder eine Tracheotomie durchgeführt und anschließend versucht werden, den Fremdkörper zu entfernen. In weniger schweren Fällen bei Erwachsenen sollte der Hals mit Kokain besprüht und der Kehlkopf mit dem Spiegel untersucht werden; Bei Kindern muss die direkte Methode angewendet werden. In beiden Fällen sollte versucht werden, die Leiche durch die direkte Methode zu extrahieren. Da diese Manipulationen zu einem plötzlichen Spasmus der Stimmritze führen können, müssen die Mittel zur Durchführung einer Tracheotomie vorhanden sein. Wenn es sich als unmöglich erweist, den Körper durch den Mund zu entfernen, sollte eine Laryngotomie oder Tracheotomie durchgeführt und der Körper durch die Wunde extrahiert oder in den Rachenraum geschoben und auf diesem Weg entfernt werden. Bei kleinen Körpern wird ein aus der Tracheotomiewunde nach oben geschobener Mullfaden durch den Kehlkopf aus dem Mund herausgeschoben, fängt den Fremdkörper auf und trägt ihn aus (Walker Downie).

in die Luftröhre gelangen, sind Zahnplatten mit hervorstehenden Haken und kleine Münzen. Die Position des Fremdkörpers kann mit Hilfe des Killian-Tracheoskops oder mithilfe von Röntgenstrahlen festgestellt werden. Wenn der Körper in der Luftröhre beweglich bleibt, besteht die Gefahr, dass er verschoben wird, wenn sich der Patient bewegt oder hustet, und er kann nach oben getrieben werden und in die Stimmritze geraten, was zu heftigen Hustenanfällen und krampfhafter Dyspnoe führt.

Es sollte sofort eine Tracheotomie durchgeführt werden und die Ränder der Luftröhrenwunde mit Retraktoren weit offen gehalten werden, wobei der Patient auf den Kopf gestellt oder durch Kitzeln der Schleimhaut mit einer Feder ein Husten ausgelöst werden sollte. Der Fremdkörper wird normalerweise ausgeschieden, kann aber auch in einen der Bronchien eingeatmet werden. Einer von Killians Trachealtuben kann durch die Tracheotomiewunde eingeführt und der Körper mit einer geeigneten Pinzette entnommen werden.

Fremdkörper in den Bronchien. – Abgerundete Gegenstände, die durch den Kehlkopf gehen, fallen gewöhnlich in den einen oder anderen der Bronchien, meist in den rechten, der vertikaler und etwas größer ist. Der Körper kann wie ein Kugelventil wirken, das das Entweichen der Luft beim Ausatmen zulässt, beim Einatmen jedoch den Eintritt verhindert, was zur Folge hat, dass der vom Bronchus versorgte Teil der Lunge kollabiert. Die körperlichen Anzeichen eines Kollaps eines Teils oder der gesamten Lunge können bei der Untersuchung des Brustkorbs erkannt werden. In manchen Fällen wird der Körper gelöst und in den Kehlkopf getrieben, was zu schweren Atemnotanfällen und Hustenanfällen führt. Die durch den Fremdkörper im Bronchus verursachte Reizung kann zu einer Bronchitis oder Lungenentzündung führen und es kann zu einem Lungenabszess kommen. Dies geschieht häufig nach dem Eintritt eines extrahierten Zahns in die Atemwege, und es kann eine beträchtliche Zeit dauern, bis pulmonale Symptome auftreten. Manchmal wird der Zahn letztendlich abgehustet und die Symptome verschwinden. In einigen Fällen ähneln die körperlichen Symptome denen einer Lungenschwindsucht.

Die *Behandlung* besteht darin, den Körper mit Hilfe einer durch den Mund eingeführten Killian- oder Jackson-Röhre zu entfernen. Gelingt dies nicht, wird eine tiefe Tracheotomie durchgeführt und der Tubus durch die Tracheotomieöffnung eingeführt.